CAMBRIDGE LIBRARY COLLECTION

Books of enduring scholarly value

Classics

From the Renaissance to the nineteenth century, Latin and Greek were
compulsory subjects in almost all European universities, and most early
modern scholars published their research and conducted international
correspondence in Latin. Latin had continued in use in Western Europe long
after the fall of the Roman empire as the lingua franca of the educated classes
and of law, diplomacy, religion and university teaching. The flight of Greek
scholars to the West after the fall of Constantinople in 1453 gave impetus
to the study of ancient Greek literature and the Greek New Testament.
Eventually, just as nineteenth-century reforms of university curricula were
beginning to erode this ascendancy, developments in textual criticism and
linguistic analysis, and new ways of studying ancient societies, especially
archaeology, led to renewed enthusiasm for the Classics. This collection
offers works of criticism, interpretation and synthesis by the outstanding
scholars of the nineteenth century.

Claudii Galeni Opera Omnia

Galen (Claudius Galenus, 129–c. 199 CE) is the most famous physician of the
Greco-Roman world whose writings have survived. A Greek from a wealthy
family, raised and educated in the Greek city of Pergamon, he acquired his
medical education by travelling widely in the Roman world, visiting the
famous medical centres and studying with leading doctors. His career took
him to Rome, where he was appointed by the emperor Marcus Aurelius as his
personal physician; he also served succeeding emperors in this role. A huge
corpus of writings on medicine which bear Galen's name has survived. The
task of editing and publishing such a corpus, and of identifying the authentic
Galenic texts within it, is a hugely challenging one, and the 22-volume
edition reissued here, edited by Karl Gottlob Kühn (1754–1840) and
published in Leipzig between 1821 and 1833, has never yet been equalled.

Cambridge University Press has long been a pioneer in the reissuing of out-of-print titles from its own backlist, producing digital reprints of books that are still sought after by scholars and students but could not be reprinted economically using traditional technology. The Cambridge Library Collection extends this activity to a wider range of books which are still of importance to researchers and professionals, either for the source material they contain, or as landmarks in the history of their academic discipline.

Drawing from the world-renowned collections in the Cambridge University Library, and guided by the advice of experts in each subject area, Cambridge University Press is using state-of-the-art scanning machines in its own Printing House to capture the content of each book selected for inclusion. The files are processed to give a consistently clear, crisp image, and the books finished to the high quality standard for which the Press is recognised around the world. The latest print-on-demand technology ensures that the books will remain available indefinitely, and that orders for single or multiple copies can quickly be supplied.

The Cambridge Library Collection will bring back to life books of enduring scholarly value (including out-of-copyright works originally issued by other publishers) across a wide range of disciplines in the humanities and social sciences and in science and technology.

Claudii Galeni
Opera Omnia

VOLUME 17
PART 2

EDITED BY KARL GOTTLOB KÜHN

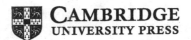

CAMBRIDGE
UNIVERSITY PRESS

CAMBRIDGE UNIVERSITY PRESS

Cambridge, New York, Melbourne, Madrid, Cape Town,
Singapore, São Paolo, Delhi, Tokyo, Mexico City

Published in the United States of America by Cambridge University Press, New York

www.cambridge.org
Information on this title: www.cambridge.org/9781108028448

© in this compilation Cambridge University Press 2011

This edition first published 1821-3
This digitally printed version 2011

ISBN 978-1-108-02844-8 Paperback

MEDICORVM GRAECORVM

O P E R A

QVAE EXSTANT.

EDITIONEM CVRAVIT

D. CAROLVS GOTTLOB KÜHN

PROFESSOR PHYSIOLOGIAE ET PATHOLOGIAE IN
LITERARVM VNIVERSITATE LIPSIENSI PVBLICVS
ORDINARIVS ETC.

VOL. XVII. PARS II.

CONTINENS

CLAVDII GALENI T. XVII.

LIPSIAE

PROSTAT IN OFFICINA LIBRARIA CAR. CNOBLOCHII

1829.

ΚΛΑΥΔΙΟΥ ΓΑΛΗΝΟΥ

ΑΠΑΝΤΑ.

CLAVDII GALENI

OPERA OMNIA.

EDITIONEM CVRAVIT

D. CAROLVS GOTTLOB KÜHN

PROFESSOR PHYSIOLOGIAE ET PATHOLOGIAE IN
LITERARVM VNIVERSITATE LIPSIENSI PVBLICVS
ORDINARIVS ETC.

VOL. XVII. PARS II.

LIPSIAE

PROSTAT IN OFFICINA LIBRARIA CAR. CNOBLOCHII

1829.

CONTENTA VOLUMINIS XVII. PARTIS II.

ΙΠΠΟΚΡΑΤΟΥΣ ΕΠΙΔΗΜΙΩΝ ΣΤ. ΚΑΙ ΓΑΛΗΝΟΥ ΕΙΣ ΑΥΤΟ ΥΠΟΜΝΗΜΑ Γ.

Ed. Chart. IX. [433.]   Ed. Baf. V. (474.)

α'.

(474) [433] Ἡ δέρματος ἀραιότης, ἡ κοιλίης πυκνότης, ἡ δέρματος ξύνδεσις, ἡ σαρκῶν αὔξησις. ἡ κοιλίης νάρκωσις, ἡ τῶν ὅλων σύγχυσις· ἡ τῶν ἀγγείων ἀκαθαρσία, ἡ ἐγκεφάλου ἀνάλωσις, διὸ καὶ φαλακρότης· ἡ τῶν ὀργάνων τρίψις.

Ἔνιοι μὲν ἡγοῦνται κατάλογον εἶναι τῶν γιωστέων τοῖς ἰατροῖς. φαίνεται δὲ μᾶλλον ἐν συζυγίᾳ λελέχθαι τινὰ τῶν

HIPPOCRATIS EPIDEM. VI. ET GALENI IN ILLUM COMMENTARIUS III.

I.

Cutis raritas, ventris denfitas. Cutis colligatio, carnium incrementum. Ventris torpor, omnium confufio. Vafculorum immunditia. Cerebri confumtio ideo et calvities. Inftrumentorum attritio.

Nonnulli hanc a medicis dignofcendorum enumerationem effe putant; fed potius quaedam res inter fe jun-

F.d. Chart. IX. [433. 434.]   Ed. Baf. V. (474.)

ἐζευγμένων ἀλλήλοις πραγμάτων καὶ πρώτη μὲν εἰρῆσθαι
συζυγία, καθ' ἥν φησιν ἡ δέρματος ἀραιότης, ἡ κοιλίης
πυκνότης. ἔνιοι γὰρ διὰ τοῦτο πυκνὴν ἔχουσι τὴν κοιλίαν,
τουτέστιν ἐπεχομένην τε καὶ στεγνὴν, ὅτι διὰ τοῦ δέρματος
ἐκκενοῦται πολλά. καθάπερ αὖ πάλιν ἕτεροι δυσδιαφόρητοι
κατὰ τὴν ἐπιφάνειαν ὄντες οὐροῦσί τε πολλὰ καὶ διαχωροῦσι
κάτω. ἑτέρα δὲ πάλιν ἐφεξῆς γέγραπται συζυγία, ἡ δέρματος σύνδεσις, ἡ σαρκῶν αὔξησις, ἔνθα δηλοῦται τὴν συν-
αγωγὴν [434] καὶ σφίγξιν τοῦ δέρματος αἰτίαν γίνεσθαι πολλάκις ἀμέτρου σαρκῶν αὐξήσεως. ἄλλη δὲ ταύτης ἐχομένη συζυγία γέγραπται κατὰ τήνδε τὴν λέξιν,
ἡ κοιλίης νάρκωσις, ἡ τῶν ὅλων σύγχυσις. νάρκωσιν δ' ἀκούσωμεν τὴν περὶ τὸ πέττειν τὰς τροφὰς ἀρρωστίαν τῆς γαστρὸς, ἁπάντων δὴ ταύτην τῶν κατὰ τὸ
σῶμα παθῶν αἰτίαν γίνεσθαι. τὸ δ' ἐφεξῆς εἰρημένον, ϊ
τῶν ἀγγείων ἀκαθαρσία, δύναται μὲν καὶ ταύτῃ τῇ συζυγίᾳ συνάπτεσθαι. τὸ γὰρ μὴ καλῶς πεφθὲν ἐν τῇ γαστρὶ
τῆς τῶν ἀγγείων ἀκαθαρσίας πολλάκις αἴτιον γίνεται. δύ-

ctae conjugatim dictae effe videntur. Prima autem conjugatio dicta eft, ubi inquit, cutis raritas, ventris denfitas; nonnulli enim propterea ventrem denfum, hoc eft
fuppreffum et adftrictum habent, quoniam per cutem evacuantur multa, ficut contra alteri per fuperficiem aegre
difflabiles multam urinam faciunt alvumque exonerant.
Item altera deinceps conjugatio fcripta eft, cutis colligatio, carnium incrementum, unde innuitur cutis coitionem
adftrictionemque immodici carnium incrementi plerumque
caufam effe; tertia huic proxima conjugatio per haec
verba fcripta eft: ventris torpor, omnium confufio; torporem autem intelligemus in concoquendis cibis ventriculi
infirmitatem, omnium plane corporis vitiorum caufam effe.
Sed quod deinceps dictum eft, vafculorum immunditia,
poteft quidem et cum modo dicta conjugatione conjungi.
Quod enim in ventriculo male concoctum eft, plerumque
vaforum immunditiae caufa fit; poteft vero etiam praeteri-

Ed. Chart. IX. [434.]　　　　　　Ed. Baf. V. (474.)

ναται δὲ καὶ χωρὶς τοῦ συνάπτεσθαι τῇ ναρκώσει τῆς κοιλίας ἀκούεσθαι τῆς κατὰ τὰς φλέβας μοχθηρᾶς πέψεως,
ἵν᾽ ὥσπερ ἡ κατὰ τὴν γαστέρα πέψις οὐ καλῶς ἐπιτελου-
μένη πολλὰ συγχεῖ καθ᾽ ὅλον τὸ ζῶον, οὕτω καὶ ἡ κατὰ
τὰς φλέβας ἀποτυγχανομένη πρῶτον μὲν ἀκαθαρσίαν ἐν
ταῖς φλεψὶ ποιεῖ, τουτέστι μοχθηρῶν χυμῶν πλεονεξίαν,
εἶτα δὴ καὶ βλάβην μεγάλην, ὥστε τὸ μεταξὺ τῆς τε κοιλίας ναρκωσις καὶ τοῦ τῶν ἀγγείων · ἀκαθαρσία κοινὸν
ἀμφοῖν εἶναι, ὅπερ αὐτὸς ὠνόμασε τῶν ὅλων σύγχυσιν. τὸ
δ᾽ ἐφεξῆς εἰρημένον ἡ ἐγκεφάλου ἀνάλωσις, διὸ καὶ φαλα-
κρότης, ἐμοὶ μὲν δοκεῖ τοιόνδε τι δηλοῦν, ὅταν ὁ ἐγκέφαλος ἐλάττων ἑαυτοῦ γένηται κατὰ πολύ, συμβαίνει δὲ τοῦτο
τοῖς ξηρότερον αὐτὸν ἔχουσι φύσει, τότ᾽ ἀφίσταται τῶν
ὑπερκειμένων ὀστῶν, ἃ καλοῦσιν οἱ ἀνατομικοὶ βρέγματα.
ἔστι δὲ δύο ταῦτα, περιγραφόμενον ἑκάτερον δὲ εὐθείαις
γραμμαῖς τέτταρσι, μία μὲν τῇ κατὰ τὸ μῆκος ῥαφῇ, κοινῇ
οἴσῃ ἀμφοτέροις τοῖς ὀστοῖς, ὄπισθεν δὲ ταῖς πλευραῖς τοῦ
λαμβδοειδοῦς, ἔμπροσθεν δὲ ταῖς τῆς στεφανιαίας, ἑκατέ-

quam, quod cum ventris torpore conjungatur et de venarum depravata concoctione intelligi, ut quemadmodum
ventriculi non recte cedens concoctio, multa in toto animali confundit, fic et in venis non ad bonum finem per-
ducta, primum in ipfis immunditiam contrahit, hoc eſt
vitioforum fuccorum copiam, deinde et magnam noxam
affert. Quare quod eſt inter hanc clauſulam, *ventris*
torpor et hanc *vafculorum immunditia*, commune ambabus eſt, quod ipfe appellavit omnium confuſionem. Quod
deinceps autem dictum eſt, cerebri confumtio, ideo et
calvities, mihi quidem iſtud ſignificare videtur. Cum cerebrum fe ipfo longe minus evadat, iſtud vero ipfum naturaliter ficcius habentibus evenit, tunc ab offibus fuper-
jacentibus recedit, quae ab artis diffectoriae profefforibus
Graeco nomine bregmata vocantur, latini finciput dicunt.
Haec vero duo funt, utrumque rectis quatuor lineis circumfcriptum, una quidem per futuram in longum porrectam utrique offi communem; poſterius autem lambdalis

ρωθι δὲ ταῖς λεπιδοειδέσι. τῶν δ' ἄλλων μερῶν τοῦ κρανίου μάλιστα μὲν οὐδ' ἀφίσταται πλέον ὁ ἐγκέφαλος, εἰ δὲ
καὶ ἀποσταίη ποτὲ, διὰ γοῦν τὰς ὑποκειμένας τοῖς ὀστοῖς
τὰς σάρκας οὐκ ἀπόλλυται παντάπασιν ἡ τοῦ δέρματος ὑγρότης, ὡς οὐδὲ τρίχες. ἐμάθετε γὰρ ἐν τοῖς περὶ κράσεων
ὑπομνήμασι μήτ' ἐκ τοῦ ἐννύγρου δέρματος φύεσθαι τρίχας
μήτ' ἐκ τοῦ ξηρανθέντος σφοδρῶς. ὑγρὸν μὲν οὖν ἐστι τὸ
περὶ τὴν κεφαλὴν δέρμα παισὶ καὶ γυναιξὶ καὶ τοῖς εἰνού-
χοις, ξηρὸν δ' ἀμέτρως τοῖς φαλακροῖς. ὅτι δὲ ἐγκέφαλος
ἐπὶ μὲν τῶν νέων ψαύει τοῦ κρανίου, μαλακὸς ὢν καὶ ὑγρὸς
ἅπασάν τε τὴν ἔνδον εὐρυχωρίαν κατείληφε, τοῖς γηρῶσι δ'
ἀφίσταται, ξηραινόμενός τε καὶ συνιζάνων, ἐθεάσασθε πολλάκις ἐν ταῖς τῶν ζώων ἀνατομαῖς. νυνὶ δ' οὐκ ἀπόδειξις
πρόκειται γράφειν τῶν Ἱπποκράτους δογμάτων, ὅτι μὴ παρ'
ἔργον, ἀλλ' ἐξηγεῖσθαι τὴν ἀσαφῆ λέξιν, ἅμα δὲ τῷ διὰ
κεφαλαίων ἐνίοτε τὰς αἰτίας προστιθέναι κατὰ τὴν ἀκολουθίαν τῶν ἀποδεδειγμένων δογμάτων. ὅτι δ' ἀνάλωσιν
ἐγκεφάλου τὴν τελείαν ἀπώλειαν, ὡς ἐκδαπανηθῆναι παντά-

futurae lateribus, anterius vero coronariae vocatae, utraque autem parte fquammofis commifluris. Verum ab aliis
calvariae partibus potiffimum quidem cerebrum non admodum recedit. Quodfi et quandoque recefferit, at faltem ob carnes offibus fubjectas haud prorfum cutis humiditas exarefcit; quocirca neque crines defluunt, quandoquidem in commentariis de temperaturis didiciftis neque
ex praehumida cuti neque ex valde arida pilos enafci.
Capitis fane cutis pueris, mulieribus et eunuchis humida
calvariam tangere omnemque interiorem inanitatem com-
plere; in fenibus vero ficcefcens fubfidensque ab ea diftare faepius in animalium diffectionibus coufpexiftis. At
nunc Hippocratis decretorum oftenfiones afferre nifi obiter
non eft propofitum, fed obfcura verba illuftrare fimulque
per capita interdum caufas adjicere, demonftrata placita
confequentes. Confumtionem autem cerebri, hoc eft, per-
fectum interitum, ut ipfum ex toto abfumtura fit, neque

Ed. Chart. IX. [434. 435.]   Ed. Baf. V. (474.)

πασιν αὐτὸν, οὐδ᾽ ἐπινοῆσαι δυνατὸν ἐν ζῶντι ζῴῳ γενέσθαι παντὶ πρόδηλον. καὶ μὴν εἰ μὴ τοῦτο, λείποιτ᾽ ἂν ἀκούειν ἀνάλωσιν ἐγκεφάλου τὴν μείωσιν, ἣν διὰ ξηρότητα γίνεσθαι τοῖς φαλακρουμένοις ἔφην, ὥστε τὰ τοῦ βρέγματος ὀστᾶ χαυνότερα καὶ ἁπαλώτερα τῶν ἄλλων ὄντα καὶ ἄνωθεν ἐπικείμενα γίνεσθαι ξηρὰ διὰ τὴν ἔνδειαν τοῦ ἐγκεφάλου, μηκέτ᾽ ἐξικνουμένου πρὸς αὐτὰ μήτ᾽ ἅπτεσθαι δυναμένου. συνιζάνει τε γὰρ καὶ καταπίπτει ταπεινούμενος ἐπὶ τὴν ἑαυτοῦ βάσιν. ἀκόλουθον δέ ἐστι τοῦ ὀστῶν τούτων ξηρανθέντων ξηραίνεσθαι καὶ τὸ περιτεταμένον αὐτοῖς δέρμα καὶ φαίνεταί γε καὶ αὐτῇ τῇ αἰσθήσει πάνυ ξηρὰ ἐπὶ τῶν φαλακρῶν, ὡς μηδὲ δεῖσθαι ἀποδείξεως λογικῆς. ὅταν γε μὴν ἐπὶ πλέον τύχῃ ξηρανθεὶς ὁ ἐγκέφαλος, ὡς ἐπί τινων ἐν ἐσχάτῃ γήρᾳ συμ- [435] βαίνει καὶ τὰς τῶν νεύρων ἐκφύσεις ἀναγκαῖον ἀποξηραίνεσθαι τηνικαῦτα. διὰ τοῦτο μήθ᾽ ὁρᾶν ὁμοίως ἐστὶ μήτ᾽ ἀκούειν μήτ᾽ ἄλλο τι τοῦ κατὰ τὰς αἰσθήσεις ἢ τὰς καθ᾽ ὁρμὴν κινήσεις ἐρρωμένως ἐπιτελεῖν, ἀλλ᾽ ἔκλυτα πάντα καὶ ἀμυδρὰ καὶ ἄρρωστα γίγνε-

cogitari poffe in vivo animante fieri omnibus in confeffo eft. Quamobrem fi id non fit, hoc fupereft intelligendum, confumtionem cerebri comminutionem effe, quam ex ficcitate in calvefcentibus fieri diximus; ut fincipitis offa aliis fiftulofiora et molliora ac fuperincumbentia ob cerebri defectum exarefcant, cum ad ipfa ufque non pertineat, neque ea attingere poffit; fubfidet enim in fuamque ipfius bafin depreffum cadit. Confequenter igitur iftis offibus reficcatis et ipfis praetenta cutis inarefcit, atque ipfi fenfui valde ficca in calvis apparet, ut rationali demonftratione non egeat. Quando igitur valde cerebrum evanuit, ut quibusdam in extrema fenecta contingit, tunc et nervorum exortus inarefcere neceffe eft. Quare neque perinde ut prius, ut videre licet, neque audire, neque aliud quidquam per fenfus et voluntarios motus valenter perficere; fed omnia iftarum actionum inftrumenta, per quae illae fiebant prius, exfoluta, infirma atque debilia

6 ΙΠΠΟΚΡΑΤΟΥΣ ΕΠΙΔΗΜΙΩΝ ΣΤ

Ed. Chart. IX. [435.] Ed. Baſ. V. (474.)

ται τὰ κατὰ ταύτας ὄργανα, δι᾽ ὧν ἐπετέλουν τὸ πρότερον,
ὅπερ εἰκὸς αὐτὸν ὠνομακέναι κατάτριψιν ὀργάνων ἐκ μεταφορᾶς τῶν τριβομένων ἱματίων καὶ σκευῶν, χρησάμενον τῇ
προσηγορίᾳ καὶ γὰρ καὶ ταῦτα φαίνεται ξηρότερα σφῶν
αὐτῶν γινόμενα, μετὰ τὰς πολυχρονίους χρήσεις, ἡνίκα κα-
τατετρίφθαι λέγομεν αὐτά. τινὲς μέντοι τὸ κατὰ συζυγίαν
ἀκούειν τῶν γεγραμμένων οὐκ ἐννοήσαντες ὅλως ἕκαστόν τε
τῶν προειρημένων ἰδίᾳ προχειριζόμενοι συμβουλεύειν ἐν τῇ
ῥήσει ταύτῃ τὸν Ἱπποκράτην φασὶ τὰς δυνάμεις αὐτῶν ἐπι-
σκοπεῖσθαι, οἷς εὐθέως ἡ τοῦ δέρματος ἀραιότης, πρώτη
γὰρ αὕτη γέγραπται, γινώσκειν φασὶ προσήκειν τί δύναται,
χάριν τοῦ καὶ ποιεῖν αὐτὴν ὁπότε χρείαν ἔχομεν, ἀναιρεῖν
δ᾽, ὁπότ᾽ οὐκ εἴη χρεία. γέγραπται γοῦν, φασὶ, κᾂν τῷ περὶ
τροφῆς, ἀραιότης σώματος ἐς διαπνοὴν οἷς πλεῖστον ἀφαι-
ρεῖται ὑγιεινότεροι, οἷς δ᾽ ἔλαττον νοσερώτεροι. ἀλλὰ
τούτοις γε μάχεται τὸ μεταξὺ γεγράφθαι τὸ κοιλίης πυκνότης, τοῦ δέρματος σύνδεσις, εἴπερ ἦν κατάλογος πραγμάτων εἰς γνῶσιν χρησίμων ἰατρῶν. καὶ μέντοι καὶ τὸ τούτων

redduntur, quod par eſt ipſum inſtrumentorum attritionem
appellaſſe, per translationem a veſtibus attritis et vaſis
appellationem accipientem, et haec enim poſt diuturnos
uſus ſe ipſis aridiora evaſiſſe cernuntur, quoniam ipſa at-
trita eſſe dicimus. Quidam ſane haec ſcriptura conjugate
intelligi nequaquam putantes et ſingula praedictorum ſeparatim accipientes, hiſce verbis Hippocratem conſulere
ajunt, ut ipſorum facultates per ſe conſideremus. Ut ſtatim cutis raritas, prima enim haec ſcripta eſt, cognoſcere
quod valeat, convenire ajunt, ut ipſam, cum uſus poſtulat, faciamus, cumque opus non fuerit, amoveamus.
Scriptum eſt quidem, inquiunt et in libro de alimento,
raritas corporis ad difflationem; quibus plus adimitur,
ſalubriores; quibus vero minus, morboſiores. Sed his
repugnat, quod inter haec ſcriptum eſt, ventris denſitas,
cutis colligatio, ſi quidem erat rerum medico ſcitu utilium
enumeratio. Quin etiam et quod poſt haec ita ſcriptum

ΚΑΙ ΓΑΛΗΝΟΥ ΕΙΣ ΑΥΤΟ ΥΠΟΜΝΗΜΑ Γ. 7

Ed. Chart. IX. [435.]　　　　　　Ed. Bas. V. (474. 475.)

ἐφεξῆς οὕτως εἰρημένον, ἡ κοιλίης νάρκωσις, ἡ τῶν ὅλων
σύγχυσις, ἐνδεικτικόν ἐστι τοῦ γράφειν αὐτὸν ὅσα συνυ-
πάρχειν ἀλλήλοις πέφυκεν, οὐχ ἁπλῶς τινές εἰσι διαθέσεις
ἐν τῷ σώματι συνιστάμεναι, γινώσκεσθαι δεόμεναι. τὸ γὰρ
ἡ τῶν ὅλων σύγχυσις οὐ διαθέσεώς ἐστι δηλωτικὸν, ἀλλὰ
τῶν ἐπὶ διαθέσει μοχθηρᾷ γινομένων κακῶν.

β′.

(475) Καθαίρεσις δρόμοισι, πάλῃσιν, ἡσυχίῃσι, πολλῇσι
περιπάτοισι ταχέσιν, οἷσιν ἐφθὴ μᾶζα, τὸ πλεῖστον ἄρτος ὀλίγος.

Τὸ μὲν τῆς κενώσεως ὄνομα κατὰ μόνων τῶν ὑγρῶν
λέγεται, τὸ δὲ τῆς καθαιρέσεως μᾶλλον μὲν ἐπὶ τῶν στερεῶν, ἐνίοτε δὲ κἀπὶ τῶν ὑγρῶν. καὶ μέντοι καὶ τὰ νῦν
εἰρημένα κοινὰ τῆς τε τῶν ὑγρῶν καὶ τῆς τῶν στερεῶν
μειώσεώς ἐστιν, ὅταν ἄνευ καθάρσεως ἢ κενώσεως αἵματος

-----

eſt: ventris torpor, omnium confuſio, ipſum omnia ea
ſcribere indicat, quae in unum natura coire apta ſunt et
non ſimpliciter qui ſint in corpore affectus orientes, quos
cognoſcere opus ſit. Iſtud enim, omnium confuſio, non
eſt affectus ullius, ſed malorum ex affectu pravo naſcen-
tium indicatorium.

II.

Detractio curſibus, luctationibus, quiete, multis ambula-
tionibus velocibus, quibus elixa maza, plerumque panis
paucus.

Evacuationis nomen de ſolis liquidis dicitur: detractionis de ſolidis quidem magis, interdum vero et de
liquidis, nempe modo dicta liquidorum ſolidorumque mi-
nutionis communia ſunt, cum ſine purgatione aut ſanguinis evacuatione, ipſam facere in ſanis ſcilicet voluerimus.

Ed. Chart. IX. [435. 436.]   Ed. Baf. V. (475.)

αὐτὰς ποιήσασθαι βουληθῶμεν, ἐπὶ τῶν ὑγιαινόντων δηλονότι. νοσοῦντα γὰρ οὐδεὶς δρόμοις καὶ πάλαις θεραπεύσει.
κοινὸν γὰρ καὶ τούτων καὶ τῶν ἄλλων ἐστὶ τῶν ὁμοίων αὐτοῖς τὸ τῶν γυμνασίων γένος, ἐκτεταμένων ἐπί τε δίσκων
καὶ ἀκοντίων βολὰς, ἅλματά τε καὶ ἁλτῆρας, ὁπλομάχας τε
καὶ πάντα τὰ κατὰ τὸν βίον ἔργα καὶ μάλισθ᾽ ὅσα κατὰ
γεωργίαν πονοῦσιν ἀροῦντές τε καὶ θερίζοντες καὶ σκάπτοντες. ἅπαντ᾽ οὖν τὰ γυμνάσια καὶ τῶν σαρκῶν καὶ πιμελῶν
καὶ χυμῶν πλῆθος μειοῖ. χρῆσθαι δ᾽ ἐφ᾽ ἑνὸς σώματος
αὐτοῖς ἀδύνατον, ἀλλὰ κατὰ τὰς ἕξεις καὶ κατὰ τὰς ἡλικίας
καὶ τὴν δύναμιν καὶ τὸ ἔθος, ἐξευρίσκειν ἑκάστῳ προσήκει
τὸ ἐπιτήδειον γυμνάσιον, ὡς ἐν τοῖς ὑγιεινοῖς ἐμάθετε. νυνὶ
γὰρ ἐκ τῆς τῶν Ἱπποκράτους συγγραμμάτων ἐξηγήσεως οὐ
τὰ τῆς ἰατρικῆς θεωρήματα μανθάνετε, προμεμαθηκότες
ταῦτα κατὰ τάξιν ἐν ταῖς οἰκείαις πραγματείαις, ἐν αἷς
ἁπάσαις τά τε δόγματα αὐτοῦ μετὰ ἀποδείξεως ἔγνωτε καὶ
τὰ τοῖς δόγμασιν [436] ἀκόλουθα κατὰ μέρος ἅπαντα.
βουληθέντες δὲ τῶν εἰρημένων παρ᾽ αὐτοῦ τὴν ἱστορίαν

Aegrotum enim nullus curſibus et luctationibus curaverit,
nam his aliisque ſimilibus exercitationum genus commune
eſt, diſcorum telorumque jactus comprehendens, item ſal-
tus, halteras, armatorum certamina et omnia vitae munia,
praeſertim quaecunque in agricultura exercent arantes,
metentes ac fodientes. Omnes igitur exercitationes et
carnium et adipis et ſuccorum abundantiam minuunt.
Unum autem corpus omnibus iſtis uti non poteſt, ſed
ſecundum habitus et aetates et vires et conſuetudinem
ſingulis idoneam exercitationem invenire convenit, ut in
libris de tuenda ſanitate didiciſtis. Nunc enim ex Hippocratis voluminum explanatione medicinae praecepta non
diſcitis, cum haec prius ordinatim in propriis libris di-
diceritis, in quibus omnibus et ipſius placita cum demon-
ſtratione cognoviſtis et placitis conſentanea particulatim
omnia habuiſtis. Caeterum vos dictorum ab ipſo ſeriem

προσκτήσασθαι, ταῦτα ἠξιώσατέ με τὰ ὑπομνήμαθ᾽ ὑμῖν
ποιήσασθαι, καίτοι μὴ προῃρημένον. αἱ γὰρ ἀσαφεῖς λέξεις
ἐπιστημονικὴν ἐξήγησιν οὐ προσίενται. νῦν γοῦν εὐθέως
ἐφεξῆς γεγραμμένου τοῦ ἡσυχίησιν, οὐκ ἔστι γνῶναι σαφῶς
ὃ βούλεται δηλῶσαι διὰ τῆς φωνῆς ταύτης ὁ Ἱπποκράτης.
στοχάζεσθαι δὲ χρὴ, καθάπερ ἐν ταῖς ἄλλαις ἀσαφέσι λέ-
ξεσιν, οὕτως κἀν ταύτῃ, τὸ μέν τι τῷδε φαίνεσθαι πιθανώτερον εἶναι, τὸ δὲ τῷδε. καὶ γὰρ καὶ πέφηνε καὶ ἄλλος ἄλλως ἐξηγεῖται τὴν ἡσυχίαν. ἐγχωρεῖ γοῦν ἐπί τε τῶν
μεταξὺ διαναπαύσεων ἐν τοῖς γυμνασίοις εἰρῆσθαι, καθάπερ ἐν ἀφορισμοῖς εἶπεν· ὁκόταν ἄρξηται πονέειν τὸ διαναπαύειν εὐθὺς ἄκοπον. ἐγχωρεῖ δὲ κἀπὶ τῶν ταῖς ὅλαις
ἡμέραις ἐσομένων ἡσυχιῶν ἐν τοῖς μεταξὺ λελέχθαι. δύναται δὲ καὶ τελείαν ἡσυχίαν ἐπί τινων σωμάτων συμβουλεύειν. εἰ γὰρ οὕτως αὐτὸς εἶπε, κίνησις κρατύνει, ἀργίη
τήκει, δύναιτ᾽ ἄν ποτε καὶ βίος ἀργὸς λεπτῦναι τὸ σῶμα.
καὶ γὰρ τεθεάμεθά τισιν οὗτοι συμβῆναι ἐκ μετασςάσεως
εἰς ἀργίαν τῶν γυμνασίων. ἀλλὰ διορισμῶν ἀκριβῶν ἐστι

affequi ftudentes, haec me vobis commentaria conficere,
etfi id facere non ftatuiffem, rogatum voluiftis; obfcurae
namque dictiones fcientificam explanationem non admittunt. Nunc itaque ftatim hac voce deinceps fcripta,
quiete, aperte cognofcere non licet quid per ipfam Hippocrates fignificare voluerit, fed quemadmodum in aliis
obfcuris locutionibus, ita et in ifta per conjecturas agere
opus eft, nt hoc ifti, illud aliis verifimilius videatur,
quemadmodum et vifum eft, et alius aliter quietem interpretatur. Poteft enim et de ceffationibus, quae exercitationibus interponuntur, dicta effe, ficut in aphorifmis
dixit: cum inceperit laffefcere, quietem agere, ftatim
laffitudinem tollit. Poteft etiam et de ceffationibus per
integros interjectos dies futuris intelligi. Poteft autem et
integram quietem aliquibus corporis confulere. Nam fi
ipfe ita dixit, motus roborat, ocium tabefacit; poffet fane
et ociofa vita corpus attenuare: ita enim quibusdam ab
exercitationibus ad ocium traductis evenire confpeximus.

Ed. Chart. IX. [436.]　　　　　　　　　Ed. Baf. V. (475.)

χρεία, τίνες εἰσὶν οἱ τούτων δεησόμενοι λεπτύνσεως ἕνεκεν.
οὐ γὰρ δεῖ κενώσεώς γε πλεοναζόντων ὑγρῶν. οὐδέποτε γὰρ
ἀργία τοῦτο ποιεῖν πέφυκεν. εἰκότως οὖν ἔνιοι περὶ καθαιρέσεως σαρκῶν τὸν λόγον αὐτῷ νῦν εἶναί φασιν, οὐ κενώσεως ὑγρῶν ὡς ἐν πληθώραις τε καὶ ταῖς ὑδαρώδεσιν
ἕξεσι γίνεται. δυνατόν γε μὴν ἐπ᾿ ἀμφοτέρων αὐτοῦ τὸν
λόγον πεποιημένου κατάλογον εἶναι πάντων τῶν βοηθημάτων, ὅσα τε κοινὰ τῶν καθαιρέσεων ἀμφοτέρων ἐστὶ καὶ
ὅσα τε καθ᾿ ἑτέραν αὐτῶν ἴδια. δύναται δὲ μετὰ τὰ γυμνάσια τὴν ἡσυχίαν γεγραφέναι περὶ τῶν καθ᾿ ἑκάστην ἡμέραν
γυμνασίων καὶ τῆς ἐπ᾿ αὐτοῖς ἡσυχίας ποιούμενος τὸν λόγον,
ἵνα γυμνασάμενοι μὴ προσφέρωνται τὰ σιτία εὐθέως, καθάπερ ἔθος ἐστὶ, διασώζοντες ἐν τῷ σώματι τὴν ἐκ τῶν
γυμνασίων θερμασίαν, ἀλλὰ τελέως ἀπεψυγμένοι. καὶ γὰρ
τοῦτ᾿ ἐν τοῖς ὑγιεινοῖς ἐμάθετε λελεγμένον ὀρθῶς, ἄλλοις τε
καὶ τῷ Ἐρασιστράτῳ, ὥστε κἀκ τούτου δῆλον γίνεσθαι,
πολὺ τὸ στοχαστικὸν ἐν ταῖς ἐξηγήσεσιν εἶναι τῶν διὰ συντομίαν ἀσαφῶς ἡρμηνευμένων. ὅταν δὲ καὶ γράφειν τὴν

Sed certas diſtinctiones ſtatuere opus eſt, ut ſciamus quinam ſint qui iſtis extenuandi cauſa indigeant; neque
enim ob abundantiam humorum evacuatione opus eſt:
numquam enim id praeſtare ocium poteſt. Jure itaque
nonnulli de carnium detractione ſermonem ipſi nunc eſſe
ajunt, non de humorum inanitione, ut in plenitudine et
aquoſis habitibus fit. Poteſt quidem de ambabus ipſo ſermonem faciente omnium auxiliorum enumeratio eſſe et
quae utrique detractioni communia ſunt et quae alteri
ipſarum propria. Poteſt autem et poſt exercitationes quietem ſcripſiſſe, de ſingulorum dierum exercitationibus quiete-
que ipſis ſuccedente ſermonem faciens, ne exercitati cibaria, ut moris eſt, illico aſſumant, in corpore adhuc
ab exercitatione calorem ſervantes, ſed poſtquam exacte
refrigerati ſunt: nam et hoc in libris ſalutis et ab aliis,
ab Eraſiſtrato recte dictum didiciſtis. Quare et ex hoc
conſtat multum conjecturae in dictorum ob brevitatem
obſcurorum interpretationibus ineſſe: praeterea cum verba,

Ed. Chart. IX. [422.]   Ed. Baf. V. (469.)

λέξιν ὡς ἂν ἐθέλῃ τις ἕξῇ, πολὺ δή που μᾶλλον ἄδηλον
γίνεται τὸ τῆς γνώμης τοῦ παλαιοῦ. νῦν γοῦν ἐν τῇ προκειμένῃ ῥήσει γράφουσιν ἔνιοι, ἡσυχίῃσι πολλῇσι, οὔτε τῶν
παλαιῶν ἀντιγράφων, οὔτε τῶν πρῶτον ἐξηγησαμένων τὸ
βιβλίον ἐπισταμένων τὴν γραφὴν ταύτην. εἰ δ᾽ ἀναγκάζει
τις ἡμᾶς αὐτὴν ἐξηγήσασθαι τὴν μετὰ τὰ γυμνάσια γινομένην ἡσυχίαν, φήσομεν ἀξιοῦν αὐτὸν ποιεῖσθαι πολλήν. ἀλλὰ
ταύτην μὲν ἐατέον, τὴν δ᾽ ὁμολογουμένην ἅπασι γραφὴν
ἐξηγούμενοι, συμβουλεύειν αὐτὸν ἐροῦμεν πολλοῖς περιπάτοις καὶ ὀξέσι χρῆσθαι. παχύνουσι γὰρ οἱ βραδεῖς, ὥσπερ
καὶ τὰ βραδέα γυμνάσια. καὶ θαυμάζω γε πῶς ἐπ᾽ ἐκείνων παρέλιπε τοῦ ταχέσι. καὶ γὰρ δρόμοι ταχεῖς καὶ
γυμνάσια τοιαῦτα καὶ σαρκῶν ὄγκον καθαιρεῖ καὶ χυμῶν
πλῆθος κενοῖ καὶ σχεδὸν ἅπασιν ὁμολογεῖται τοῦτο καὶ γυ-
μνασταῖς καὶ ἰατροῖς. ὁ δ᾽ οὐχ Ἱπποκράτης ἐφεξῆς. ἔγραψε περὶ τῆς ἐπιτηδείου τροφῆς τοῖς καθαιρέσεως δεομένοις,
ὡς εἴωθεν, ἐκ τοῦ παραδείγματος ἑνὸς ἑαυτῷ ὑπόμνησιν

ut lubet, fcribere liceat, longe fane obfcurior veteris fententia redditur. Nunc quidem in propofito fermone aliqui fcribunt, *quiete multa*, neque vetuftis codicibus neque illis, qui primum volumen hoc interpretati funt,
hujusmodi lectionem agnofcentibus. Si quis vero hanc
nos explanare cogat, quietem poft exercitationes multam
interponi debere ipfum praecipere dicemus. Verum haec
omittenda eft: et ab omnibus conceffam fcripturam declarantes, ut ambulationibus multis ac celeribus quis utatur, ipfum confulere affirmabimus: tardae enim, quemadmodum et tardae exercitationes, corpora pinguiora efficiunt. Atqui demiror cur de illis loquens omifit hanc
particulam, *velocibus*, fiquidem veloces curfus exercita-
tionesque fimiles et carnium molem detrahunt et fuccorum
exfuperantiam inaniunt fereque ab omnibus et hoc exer-
citatoribus et medicis conceditur. Hippocrates igitur
deinceps detractione egentibus aptam alimoniam defcripfit,
ab uno exemplo, ut folitus eft, ejus, quod communiter

Ed. Chart. IX. [436. 437.]   Ed. Baf. V. (475.)
ποιησάμενος τοῦ καθόλου πᾶσιν ἁρμόττοντος. [437] ἔστι
δὲ τούτοις καθόλου τροφὰς διδόναι μὴ τροφίμους, ὁποῖόν
ἐστι τὸ χοίρειον κρέας, ἀλλ᾽ ὀλιγοτρόφους, ὁποῖόν ἐστι τὸ
τῆς ὄιος, ὅπερ ἐστὶ τοῦ προβάτου. καὶ ἡ μᾶζα δὲ τῶν ὀλιγοτρόφων ἐστί. διὰ τοῦτ᾽ οὖν ταύτης μὲν τὸ πλεῖστον, ὀλίγον
δὲ τοῦ ἄρτου λαμβάνειν κελεύει.

δ'.

Καθαιρέσεως σημεῖον τὴν αὐτὴν ὥρην τῆς ἡμέρης φυλάσ-
σειν, ἐξαπίνης γὰρ εἰρύεται.

Οὐκ ἄδηλόν ἐστι συνῆφθαι τὴν ῥῆσιν ταύτην τῇ προγεγραμμένῃ, καθ᾽ ἣν ἐδίδασκεν ὅντινα τρόπον χρὴ ποιεῖσθαι τὴν καθαίρεσιν. ὅπως οὖν γνῶμεν εἰ τοῦ ποσοῦ τοῦ
κατ᾽ αὐτὴν ἀκριβῶς ἐστοχασάμεθα, σημεῖον νῦν γράφει
τούτου. γέγονε δὲ ὁ λόγος οὗτος ἀσαφής, ὡς πρὸς ἡμᾶς
διὰ τὸ, καθάπερ ἔφην ἤδη πολλάκις, οὐ πρὸς ἔκδοσιν αὐτῷ

---

omnibus convenit, fibi ipfi commentarium faciens. Iftis
autem in univerfum alimenta multum nutrientia non danda
funt, qualis eft fuilla caro, fed parum nutrientia, qualis
eft ovilla caro, quae fane pecudis eft et placenta fane,
quae Graece maza dicitur, inter modice alentia reponitur,
quocirca ipfius quidem plurimum, panis vero exiguum
accipi jubet.

III.

*Detractionis fignum, eandem horam diei fervare: repente
enim trahitur.*

Praefentia verba cum ante fcriptis, ubi, detractio ut
facienda effet, edocebat, conjungi clarum eft. Ut igitur
cognofcamus num ejus modum recte conjectura affecuti
fuimus, hujusce rei fignum nunc tradit. Sed ifte fermo
propter eam, quam faepe jam diximus caufam, nobis ob-
fcurus redditus eft, quod videlicet non emitteretur, hunc

γεγράφθαι τὴν βίβλον ταύτην, ἀλλ' εἰς ὑποτύπωσίν τε καὶ
παρασκευὴν ἑαυτῷ. πρὸς ἔκδοσιν δὲ γράφων οὕτως εἶπεν
ἂν πάντως ἥντινα λέγει τῆς ἡμέρας ὥραν, τὴν αὐτὴν ἐν
ᾗ τὸ τῆς καθαιρέσεως σημεῖον ἐπιτηρεῖν χρή. μὴ γράψαντος οὖν αὐτοῦ τί ἂν ἄλλο τις ἀκούειν ἔχοι πιθανώτερον
ἢ ὅτι τὴν αὐτὴν ὥραν τῆς ἡμέρας, ἄγοντες ἐπὶ τὰ γυμνάσια τὸν τῆς καθαιρέσεως χρῄζοντα, παραφυλάξωμεν ὡς
ἐκέλευε; μή τι γὰρ ἐξαπίνης εἰρύεται, τουτέστι συμπίπτειν
μὲν τὸν ὄγκον τοῦ σώματος, καταπίπτειν δὲ καὶ ἀρρωστεῖν
τὴν δύναμιν. ἄντικρυς μὲν γὰρ ἕλκεσθαι σημαίνει τὸ εἰρύεσθαι. δύναται δ' ἀπ' ἐκείνου κἀπὶ ταῦτα μεταφέρεσθαι,
διὰ τὴν τῶν πραγμάτων φύσιν, ὑπὲρ ὧν ὁ λόγος ἐστίν. οἷς,
ὡς ἔφην πολλάκις, ἐν ταῖς ἀσαφέσιν ἑρμηνείαις, ἃ φθάνο-
μεν αὐτοὶ γινώσκειν ἐφαρμόττομεν. ἔνιοι δ' ἀντὶ τοῦ εἰρύεται γράφουσιν ἐρείπεται, σαφεστέραν τὴν δήλωσιν τοῦ
πράγματος ἐκ τῆς λέξεως ταύτης ἐλπίσαντες ἔσεσθαι. ἀλλ'
ἥ γε παλαιὰ γραφὴ τὴν εἰρύεται φωνὴν ἔχει.

librum fcripfit, fed ut formulam quandam et apparatum
fibi ipfi moliretur: ad eruditionem enim fcribens utique
omnino declaraffet quam diei horam eam dicat, in qua
detractionis fignum obfervare oporteat.   Cum igitur ipfe
non fcripferit, quid aliud quisquam probabilius intelligere
poffit quam quod eadem diei hora eum ducentes ad
exercendum, qui detractionis indigeat, obfervemus, ut
juffit; numquid derepente fubtrahatur, hoc eft moles
quidem corporis concidat, cadat autem et debilitetur facultas: nam haud dubie haec vox εἰρύεσθαι trahi fignificat.   Poteft autem et ab illo ad haec transferri; propter
rerum naturam, de quibus verba fiunt; quibus, ut faepius dixi, in obfcuris narrationibus, quae prius ipfi novimus, adaptamus.   At quidam loco hujus vocis εἰρύεται, hoc eft trahitur, hanc fcribunt ἐρείπεται, hoc eft
cadit, rei declarationem ex hac voce magis lucidam fore
fperantes, fed antiqua fcriptura hanc vocem εἰρύεται,
hoc eft trahitur, habet.

14　　　ΙΠΠΟΚΡΑΤΟΥΣ ΕΠΙΔΗΜΙΩΝ ΣΤ

Ed. Chart. IX. [437. 438.]　　　　Ed. Baf. V. (476.)
δ'.

(476) Ἀφεῖναι τῶν πόνων, ἢ ῥυήσεται.

———

Κἀνταῦθα γράφουσί τινες ὑφεῖναι τῶν πόνων, ἢ ῥυήσεται. ἡ δ᾽ οὖν τοῦ λόγου δύναμίς ἐστι τοιάδε. πᾶσα
κένωσις ἐὰν μὴ κατὰ βραχὺ γένηται, τήν τε δύναμιν καταλύει καὶ τὴν τοῦ σώματος ἕξιν ἀθρόως διαφορεῖ. διὰ τοῦτ᾽
οὖν ἔνιοι μὲν ἔγραψαν ὑφεῖναι τῶν πόνων, ἢ ῥυήσεται, τὴν
ἀθρόαν κένωσιν ἐκ τοῦ ῥυήσεσθαί γε δηλοῦσθαι βουλόμενοι. τινὲς δὲ ἢ εἰρύεται γράφουσι, προστιθέντες τὸ ἦτα
καὶ περισπῶντες καὶ μετὰ ι ὑπογράφοντες, ἵνα σημαίνηται
τῶν πόνων ὑφεῖναι ἢ ὑφιέναι, καθότι ἂν εἰρύηται ὁ ἄνθρωπος. αὐτὸ δὲ τὸ εἰρύεσθαι κατά τε τῆς τοῦ σώματος
συμπιώσεως καὶ κατὰ τῆς ἐν τῇ δυνάμει καταπτώσεως εἰρηκέναι φασὶν, ὡς [438] γενέσθαι τὸν λόγον τοιοῦτον.
ὑφεῖναι τῶν πόνων, ὁπόταν ἥ τε δύναμις καταπίπτῃ καὶ
τὸ σῶμα διαφορῆται. καὶ μέντοι καὶ οἱ τὸ ἐρείψεται γρά-

———

IV.

Remittito labores aut defluet.

———

Et hoc loco nonnulli fcribunt, fubtrahito ex laboribus aut defluet. Orationis autem vis haec eft: omnis
evacuatio, nifi paulatim fiat, vires profternit et corporis
habitum fubito valde digerit. Propterea igitur quidam
fcripferunt, fubmittito labores aut defluet, copiofam repente evacuationem per hoc verbum, defluet, fignificare
volentes. Alii vero fcribunt ἢ εἰρύεται, id eft quatenus
confumitur, litteram ἦ addentes et circumflectentes, atque
item jota fubfcribentes, ut fignificetur, ita ex laboribus
fubtrahere, ut homo confumatur. Hoc verbum autem
εἰρύεσθαι de corporis confumtione viriumque cafu ab ipfo
dictum fuiffe ajunt: ut ejusmodi oratio fit. Minuas
labores quum vires profternuntur et corpus digeritur.

φοντες, ἐπὶ τὴν τῆς δυνάμεως κατάπτωσιν φέρουσι τὸν
λόγον.

ε'.

Ὁμοίως γὰρ ὅλον συμπίπτει.

Τῇ προγεγραμμένῃ ῥήσει ταύτην ἐφεξῆς εὗρον ἐν τοῖς
παλαιοῖς ἀντιγράφοις πάλιν. ἴσασι δὲ αὐτὴν οὕτως ἔχουσαν καὶ οἱ παλαιοὶ τῶν ἐξηγητῶν. καὶ μέντοι καὶ τῶν
νεωτέρων οἱ περὶ Σαβῖνον, οὐ μὴν εἰρήκασί γέ τινα ἐξήγησιν εἰς αὐτήν. ὅλην γὰρ τὴν προκειμένην ῥῆσιν προσ-
γράψαντες, εἶτ' ἐξηγησάμενοι τὰ κατὰ μέρος ἐν αὐτῇ,
ταύτης τῆς λέξεως τὴν ἐξήγησιν οὐκ εἶπον, ὥσπερ οὐδὲ
Ζεῦξις ἐκ τῶν παλαιῶν ἐξηγητῶν εἷς ὢν καὶ αὐτός. ἔνιοι
δέ φασιν εἰρῆσθαι πρὸς Ἱπποκράτους. τὸ ὁμοίως γὰρ
συμπίπτει, τοιοῦτόν τι δηλοῦν βουλομένου, ὥσπερ ἡ πλήρωσις βλάπτει καὶ διὰ τοῦτο δεῖ καθαιρεῖν αὐτήν, οὕτω
καὶ ἡ περαιτέρω τοῦ προσήκοντος κένωσίς ἐστι βλαβερά,

Quin etiam et qui ἐρείψεται, hoc eſt labetur, ſcribunt,
ad virium caſum orationem reſerunt.

V.

Similiter enim totum concidit.

Hanc partem poſt ſuperiorem in antiquis exemplaribus omnibus inveni, quam ita ſe habere veteres etiam
explanatores aſſerunt, nec non et ex recentioribus Sabini
ſectatores, nullam tamen ejus interpretationem attulerunt.
Totam enim antepoſitam dictionem quum adſcripſiſſent,
deinde ſingula ejus verba interpretati, hujusce partis explanationem non dixerunt, quemadmodum neque Zeuxis
ex antiquis interpretibus unus et ipſe. Quidam ſane ajunt
ab Hippocrate dictum fuiſſe: ſimiliter enim totum concidit, tale quid innuere volente. Ut repletio nocet ideoque ipſam detrahere oportet, ſic et praeter modum evacuatio aeque ac repletio noxia eſt; ob ipſam enim cor-

παραπλησίως τῇ πληρώσει. συμπίπτει γὰρ ὑπ' αὐτῆς τὸ
σῶμα βλαβερῶς, ὡς ἐπὶ τῆς πληρώσεως εἰς ὄγκον αἴρεται.
μεμψάμενοι δ' ἔνιοι τὴν ἐξήγησιν ταύτην ὡς ἀπίθανον, ἤτοι
οὐδ' ὅλως ἔγραψαν τὸ μέρος τοῦτο τῆς ῥήσεως ἢ μετέγραψαν εἰς τήνδε τὴν λέξιν, ἀθρόως γὰρ ἂν ῥυήσεται, παρα-
κελεύεσθαι βουλόμενοι τὸν Ἱπποκράτην προσέχειν ἡμᾶς
ἀκριβῶς τῇ καθαιρέσει τοῦ σώματος. ἀθρόως γὰρ αὐτοῖς
γίνεσθαι διαφορεῖσθαι καὶ ῥεῖν ἐν τοῖς γυμνασίοις, ὅταν
ἐφεξῆς ἡμέραις πολλαῖς ἐπιμείνῃ τις γυμνάζων μὲν αὐτὸν
ἀξιολόγως, διαιτῶν δὲ λεπτῶς.

στ'.

῞Οταν δ' ἤδη συμπέσωσι προσάγειν ὕεια ἱπτά.

Διὰ τῶν προειρημένων ἀξιοῖ φυλάττεσθαι τὴν ἄμετρον
καθαίρεσιν. ἐπεὶ δ' ἔσθ' ὅτε συμβαίνει περιπίπτειν ἀκουσίως, βούλεται καὶ πρὸς ταῦτα χρῆν παρεσκευάσθαι τὸν
ἰατρόν. ἐάν ποτε καθαίρεσις ἀθρόα γένηται, διδόναι τηνι-

pus detrimentofe tabefcit, ficut ex plenitudine mole nimia
turget. Sed quidam hanc interpretationem ut incredibi-
lem vituperantes, aut nullo pacto hanc partem fcripferunt
aut in haec verba transmutarunt: fubito enim valde fluet,
Hippocratem nobis praecipere volentes ut diligenter corporis detractionem obfervemus. Repente enim ipfis magna
digeftio ac defluxio in exercitationibus accidit, quum
deinceps pluribus diebus aliquis ipfos valde exercuerit
tenuiterque cibos exhibuerit.

VI.

Cum vero jam contabuerint, praebere fuillas affas oportet.

Per antedicta immodicam detractionem cavere nos
jubet. Sed quoniam interdum invitum in eam incidere
contingit, vult et ad ea medicum paratum effe debere,
fi quando repente magna detractio facta fit, tuncque fuillas

καῦτα συμβουλεύει κρέα ὕεια ὀπτά· κρέα μὲν ὕεια, διότι
πολύτροφα, τὰ δὲ ὀπτά, διότι στερεὰν καὶ συνηγμένην εἰς
ὀλίγον ὄγκον, οὐχ ὑγρὰν οὐδὲ πλαδαρὰν ἐργάζεται τὴν σάρκα.
τινὲς δὲ ἀντὶ τοῦ προσάγειν προσφέρειν ὕεια ὀπτὰ γράφουσι, τὴν αὐτὴν μὲν φυλάττοντες ἔννοιαν, ὡς κυριωτέρῳ
δὲ ῥήματι τῷ προσφέρειν ἀντὶ τοῦ προσάγειν χρώμενοι.

ζ'.

Ὅταν δὲ πληρῶνται, σημεῖον αὖθις, τὸ σῶμα ἀνθηρὸν γίνεται.

[439] Καὶ τοῦτ' αὐτὸ διὰ βραχέων ὑπεγράψατο,
κοινὸν ἁπάσης ἀνατρέψεως ὑπάρχον σημεῖον. ἀνθηρὸν γὰρ
γίνεται τὸ σῶμα κατά τε τὰ γυμνάσια καὶ ἄλλως τοῖς ἐξ
αἵματος χρηστοῦ τὴν ἀνάτρεψιν ἴσχουσιν.

carnes toftas exhibere confuluit: fuillas quidem carnes,
quod multum nutriant, toftas vero, quod folidam et in
exiguam molem adftrictam, non humidam laxamque carnem creent. At quidam loco hujus verbi *praebere*, offerre fuillas affas, fcribunt, eandem quidem fententiam
fervantes, fed ut magis proprio verbo, *offerre*, loco iftius,
praebere, utentes.

VII.

Cum replentur autem, fignum rurfus, floridum corpus eft.

Et id ipfum brevibus defcripfit omnis refectionis
commune fignum. Floridum enim corpus evadit et in
exercitationibus et illis alioqui, qui ex bono fanguine
inftaurantur.

18   ΙΠΠΟΚΡΑΤΟΥΣ ΕΠΙΔΗΜΙΩΝ ΣΤ

Ed. Chart. IX. [439.]   Ed. Baf. V. (476.)

η'.

Ἐν γυμνασίοισι σημεῖον ὁ ἱδρὼς ὁ στάγδην ῥέων ἔξεισιν
ὥσπερ ἐξ ὀχετῶν ἢ σύμπτωσις ἐξ ἐπάρσιος.

Λείπει κἀνταῦθα τῇ λέξει τὸ συμπτώσεως ἢ καθαιρέσεως ἤ τι τοιοῦτον. διὸ καί τινες οὐκ ὤκνησαν αὐτὸ
προσθέντες ὡς γεγραμμένον οὕτως ἐξ ἀρχῆς ἐξηγεῖσθαι,
τοιάνδε τὴν λέξιν ποιήσαντες. ἐν γυμνασίοις σημεῖον συμπτώσεως ὁ ἱδρὼς ὁ ῥέων ὥσπερ ἐξ ὀχετῶν, ἐφεξῆς δ᾽ ἄλλο
σημεῖον γίνεσθαι τὴν ἀθρόαν σύμπτωσιν ἐξ ἐπάρσεως. χρὴ
γὰρ κἀνταῦθα προσυπακοῦσαι τὸ ἀθρόον, εἰ καὶ μὴ γέγραπται νῦν, ἔμπροσθεν εἰρηκότος αὐτοῦ, ἐξαπίνης γὰρ εἰρύεται. ὅτι δὲ ταῦτα διαφορουμένου τοῦ σώματος ἀμέτρως
γίνεται πρόδηλον.

θ'.

Ἡ γυνὴ, ἣν τὸ πρῶτον ἐθεράπευσα ἐν Κρανῶνι, ὁ σπλὴν

VIII.

In exercitationibus fignum, fudor ftillatim, ut ex aquaeductibus erit aut depreffio ex elatione.

Et hoc loco fermoni deeft cafus aut detractionis aut
id genus aliquid. Quocirca ipfum nonnulli addentes tanquam principio, ita fcriptum non dubitarunt interpretari,
talem orationem reddentes: in exercitationibus collapfionis
fignum fudor, ut ex aquaeductibus effluens; deinceps autem fignum aliud eft, depreffionem magnam fubito ex
elatione: oportet enim et hic fubintelligere fubitaneam
ac magnam, licet modo fcriptum non fit, ipfo fuperius
dicente, repente namque trahitur. Haec autem corpore
immodice digefto evenire palam eft.

IX.

Mulier, quam primo in Cranone curavi, lien magnus na-

Ed. Chart. IX. [439.]   Ed. Baf. V. (479.)

μέγας φύσει, πυρετός καυσώδης, ἐξέρυθρος, πνεῦμα δεκάτῃ, ἱδρὼς, τὰ πολλὰ ἄνω, ἀτάρ τοι καὶ κάτω ιδ'.

Οὐδὲν ἀξιόλογον ἐκ ταύτης τῆς ῥήσεως ἔνεστιν ἡμῖν
μαθεῖν. θαυμάσαιμι δ' ἂν εἰ καὶ αὐτὸς ὁ Ἱπποκράτης
οὕτως ἔγραψεν ἄνευ τοῦ προσγράψαι τὰ οὖρα, ὡς εἴ γε
προσεγέγραπτο πλέον ἂν ἐκ τούτου εἰς ἀνάμνησιν ἔσχε τι
πρὸς ἡμᾶς δ' ἐξ ἐπιμέτρου. καὶ τοῦτ' ἔστιν ἀσαφὲς τό τε
κατὰ τὴν ἀρχὴν τῆς ῥήσεως γεγραμμένον, ἣν τὸ πρῶτον
ἐθεράπευσα. ζητήσεως γὰρ ἄξιόν ἐστι πότερον ἑαυτοῦ χάριν ὡς ὀνομάτων καὶ τόπων ἐν οἷς οἱ νοσοῦντες κατέκειντο
μνημονεύειν εἴωθεν, οὕτω καὶ νῦν προσέγραψεν, ἣν τὸ πρῶτον ἐθεράπευσα, διὰ τὸ μεμνῆσθαι τὸ ὄνομα τῆς γυναικός,
ἢ δηλωτικόν ἐστι τοῦ νῦν ἐξ ὑποστροφῆς νοσῆσαι τὸν ἄνθρωπον, οὕτω δὲ καὶ τὸ πνεῦμα, τὸ τῇ δεκάτῃ τῶν ἡμερῶν γεγονέναι γεγραμμένον, ἀσαφές ἐστιν εἴτε δύσπνοιαν
ἁπλῶς σημαίνει ἡντινοῦν εἴτε μόνον τὸ δεδιωγμένον καὶ

---

tura, febris ardens, valde rubra, fpiritus decimo die,
fudor multus fuperius, verum etiam inferius decimo
quarto die.

Nihil notatu dignum in his verbis difcere nobis licet. Admiratus autem effem, fi et ipfe Hippocrates,
omiffa urinae mentione ita fcripfiffet: quoniam fi adje-
ciffet, aliquid plus ad reminifcentiam lucratus fuiffet ac
nobis etiam eadem ratione profuiffet. Et hoc quoque
dictionis hujus initio fcriptum obfcurum eft, quam primo
curavi: nam quaeftione dignum eft, utrum fua ipfius
caufa, ut nominum et locorum, in quibus aegroti jace-
bant, meminiffe confuevit, ita et nunc adfcripferit, quam
primo curavi, quo nominis mulieris memor effet: an
nunc ex recidiva hominem aegrotaffe fignificet. Ita vero
qui decimo die accidiffe fcriptus eft, obfcuritatem parit,
num quamlibet fimpliciter fpirationis difficultatem, an fo-

Ed. Chart. IX. [439. 440.]   Ed. Baf. V. (476. 477.)

μέγα πυκνὸν εἶδος τῆς δυσπνοίας. ἔνιοι δὲ καὶ τὸ κατὰ
τὴν γαστέρα πνεῦμα πλέον ἠθροῖσθαι νομίζουσιν ἐκ τῆς
λέξεως δηλοῦσθαι. ταῦτα μὲν οὖν κατὰ τὴν λέξιν ἔχει τὴν
ἀσάφειαν, ἄλλα δὲ κατὰ μόνην τὴν διάνοιαν. πότερον γὰρ
ἐπὶ μόνῳ τῷ σπληνὶ πάσχοντι συνέβη τὴν γυναῖκα καὶ
πυρετὸν καυσώδη ἔχειν καὶ τὴν δύσπνοιαν ἢ τὴν ἐμπνευ-
μάτωσιν τῆς γαστερὸς, ἐξέρυθρόν τε τὴν χρόαν, ἢ καὶ τις
ἄλλη πυρειώδης αὐτῇ διάθεσις ἐγένετο, δι᾽ ἣν ταῦτα συνέ-
πεσεν, ἄδηλόν ἐστι. μέγι- [440] στον δ᾽, ὡς ἔφην, τὸ μὴ
γινώσκειν ἡμᾶς ὁποῖα τὰ οὖρα μέχρι κρίσεως ἐγένετο καὶ
διὰ τί κατὰ τὴν δεκάτην ἡμέραν ἐπεσήμηναν οἱ ἱδρῶτες.
εἴωθε γὰρ αὐτὸς ἐν αἷς ἡμέραις οἱ παροξυσμοὶ σφοδρότεροι
γίνονται προσγράφειν, ἵν᾽ εἰδῶμεν ὡς ἐκ πολλῆς τῆς τῶν
κατὰ μέρος πείρας ἤθροισε τὴν ἐμπειρίαν, ἀφ᾽ ἧς ἀπεφήνατο καθόλου περὶ πάντων νοσημάτων, ὧν οἱ παροξυσμοὶ
ἐν περισσαῖς ἡμέραις γίνονται, τούτων καὶ τὰς κρίσεις ἐν
περισσαῖς ἡμέραις ἀποτελεῖσθαι. (477) ὃ δὲ πάντων ἐστὶν

lum incitatam et valde crebram aegre fpirandi fpeciem
fignificet. Sed quidam et in ventre multum fpiritum col-
lectum effe per haec verba fignificari putant. Haec quidem, quantum ad verba pertinet, obfcura funt. Alia vero
quantum ad folam fententiam, non minus difficultatis continent. Utrum enim ex folo male affecto liene mulieri
acciderit et ardente febre et fpirationis anguftia feu ventris inflatione laborare et colore perrubro effe; an et alius
quifpiam febrilis affectus ipfam vexaverit, ob quem in
haec mala inciderit, incertum eft. Sed permagni, ut
dixi, intereft, nos lotia, qualia ufque ad judicationem fuerint et cur decimo die fudores app8aruerint ignorare.
Ipfe namque quibus diebus acceffiones vehementiores fint,
adfcribere folitus eft, ut ipfum fciamus, ex multa in fingulis experientia peritiam acquifiviffe, ex qua in univerfum fententiam hanc de omnibus morbis protulit, quorum acceffiones imparibus diebus fiunt, eorum et judicationes imparibus diebus abfolvi. Quod omnium vero in

ΚΑΙ ΓΑΛΗΝΟΤ ΕΙΣ ΑΤΤΟ ΤΠΟΜΝΗΜΑ Γ. 31

Ed. Chart. IX. [440.]   Ed. Baf. V. (477.)

ἀτοπώτατον ἐν τῇ προκειμένῃ ῥήσει καὶ δὴ φράσω, πότερον
ἀπέθανεν ἢ ὑγίανεν ἡ γυνή, παραλελεῖφθαι. διὸ καὶ τὸ
μεταξὺ ταύτης τε καὶ τῆς μετὰ ταύτην γεγραμμένης τὸ ἦσ
σον, ἔνιοι μὲν ταύτῃ προστιθέασιν, ἔνιοι δὲ ἐκείνης ἡγού
μενον ποιοῦσιν. εἰ μὲν οὖν ἐγέγραπτο κατὰ τὴν ιδ´ ἐπ´
ἀγαθῷ κεκρίσθαι τὴν γυναῖκα, λόγον ἂν εἶχε μὴ προσ
γράφειν ταύτῃ τῇ ῥήσει τὸ ἦσσον. εἰρηκὼς γὰρ ἐν τῇ δε
κάτῃ ἡμερῶν ἱδρῶτας γεγονέναι τῇ γυναικὶ τὰ πολλὰ ἄνω,
κἄπειθ´ ἑξῆς ἐπιφέρων, ἀτάρ τοι καὶ κάτω τεσσαρεσκαιδε
κάτῃ, πῶς ἂν ἔτι προσέγραψε τὸ ἦσσον, εἴπερ ὅλως ἐσώθη
τὸ γύναιον εὔλογον οὖν ἐστι μᾶλλον ἐκταθῆναι δι´ ὅλου
τοῦ σώματος τοὺς ἱδρῶτας, ἀγαθῆς τῆς κρίσεως γενομένης.
ἐάν τ´ αὖ πάλιν ὑπόθηταί τις ἐπὶ κακῷ γεγονέναι τοὺς
ἱδρῶτας, ἀποθανούσης τῆς γυναικὸς, τὸ ἦσσον εὐλόγως ἐπὶ
τῇ τελευτῇ τάξει τῆς προκειμένης ῥήσεως, ἵν´ ᾖ τὸ λεγόμε
νον, ἵδρωσε μὲν καὶ τῇ δεκάτῃ τὰ ἄνω μᾶλλον, ἀτάρ τοι
καὶ κάτω, ἵδρωσε δὲ καὶ τῇ τεσσαρεσκαιδεκάτῃ ἦσσον τὰ

propofita parte abfurdiffimum eft, id utique dicam, mortuane an fanata fit mulier, praetermiffum effe. Idcirco
et eam vocem, *minus*, quae inter hunc et fequentem fermonem fcripta eft, quidam fane huic adjiciunt, alii fequenti praeponunt. Profecto fi fcriptum fuiffet, decimo
quarto die mulieri bonam judicationem factam effe, rationi
confentaneum utique foret, huic orationi eam vocem,
minus, non adjicere. Cum dixiffet enim decimo die fudores mulieri emanaffe majori ex parte fuperius ac poftea
deinceps fubjecerit, verum et inferius decimo quarto,
quomodo profecto, fi omnino liberata eft mulier, hanc
particulam, *minus*, adfcribere potuit? Igitur verifimile magis eft bona judicatione facta per omne corpus effufos
effe fudores. Rurfum fi quis mortua muliere perniciofos fuiffe fudores crediderit, jure praepofiti fermonis
calci hanc voculam, *minus*, adjecerit, ut oratio talis fit:
Sudavit quidem et decimo die fuperius magis, verum
etiam inferius; fudavit autem et decimo quarto, inferius

κάτω. ἐπὶ τὴν ἑξῆς οὖν ῥῆσιν ἤδη μεταβῶμεν. ἴσως γὰρ
ἐν ἐκείνῃ τι σαφέστερον εὑρήσομεν ὁποτέρᾳ χρὴ συντάσσειν
τὸ ἧσσον, εἴτε τῇ νῦν προκειμένῃ κατὰ τὴν τελευτὴν εἴτε
τῇ μετ' αὐτὴν ἐπὶ τῆς ἀρχῆς.

ι.

῾Ησσον τοῖς ἀπὸ κεφαλῆς κορυζώδεσι καὶ βραγχώδεσιν, ἐπι-
πυρετήνασιν, ὡς οἶμαι, ὑποστροφαί.

Ὑπακοῦσαι χρὴ παυσαμένου τοῦ πυρετοῦ. πῶς γὰρ
ἂν ἄλλως ἧττον αὐτοῖς εἶναι νομίσωμεν ὑποστροφὰς, ἢν μὴ
παύσαιτο πρότερον; εἰ δ' ἀφέλοιμεν τὸ ἧσσον ἀπὸ ταύτης
τῆς ῥήσεως, ὡς ἐνίοις ἔδοξεν, ὕστατον τοῖς προηγουμένοις
αὐτὸ τάξασι, τὴν ἐναντίαν τῇδε διάνοιαν ὁ λόγος ἕξει τοῖς
ἀπὸ κεφαλῆς κορυζώδεσι καὶ βραγχώδεσιν ἐπὶ πυρετήνασιν
ὑποστροφὰς γίνεσθαι νοσούντων ἡμῶν. ὅπερ οὖν ἐν ἅπασι
ποιοῦμεν, οὐ τῇ τοῦ λόγου πιθανότητι τὰ ζητούμενα διορί-

minus. Ad fequentem igitur dictionem jam defcendamus:
in ipfa enim fortaffe aliquid clarius inveniemus, unde
quo loco eam particulam, *minus*, ponere debeamus, an
in propofitae nunc calce, an in fequentis initio, percipere valeamus.

X.

*Minus iis, qui ex capite gravedine laborant et raucitate,
cum febre correpti funt, ut puto, recidivae fiunt.*

Subintelligere oportet, finita febre, qui enim aliter
ipfis recidivas minus accidere putabimus, nifi prius febris
defierit? Quod fi hanc vocem *minus*, ab his verbis ab-
ftraxerimus, ut quibusdam eam fuperiori orationi fubjun-
gentibus vifum eft, huic contraria verborum fententia
erit, ii videlicet, qui ex capitis gravedine laborant et
raucitate, cum febre correpti funt, recidivas fieri nobis
intelligentibus. Igitur quod in omnibus facimus, non

Ed. Chart. IX. [449. 441.]   Ed. Baf. V. (477.)

ζοντες, ἀλλὰ τοῖς ἐναργῶς ἐπὶ τῶν ἀῤῥώστων ὁρωμένοις,
ἐὰν καὶ νῦν ποιήσωμεν, εὑρήσομεν ὀρθῶς προτεταγμένον τῆς
ῥήσεως τῆσδε τὸ ἧσσον. ὁ γὰρ πυρετὸς ἐπιγενόμενος κορύ-
ζαις καὶ βράγχοις βεβαιοτέραν αὐτῶν ποιεῖται πέψιν, ὡς
μηκέτ᾽ αὖ ὑποστροφὴν γίνεσθαι ῥᾳδίως, μηδ᾽ ἂν ἁμάρτωσί
τι, τῶν ἄλλως τοῦ πυρέττειν ἄνευ τοιαύτης αἰτίας ὑπο-
στροφαῖς ἁλισκομένων ἐπὶ τοῖς ἁμαρτήμασι. διὰ τί δὲ
πρόσκειται τῷ λόγῳ τοῖς ἀπὸ κεφαλῆς [441] κορυζώδεσιν;
οὐ γὰρ δὴ ἀπ᾽ ἄλλου τινὸς γίνονται μορίου κορυζώδεις.
ἐγχωρεῖ μὲν οὖν καὶ οὕτως εἰρῆσθαι τὸν λόγον ὡς κατὰ
τήνδε τὴν ῥῆσίν εἴρηται, σπόνδυλοι δὲ οἱ κατὰ ῥάχιν,
ἐγχωρεῖ δέ, διότι τῶν βραγχωδῶν ἐν αὐτοῖς ἐμνημόνευσε,
προσθεῖναι τὸ ἀπὸ κεφαλῆς, ἐπειδὴ καὶ ἄλλως γίνονται
βράγχοι. δυνατὸν δὲ καὶ τοῖς ἀπὸ κεφαλῆς εἰρῆσθαι, γράψαντος αὐτοῦ πρὸς ἀνάμνησιν ἑαυτῷ συντόμως, ἕνεκα διορισμοῦ πρὸς τὰς ἀπό τινος ἔξωθεν αἰτίας μικρὰς γινομέ-

orationis verifimilitudine, fed iis quae evidenter in aegrotis cernuntur quaefita dijudicantes, fic nunc faciemus:
hanc particulam, *minus*, verbis iftis recte fuiffe praepofitam inveniemus. Febris namque poft gravedines et raucitates veniens, ipfas firmius et certius concoquit; ut
non iterum facile revertantur, etiamfi aliquid erroris
commiffum fit, aliis fine febre ob aliquam ejusmodi caufam affectis poft commiffos errores in morbum recidenti-
bus. Sed cur in fermone hoc additum eft, iis qui ex
capite gravedine laborant? neque enim ab alio membro
gravedines oriuntur? An fermo ifte ita dictus effe poteft,
ut in his verbis etiam dictum fuit, vertebrae autem,
quae in dorfo? Poteft quoque has particulas, *ex capite*,
addidiffe, quoniam de raucitate laborantium in ipfis verbis meminerat: nam et alia ratione raucitates fiunt. Poteft
quoque ex capite adjectum effe, ipfo fibi ipfi reminifcen-
tiae caufa breviter fcribente, quo a gravedinibus, quae
ab externa aliqua exigua caufa proveniunt, ipfas diftin-

Ed. Chart. IX. [441.]   Ed. Baf. V. (477.)

νας κορύζας, ἵν᾽ ἐνδείξηται περὶ τούτων εἶναι τὸν λόγον,
ὅσοι διὰ φυσικὴν ἀσθένειαν τῆς κεφαλῆς ἑτοίμως ἁλίσκονται τῷ παθήματι. τούτους γὰρ ἄν τις εἰκότως ἀπὸ κεφαλῆς ὀνομάζοι κορυζώδεις οὐκ ἀπὸ ψύξεως ἢ ἐγκαύσεως ἢ
τινος ἁπλῶς ἔξωθεν αἰτίας. τὸ δ᾽, οἶμαι, κατά τινα τῶν
ἀντιγράφων πρόσκειται δηλοῦν ἐπαμφιβάλλειν αὐτὸν ὑπὲρ
ὧν ἀπεφήνατο. λόγον δ᾽ ἔχει καὶ χωρὶς τοῦ, οἶμαι, γράφειν, ἀληθοῦς γε ὄντος τοῦ λεγομένου. διὰ δὲ τῆς ἐφεξῆς
γεγραμμένης ῥήσεως ἀπόδειξιν ὧν ὀρθῶς ἀπεφήνατο προσέθηκεν. ἐπ᾽ αὐτὴν οὖν ἤδη μεταβῶμεν.

ια΄.

Πᾶν τὸ ἐκπυέον ἀνυπόστροφον. ἑωυτὸς γὰρ πεπασμὸς καὶ
κρίσις ἅμα καὶ ἀποστασία.

Οὐκ ἀσαφὴς ἡ ῥῆσις τοῖς μεμνημένοις ὑπὲρ ὧν ἤδη
πολλάκις εἴρηκε πεπασμόν. ἐμνημόνευσε δὲ καὶ νῦν αὐτῶν
ἕνεκα τῶν προειρημένων, ὡς ἔφην, ἵνα ὁ σύμπας λόγος γέ-

gueret, ut indicaret de illis a fe fermonem fieri, qui ob
naturalem capitis imbecillitatem eo vitio facile caperen-
tur: hos enim quispiam jure ex capite gravedinofos appellat, non a frigore aut aeftu aut aliqua fimpliciter externa caufa. Illud autem verbum, *puto*, in quibusdam
codicibus additum eft, fignificans ipfum de quibus rebus
loquebatur ambigere, fed confentaneum eft et fine illo
verbo, *puto*, fcribi poffe, cum verum fit id quod dicitur. In fequentibus autem verbis quae recte dixerat
ratione corroborat. Ad ipfa igitur jam tranfeamus.

XI.

Quicquid fuppurat, non recidit. Ipfamet enim concoctio
et judicatio fimul et abfceffus.

Haud obfcura oratio eft memoria tenentibus ea quae
faepius jam de concoctione dixit. Nunc vero et eorum,
ut dixi, fuperiorum verborum caufa meminit, ut integra

Ed. Chart. IX. [441.]   Ed. Baf. V. (477.)

νηται τοιοῦτος, καὶ τοῖς κορυζώδεσι καὶ βραγχώδεσιν ἀπὸ
τῶν ἐκ τῆς κεφαλῆς κατάῤῥων, ὅταν ἐπιγενομένου τοῦ πυρετοῦ πεφθῇ, τὸ ψυχρὸν ἅμα καὶ ὑγρὸν ῥεῦμα καὶ πεφθὲν
ἐκκριθῇ, βεβαίαν ἔλπιζε τὴν κρίσιν τοῦ νοσήματος γεγονέναι καὶ μηκέθ᾽ ὑποτροπιάσαι τὸν ἄνθρωπον.

ιβ'.

Οἷσιν, ὅταν ἀφροδισιάζωσι, φυσᾶται ἡ γαστὴρ ὡς Δαμαγόρᾳ, οἷσι δ᾽ ἐν τούτοισι ψόφος ὡς Ἀρκεσιλάῳ.

Ταύτην τὴν ῥῆσιν ἄλλος ἄλλως γράφει καὶ τινες προστιθέασιν αὐτῇ τὸ, ὅταν ἄρχωνται, τὸ κατὰ τὴν ἀρχὴν
εἰρημένον, οἷσιν, ἀφαιροῦντες καὶ ποιοῦντες τὴν λέξιν τοιαύ-
την· ὅταν ἄρχωνται ἀφροδισιάζειν, φυσᾶται ἡ γαστὴρ, βουλόμενοι τοὺς ἀρχομένους ἀφροδισίων, τουτέστι τοὺς πρῶτον
ἐπιχειροῦντας τῷ ἔργῳ τούτῳ πάσχειν τὰ τῆς ῥήσεως ἐφεξῆς δηλούμενα. καίτοι τὴν γραφὴν ταύτην οὔτε βιβλίον

oratio talis fit: et gravedinofis et raucis ob deftillationes
ex capite, cum fuperaddita febre, frigida juxta atque
humida fluxio concocta fuerit et concocta fuerit expulfa,
firmam morbi judicationem fuiffe, neque hominem denuo
aegrotaturum fpera.

XII.

Aliquibus, cum venere utuntur, inflatur venter, ut Dama-
gorae. Aliquibus vero in eo ftrepitus. Arcefilao tu-
mebat.

Haec quoque verba alius aliter fcribit. Et quidam
ipfis haec addunt, cum incipiunt venere uti, inflatur venter. Voluntque ifti incipientibus venerea, hoc eft primum aggredientibus opus illud, ea quae in fermone deinceps traduntur, accidere, tametfi lectionem hanc neque
liber aliquis antiquus neque explanator agnofcit. Nihilo-

τε παλαιὸν οὔτ' ἐξηγητὴς οἶδεν. ἀλλ' ὅμως οἱ περὶ τὸν
Σαβῖνον ἐπὶ τῶν ἀρχομένων ἀφροδισιάζειν τὸν λόγον αὐτῷ
εἶναί φασιν, καίτοι μνημονεύσαντος αὐτονομαστὶ τοῦ Ἱπποκράτους ἑνὸς ἀνθρώπου τοῦ Δαμαγόρου. τοῦτο δ᾽ εἴωθε
ποιεῖν ὅταν ὀλίγοις τισὶ γενόμενον πρᾶγμα διέρχεται. καὶ
χωρὶς δὲ τοῦ γεγραφέναι τι περὶ τούτων Ἱπποκράτει τὸ
φαινόμενον ἐχρῆν ἐκ τῆς πείρας μαθεῖν. οὐ γὰρ συμβαίνει τοῖς ἀρχομένοις ἀφροδισίων ἐμφυσᾶσθαι τὴν κοιλίαν ἢ
ψόφον ἴσχειν ἐν αὐτῇ, ἀλλὰ [442] μᾶλλον ἐνίοις ἐν τῷ
σπανίῳ τῶν παρακμαζόντων τε καὶ τὸ καλούμενον πάθημα φυσῶδές τε καὶ ὑποχονδριακὸν καὶ μελαγχολικὸν ἐχόντων, ἐμφυσᾶσθαι συμβαίνει μᾶλλον τὴν γαστέρα, ὅταν ἀφροδισίοις χρήσωνται. τοῖς δ᾽ αὐτοῖς τούτοις ὑπάρχει καὶ τὸ
συνεχὲς ὀρέγεσθαι μίξεως. ὅπερ οὖν πολλάκις ἤδη πρόσθεν
εἶπον, ἐάν τε παραλείπω τὰς γραφὰς ἃς ἐποιήσατο κατὰ
τήνδε τὴν ῥῆσιν ἐάν τ' εἴπω πάσας, ἑκατέρως μέμψονται
πολλοί, ταῖς ἑαυτῶν ἐπιθυμίαις κρίνοντες τὸ σύμμετρον ἐν
τοῖς λόγοις, οὐ τῇ τῶν πραγμάτων φύσει. καὶ μέντοι κἂν

minus Sabini fectatores de coire incipientibus ipfi fermonem effe ajunt, quamvis Hippocrates nomine proprio
hominis unius Damagorae meminerit. Id autem facere
confuevit, cum paucis res, quam narrat, acciderit. Atqui
praeterquam quod de his quicquam Hippocrates fcriberet,
experientia oportuit quid appareret addifcere; neque
enim primum venere uti incipientibus ventrem inflari aut
ftrepitum in ipfo perfonare contingit, fed quibusdam
potius raro, jam inclinante aetate et affectu flatuofo vocato, praecordiali et melancholico vexatis, cum venere
utuntur, inflari magis ventrem contingit: iisdem quoque
ipfis ut affidue coitum appetant evenit. Quod igitur
plerumque jam antea dixi, five fcripturas varias, quas in
his verbis fecerunt, omittam, five omnes recenfeam, utrumque multi reprehendent, ex fuis ipforum cupiditatibus,
non ex rerum natura modum in orationibus aeftimantes.

Ed. Chart. IX. [442.]   Ed. Baf. V. (477. 478.)

τινὰ μὲν εἴπω τῶν εἰρημένων τε καὶ γεγραμμένων, τινὰ δὲ
παραλείπω, καὶ οὕτως ἔσονταί τινες οἱ μεμφόμενοι τινὰ
μὲν τῶν εἰρημένων, ὡς ἐχρῆν παραλελεῖσθαι καὶ ταῦτα λη-
ρώδη γε ὄντα, τινὰ δὲ τῶν παραλελειμμένων, ὡς ἐχρῆν εἰρῆσθαι, μὴ χείρω τῶν εἰρημένων ὄντα. κατὰ μὲν γὰρ τὰς
ὁσημέραι γινομένας συνουσίας, ὁποίαν τινὰ βούλωνται τὴν
ἐξήγησιν ἀκούειν οἱ παρόντες, αὐτῶν ἐκείνων πυθόμενοι,
ἁρμόττεσθαι πειρῶνται ταῖς βουλήσεσιν αὐτῶν. ἐν βιβλίῳ
δ᾽ οὐκ ἔστι πρᾶξαι τοῦτο. διόπερ εἱλόμην ἐν μὲν ταῖς
πλείσταις τῶν ῥήσεων ἢ μηδ᾽ ὅλως μνημονεύειν τῶν ὑπαλ-
λαττόντων τὴν ἀρχαίαν γραφὴν, ἢ παντάπασιν ἀλλοκότως
ἐξηγησαμένων. ἐπί τινων δ᾽ ἤτοι τὰ μὴ παντάπασιν ἀπιθάνως εἰρημένα με- (478) μνῆσθαι χρὴ τοὺς ἀναγινώσκον-
τας τὰ ὑπομνήματα, καθ᾽ ἑκάστην τὴν ῥῆσιν ἀναμιμνή-
σκειν αὐτῶν ἐπαχθές. ὅπερ οὖν ἔλεγον, οἱ μὲν περὶ τὸν
Σαβῖνον ὡς πρώην τοῖς τῶν ἀφροδισίων πειρωμένοις συμβαίνει τὰ κατὰ τὴν ῥῆσιν εἰρημένα πάσχειν ὡς ἀληθὲς
ὑποθέμενοι πειρῶνται λέγειν τὴν αἰτίαν αὐτοῦ,   τινὲς δ᾽

Quin etiam fi quaedam ex dictis et fcriptis dixero, quaedam praetermifero, fic etiam nonnulli qui accufent inveniuntur, quod aliqua dixerim praetermittenda, praefertim cum nugatoria fint, aliqua dicenda fubticuerim,
quae dictis deteriora non effent. In congreffibus utique
quotidianis quamcunque explanationem qui interfunt
audire velint, ab eis ipfis percunctati eorum voluntati-
bus nos aptare et affentiri refpondéntes conamur: at in
libro id facere non licet; propterea mihi conftitutum eft
in pluribus quidem Hippocratis fermonibus aut nequaquam meminiffe veterem fcripturam permutantium aut
abfurde prorfus interpretantium. In quibusdam vero,
quae dicta funt, non omnino a veritate abhorrentia, eorum commentaria legentibus mentionem facere oportet:
in fingulis enim partibus eadem repetere pergrave eft.
Quod igitur dicebant Sabini fectatores, quod primum ve-
nerem expertis in propofitis verbis dicta eveniant, ut
verum credentes, ipfius caufam afferre conantur. At alii

28 ΙΠΠΟΚΡΑΤΟΥΣ ΕΠΙΔΗΜΙΩΝ ΣΤ

Ed. Chart. IX. [442.]   Ed. Baf. V. (478.)
ἔμπαλιν τοῖσδε τὴν γραφὴν τῆς λέξεως ἐποιήσαντο τοιάνδε·
εἰσὶν οἷσιν ὅταν ἀφροδισιάζωσι φυσᾶται ἡ γαστήρ. οἱ μὲν
περὶ τὸν Σαβῖνον οὐκ ἀλόγως φασὶ τοῖς ἀφροδισιάζειν ἀρχομένοις τοῦτο συμβαίνειν· πρῶτον μὲν, ὅτι μέγας ὁ ξενι-
σμὸς γίνεται περὶ τὸ σῶμα. γράφουσι γὰρ οὕτως αὐτοί,
δι' ὃν ξενισμὸν, φύσην, ἐπιληψίαν τε καὶ νεφρίτιδας αὐτοῖς,
ἕτερά τε χρόνια γίνεσθαι. ἔπειτα δὲ καὶ ὅτι Δημόκριτος
εἶπεν, ἄνθρωπος ἐξ ἀνθρώπου ἐν ταῖς συνουσίαις ἐκθόρνυ-
ται. καὶ μέντοι καὶ διότι φασὶ πολὺν ὀδαξησμὸν διὰ τὴν
ἀλήθειαν τοῦ θερμοῦ καὶ τὴν δριμύτητα πάσχουσι καὶ κοινοῦ γε, ὡς λέγουσιν, ὄντος τοῦ λόγου θηλειῶν τε καὶ ἀρρένων, ἐπὶ θηλειῶν φασὶ σαφῆ τὴν αἰτίαν εἶναι. τῇ γὰρ
ὑστέρᾳ τὸ μὲν ἔντερον ὑπεστύρεσιαι, ἡ κύστις δ' ἐπίκειται.
εἰκὸς οὖν ἐντεινομένην αὐτὴν καὶ σφριγῶσαν ἐπέχειν τὴν
ἀμφοτέρων ἀπόκρισιν. ἐναπολαμβανομένης οὖν τῆς φύσης
συνεχῶς ἐμπνευματοῦσθαι καὶ τοῦ οὔρου δὲ κατεχομένου τὸ
ἐπιγάστριον οἰδεῖν. ταῦτα μὲν οὖν οἱ περὶ τὸν Σαβῖνον
λέγουσιν, ἀπιθάνους αἰτίας ἀποδιδόντες τῶν μὴ γινομένων.

contra quam hi verborum lectionem hanc faciunt: funt
quibus, cum venere utuntur, inflatur venter. Sabini
quidem fequaces non praeter rationem coire incipientibus
id accidere afferunt; primum quidem, quam magna inno-
vatio ac permutatio in corpore fit; fcribit enim fic ipfe:
ob quam immutationem flatus, comitialis morbus, renum
affectus, aliaque longa vitia procreantur: poftea vero quoniam et Democritus, inquit, homo ex homine in coiti-
bus profeminatur; quin etiam quoniam, inquiunt, multum pruritum ac morfum ob feminis falfuginem atque
acrimoniam patiuntur. Cumque foeminarum, nt ajunt, et
marium communis ratio fit, in foeminis evidentem caufam effe dicunt; utero namque inteftinum fubjicitur, vefica fuperjacet; par eft itaque ipfum diftentum et in ve-
nerem concitatum utriusque excretionem retinere; flatu
igitur inclufo affidue inflari atque lotio retento abdomen
intumefcere. Haec fane a Sabini fequacibus haud verifi-
mileś caufas eorum quae non fiunt affignantibus refe-

οὐ γὰρ συμβαίνει ταῦτα τοῖς ἀρχομένοις ἀφροδισίων μειρακίοις, ἀλλὰ τοῖς μελαγχολικοῖς καὶ φυσώδεσιν ὀνομαζομένοις,
οἳ καὶ μετὰ τὴν παρακμαστικὴν ἡλικίαν τὰ τοιαῦτα πάσχουσιν. ὅλως γὰρ τὸ φύσης ἐμπίπλασθαι δι᾽ ἀσθένειαν
γίνεται τῆς ἐμφύτου θερμασίας. ἐῤῥωμένης γὰρ ταύτης
τῶν τοιούτων οὐδὲν συμβαίνει. Ἀριστοτέλης δ᾽ ἐν τοῖς
προβλήμασι καὶ τὴν αἰτίαν ζητεῖ, δι᾽ ἣν ἀφροδισιαστικοὺς
συμβαίνει γίνεσθαι τοὺς μελαγχολικούς. ἀθροίζεσθαί τε
πνεῦμά φησιν αὐτοῖς ἐν ὑποχονδρίοις φυσῶδες οὐκ ὀλίγον,
διὸ πνευματώδη τε καὶ ὑποχονδριακὰ προσαγορεύεσθαι τὰ
τοιαῦτα πάθη καὶ Διοκλῆς τε καὶ Πλειστόνικος, ἕτεροί τε
πολλοὶ τῶν ἰατρῶν οὕτως ὀνομάζεσθαί φασιν αὐτὰ, οὐ χεῖρον δὲ καὶ λέξιν τινὰ τῶν τῷ Ἀριστοτέλει [443] γεγραμμένων εἰπεῖν ἔχουσαν ὧδε· διὰ τί οἱ μελαγχολικοί εἰσιν
ἀφροδισιαστικοί; ἢ ὅτι πνευματώδεις; τὸ γὰρ σπέρμα πνεύματος ἔξοδος ἐστί. διότι οὖν πολὺ τὸ τοιοῦτον, ἀνάγκη
πολλάκις ἐπιθυμεῖν καθαίρεσθαι, κουφίζονται γάρ. διὰ
τοῦτ᾽ οὖν καὶ Ῥοῦφος ἔλεγεν ἀντὶ τοῦ ψόφος, εἵλετο γρά-

runtur: neque enim haec adolefcentulis coire incipientibus,
fed atra bile vexatis et flatuofis nominatis eveniunt: qui
quidem et poft declinantem aetatem hujusmodi vitiis afficiuntur, prorfus enim flatu repleri ab ingeniti caloris
debilitate provenit; eo namque recte valente horum nihil exoritur. Nam Ariftoteles in libro fuo de quaefitis
et caufam quaerit ob quam melancholicis libidinofis effe
contingat; dicitque in ipforum praecordiis haud paucum
fpiritum flatuofum excitari, atque ideo ejusmodi vitia
fpirituofa praecordialiaque nominari. Diocles etiam, Pli-
ftonicus aliique multi medici, fic ipfa vocari dicunt. Verum haud malum fuerit quaedam verba ab Ariftotele fcripta retuliffe. Haec ita fe habent: cur melancholici libi-
dinofi funt? an quod fpiritu abundant? femen enim fpiritus excretio eft; cum ifte igitur copiofus fit, neceffe eft
ipfius purgandi faepius inceffat cupiditas, levantur enim;
propterea et Rufus pro hac voce, *ftrepitus*, maluit

Ed. Chart. IX. [443.]   Ed. Baf. V. (478.)

φειν φόβος, ἵνα ὁ λόγος ᾖ τῷ Ἱπποκράτει περὶ τῶν μελαγ-
χολικῶν, οἷς ἐστὶν ἰδιαίτατος ὁ φόβος, ἄλλῳ μὲν γὰρ ἄλλο
φοβερόν. ἕν γοῦν τι πάντως καθ᾽ ἕκαστον αὐτῶν, ὅταν γε
τὰ μέτρια δυσθυμοῦσιν. εἰ δὲ μὴ καὶ δύο καὶ πλείω καὶ
πάνυ πολλὰ, καί τισιν αὐτῶν ἅπαντα. γενήσεται οὖν κατὰ
μὲν τὸν Ῥοῦφον ἡ λέξις οὕτως ἔχουσα. οἷσιν, ὅταν ἀφροδισιάζωσι, φυσᾶται ἡ γαστὴρ ὡς Δαμαγόρᾳ, ὅθεν τούτοις
ὁ φόβος. κατὰ δὲ τοὺς παλαιοὺς ἐξηγητὰς, ὡς ἐν ἀρχῇ
γέγραπται, τὴν γὰρ ἐκείνων γραφὴν ἀεὶ προστίθημι, κἂν
ἡμαρτῆσθαι δοκεῖ κατὰ τοὺς πρώτους ἀντιγραψαμένους.
ἄμεινον γὰρ, ὡς εἶπον ἤδη πολλάκις, ὅπως εὑρέθη γεγραμμένον εἰπόντας οὕτως ἤδη προσεπινοεῖν αὐτούς τι δηλοῦν-
τας αὐτὸ τοῦτο. λέλεκται δὲ καὶ ἡ περὶ τὸν Σαβῖνον ἐξήγησις. Καπίτων δὲ οὕτως ἔγραψεν, οἷς ἔστιν, ὅταν ἀφροδισιάζωσι, φυσᾶται ἡ γαστὴρ, ὡς Δαμαγόρᾳ, οἷσι δ᾽ ἐν
τούτοισι, ψόφος. Διοσκορίδης δὲ οὕτως· οἷσι μὲν ὅταν

ſcribere, *timor*, ut Hippocrati de melancholicis ſermo ſit,
quorum maxime proprius timor eſt. Aliud enim alii for-
midoloſum videtur, unum quoddam ſaltem ipſis ſingulis
omnino, quando plane modice contriſtantur; ſi vero immodice et duo et plura et permulta: quibusdam etiam
ipſorum omnia. Erit itaque ſecundum Rufum lectio hujusmodi, quibusdam, cum venere utuntur, inflatur venter,
ut Damagorae, unde his timor. Verum ſecundum veteres
interpretes ita ſe habet, ut ab initio ſcriptum eſt; illorum enim ſcripturam ſemper adjicio, etſi ab illis primis
librariis corrupta fuiſſe videatur; ſatius eſt enim, ut jam
ſaepius repetivi, lectionem, ut inventa eſt, enarrantes,
ita deinde ipſos aliquid ulterius excogitantes addere, idque ipſum nos facere admonere. Hactenus Sabini explanatio tradita eſt. Capito autem ita ſcripſit: aliquibus
nonnunquam, cum venere utuntur, inflatur venter, ut
Damagorae, aliquibus vero in his ſtrepitus. Dioſcorides
vero ſic: Aliquibus quidem, cum venere utuntur, inflatur

Ed. Chart. IX. [443.] Ed. Baf. V. (478.)

ἀφροδισιάζωσι, φυσᾶται ἡ γαστὴρ ὡς Δαμαγόρᾳ, οἷσιν ἐν
τούτοισι ψόφος. ἀφεῖλε γὰρ οὗτος τὸ δ', οὐ μὴν οὐδὲ κατὰ
τὴν ἐξήγησιν τοῦ ψόφος ὀνόματος ὡμολόγησαν ἀλλήλοις οἱ
ἐξηγηταί, τινὲς μὲν βορβορυγμὸν δηλοῦσθαι λέγοντες, ἔνιοι
ἐρυγὴν, ἔνιοι δὲ τὰς κάτω διεξιούσας φύσας, ἔνιοι δ' ὅ τι
ἂν ᾖ τούτων ἁπλῶς. εἴ τις οὖν ἐν τοῖς ἐντέροις κίνησις
αἰσθητὴ ταῖς ἀκοαῖς, εἰσὶ γὰρ καὶ ἄλλαι τινὲς, ἔξωθεν τῶν
βορβορυγμῶν ἐν τοῖς ἐντέροις κινήσεις τε καὶ ψόφοι, τινὲς
μὲν ἤχοις ἐοικότες, τινὲς δὲ συριγμοῖς, ἤ τινι τοιούτῳ τρόπῳ ψόφῳ. Ἀρκεσίλαος δέ φησιν οὐ μόνον ἐφυσᾶτο ἡ γαστὴρ, ἀλλὰ καὶ ᾤδει, τουτέστιν οἴδημα εἶχεν. εἴρηκα δὲ
ἤδη πολλάκις οἴδημα καλεῖν αὐτὸν ἅπαντα τὸν παρὰ φύσιν ὄγκον, εἴτε φλεγμονῶδες εἴτ' ἐρυσιπελατώδης εἴτε
σκιῤῥώδης εἴη, τῶν νεωτέρων μόνων τὸν χαῦνον ὄγκον οἴδημα καλούντων. ἀλλά γε ποῖόν τινα λέγει τὸν ὄγκον γενέσθαι τῷ Ἀρκεσιλάῳ ζήτημά ἐστιν οὐ σμικρόν. ἐμοὶ μὲν
οὖν δοκεῖ τὸν ἰδίως ὑπὸ τῶν νεωτέρων ὀνομαζόμενον εἰρη-

venter, ut Damagorae, aliquibus in his ſtrepitus: iſte
enim particulam, *vero*, abſtulit. Quin et in nomine hoc,
ſtrepitus, explanando inter ipſos explanatores non convenit. Nonnulli quidem murmur ſignificari dicunt, quidam
ructum, alii flatus per ſedem exhalantes; item alii quodlibet iſtorum ſimpliciter, qualiscunque in inteſtinis motus
ſit, qui ab auribus ſentiatur; ſunt enim et alii quidam
praeter murmura in inteſtinis motus ac ſtrepitus, nonnulli
quidem ſonis perſimiles, aliqui vero ſibilis aut alicui alii
hujusmodi voci. Ad Arceſilao, inquit, non modo venter
inflabatur, ſed etiam tumebat, hoc eſt oedema, id eſt
tumorem habebat. Dixi autem alias ſaepius oedema ab
ipſo vocari omnem praeter naturam tumorem, ſive phleg-
monis ſive eryſipelatis, ſive ſcirrhi naturam ſapiat, cum
recentiores medici ſolum laxum tumorem oedema vocent.
Caeterum qualemnam Arceſilao tumorem excitatum eſſe
dicat, quaeſtio haud parva eſt. Mihi ſane oedema proprie a junioribus acceptum dixiſſe videtur; non tamen

Ed. Chart. IX. [443. 444.]　　　　　　Ed. Baf. V. (478.)

κέναι. οὐκ ἔστι δ᾽ ἀπίθανον ἐρυσίπελας ἢ φλεγμονὴν ἢ
σκίῤῥον ἢ τι τῶν τοιούτων γενέσθαι περὶ τὸν τῶν ἀφροδισίων καιρὸν ἢ σμικρὸν ὕστερον, αὖθίς τε μετ᾽ οὐ πολὺ κα-
θίστασθαι τοῦτο. τοῖς δ᾽ ἐξηγηταῖς ὅλον τοῦτο παραλέλειπται τὸ σκέμμα. τοῦ μέντοι Ἀρκεσιλάου τούτου καὶ καθ᾽
ἕτερον τόπον τοῦ βιβλίου μέμνηται ὁ Ἱπποκράτης, ἔνθα
φησίν· ἐν τοῖσι προσόδοισιν οἷς ψοφοῦσιν, ὡς Ἀρκεσίλαος.
εὔδηλον οὖν ὅτι τοῖς τοιούτοις φύσης ἐστὶν ἡ γαστὴρ με-
στὴ καὶ ταύτην ὑπὸ τῆς γινομένης συντονίας ἐν τοῖς ἀφροδισίοις ἐκκρίνεσθαι συμβαίνει. Διοσκορίδης δὲ οὕτως ἔγραψε
τὴν ῥῆσιν· Ἀρκεσιλάῳ δὲ κακὸν ᾤδει τὸ φυσῶδες, ἀντὶ
τοῦ κακὸν ᾤζετο τὸ φυσῶδες, ὡδὶ γεγράφθαι βουλόμενος,
οἱ δ᾽ ἄλλοι πάντες ἀρχὴν τῆς δευτέρας ῥήσεως ἐποιήσαντο
τὸ φυσῶδες, ὡς ἐφεξῆς γέγραπται.

ιγ΄.

[444]　Τὸ φυσῶδες συναίτιον ἐν τοῖς πιτυρώδεσι. καὶ γὰρ
εἰσὶ φυσώδεις.

incredibile eft aut eryſipelas aut phlegmonem aut ſcirrhum
aut ejusmodi aliquid coitus tempore vel paulo poſt ex-
ortum fuiſſe, rurſumque haud ita multo poſt id reſediſſe;
ab interpretibus autem tota haec ſpeculatio ſilentio prae-
terita eft. Hujus quidem Arceſilai et alio hujus libri loco
mentionem fecit Hippocrates, ubi ait: in acceſſibus quibusdam ſtrepunt, ut Arceſilaus. Manifeſtum eft igitur
hujusmodi hominibus ventrem flatu eſſe repletum, hunc-
que prae contentione in coëundo facta excerni contingere. At Dioſcorides ita haec verba ſcripſit: Arceſilao
autem male olebat flatuoſum, pro eo quod eft, malum
odorem exhalabat flatuoſum; ita enim ſcriptum eſſe voluit. At reliqui omnes hanc vocem, *flatuoſum*, ſequentis
partis initium eſſe voluerunt, ut deinceps ſcriptum eft.

XIII.

*Flatuoſum in furfuroſis ſimul cauſa eſt. Etenim flatuoſi
ſunt.*

Ed. Chart. IX. [444.]　　　　　　　　　Ed. Baf. V. (478.)

Τίνας λέγει πιτυρώδεις ἄπορον εὑρεῖν, ἐάν τέ τις μὴ
καθάπερ Ἡροδότου καὶ Κτησίου μόνον ὡς ἱστορίαν ἀναγι-
νώσκῃ τὰ βιβλία τῶν παλαιῶν ἰατρῶν, ἀλλ᾽ ἕνεκα τοῦ πλεῖόν
τι ἔχειν εἰς τὰ τῆς τέχνης ἔργα. πολλοὶ δὲ τῶν ἐξηγητῶν
ἀμελήσαντες τούτου καὶ μάλισθ᾽ ὅσοι τὸ σοφιστικὸν εἶδος
ζηλώσαντες ἐπὶ τὸ πρόχειρον ἀφικνοῦνται τῆς ἐξηγήσεως,
ὃ κατὰ τὴν τῆς λέξεως ἔνδειξίν ἐστιν, οὐκέτι βασανίζοντες
ἐπὶ τῶν νοσούντων τὴν τῶν λεγομένων ἀλήθειαν. οὕτω γοῦν
καὶ νῦν πιτυρώδεις λελέχθαι δεξάμενοι τοὺς πίτυρα συνεχῶς ἐν τῇ κεφαλῇ γεννῶντας, ἀποδιδόναι τούτου τὴν αἰτίαν
πειρῶνται, λέγοντες ὑπὸ περιττωμάτων ἐν τῇ κεφαλῇ ἀνα-
φερομένων γίνεσθαι τὰ πίτυρα, φέρεσθαί τε αὐτά φασι
πρὸς τὰ μετέωρα ὑπὸ πνεύματος θερμοῦ καὶ διὰ τοῦτο
φυσώδεις τοὺς τοιούτους. μοχθηρὸς δ᾽ ὁ λόγος αὐτῶν
ἐστι, πρῶτον μὲν ὅτι τὸ φαινόμενον οὐκ ἔχει μαρτυροῦν·
μυρίους γὰρ οἴδαμεν ἥκιστα φυσώδεις, οἷς ἐν τῇ κεφαλῇ
συνεχῶς γίνεται πίτυρα· δεύτερον δὲ εἰ καὶ τὸ φαινόμενον αὐτοῖς ἐμαρτύρει, πάντων τῶν περιττώματα τρεφόντων

Quos furfurofos dicat inventu difficile eſt, modo
quis ne, velut Herodoti et Cteſiae tanquam hiſtoriam,
veterum medicorum libros evolvat, ſed quo ad artis opera
magis proficiat. Multi autem interpretes id negligunt et
maxime quicunque ſophiſticam doctrinae ſpeciem aemulati,
ad eam explanationem deveniunt, quae ad manum eſt,
quamque verba ipſa prae ſe ferunt; neque praeterea in
aegrotantibus dictorum veritatis periculum faciunt. Igitur ita quoque nunc eos furfuroſos dictos eſſe intelligen-
tes, quibus aſſidue in capite furfures creantur, iſtius rei
cauſa referre conantur, dicentes, ab excrementis caput
ſubeuntibus furfures provenire excrementaque in ſublime
a calido ſpiritu ferri, ob idque iſtos flatuoſos eſſe. At
ipſorum improbus ſermo eſt: primo quidem, quoniam evi-
dentis rei teſtimonio caret: mille enim minime flatuoſos
novimus, quibus in capite perennis fnrfurum proventus
eſt. Secundo et ſi res ipſa teſtimonium ipſis favens prae-
beret, omnibus calida excrementa contrahentibus commu-

Ed. Chart. IX. [444.] Ed. Baf. V. (478. 479.)
θερμὰ, κοινὸς ὁ λόγος ἐγίνετο καὶ τρίτον πρὸς τούτοις, ὅτι
τῆς κεφαλῆς αὐτῆς ὡς τὰ πολλὰ διὰ τὴν οἰκείαν κρᾶσιν
ἔστι σύμπτωμα τὸ γεννᾶν πίτυρα κατὰ φύσιν ἐχόντων τῶν
χυμῶν. εἰκότως οὖν ἔνιοι τὴν παλαιὰν γραφὴν ὑπαλλάξαντες ἔγραψαν τὸ φυσῶδες συναίτιον τοῖσι πτερυγώδεσι.
ἐμάθετε δ᾽ ὅτι πτερυγώδεις ἔθος ἐστὶ (479) τοῖς ἰατροῖς
ὀνομάζειν τοὺς ὁμοίως ὀρνίθων πτέρυξι τὰς ὠμοπλάτας
ἔχοντας ἐκκειμένας τε καὶ προηκούσας εἰς τοὐπίσω. τούτοις
οὖν φασι συναίτιον εἶναι τὸ φυσῶδες ἐμπίπτειν εἰς τὸ
πάθος ὥσπερ ἐμπίπτουσι, τουτέστιν εἰς τὴν ἀναγωγὴν τοῦ
αἵματος· καὶ γὰρ εἶναι φυσώδεις αὐτούς. ὅτι μὲν οὖν εἰς
τὸ ῥαγῆναί τι κατὰ τὸν πνεύμονα συναίτιόν ἐστι τὸ φυσῶδες οὐκ ἄδηλον. εἰ δὲ καὶ φυσώδεις εἰσὶν οἱ στενοθώ-
ρακες, τοῦτο διὰ τῆς πείρας βασανιστέον ἡμῖν ἐπιμελῶς.
ἐμοὶ μὲν γὰρ ἐφάνησαν ὀλίγου δεῖν ἅπαντες τοιοῦτοι καὶ
τάχα διὰ τὴν ἔνδειαν τῆς ζωτικῆς θερμασίας, ἣν ἐκ τῆς
καρδίας ὁρμᾶσθαι μεμαθήκατε. μικρὰν οὖν ἔχοντες οἱ
πτερυγώδεις τὴν καρδίαν ἀκολούθως ταύτῃ καὶ τὴν ἅπαντι

nis haec ratio effet: et tertio ad haec, quod ipfius capitis
plerumque, ob propriam ejus temperiem, fymptoma eft
furfures creare, etfi humores naturaliter affecti fint. Jure
igitur quidam veterem lectionem commutantes fcripferunt,
flatuofum caufa fimul eft alatis; medicis autem confuetudinem effe, eos alatos nominare, qui fcapulas eminentes,
avium alarum inftar retrorfumque productas habent, vos
non latet. Iftis igitur inquiunt flatuofum fimul effe caufam ut in affectum incidant, quemadmodum incidunt,
hoc eft ejectionem fanguinis, ipfos enim flatuofos effe.
Quod quidem ad frangendum aliquid in pulmone, adju-
vans caufa fit flatuofum, neminem praeterit; an vero et
angufti pectoris homines flatuofi fint, id experientia nobis
curiofe inveftigandum eft. Mihi quidem fere omnes ejusmodi vifi funt et forfan ob vitalis caloris penuriam, quem
ex corde emanare didiciftis. Igitur alati exiguum cor habentes, fecundum quoque hujus proportionem et calorem

τῷ σώματι θερμασίαν ἐξ αὐτῆς ἐπιῤῥέουσαν ἔχουσιν ἀσθενῆ.
διὰ γάρ τοι τὴν ἀσθένειαν ταύτης ἐξ ἀρχῆς αὐτῆς ἡ καρδία γέγονεν, ὡς ἐμάθετε, μικρά τινὲς δ᾽ οὐ πτερυγώδεσιν,
ἀλλὰ πυρετώδεσιν γράφουσι, τὴν λέξιν ποιοῦντες τοιάνδε·
τὸ φυσῶδες συναίτιον τοῖς πυρετώδεσι· καὶ γάρ εἰσι φυσώδεις. οὐκ ἀληθεύουσι δ᾽ οὐδ᾽ αὐτοὶ πάντας τοὺς πυρετώδεις φυσώδεις εἶναι νομίζοντες. ὅ γε μὴν Διοσκορίδης,
ὡς ὀλίγον ἔμπροσθεν ἔφην, ἐπὶ τῇ τελευτῇ τῆς προγεγραμμένης ῥήσεως γράψας τὸ φυσῶδες, ὧδέ πως ἔγραψε τὴν
νῦν προκειμένην ῥῆσιν· συναίτιον οἱ πτερυγώδεες, ὡς εἶναι
τὸ συνεχὲς ὅλως αὐτῆς τοιόνδε. Ἀρκεσιλάῳ δὲ κακὸν ᾦδει
τὸ φυσῶδες. εἶθ᾽ ἑξῆς ἀπ᾽ ἄλλης ἀρχῆς· συναίτιον οἱ
πτερυγώδεες· καὶ γάρ εἰσι φυσώδεες. ἅλις δ᾽ οὖν ἤδη καὶ
τῶν φυσωδῶν, ἵνα μὴ τῷ λόγῳ νῦν ἀεὶ παραιτῶμαι τοῦ
γράφειν πολλά, τῷ δ᾽ ἔργῳ κατάφωρος γίνωμαι μηκύνειν
περιττῶς.

_____

ab ipſo in omne corpus emanantem imbecillum habent;
ob hujus namque in ipſa origine infirmitatem cor, ut didiciſtis, exiguum creatum eſt. Quidam autem non alatis,
ſed febriculoſis ſcribunt, locutionem hujusmodi facientes,
flatuoſum ſimul cauſa eſt febriculoſis, etenim flatuoſi ſunt;
verum neque ipſi recte ſentiunt, omnes febriculoſos flatuoſos eſſe arbitrantes. Dioſcorides ſane, ut paulo ante
dicebam, in calce praepoſitae ſententiae hanc vocem, flatuoſum, collocans, ita propoſita verba ſcripſit; ſimul cauſa
alati, ut tota ipſa continuata locutio, ita ſe habeat: Arceſilao autem male olebat flatuoſum; poſtea deinceps ab
alio initio, ſimul cauſa alati, etenim ſunt flatuoſi. Abunde igitur de flatuoſis jam dictum eſto, ne oratione in
praeſentia et ſemper multa ſcribere devitem, re autem
vera nimis verboſus eſſe deprehendar.

_____

ιδ´.

[445]   Τὸ ψυχρὸν πάνυ φλεβῶν ῥηκτικὸν καὶ βηχῶδες,
οἷς χιών, κρύσταλλος καὶ συστρεπτικὸν, οἷον τὰ φήρεα καὶ
αἱ γογγρῶναι, συναίτιον καὶ αἱ σκληρότητες.

Εἴρηται μὲν ἐπὶ πλέον ἔν τε τῷ περὶ ὑγρῶν χρήσιος
κἂν τοῖς ἀφορισμοῖς ὁποία τίς ἐστιν ἡ δύναμις τοῦ ψυχροῦ. λέλεκται δέ τινα καὶ νῦν αὐτοῦ τῶν ἔργων ὡς ἐν
ὑποτυπώσει χρήσιμα πρὸς τὴν τῆς καθόλου δυνάμεως εὕρεσιν. ὅσον μὲν γὰρ ἐφ᾽ ἑαυτῷ συνάγει καὶ πυκνοῖ καὶ
πιλεῖ καὶ σφίγγει τὸ ψυχρὸν ἅπανθ᾽ ὅσοις ἂν πλησιάζῃ, καὶ
διὰ τοῦτο τάς τε ἀδήλους αἰσθήσει διαπνοὰς τῶν σωμάτων
καὶ τὰς αἰσθητὰς ἐκροὰς κωλύει. οὕτω γοῦν κἂν ἀφορισμοῖς ἔγραψεν· ἐν τούτοισι δὲ τῷ ψυχρῷ χρῆσθαι, ὅταν
αἱμοῤῥαγέειν μέλλῃ, μὴ ἐπ᾽ αὐτὰ, ἀλλὰ περὶ αὐτὰ, ὅθεν
ἐπιῤῥεῖ. καὶ ὅσα τούτων ἐφεξῆς εἴρηκεν ἔργα τοῦ ψυχροῦ
τῆς οἰκείας δυνάμεως, ὅταν διὰ μέσου μηδενὸς ἐνεργῇ. πάλιν δ᾽ ὅταν εἴπῃ, τὰ ψυχρὰ, οἷον χιών, κρύσταλλος, στήθει

XIV.

Frigidum valde venas frangit et tuſſim citat, ut nix, glacies et contrahit, ut pherea et gongronae. Simul cauſa
duritiae.

Et in libro de liquidorum uſu, ut in aphoriſmis fu-
ſius diſputatum eſt, qualis nam frigidi facultas ſit, nunc
quoque aliqua ipſius opera per quandam veluti deſigna-
tionem relata ſunt, ad ejus communem vim explorandam
utilia futura. Quantum enim in ipſo eſt, omnia quae
attingit frigidum, cogit, denſat, ſtringit, coarctat; quocirca et ſenſum latentes corporum difflationes et ſenſiles
effluxus intercludit. Sic igitur et in aphoriſmis ſcripſit:
in iſtis vero frigido uti, quum ſanguis erupturus eſt, non
in ipſa, ſed circa ipſa, unde effluit et quaecunque deinceps opera propriae frigidi facultatis, quando nullo inter-
cedente medio agit, enumeravit; item quum dixit: frigida
ut nix, glacies, pectori inimica, tuſſium excitatoria, ſan-

πολέμια, βηχέων κινητικὰ, αἱμορῥοϊκὰ καὶ καταρῥοϊκὰ, τὸ
μὲν στήθους πολέμια κατὰ τὴν τοῦ αὐτοῦ τοῦ ψυχροῦ
δύναμιν εἶπεν, τὸ δὲ βηχέων κινητικὰ αἱμορῥοϊκὰ διὰ
μέσων ἑτέρων. ἐπειδὴ γὰρ εἰς ἑαυτὰ συνάγεται καὶ σφίγγεται τὰ σώματα τῶν περιεχόντων ἀγγείων τὸ αἷμα, διὰ
τοῦτο ἐνίοτε συμβαίνει ῥήγνυσθαι τοὺς χιτῶνας αὐτῶν, ἵν᾽
ὅπερ ὑπὸ πολλοῦ τοῦ περιεχομένου γίνεται ἐν τοῖς χαλαροῖς
ἀγγείοις, τοῦτο ὑπὸ τοῦ μὴ πολλοῦ, συμβαίνει τοῖς τετα-
μένοις. διὰ τοῦτο οὖν οὐχ ἁπλῶς εἶπεν ἐν τῇ προκειμένῃ
ῥήσει τὸ ψυχρὸν εἶναι φλεβῶν ῥηκτικὸν, ἀλλὰ τὸ πάνυ
ψυχρὸν ἔφη. ταὐτὸ δὲ τοῦτο δυνάμει κἂν τοῖς ἀφορισμοῖς
ἔγραψεν ἐν τῷ φάναι, τὰ ψυχρὰ, οἷον χιὼν κρύσταλλος, ἐξηγησάμενος διὰ τῶν παραδειγμάτων τίνα τ᾽ ἐστὶ τὰ πάνυ
ψυχρά. πάλιν δ᾽ ἐν ἀφορισμοῖς εἰπών· ἕλκεσι τὸ μὲν ψυχρὸν δακνῶδες, δέρμα περισκληρύνειν, νῦν εἶπε τὸ ψυχρὸν
συστρεπτικὸν, ἐν ἴσῳ τῷ συναπτικόν. οὕτως οὖν ἐργάζεται
καὶ τοὺς ἐν τοῖς νευρώδεσι μορίοις ὄγκους. καὶ κατά γε τὰ
νεῦρα τά τε γαγγλία καλούμενα καί τινας ἄλλας τάσεις

guinis profluvii provocatoria, deſtillationum inductoria.
Illud quidem, pectori inimica, fecundum ipſius frigidi facultatem dixit. Illud autem tuſſium excitatoria, ſanguinis
profluvii provocatoria, per interventum aliorum. Quoniam enim in ſe ipfa compinguntur atque coarctantur
vaſculorum ſanguinem continentium corpora, propterea
nonnunquam ipſorum tunicas frangi contingit, ut quod a
contento in laxis receptaculis fit, id a non multo diſtentis inveniat. Ideo igitur in propoſitis verbis non abſolute
frigidum venas frangere, ſed valde frigidum dixit. Eandem ſententiam innuentia verba et in aphoriſmis ſcripfi
inquiens: frigida ut nix, glacies, per exempla, quaenam
ſint valde frigida, interpretatus. Item quum in aphoriſmis dixerit: ulceribus frigidum mordax, cutem obdurat,
nunc dixit: frigidum contrahendi vim habet, quod idem
eſt ac copulandi. Sic igitur et in nervoſis membris tumores creat et in nervis ganglia quae vocantur et alias

τὰς μὲν προμηκεστέρας, τὰς δὲ στρογγυλωτέρας. καί μοι
δοκεῖ τὰς προμηκεστέρας ὠνομακέναι φήρεα, τὰς δὲ στρογγυλωτέρας γογγρώνας, φήρεα μὲν εἰπὼν τὰ μὲν ἐμφέρειαν
ἔχοντα φηρεῶν, οὕτω γὰρ ὠνομάκασιν ἔνιοι τῶν Ἰώνων σα-
τύρους, οὓς γράφουσί τε καὶ πλάττουσι προμήκεις ἐξοχὰς
ἔχοντας παρὰ τοῖς ὠσὶ, γογγρώνας δὲ τὰς περιφερεστέρας
ἐξοχὰς μετὰ σκληρότητος, οἷαί περ εἰσὶν αἱ γινόμεναί τισι
τῶν δένδρων ἐπιφύσεις, ἃς καλοῦσι γόγγρους, ὡς καὶ Θεόφραστος ἐν τῷ πρώτῳ τῶν περὶ φυτῶν ἔγραψε λέξιν οὕτως
ἔνια δὲ ἴσχει τοὺς καλουμένους ὑπό τινων γόγγρους ἢ τὸ
ἀνάλογον, οἷον ἐλαία. λέγουσι δ' ἔνιοι καὶ νῦν ἔτι κατὰ Θετταλίαν ἀκηκοέναι τινῶν γογγρώνας ὀνομαζόντων τὰς τοιαύτας σκληρότητας, ὅταν ἐν τραχήλῳ συστῶσιν, οὐ μὴν τά
γε φήρεα λέγοντός τινος οὔτ' αὐτὸς ἤκουσα κατά τι τῶν
ἐθνῶν οὔτε τινὸς ἀκηκοότος ἐπυθόμην. καίτοι τινὲς τῶν
ἐξηγητῶν φασι τὸν Ἱπποκράτην φήρεα καλεῖν τὰ ἐν Φη-
ραῖς τῆς Πελοποννήσου πλεονάζοντα. τινὲς δὲ διὰ τοῦ ε
τὴν πρώτην συλ- [446] λαβὴν γράφοντες ἅμα τῷ φ δη-

quasdam tenſiones, alias oblongiores, alias rotundiores.
Mihique videtur oblongiores vocaſſe *pherea*, rotundiores
autem *gongronas*, pherea quidem eas vocans, quae φηρεῶν ſimilitudinem habent; ita enim quidam Iones ſatyros
appellarunt, quos pingunt finguntque oblongas apud aures
exceſſus habentes; gongronas vero rotundiores cum duritia
exceſſus, quales in quibusdam arboribus appendices ſunt,
quas *gongros* vocant, ut etiam Theophraſtus in primo de
ſtirpibus ad verbum ita ſcripſit: non multae vero habent
et vocatos a quibusdam gongros aut ipſis proportione re-
ſpondentia, ut olea.   Dicunt et aliqui nunc etiam in
Theſſalia ſe quosdam audiviſſe tales duritias, quum in
collo creatae ſunt, gongronas appellantes.   Verum quem-
quam pherea dicentem, neque ipſe uſquam gentium audivi, neque aliquem, qui audiverit, novi; quamvis nonnulli explanatores Hippocratem dicant pherea vocare,
quae Pheris Peloponneſi civitate abundant.   Alii per epſi-
lon primam ſyllabam ſcribentes una cum ph, ſcilicet

λονότι, φηρεά φασιν αὐτὸν ὀνομάζειν τὰ ἐν Φεραῖς τῆς
Θετταλίας πολλάκις γινόμενα. τοῦ μέντοι τὰς προμήκεις
ἐξοχὰς ὀνομάζειν φήρεα μαρτύριον εἶναι δοκεῖ καὶ τὸ γεγραμμένον ἐν τῷ τῶν ἐπιδημιῶν ἑβδόμῳ κατὰ λέξιν οὕτως·
ἐπεδήμησαν βῆχες, μάλιστα δὲ παιδίοις, τὰ περὶ τὰ ὦτα
πολλοῖσιν, οἷα τοῖς σατύροις. τὸ δὲ ἐπὶ τῇ τελευτῇ τῆς προκειμένης ῥήσεως, συναίτιον καὶ αἱ σκληρότητες, τοιοῦτον
σημαίνει. ταῖς τῶν εἰρημένων παθῶν γενέσεσιν ὑπὸ τοῦ
ψυχροῦ συναίτιόν ἐστι καὶ ἡ σκληρότης τοῦ σώματος, ἐν
ᾧ συνίσταται τὰ πάθη, τουτέστιν, ὅταν ὁ ἄνθρωπος ᾖ φύσει σκληρὸν ἔχων τὸ δέρμα. διὰ γὰρ τὴν αὐτὴν αἰτίαν
τό τε ψυχρὸν αἴτιόν ἐστι τῆς τῶν εἰρημένων παθῶν γενέσεως τό τε δέρμα τὸ σκληρόν. ὅτι γὰρ, ὡς αὐτὸς ἔφη,
τὸ ψυχρὸν δέρμα περισκληραίνει, διὰ τοῦτο τὰ τοιαῦτα
πάθη γεννᾷ, διεξέρχεσθαι δι' αὐτοῦ τῶν ὑπ' αὐτῷ συνα-
θροιζομένων χυμῶν μὴ δυναμένων. οἷς οὖν ἐστι φύσει
σκληρὸν τὸ δέρμα, τούτοις συναίτιον καὶ αὐτὸ γίνεται τοῦ
μήτε διαφορεῖσθαι τοὺς παχεῖς καὶ γλίσχρους χυμούς,

pherea, dicunt ipfum appellare quae Pheris Theſſaliae
urbe plerumque oriuntur. At quod ipfe longiores excel-
fus pherea nominet, illud etiam quod in feptimo de vulgaribus morbis ad verbum ita fcriptum eſt: in vulgus
graffabantur tuffes, maxime vero in pueros, qui fecundum
aures multis; qualia fatyris, teftimonium dictis noftris
praebere videtur. Sed quod in calce propofiti fermonis
fcribitur, fimul caufa et duritiae id fignificat, dictorum
vitiorum a frigore creationes adjuvant caufa et corporis,
in quo affectus oriuntur, duritia, id eſt cum homo dura
naturaliter cute fit: eadem enim ratione et frigidum et
dura cutis politorum affectuum originis caufae funt. Nam
quoniam, ut ipfe inquit, frigidum cutim obdurat, ideo
hujusmodi affectus creat, fuccis fub cute contractis per
ipfam tranfire nequeuntibus. Quibus igitur natura cutis
dura eſt, iftis et ipfa adjutrix caufa fuerit ut ne craffi
lentique humores digerantur; fub ipfa vero congefti du-

Ed. Chart. IX. [446.]   Ed. Baf. V. (479. 480.)

ἀθροιζομένους δ' ὑπ' αὐτῷ τοὺς εἰρημένους σκληροὺς καὶ
σκιῤῥώδεις ὄγκους ἐργάζεσθαι. ὅτι δὲ καὶ φλεβῶν ῥῆξις ἐν
τοῖς φύσει σκληροτέροις ἔσται διὰ τὴν τοῦ ψυχροῦ βίαν
οὐκ ἄδηλόν ἐστιν. εἰ γὰρ ὑπὸ τοῦ περιεχομένου κατὰ τὰς
φλέβας αἵματος ἡ ῥῆξις γίνεται τῶν ἀγγείων, ἐν τοῖς τοιούτοις ἔσται μᾶλλον, ὅσα διὰ σκληρότητα δυσχερῶς καὶ μόγις
ἀνευρύνεται. τὰ γὰρ ἐπὶ πλέον ἐκτείνεσθαι πεφυκότα, κἂν
πολὺ τὸ περιεχόμενον ἐν αὐτοῖς ᾖ, στέγει τοῦτο μὴ ῥηγνύ-
μενα, καὶ βῆχες δ' ἂν εἰκότως ἐν τοῖς φύσει σκληροτέροις
σώμασι γίνοιντο. λέλεκται γὰρ ὅτι τῶν μαλακῶν ῥᾷον
ταῦτα τραχύνεται. γεγραφότων δέ τινων κατὰ τὴν ῥῆσιν
ἀντὶ τοῦ, βηχῶδες, φυσῶδες, εἰπεῖν τι καὶ περὶ τούτου
προσήκει. φαίνεται γὰρ ὁσημέραι τὰ κατὰ τὴν γαστέρα
πνεύματος φυσώδους ἐμπιπλάμενα τοῖς ψυχθεῖσιν, ἀλλ'
ἥ γε παλαιὰ γραφὴ τῆς ῥήσεως οὐ τὸ φυσῶδες, ἀλλὰ τὸ
βηχῶδες ἔχει καὶ κατὰ τοὺς ἀφορισμοὺς, ὡς ἔφην (480)
ἄρτι, τῶν ψυχροτάτων ὑλῶν ἐν παραδείγματι μνημονεύσας,

ros vocatos et fcirrhofos tumores efficiant. Quod etiam
venarum diruptio ob frigidi vim natura durioribus even-
tura fit, nemini dubium eſt. Nam ſi a ſanguine in venis
inclufo effractio vafculorum fit, in illis plus fiet, quaecunque prae duritia aegre vixque dilatantur. Quae enim
latius extendi apta ſunt, etſi quod in ipſis continetur
multum fit, id tamen citra fciſſuram includunt et cohi-
bent. Item et tuſſes in natura durioribus corporibus
jure excitantur: ſiquidem dictum eſt, ea facilius quam
mollia exaſperare. Quum quidam vero in hoc ſermone
pro hac voce βηχῶδες, id eſt tuſſes excitans; φυσῶδες,
id eſt flatuofum, fcripferint, aliquid et de hoc dicere
convenit: quotidie namque refrigeratis corporibus flatuofo
fpiritu ventrem repleri cernuntur. Verum antiqua lectio
non φυσῶδες, id eſt flatuofum, fed βηχῶδες, id eſt tuſſi-
culofum, ut verbum verbo reddam, agnofcit. Atque in
aphorifmis, ut paulo ante retuli, frigidiſſimarum rerum
loco exempli mentionem faciens, ipſis non addit flatuo-

οὐ προσέθηκεν αὐταῖς τὸ φυσῶδες. τὰ γὰρ ψυχρὰ, φησὶν,
οἷον χιών, κρύσταλλος, στήθει πολέμια, βηχῶν κινητικὰ, αἱ-
μοῤῥοϊκὰ καὶ καταῤῥοϊκά. διδάσκει τε καὶ τὴν νῦν προκειμένην
ἡμῖν ῥῆσιν καὶ κατὰ τὸν εἰρημένον ἀφορισμὸν, οὐχ ἁπλῶς γίνεται διὰ τὸ ψυχρὸν, ἀλλ᾽ ὅσα διὰ τὸ λίαν ψυχρόν. ἐνταῦθα
μὲν εἰπὼν, τὸ ψυχρὸν πάνυ φλεβῶν ῥηκτικὸν, ἐν δὲ τοῖς
ἀφορισμοῖς τὸ, οἷον χιών, κρύσταλλος. ὅτι δὲ μετέχειν τινὸς
δεῖται θερμασίας τὰ φυσώμενα, καθάπερ γε καὶ τὰ .

ιε΄.

Τὸ μετ᾽ οὔρησιν σύναγμα παιδίοισι μᾶλλον, ἆρα ὅτι θερμότερα;

"Ὅτι μὲν ὁ λόγος ὅδε περὶ τῶν λιθιώντων παιδίων
ἐστὶν ἅπαντες εἰρήκασιν οἱ ἐξηγησάμενοι τὸ βιβλίον, οὐ μὴν
τὸ διὰ τί προσέθηκε τὸ μετ᾽ οὔρησιν, ἐνὸν ἁπλῶς γράψαι
τὸ σύναγμα παιδίοισιν, ἐπεσκέψαντο, καθάπερ οὐδὲ διὰ

---

fum. Frigida enim, inquit, ut nix, glacies, pectori inimica, tuffium excitatoria, fanguinis effluvii provocatoria
et deftillationes commoventia. At propofitis in verbis et
in narrato aphorifmo non fimpliciter quae a frigido,
fed quae a valde frigido fiant, edocet hoc loco dicens,
frigidum valde venas rumpit: in aphorifmis, ut nix, glacies. Quod autem aliquam caliditatem participare debeant
quae inflantur faepe didiciftis, ficut et quae . . .

XV.

*Poft mictum concretio puerulis magis. Num quoniam
calidiores?*

Quod de calculofis pueris hic fermo fit omnes libri
explanatores afferuerunt, fed cur *poft mictum* adjecerit,
quum fimpliciter fcribere liceret, concretio puerulis, haud
perinde contemplati funt, ficut neque illud etiam, cur

[447] τί τὸν ἀπορητικὸν σύνδεσμον προσέθηκεν, οὐχ ἁπλῶς
εἰπὼν τὸ σύναγμα παιδίδισιν ὅτι θερμότερα. τὸ γὰρ ἀρά
γε θερμότερα, τοῦ μὴ τολμῶντος ἀποφήνασθαι βεβαίως
ἐστὶν ἐνδεικτικόν. καίτοι γε ἐν τοῖς ἀφορισμοῖς ἁπλῶς
ἔφη, τὰ αὐξανόμενα πλεῖστον ἔχει τὸ ἔμφυτον θερμόν. τὸ
μὲν οὖν ὄνομα τοῦ συνάγματος ἐν μόνῳ τῷ ἑβδόμῳ τῶν
ἐπιδημιῶν εὗρον, εἰπόντος τοῦ γράψαντος αὐτὸ καὶ σύναγμα
ἐφαίνετο ἐν τῷ χερνίβῳ. διὰ τί δὲ τὸ μετ' αὔρησιν ἢ διὰ
τί τὸ ἀρα προσέθηκεν ἑξῆς ἐπισκεψόμεθα, καὶ πρῶτόν γε
τὸ περὶ τῆς ἀπορίας, εἰ καὶ δεύτερον γέγραπται. ἤτοι τοίνυν ἔτι μὲν ἀπορῶν ἔγραψε ταῦτα, τῷ χρόνῳ δὲ εὑρών
τινα ἀπόδειξιν ἀπεφήνατο περὶ τῆς τῶν αὐξανομένων κράσεως, ἤ, ὅπερ ἄμεινόν ἐστι, διώρισται πρὸς ἡμῶν ἔν τε
τοῖς περὶ κράσεων ὑπομνήμασι κἂν τοῖς εἰς τοὺς ἀφορισμούς.
οὐχ ἁπλῶς ἐστι θερμότερος ὁ παῖς τοῦ ἀκμιάζοντος, ἀλλὰ
τῷ συμφύτῳ θερμῷ θερμότερος. ἐδείχθη δὲ τούτου θερμότερον ἁπλῶς τὸ μὴ σύμφυτον, ὃ πλέον κτῶσιν οἱ ἀκμάζοντες.
ὥστ' εἰκὸς ἦν μᾶλλον ὑπὸ τούτου τοῦ θερμοῦ πήγνυσθαι τὸν ἐν

dubitativam conjunctionem adjecerit, non fimpliciter dicens, concretio puerulis, quoniam calidiores : ifte enim
loquendi modus, num quia calidiores, pro certo affirmare
non audentis indicativus eſt. Atqui in aphoriſmis abſolute protulit, augeſcentes plurimum habent infitum calidum. Nomen quidem concretionis in folo feptimo de
morbis vulgaribus libro inveni, ejus libri ſcriptore dicente: et concretio apparebat in aqua, qua manus lotae
funt. Sed quare, poſt mictum, aut quare, num, adjecerit,
deinceps confiderabimus. Ac primum de dubitatione, etſi
fecunda ſcripta fit, videamus. Aut igitur adhuc dubitans
haec ſcripfit; temporis autem ſpatio aliqua demonftratione
comperta firmam de crefcentium temperatura fententiam
tulit; aut quod et melius eſt et a nobis in commentariis
de temperamentis et in aphoriſmis decretum fuit, non
abfolute puer adulto calidior eſt, fed infito calore calidior. Calidum autem non ingenitum eo abfolute calidius
eſſe monftratum eſt, quo adulti plus abundant; quocirca

τῇ κύστει λίθον. διὰ τοῦτο μὲν οὖν εἰκότως ἀπορεῖ· τὸ δ'
ἀληθές ἐστι, λίθους τοῖς παιδίοις ἐν τῇ κύστει, διὰ τὸ
πάχος τῶν οὔρων. ὅτι μὲν οὖν οὐρεῖται παχύτατα τοῖς
παιδίος οὖρα καὶ τοῖς πρὸ ἡμῶν ἅπασιν ἰατροῖς ὡμολόγηται. διὰ τί δὲ οὐρεῖται τοιαῦτα, καθ' αὐτὸ μὲν ἄξιον
ἐπισκέψεώς ἐστιν, εἰς δὲ τὸ προκείμενον οὐδὲν συντελεῖ. τὸ
γὰρ οὐρεῖσθαι παχέα καὶ φαινόμενον σαφῶς καὶ πράγμασιν
ὡμολογημένον. τὸ γάρ τοι πάχος τοῦτο συνιστάμενόν τε
καὶ ἀθροιζόμενον, ὅταν ἅπαξ ποτὲ μὴ κατὰ τὸν προσήκοντα
καιρὸν ἐκκριθὲν ἔνδον ἐπὶ πλέον μείνῃ, συστάσεώς τε καὶ
πήξεως ἀρχὴν λαμβάνει. γενομένης δὲ τοιαύτης ἀρχῆς,
ἑτοίμως λοιπὸν ὅσον ἅπαν αὖθις εἰς τὴν κύστιν ἀφικνεῖται
παχὺ, προσπλάττεται τούτῳ καὶ γίνεται μείζων ὁ πωρώδης
λίθος, ὥσπερ ἐκτὸς ἔν τε τοῖς αὐτοφυέσι θερμοῖς ὕδασιν
ὁρᾶται συνιστάμενος ἔν τε τοῖς ἀγγείοις, ἐν οἷς ὕδωρ ὁσημέραι θερμαίνεται. τὸ τοίνυν πάχος τῶν οὔρων τὴν πρώτην τε καὶ μεγίστην αἰτίαν ἔχει τῆς τῶν λίθων γενέσεως.

par erat ab eo potius calido in veficam lapidem concre-
fcere. Propterea igitur haud injuria anceps eft. Veritas
autem eft, calculos pueris in vefica ob urinae craffitudinem procreari. Porro urinas craffiffimas a pueris reddi
et ab omnibus ante nos medicis conceffum eft; fed cur
tales reddantur ipfum quidem per fe fpeculatione dignum
eft, ad rem autem propofitam nihil facit. Craffas enim
urinas excerni et evidenter apparet et rerum teftimonio
declaratum eft: hujusmodi namque craffitudo multa collecta et in unum coiens, quum femel aliquando non opportune excreta, intus diutius manferit, coagmentandi con-
crefcendique initium capit. Eo vero principio facto, facile poftea quicquid iterum reliqui craffi in veficam delabitur, priori agglutinatur majorque inde tophofus calculus
redditur: quemadmodum extra et in calidis aquis fponte
nafcentibus et in vafis, ubi calefit aqua quotidie, lapis
coalefcere cernitur. Igitur urinarum craffitudo creando-
rum calculorum prima potiffimaque caufa eft; caliditas

44 ΙΠΠΟΚΡΑΤΟΥΣ ΕΠΙΔΗΜΙΩΝ ΣΤ

Ed. Chart. IX. [447.] Ed. Baf. V. (480.)

ἡ δὲ θερμότης ἀρκεῖ καὶ σύμμετρος οὖσα πρὸς τὴν τῆς τοιαύτης ὕλης γένεσιν, ἀμέλει κἀν τοῖς θερμοῖς αὐτοφυέσιν
ὕδασι, κἂν χλιαρώτερα τῶν συμμέτρων ᾖ, φαίνονται συνι-
στάμενοι πῶροι. διὰ τοῦτ᾿ οὖν μοι δοκεῖ καὶ ὁ Ἱπποκράτης προσθεῖναι τὸ ἆρα, διότι καὶ ἡ τοσαύτη θερμότης,
ἣν ἔχει παιδία φύσει, συνεργεῖ τι πρὸς τὴν πῆξιν, οὐ μὴν
αὐτῆς γε τὸ πλεῖστον, ἀλλ᾿ ἡ τῆς ὕλης ποιότης ἑξῆς ὁ λίθος γίνεται, τῆς συστάσεως αὐτῆς τὴν αἰτίαν ἔχει. διὰ τί
οὖν προσέθηκε τὸ μετ᾿ οὔρησιν, καὶ οὐχ ἁπλῶς εἶπε, τὸ
σύναγμα παιδίοισιν; ὅτι περὶ τῶν ἐν τῇ κύστει λίθων τὸν
λόγον ποιεῖται νῦν, οὐ τῶν ἐν τοῖς νεφροῖς. γίνεται δὲ ἡ
σίστασις τῶν μὲν ἐν τῇ κύστει μετὰ τὴν οὔρησιν, τῶν δ᾿
ἐν τοῖς νεφροῖς πρὸ τῆς οὐρήσεως. ἴσμεν δὲ τὰ μὲν παιδία τοὺς ἐν τῇ κύστει λίθους γεννῶντα, τοὺς παρακμά-
ζοντας δὲ τοὺς ἐν τοῖς νεφροῖς, ὅπερ οὖν ὀλίγον ἔμπροσθεν ἔφην, ὅτι μὲν οὕτως ἔχει ταῦτα, μαρτυρεῖ τὸ φαινόμενον αὐτό. τίς δέ ἐστιν ἡ αἰτία κατὰ σχολὴν ἔξεστι ζητεῖν. ὥσθ᾿ ἡ μὲν ἐξήγησις ἤδη πεπέραται· τὴν δ᾿ αἰτίαν

vero etiam mediocris ad hujusmodi materiam fpiffandam
fatis eft: nempe et in calidis aquis fcaturientibus, etfi
moderatis tepidiores fint, tophi concrefcentes apparent.
Hac itaque ratione Hippocrates hanc vocem, num, adjeciffe mihi videtur, quoniam et tanta caliditas, quam in-
genitam pueri habent, ad coagmentandum aliquid facit;
verum non ipfa praecipue, fed materiae, ex qua fit lapis,
qualitas, ipfius compactionis caufa exiftit. Caeterum cur,
poft mictum, adjecit et non abfolute dixit, concretio puerulis? quoniam de calculis in vefica et non in renibus
nunc fermonem facit. Fit autem lapillorum in vefica
concretio poft mictum, in renibus ante mictum. At
pueris in vefica, jam declinante vero aetate hominibus in
renibus lapillos provenire nos haud praeterit. Ergo, quod
dudum dicebam, rem ita fe habere quod fenfibus apparet manifeftat: quaenam vero caufa fit per otium quaerere licet. Quare explanationi jam finis factus eft; cau-

ΚΑΙ ΓΑΛΗΝΟΥ ΕΙΣ ΑΥΤΟ ΥΠΟΜΝΗΜΑ Γ. 45

Ed. Chart. IX. [447. 448.]　　　　Ed. Baf. V. (480.)

ὥσπερ ἐπὶ τῶν ἔμπροσθεν, οὕτω καὶ νῦν ἐκ περιουσίας
ἐρῶ, πρότερόν γε μεμψάμενος τοῖς εἰποῦσι διὰ τοῦτο γίνεσθαι [448] τοῖς παιδίοις τοὺς λίθους, ὅτι στενόπορα
διὰ μικρότητα τῶν ἀγγείων εἰσίν. ἐχρῆν γὰρ, ὅσον ἐπὶ
τοῦτο, τοὺς ἐν τοῖς νεφροῖς λίθους μᾶλλον γίνεσθαι τοῖς
παιδίοις. στεναὶ γὰρ αἱ κατ᾽ ἐκείνους διέξοδοι. τῆς κύστεως δ᾽ ὁ τράχηλος εὐρύς ἐστιν εἰς τοσοῦτον τοῖς παιδίοις,
ὡς πάσης ὕλης πάχος ἑτοίμως αὐτοῦ διεξέρχεσθαι. μή ποτ᾽
οὖν οὐδὲ ἐπὶ τῶν προηκόντων κατὰ τὴν ἡλικίαν ἡ στενότης
τῶν ἐν νεφροῖς πόρων αἰτία τῆς τῶν λίθων γενέσεώς ἐστιν,
ἀλλὰ τό τε τῶν ἐνεργειῶν ἀσθενὲς καὶ τὸ τῶν παχέων
χυμῶν ἀκατέργαστον. ἐπὶ μὲν γὰρ τῶν παιδίων, ἰσχυρῶν
ἁπασῶν τῶν φυσικῶν ἐνεργειῶν οὐσῶν, κέχυταί τε καὶ δια-
λέλυται τὸ πάχος τῶν χυμῶν, ἐπὶ δὲ τῶν προηκόντων
κατὰ τὴν ἡλικίαν συνῆκται. φαίνεται δὲ κἀπὶ τῶν ἐκτὸς
ὅσα παχέα φύσει διά τινων λεπτῶν διηθεῖν βουλόμεθα,
τὰ μὲν ὑπὸ θερμασίαν χυθέντα διεξερχόμενα ῥᾳδίως, τὰ δὲ
ἄτηκτά τε καὶ ἄχυτα μὴ διεξιόντα. παραδείγματα δὲ τῶν

fam autem, ut in fuperioribus, ita et modo quafi fuper-
pondium afferemus, fi prius illos reprehenderimus, qui
propter ea in pueris calculos gigni afferunt, quod itinera
ob vafculorum exiguitatem angufta funt. Oporteret enim,
fi id ita effet, in renibus potius calculos pueris creari,
angufti enim per illos tranfitus funt; veficae autem cervix lata adeo in pueris eft, ut cujusque materiae craffitudo per eam facile tranfmitti poffit. An forte neque in
illis, qui jam progreffa aetate funt, meatuum per renes
anguftia gignendis lapillis in caufa eft, fed et actionum
infirmitas et crafforum fuccorum cruditas? quandoquidem
in pueris omnes naturales actiones validae quum fint,
humorum craffitudo funditur atque diffolvitur; in decli-
nantis autem aetatis hominibus compacta eft. Quin etiam
in exterioribus, quaecunque natura craffa per aliqua angufta transfundere volumus, quae calore eliquata funt,
facile pervadere: quae non fufa neque eliquata funt,

Ed. Chart. IX. [448.]   Ed. Bas. V. (480.)

τοιούτων ὑλῶν πίττα καὶ ῥητίνη καὶ στέαρ καὶ κηρὸς καὶ
μέλι. τῶν παίδων οὖν ἐχόντων τὸ πολὺ τὸ ἔμφυτον θερμὸν καὶ τὰς ἐνεργείας ἰσχυρὰς, τὸ πάχος τῆς ὕλης κεχυ-
μένον, εἰς τοὺς νεφροὺς ἀφικνεῖται καὶ διὰ τοῦτο διαθεῖται
ῥᾳδίως εἰς τὴν κύστιν, οὐ μικρὸν οὐδὲ τῆς τῶν ἐνεργειῶν
ῥώμης εἰς τὸ τάχος τῆς διεξόδου συντελούσης. ἅτε δὲ
τῆς κύστεως οὔσης ψυχρᾶς, ὅτι τε νευρώδης ἐστὶ καὶ ὀλί-
γαιμος, ὅτι τε πλείστην εὐρυχωρίαν ἐντὸς ἑαυτῆς ἔχει,
συνίσταται πάλιν ἐνταῦθα καὶ πήγνυται τὸ διεξελθὸν εἰς
αὐτὴν πάχος, ὡς ἔμπροσθεν εἶπον, ἀρχὴν λαμβάνον τῆς
τοιαύτης συστάσεως, ὅταν ἐπὶ πλέον ἐν τῇ κύστει χρονίζῃ.
καὶ μὴν καὶ γλίσχρον εἰκὸς αὐτὸ μᾶλλον εἶναι τοῖς παιδίοις,
τῷ κατειργάσθαι μᾶλλον ὑπὸ τῆς ἐμφύτου θερμασίας, ὅσα
γὰρ ὑπὸ τῆς θερμότητος ἀλλοιοῦται πεττόμενα προσλαμ-
βάνει τινὰ τῷ χρόνῳ γλισχρότητα, κἂν ἐξ ἀρχῆς μηδεμίαν
ἔχῃ, καὶ διὰ τοῦτο δὴ μᾶλλον ἑνοῦταί τε καὶ συνίσταται καὶ
πήγνυται. τῶν γὰρ ἴσον ἐχόντων πάχος ἐπιτηδειότερον εἰς
ἕνωσιν καὶ σύστασιν καὶ πῆξίν ἐστι τὸ γλισχρότερον. ἐπεὶ

tranſire non poſſe cernimus. Hujus materiae exempla
ſunt, pix, reſina, ſevum, cera et mel. In pueris itaque
quum multus ſit inſitus calor et actiones robuſtae, materiae craſſitudo attenuata in renes fertur, atque ideo facile in veſicam percolatur haud parum et actionum vi ad
egreſſus celeritatem conducente: utpote autem veſica frigida, quippe quae et nervoſa ſit et pauci ſanguinis et
ampliſſima interius concavitate inanis, craſſitudo in ipſam
tranſmiſſa ibi iterum cogitur et conſpiſſatur, ut praedixi-
mus, initium hujus conſpiſſationis accipiens, quando in
veſica diutius commoratur. Quin etiam hanc craſſam materiam in pueris tenaciorem eſſe, quoniam magis ab inſito
calido elaborata eſt, rationi congruit: nam quaecunque
a calore in concoquendo mutantur, temporis proceſſu
lentorem quendam acquirunt, etſi ab initio nullum habuerint; quocirca plane magis in unum coëunt, conſiſtunt
atque coagmentantur: nam inter aeque craſſa, quod tena-
cius eſt, ad coitionem, conjunctionem et concretionem

Ed. Chart. IX. [448.] Ed. Bas. V. (480. 481.)

τοίνυν ἔνια τῶν οὐκ ἀναγκαίων εἰς τὴν προκειμένην ῥῆσιν
αἰτιολογεῖται, προσθῶ ἔτι τὴν περὶ τοῦ πάχους τῶν οὔρων
ἐν τοῖς παιδίοις αἰτίαν. ἔστι δὲ ἤδε τό τ᾽ ἀδηφάγον αὐτῶν καὶ τὸ μετὰ τροφὴν κινεῖσθαι παίζοντα καὶ σκιρτῶντα,
τοῖς δὲ θηλάζουσι καὶ ἡ ὕλη συντελεῖ. παχὺ γὰρ φύσει τὸ
γάλα καὶ πρὸς λίθων γένεσιν ἐπιτηδειότατον, ἀμέλει καὶ
τῶν τελείων τοῖς πλεονάζουσιν ἐν τυρῶν ἐδωδῇ λίθους ἐν
νεφροῖς γεννωμένους ἔγνωμεν πολλάκις.

ιστ'.

(481) Τὰ σχήματα τὰ ῥηΐζοντα μᾶλλον, οἷον ὁ τὰ κλήματα τῇ χειρὶ πλέκων ἢ στρέφων, ὑπὲρ ὀδυνάων κατακεί-
μενος, λαβόμενος πασσάλου ἄκρον ὑπερπεπηγότος, εἴχετο
καὶ ἐρήϊσεν.

Αὐτὸ μὲν τὸ λεγόμενον εὔδηλόν ἐστιν. αἰτίαν δὲ αὐτοῦ χαλεπὸν εἰπεῖν, ὅτι μήτε ὁ Ἱπποκράτης ἔγραψε, καίτοι
δυνάμενος, ἤτοι γε ἐξαιφνίδιον αὐτῷ γενέσθαι τὴν ὀδύνην

aptius habetur. Quamobrem quum caufae quaedam praefenti fermoni haud neceffariae traditae fint, de urinae
praeterea puerorum craffitudine caufam adjiciam: eft autem
cum ipforum edacitas, tum quod a cibo ludentes profilien-
tesque moventur. Lactentibus vero et materia ipfa occafionem praebet: lac enim natura craffum eft et ad calculos creandos aptiffimum. Porro et in adultis cafeo frequentius vefcentibus lapillos in renibus crebro fuboriri
cognovimus.

XVI.

Figurae fublevans ut farmenta manu plectens et contor-
quens, prae dolore procumbens, paxilli extremum fupra
defixum corripiens inhaefit et fublevatus eft.

Id quod dicitur admodum patet: fed ipfius caufam
invenire difficile eft, quando et Hippocrates, quum tamen
poffet, non fcripferit aut repente ipfi dolorem coortum

εἰπὼν ἢ κατὰ βραχὺ λαβεῖν τὴν αὔξησιν, ἄρξασθαί τε ἐνερ-
γοῦντι περὶ τὴν τῶν κλημάτων πλοκὴν ἢ μετ᾽ αὐτὴν εὐθέως
ἢ κατ᾽ ἄλλον τινὰ χρόνον [449] τῆς ἡμέρας ἢ τῆς νυ-
κτός. ἀλλ᾽ οὐδὲ τί μόριον ἦν, ᾧπερ ἡ ὀδύνη, λέλεκται.
τὴν χεῖρα δὲ ἡγοῦνται διὰ τὸ τοῦ παττάλου λαμβανόμε-
νον αὐτὸν ὠφεληθῆναι. εἰ μὲν οὖν ἐκοπώθη στρέφων αὐτὸς τὰ κλήματα, ἀπίθανον οὐκ ἂν εἴη διὰ σχήματος αὐτὸν
τοιούτου ῥαΐσαι. τὸ γὰρ ἀνώδυνον τῆς χειρὸς σχῆμα διά
τε τοῦ περὶ ἀγμῶν καὶ τοῦ κατ᾽ ἰητρεῖον, ὁποῖόν ἐστίν.
εἰ δέ τις ἐν τῷ περιστρέφειν τὴν χεῖρα διαστροφὴ μυὸς
ἐγένετο περὶ τὸν ἄνθρωπον ἢ καὶ πνεῦμα φυσῶδες ἐναπε-
λείφθη μεταξὺ δυοῖν μυῶν οὐκ ἔχον διέξοδον, εἰκὸς ἦν ἐν
ἐπιτηδείῳ σχήματι, καθ᾽ ὃ κενωθῆναι συνέβη τὸ πνεῦμα,
ῥαΐσαι τὸν περιωδυνῶντα.

----

effe dicens aut paulatim incrementum cepiffe, atque in
farmentorum plexu occupato initium habuiffe, aut poft
ipfum illico aut alio quopiam diei noctisve tempore.
Sed nec quae effet particula dolens dictum eft; manum
autem fuiffe exiftimant, eo quod ipfe paxillo apprehenfo
dolore levatus eft. Quod fi ipfe farmenta intorquens fa-
tigatus effet, haud incredibile foret ex hujusmodi figura
ipfius dolorem fuiffe mitigatum. Manus enim figura dolorem fedans in libro de fracturis et in libro de agendis
in medicatrina, qualisnam fit, defcriptum fuit. Si qua
vero in verfanda manu tortura mufculi in homine facta
effet aut et flatuofus fpiritus inter duos mufculos exitum
non habens inclufus foret, par erat in figura decenti pofitum, ob quam fpiritum exhalare contingeret, dolentem
hominem fublevari.

ιζ'.

"Ον ἐξ ὀρειτυπίης περὶ τὴν γέφυραν εἶδον ἐγὼ ῥιπτοῦντα
τὰ σκέλεα, κνήμην ἑτέρην ἥκιστα ἐλεπτύνετο, μηροὺς
δὲ κάρτα, οὖρα καὶ γονὴ οὐκ ἴσχετο.

Ὀρειτύπους ὀνομάζουσιν οἱ Ἕλληνες τοὺς ὁτιοῦν ἐκ
τῶν ὀρῶν εἰς τὴν πόλιν καταφέροντας, οἷον ξύλα καὶ λίθους ἤ τι τοιοῦτον. γεγραφότος δὲ τοῦ Ἱπποκράτους οὐχ
ἁπλῶς οὕτω, τὸν ὀρειτύπον ἐθεασάμην ῥιπτοῦντα τὰ σκέλη,
προσθέντος δὲ τῷ λόγῳ τὴν ἐξ πρόθεσιν καὶ γράψαντος
τοῦ ἐξ ὀρειτυπίης, ἐμφαίνεταί πως ἐξ ἀρχῆς αὐτῆς τῆς
κατὰ τὴν ὀρειτυπίαν ἐνεργείας, πληγῆναι τὸν κατὰ τὴν
ὀσφὺν νωτιαῖον ὁ ἄνθρωπος, ἀφ' οὗ πέφυκε τὰ κινοῦντα
τὰ σκέλη νεῦρα. καίτοι γε τὸ περὶ τὴν γέφυραν ἱκανὸν
ἦν γεγράφθαι μόνον εἰς ἀνάμνησιν αὐτῷ τοῦ παθόντος,
ὡς μηδὲν δεῖσθαι τῆς τέχνης. περιττὸν δὲ ἴσως ζητεῖν ἐκ
τίνος αἰτίας ἔπαθεν ὁ ἄνθρωπος ἐκεῖνος τὰ σκέλη, καθάπερ γε καὶ τὸ τί δηλοῦται διὰ τοῦ φάναι σκέλεα ῥιπτοῦν-

XVII.

Quem ex oritypia circa pontem vidi ego jactantem crura,
altera tibia minime extenuabatur, femoribus autem valde
urina ac genitura non retentae funt.

Oritypos Graeci nominant quodlibet ex montibus in
civitatem deferentes, ut ligna et lapides et id genus alia.
Scribente autem Hippocrate non fimpliciter fic, oritypon
vidi jactantem crura, fed orationi praepofitionem, *ex,*
addente et fcribente, *quem ex oritypia,* apparet quodam
modo ab ipfa in montanis negotiis actione; a principio
dorfi circa lumbos, hominis medullam, a qua nervi crura
moventes egerminant, offenfam accepiffe. Illud autem,
circa pontem, fcriptum effe fatis ipfi fuit, folum quo aegrotantis reminifcatur, ut nulla arte indigeat. Verum
forfan fupervacuum fuerit quaerere, qua de caufa homo
ille ex cruribus laborarit, quemadmodum et illud quid
per ea verba fignificetur, *crura jactantem,* utrum aegro-

50 ΙΠΠΟΚΡΑΤΟΥΣ ΕΠΙΔΗΜΙΩΝ ΣΤ

Ed. Chart. IX. [449.]   Ed. Baf. V. (481.)

τα, πότερα ακίνητα αλγεῖν, μὴ πάσχοντα, καὶ γὰρ τοῦτ᾽ εἴρηταί τισιν ἀπιθάνως, ὅπερ ἐστὶ πιθανώτερον, ἀκρατῶς
ἔχοντα τῶν σκελῶν ἐν τῷ βαδίζειν, ὁμοίαν γίνεσθαι τὴν
περιφορὰν αὐτῶν τοῖς ῥίπτουσι πρὸς τὴν ἔξω χώραν, οὐκ
ἰσχυρῶς αὐτά. ἀλλ᾽ οὐδ᾽ ὅτι κνήμας μέντοι γε ἀμφοτέρας
ἢ τὴν ἑτέραν ἥκιστα λελέπτυντο, μηροὺς δὲ κάρτα φέρειν τινὰ
τοῖς ἀκούσασιν ἡμῖν ὠφέλειαν, ὥσπερ οὐδὲ αὐτῷ τῷ Ἱπποκράτει πρὸς ἀνάμνησιν. οὐ γὰρ σπανίως, ἀλλὰ πολλάκις φαίνεται
τὰ τοιαῦτα γινόμενά τε καὶ γινωσκόμενα σαφῶς τοῖς ἰατροῖς
ἅπασι. τί δὴ οὖν ἐστι δι᾽ ὃ τοῦτο ἔγραψεν ἐγὼ πειράσομαι
δηλῶσαι τὴν ὅλην ῥῆσιν εἰπὼν πρότερον ἑτέρᾳ λέξει σαφεστέρᾳ τε καὶ συντομωτέρᾳ, τῶν περιττῶν ἀφαιρεθέντων. παρα-
λυόμενός τις τὰ σκέλη, τὰ μὲν κατὰ μηροὺς ἐλεπτύνετο μᾶλλον
τῶν κατὰ τὰς κνήμας. οὖρα μέντοι καὶ γονὴ οὐκ ἐπεσχέθησαν
αὐτῷ. ταῦτ᾽ οὖν ἐστι χρήσιμον εἰς τὸ γινώσκειν ἡμᾶς, ἀλλ᾽ ἴσως
ἐρήσεταί τις, τί φησιν ὃ γέγραπται κατὰ τὸ περὶ τῶν ἄρθρων
βιβλίον, ἐπεὶ οἱ πολὺ πλέονες σκελέων τε καὶ χειρῶν ἀκρατέες

tans crura immobilia doluerit nihil patiens: hoc enim a
quibusdam fide omni carens dictum eft. Illud quidem
verifimilius fuerit, impotentia crura quum eſſent, ipforum in ambulando motionem talem fieri, qualem ipfa
extrorfum non vehementer jactantes faciunt. Sed neque
quod tibia utraque aut altera minime attenuabatur, femora
autem valde, audientibus nobis ullam utilitatem afferunt,
ficut neque Hippocrati ad memoriam faciunt: haud raro
namque, fed crebro haec fieri et ab omnibus medicis aperte
cognofci videntur. Quidnam igitur fit, cur ita fcripfit,
ego declarare tentabo, fi totam rem prius aliis verbis
clarioribus ac paucioribus, detractis fupervacuis, pronun-
ciavero. Quidam refolutis cruribus fecundum femora
emaciabatur magis quam fecundum tibias: urina quidem
ac genitura ipfi fuppreſſae funt. Hoc igitur nobis utile
cognitu eft; fed forfan quispiam interrogaverit quid fibi
vult illud quod in libro de articulis fcriptum eft: quoniam
multo pluribus crura et manus debilitantur et corpora

γίνονται καὶ καταναρκοῦνται τὸ σῶμα καὶ οὖρα ἴσχεται αὐ-
τέοισιν οἷς ἂν μὴ ἐκστῇ μὲν τὸ ὕβωμα μήτε εἴσω μήτε ἔξω,
σεισθῶσι δὲ ἰσχυρῶς εἰς τὴν εὐθυωρίαν τῆς ῥάχεως. ἐκ
ταύτης [450] τῆς ῥήσεως ὁρμηθέντες τινὲς ἀπεφήναντο διὰ
τῶν νεύρων παράλυσιν ἐπὶ τοῦ νωτιαίου πάθει γίνεσθαι
ταῦτα τὰ συμπτώματα, μὴ προσέχοντες ὅτι τῶν σπονδύλων μετακινηθέντων ἐκ τῆς κατὰ φίσιν ἕδρας καὶ τῷ τῆς
συμπαθείας λόγῳ, φλεγμονὰς μὲν τὸ πρῶτον, ὕστερον δὲ
καὶ σκιῤῥώδεις ὄγκους ἐργασαμένων περὶ τὴν κύστιν καὶ τὸ
καλούμενον ἀπευθυσμένον ἔντερον, αἱ φυσικαὶ τῶν ὀργάνων
τούτων ἐνέργειαι βλάπτονται, δι᾽ ἃς ἴσχεται τὰ πρότερον
ὑπ᾽ αὐτῶν ἐκκρινόμενα, τῶν μέντοι νεύρων βλαβέντων μόνων ἄνευ τοῦ συμπαθῆσαί τι τῶν εἰρημένων ὀργάνων, οὐ
τὰς φυσικὰς ἐνεργείας, ἀλλὰ τὰς προαιρετικὰς συμβαίνει
κακοῦσθαι. καὶ διὰ τοῦτο χωρὶς προαιρέσεως ἐκρεῖ τὸ οὖρον αὐτοῖς καὶ ἡ κόπρος, ὅταν γε συντελεσθῇ τῶν νεύρων
ἡ παράλυσις, ὅσα φέρεται πρὸς τοὺς ἐπὶ τοῖς πέρασι τῆς
κύστεως καὶ ἀπευθυσμένου μῦς, ὑφ᾽ ὧν κλείεταί τε καὶ

torpefcunt et urina fupprimitur ipfis, quibus vertebrarum
praeter naturam inverfio, neque introrfum, neque extrorfum excefferit, fed valde concufli fuerint fecundum fpinae
dorfi rectitudinem. Ex his verbis nonnulli perfuafi ob
nervorum refolutionem ex medullae dorfi affectu haec
fymptomata contingere afferuerunt, neque animadvertunt,
vertebris ex naturali fede tranfmutatis et affectus commu-
nicati ratione, phlegmonas primo, poftea et praeduros
tumores excitantibus circa veficam et rectum inteftinum,
quod vocant, naturales horum inftrumentorum actiones
depravari; unde quae prius ab ipfis excernebantur fupprimuntur; nervis vero folis laefis, nullo praedictorum
inftrumentorum per confenfum affecto, non actiones naturales, fed voluntarias vitiari contingit. Quocirca et
ipfis contra voluntatem urina decurrit et ftercus, quum
eorum nervorum, qui ad mufculos in finibus veficae atque inteftini recti pofitos protenduntur et a quibus utrius-

σφίγγεται τὸ στόμιον ἑκατέρου τῶν ὀργάνων. ὅτι μὲν οὖν
οὐκ ἐπεσχέθη τῷ ὀρειτύπῳ τὰ οὖρα, λέλεκται κατὰ τὴν
ῥῆσιν· εἰ δ᾽ ἀπροαιρέτως ἢ κατὰ προαίρεσιν ἀπεκρίνετο,
τοῦτ᾽ οὐκέτι προσέθηκεν. εἰ μὲν οὖν σύγγραμμα πρὸς ἔκδοσιν ἦν τὸ βιβλίον, ἐκ τοῦ προσγεγράφθαι δῆλον ἦν ὡς
οὐδὲ ἐγένετο, πάντως γὰρ ἂν ἐδήλωσεν αὐτὸ, μὴ γεγραμμένου δ᾽ οὕτως, ἀλλ᾽ ὡς εἴρηται πολλάκις ἐν ὑπογραφαῖς
πρὸς ἀνάμνησιν. οὐδὲ γὰρ οὐδὲ περὶ τῶν διαχωρημάτων
ἔγραψέ τι. καίτοι καὶ ταῦτα ἀναγκαῖόν ἐστιν ἢ οὐδ᾽ ὅλως
ἐπεσχῆσθαι, ἀλλὰ τοῖς οὔροις ὡσαύτως ἀκουσίως ἐκρεῖν,
ἢ κατὰ προαίρεσιν ἀποκρίνεσθαι. ἀλλ᾽ εἰκὸς αὐτὸν εἰς
ἀνάμνησιν ὧν εἶδεν ἀρκεσθῆναι τῷ περὶ τῶν οὔρων ῥηθέντι.
τῆς γὰρ τῶν ἀποπατημάτων κενώσεως ὡσαύτως τοῖς οὔροις
γινομένης, εἰ μὲν ἐναντίον τι περὶ τὴν ἑτέραν αὐτῶν ἐγε-
γόνει, πάντως ἂν ἐπεσημήνατο, τῶν δ᾽ αὐτῶν αὐτοῖς ἀκο-
λαυθησάντων οὐκ ἦν ἀναγκαῖον ἀμφοτέρων μνημονεύειν,

que inſtrumenti oſculum clauditur atque conſtringitur, re-
ſolutio perfecta fuerit. Sed monticolae illi urinae exitum
obſtructum non fuiſſe propoſita verba declarant; utrum
autem invito ipſo an volente excerneretur, non item adjecit. Porro ſi liber iſte accurate compoſitus ad editionem foret, ex eo quod adſcriptum non eſſet, conſtaret
quoque non factum eſſe, prorſus enim ipſum indicaſſet;
ſed eo modo ſcriptus non eſt, verum, ut ſaepius dictum
fuit, per quasdam annotationes, reminiſcendi cauſa. Nam
de dejectionibus quoque nihil ſcripſit, quum tamen et has
neceſſe ſit aut nequaquam ſuppreſſas eſſe, ſed perinde
atque urinam praeter voluntatem effluere aut voluntate
jubente excerni. At ipſum par fuit ad eorum quae vide-
rat reminiſcentiam, eo quod de urinis dixit, fuiſſe contentum, alvi ſcilicet excrementorum evacuatione ita ut
urinae ſeſe habente: nam ſi contrarium quid circa alterutram ipſarum factum eſſet, omnino ſignificaſſet; eisdem
autem eadem conſequentibus, utriusque meminiſſe neceſſe

ἀλλ᾿ οὐδὲ γονὴ, φησὶν, ἴσχετο. φυσικὴ γάρ ἐστι καὶ ἡ ταύτης κένωσις, ὥσπερ καὶ ἡ τῶν οὔρων τε καὶ σκυβάλων.
διὰ τί δὲ βουληθέντες μὲν ἀφροδισιάζειν ἐπ᾽ αὐτὴν ἀφικνοῦνται, μὴ βουληθέντες δ᾽ οὐκ ἔρχονται, μακροτέρῳ λόγῳ
καὶ ἐν τοῖσι περὶ τῶν ἀπόρων κινήσεων λογισμοῖς εἴρηται.

<hr/>

ιή.

῾Όσαι πτερυγώδεες φύσιες πλευρέων δι᾽ ἀδυναμίαν τῆς
ἀφορμῆς ἐπὶ τοῖσι καταῤῥοισι τοῖσι κακοηθέσι, ἔκκρισις
εἴη, μὴ εἴη, κακόν.

<hr/>

Τίνας μὲν ὀνομάζουσιν οἱ ἰατροὶ πτερυγώδεις ἔμπροσθεν εἴρηται. μεμαθήκατε δὲ καὶ ὅτι πρὸς φθίσιν ἐπιτήδειοι τυγχάνουσιν ὄντες οἱ τοιοῦτοι διὰ τοῦ τρίτου τῶν ἐπιδημιῶν, ἀφορμὴν δὲ λέγειν εἴωθεν ὁ Ἱπποκράτης καὶ σχεδὸν ἅπαντες οἱ παλαιοὶ πᾶσαν ὕλην πράγματος, ἀφ᾽ ἧς
ὁρμὴ γίνεται πρὸς τὰς ἐφεξῆς ἐνεργείας, εἴτε ἀργύριον

<hr/>

non fuit. Verum neque genitura, inquit, fuppreſſa eſt.
Naturalis enim eſt et ipſius evacuatio, quemadmodum et
urinae et ſtercoris; ſed quare venere uti volentes ad hanc
deveniunt, nolentes autem non, longiore oratione et in
libro de dubiis motibus diſputatum eſt.

<hr/>

XVIII.

*Quaecunque alatae naturae laterum propter impotentiam
occaſionis. Et in deſtillationibus malignis. Et ſi excretio ſit et ſi non ſit, malum.*

Quosnam medici alatos vocent fuperius dictum eſt.
Didiciſtis etiam ex tertio de morbis vulgaribus, ejusmodi
homines ad tabem eſſe expoſitos. Occaſionem autem Hippocrates dicere conſuevit et omnes fere antiqui medici
omnem rei materiam, ex qua initium motus ad ſequentes
actiones prodit, ſive argentum, ſive aliqua alia ſupellex,

Ed. Chart. IX. [450. 451.]   Ed. Baf. V. (482.)

(482) εἴτε τις ἄλλη κτῆσις, εἴτε δύναμις εἴη τις, εἴτε χωρίον, εἴτε πίστις, εἴτε πρᾶξις, εἴτε αἴτιον, εἴθ᾽ ὁτιοῦν ἁπλῶς
ἄλλο. τινὲς δ᾽ οἴονται τοὺς πρωτοπαθοῦντας τόπους ἄλλων
ἀφορμὰς ὀνομάζειν αὐτόν, ἀποδείκνυσθαί τε καὶ τοῦτο φασὶν διὰ τῆσδε τῆς ῥήσεως. τὰς ἀφορμὰς ὁκόθεν ἤρξατο
[451] κάμνειν σκεπτέον. εἰ δὲ καὶ τοῦτο τὸ σημαινόμενον, ὡς πρόσθεν εἶπον, ὅτι καθόλου πολλῶν τοιούτων κατὰ
μέρος. οἱ μὲν γὰρ ῥήτορες, ὥσπερ γε καὶ οἱ ἱστορικοὶ καὶ
οἱ φιλόσοφοι ἀφορμὰς τῶν ἀνθρώπων ἐνεργείας εἰρήκασιν,
ὡς ἂν καὶ περὶ τούτων διαλεγόμενοι. μετενήνεκται δ᾽ ὑφ᾽
Ἱπποκράτους τοὔνομα, καθάπερ καὶ τὰ ἄλλα πολλὰ τῶν
φυσικῶν ἐνεργειῶν τε καὶ παθῶν. ἐν οἷς ἅπασι κοινόν
ἐστι τὸ ὁκόθεν ἤρξατο γενέσθαι. νῦν μὲν γὰρ ἐπὶ τῆς εἰρημένης ῥήσεως ὁ Ἱπποκράτης ὁκόθεν ἤρξατο κάμνειν
ἔφη, δύναται δὲ ὡσαύτως λέγεσθαι καὶ τὸ ὁκόθεν ἤρξατο
πληΐζεσθαι, πολεμεῖν, εἰρηνεύειν, μάχεσθαι, φιλεῖν ἀλλήλους,
μισεῖν, τυραννεῖν καὶ πᾶν ὁτιοῦν ἄλλο τοιοῦτο. καὶ νῦν
οὖν τὴν πρώτην ἀρχὴν τοῦ πτερυγώδη τινὰ γίνεσθαι λέλε-

five potentia quaedam fit, five locus, five fides, five actio,
five caufa, five quicquid aliud fimpliciter. Sed quidam
putant ipfum locos prius affectos aliarum occafiones appellare, idque ex eo fermone demonftrari ajunt. Occafiones, unde incepit laborare, confiderandae. Si vero et
hoc fignificatum, ut fupra dixi, eft, quum fit commune,
multa fub ipfo erunt fingularia. Oratores quidem, quemadmodum et hiftorici et philofophi, occafiones hominum
actiones dixerunt, utpote et qui de illis difputent; ab
Hippocrate autem nomen translatum eft, quemadmodum
et alia multa naturalium actionum atque affectuum, in
quibus omnibus commune eft hoc, unde incepit fieri:
nunc enim in propofita parte Hippocrates dixit, unde incepit laborare. Poffet autem fimiliter dici et hoc unde
incepit navigare, bellum gerere, pacem agere, pugnare,
inter fe amare, odiffe, tyrannidem exercere et omnia id
genus alia. Nunc itaque primum initium, quo quis ala-

κται πρὸς Ἱπποκράτους. ἀφορμὴν δ᾿ οὐκ ἄν τις ἀπὸ τρόπου φαίη. τίς οὖν ἐστιν αὕτη; τῆς ἐμφύτου θερμασίας,
ἥτις ἐκ τῆς καρδίας ἔχει τὴν ἀρχὴν, ἡ ἀῤῥωστία. μεμάθηκας ὥσπερ ἐγκεφάλῳ μεγάλῳ μὲν ὑπάρχοντι κεφαλὴ συν-
αὐξεται, σμικρῷ δ᾿ ὄντι συνσμικρύνεται, κατὰ τὸν αὐτὸν
λόγον καὶ τῇ καρδίᾳ συναύξεσθαί τε καὶ συμμειοῦσθαι τὸν
θώρακα, τὴν καρδίαν δὲ αὐτὴν σμικρὰν γίνεσθαι πρὸς τῆς
ἀῤῥωστίας τῆς ζωτικῆς δυνάμεως, ἧς οὐσίαν εἶναι τὸ ἔμφυτον θερμόν. ὅταν οὖν ἄῤῥωστος αὐτὴ φύσει τινὶ γένοιτο,
τουτέστιν ἐξ ἀρχῆς, ἐκ τῆς πρώτης διαπλάσεως ἀναγκαῖόν
ἐστι καὶ τὴν καρδίαν γενέσθαι μικρὰν καὶ τὸν θώρακα.
τοῦ δὲ τρεῖς ἀρχὰς εἶναι τὰς διοικούσας τὸ ζῶον ἔμαθες
τὰς ἀποδείξεις ἐν τῇ περὶ τῶν Ἱπποκράτους καὶ Πλάτωνος
δογμάτων πραγματείᾳ. τοὺς δ᾿ οἰηθέντας ἀφορμὰς λέγεσθαι τοὺς πρωτοπαθοῦντας τόπους, πολλόν τε περὶ τὴν
ἐξήγησιν τῆς προκειμένης ῥήσεως εὑρήσεις ἁμαρτάνοντας,
κἂν τῷ προσυπακούειν οὐ λέξιν τινὰ μίαν, ἀλλὰ λόγον ὅλον,
ὡς εἰ καὶ οὕτως ἡ ῥῆσις εἴρητο· ὅσαι πτερυγώδεες φύσιες

tus evadat, ab Hippocrate dictum eſt, occaſionem vero
quispiam non abs re dixerit. Quaenam igitur haec eſt?
Ingenitae caliditatis, quae ex corde habet originem, imbecillitas. Didiciſti enim quemadmodum cerebro magno
caput una augetur, parvo exiſtente minuitur: eadem ratione et cum corde augeri pectus et minui, verum cor
ipſum exiguum ob vitalis potentiae infirmitatem creari,
cujus potentiae eſſentiam ingenitum calorem eſſe dicimus.
Quando igitur imbecilla haec alicui natura fuerit, hoc eſt
ab initio, a prima formatione et cor et pectus parva generari neceſſe eſt. At quod tria ſint animal gubernantia
principia, demonſtrationes didiciſti in volumine de Hippocratis Platonisque decretis. Eos vero qui occaſiones
dici putant prius affectos locos, multum et in explanandis propoſitis verbis delirare invenies; et in eo quod nos
non dictionem aliquam unam, ſed integram orationem
praeterea ſubaudire debere jubent, ac ſi et hoc modo
ſententia dicta ſit. Quaecunque alatae naturae laterum,

Ed. Chart. IX. [451.]   Ed. Baf. V. (482.)

πλευρέων δι' ἀδυναμίαν τῆς ἀφορμῆς ἐν τοῖσι κατάῤῥοισι
τοῖσι κακοήθεσι, μάλιστα φθίσεσιν ἁλίσκονται καὶ ἢν ἔκκρισις εἴη καὶ ἢ μὴ εἴη κακόν. πολλῶν εἰρημένων τοῖς
ἐξηγηταῖς εἰς τήνδε τὴν ῥῆσιν αὐταρκές ἐστι τὸ δοκοῦν
ἀληθέστατόν γ' ἐμοὶ καὶ ὠφελιμώτατον εἶναι τοῖς μανθά-
νουσι τὴν ἰατρικὴν τέχνην, ὑποτυπῶσαι μόνον ὡς οἷόν τε
διὰ βραχυιάτων. τοὺς τοίνυν ἀπὸ κεφαλῆς εἰς τὸν πνεύμονα γινομένους κατάῤῥους τηνικαῦτα νομιστέον εἶναι κακοήθεις, ὅταν λεπτὰ καὶ βρωτικὰ ταῖς δυνάμεσιν ᾖ τὰ κα-
ταῤῥέοντα. ταῦτ' οὖν οὔτε μένειν ἐν τῷ πνεύμονι προσήκει
μέχρι περ ἂν πεφθέντα παχυνθῇ, καθάπερ τὰ ἄλλα ῥεύματα τὰ λεπτὰ μὲν, οὐκ ἔχοντα δὲ τὸ διαβρωτικόν τε καὶ
δύσπεπτον, οὔτ' εὐθέως ἐκκρίνεσθαι. μένοντα γὰρ ἔνδον
οὐ πέττεται ῥαδίως καὶ φαίνεταί γε τὸ σπλάγχνον ἑλκοῦν,
ἐκκρινόμενα δὲ βῆχας ἐργάζεται συντόνους, ἐφ' αἷς ἥ τε κεφαλὴ πληροῦται, αὐτή τε πάλιν καταπέμπει τῷ πνεύμονι
κατάῤῥουν, εἰς κίνδυνόν τε τοῦ ῥαγῆναί τι τῶν κατ' αὐτὸν
ἀγγείων ἀφικνεῖται διὰ τὴν ἐπὶ βηχὶ συντονίαν. εἰωθυῖαν

ob impotentiam occafionis in deftillationibus malignis,
maxime phthifi capiuntur, etfi excretio fit et fi non fit,
malum eft. Quum multa ab horum verborum explanatoribus dicta fint, fatis efto quod veriffimum mihi et artem
medicam difcentibus utiliffimum effe vifum fuerit folum
quam fieri potuit breviffimis defignaffe. Deftillationes igitur a capite in pulmonem defcendentes tunc maleficas effe
putandum eft, fi defluentia fubtilia et corrodentibus viribus praedita fint. Haec fane neque in pulmone morari
tamdiu convenit, quoad concocta craffefcant, quemadmodum alias fluxiones ex tenui quidem materia, fed non
corrofiva et aegre maturefcente conftantes, neque rurfum
ftatim expelli. Intus enim morantia non facile concoquuntur, vifcusque ipfum lacerare deprehenduntur, fi excernantur autem, tuffes violentas commovent, ob quas
caput repletur ipfumque rurfus in pulmonem materias
depellit, atque ob tuffis vehementiam, ne aliquod in ipfo
receptaculum frangatur metus eft. Qualis plane tuffis

γίνεσθαι τοῖς μὴ ῥᾳδίως ἀναπτύουσι τὰ ἐκ τοῦ πνεύμονος
ὑγρά, λεπτὰ καὶ ὑδατώδη κατὰ τὴν σύστασιν ὄντα. γίνεται
μὲν γὰρ ἡ ἄνοδος αὐτοῖς ἀναφερομένοις ὑπὸ τοῦ κατὰ τὰς
βῆχας ἐκπεμπομένου πνεύματος, ὅταν δ᾽ ᾖ λεπτὰ καὶ ὑδατώδη, περισχίζεταί τε ταῦτα καὶ ἀντικαταφέρεται, μὴ φθά-
νοντα διεξελθεῖν ὅλην τὴν τραχεῖαν ἀρτηρίαν. ἀληθὲς οὖν
ἐστι τὸ βλάβην ἕπεσθαι καὶ μένουσι κατὰ τὸν πνεύμονα τοῖς
τούτοις ὑγροῖς καὶ κενουμένοις.

ιθ'.

[452] Ῥίγεα ἄρχεται γυναιξὶ μὲν μᾶλλον ἀπὸ ὀσφύος
καὶ διὰ νώτου τότε ἐς κεφαλήν. ἀτὰρ καὶ ἀνδράσιν
ὄπισθεν μᾶλλον ἢ ἔμπροσθεν. φρίσσουσι γὰρ τὰ ἔξωθεν
μᾶλλον ἢ τὰ ἔνδον τοῦ σώματος, οἷον πήχεων, μηρῶν.
ἀτὰρ καὶ τὸ δέρμα ἀραιότερον, δηλοῖ δὲ ἡ θρίξ. ἀφ᾽
ὧν δὲ ἄλλων ῥιγοῦσιν ἴσως ἑλκέων ἄρχεται ἐκ τῶν ἀγγείων.

---

illis accidere folet qui humores tenues et aqueae fubftantiae difficulter ex pulmonibus rejiciunt: adfcendunt
enim ifti a fpiritu per tuffim emiffo fublati; quod fi tenues
et aquei fint, difperguntur et contra fpiritus motum
prius delabuntur quam totam afperam arteriam egreffi
fint. Verum eft igitur noxam fequi, five in pulmone
humores ifti remaneant, five evacuentur.

XIX.

*Rigores incipiunt mulieribus quidem magis a lumbis et
per dorfum et tunc in caput, verum et viris pofterius
magis quam a priori parte.   Horrent exteriora magis
quam interiora corporis, ut cubitorum, femorum.   Sed
etiam cutis rara; id vero pilus indicat.   A quibus autem aliis rigent fortaffe ulceribus, incipit ex vafculis.*

Τὰ μὲν ἄλλα τῆς ῥήσεως ἐξηγησάμεθα κατά τε τοὺς
ἀφορισμοὺς καὶ τὸ δεύτερον τῶν ἐπιδημιῶν. τὸ δ᾽ ἐπὶ τῇ
τελευτῇ προσκείμενον οὐκ ὀλίγα πράγματα παρέσχηκε τοῖς ἐξηγησαμένοις τὸ βιβλίον. ἄλλος γοῦν ἄλλως αὐτὰ γράφει, δηλοῦντες ἅπαντες ὡς οὐχ οἷόν τ᾽ ἐστὶ πιθανῶς ἐξηγήσασθαι τὴν
ῥῆσιν, ἐάν γε τὴν ἀρχαίαν φυλάττῃ γραφήν. ἐκείνη μὲν οὖν
ἐστι τοιάδε, ἐξ αὐτῆς δέ τινες τὸ ἴσως ἑλκέων ὑπαλλάξαντες ἔγραψαν ὡς ἑλκέων, ἵν᾽ ᾖ παράδειγμα τοῦτ᾽ αὐτὸ τῶν
ἄλλων. οὐ γὰρ ἀφ᾽ ἑλκῶν μόνον, ἀλλὰ καὶ ἀποστημάτων
εἰς πῦον μεταβαλλόντων ῥιγοῦσι. καὶ μέντοι καὶ καυθέντες
τινὲς καὶ τμηθέντες ἐρρίγωσαν ἐπί τε τῇ καύσει καὶ τῇ
τομῇ. τινὰς δ᾽ ἐθεασάμην διὰ δριμὺ φάρμακον ἐπιτεθὲν
ἕλκει ῥιγώσαντας. ἀλλὰ πάντα τὰ τοιαῦτα ῥίγη φαινόμενον
ἔχει τὸ προκατάρχον αἴτιον. ἑτέρα δ᾽ ἐστὶν ἐν τριταίοις
καὶ τεταρταίοις πυρετοῖς καὶ πολλάκις ἅμα κρίσει γινόμενα,
χωρὶς αἰτίας φανερᾶς, ἐφ᾽ ὧν φασιν εἰρῆσθαι τὸ ῥίγεα
ἄρχεται γυναιξὶ μὲν μᾶλλον καὶ τὰ ἄλλα ἐφεξῆς. καίτοι γε
τοῦτο πρῶτον αὐτὸ θαυμάσειεν ἄν τις ὅπως ἐν τοῖς ἀφο-

Reliqua hujus fermonis verba et in aphorifmis et in
fecundo de popularibus morbis declaravimus. Sed quod
in calce adjectum eſt, haud parum negotii libri hujus
interpretibus faceſſit; ſiquidem alius aliter ea verba fcribit, omnes innuentes fermonem verifimiliter interpretari
non poſſe, ſi antiqua lectio fervetur. Ea vero hujusmodi
eſt, ex qua nonnulli eam partem mutaverunt, fortaſſe
ulceribus, fcribentes, ut ulceribus: ut id ipfum aliorum
ſit exemplum. Neque enim ab ulceribus folum, fed etiam
abfceſſibus fuppurantibus rigent, quin etiam nonnulli uſti
et fecti ex uſtione et incifione riguerunt; vidimus praeterea nonnullos ob acre pharmacum ulceri fuperpofitum
riguiſſe. Verum omnes id genus rigores externam caufam
evidentem habent; alii vero funt in tertianis et quartanis
febribus et plerumque una cum judicationibus citra manifeſtam caufam exorientes, de quibus dictum fuiſſe ajunt,
rigores incipiunt mulieribus quidem magis et reliqua deinceps poſita. Et quidem illud ipfum primo quispiam mi-

Ed. Chart. IX. [452.]   Ed. Baf. V. (482.)

ρισμοῖς, ἔνθα μάλιστα τὴν ἑαυτοῦ γνώμην ἐνδείκνυται καὶ
τὸν περὶ τοῦ ῥίγος λόγον ἔγραψεν ἀποφηνάμενος καθόλου,
χωρὶς διορισμοῦ τοῦ νῦν ἐν τῇ προκειμένῃ ῥήσει διδασκο-
μένου. φαίνεται γὰρ εἰ ταύτῃ τις προσέχῃ τὸν νοῦν, οὐ
πάντα μόνον τὰ ῥίγη καθ᾿ ἕνα τρόπον κίνεσθαι δοξάζων
ἐν τῷ λέγειν· ἀφ᾿ ὧν δὲ ἄλλων ῥιγέουσιν, οἷον ἑλκέων, ἄρχεται ἐκ τῶν ἀγγείων, πρὸς τῷ καὶ αὐτὸ τοῦτο, ἐκ τῶν
ἀγγείων ἄρχεσθαι φάναι τὸ ῥῖγος, οὔτ᾿ ἔχειν ἀντιδιαίρεσιν
τοῖς προειρημένοις. ἔνεστι γοῦν λέγειν ὡς ἐκ τῶν ἀγγείων
μὲν ἄρχεσθαι τὰ ῥίγη πάντα, τουτέστι τῆς ἐν αὐτῇ κακοχυμίας, ἀλλὰ φρίττει πρῶτα μὲν ὀσφὺς καὶ τὸ κατὰ νῶτον,
ἔπειτα δὲ καὶ τὰ ἄλλα. διὰ τοῦτ᾿ οὖν ἔνιοι μὲν μεταγράψαντες τὴν παλαιὰν γραφὴν οὕτως ἐτύπωσαν τὴν λέξιν.
ἀφ᾿ ὧν δὲ ἄλλων ῥιγέουσιν, ὡς ἑλκέων, ἄρχεται ἐκ τῶν ἀγγείων, ἵν᾿ ὁ λόγος ᾖ τοιοῦτος. ὅσα μὲν ἄνευ τόπου πεπονθότος γίνεται ῥίγη, τὴν ἀρχὴν ἐξ ὀσφύος τε καὶ νώτου
λαμβάνει. τὰ δ᾿ ἄλλα τῶν πεπονθότων ἀφορμᾶται μορίων,
ἅπερ δὴ καὶ αὐτοῦ τοῦ ῥίγους ἐστὶν ἡ αἰτία. τινὲς δ᾿ ἀντὶ

ratus fuerit, quomodo in aphorifmis, ubi maxime fuam
ipfius fententiam explicat et de rigore fermonem fecit, in
univerfum illum protulit fine ea, quam in propofitis verbis edocet, definitione. Videtur namque, fi ea quis con-
fideret, Hippocrates opinari, non omnes rigores uno tantum modo fieri, quum dicat: a quibus autem aliis rigent,
fortaffe ulceribus, incipit ex vafculis, ultra id quod hoc
ipfum, ex vafculis incipere rigorem, dixiffe, nullam op-
pofitam antedictis divifionem habet. Licet itaque dicere
ex vafculis rigores omnes ortum habere, id eft malis
fuccis intra vafcula contentis; fed primum quidem lumbi
et dorfi partes horrent, deinde et reliqua. Propterea
nonnulli veterem fcripturam permutantes ita lectionem
inftituerunt: a quibus autem aliis rigent, ut ulceribus,
incipit ex vafculis, ut hujusmodi oratio fit: quicunque
fine loco paffo rigores fiunt, a lumbis et dorfo initium
fumunt; alii vero ab affectis particulis exoriuntur, quae
plane et ipfius rigoris caufae funt. Aliqui vice hujus di-

τῶν ἀγγείων ἔγραψαν ἐναντίων, ἵν᾽ ἐφ᾽ ὧν ὁ πεπονθὼς τόπος αἴτιος γίνεται τοῦ ῥίγους, ἕλκων ἐφ᾽ ἑαυτὸν, ὥς φασι,
κατ᾽ ἐκεῖνον τὸν χρόνον ἐν ᾧ ῥιγοῦσι τὸ ἐκ παντὸς τοῦ
σώματος αἷμα φανεῖται τὸ ῥῖγος ἐκ τῶν ἐναντίων τοῖς πεπονθόσι μορίοις ἀρχόμενον, ἐναντία καλοῦντος αὐτοῦ τοῖς
μὲν ἄνω τὰ κάτω, τοῖς δ᾽ ἀριστεροῖς τὰ (483) δεξιά. δῆλον οὖν γέγονε τοῖς γε προσέχουσι τὸν νοῦν ὡς ἐξ αὐτῶν
ὧν μεταγράφουσιν, ἐπ᾽ ἐναντιωτάτας [453] ἀποφάσεις
ἄγουσι τὸν λόγον, ἔνιοι μὲν ἐκ τῶν πεπονθότων μορίων
ἄρχεσθαι τὰ ῥίγη λέγοντες, ἔνιοι δ᾽ ἐκ τῶν ἐναντίων αὐτοῖς, ἅπερ, ὡς αὐτοί φασι, τὰ πορρωτάτω. περὶ μὲν οὖν
αἰτίας, ὡς εἴρηται πολλάκις, ἔξεστι τῷ βουλομένῳ λέγειν
ὡς ἂν θέλῃ, τὰ φαινόμενα δὲ ἐναργῶς οὐκ ἔξεστιν. ἀνα-
τραπήσονται γὰρ οὕτως αἱ τέχναι πᾶσαι καὶ τῶν ἀνθρώπων
ὁ βίος. φαίνεται δ᾽, ὡς ἐν ἀφορισμοῖς ἐδίδαξε, τὰ ῥίγη
πάντα τὴν ἀρχὴν ἐξ ὀσφύος τε καὶ νώτου λαμβάνοντα καὶ
τουτὶ τὸ νῦν προκείμενον ἐπὶ τῇ τελευτῇ τῆς ῥήσεως. εἰ
μὲν οὖν ὁ συνθεὶς τὸ βιβλίον, ὡς λέγουσι, Θέσσαλος ὁ τοῦ

ctionis, va/culis, contrariis fcripferunt: ut in quibus affectus locus rigoris auctor eft, ad fe ipfum, ut ajunt, eo
quo rigent tempore, ab omni corpore fanguinem attra-
hens, tunc rigor ex locis, qui paffis fedibus contrarii
funt, provenire videbitur, ipfo fuperioribus inferiora,
finiftris dextra contraria dicente. Jam igitur animadver-
tentibus palam eft, ex his, quae ifti in fcriptura transmutant, in maxime contrarias fententias orationem trahi,
nonnullis ab affectis membris, aliis ab iftorum contrariis,
rigores oriri afferentibus; contraria vero funt, ut ipfi dicunt, quae longiffime diftant. De caufa quidem, ut faepius dictum eft, licet volenti ut lubet dicere; fed de
iis quae evidenter apparent non licet: ita enim omnes
artes hominumque vita funditus everterentur. Verum, ut
in aphorifmis prodidit, omnes rigores ex lumbis et dorfo
initium capere dignofcuntur. Atque iftud in praefentia,
in fine propofiti fermonis adjectum, libri auctor, ut ajunt,

Ed. Chart. IX. [453.] Ed. Baf. V. (483.)

'Ιπποκράτους υἱός, ἐν τοῖς τοῦ πατρὸς ὑπομνήμασιν εὑρὼν
ἐξεγράψατο, κακῶς ἐποίησεν ἐγγράψας αὐτὸ τῷ βιβλίῳ. τὰ
γὰρ ὑπὸ τοῦ πατρὸς κεκριμένα χρόνῳ πολλῷ καὶ διὰ τῶν
ἀφορισμῶν εἰς ἀπόφασιν καθολικὴν ἠγμένα βεβαιότερα
νομίζειν αὐτὸν ἐχρῆν εἶναι τῶν, ὑπότ' ἐζήτει, πρόσθεν οὐδέπω γινωσκομένων. εἰ δ' αὐτὸς ἐξ αὐτοῦ προσέγραψε τοῦτο,
πολὺ χεῖρον ἔπραξε, τὴν τοῦ πατρὸς ἀπόφασιν καθολικὴν
διασιρέψας ἐπὶ τὸ φαῦλον. εἰ δ' ἄλλος τις τῶν μετὰ Θέσ-
σαλον ἔγραψε τὸ βιβλίον τοῦτο, κακῶς ἐκεῖνος ἐποίησεν.
καὶ γὰρ ὡς εἴρηται πολλάκις ἡ πεῖρα κρείττων ἐστὶ τῶν
ἐναργῶς φαινομένων, οὐχ ὁ λόγος, ὃν ἂν ἕκαστος ἑαυτῷ
πιθανῶς ἀναπλάσῃ. τοῦ γὰρ ὅτι δὴ γίνεται τόδε τι
συμφωνηθέντος ὁ λόγος ζητεῖ καὶ διατείνεται· τοῦ δ' ὅλως
φαινομένου γίνεσθαι ληρῶδές ἐστιν ὡς γενομένου λέγειν
αἰτίαν. εἴρηται δὲ καὶ ἄλλα τινὰ τοῖς ἐξηγηταῖς εἰς τὴν
προκειμένην ῥῆσιν. ἀλλ' ἔγωγε πολλάκις ἤδη παρῃτησά-
σάμην ἁπάντων μεμνῆσθαι καὶ μάλισθ' ὅταν αὐτῶν

Theffalus Hippocratis filius, fi in patris commentariis re-
pertum defcripfit et libro interferuit, male fecit; nam a
patre longo tempore dijudicata et per aphorifmos in communem enunciationem redacta firmiora ipfum putare oportuit quam illa, quae dum quaererentur antea nondum
cognofcebantur. Quod fi ipfe ex fe id adfcripfit, longe
majus peccatum commifit patris communem enunciationem
invertens atque depravans. At fi quispiam alius Theffalo
pofterior librum hunc fcripfit, male et ipfe fecit. Ut
enim faepe iteravimus, experientia rerum evidenter apparentium judex eft, non ratio, quam fibi unusquisque
verifimiliter commentus fuerit. Nam quum aliquid fieri
fama fit, ratio inveftigat, atque id ita effe contendit;
quum quid autem plane fieri confpicitur, nugatoria et
fupervacua oratio eft, quae ipfum fieri caufam afferens
dicat. Caeterum et alia quaedam ab interpretibus in hac
parte dicta funt, fed ego jam faepius omnium meminiffe

Ed. Chart. IX. [453.]   Ed. Baf. V. (483.)
τὰ πιθανώτατα δόξαντα εἶναι βασανιζόμενα φαίνηται
ψευδῆ.

_____

κ.

Κεφάλαιον ἐκ τῆς γενέσεως καὶ ἀφορμῆς καὶ πλείστων λόγων καὶ κατὰ μικρὸν γινωσκομένων συνάγοντα καὶ κατα-
μανθάνοντα, εἰ ὅμοιά ἐστιν ἀλλήλοισιν καὶ εἰ μὴ ὅμοια
ἀλλήλοισίν εἰσιν, ὡς ἐκ τῶν ἀνομοιοτήτων ὁμοιότης γένηται μία, οὕτως ἂν εἴη ὁδός. οὕτω καὶ τῶν ὀρθῶς ἐχόντων δοκιμασίη καὶ τῶν μὴ ἐχόντων ἔλεγχος.

_____

Οὐ τὸ προστάττειν ἃ νῦν εἶπεν, ἀλλὰ τὸ πράττειν ἐπὶ
τῶν νοσούντων αὐτὰ δύσκολον, ὅλως γοῦν τῆς τέχνης τὸ
κεφάλαιον ἐν αὐτοῖς ἐστιν. ἐὰν γάρ τις ἀκριβῶς εἰδῇ τήν
τ᾽ ἐκ πρώτης γενέσεως φύσιν τοῦ νοσοῦντος, ἐκ τίνος τε
νῦν αἰτίας νοσεῖ καὶ διὰ πολλῶν λόγων κατὰ μικρὸν γινωσκομένων, ἐπισκοπούμενος τάς τε φαινομένας ὁμοιότητας

recufavi et maxime cum ea, quae verifimilia effe videbantur, ad examen redacta, falfa effe deprehenduntur.

_____

XX.

Caput ex ortu et occafione et plurimis fermonibus et pau-
    latim cognitis colligentem et perdifcentem, an fimilia
    inter fe fint. Etfi non fimilia inter fe fint, ex diffi-
    militudinibus fimilitudo fiat una. Sic utique fit via.
    Sic et recte fe habentium probatio et non recte re-
    dargutio.

_____

Non quae nunc dixit praecipere, fed ea in aegrotantibus exfequi difficile eft; prorfum fane artis fumma in
ipfis eft. Nam fi quis accurate laborantis naturam a primo ortu cognoverit et ex qua nunc caufa laboret et per
multos fermones paulatim cognitos evidentes fimilitudines
et quae diffimilitudines effe videantur fpeculans, alia quo-

Ed. Chart. IX. [453. 454.]   Ed. Baf. V. (483.)

καὶ τὰς δοκούσας ἀνομοιότητας εἶναι καὶ τἄλλα τὰ διὰ
τῆς ῥήσεως εἰρημένα καλῶς εὑρίσκῃ, θεραπεύειν οὕτως δυνήσεται κάλλιστα. σκεψώμεθα οὖν ἅπαντα τὰ κατὰ μέρος,
ἀναμιμνήσκοντες μὲν ὅσα δι' ἄλλων ἐπὶ πλέον ἐξειργάσμε-
θα, προστιθέντες δ' αὐτοῖς εἴ τι λείποι. τὸ μὲν οὖν ἐπίστασθαι τὴν ἐκ τῆς πρώτης γενέσεως ἑκάστῳ τῶν θερα-
πευομένων φύσιν εἴρηται καὶ δέδεικται πολλάκις ὅπως ἄν
τις κάλλιστα πράττῃ. δέδεικται δ' οὐδὲν ἧττον ἃ χρὴ περὶ
τε τῶν πεπονθότων τόπων καὶ τῶν συμπαθούντων αὐτοῖς
ἐπίστασθαί τε καὶ διαγινώσκειν ἀκριβῶς ἐπὶ τῶν νοσούντων.
ὥσπερ γε καὶ περὶ τῶν αἰτίων ὅσα γε προκατάρ- [454]
χοντα καλοῦσι καὶ ὅσα προηγούμενα καὶ ὅσα συνεκτικά.
δέδεικται δὲ καὶ κατ' αὐτὸ τοῦτο τὸ βιβλίον, ἡνίκα ἔλεγεν
ἡ περὶ τὸν κάμνοντα οἰκονομία, τίνα χρησίμως ἄν τις
ἐκ τῶν τοῦ κάμνοντος λόγων ἀθροίσειεν εἰς τὰ τῆς τέχνης
ἔργα. καὶ μέντοι καὶ ὡς ἐκ τῶν κατὰ μέρος ἐν αὐτῇ θεω-
ρουμένων ἐπισκοπούμενον τὰς ἀνομοιότητας εἰς μίαν ἄγειν
καθόλου τε καὶ κοινὴν ὁμοιότητα προσήκει. τὰ πλεῖστα

que in propofitis verbis enarrata bene inveniat, ifte jam
optime curare poterit. Omnia itaque contemplemur fin-
gulatim, ea, quae per alia volumina uberius pertractavi-
mus, in memoriam revocantes et ipfi, fi quid deficiat,
adjicientes. Igitur cujusque eorum, qui curentur, naturam a primo ortu fciri debere praecepimus, faepiusque
ut optime quispiam id faciat oftendimus. Oftenfum eft
autem haud minus, quae de primario affectis locis et per
vitii communicationem laefis fcire et exquifite dignofcere
in aegrotis oporteat, quemadmodum et de caufis, quas
anteincipientes vocant et quas antegreffas et quas con-
tentrices. Oftenfum eft praeterea et in hoc libro quum
tradita eft circa aegrotantem oeconomia, quae utiliter
quispiam ex aegri fermonibus ad artis opera colligere poffit. Quin etiam quod ex fingularibus in ipfa confideratis
fpeculantem diffimilitudines ad unam univerfalem commu-
nemque fimilitudinem redigere oportet. Plurima vero

δὲ τῶν ἐν τούτοις τοῖς βιβλίοις γεγραμμένων ἐστὶ χρήσιμα,
τὸ δ' ἐφεξῆς εἰρημένον αὖθις ἀνομοιότητας τούτοισι τὴν
ἀπὸ τῶν καθόλου καὶ κοινῶν καὶ ὁμοίων εἰς τὰς διαφορὰς
τομὴν ἐνδείκνυται. δέδεικται δ' ἡμῖν καὶ τοῦτο κατὰ πάντα τὰ μέρη τῆς τέχνης. ἐν μὲν τῷ περὶ τῆς διαφορᾶς τῶν
συμπτωμάτων, ἐπὶ τῆς τοῦ γενικοῦ συμπτώματος. οὕτως
δὲ κἂν τοῖς περὶ διαφορᾶς τῶν σφυγμῶν καὶ τοῦ σφυγμοῦ.
ἀλλὰ καὶ κατὰ ταύτας τὰς διαφορὰς πάλιν ὁμοιότης ἐστὶ
καὶ τέμνεταί γε πάλιν ἑκάστη διαφορά, καθάπερ ἐδιδάξαμεν, εἰς ἄλλας μερικωτέρας διαφοράς, καὶ αὗται πάλιν ἔχουσιν ὁμοιότητάς τινας. κατὰ τοῦτ' οὖν εἰπὼν αὖθις, τὰς
ἀνομοιότητας τούτοισιν, ἐπήνεγκε καὶ εἰ ὅμοια ἀλλήλοισιν,
ἵν' ἀκούσωμεν περισπασθέντος τοῦ κατὰ τί. βούλεται γὰρ
ἡμᾶς γινώσκειν τὰς ὁμοιότητας, αἵπερ εἰσὶ διαφοραί, κατὰ
τί πάλιν ὅμοιαί εἰσιν ἀλλήλαις, ὡς ἐκ τῶν ὁμοιοτήτων ὁμοιότης γένηται μία. καὶ γὰρ αὐτὴ καθ' ἑαυτὴν ἑκάστη διαφορὰ κοινὴν ἔχει ὁμοιότητα καὶ πάσας ἡ γενικὴ περιλαμ-

eorum, quae in his libris fcripta funt, ufu venire folent.
At quod deinceps fcriptum eft, rurfum diffimilitudines
his, ab univerfalibus, communibus et fimilibus in differentias partitionem fignificat. Oftenfum eft autem hoc a
nobis in omnibus partibus artis, in libro de differentia
fymptomatum, de communis fymptomatis divifione, ita
quoque et in libris de pulfuum differentia, de pulfus in
univerfum diftinctione actum eft. Verum et inter has
differentias rurfum fimilitudo eft, iterumque fingulae differentiae, ut edocuimus, in alias magis particulares differentias diftinguuntur, item et iftae quasdam habent fimilitudines. Idcirco igitur quum dixerit, rurfum diffimilitudines his fubjunxit et an fimilia inter fe, ut intelligamus,
deficere haec verba, *per quid*, vult enim nos cognofcere
diffimilitudines, quae quidem funt differentiae, per quid
iterum fimiles inter fe fint, ut ex diffimilitudinibus una
fimilitudo fiat; etenim ipfa per fe unaquaeque differentia
communem fimilitudinem habet, omnesque generales com-

ΚΑΙ ΓΑΛΗΝΟΤ ΕΙΣ ΑΤΤΟ ΤΠΟΜΝΗΜΑ Γ.   65

Ed. Chart. IX. [454.]   Ed. Baf. V. (483.)
βάνει. καλῶς οὖν εἶπεν αὕτη. ἡ γὰρ ὁδὸς, ὀρϑὴ κατὰ
πᾶσαν δηλονότι τέχνης σύστασίν ἐστιν, ὡς ἔμαϑες. κεκλή-
κασι δὲ οὐχ ὁδὸν, ἀλλὰ μέϑοδον οἱ μεϑ᾽ Ἱπποκράτην τὴν
τοιαύτην ὁδὸν, ἐξ ἧς καὶ τῶν ὀρϑῶς εὑρισκομένων τε καὶ
γινομένων ἐν ταῖς τέχναις δοκιμασία καὶ τῶν οὐκ ὀρϑῶς
ἐχόντων ὁ ἔλεγχος γίνεται.

———

κα΄.

Αἱμοῤῥαγίη ἐκ ῥινῶν ἢ τοῖσιν ὑποχλωρομέλασιν ἢ τοῖσιν
ἐρυϑροχλώροις ἢ τοῖσιν ὑποχλώροισιν.

———

Οὐ πρόσκειται τῷ λόγῳ πότερον γίνεται μᾶλλον ἐν
ταῖς νόσοις ἐκ ῥινῶν αἱμοῤῥαγία τοῖς εἰρημένοις ἢ μᾶλλον
τῶν ἄλλων ὠφελεῖ τούτους. ἀλλ᾽ οὐδὲ τίνας λέγει τοὺς ὑπο-
χλωρομέλανας εὔδηλόν ἐστιν. ὡς γὰρ εἶπον ἤδη πολλάκις,
εἰώϑασιν οἱ Ἕλληνες ἐπὶ τῶν φυτῶν τὸ χλωρὸν λέγειν ἀπὸ
τῆς χλόης καὶ τοῦ ταύτης χρώματος ὡς τὰ πολλὰ, κατα-

plectitur.   Recte igitur dixit: haec enim via recta in
omni fcilicet artis conftitutione, ut didicifti.   Appellave-
runt autem hanc viam pofteriores Hippocrate non viam,
fed methodum, ex qua recte inventorum et factorum in
artibus probatio eft, non recte autem fe habentium re-
dargutio.

———

XXI.

*Sanguinis de naribus profufio aut iis, qui fubvirides ni-
grique funt, aut iis, qui rubri et virides aut fubviridibus.*

Non eft huic fermoni additum utrum magis in morbis fiat fanguinis e naribus profufio dictis hominibus, an
magis quam alios iftos juvet.   Sed neque quos intelligat
fubvirides et nigros clarum eft.   Nam, ut faepius jam
repetitum eft, in ftirpibus τὸ χλωρὸν, id eft viride, ἀπὸ
τῆς χλόης, id eft ab herba, ejusque colore Graeci ple-

Ed. Chart. IX. [454. 455.]   Ed. Baf. V. (483. 484.)

χρώμενοι δὲ καὶ πᾶν τὸ εὐσθενοῦν καὶ τὴν οἰκείαν ἔχον
εὐεξίαν οὕτως ὀνομάζουσιν. ἔστι δ᾽ ὅτε καὶ τοὺς ὠχροὺς
προσαγορεύουσι χλωροὺς, καὶ νῦν οὕτω δοκεῖ τισὶ τῶν ἐξηγητῶν ὁ Ἱπποκράτης εἰρηκέναι χλωρομέλασιν, ὡς εἰ καὶ
ὠχρομέλασιν εἶπεν. αὐτοὺς δὲ τούτους ἔνιοι μὲν ἐπιτηδειο-
τέρους εἶναι πρὸς αἱμοῤῥαγίαν φασὶ διὰ τὴν ἐπιμιξίαν τῆς
ὠχρᾶς χολῆς, ὡς ἀναστομῶσαι δυναμένης ἀγγεῖον διὰ τὴν
δριμύτητα. τινὲς δὲ ὠφελεῖσθαι μᾶλλον διὰ τὸ μοχθηροὺς
ἔχειν χυμοὺς κενώσεως δεομένους. ὡσαύτως δὲ κἀπὶ τῶν
ἐρυθροχλώρων διέστησαν, οἱ μὲν ἑτοιμοτέρους εἰρῆσθαι
πρὸς αἱμοῤῥαγίαν αὐτοὺς φάσκοντες, οἱ δὲ ὠφελεῖσθαι
μᾶλλον. ἐπ᾽ ἀμφοτέρων δὲ [455] κοινὸν μὲν τὸ πλεονάζειν τὴν ὠχρὰν χολὴν, οὐ κοινὸν δὲ τὸ μελαγχολικώτερον
μὲν αὐτῇ μεμίχθαι χυμὸν ἐν τοῖς χλωρομέλασιν, αἱματι-
κώτερον δ᾽ ἐν τοῖς ἐρυθροχλώροις. ἔνιοι δὲ ἐρυθροχρόους
γράφουσι διὰ τοῦ ρ, τοὺς τὴν ἐρυθρὰν ἔχοντας χρόαν δηλοῦσθαι βουλόμενοι. τρίτων δὲ (484) εἰρημένων τῶν ὑπο-

rumque dicere confueverunt; abutentes autem omne vigens et boni habitus ita nominant. Interdum vero et
pallidos virides appellant, atque nunc ita explanatoribus
videtur Hippocrates virides et nigros accepiſſe, tanquam
ſi pallidos et nigros dixiſſet. Hos ipſos vero nonnulli
ſanguinis profluvio magis obnoxios eſſe contendant, quod
pallida bilis cum ſanguine permixta ſit, quae vaſculum
poſſit acrimonia ſua recludere; alii iſtos magis juvari, quoniam pravis humoribus evacuationem requirentibus affluant.
Pariter et de rubris viridibusque vocatis diſſentiunt, aliqui ad ſanguinis effuſionem aptiores ipſos dictos eſſe aſſerentes, aliqui ea re juvari magis. Sed utrisque commune
quidem eſt bile pallida abundare, non commune autem
magis melancholicum ſuccum ipſi admixtum eſſe in viridibus et nigris vocatis, magis ſanguinem vero in rubris
et viridibus.   Nonnulli ſane ſcribunt ἐρυθροχρόους per
hanc litteram ρ, rubrum habentes colorem ſignificari volentes.   At tertio dictos ſubvirides et hoc loco intelligunt

χλωρῶν ἀκούουσι μὲν κἀνταῦθα τοὺς ὑπώχρους, ἐνδεικνυ-
μένης δὲ τῆς φωνῆς τοὺς βραχίους ἔχοντας ὠχρότητας, τίνι
ταύτην μεμίχθαι βούλονται παραλείπουσιν. εἰ μὲν γὰρ με-
λανότητα, τούτους πρώτους αὐτῷ λελέχθαι φασὶν, εἰ δ᾽
ἐρυθρότητα, δευτέρους. μήποτ᾽ οὖν, ὅταν λευκότητι μιχθῇ,
καλεῖ τούτους ὑποχλώρους. ὁ δὲ λευκόχροος οὔθ᾽ ἕτοιμός
ἐστιν εἰς αἱμοῤῥαγίαν οὔτε τῶν προειρημένων ὠφελεῖται
μᾶλλον.

κβ΄.

Βραχέα ὑφέντα παχῦναι ξηρά.

Αὕτη μὲν ἡ παλαιὰ γραφή· οἱ δὲ περὶ τὸν Σαβῖνον
οὐ βραχέα γράφουσιν, ἀλλὰ βραχίονα, καί φασιν ἀντισπάσεως ἕνεκεν ἐπὶ τῆς ἐκ ῥινῶν αἱμοῤῥαγίας ὀνινάναι τὴν
ἀπὸ βραχίονος φλεβοτομίαν, οὐ μόνον ἰδίαν ἐξηγούμενοι
γραφὴν, ἀλλὰ καὶ πιθανῶς ἀξιοῦντες ἡμᾶς ἀκούειν τὸν βρα-

fubpallidos; fed quum vox indicet modicum ipſos habere
pallorem, cuinam permixtum illum eſſe velint, filentio
tranſeunt: nam fi nigritiae, hos primos ab ipfis dictos
eſſe ajunt; fi robori, fecundos. Forfan igitur, quum al-
bori mixtus eſt pallor, iſtos fubvirides vocat, verum albi
coloris homo haud ita multum fanguinis e naribus profluvio obnoxius eſt, neque magis quam praedicti ab eo
levatur.

XXII.

Parum remittentem craſſum facere oportet aride.

Haec quidem vetus lectio eſt. Sabini autem diſcipuli
non legunt βραχέα, id eſt parum, fed βραχίονα, id eſt
brachium; dicuntque retractionis cauſa in fanguinis de
naribus eruptione venae brachii fectionem prodeſſe, non
folum propriam fcripturam interpretantes, fed etiam veri-

χίονα ὑφέντα λελέχθαι περὶ τῆς ἀπ᾽ ἀγκῶνος φλεβοτομίας.
ἐγὼ δὲ τὴν μὲν τοιαύτην φλεβοτομίαν ὠφελοῦσαν ἱκανῶς
οἶδα τὴν ἐκ ῥινὸς αἱμορῥαγίαν ἀμέτρως γινομένην, ἀντισπᾷ
γὰρ αὐτὴν καὶ κωλύει γίνεσθαι. οὐ μὴν τήν γε τοῦ Ἱπποκράτους ῥῆσιν ὁρῶ τοῦτο δηλοῦσαν, ἀλλὰ τὸ βραχέα ὑφέντα
λέγειν ἔοικεν, ὡς οἱ πλεῖστοι τῶν ἐξηγητῶν ἤκουσαν, ἐπὶ τοῦ
συγχωρήσαντος βραχέα τῇ ῥύσει τοῦ αἵματος, οὕτως καὶ
ἐπὶ τὸ παχύνειν αὐτὸν μεταβαίνειν. ἐπεὶ δ᾽ οὐχ ἁπλῶς
εἶπε παχῦναι, οὐ μεθ᾽ ὑγρότητος, ἀλλὰ μετὰ ξηρότητος τὸ
αἷμα τινὲς παχῦναι ξηρῷ κατὰ δοτικὴν πτῶσιν γράψαντες
ὑπακοῦσαί φασι χρῆναι τῷ φαρμάκῳ. τοῦτο γὰρ κἀκ τῶν
ἐπιφερομένων δηλοῦσθαι τοῖς διηγουμένοις συμβουλὴν εἶναι
περὶ τῶν συνεχῶς αἱμοῤῥαγούντων οὐκ ἐν νόσοις, ἀλλὰ
ἀνορθωκόσιν ἐπὶ τῆς διαίτης ὁ λόγος ἀναφαίνεσθαι δοκεῖ,
κελεύσαντος αὐτοῦ ἐκ τῶν παχυνόντων μετὰ ξηρότητος εὔχυμον τούτοις ἐργάζεσθαι, χόνδρον καὶ ἄμυλον εἶναι λέγουσι

fimiliter nos intelligere poffe volentes, brachium remittentem, de venae in cubito folutione dictum effe. Ego
vero hujusmodi venae fectionem fanguinis de naribus immodice profufioni prodeffe fatis novi: retrahit enim ipfam
et ne fiat impedimento eft. Attamen Hippocratis locutionem id exponere non video; fed haec verba, parum
remittentem, in eum fenfum, ut plurimi interpretes acceperunt, dixiffe videtur, ut fcilicet fanguinis fluxui parum cedentes, fic deinde et ad ipfum craffiorem efficien-
dum tranfeamus. At quia non fimpliciter dixit, fanguinem
craffum facere, non cum humiditate, fed cum ficcitate,
aliqui craffum facere arido, in ablativo cafu fcribentes,
fubintelligi oportere ajunt, medicamento: id enim et ex
his quae fubnectuntur declarari. Sed qui volunt in
praemiffis verbis, iis qui fanguinis e naribus profluvio
continenter laborant, non in morbis, fed quum non decumbunt, confilium dari, iis de victus ratione fermo intelligendus videtur, jubente ipfo, ex craffum reddentibus
cum ficcitate bonis fuccis corpus replere, halicam et amy-

Ed. Chart. IX. [454. 455.]　　　　　**Ed. Baſ. V. (484.)**

ταῦτα καὶ γάλα καὶ τυρὸν νέον καὶ χοίρεια κρέα καὶ μάλιστα τῶν γαλαθηνῶν ἀρνῶν, πρὸς τούτοις δὲ καὶ ἐρίφων.
οἱ δὲ περὶ τῶν ἐν νόσοις αἱμοῤῥαγούντων εἰρῆσθαι βουλόμενοι τὸν λόγον, συμβουλεύειν αὐτόν φασι παχύνειν τὸ αἷμα
χωρὶς τροφῆς. τοῦτο γὰρ σημαίνει τὸ ξηρῶς, ἐπειδὴ συμ-
πέπτειν βούλεται τὴν κακοχυμίαν, εἰς τὴν πέψιν δὲ συντελεῖ καὶ τὴν τῶν πεπτικῶν φαρμάκων χρῆσιν ἔστιν ὅτε τὰ
στύφοντα. καὶ γὰρ καὶ ταῦτα παχύνουσι τὸ αἷμα, καθάπερ
καὶ ἡ πέψις. εἴρηται δ᾽ ἐφεξῆς αὐτῷ τῶν τοιούτων φαρμάκων παράδειγμα. τινὲς δ᾽ οὐ ξηρῶς εἰς τὸ σ᾽ τελευτω-
σης τῆς λέξεως, ἀλλ᾽ εἰς τὸ ω [456] γράφουσι ξηρῷ, φάσκοντες αὐτὸν κελεύειν παχύνειν τὸ διὰ τῆς ῥινὸς ἐκκενούμενον ἐν τῇ αἱμοῤῥαγίᾳ αἷμα ξηρῷ τῷ φαρμάκῳ.

―――――

κγ´.

Τοῖσι δ᾽ ἑτέροισιν ἧσσον παχυσμόν.

lum hujusmodi eſſe ajunt et recentem caſeum et ſuillas
carnes et agnorum maxime lactentium et hoedorum praeterea. Alii de fluxu ſanguinis in morbo vexatis ſermonem factum eſſe volentes conſulere ipſum ajunt, ut ſanguis ſine cibis craſſus fiat: id enim ſignificat ea vox,
aride, quoniam malos ſuccos vult concoquere; ad concoctionem autem bene facit inedia. Concoquentium etiam
medicamentorum uſus eſt idoneus, quando ipſa adſtrin-
gentia ſunt; nam et haec ſanguinem craſſum faciunt,
ſicut et concoctio. Deinceps ab ipſo hujusmodi medicamentorum exemplum poſitum eſt. Quidam autem non
ſcribunt, *aride*, voce in e definente, ſed in o, *arido*,
Hippocratem jubere dicentes per nares exeuntem in profluvio ſanguinem arido medicamento craſſum reddere.

―――――

XXIII.

Alii vero minus craſſitudinem facere.

―――――

Ἑτέρους φασὶ λέγειν αὐτὸν τοὺς χωρὶς κακοχυμίας
αἱμορῥαγοῦντας συνεχῶς, οἷς οὔτ᾽ ὠχρᾶς οὔτε μελαίνης χολῆς ἐπιμέμικται. τινὲς δὲ κἀνταῦθα γράφουσιν οὐ παχυσμὸν, ἀλλὰ παχῦναι τὴν λέξιν σαφεστέραν ἐργάσασθαι βουλόμενοι. τὴν μέντοι διάνοιαν φυλάττουσι τὴν αὐτὴν, εἴ γε
καὶ αὐτοὶ κελεύειν αὐτόν φασι τοὺς ἑτέρους οἱ διὰ πλῆθος αἵματος κακοχύμου αἱμορῥαγοῦσιν ἧττον παχύνειν,
ἀκουομένου δηλονότι τοῦ παχύνειν αὐτοῦ πάλιν διττῶς,
τινῶν μὲν κατὰ τὴν δίαιταν, τινῶν δὲ κατὰ τὰ προσφερόμενα τῇ ῥινὶ φάρμακα τὸν παχυσμὸν τοῦ αἵματος ἀξιούντων
γίνεσθαι, τινῶν δὲ κατ᾽ ἀμφότερα. βεβαίως δ᾽ ὅτι γνῶσιν
οὐδεμίαν τῶν τοιούτων ἔχει λέξεων εἴρηταί μοι πολλάκις.

κδ'.

Ξηρῷ δὲ δεῖ λευκῷ, οἷον κηκὶς, στυπτηρίη.

Alios ajunt ipfum dicere, eos fcilicet qui fine pravis
fuccis fanguinem affidue profundunt, quibus neque pallida,
neque atra bilis cum fanguine mixta eft. Aliqui et hic
fcribunt, non craffitudinem, fed craffum facere, locutionem magis dilucidam reddere volentes. Sententiam quidem eandem plane fervant, fiquidem et ifti ipfum jubere
volunt, aliis ꝟb copiam mali fanguinis ejus profluvio laborantibus minus craffum facere; hoc videlicet, craffum
facere, iterum bifariam accepto, nonnullis quidem ratione
victus, aliis vero per medicamenta naribus adhibita, quibusdam praeterea utroque modo fanguinem craffum reddere praecipientibus. Sed nullam firmam cognitionem ex
his variis lectionibus haberi jam faepius a me dictum eft.

XXIV.

Arido autem oportet albo, ut galla, alumen.

Ed. Chart. IX. [455.]   Ed. Baf. V. (484.)

Αὕτη μὲν ἡ παλαιὰ γραφὴ, δυσεξήγητον δὲ οὖσαν αὐτὴν ἔνιοι μετέγραψαν, οἱ μὲν ἐπ᾽ ὀλίγον, οἱ δ᾽ ἐπὶ πλέον
ὑπαλλάττοντες. ἐπὶ πλέον μὲν οὖν ὑπήλλαξαν οὕτως γράψαντες, ξηρῷ δὲ λευκῷ ἀπὸ ῥινῶν, οἷον κηκὶς, στυπτηρίη.
διάνοιαν δ᾽ αὐτῆς εἶναι βούλονται τοιάνδε, τοὺς αἱμορρα-
γοῦντας ἀμέτρως ἀπὸ ῥινῶν πρὸς τοῖς ἔμπροσθεν εἰρημένοις ἔτι καὶ τοπικοῖς βοηθήμασι θεραπευτέον ἐστί. παράδειγμα δὲ τῶν τοπικῶν βοηθημάτων εἰρῆσθαί φασι ξηρὸν
φάρμακον λευκὸν ἐντιθέμενον τῇ ῥινί. τῆς κηκίδος δὲ οὐκ
οὔσης λευκῆς, ἔνιοι προσέθεσαν αὐτῇ καὶ τὴν στυπτηρίαν,
γράψαντες οἷον κηκὶς, στυπτηρίη. τὸ δὲ τῇ ἢ τῇ περιεῖλον
εἰκότως, ὡς μικρὸν ὂν καὶ οὐκ ἄξιον Ἱπποκράτους, εἴ γε δὴ
σημαίνειν αὐτό φασιν, ὁπότερος ἂν μυκτὴρ αἱμορραγῇ, τούτῳ τὸ ξηρὸν φάρμακον ἐντιθέναι. φυλαττομένης δὲ τῆς
παλαιᾶς γραφῆς αἰνιγματώδης ἡ λέξις γίνεται. τίνα γὰρ
ἀπὸ ῥινῶν ἀξιοῖ λευκὰ κενοῦν ἢ καθαίρειν ἢ συμπέττειν ἢ
αὐτόματα φερόμενα θεάσασθαι, παντάπασιν ἄπειρον εὑρεῖν,
αὐτοῦ γε τοῦ Ἱπποκράτους μηδὲν προσθένιος τῷ λευκῷ.

Haec eſt ſane antiqua lectio, quam difficulter expla-
nabilem nonnulli permutarunt, hi minus, illi magis; magis quidem hoc pacto ſcribentes, arido autem albo ex
naribus, ut galla, alumen. Ipſius vero ſententiam hanc
eſſe volunt, immoderate ſanguinem e naribus profunden-
tes, ultra praedicta adhuc et localibus remediis curandi
ſunt; localium vero auxiliorum exemplum dictum eſſe
ajunt aridum medicamentum album naribus injectum. Sed
galla quum alba non ſit, nonnulli ipſi adjecerunt et, alumen, ſcribentes, ut galla, alumen: eas autem voces hic
aut ibi expunxerunt non injuria, tanquam exile quoddam
atque indignum Hippocrate, quippe ſignificari hoc ajunt,
per utram narem ſanguis eruperit, in illam aridum medicamen eſſe injiciendum. At ſervata veteri lectione
magnopere obſcura locutio redditur. Nam quae ex naribus alba evacuare velit aut purgare aut concoquere aut
ſponte deſcendentia contemplari, omnino inventu dubium
ancepsque eſt, quum ipſe Hippocrates huic voci, albo,

72   *ΙΠΠΟΚΡΑΤΟΥΣ ΕΠΙΔΗΜΙΩΝ ΣΤ*

Ed. Chart. IX. [456. 457.]   Ed. Baf. V. (484.)

κατ' τουτ' οὖν εἰκότως ἐν αὐτῷ τούτῳ πρῶτον οἱ ἐξηγηταὶ
διηνέχθησαν, ὑπακούειν ἀξιοῦντες ἄλλος ἄλλο καὶ ὅτι πᾶσιν
αὐτοῖς τὸ, οἷον ἡ κηκὶς ἐναντιοῦται. προσῆκον γὰρ ἦν εἰρῆσθαι τὸ οἷον κηκίδι. τοῦτο μὲν οὖν κοινῇ πᾶσι μάχεται καὶ φυγεῖν οὐχ οἷόν τε τὸ τῆς ἑρμηνείας ἀλλόκοτον,
οὐδ' ἐπανορθῶσαί μεταγράφοντα. λέγουσι δ' ἔνιοι τὸν ὅλον
λόγον αὐτῷ καὶ νῦν ἔτι περὶ τῆς ἐκ ῥινῶν [457] αἱμορῥαγίας εἶναι. χρῆσθαι δὲ συμβουλεύειν ἐπὶ τῶν τοιούτων
στύφοντι φαρμάκῳ, κατὰ τὸν αἱμοῤῥαγοῦντα μυκτῆρα τὴν
ἔνθεσιν ποιούμενον, ἄχρις ἂν ἔλθῃ λευκὰ παυσαμένης τῆς
αἱμοῤῥαγίας. πολλὰ δὲ καὶ ἄλλα μοχθηρῶς λέγουσιν εἰς τὴν
ῥῆσιν ἡμαρτημένην, ὡς ἐμοὶ φαίνεται, σχεδὸν δὲ καὶ παρ-
εγκειμένην ὑπό τινος. θαυμάσαι δ' ἐστὶν ὥσπερ ἐν ἄλλοις
πολλοῖς, οὕτω κἀνταῦθα τοὺς (περὶ) ἑτοίμως μεταγράφον-
τας ἐς ὅ τι ἂν αὐτοῖς δόξῃ τὰς Ἱπποκράτους λέξεις. ἀπάν-
των γὰρ τῶν ἐξηγητῶν ἐπισταμένων ἐν τῇ ῥήσει γεγραμμένον, ἀπὸ ῥινῶν λευκὰ, μεταγράψαντες αὐτοὶ γράφουσιν, ἀπὸ

nihil plane adjecerit.   Jure itaque in hoc ipfo primum
interpretes difcordes fuerunt, alius aliud fubintelligendum
efTe exiftimantes, et quoniam omnibus illis, iftud, ut *κηκὶς*,
id eft galla, adverfatur; conveniens enim erat dicere, ut
κηκίδι, id eft galla, in ablativo cafu, non in recto cafu.
Hoc igitur communiter omnibus repugnat; neque evitare
quis poteft orationis incongruum, neque emendare, licet
fcripturam mutet; fed nonnulli dicunt etiamnum ipfi de
fanguinis e naribus fluxu totum fermonem efTe, confulere-
que hujusmodi adftringenti medicamine uti, in narem fanguine manantem id immittentes, ufque dum fedato fanguinis curfu alba exiverint.   Multa alia quoque perperam
dicunt in verba, ut mihi quidem videntur, corrupta et ab
aliquo forfan interpofita.   Ceterum mirari licet, ut aliis
multis, ita et hoc loco eos, qui valde audacter Hippocratis verba in quidquid ipfis vifum fuerit transmutant.
Cum omnes enim interpretes in fermone Hippocratis fcriptum efTe fciant, *ex naribus alba*, ipfi mutantes fcribunt,

ῥινῶν τῷ λευκῷ. πολλάκις δ᾽ εἶπον ὡς ἐν ταῖς αἰνιγματώ-
δεσι λέξεσι τὸ μὲν πιθανῶς μεταγράφειν ἔξεστιν, εἰπόντα
δὲ πρότερον αὐτὸ τοῦτο τηνικαῦτα προσήκει μεταλλάττειν
τὴν γραφήν.

κε΄.

Ὅταν ἀφροδισιάζειν ἄρχωνται ἢ τραγίζειν, αἱμορραγέουσιν.

Αἱμορραγέουσιν ἐκ ῥινῶν ἑτοίμως οὐ μόνον νοσοῦντες,
ἀλλὰ καὶ οἱ ὑγιαίνοντες, οἱ τὴν ἡλικίαν ἄγοντες ταύτην, ἐν
ᾗ συμβαίνει τὸ καλούμενον τραγίζειν. οὗτοί γε καὶ ἀφροδισιάζειν ἤδη δύνανται. καὶ πρότερον μὲν οὖν εἶχον αἷμα
πολὺ, παῖδες ὄντες, ἀλλ᾽ εἰς τὴν αὔξησιν οὐκέθ᾽ ὁμοίως
πολύ. τὸ δ᾽ αἷμα θερμότερον αὐτοῖς γίνεται, διὰ τοῦτ᾽ οὖν
αἱμορραγοῦσιν. μεμνῆσθαι δ᾽ ὑμᾶς οἶμαι τὰς μὲν ἐξ ἄλλων
μορίων γινομένας αἱμορραγίας μετὰ τῆς τοῦ τόπου προσηγορίας λεγομένας ἀεὶ, τὰς δ᾽ ἐκ τῆς ῥινὸς ἔσθ᾽ ὅτε καὶ
χωρὶς τοῦ μέρους.

ex naribus albo. Multoties autem dixi in perobfcuris
locutionibus verifimiliter verba mutare fas effe, fed prius
id ipfum dicentem tunc lectionem mutare decet.

XXV.

Cum venere uti incipiunt aut hircire, fanguinis profluvio
laborant.

Sanguinem de naribus facile profundunt non folum
aegroti, verum etiam fani, qui eam aetatem agunt, in qua
illud ipfis evenit quod hircire vocant. Ifti jam et venere uti plane poffunt. Ac prius quidem, cum effent
pueri, fanguine copiofo abundabant, verum ratione incrementi haud etiam pariter copiofo. Sanguis autem ipfis
calidior eft, propterea ejus profluvio tentantur. At vos
meminiffe puto ex aliis membris fanguinis profluvia cum
loci appellatione femper dici; ex naribus vero nonnunquam et fine particulae appellatione fanguinis profluvium
fimpliciter nominari.

κστ'.

(485) *Εν τῆσι δὲ προσόδοισιν ἔστιν οἳ ἀποψοφέουσιν,
ὡς *Αρκεσίλαος. οἱ δὲ μέλλοντες φρικώδεες, ῥικνώδεες.
οἱ δ᾽ ἐπὴν προσέλθωσι, φυσῶντες κοιλίην, οἷον Δαμα-
γόρας.

Εἴρηκα πολλάκις ὡς εἰ μὲν τὰ πάνυ κακῶς εἰρημένα
πολλοῖς τῶν ἐξηγητῶν ἐλέγχοιμι, δυσχεραίνουσιν ἅπαντες
τῷ μήκει τῶν ὑπομνημάτων. εἰ δ᾽ ἀνέλεγκτα παραλείποιμι
τῶν μετριωτέρων μνημονεύων, οἱ νῦν ἔχοντες ἐξ ἑαυτῶν
ὁρμώμενοι καὶ τὰ παραλελειμμένα κρῖναι δυνήσονται. καὶ
νῦν οὖν οὕτω πράξω. τὸ μέντοι προσόδοισιν ἅπαντες σχεδὸν ἤκουσαν ἐπὶ τὸ πρὸς γυναῖκα μίξεως, ὥσπερ γε καὶ
τὸ ἀποψοφέουσιν, ἐπὶ τοῦ φύσας προΐεσθαι. καὶ περὶ μὲν
τούτου καὶ μικρὸν ἔμπροσθεν εἴρηται, τὸ δ᾽ ἐφεξῆς γεγραμμένον, οἱ δὲ μέλλοντες φρικώδεες, ῥικνώδεες, τοιόνδε
τι δηλοῖ. τινὲς τῶν ἐπιχειρούντων ἀφροδισίοις ἐν τῷ

XXVI.

*In accessibus autem quidam proftrepunt, ut Arcefilaus.
Aliqui accessuri horrentes, rugofi. Aliis vero post inflatur venter, quam accefferint, ut Damagorae.*

Saepius repetivi, fi valde male a multis interpretibus
dicta redarguam, aegre omnes ferre commentariorum longitudinem; fi vero non reprehenfa dimittam, mediocria
tantum memorans, eos qui haud tardo ingenio funt, ab
illis excitatos et reliqua dijudicare poffe. Et nunc igitur
faciam * * * ´Hanc quidem vocem, *accessibus*,
omnes fere de coitu cum muliere intelligunt, quemadmodum et eam vocem, *perftrepunt*, de emittendis per anum
flatibus, atque de hoc etiam paulo ante dictum eft. Sed
quod deinceps fcriptum eft, accessuri autem horrentes,
rugofi, quiddam tale fignificat. Aliqui venerea aggredien-
tes, cum incalefcunt, horrore tentantur; qua ratione jam

Ed. Chart. IX. [457. 458.]   Ed. Baf. V. (485.)
διαθερμαίνεσθαι φρικώδεις γίνονται, καθ' ὃν λόγον ἤδη
πολλάκις ἐμάθετε τοὺς κακοχύμους ἅπαντας, ὅταν ἀθροώτερον θερμαίνωνται, τοῦτο πάσχοντας. ἔνιοι δ' ἀντὶ τοῦ
φρικώδεες ῥιγῶσι γράφουσιν, ὃ δοκεῖ μοι πάνυ σπάνιον
εἶναι καὶ μεγίστης [458] κακοχυμίας σημεῖον, ὥστ' οὐδ'
ἔγνων τινὰ ῥιγοῦντα κατὰ τὴν ἀρχὴν τῆς μίξεως. ἀλλὰ
καὶ τὸ ῥικνῶδεες ἔνιοι κακώδεες γράφουσιν. ἐξηγοῦνται
δέ τινες ἐπὶ τοῦ κακοῦσθαι τὸ σῶμα λελέχθαι τοὺς κακώδεις, ἔνιοι δ' ἐπὶ τοῦ κακὸν ὄζειν. περὶ δὲ τοῦ κατὰ
τὴν κοιλίαν τινὰς ἐμφυσᾶσθαι πρόσθεν εἴρηται. Διοσκορίδης δὲ καὶ ταύτην τὴν ῥῆσιν ὡς μυρίας ἄλλας μετέγραψεν
εἰς ἣν αὐτὸς ἐβούλετο λέξιν, ὡς εἶναι τὴν ὅλην ῥῆσιν τοιάνδε·
ἐν τοῖσι προσύδοισιν ἔστιν οἷον ἀποψοφέοντες, οἷον Ἀρκεσίλαος, ἵνα δυσώδεις εἶναι τὰς φύσας αὐτοῦ νοήσωμεν. ὃ γε
μὴν Καπίτων καὶ αὐτὸς εἰς πολλὰ πάνυ μεταγράφων τήνδε
τὴν λέξιν τοιαύτην ἐποίησεν. ἐν τῆσι προσόδοισιν οἱ ἀποψοφέουσιν, οἷον Ἀρκεσίλαος, οἱ δὲ μέλλοντες ῥιγοῦσι ῥι-
κνώδεις.

faepius didiciftis, omnes mali fucci plenos, cum vehementius repente calefiunt, horrore vexari. At nonnulli pro
hac voce, *horrentes*, *rigent*, fcribunt: quod mihi perra-
rum effe videtur et maximae fuccorum pravitatis indicium;
quare neque ullum initio coitus rigore affici cognovimus.
Verum et hanc vocem, *rugofi*, aliqui in hanc vocem,
κακώδεις, convertunt. Alii vero interpretantur ob male
habitum corpus, *κακώδεις*, dici; aliis quod tetrum odorem fpirent. Quod quibusdam autem venter infletur, fupra pofitum eft. Sed Diofcorides hanc partem, ut et alias
multas, prout ipfi libitum fuit commutavit, ut tota oratio hujusmodi fit: in acceffibus funt aliqui perftrepentes,
quemadmodum Arcefilaus, ut foetidos ipfius crepitus effe
intelligamus. Capito quidem et ipfe in valde multa fermonem hunc convertens talem fecit: in acceffibus aliqui
perftrepunt, ut Arcefilaus, aliqui acceffuri rigent rugofi.

_____

76   ΙΠΠΟΚΡΑΤΟΥΣ ΕΠΙΔΗΜΙΩΝ ΣΤ

Ed. Chart. IX. [458.]   Ed. Bas. V. (485.)

κζ'.

Αἱ μεταβολαὶ φυλακτέαι.

Ἀσφαλέστερον ἐν ἄλλοις τέ τισι καὶ τοῖς ἀφορισμοῖς
εἴρηκε τοῦτο, προκειμένου τοῦ κατὰ πολὺ καὶ ἐξαπίνης.
οὔτε γὰρ αἱ κατὰ τὸ περιέχον ἡμᾶς οὔθ᾽ αἱ πρὸς ἡμῶν
αὐτῶν γινόμεναι κατὰ βραχὺ μεταβολαὶ τὸ σφαλερῶς ἔχουσι.
μόναι δ᾽ αἱ ἀθρόαι σφαλεραὶ πρὸς ὑγείαν εἰσὶ καὶ διὰ
τοῦτο τοιαύτας χρὴ φυλάττεσθαι. φυλαξώμεθα δὲ τὰς μὲν
κατὰ τὸ περιέχον ἔνδον τε διατρίβοντες τὰ πλεῖστα καὶ τῇ
τῶν ἐναντίων προσαγωγῇ, ξηραίνοντες μὲν τὸ σῶμα κατὰ
τὰς ὑγρὰς μεταβολάς, ὑγραίνοντες δὲ κατὰ τὰς εἰς ξηρότητα, κατὰ δὲ τὸν αὐτὸν λόγον θερμαίνοντές τε καὶ ψύχοντες, ὁπότε τούτων ἑκατέρου καιρός. ἐν δὲ τῇ διαίτῃ
τὰς μεταβολὰς ἐφ᾽ ἡμῖν αὐτοῖς ἐστι φυλάττεσθαι, μήτ᾽ ἐκ
γυμνασίων ἀθρόως εἰς ἀργίαν μήτ᾽ ἐξ ἀργίας εἰς γυμνάσια
μεθισταμένοις, ἀλλὰ μηδ᾽ ἐξ ἀλουσίας ἐπὶ λουτρόν, μηδ᾽
ἐκ λουτρῶν εἰς ἀλουσίαν, μηδ᾽ ἐξ ὑδροποσίας εἰς οἴνου πόσιν

XXVII.

Mutationes cavendae.

Et in aliis quibusdam et in aphorifmis id cautius
dixit his verbis propofitis, multum et repente. Neque
enim quae aëris mutationes, neque quae a nobis ipfis
paulatim fiunt, periculofae funt, fed tamen magnae ac
repentinae fanitatis amittendae periculum inferunt; quocirca et ab his cavendum eft. Evitabimus autem ambientis coeli mutationes, domi nos plurimum continentes et
contrariorum ufum adhibentes, in humidis quidem mutationibus corpus ficcantes, in ficcis humectantes; eadem
quoque ratione mutationes cavere in nobis ipfis eft, neque
ab exercitationibus fubito ad otium, neque ab otio ad
exercitationes transeuntibus; fed neque a lavandi infuetu-
dine ad lavationes, neque a lavationibus ad oppofitum,

Ed. Chart. IX. [458.]   Ed. Baf. V. (485.)

ἢ ἐξ οἴνου πόσεως εἰς ὑδροποσίαν, ἐπί τε τῶν ἄλλων ἀπάν-
των ὡσαύτως. οὗτος μὲν οὖν ὁ λόγος ἀληθής ἐστιν ἅμα
καὶ πολλάκις ὑφ᾽ Ἱπποκράτους εἰρημένος. οὐκ οἶδα δὲ τί
παθόντες ἔνιοί φασι χρῆν προσυπακοῦσαι τῷ, αἱ μεταβολαὶ
φυλακτέαι, τὸ τῶν ἡλικιῶν. ἐν ἀφορισμοῖς γὰρ αὐτὸς εἰπὼν
τὸ κατὰ πολὺ καὶ ἐξαπίνης κενοῦν ἢ πληροῦν ἢ θερμαίνειν
ἢ ψύχειν ἢ ἄλλως ὁπωσοῦν τὸ σῶμα κινέειν σφαλερὸν,
καὶ πᾶν τὸ πολὺ τῇ φύσει πολέμιον, οὐκ ἐμνημόνευσεν ἡλικιῶν. οὔτε γὰρ τὸ πολὺ τῇ φύσει κατ᾽ αὐτάς ἐστι κατὰ
βραχὺ μεθισταμένας, οὔτε φυλακῆς τινος δέονται περιττο-
τέρας περὶ τὰ κοινὰ τῶν ὑγιεινῶν παραγγελμάτων, καθάπερ οὐδ᾽ ὅταν αἱ ὧραι κατὰ βραχὺ τὴν μεταβολὴν ποιοῦνται, ταύτας μὲν οὖν ὁρῶμεν ἐνίοτε μεγάλας ἀθρόως τὰς
ὑπαλλαγὰς εἰς τἀναντία ποιουμένας. ἡλικίαν δ᾽ οὐδεμίαν
ἀθρόως πεσοῦσαν ἴσμεν, ὥστε τὸν παῖδα κατὰ τὴν ὑστεραίαν ἄνδρα γενέσθαι μὴ κατὰ βραχὺ, διά τε τῆς τῶν
ἐφήβων καὶ τῶν μειρακίων ἡλικίας ὁδοιπορήσαντα.

neque ex aquae potu ad vinum bibendum, neque ex vini
ufu ad aquae potum et in aliis omnibus fimiliter. Hic
fermo plane verus eft juxta et ab Hippocrate faepius re-
petitus. Caeterum ignoro quidnam aliqui fentientes dicant fubintelligendum effe huic orationi, mutationes cavendae, hanc vocem, aetatum: in aphorifmis enim ipfe
inquiens, multum et repente evacuare aut replere aut
calefacere aut refrigerare aut aliter utcunque corpus movere, periculofum eft et omne multum naturae inimicum;
aetatum nullam mentionem fecit. Neque enim in ipfis
paulatim labentibus nimium naturae inveniri poteft, neque
aliqua curiofiore obfervatione indigent, quantum ad
communia tuendae fanitatis praecepta pertineat: quemadmodum neque cum anni tempora paulatim mutationem
fuam faciunt. Verum haec interdum videmus magnas repente in contrarium mutationes pati; at aetatem nullam
repente elapfam novimus, ut puer die poftero in virum
evaferit, non paulatim per pubertatis et juventae annos
tranfitu facto.

κή'.

[459] Ὀλιγοσιτίη ἄκοπον, ἄδιψον.

———

Εἰρηκὼς καθόλου φυλάττεσθαι χρῆναι τὰς μεταβολὰς,
ἔν τι τῶν εἰς φυσικὴν διαφερόντων ἔγραψεν ἐφεξῆς εἰς
ἀνάμνησιν ἑαυτῷ. κατὰ γὰρ τὰς ἀμφοτέρας μεταβολὰς, τάς
τε τοῦ περιέχοντος καὶ τὰς ἰῶν ἡμετέρων ἐπιτηδευμάτων
τε καὶ τῆς ὅλης διαίτης, ὀλιγοσιτίην τε καὶ τὸ ἄδιψον καὶ
τὸ ἄκοπον ἐν ἅπασιν οἷς πράττομεν ἔχειν σκοπόν. οἱ δ᾽
ἐξηγηταὶ τὴν ὀλιγοσιτίαν ἔφασαν ἄδιψόν τε καὶ ἄκοπον εἶναι. ψεῦδος δέ ἐστιν, ἐὰν ὡς καθόλου λέγηται, τοῖς μὲν
γὰρ φλεγματώδεις ἔχουσι χυμοὺς ἢ χρηστὸν αἷμα πολὺ,
ἄκοπόν ἐστι καὶ ἄδιψον ἡ ὀλιγοσιτία, τοῖς δὲ χολώδεσιν ἢ
ἐνδεέσιν οὔτε ἄκοπον οὔτε ἄδιψον, ὡς αὐτὸς ἐν τοῖς περὶ
διαίτης ὀξέων ἐδίδαξεν. ἔτι δὲ χεῖρον ὑπειλήφασιν οἱ γράψαντες ἀσιτία ἄκοπον, ἄδιψον. ἀλλ᾽ οὗτοι μὲν ἐσχάτως

XXVIII.

Cibi paucitas laffitudinem non faciens nec fitim accendens.

———

Cum in univerſum mutationes eſſe cavendas dixerit,
unum quiddam ad naturalem ſtatum tuendum conferens
deinceps ſcripſit, ut memoriae propriae conſuleret. In
utraque enim mutatione cum circumdantis aëris tum noſtrorum ſtudiorum et univerſae victus rationis, cibi paucitatem et ſitis et laſſitudinis privationem in omnibus
quae agimus nobis eſſe propoſitam jubet. Sed explanatores cibi paucitate et ſitim et laſſitudinem tolli dixerunt.
Verum id ſi univerſum proferatur, falſum eſt: nam pituitoſos ſuccos aut multum et bonum ſanguinem habentibus cibi paucitas laſſitudinem tollit et ſitim exſtinguit;
ſed bilioſis aut inopia ſanguinis laborantibus, neque laſſitudinem ſedat, neque ſitim exſtinguit, ut ipſe in libro de
victus acutorum ratione edocuit. Adhuc vero pejus illi
ſenſerunt qui ita ſcribunt, inedia laſſitudinem tollens,

ἀμαθεῖς, ἀγνοῦντες ἃ μηδὲ τῶν ἰδιωτῶν τις ἀγνοεῖ. τινὲς
δὲ κατὰ τὸ τέλος τῆς ῥήσεως προστιθέασι τὸ πεινῶντι καί
φασι τὴν ὀλιγοσιτίαν ἄκοπον καὶ ἄδιψον εἶναι τῷ πεινῶντι.
πεινῶντα δ᾽ εἰρῆσθαι φασι τὸν τῆς ἐνδείας αἰσθανόμενον,
καίτοι βέλτιον εἴη λέγειν τῷ μὲν ἐνδείας αἰσθανομένῳ τὴν
ὀλιγοσιτίαν οὐκ ἐν καιρῷ παραλαμβάνεσθαι, τῷ δ᾽ οὐκ
αἰσθανομένῳ χρήσιμον εἶναι, δῆλον γάρ ἐστιν ὅτι πληθω-
ρικῶς διάκειται.

<hr>

κθ'.

Πᾶς λεπτυσμὸς χαλᾷ τὸ δέρμα, ἔπειτα περιτείνεται, ἀνάτρεψις τἀναντία, χρωτὸς ῥίκνωσις ξυμπίπτοντος, ἔκτασις
ἀνατρεφομένου. τὸ φρικῶδες τὸ λεῖον, ἑκατέρου σημεῖον,
τὸ ὑπόχολον, τὸ ὑπέρυθρον. οὕτω τὸ κατεσπάσθαι μα-
ζούς, ἰσχνοὺς δὲ ἀνεσπάσθαι καὶ περιτετάσθαι. καίτοι
οὐκ ἄν τις οἴοιτο διὰ τοῦτο, ἀλλὰ σαρκωθέντος τοῦτο
γίνεται.

<hr>

fitim exftinguens; at ifti plane in extrema infcitia
verfantur, ea quae neque vulgus hominum latere folent ignorantes. Alii praeterea fini fermonis hanc vocem, efurienti, adjiciunt, ajuntque cibi paucitatem
efurienti laffitudinem et fitim eximere; efurientem vero
dictum effe volunt qui indigere cibo fe fentiat. Atqui melius effet dicere famem fentienti paucitatem cibi
haud in tempore adhiberi, non fentienti autem conducere:
fignum eft enim ipfius corpus multitudine redundare.

<hr>

XXIX.

Omnis extenuatio laxat cutem, deinde diftenditur. Refe-
ctio contraria facit, cutis corrugatio concidentis, extenfio
refectae. Horrens, laeve, utriusque fignum, fubbiliofum,
fubrubrum. Sic detrahi mammas, graciles autem fur-
fum trahi aut circumvelli. Etfi quispiam non arbitre-
tur propter hoc, fed carne creata id fieri.

<hr>

Θαυμάζω τῶν ἐξηγητῶν τὰς μὲν αἰνιγματώδεις ῥήσεις,
ἃς οὐδεὶς ἀνθρώπων νοεῖ, μόνων ἐπαγγελλομένων νοεῖν,
ὅσαι δὲ ἡμῖν ἅπασι σαφεῖς εἰσιν, ἐκείνων μόνων μὴ νοούν-
των. τὴν γοῦν προκειμένην οὐκ οὖσαν αἰνιγματώδη δια-
σπῶσι πολυειδῶς, ἄλλος ἄλλοθεν περιγράφων τὰς κατὰ ταύτην ἀποφάσεις, ἐξηγοῦνταί τε παρὰ τὰ φαινόμενα ἅπασιν
ἐναργῶς, ἃ μάλιστα πάντων ἐχρῆν φυλάττειν αὐτούς. ἔστι
μὲν γὰρ ὁ λόγος τῷ Ἱπποκράτει περὶ τῶν ἐν τοῖς σώμασιν
ἡμῶν ὁρωμένων, κατά τε τοὺς λεπτυσμοὺς καὶ τὰς ἀνατρέψεις. οἱ δὲ οὐδὲ τί ποτ' ἐστὶν ὁ λεπτυσμὸς ἐοίκασιν ἐπίστασθαι, τοσούτου δέουσιν ἢ τὰ φαινόμενα πάντα κατ' αὐτοὺς ἢ τὰς αἰτίας αὐτῶν ἐγνωκέναι. γίνεσθαι [460] γοῦν
τὸν λεπτυσμὸν ἀποφαίνονται διὰ κένωσιν. ἔνιοι δ' ὡς οὐ
διαφέρει εἴτε κένωσιν ἢ λεπτυσμὸν εἰπεῖν ὑπολαμβάνουσιν.
(486) ἀλλὰ τοῦτο μὲν, ὡς ἔφην, οὐ μεγάλης τινὸς ἐπιστήμης ἐστὶ γνῶναι. πολλοὶ γοῦν αἵματος μὲν οὐκ ὀλίγον
ἔχουσι πλῆθος, ἐσχάτως δ' εἰσὶ λεπτοί, καθάπερ ἄλλοι πα-

Demiror explanatores obfcuras locutiones, quas nemo
intelligat, folas fe intelligere profitentes; quacunque vero
nobis omnibus perfpicua funt, folos ipfos non intelligere.
Propofitum igitur fermonem minime ambiguum multi-
fariam diftrahunt, alius aliter ipfius enuntiationes fcribens atque commutans; et contra ea, quae in omnibus
evidenter apparent, interpretantur, quae maxime omnium
ipfos obfervare oportebat: eft enim Hippocrati fermo de
iis, quae in corpore noftro confpiciuntur per tenuationes
et enutritiones. Sed nonnulli neque quid fit tenuatio
noffe videntur, tantum abeft ut omnia in iftis evidenter
apparentia aut ipforum caufas percipiant; fed tamen fieri
tenuationem per evacuationem praedicant. Aliqui five
evacuationem five tenuationem dixeris nihil intereffe
opinantur. Verum hoc dignofcere, ut diximus, non eft
magnae cujusdam fcientiae. Jam multi haud modica fanguinis copia redundant, graciliffimi tamen funt: ficut alii
e contrario craffi, fed paucum habent fanguinem. Atqui

χεῖς μὲν, ὀλίγαιμοι δέ. καὶ τήν γε ἐπεσχημένην ὀκτὼ μησὶν
ἤδη τὰ καταμήνια, λεπτοτάτην οἶσαν ἀφελὼν αἵματος οὐκ
ὀλίγον εἰς τὴν οἰκείαν ἕξιν ἐπανήγαγον ἐν ἐλαχίστῳ χρόνῳ,
καθάπερ καὶ ἄλλας οὐκ ὀλίγας. ἀλλὰ τὸ κατ' ἐκείνην, οὐ
γὰρ ἦν ἀφανὴς, ἔνδοξον ἐγένετο. γεγονυίας μὲν αὐτῇ τῆς
φλεβοτομίας, εὐλαβουμένων δὲ καὶ τῶν ἰατρῶν ἐπαγγείλα-
σθαι βεβαίως τὴν ἐπὶ τῷ βοηθήματι γενησομένην ὠφέλειαν·
ἔνιοι δὲ καὶ ἡμῖν ἀντιλέγειν ἐτόλμησαν, οὐ μόνον διὰ τὴν
ἰσχνότητα τῆς γυναικὸς, ἀλλὰ καὶ διὰ τὴν ἀνορεξίαν, ὑπὸ
τῆς φλεβοτομίας αὐτὴν βλαβήσεσθαι λέγοντες. καὶ τά γε
τοιαῦτα κάλλιόν ἐστι μακρολογεῖν τοῦ ζητεῖν ἀκριβῶς εὑρεῖν ὁποτέρου τῶν Προδίκων Ἱπποκράτης μνημονεύει. ἀλλ'
ὡς εἶπον ἤδη πολλάκις, οἱ νεώτεροι τῶν ἰατρῶν ἐπὶ τὸ
σοφιστικώτερον εἶδος ἀπεχώρησαν, ἀμελήσαντες μὲν τοῦ
παραφυλάττειν μὲν ἀκριβῶς τὰ γινόμενα περὶ τοὺς ἀῤῥώστους, ζητεῖν δὲ αὐτῶν τὰς διαθέσεις καὶ τὰς αἰτίας ἐξ
ὧν ἡ τῆς θεραπείας εὕρεσις γίνεται, κρινομένης καὶ αὐτῆς

ego cuidam mulierculae jam octo menfes purgationis men-
ſtruae fuppreſſione laboranti, extenuatiſſima cum eſſet,
haud exiguo detracto ſanguine, breviſſimo tempore proprium habitum reſtitui; ſicut et alias non paucas eodem
modo ad ſanitatem reduxi; ſed quod illi mulieri accidit,
neque enim erat ignobilis, fuit valde celebre, ipſi quidem
reſciſſa vena et medicis ex eo remedio futuram utilitatem
conſtanter polliceri verentibus. Quin etiam nonnulli mihi
adverſari audebant, non ſolum propter mulieris maciem,
ſed etiam propter inappetentiam, ex venae ſectione ſecu-
turam eſſe noxam affirmantes. Profecto haec melius eſt
longiori ſermone perſequi quam utrius Prodici Hippocrates mentionem fecerit diligenter invenire conari. Verum,
ut ſupra jam dixi ſaepius, recentiores medici ad magis
ſophiſticam doctrinae ſpeciem deflexerunt; aegrotis eve-
nientia diligenter obſervare et ipſorum affectus cauſasque,
ex quibus curationis inventio acquiritur, indagare negli-
gentes; quae et ipſa per experientiam dijudicatur. In

τῇ πείρᾳ τῆς γυναικὸς, ἧς ἐμνημόνευσα, τῇ μὲν πρώτῃ
τῶν ἡμερῶν ἀφεῖλον τοῦ αἵματος, ὡς μίαν καὶ ἡμίσειαν
λίτραν, αὖθις δὲ τῇ δευτέρᾳ μίαν, τῇ τρίτῃ δ' οὐ πολλῷ
πλέον ἡμίσεως μιᾶς λίτρας, οὐγκίαι γὰρ ἦσαν ὀκτώ. σο-
φιστὴς μὲν οὖν ταῦτα ἀναγνοὺς ζητεῖν ἄρξεται τίς τῶν
Ἑλλήνων ὠνόμασε λίτρας ἢ τίς οὐγκίας· ἰατρὸς δ' ἐπιθυ-
μήσει γνῶναι τίνα σημεῖα καὶ ἄλλα τὴν φλεβοτομίαν ἐνεδείκνυτο, περὶ τὴν ἐπίσχεσιν τῶν καταμηνίων. ἐκεῖνα τοίνυν
ἐρῶ κἀγὼ, τοῖς σοφισταῖς οἰμώζειν εἰπὼν, ὡς αἱ φλέβες
ἐξεῖχον αὐτῆς αἵματος μεσταὶ φαινόμεναι, πελιδναὶ τῇ χρόᾳ,
διαιρεθέντος δὲ τοῦ ἀγγείου παραπλήσιον ἦν ὑγρᾷ πίττῃ
καὶ τῷ πάχει. δι' αὐτό γε τοῦτο πολὺ μᾶλλον ἔδοξε κενωτέον εἶναι δαψιλῶς. ταῦτα μὲν ἐν παρέργῳ παρ' ἡμῶν εἴρηται τοῖς ἰατρεύειν ὀρθῶς βουλομένοις· ἐπὶ δὲ τὸ προκείμενον αὖθις ἀφικόμενος οὐκ ὀρθῶς φήσω τοὺς ἐξηγητὰς ἁπλῶς ἀποφήνασθαι τὸν λεπτυσμὸν τοῦ σώματος ἐπὶ
κενώσει γίνεσθαι. διορισμοὺς γὰρ ἐχρῆν εἰπεῖν ὡς ὁ μὲν,
λεπτυσμὸς ὅλου τοῦ ὄγκου καθαίρεσίς τίς ἐστι καὶ σύμπτω-

muliere fane quam memoravi primo die fanguinis fes-
quilibram detraxi, rurfum poftridie libram, tertio vero
non multo plus femilibra, erant enim unciae octo. So-
phifta quidem haec legens quaerere incipiet, quis ex Graecis unquam libras aut quis uncias nominavit. Medicus
vero et quae alia figna praeter cohibitos menfes venae
fectionem indicent fcire avebit. Illa igitur et ego re-
cenfebo, fophiftis ut valeant nuncians: fcilicet ipfius
venae eminebant fanguinis plenae, colore lividae, refciffo
autem vafculo, liquidae pici et colore et craffitudine fimilis fanguis emanabat, ob id ipfum fane multo magis vifus
fuit largiter effe evacuandus. Haec quidem a nobis obiter
recte mederi cupientibus dicta funto. Rurfum vero ad
propofitum me recipiens, non recte dicam interpretes af-
firmaffe, attenuationem corporis fimpliciter ob inanitionem
fieri; diftinctiones enim dixiffe oportuit, quod fcilicet
attenuatio totius molis detractio quaedam eft et collapfus

σις ἢ συνίζησις ἢ ὅπως ἂν θέλωσιν αὐτὸν καλεῖν, ὁ δὲ
παχυσμὸς ἔμπαλιν εἰς ὄγκον ἐπίδοσις. ἐνίοτε μὲν οὖν ἀρ-
ρωστούσης τε τῆϱ ἐν τῷ σαρκώδει γένει δυνάμεως, αἵματός
τε μοχθηροῦ περιεχομένου κατά τε τὰς ἀρτηρίας καὶ τὰς
φλέβας ὁ λεπτυσμός γίνεται. πολλάκις δ' ἐπὶ τοῖς ἐναντίοις ὁ παχυσμὸς ὡς ἐν μὲν τοῖς ἀγγείοις ὀλίγον εἶναι τὸ
αἷμα δαπανώμενον εἰς τὴν θρέψιν τῶν σαρκῶν, εὐτροφεῖν
δ' ἐκείνας καὶ δι' αὐτὰς τὸν ὅλον ὄγκον τοῦ σώματος. ἴσασι
δὲ καὶ τοῦτο καὶ οἱ ἀνδραποδοκάπηλοι πάντες ὡς περιτείνεται τὸ δέρμα τοῖς σαρκώδεσι μέρεσι καὶ φύσεις τέ τινας
σωμάτων γνωρίζουσι μὴ δυναμένας εἰς ὄγκον ἐπιδοῦναι τῇ
περιτάσει τοῦ δέρματος. ἀνατείναντες γὰρ αὐτὸ τοῖς δα-
κτύλοις ἄκροις, σκοποῦσιν ἐπὶ πόσον ἀφίσταται τῆς ὑποκει-
μένης σαρκός, ἀναιρέψειν τε τοσοῦτον ἐλπίζουσιν ἕκαστον
τῶν ἰσχνῶν σωμάτων, ὅσον ἂν ἐπιδῷ τὸ δέρμα, τὸ μὲν
χαλαρὸν ἐπὶ [461] τοῖς λελεπτυσμένοις τὸ δὲ τεταμένον
ἐπὶ τοῖς παχυνθεῖσι φαίνεται γινόμενον. οἱ μὲν οὖν λεπτυ-
σμοὶ διὰ πολλὰς αἰτίας συμβαίνουσι. καὶ γὰρ ἔνδεια τρο-

aut fubfidentia vel utcunque ipfam nominare velint; craffitudo vero e contrario in tumorem elatio eſt. Nonnunquam igitur debilitata carnofi generis facultate et vitiofo
fanguine in arteriis venisque inclufo attenuatio fit; plerumque vero ex contrariis craffitudo, ut in vafis quidem
paucus fanguis remanferit in carnium nutricationem dis-
tributus, illae vero bene habitae fint et per eas totius
moles corporis increverit. Noverunt autem vel omnes id
quoque mangones, cutem fcilicet carnofis particulis prae-
tendi et naturas quasdam corporum agnofcunt, quae in
molem excrefcere praetenfa cute non valeant. Nam ipfam
fummis digitis furfum trahentes, quoufque a fubjecta carne
difcedat, confiderant et eo ufque fingula emaciata corpora
fe reficere poffe fperant, quoufque cutis protracta fuerit:
laxa enim cutis in extenuatis, extenfa in craffioribus effectis apparet. Porro extenuationes multis de caufis proveniunt, fiquidem alimenti penuria, exercitationes plures

Ed. Chart. IX. [461.]   Ed. Baf. V. (486.)

φῆς καὶ γυμνάσια πλείω καὶ ἀγρυπνία καὶ φροντίδες, ἀλγήματά τε καὶ νόσοι συντηκτικαὶ καὶ διαφορητικαὶ καὶ κένωσις πολλὴ διὰ γαστρὸς ἢ ἐμέτων ἢ ἱδρώτων ἢ αἱμοῤῥα-
γίων αἴτια γίνονται λεπτυσμῶν. τῆς δ᾽ ἀνατρέψεως εἷς τρόπος ἡ συμμετρία πάντων ὧν ὑγιαίνοντες δεόμεθα. ταῦτα
δ᾽ ἐστὶν, ὡς αὐτὸς ἐν τοῖς ἐφεξῆς ἐρεῖ, πόνοι, ποτὰ, ἀφροδίσια. πολλῶν οὖν ὄντων τῶν τρόπων καθ᾽ οὓς λεπτύνεται
τὸ σῶμα κοινὸν ἁπάντων ἐστὶ, πρῶτον μὲν χαλᾶσθαι τὸ
δέρμα, μετὰ ταῦτα δὲ περιτείνεσθαι, μένοντος δηλονότι τοῦ
λεπτυσμοῦ καὶ εἰ διαδεχομένη αὐτὸ ἀνάθρεψις γένοιτο,
τοὐναντίον συμβήσεται, ταθήσεται γὰρ τὸ δέρμα, τὰς δ᾽
αἰτίας τούτων ἤδη μὲν ἠκούσατε πολλάκις, εἰρήσεται δὲ
καὶ νῦν ἐν κεφαλαίοις. ἀναμνησθέντων δὲ ἡμῶν ἃ πολλάκις ἐπί τε τῶν ἀσκῶν καὶ τῶν κύστεων ἑωράκατε. πληρουμένης μὲν γὰρ τῆς ἔνδον χώρας περιτείνεται τὸ δέρμα, κενουμένης δὲ χαλᾶται. τὸν αὐτὸν οὖν τρόπον ἐπί τε τῶν
ζώων εὐτροφούντων μὲν ὁρᾶτε τεινόμενον τὸ δέρμα, χαλαρὸν δὲ ἐπὶ τῶν λεπτυνομένων γινόμενον. ὡς γὰρ τὸ ἐγχεό-

et vigilia et cogitationes et dolores et morbi colliquantes
et difcufforii: praeterea evacuatio multa per alvum, vomitum, per fudores, per fanguinis profluvium, extenuatio-
num caufae funt. Inftaurationis autem unus modus eft,
omnium videlicet, quibus fani egemus, conveniens modus; ifta vero funt, ut ipfe fequentibus dicturus eft, labores, cibus, potus, fomnus, venus. Itaque cum multi
modi extenuandi corporis fint, omnium commune eft primum quidem cutem laxari, poftea vero perdurante macie
diftendi. At fi illi fuccedens inftauratio facta fuerit, contrarium accidet: diftendetur enim cutis primum, deinde
laxior fiet. Caufas vero iftorum jam quidem faepius audiviftis, verumtamen et in praefentia fummatim perftrin-
gentur. Quapropter vobis in memoriam revocanda, quae
faepius in utribus et veficis confpexiftis, repleto enim
interiore cavo, circumtenditur corium; evacuato, relaxatur. Eodem modo et in animalibus bene faginatis diftenta
cutis, in macie confectis laxa confpicitur. Nam ficut

Ed. Chart. IX. [461.]   Ed. Baf. V. (486.)

μενον ὑγρὸν εἰς τοὺς ἀσκοὺς ἐκτείνει τοὺς χιῶνας αὐτῶν,
οὕτως αἱ σάρκες πολλαὶ γινόμεναι, τὸ ἡμέτερον δέρμα περιτεί-
νουσιν ἑαυταῖς. καὶ θεάσασθαι σαφῶς ἐστι τοὺς μὲν παχεῖς
τεταμένον οὕτως ἔχοντας τὸ δέρμα πάντας, ὡς μὴ δύνασθαί
τινα λαβόμενον αὐτοῦ μηδ᾽ ἐπὶ βραχὺ, τῶν ὑποκειμένων
ἀποστῆσαι σαρκῶν, τοὺς δ᾽ ἰσχνοὺς οὕτως χαλαρὸν ὥστ᾽
ἐπὶ πλεῖστον ἀνατείνας τις αὐτὸ διεκβάλλειν δύναται βελό-
νην ἄνευ τιτρῶσαί τι τῶν ὑποκειμένων. ἄχρι μὲν δὴ τοῦδε
σχεδὸν ἅπαντες ὀρθῶς ἤκουσαν τῆς λέξεως, ἐταράχθησαν
δὲ ἐκ τοῦ προκειμένου τῷ πᾶς λεπτυσμὸς χαλᾷ τὸ δέρμα,
τοὐναντίον οὖν ἂν ἐπ᾽ αὐτῷ γενέσθαι φασί. διό τινες ἐπὶ
τὸ ἀναθρέψεως εἰρῆσθαι τὸ ἔπειτα περιτείνεται νομίζουσι,
μὴ συνορῶντες ἐναντιούμενον αὐτοῖς τὸ ἐπιφερόμενον, ἔνθα
φησὶν, ἀνάτρεψις τάναντία. γενήσεται γὰρ, ἐὰν ἔπηταί τις
αὐτῶν τῇ κατὰ τὴν ἐξήγησιν γνώμῃ, τοιοῦτος ὁ νοῦς τῆς
ῥήσεως· ἅπας λεπτυσμὸς χαλᾷ τὸ δέρμα. περιτείνεται δ᾽
ἔμπαλιν ἀνατρεφομένων, ἀνάθρεψις δὲ τάναντία πέφυκε
ποιεῖν. ἀλλὰ πρῶτον μὲν οὐκ ἐναντία τὴν ἀνάθρεψιν εἰκὸς

liquor in utres infufus eorum tergora contendit, ita carnes multae procreatae cutem noftram circum fe ipfas ob·
tendunt, atque id evidenter intueri licet, pingues fcilicet
omnes adeo tenfam cutem habentes, ut quis apprehendens
nec minimum quidem a fubjectis carnibus avellere poffit,
macros autem adeo laxam, ut longiffime quis ipfam pro-
trahens acu trajicere fine ullius fubjectae partis vulnere
queat. Hactenus quidem omnes fere orationem recte intellexerunt, fed in eo conturbati funt quod fequitur haec
verba, omnis extenuatio laxat cutem, contrarium enim
ab ipfa fieri negant. Quocirca nonnulli de refectione
verba illa, *poftea circumtenditur*, dicta effe exiftimant;
neque animadverterunt quod fubfequitur ipfis adverfari,
ubi ait, refectio contraria facit. Erit enim, fi quis ipforum explanationis intellectum fequatur, talis orationis
fententia: omnis extenuatio laxat cutem, circumtenditur
contra refectis, refectio vero contraria facere apta eft.
Sed primum quidem ipfum dicere par erat, refectionem

Ed. Chart. IX. [461. 462.]   Ed. Baf. V. (486.)
ἦν εἰπεῖν αὐτὸν, ἀλλ᾽ ἐναντίον. ἑνὸς γὰρ ἐπὶ τοῦ λεπτυσμοῦ λελεγμένου, καὶ τὴν ἀνάθρεψιν, ἑνὸς ἐναντίαν εὔλογόν
ἐστιν εἰπεῖν. εἴπερ οὖν ὁ λεπτυσμὸς χαλᾷ τὸ δέρμα, περι-
τείνειν δεήσει τὴν ἀνάθρεψιν. ἔπειτα δ᾽ ἐφεξῆς ταύτην εἰρηκὼς φαίνεται, ὄντος ἑτοιμοτέρου τε καὶ σαφεστέρου καὶ
συνεομωτέρου τοῦ τοιούτου λόγου, πᾶς λεπτυσμὸς χαλᾷ τὸ
δέρμα, ἀνάθρεψις δὲ περιτείνει. τί ποτ᾽ οὖν ἐστι τὸ δηλούμενον ὑπὸ τῆς λέξεως, ἐν ᾗ φησιν, ἔπειτα περιτείνεται;
οὐδὲν ἄλλο παρὰ τὸ σαφῶς ὑπὸ πάντων νοούμενον, ὅτι χαλᾶται μὲν πρῶτον ἐν τοῖς λεπτυσμοῖς τὸ δέρμα, τείνεται διαμένοντος τοῦ λεπτυσμοῦ δηλονότι καὶ μεταπεσόντος εἰς ἀνάθρεψιν. ἐπὶ δὲ τῆς ἀνατρέψεως ἔμπαλιν ἐν ἀρχῇ μὲν
περιτείνεται τὸ δέρμα, τῷ χρόνῳ δὲ χαλαρώτερον γίνεται.
ταῦτα· δ᾽ εἴπερ ἐπιμελῶς οὕτως προσεσχήκασι τὸν νοῦν τοῖς
φαινομένοις, ὡς Ἱπποκράτης, ἑώρων ἂν τὰ γινόμενα. πρῶτον οὖν ἀναμνήσας ἡμᾶς ὧν ἐναργῶς ἐθεάσασθε, μετὰ δὲ
ταῦτα καὶ τῶν φαινομένων τὰς αἰτίας ἐρῶ. γινέσθω [462]
τοίνυν ἀνάμνησις τῶν μαρανθέντων ἐν νόσοις καὶ μάλιστα

non contraria, fed contrarium facere: nam cum unum de
extenuatione dictum fit et refectionem uni contrariam dixiffe ratio poftulat.   Igitur fi extenuatio cutem laxat, eam
diftendere refectionem oportebit; poftea vero deinceps hoc
dixiffe manifefte videtur,   cum explicatior,   apertior ac
brevior fit talis oratio: omnis extenuatio laxat cutem, refectio circumtendit.   Quid igitur eft quod ab ea parte
fignificatur, quae dicit, poftea circumtenditur? nihil aliud
fane, nifi id quod ab omnibus intelligitur, quod primo
fcilicet in extenuationibus cutis relaxatur, extenditur poftea extenuatione manente et non in refectionem tranfmu-
tata.   At in refectione contrarium evenit, ab initio quidem cutis obtenditur, tempore autem fuccedente laxior
evadit.   Haec profecto fi adeo curiofe, ut Hippocrates,
fenfui apparentia obfervaffent, ita fieri vidiffent.   Primum
igitur vobis in memoriam ea revocans, quae fenfu confpexiftis, poftea et apparentium caufas explicabo.   Illorum

ΚΑΙ ΓΑΛΗΝΟΥ ΕΙΣ ΑΥΤΟ ΥΠΟΜΝΗΜΑ Γ. 87

Ed. Chart. IX. [462.]   Ed. Baf. V. (486. 487.)
τὸν περιφρυγῆ καλούμενον μαρασμόν. ἐφ᾽ ὧν ἀναμνήσθητε
τοῦ δέρματος ὁμοίως βύρση ξηρῇ τεταμένου, καὶ τί θαυμαστὸν ἐπ᾽ ἐκείνων ἐν χρόνῳ πλείονι ξηρανθέντων, φαίνεσθαι
τὸ δέρμα τεταμένον, ὅπου γε καὶ περὶ τὰς πρώτας ἡμέρας
ἐνίοτε συμβαίνει τοῦτο. λέγει γοῦν αὐτὸς ὁ Ἱπποκράτης
ἐν προγνωστικῷ περὶ τῶν ἐν ἀρχῇ τῆς νόσου συμβαινόντων
διηγούμενος ἐν τοῖς ἄλλοις τοῖς κατὰ τὸ πρό- (487) σωπον
σημείοις καὶ τοῦτο. δέρμα τὸ περὶ τὸ μέτωπον σκληρὸν
καὶ περιτεταμένον. ὅτι δ᾽ ὑπὸ κενώσεως γίνεται τοῦτο
διδάσκων αὐτὸς ἐφεξῆς ἔγραψεν, ἐπανερέσθαι μὴ ἠγρύπνηκεν ὁ ἄνθρωπος ἢ τὰ τῆς κοιλίας ἐξυγρασμένα ἢ ἰσχυρῶς,
ἢ λοιμῶδές τι ἔχει αὐτόν. ἀλλὰ τοῦτο μὲν ὡμολόγηται
πᾶσι τοῖς μεθ᾽ Ἱπποκράτην, καθάπερ ἐξ ἑνὸς στόματος εἰ-
πoῦσιν, ὡς ἐν κενώσει πολλῇ ποτὲ μὲν αἰσθητῶς γινομένῃ,
ποτὲ δὲ οὐκ αἰσθητῶς, τοιοῦτο συμβαίνει γίνεσθαι τὸ πρόσωπον οἷον ἔγραψε κατὰ τήνδε τὴν ῥῆσιν, ῥὶς ὀξεῖα, ὀφθαλμοὶ κοῖλοι, κρόταφοι συμπεπτωκότες, ὦτα ψυχρὰ καὶ συνε-
σταλμένα καὶ οἱ λοβοὶ τῶν ὤτων ἀπεστραμμένοι καὶ τὸ

itaque reminifcamini, qui in morbis contabuerunt, praefertim in tabe, quae retorrida vocatur; in quibus me-
mentote cutem aeque ac aridum corium fuiſſe diſtentam;
fed quid mirum in illis longiori tempore tabefactis cutem
diſtentam apparere? quandoquidem et nonnunquam primis
diebus id evenire ſoleat. Dicit ergo Hippocrates ipſe in
praeſagiis, de iis quae morbis initio eveniunt, ſermonem
faciens, inter alia faciei ſigna et hoc enumerans, cutis
circa frontem dura et contenta. Quod autem ob inanitionem id fiat, docens ipſe deinceps ſcripſit. Interrogare
oportet, num vigilaverit homo an ventris dejectiones valde
fuerint copioſae, an fames ipſum vexet. Ceterum id quidem ab omnibus medicis Hippocrate poſterioribus tanquam
uno ore loquentibus conceditur ob immodicam evacuationem nonnunquam ſenſibilem, nonnunquam ſenſus latentem, ſolere ejusmodi faciem evadere, qualem his verbis
pinxit Hippocrates: naſus acutus, oculi cavi, tempora
collapſa, aurcs frigidae et contractae et aurium pinnae

δέρμα τὸ περὶ τὸ μέτωπον σκληρὸν καὶ περιτεταμένον, ὥστε
τοῦ φαινομένου σαφῶς ἡμᾶς διδάσκοντος τὴν ἰσχυρὰν κένωσιν ἐναντίαν τῇ μετρίῳ περὶ τὸ δέρμα διάθεσιν ἐργαζο-
μένην, ὁ λόγος αὐτῶν πιθανὸς μὲν, οὐκ ἀληθὴς δὲ φαίνεται,
καθ᾽ ὅν φασι, μενόντων τῶν τὴν διάθεσιν ἐργαζομένων αἰτίων οὐκ ἐνδέχεται μεταπεσεῖν αὐτὸ πρὸς τοὐναντίον. ἐναργῶς
γὰρ ὁρᾶται μεταπῖπτον ἐπὶ ταῖς ἀμέτροις κενώσεσιν, ἐάν τε
αἰσθητῶς αὗται φαινώνται περιμένουσαι μέχρι χρόνου πλείονος, ἐάν τε κατὰ τὸ ἄδηλον, ἤτοι συντηκομένων ἢ διαφορουμέ-
νων τῶν νοσούντων. πρὶν μὲν οὖν ἐπ᾽ αὐτὴν τοῦ δέρματος
τὴν οἰκείαν οὐσίαν ἐξικέσθαι τὴν κένωσιν, ὁμοίως τοῖς κενουμένοις ἀσκοῖς καὶ σάκκοις καὶ κύστεσι χαλᾶται τὸ
δέρμα. χρονιζούσης δὲ τῆς κενώσεως ὁμοίως γίνεται ταῖς
ξηραῖς κύστεσί τε καὶ διφθέραις, ἃς οὐκ ἔστιν ἐκτεῖναι διὰ
τὴν σκληρότητα. τοσοῦτον δὲ φαίνεται καὶ τὸ τῶν ἀσκῶν
καὶ τὸ τῶν κύστεων δέρμα γινόμενον, ὅταν ἱκανῶς ξηρανθῇ, μέχρι δ᾽ ἂν ὑπάρχῃ ὑγρὸν καὶ μαλακὸν, εἰς τὴν ἐντὸς
ἑαυτοῦ χώραν δέχηταί τι καὶ πάλιν μεθείη, δεχόμενον μὲν,

inverfae et cutis circa frontem dura et diftenta. Quocirca fenfu nos aperte docente, nimiam evacuationem,
contra quam moderatam, in cute affectum parere; ipforum
ratio verifimilis quidem, non tamen vera comprehenditur,
cum dicunt, manentibus affectum producentibus caufis
ipfam ad contrarium transmutari non contingit. Evidenter enim transmutari immoderatis evacuationibus cernitur,
five ipfae longiori tempore fenfibiliter perdurare nofcan-
tur, five per vias fenfibus occultas, per eliquationem fcilicet aut digeftionem aegrotantium, efficiantur. Antequam
igitur ad ipfam cutis propriam fubftantiam exhauftio pervenerit, perinde atque evacuati utres et facci et veficae,
cutis laxior redditur; inanitione autem perdurante talis
efficitur, quales aridae veficae atque coria, quae prae duritia extendi non poffunt: talis vero et in utribus et in
veficis cutis effecta videtur, cum exficcata admodum fuerit. At ufque dum humida fit et mollis et in interno
cavo aliquid fufcipit iterumque dimittit, fufcipiens qui-

Ed. Chart. IX. [462.]　　　　　　　　　Ed. Baf. V. (487.)

ὅταν ἱκανῶς πληρωθείη, τείνεται, κενούμενον δὲ χαλᾶται.
καλῶς οὖν εἶπεν ὁ Ἱπποκράτης, πᾶς λεπτυσμὸς χαλᾷ τὸ
δέρμα, ἔπειτα περιτείνεται. καὶ γὰρ καὶ φαίνεται γινόμενον
οὕτως καὶ ἡ αἰτία λέλεκται, καλῶς δὲ προσέθηκε καὶ τὸ
τὴν ἀνάθρεψιν τἀναντία ποιεῖν. ἐν ἀρχῇ μὲν γὰρ ἀνατεί-
νεται τὸ δέρμα, τῷ χρόνῳ δὲ χαλαρώτερον ἐργάζεται. σκλη-
ρότερον γὰρ ὃν φύσει καὶ ξηρότερον τῶν ὑποκειμένων αὐτῷ
σαρκῶν, ὕστερον ἐκείνων καὶ σκληρύνεται κατὰ τοὺς λεπτυσμοὺς καὶ μαλακύνεται κατὰ τὰς ἀνατρέψεις. ὁπόταν οὖν
σκληρὸν αὐτὸ καὶ ξηρὸν ἤδη γεγονὸς ἡ ἀνάθρεψις διαδέξη-
ται, πρῶτον αὐξάνουσα τὰς σάρκας εἰκότως περιτείνει.
προϊόντος δὲ τοῦ χρόνου τῆς τροφῆς ὑπολαμβανόμενον,
ὑγρότερόν τε καὶ μαλακώτερον γίνεται, καὶ διὰ τοῦτο πάλιν
χαλᾶται, καθάπερ αἱ ξηραὶ διφθέραι τε καὶ βύρσαι τε
βρεχθεῖσαι ὕδατι, λιπανθεῖσαι δὲ ἐλαίῳ καὶ στέατι. ταῦτα
μὲν οὖν ἀληθῶς τε ἅμα καὶ σαφῶς εἰρημένα τῷ Ἱπποκράτει κακῶς ἐξηγήσαντο, διὰ τὴν τῶν πραγμάτων ἄγνοιαν
ὑπὲρ ὧν ὁ λόγος ἐστὶν αὐτῷ. τὰ δ᾽ ἐφεξῆς οὐχ ὁμοίως

dem, cum fatis expleta fuerit, diſtenditur; cum inanitur
autem, relaxatur. Recte igitur Hippocrates dixit, omnis
extenuatio laxat cutem, poſtea circumtenditur: ſic enim et
fieri videmus et jam caufa dicta eſt. Ac bene illud quoque adjecit, refectionem contraria facere; nam ab initio
extenditur cutis, interjecto deinde temporis intervallo
efficitur laxior. Cum enim fubjectis ipſi carnibus durior
natura ſit atque aridior, tardius quam illae et in extenuationibus obdureſcit et in refectionibus remolleſcit.
Quando igitur ipſam duram et jam exſiccatam refectio
exceperit, primum carnes. adaugens ipſam jure proten-
dit; procedente vero tempore et ipſa cutis nutrimentum
fuſcipiens humidior et mollior fit, proinde et iterum laxior redditur, quemadmodum arida coria et pelles aqua
madefactae et oleo ac ſevo delibutae. Haec itaque vere
juxta atque aperte ab Hippocrate enarrata, male interpretati funt ob earum, de quibus eſt praeſens ſermo,
rerum ignorationem. Sed quae ſequuntur haud aeque

Ed. Chart. IX. [462. 463.]　　　　　　Ed. Baf. V. (487.)

ὄντα σαφῆ, τάχα δὲ καὶ παραγεγραμμένα, σαφῆ τ᾽ εἶναι
νομίζουσι, καίτοι διαφωνοῦντες ἐν ταῖς ἐξηγήσεσιν [463]
αὐτῶν οὐδὲν ἧττον ἢ κατὰ τὰς πρόσθεν, ὑπαλλάττουσί τε
τὰς παλαιὰς γραφάς. ἵνα δ᾽ ᾖ σαφέστερος ὁ λόγος, ἕκαστον
μέρος τῆς ῥήσεως ἰδίᾳ προχειριοῦμαι. χρωτὸς ῥίκνωσις
συμπίπτοντος, ἔκτασις ἀνατρεφομένου. ὅτι μὲν οὖν ἐν τοῖς
λεπτυσμοῖς χαλᾶται τὸ δέρμα, πρὶν αὐτό τι παθεῖν κατὰ
τὴν οἰκείαν οὐσίαν, ἀνατρεφομένων δὲ τείνεται, καὶ ὅτι ξηραινόμενον τῷ χρόνῳ εἰς τἀναντία μεταπίπτει, δεδήλωται
πρόσθεν. ἐν δὲ τῷδε τῷ λόγῳ συμπίπτοντος μὲν αὐτοῦ
ῥίκνωσιν γίνεσθαί φησιν, ἀνατρεφομένου δ᾽ ἔκτασιν. ῥικνὸν
μὲν ὀνομάζουσιν οἱ Ἕλληνες σῶμά τε καὶ δέρμα τὸ ῥυτιδού-
μενον ἅμα συστολῇ, καθάπερ ἐπὶ τῶν γερόντων ὁρᾶται καὶ
δηλονότι τὴν ἐν αὐτῷ διάθεσιν, ῥίκνωσις δέ τις φαίνεται
καὶ τοῖς νέοις σώμασι γινομένη, λυμαινομένων τῶν φλεβῶν,
καὶ μάλισθ᾽ ὅταν διαφορηθέντος τοῦ κατ᾽ αὐτὰς πλεονάζοντος αἵματος ἐπιθῇ τις φάρμακον αὐστηρᾶς καὶ στυφούσης
μετέχον δυνάμεως. γίνεσθαι δὲ καὶ τὴν τοιαύτην ἐν τῷ

nota et fortaffe adjectitia manifefta effe arbitrantur,
quamvis ipfis explanandis haud minus quam in praedictis
diffentiant et antiquas lectiones permutent. Verum ut
dilucidior oratio fit, fingulas ipfius contextus particulas
feparatim explicabo. Cutis corrugatio concidentis, extenfio
refectae. In extenuationibus quidem laxationem prius
quam ipfa in propria fubftantia quidquam perpeffa fit, in
refectionibus autem extendi et exficcatam temporis intervallo in contraria permutari fupra comprehenfum eft;
fed in hac parte ipfius concidentis corrugationem fieri
inquiunt, refectae vero extenfionem. Rugofum quidem
corpus et cutem Graeci nominant quae in rugas et pli-
cas contracta fiunt, ut videmus in fenibus; et ipforum
affectum corrugationem. Corrugatio vero aliqua et in
juvenilibus corporibus apparet, cum venae occultae funt
et maxime cum diffipato in ipfis abundante fanguine medicamen aufterae adftringentisque naturae quispiam fuper-
dederit. Hunc autem et cute collabente affectum creari

δέρματι κατασιασίν φησι συμπίπτοντι, τουτέστιν όταν τοῖς
ἐν ἑαυτῷ περιεχομένοις ἐλάττοσι γινομένοῖς ἐπιπίπτῃ συνι-
ζάνον εἰς ἑαυτόν· τὴν δ᾽ ἐναντίαν κατάστασιν, ὅταν εἰς
μῆκός τε καὶ πλάτος ἐπιδιδῷ, προσαγορεύουσιν ἔκτασιν οἱ
ἄνθρωποι. συμβαίνει μὲν οὖν ποτε κατὰ τὸ μῆκος μόνον
ἢ τὸ πλάτος αὐτοῦ τείνεσθαί τε καὶ συνιζάνειν. ἀλλὰ καὶ
νῦν περὶ τῆς κατ᾽ ἄμφω τὰς διαστάσεις αὐτοῦ γινομένης
συστολῆς τε καὶ τάσεως, ἀκούειν σε χρὴ τῆς λέξεως. ὅ γε
μὴν τὴν προγεγραμμένην τήνδε νοήσας ῥῆσιν, οὐ πάνυ τι
ταύτης ἐδεῖτο. τὸ φρικῶδες, τὸ λεῖον ἑκατέρου σημεῖον,
τὸ ὑπόχολον, τὸ ὑπέρυθρον. ἔνιοι γράφουσι τὸ ῥικνῶδες,
λεῖον τὸ ἑκατέρου σημεῖον. ἐπεὶ δ᾽ ἐν τῇ πρὸ ταύτης ῥήσει περὶ τῆς ῥικνώσεως ἔγραψεν, εὐλογώτερον εἶναι δόξει τὸ
φρικῶδες εἰρῆσθαι νῦν, ἐνδεικνυμένου τοῦ Ἱπποκράτους
τὴν γινομένην ἰδέαν ἐν τοῖς ῥικνουμένοις ἐοικυῖαν εἶναι τοῖς
φρίττουσιν. ἡ δ᾽ ὁμοιότης κατὰ τὴν ἀνωμαλίαν καὶ οἷον
τραχύτητα τοῦ δέρματος γίνεται, ἐνίων μὲν αὐτοῦ μορίων
κοιλοτέρων φαινομένων, ἐνίων δ᾽ ἐξεχόντων, ὅταν γὰρ κατὰ

dicit, id eſt cum ea quae intra ipſam cutem habentur,
minora effecta ſunt, tunc decidit, in ſe ipſam reſidens;
ſed contrarium ejus affectum, cum in longum latumque
excreverit, extenſionem homines vocant, licet nonnunquam eveniat ut tantummodo in longum aut latum extendatur ac reſideat. Verum in praeſentia de extenſione
et contractione in utramque cutis dimenſionem factis ſermo
intelligendus eſt. Qucd ſi quis praepoſitam particulam
recte intellexerit, non admodum hac egebit. Horrens,
laeve: utriusque ſignum, ſubbilioſum, ſubrubrum. Nonnulli legunt, rugoſum, laeve utriusque ſignum. Sed quoniam in antepoſitis verbis de corrugatione ſcripſit, rationi
magis conſentiens eſſe videtur, ut nunc, horrens, dictum
ſit, ut Hippocrates ſpeciem in corrugatis factam horrenti-
bus ſimilem eſſe demonſtret. Similitudo autem in cutis
inaequalitate, ac veluti aſperitate conſiſtit, nonnullis ejus
particulis depreſſioribus, nonnullis exſtantioribus apparentibus. Quoniam enim per exigua valde intervalla in

Ed. Chart. IX. [463.]   **Ed. Baf. V. (487.)**
σμικρὰ πάνυ διαστήματα, γένηται τοῦτο δι' ὅλου τοῦ δέρματος, ὀνομάζεται τὸ σύμπτωμα φρίκη τε καὶ φρίξ. καί
μοι νόει γαλήνη μὲν ἀκριβεῖ τὴν τοῦ λείου σώματος ἐοικέναι κατάστασιν. ἄρτι δ' ἀρχομένης τῆς κατ' αὐτὴν ἀνω-
μαλίας τὴν φρίκην οὕτως γοῦν καὶ ὁ ποιητὴς ἔφη,

Οἵη δὲ ζεφύροιο ἐχεύατο πόντον ἐπὶ φρίξ,
ὀρνυμένοιο νέον.

τὸ μὲν οὖν λεῖον ὑπάρχει τοῖς ἀνατρεφομένοις σώμασι, τὸ
δ' οἷον φρικῶδες τοῖς ἐναντίοις σώμασιν. ἑκάτερον δὲ αὐτῶν ἑκατέρου σημεῖον ὑπάρχει, οὔτε δ' ἑκάτερον ἀμφοτέρων οὔτε συναμφότερον ἑκατέρου. κατὰ δὲ τὸν αὐτὸν τρόπον καὶ τὸ ὑπόχολον καὶ τὸ ὑπέρυθρον, ἑκάτερον ἑκατέρου
σημεῖόν ἐστι, τὸ μὲν ὑπόχολον τοῦ λεπτυνομένου, τὸ δὲ
ὑπέρυθρον τοῦ ἀνατρεφομένου. χολωδέστερον μὲν γὰρ τὸ
σῶμα τοῖς λεπτυνομένοις γίνεται, διὰ τὰς ποιούσας αἰτίας
τὴν λεπτότητα, περὶ ὧν ἔμπροσθεν ἤκουσας, αἱματωδέστε-
ρον δὲ τοῖς ἀνατρεφομένοις. οὐδὲ γὰρ οὐδ' εὐτροφῆσαι δύ-

tota cute id factum fuerit, id fymptoma horror nominatur; tuque illud mente concipito, exactae maris tranquil-
litati laevis corporis ftatum affimilari et proxime inceptae
ejus inaequalitati horrorem. Ita fane et poëta inquit:

Qualis autem Zephyri confundebat mare horror,
nuper concitati.

Levitas igitur recreatis corporibus ineft, fed velut horror
contra fefe habentibus; alterutrum vero ipforum alterutrius
fignum eft, non alterutrum amborum, neque ambo fimul
alterutrius. Eodem quoque modo et fubbiliofum, fubrubrum alterutrum alterutrius fignum eft, fubbiliofum extenuari, fubrubrum refecti. Macrefcentibus enim corpus
biliofius redditur propter caufas maciem inferentes, de
quibus antea nos loquentes audiviftis; magis fanguineum
autem cibo fe reficientibus: nam neque bene inutriri fine

Ed. Chart. IX. [493. 464.]　　　Ed. Baf. V. (487.)

ναται χωρὶς αἵματος χρηστοῦ, προσκειμένου δ᾽ ἐν τῇ τελευτῇ τῆς ῥήσεως τοῦ, οὕτως, ἔνιοι μὲν ἀρχὴν αὐτὸ ποιοῦσι
τῆς ἐπομένης, ἔνιοι δὲ ταύτης πέρας. ἑκατέρως γὰρ ἐγχωρεῖ γενέσθαι τὴν ἐξήγησιν, ὥστε περὶ τούτου μὲν οὐ χρὴ
φιλοπόνως ζητεῖν, ἐπὶ τὰ συνεχῆ δὲ μεταβῶμεν ἀρχὴν τῆς
ἐπομένης ῥήσεως ποιησάμενοι τὸ οὕτως. ἐπειδὴ τοῖς πλείστοις τῶν ἐξηγητῶν [464] ἔδοξεν ἐκεῖνο αὐτὸ τὸ πράττειν.
οὕτως τὸ κατασπᾶσθαι μαζοὺς, ἰσχνοὺς δὲ ἀνεσπᾶσθαι καὶ
περιτετάσθαι, καίτοι οὐκ ἄν τις οἴοιτο διὰ τοῦτο, ἀλλὰ
σαρκωθέντος τοῦτο γίνεται, αὕτη μὲν ἡ παλαιὰ ῥῆσις. με-
τεποίησαν δὲ αὐτὴν οἱ μὲν μετ᾽ ὀλίγον, οἱ δὲ ἐπὶ πλέον,
ὥσπερ καὶ Σαβῖνος ὡδέ πως γράψας, οὕτως τὸ κατεσπάσθαι μακροὺς ἰσχνοὺς, τοὺς δ᾽ ἀνεσπᾶσθαι, ἵνα τοὺς μὲν
ἰσχνοὺς καὶ χαλᾶσθαι καὶ μακροὺς φαίνεσθαι σημαίνηται,
τοὺς δ᾽ εὐτροφοῦντας ἀνεσπᾶσθαι. Ῥοῦφος δὲ καὶ τὴν παλαιὰν ἐφύλαξε γραφὴν καὶ τὴν ἐξήγησιν τῶν παλαιοτέρων
ἐξηγητῶν ἐναντίον τι διδάσκουσαν τῇ Σαβίνου. κατεσπάσθαι μὲν γὰρ τοὺς εὐτροφοῦντας, ἀνεσπᾶσθαι δὲ (488)

bono fanguine corpus valeret.　Adjectam vero fermonis
calci hanc particulam, *fic*, aliqui fequentis initium faciunt,
nonnulli hujus finem; utroque enim modo explanationem
facere poffumus.　Quocirca de hoc quidem laboriofe dis-
ceptare non convenit.　Sed ad fequentia veniamus, fequentis partis initium ab hac voce, *fic*, facientes, quoniam plurimis explanatoribus idem ipfum facere vifum
eft.　Sic detrahi mammas, graciles vero furfum trahi et
circumtenfas effe, et fi non propter id quispiam arbitretur,
fed carne creata id fieri,　haec fane eft antiqua lectio.
Ipfam vero quidam commutarunt, alii minus, alii magis,
quemadmodum et Sabinus ita fcribens, fic detraclas effe
longas, graciles, alias vero furfum tractas, ut graciles
quidem et laxari et longas apparere, fed bene nutritas
furfum tractas effe fignificet.　At Rufus et veterem fcripturam et antiquiorum interpretum explanationem aliquid
Sabinianae contrarium edocentem retinuit: vult enim bene
habitas inferius, emaciatas furfum verfus attractas effe.

τοὺς ἰσχνοὺς βούλεται. τούτοις δὲ φαίνεται καὶ τὸ ἐπιφαι-
νόμενον μαρτυρεῖν, εἰπόντος τοῦ Ἱπποκράτους, καίτοι οὐκ
ἄν τις οἴοιτο. προειρηκὼς γὰρ ἐν τῇ λεπτότητι χαλᾶσθαι,
περιτείνεται δὲ εὐτροφούντων τὸ δέρμα, τῷ μὲν προτέρῳ
τὸ κατεσπάσθαι τοὺς μασθοὺς, τῷ δὲ δευτέρῳ τὸ ἀνεσπάσθαι συνεπόμενον εὑρίσκεις, καὶ διὰ τοῦτό φασι, καίτοι οὐκ
ἄν τις οἴοιτο, τοῦτο δὴ ὡς ἕρμαιον ἔλαβον οἱ παλαιοὶ τῶν
ἐξηγητῶν ὄντες ἐμπειρικοὶ, Γλαυκίας τε καὶ ὁ Ταραντῖνος
Ἡρακλείδης. ἡγοῦνται γὰρ ἐκ τούτου καὶ τὸν Ἱπποκράτην
δεικνύειν ὁμόψηφον ἑαυτοῖς, ὡς μὴ πιστεύειν ταῖς δογμα-
τικαῖς πιθανότησιν, ἀλλὰ μόνῳ τῷ διὰ ἐμπειρίας φαινο-
μένῳ, καίτοι καὶ τὸ φαινόμενον αὐτὸ χωρὶς διορισμοῦ ῥηθὲν ἑκατέρως ἐστὶ ψεῦδος, ἐάν τε κατεσπάσθαι τε καὶ χαλᾶσθαι τοὺς τοιούτους εἴπωμεν ἐν τοῖς λεπινσμοῖς, ἐάν τ᾽
ἀνεσπάσθαι. τοῦτ᾽ οὖν ἐχρῆν αὐτοῖς πρῶτον ἀκριβῶς ἐξη-
τάσθαι, τοῖς μὲν ἐμπειρικοῖς, ἐπειδὴ τοῦ φαινομένου τῇ
ῥητορικοί τέ εἰσι καὶ μνημονευτικοὶ, τοῖς δὲ δογματικοῖς,

Hujusce autem rei fenfus ipfe teftis locupletiffimus effe
videtur, dicente Hippocrate: quamvis aliquis non utique
arbitretur; nam cum praedixerit extenuatis laxari, bene
nutritis circumtendi cutem, priori detractas effe mammas,
fecundo furfum verfus retractas, confentaneum effe invenies; et propterea ait, quamvis aliquis non utique arbitretur. Id fane tanquam validiffimam rationem accepe-
rant veteres interpretes empirici, Glaucias et Tarentinus
Heraclides. Per eam enim fe demonftrare opinantur, Hippocratem in eorum fententiam defcendere, ut verifimilibus
dogmaticorum argumentationibus nequaquam, fed foli per
experientiam cognito et evidenti fides fit adhibenda. Quamvis et ipfum evidens fine definitione prolatum utroque
modo falfum fit, five detractas effe et laxari tales in extenuationibus, five in fuperiora effe retractas dixerimus.
Ergo id ipfis primum accurate exploratum effe oportuit,
cum empiricis, qui rerum fenfui apparentium obfervatores
ac memores funt; tum dogmaticis, quoniam eorum quae

ἐπειδὴ τῶν ὄντων αὐτοὺς χρὴ τὰς αἰτίας οὐ τῶν οὐκ ὄντων
ἀποδιδόναι. τί δὴ οὖν ἐστὶ τὸ φαινόμενον ἐγὼ φράσω.
παραφυλάξας ἐπὶ πολλῶν πάνυ γυναικῶν, οὐκ ὀλίγων δὲ καὶ
πυθόμενος οὐ μόνον τῶν μαιευτριῶν, ἀλλὰ καὶ τῶν οὐδὲν
ἐπισταμένων τοιοῦτον. μᾶλλον γὰρ αὗται τὰ φαινόμενα
λέγουσιν ἀληθῶς τῶν διὰ δόγμα τυφλωττόντων ἀμφ᾽ αὐτά.
τὸ τοίνυν συμβαῖνόν ἐστι τοιοῦτον. γάλακτος μὲν ὅταν οἱ
τιτθοὶ πληρωθῶσιν, αὐξάνονται κατὰ πᾶσαν διάστασιν. εἰς
ὕψος γὰρ αἴρονται καὶ πλάτος καὶ μακρότεροι φαίνονται.
κενωθέντος δὲ τοῦ γάλακτος, αὖθις ἑαυτῶν ἐλάττους γίνονται, μειούμενοι κατὰ τὰς τρεῖς διαστάσεις. ἐὰν δὲ χωρὶς
τοῦ γάλακτος ὑπαλλάττωνται, κατὰ τὸ λεπτύνεσθαί τε καὶ
παχύνεσθαι μόνον, ὥσπερ τὰ ἄλλα μόρια, παραπλησίως
ἐκείνων διατίθενται, χαλώμενοι μὲν πρῶτον ἐν τῷ λεπτύνεσθαι, τεινόμενοι δ᾽ ἐν τῷ παχύνεσθαι. προϊόντος δὲ τοῦ
χρόνου τὴν ἐναντίαν λαμβάνουσι κατάστασιν, βραχύτεροι
μὲν γινόμενοι ξηρανθέντος τοῦ δέρματος, μακρότεροι δ᾽
ὑγρανθέντος ἐν ταῖς ἀτροφίαις, ὡς ἔμπροσθεν εἴρηται.

funt, non eorum quae non funt, ipfos caufas reddere
opus eft. Quidnam igitur fit fenfui apparens, ego explicabo, cum in permultis mulieribus obfervaverim et a non
paucis audiverim non obftetricibus modo, verum etiam ab
aliis nihil ejusmodi fcientibus. Hae namque magis vere
fenfui patentia enarrant quam qui placiti fui amore decepti in his caligant et hallucinantur. Quod itaque accidit, ejusmodi eft: màmmae lactis plenae fecundum omne
intervallum augefcunt; in altum enim ac latum extuberant longioresque cernuntur; exhaufto autem lacte, rurfum fe ipfis minores fiunt et in tribus dimenfionibus mi-
nuuntur. At fi absque lacte in tenuitate et craffitudine
tantum, ut et alia membra permutantur, eodem, quo et
illa, modo afficiuntur. Primum quidem cum extenuantur,
relaxatae, cum vero craffefcunt, magis extentae. Sed
proceffu temporis contrarium ftatum fufcipiunt, breviores
quidem arefacta cute evadentes; longiores autem in refectionibus, ut antea dictum eft, humectatae. Ita plane et

οὕτω γοῦν καὶ ταῖς γηρώσαις χαλῶνται μὲν πρῶτον, ὕστερον δ᾽ ἀνασπῶνται. ἐμοὶ μὲν δὴ καὶ τὰ φαινόμενα περὶ
τοὺς τιτθοὺς εἴρηται καὶ τὰς αἰτίας αὐτοῖς προσέθηκα. τῶν
δ᾽ ἐξηγητῶν οὐδεὶς τοῦτ᾽ ἔπραξεν, ἀλλ᾽ ὡς ἂν ἕκαστος ἐθελήσῃ γράψας ἐξηγεῖται τὴν ἑαυτοῦ λέξιν. εἰκότως δὲ καὶ
ἐξηγήσεις ἐναντίας ἐποίησάν τε καὶ τὰς γραφὰς ἐλλιπῶς ἡρ-
μηνευμένας καὶ ἀδιορίσιως τῆς λέξεως, ὅπως ἄν τις εἴποι
κατὰ τὶ μὲν ἀληθεύσει, κατὰ τὶ δὲ ψεύσεται, τῶν τιτθῶν
ἐν μὲν τοῦ γάλακτος πληροῦσθαι [465] μειζόνων γινομένων,
ἐλαττόνων δ᾽ ἐν τῷ κενοῦσθαι. χωρὶς δὲ τοῦ γάλακτος ἐν
μὲν ταῖς λεπτότησι κατ᾽ ἀρχὰς μὲν χαλωμένων, ὕστερον δ᾽
ἀνασπωμένων, ἐν δὲ ταῖς παχύνσεσιν ἐν ὀρχῇ μὲν ἀνασπωμένων, ὕστερον δ᾽ ἠρέμα χαλωμένων, ὄντος καὶ κατὰ
τοῦτο τὸ ἀνατρέφεσθαι διορισμοῦ, διὰ τὸ τινὰς μὲν ἀνατρέφεσθαι, πρὶν εἰς τοσαύτην ἀφικέσθαι λεπτότητα, καθ᾽ ὅσον
ξηραινόμενον τείνεται τὸ δέρμα, τινὰς δὲ, πρὶν ξηρανθῆ-
ναι πρὸς εὐτροφίας ἐπιδιδόναι.

---

in vetulis primo laxantur, poftea contrahuntur. Ego
quidem mammis evidenter contingentia recenfui et caufas
ipfis adjeci.   Interpres autem nullus id fecit, fed prout
quisque voluerit fcribens, propriam deinde fcripturam
interpretatur.   Haud abs re autem et contrarias explana-
tiones et fcripturas locutione mutilas et confufas attulerunt; ut quidquid dicat aliquis, partim verum, partim
falfum dicturus fit, mammis utique cum lactis plenae
funt, grandioribus effectis, cum vacuae, minoribus, fine
lacte vero, cum macrefcunt, ab initio laxatis, deinde
contractis; dum craffefcunt autem, ab initio retractis,
poftea paulatim relaxatis; impofita quoque ifti per cibum
refectioni conditione, quod fcilicet aliqui prius recreentur,
quam ad tantam maciem devenerint, ut prae ariditate cutis diftendatur; aliqui poft ariditatem enutriantur ac recreentur.

λ'.

Κλεῖς περιφανέες, φλέβες διαφανέες.

Αἱ τοιαῦται τῶν ῥήσεων οὐκ εὔδηλον ἔχουσι τὴν τοῦ
γράψαντος διάνοιαν ὡς ἂν μὴ προσκειμένου κατὰ τὴν λέξιν
αὐτῶν ἐπὶ τίνων βούλεται φαίνεσθαι ταῦτα. πολλοὶ μὲν
τῶν ἰσχνῶν φύσει τάς τε κλεῖς ἔχουσι σαφεῖς καὶ τὰς φλέβας ἐκκειμένας τε καὶ μεστὰς αἵματος, ὥσπερ αὖ πάλιν
ἕτεροι οὔτε τὰς κλεῖς οὔτε τὰς φλέβας ἐκκειμένας, οὔτε
δὲ φύσει τοιαύτη διαφορὰ τῶν σωμάτων ὁρᾶται. κατὰ τὸν
αὐτὸν τρόπον ἐπὶ τῶν παρὰ τὴν ἐξ ἀρχῆς φύσιν ἤτοι λεπτυνομένων ἢ παχυνομένων καὶ πλῆθος ἢ ἔνδειαν ἐχόντων
χυμῶν. εὔδηλον γὰρ ὅτι πεπληρωμέναι φλέβες ἐν τῷ ἰσχνῷ
σώματι πλῆθος ἐνδείκνυνται κατὰ ταύτας εἶναι τοῦ αἵματος ὡς τὰ πολλὰ μοχθηροῦ, καθάπερ ἐπὶ τῆς γυναικὸς
ὀλίγον ἔμπροσθεν ἔλεγον, ἧς ἐπέσχητο τὰ καταμήνια. θαυμάσαι δ᾽ ἐστὶ τοῦ Καπίτωνος μόνου γράψαντος τὴν ῥῆσιν
ἐν τῇδε τῇ λέξει.   ἡ ἄγαν πλήρωσις περιφανὴς, φλέβες

XXX.

Jugula manifefta, venae confpicuae.

Id genus locutiones obfcurant habent fcriptoris fententiam, quippe cum verbis, in quibus haec apparere
velit, expreffum non fit.   Multi quidem natura macri et
jugula detecta habent et venas exftantes plenasque fanguinis, ficut e contrario alii neque jugula neque venas habent exftantes.   Quemadmodum autem naturalis hujusmodi
corporum differentia confpicitur, eodem modo et in iis, qui
praeter naturam, quam ab initio habuerunt, aut emaciantur aut craffefcunt et abundant aut egent humoribus.
Conftat enim in extenuato corpore repletas venas fanguinis plerumque corrupti intra ipfas incluíi copiam oftendere, ficuti de muliere, cui menfes retenti erant, paulo
ante dicebam.   Ceterum miror Capitonem folum hujus
partis verba ita fcribentem: magna repletio patens eft,

98   *ΙΠΠΟΚΡΑΤΟΥΣ ΕΠΙΔΗΜΙΩΝ ΣΤ*

Ed. Chart. IX. [465.]   Ed. Baf. V. (488.)

διαφανεῖς. εἴπερ γὰρ οὕτως εὕροιτο γεγραμμένον, τίς ἦν
ἀνάγκη μεταγράψαι πάντας αὐτὴν τοὺς ἐξηγητὰς ἐπὶ τὸ
σαφέστερον; ἐν οἷον γὰρ ἀποροῦνται, μεταγράφουσιν εὐπο-
ρίας ἕνεκεν. ἀλλ᾽ οὐδ᾽ ἀντίγραφον εἶρον οὕτως ἔχον, οὐκ
ὀλίγοις ἐντυχὼν, δι᾽ αὐτὸ τοῦτο βούλεσθαι γνῶναι τάς τε
παλαιὰς γραφὰς καὶ τὰς ἅπασιν ὁμολογουμένας ἢ διαφωνου-
μένας. ἁπάντων τε οὖν τῶν ἐξηγητῶν καὶ πάντων τῶν ἀντιγράφων τὴν αὐτὴν ἐχόντων γραφὴν, οὐκ ὀρθῶς ὁ Καπίτων μετέγραψεν. ἴσως δὲ κἀγὼ αὐτοῦ τὴν ἀρχὴν ἐμνημόνευσα, προειρηκὼς ἁπάσας τὰς τοιαύτας ἐν ταῖς γραφαῖς
ῥᾳδιουργίας ὑπερβήσεσθαι κατὰ τὴν ἐξήγησιν. ἐπὶ τῶν
ἑξῆς οὖν ῥήσεων αὐτὸ ποιήσω, μήκους φειδόμενος.

λα΄.

Πρόδικος τοὺς πυρεταίνοντας ἔκτεινε δρόμοισι, πάλῃσι,
πυρίῃσι. κακὸν τὸ πυρετῶδες πολέμιον λιμῷ, περιό-

venae perfpicuae; nam fi ita fcripta inventa effet, quid
neceffe fuiffet, omnes interpretes eam in clariorem trans-
mutaffe? fi quidem eorum, de quibus ambigunt, fcripturas facilioris notitiae caufa transmutant. Quin etiam co-
dicem nullum ita fe habere inveni, cum multos tamen
ob id ipfum evolverim, antiquas fcilicet lectiones et in
quibus omnes confentiunt aut diffentiunt dignofcere cu-
piens. Cum omnes igitur explanatores et omnes codices
eandem lectionem habeant, haud recte Capito ipfam per-
mutare aufus eft. Sed forfan et ego male ipfius ab initio
mentionem feci, cum omnes hujusmodi in fcripturis mu-
tandis ineptias me in explanando omiffurum effe praedi-
xerim. In fequentibus igitur id faciam longitudini parcens.

XXXI.

Prodicus febrientes interficiebat curfibus, luctationibus,
fotibus calidis. Malum febriculofum, inimicum fami,

δοισι πολλῇσι, δρόμοισιν, ἀνατρίψει, πόνον πόνῳ αὐτοῖσι.

————

Καὶ ταύτην τὴν ῥῆσιν ἄλλος ἄλλως γράφει. τινὲς μὲν
ὑπαλλάττοντες τὴν λέξιν τοιάνδε, περιόδοισι, πάλῃσιν, ἔνιοι
δ᾽ ἐν ἀρχῇ πάλῃσι. τινὲς δ᾽ ἐξαίροντες τὸ πάλῃσιν, ἔνιοι
δ᾽ ἐν ἀρχῇ προστιθέντες λιμῷ. περιόδους μὲν οὖν καλεῖ τοὺς
βραδεῖς περιπάτους ἐπὶ πλείονα χρόνον ἐκτεινομένους, [466]
ὡς ἐν τῷ περὶ διαίτης ὀξέων αὐτὸς ἔφη. βραδεῖαν συχνὴν
περίοδον πλανηθῆναι, καὶ Πλάτων μὲν μέμνηται τοῦ Προδίκου ὡς πολλοῖς περιπάτοις χρωμένου. τίνος δὲ νῦν Προδίκου μνημονεύει, πότερον τοῦ Λεοντίου ἢ τοῦ Σηλυβρια-
νοῦ περιττὸν ζητεῖν. ἐν ἄλλῳ γὰρ λόγῳ τὰ τοιαῦτα πάντως διέρχομαι. νυνὶ δ᾽ οὔ που καιρὸς ἱστορικῶν ζητημά-
των, ὅπου καὶ τῶν γεγραμμένων τισὶν ἐξηγήσεων οὐκ ὀλίγας περιλιπόντες ἀγαπῶμεν, ἐὰν ἐν ὀκτὼ βιβλίοις συμπλη-
ρώσωμεν τὴν ἐξήγησιν. διὰ τί δὲ μέμφεται τὸν Πρόδικον

circuitibus multis, curſibus, frictioni. Laborem lobore
ipſis

————

Et haec verba alius aliter ſcribit, nonnulli quidem
verba haec permutantes, circuitibus, luctationibus, nonnulli vero ab initio, luctationibus, ponentes; aliqui eam
vocem eximentes; aliqui initio, fami, adjicientes. Circuitus ſane vocat lentas deambulationes in longius tempus productas, ut in libro de ratione victus in acutis ipſe
inquit, tardum multum circuitum deambulaſſe, et Plato
Prodici meminit, ut multis deambulationibus utentis.
Quem autem nunc Prodicum memoret, utrum Leontium
an Selybrianum, quaerere ſupervacuum eſt: in alio enim
ſermone haec omnino perſequitur. Nunc vero in hiſtori-
cas quaeſtiones tractare non eſt opportunum, quoniam
nonnullorum explanatoribus, non paucis praetermiſſis,
ſatis habemus, ſi noſtram octo voluminibus abſolverimus.

Ed. Chart. IX. [466.]   Ed. Baf. V. (488. 489.)
αὐτὸς ἐδήλωσεν εἰπὼν, τὸ πυρετῶδες πολέμιον εἶναι περιόδοισιν ἢ λιμῷ. δῆλον δ᾽ ὅτι καὶ τοῖς ἄλλοις ἃ κατέλεξε,
καὶ γὰρ ταῖς πάλαις καὶ τῇ πυρίᾳ καὶ τῇ ἀνατρίψει τὸ
πυρετῶδες ἐναντίον ἐστίν. οὕτω γὰρ ἀκουστέον τοῦ πολέμιον, ἐπειδὴ καὶ φίλιον ἐκ μεταφορᾶς εἰώθασι λέγειν τὸ
οἰκεῖον. μεταξὺ δὲ τῶν λέξεων ἀμφοτέρων εἰρημένον τὸ
κακὸν ἔνιοι μὲν ἐπὶ τῇ τελευτῇ τῆς προτέρας ἔγραψαν,
ἔνιοι δ᾽ ἐν ἀρχῇ τῆς δευτέρας, ὡς ἕνα γενέσθαι τὸν λόγον
τοιόνδε· τὸ πυρετῶδες πολέμιον περιόδοισιν, ὅτι δὲ βλάπτει τοὺς πυρέττοντας καὶ περίπατος καὶ δρόμος καὶ πυρία
καὶ πάλη, πάντοθεν τὴν ἐν τῷ σώματι θερμασίαν αὐξάνοντα, οὐδεὶς ἀγνοεῖ τῶν ὡμιληκότων τοῖς ἔργοις τῆς τέχνης. Πρόδικος δ᾽ ἔοικεν οὐ μόνον λογικὴν εὕρεσιν βοημά-
των ἀγνοεῖν, ἀλλὰ καὶ τήρησιν ἐμπειρικήν. ὁ μὲν γὰρ
(489) λόγος ἀπαγορεύει πόνῳ πόνον ἰᾶσθαι, τουτέστι τῇ
βλάβῃ τὴν βλάβην καὶ τῷ κακῷ τὸ κακόν. ἐναντία γάρ,
οὐχ ὅμοια τῇ λυπούσῃ διαθέσει προσφέρειν χρὴ βοηθήματα.

Sed cur Prodicum accufet, ipfe declaravit inquiens, febriculofum inimicum effe circuitibus et fami. Conftat
autem, quod et reliquis enumeratis, nam et luctationibus
et fomento calido et frictioni, febriculofum adverfarium eft:
ita enim ea vox, *inimicum*, intelligenda eft, quoniam et
amicum per tranflationem dicere confueverunt proprium
ac domefticum. Inter utramque autem dictionem haec,
malum, pofita ab aliquibus in calce prioris fcripta eft,
ab aliquibus initio fecundae, ut una fiat oratio hujusmodi,
febriculofum inimicum circuitibus. Quod autem febricitantibus et deambulatio et curfus et fotus calidus et lu-
ctatio, undique calorem in corpore augentes officiant,
neminem eorum qui in artis exercitatione verfati funt
praeterit. Prodicus vero non rationalem modo auxiliorum
inventionem, fed etiam empiricam obfervationem ignorare
videtur. Negat enim ratio labori laborem mederi, hoc
eft noxae noxam et malo malum: nam contraria, non
fimilia, infeftanti vitio adhibere auxilia convenit. At ille

φαίνεται δ᾽ ἐκεῖνος ὅμοια προσάγων, εἴ γε καὶ περιπάτοις
καὶ πάλη καὶ ἀνατρίψει καὶ πυρίᾳ καὶ λιμῷ. πυρίαν δὲ
πᾶσαν ἀκουστέον τὴν ἔξωθεν ἡμῖν προσπίπτουσαν θερμασίαν
εἴτ᾽ ἀπὸ πυρὸς εἴτ᾽ ἐν λουτροῖς γένοιτο. καὶ μὴν καὶ
ὁ λιμὸς ἐναντίον ἐστὶ τοῖς εἰρημένοις, ὅκου γὰρ λιμὸς οὐ
δεῖ πονεῖν. οὐ μόνον δὲ τὴν ἀρχὴν τῆς ῥήσεως, ἀλλὰ καὶ
μετὰ τὴν ἀρχὴν ἄχρι τελευτῆς ὡς ἂν ἐθέλωσι γράφουσιν.
ἀλλ᾽ ἐγὼ τὰς παλαιὰς ἐροῦμαι, κἂν χαλεπωτέραν ἔχωσι τὴν
ἐξήγησιν. ὃ δὲ ἔσχατόν ἐστι γεγραμμένον ἐν τῇ προκειμένῃ ῥήσει, τὸ αὐτοῖσι, τινὲς μὲν τῆς ἑπομένης ἀρχὴν ποιοῦσι, τινὲς δ᾽ ὅλως ἀφαιροῦσι. καὶ γὰρ φαίνεται μηδὲν ἐξ
αὐτῶν πλέον τῶν εἰρημένων διδασκόμενον.

————

λβ΄.

Φλεβῶν ἔρευθος, πελίωσις, χλωρότης, πλευρέων ὀδύναι
λαπαραί.

————

fimilia adhibere videtur, fiquidem et ambulationibus et
luctatione et frictione et fotu calido et fame utitur; per
πυρίαν autem, id eſt fotum calidum, omnis extrinfecus
nos invadens caliditas, five ab igne, five in balneis fiat,
intelligenda eſt. Quin etiam fames praedictis adverfatur;
ubi enim fames eſt, laborare non convenit. Non folum
autem locutionis initium, fed et ab initio ufque in finem,
ut libuerit, fcribunt; ceterum ego veteres fcripturas, etſi
difficilius explanentur, femper eligo. Sed vocem eam,
quae ultima in propofitis verbis fcripta eſt, ipfis, aliqui
fequentis fermonis initium faciunt; nonnulli prorfus obli-
terant, fiquidem nihil plus quam antedicta edocere
videtur.

————

XXXII.

Venarum rubor, livor, viriditas; coſtarum dolores laxi.

————

102   *ΙΠΠΟΚΡΑΤΟΥΣ ΕΠΙΔΗΜΙΩΝ ΣΤ*

Ed. Chart. IX. [466. 467.]   Ed. Baf. V. (489.)

Εἶπον ὅτι τὸ κατὰ τὴν τελευτὴν τῆς προκειμένης ῥήσεως τούτοις προιάττεσθαι δύναται ταύτης, ἵν᾽ ὁ λόγος
ᾖ τοιοῦτος· τούτοις οἷς προσεῖπον, ἦσαν δὲ οἱ πυρεταίνον-
τες μὲν οὐκ ὀρθῶς ὑπὸ Προδίκου πρὸς κινήσεις ὑγιαίνουσιν οἰκείας ἀγόμενοι, συμβαίνει ταῦτ᾽ ἴσχειν ἃ νῦν εἶπεν,
οὐχ ἅπαντα δηλονότι καθ᾽ ἕκαστον ἄνθρωπον. οὐ γὰρ
οἷόν τε συνυπάρξαι τὸ ἔρευθος τῇ πελιώσει καὶ τῇ χλωρό-
τητι, καὶ γὰρ ἀναιρετικόν ἐστιν ἕκαστον τούτων τῶν λοι-
πῶν δύο καὶ διαθέσεσιν οὐχ ὁμοίαις ἕπεται. τοῖς μὲν γὰρ
τήν τε δύναμιν ἔχουσι μετρίως καὶ [467] χρηστὸν τὸ αἷμα
γυμνασθεῖσιν ἢ πυριασθεῖσιν ἐρεύθεται τὸ σῶμα. τοῖς δ᾽
ἀῤῥωστότερον ἢ κακοχυμότερον πελιοῦται καὶ χλωρὸν γίνεται. προτάττουσιν ἔνιοι τῆς προκειμένης ῥήσεως τὸ ὄγκοι,
τοιάνδε ποιοῦντες τὴν λέξιν· ὄγκοι, φλεβῶν ἔρευθος, πελίωσις, χλωρότης. ὁ δ᾽ ἐπὶ τῇ τελευτῇ τῆς ῥήσεως εἶπε πλευρέων ὀδύναι λαπαραὶ, πιθανῶς τινὲς μετέγραψαν εἰς τὸ
λαπάρας, ὀδύνας, γίνεσθαι βουλόμενοι τοῖς ἀκαίρως γυμνασθεῖσιν. οἵ γε μὴν ἐξηγηταὶ πάντες ἴσασι τὴν πλευρέων

Dixi vocem, *ipſis*, in calce proximi ſermonis poſitam
iſti poſſe praeponi, ut oratio talis reddatur, ipſis quos
praedixi; erant autem febricitantes non recte a Prodico
ad motiones bene valentibus convenientes deducti. Haec
quae nunc dicit, habere contingit, non omnia ſcilicet
ſingulos homines: neque enim poteſt rubor una cum li-
vore et viriditate conſiſtere, ſiquidem unumquodque iſtorum duo reliqua tollit et affectus diſſimiles inſequitur.
Nam vires mediocres et bonum ſanguinem habentibus,
quum exercentur aut per ſotus calefiunt, rubicundum corpus evadit; ſed imbecilliores aut vitioſis humoribus repleti lividi fiunt ac virides. Nonnulli verbis his hanc
vocem, *tumores*, praeponunt et locutionem talem faciunt:
tumores, venarum rubor, livor, viriditas; ſed quod in extremis verbis dixit, coſtarum dolores laxi, nonnulli veri-
ſimiliter ita mutarunt, *laparae*, id eſt ventris dolores,
hos importune exercitatis ſuboriri volentes; verumtamen
omnes interpretes hanc lectionem agnoſcunt, coſtarum

Ed. Chart. IX. [467.]　　　　　　　Ed. Baf. V. (489.)
ὀδύναι λαπαραὶ γραφῇν, ἀκούουσί τε λαπαρὰς τὰς ἄνευ φλεγμονῆς καὶ τάσεως ὀδύνας.

λγ΄.

"Ἄδιψος, συνέχειν στόμα, σιγᾶν, ἄνεμος σὺν τῷ ποτῷ ψυχρὸν εἰσάγειν.

"Ἔν τι τῶν εἰς ἀνάμνησιν ἄγειν δυναμένων τῆς ὅλης ἐπὶ τῶν πυρεττόντων ἀγωγῆς ἔγραψεν ὁ Ἱπποκράτης τοῦτο, δυνάμενον ἐνδείκνυσθαι καὶ αὐτὸ τὴν μοχθηρίαν τῆς Προδίκου προνοίας πυρεττόντων. οὐ γὰρ ἐξ ὧν διψῷεν οἱ ἐνθερμανθέντες εὔλογόν ἐστι πράττειν, ἀλλ᾽ ἐξ ὧν ἄδιψοι γενήσονται. ταῦτα δ᾽ ἐστὶ πρώτη μὲν ἡ ταῖς κινήσεσιν ἀντικειμένη τοῦ κάμνοντος σώματος ἡσυχία. δευτέρα δὲ τἄλλα, δι᾽ ὧν ἂν πραΰνοιτο, μᾶλλον οὐκ ἐξάπτοιτο τὰ κατὰ τὴν πυρετώδη διάθεσιν, ὧν ἕν ἐστι καὶ ἄδιψος τηρεῖν. δι᾽ ὧν δ᾽ ἄδιψος ἄν τις γένοιτο προσέθηκεν, ἐκπιὼν ἔχειν τὸ

dolores laxi et intelligunt laxos, id eſt ſine phlegmone et tenſione dolores.

XXXIII.

Siti carentem os claudere, tacere, ventum cum potu frigidum introducere.

Hoc ſcripſit Hippocrates ex iis unum, quae totam febrientium regendorum rationem in mentem revocare queant et per id ipſum Prodici in curandis febribus inſcitiam demonſtrare valens. Neque enim ea, ex quibus ſitiant, veluti calefacti, ſed ex quibus ſitis exſtinguatur, facienda ſunt; haec ſunt vero: prima quidem motibus oppoſita laborantis corporis, quies: ſecunda omnia reliqua, ex quibus febrilem affeclum comitantia magis miteſcant et non exaſperentur, inter quae unum eſt, ipſum a ſiti defendere. Per quae autem quiſpiam ſitim prohi-

στόμα καὶ σιγᾶν, ἄνεμόν τε ψυχρὸν σὺν τῷ ποτῷ εἰσάγειν,
ὅπερ ἐστὶν ἐπισπᾶσθαι τῷ ποτῷ τὸν ψυχρὸν ἄνεμον. εἰ
δὲ ποτῷ, πρόδηλον ὅτι καὶ χωρὶς τούτου κατὰ μόνην τὴν
εἰσπνοὴν, ὥστε καὶ τοῦ κατὰ τὴν ἀναπνοὴν ἀέρος προνοη-
τέον ἐστὶν, ὅπως μὴ θερμὸς ᾖ μᾶλλον τοῦ προσήκοντος καὶ
μᾶλλον θέρους ὥρᾳ. τολμηρότερον δὲ κἀνταῦθα Καπίτων
τε καὶ Διοσκορίδης ὑπαλλάξαντες τὴν παλαιὰν γραφὴν
ἔγραψαν οὕτως τὴν λέξιν. ἄνεμον ἐν τῷ ποτῷ ψυχρὸν μὴ
εἰσάγειν. ἀλλ᾽ ὁ μὲν Διοσκορίδης δευτέραν γραφὴν, ὡς εἴωθε,
προσέθηκεν, ἐξ ὧν ἄνεμον ψυχρὸν εἰσάγειν. Καπίτων δὲ
οὐδὲ τῶν δευτέρων ἠξίωσε τὴν ἐν ἅπασί τε τοῖς ἀντιγράφοις εὑρισκομένοις γραφὴν, ἅπασί τε τοῖς ἐξηγηταῖς ὁμολογουμένην, ἀλλὰ προσθεὶς αὐτῇ τὴν μὴ συλλαβὴν, ἀντὶ τοῦ
ψυχρὸν εἰσάγειν, ψυχρὸν μὴ εἰσάγειν ἔγραψεν, ὡς οὐδέποτε
δέον ἀναπνεῖν ψυχρὸν ἀέρα τὸν πυρέττοντα.

---

beat, adjecit, clauſum os habere, auramque frigidam cum
potu introducere, id eſt ventum una cum potu frigidum
attrahere; quod ſi cum potu, patet etiam ſine ipſo per
ſolam inſpirationem. Quare et aëris inſpiratu attrahendi
ratio habenda eſt, ut ne calidior ſit quam conveniat,
idque magis aeſtatis tempore. Verum et hoc loco Capito
átque Dioſcorides audacius veterem lectionem permutantes, hunc in modum verba ſcripſerunt: ventum inter bibendum frigidum non introducere. Sed Dioſcorides quidem, ut conſuevit, ſecundam ſcripturam addidit: ex quibus ventum frigidum introducere. At Capito lectionem
in omnibus codicibus repertam et a cunctis explanatoribus conceſſam, neque ſecundo gradu dignam putavit; ſed
ei hanc ſyllabam, *non*, adjiciens, loco, *horum*, frigidum
introducere, ſcripſit, frigidum non introducere, perinde
ac ſi nunquam frigidum aërem febricitans inſpirare debeat.

λδ'.

[468] Τὰς ἀφορμὰς, ὁκόθεν ἤρξαντο κάμνειν, σκεπτέον, εἴτε κεφαλῆς ὀδύνης, εἴτε ὠτὸς, εἴτε πλευροῦ. σημεῖον οἱ ὀδόντες καὶ ἐφ' οἷσι βουβῶνες.

Ταύτην τὴν ῥῆσιν ἐν τῷ δευτέρῳ τῶν ἐπιδημιῶν ἐξηγήμεθα κατὰ τὸ πρῶτον ὑπόμνημα.

λε'.

Τὰ γινόμενα ἕλκεα καὶ φύματα, κρίνοντα πυρετοὺς, οἷσι ταῦτα μὴ παραγίνηται, ἀκρισίαι, οἷς ἐγκαταλείπεται, βεβαιόταται καὶ τάχισται ὑποστροφαί.

Καὶ αὕτη ἡ ῥῆσις ἐφεξῆς τῇ πρὸ αὐτῆς κατὰ τὸ δεύτερον τῶν ἐπιδημιῶν γεγραμμένη τῆς προσηκούσης ἐξηγήσεως ἔτυχεν ἐν τῷ πρώτῳ τῶν εἰς ἐκεῖνο τὸ βιβλίον ὑπομνημάτων.

XXXIV.

Occaſiones, unde coeperunt aegrotare, conſiderandae, ſive capitis dolor, ſive auris, ſive lateris ſignum dentes et in quibus inguinum phlegmonae.

Hanc orationem et in ſecundo de morbis vulgaribus volumine in primo commentario explanavimus.

XXXV.

Naſcentia ulcera et tubercula ſebres judicantia. Quibus haec non accidunt, judicationis carentiae. Quibus aliquid intus relinquitur, certiſſimae et celerrimae recidivae.

Et haec oratio priori contigua in ſecundo de morbis vulgaribus ſcripta convenienti declaratione illuſtrata eſt per primum et in eum librum a me editum commentarium.

λστ'.

Τὰ στρογγυλούμενα πτύελα παρακρουστικὰ, οἷα ἐν Πλην⍵̑.

Τῶν πτυέλων τὸ μὲν οἷον ὑλικὸν αἴτιον ἢ πάχος καὶ
γλισχρότης τῶν χυμῶν ἐν τοῖς τοῦ πνεύμονος βρογχίοις
ἀθροιζομένων, τὸ δ᾽ οἷον ποιητικὸν ἡ ἐν τῷ χωρίῳ θερμότης. καί τισι καὶ τῶν ἀπυρέτων ἐθεασάμην τοῦτο γινόμενον, ἐν πάνυ πολλῷ χρόνῳ δοκοῦσι μηδὲν ἔχειν κακόν. ὕστερον μέντοι πάντες οὗτοι φθινωδῶς συνετάκησαν. εἰ δὲ μετὰ
πυρετοῦ ποτὲ γένοιτο, σὺν ἄλλοις σημείοις παρακρουστικοῖς
συντελέσει τι καὶ αὐτὰ πρὸς τὴν τοῦ παρακρουστικοῦ πρόγνωσιν, ἄλλως δὲ οὐχί. μὴ τοίνυν αὐτῷ θαρρήσῃς μόνῳ
ποτὲ, ἐπὶ προρρήσει παρασκοπῆς. τό γε μὴν ἴδιον παραφροσύνης σημεῖον πολλάκις ἠκούσατε. λέλεκται δὲ κἂν εἰς
τὸ προρρητικὸν ὑπομνήμασιν ὡς ἡ θερμότης προσγινομένη
ἐκείνοις δύναταί τι συντελεῖν εἰς παραφροσύνην, τῷ πληροῦν
κατὰ κεφαλήν. αὐτὴ δὲ καθ᾽ ἑαυτὴν οὐδαμῶς ἐστιν ἱκανὴ

XXXVI.

Rotunda fputa delirium futurum fignificant, ut in Pleno.

Sputorum rotundorum veluti materialis caufa craſſitudo eſt, atque tenacitas humorum in fibris pulmonis
collectorum: caufa veluti effectrix eſt loci calor. Et in
quibusdam febre vacantibus id fieri vidimus, qui per
valde longum temporis intervallum nihil mali pati videbantur; attamen iſti omnes poſtea phthiſi contabuerunt.
Quod ſi ſputa haec nonnunquam in febre una cum aliis
ſignis delirium portendentibus adſint, aliquid et ipſa ad
futurum delirium praeſagiendum facient, aliter vero minime. Ne igitur hoc ſolo indicio ad praedicendam infaniam unquam confidito. Porro infaniae propriam notam
frequenter audiviſtis. Diximus autem et in noſtris in
librum praedictionum commentariis, quod calor ille ad-
junctus ad excitandam infaniam aliquid facere poteſt, caput ſcilicet replens; ſed ipſe per ſe nequaquam idoneum

Ed. Chart. IX. [456. 457.]   Ed. Baf. V. (484.)
σημεῖον γενέσθαι παραφροσύνης καὶ μάλιστα φρενιτικῆς.
ἔπειτα καὶ μετὰ τὰς ἀκμὰς τῶν πυρετῶν ὑποπαραφέρονται
πολλοὶ, τῷ λόγῳ τῆς κατὰ τὴν κεφαλὴν πληρώσεως. ἐν δὲ
τῇ προκειμένῃ ῥήσει πρόσκειται τισὶ τῶν ἀντιγράφων ἐπὶ
τῇ τελευτῇ τὸ οἷον ἐν Πληνῷ, καθ᾽ ἕτερον δὲ τὸ ὡς ὁ
σπλὴν οἴω. καὶ ὅσοι τῶν ἐξηγητῶν προσήκαντο τὴν γραφὴν, ὥσπερ καὶ ὁ Σαβῖνος, τόπου τινὸς ὄνομά φασιν εἶναι
τὸ Πλήν. οὐ μὴν τίνος γε πόλεως ὁ τόπος οὗτός ἐστι προσέθεσαν τῷ λόγῳ.

λζ'.

[469] Οἱ αἱμορροΐδας ἔχοντες οὔτε πλευρίτιδι οὔτε πε-
ριπνευμονίῃ οὔτε φαγεδαίνῃ οὔτε δοθιῆσιν οὔτε τερ-
μίνθοισιν, ἴσως δὲ οὐδὲ λέπρῃσιν, ἴσως δὲ οὐδὲ ἄλλοισιν.

Ἐλλείπει δηλονότι τὸ ἁλίσκονται καὶ χρὴ προσυπακούειν
αὐτό. διὰ τί οὐχ ἁλίσκονται δῆλον. ἐκκρινομένης γὰρ τῆς

infaniae et praefertim phreniticae fignum eft: praeterea
et in febrium fummo impetu, quoniam caput repletum
eft, multi delirant. In propofito autem fermone in quibusdam codicibus in fine additum eft, ut in Pleno et in
alio, ut Plen foli; et quicunque interpretes lectionem
hanc probaverunt, ut etiam Sabinus loci cujusdam nomen
Plen effe dixerunt, fed cujus civitatis locus ifte effet
orationi non addiderunt.

XXXVII.

*Marifcis laborantes, neque morbo laterali, neque pulmo-
nario, neque phagedaena, neque furunculis, neque ter-
minthis, fortaffe vero neque lepris, fortaffe neque aliis.*

Deficit hoc verbum, *capiuntur* et ideo prius fubintelligendum eft. Cur vero in his malis non capiantur,

κακοχυμίας διὰ τῶν αἱμοῤῥοΐδων, καχεξίαι μέν τινες ἔπον-
ται ἐνίοτε καθ' ὅλον τὸ σῶμα καὶ ἄχροιαι καὶ (490) ὕδεροι, νόσημά δ' οὐδὲν τοιοῦτον. φαγεδαίνας δ' ὅτι λέγει
τὰ διαβιβρωσκόμενα τῶν ἑλκῶν, ἃ καὶ φαγεδαινικὰ καλοῦσιν οἱ παλαιοὶ τῶν ἰατρῶν, εἴρηται κἂν τῷ πρώτῳ τῶν εἰς
τὰ περὶ χυμῶν ὑπομνημάτων. καὶ γὰρ κατ' ἐκεῖνο διὰ τῆς
αὐτῆς λέξεως ἡ ῥῆσις γέγραπται. τινές γε μὴν ἤκουσαν
φαγεδαίνας, τὰς τῶν πολλῶν βρωμάτων ἐδωδὰς, ἃς καὶ αὐτὰς ὑπὸ κακοχυμίας γίνεσθαι ἀμέτρους ὀρέξεις σιτίων, ὁμολογεῖται καὶ πρὸς ἡμῶν. οὐ μὴν τοιαύτης γε κακοχυμίας
κινούσης ἄκος εἶναι τὰς αἱμοῤῥοΐδας, ἀλλὰ τῆς μελαγχο-
λικῆς μᾶλλον. ὀξύτης δὲ χυμῶν ψυχρὰ, τὴν τοιαύτην ἐργαζομένη τῶν σίτων ὄρεξιν, ἤδη τισὶ καὶ τῶν τὰς αἱμοῤῥοΐδας ἐχόντων ἐγένετο. καὶ τὸ τῶν τερμίνθων δ' ὄνομα μελάνων τινῶν ἐκφυμάτων ἐν ταῖς κνήμαις μάλιστα γινομένων
ἐστὶ δηλωτικὸν, ἀπὸ τῆς κατὰ σχῆμα καὶ χρόαν καὶ μέγεθος ὁμοιότητος τῷ καρπῷ τῶν τερμίνθων γεγονός· τὸ δ'

clarum eſt: vitioſis enim ſuccis per mariſcas depulſis
quidam ſane mali habitus in toto corpore accidunt et pal-
lores et hydropes, ſed nullus ejusmodi morbus. Quod
phagedaenas autem vocet corrodentia ulcera, quae quidem
et phagedaenica veteres medici nominarunt, a nobis dictum eſt et in tertio ſuper librum de humoribus commentario: ſiquidem et in illo iisdem verbis hic aphoriſmus
ſcriptus eſt. Porro nonnulli phagedaenas multorum ciborum eſus eſſe voluerunt, quos et ipſos a vitiatis humoribus immodicos edendi appetitus excitantibus provenire et
a nobis conceditur; non tamen hujus malorum ſuccorum
copiae, ſed melancholicae potius haemorrhoidas, id eſt
mariſcas, medelam eſſe ſtatuimus. Ceterum hujusmodi
ſuccorum frigidus acor talem ciborum appetentiam excitans, interdum et in nonnullis haemorrhoidas babentibus
inventus eſt. Sed terminthorum nomen nigras quasdam
puſtulas in tibiis maxime orientes ſignificat, a figurae,
coloris magnitudinisque ſimilitudine, quam cum ecrmin-

ἐπὶ τῷ τέλει τῆς ῥήσεως γεγραμμένον. ἴσως δὲ οὐδὲ ἄλλοισιν, ἔνιοι γράφουσιν ἴσως δ' οὐδ' ἀλφοῖσιν. ἐπειδὴ καὶ
οἱ ἀλφοὶ κακοχυμίας τινός εἰσιν ἔκγονοι, παρὰ τῷ δέρματι
συνισταμένης.

λη'.

'Ιητρευθέντος γε μὴν ἀκαίρως συχνοὶ, τοῖσι τοιουτέοισιν οὐ
βραδέως ἑάλωσαν καὶ ὀλέθρια οὕτω.

'Ακαίρως θεραπεύονται τὰς αἱμοῤῥοΐδας οἱ μήτε φλε-
βοτομούμενοι κατὰ περιόδους μήτε δι' ὑπηλάτων ἢ γυμνασίων κενούμενοι, μήτε καταλιπόντες ἐξ αὐτῶν κἂν μίαν,
ἀλλὰ πάσας ἀθρόως ἐξαιροῦντες.

λθ'.

[470] Καὶ ὅσαι ἄλλαι ἀποστάσιες οἷον σύριγγες, ἑτέρων
ἄκος.

thorum, id eſt cicerum fructu habent, derivatum. Sed
quod in extremis verbis ſcriptum eſt, ſortaſſe autem, neque aliis, quidam legunt, ſortaſſe autem, neque alphis,
id eſt vitiliginibus; quandoquidem et ipſae ex quodam
pravo humore cuti impacto ortum habent.

XXXVIII.

*Medela quidem multis importune adhibita, talibus non
tarde capti ſunt; et pernicioſe ſic.*

Importune eorum mariſcis medentur qui neque venam per circuitus ſcindunt, neque alvum ducentibus utuntur, neque per exercitationes evacuant, neque unam ex
iis ſaltem relinquunt, ſed omnes una tollunt.

XXXIX.

Et quicunque alii abſceſſus, ut fiſtulae.

Ed. Chart. IX. [470.]   **Ed. Baf. V. (490.)**

Πολλάκις ἢ λιτὰς ἀποστάσεις εὕρομεν αὐτὸν οὐκ ἐπὶ
μόνων τῶν κατὰ ἀπόθεσιν, ἀλλὰ κἀπὶ τῶν ἐκκρίσεων ὀνο-
μάζοντα τῶν οὖν τοιούτων παθημάτων ἔν τισι καὶ σύριγ-
γές εἰσιν ἐκκαθαίρονται δι᾽ αὐτῶν τὰς περιουσίας τῶν χυμῶν. ὥσπερ οὖν ἐπὶ τῶν αἱμοῤῥοΐδων, οὕτω κἀπὶ τούτων
οὐχ ἁπλῶς οὐδ᾽ ὡς ἔτυχε τὴν θεραπείαν ποιητέον ἐστί.

μ'.

Σκῆψις μὲν ἐφ᾽ οἷσι γινόμενα ῥύεται, τούτων προγενόμενα
κωλύει.

Τῆς παλαιᾶς γραφῆς οὔσης ταύτης, ἐπὶ τὸ σαφέστερον αὐτὸν μετατεθείκασι πολλοὶ τῶν ἐξηγητῶν, ἀντὶ τοῦ
γενόμενα καὶ προγενόμενα γενομένη γράψαντες, ἵν᾽ ἐπὶ τὴν
ἀπόσκηψιν ὁ λόγος ἀναφέρηται, πάντες δὲ ἤκουσαν τὴν σκῆ-
ψιν ἐπὶ τῆς ἀποσκήψεως εἰρῆσθαι. τάχα καὶ σφαλέντος
τοῦ πρώτου γράψαντος βιβλιογράφου, ὡς ταῖς διανοίαις τὰ

Saepius ipfum non ea folum, quae in aliquam partem corporis feponuntur, fed etiam ea quae expelluntur,
abfceffus nominare invenimus. In quibus igitur ex his
affectibus et fiftulae infunt, per eas humores fupervacui
expurgantur. Quemadmodum igitur haemorrhoidibus, ita
et his non fimpliciter, neque temere curatio adhibenda eft.

XL.

*Decubitus quidem, in quibus facta tollit, haec ante facta
prohibet.*

Cum vetus fcriptura ita fe habeat, multi explanatores in clariores mutaverunt, loco harum vocum, *facta et
antefacta*, numeri pluralis, neutrius generis, reponentes,
factus et antefactus, ut ad fepfin, id eft decubitum, fermo referatur. Omnes autem decubitum pro abfceffu dictum effe intellexerunt, fortaffe et primo qui librum defcripfit aberrante. Sed verba fenfu non difcrepantia in

αὐιὰ κατὰ πάσας τὰς γραφάς ἐστι. βούλεται γὰρ ὁ Ἱπποκράτης λέγειν τὰς ἀποσκήψεις, ἐφ' οἷς ἂν πάθεσι γινόμεναι λύειν αὐτὰ δύνανται, τούτων προγενομένας κωλύειν γενέσθαι. δοκεῖ δέ μοι δύνασθαι·καὶ οὕτως ἀκούειν τῆς ῥήσεως, εἴ γε κατὰ τήνδε τὴν λέξιν εἴρητο. σκέψις μέν ἐστι,
πάντα ἐφ' οἷσι γενόμενα ῥύεται, τούτων προγενομένων κωλύειν. γραφόντων γὰρ τῶν παλαιῶν τόν τε τοῦ η δίφθογ-
γον καὶ τὸν τοῦ ε δι' ἑνὸς χαρακτῆρος, ὃς νῦν μόνος σημαίνει τὸν ἕτερον φθόγγον τὸν η, πολλὰ γέγονεν ἁμαρτή-
ματα τῶν ἐγγραφομένων, οὐ κατὰ τὴν γνώμην τῶν γραψάντων τὴν μετάθεσιν τῶν γραμμάτων ποιησαμένων. διὸ καὶ
προσέχειν ἀκριβῶς χρὴ ταῖς τοιαύταις γραφαῖς ἐν αἷς δυνατόν ἐστι τὸν τοῦ η φθόγγον εἰς τὸν τοῦ ε μεταθέντας,
ἢ τοὔμπαλιν γράψαντας ἐπανορθώσασθαι τὴν γραφήν. ὁμοίως
δὲ κἀπὶ τοῦ ο καὶ ω ποιητέον, ἐπειδὴ καὶ τούτων ἀμφοτέρων οἱ φθόγγοι δι' ἑνὸς χαρακτῆρος ἐγράφοντο.

---

omnibus fcripturis inveniuntur. Vult enim Hippocrates
dicere, abfceffus in quibus morbis facti eos difcutere
queunt, fi praevertant, iisdem ne fiant impedimento funt.
Mihi autem et in hunc fenfum oratio accipi poffe videtur, fi hoc modo verba fcripta effent: confideratio quidem eft, omnia quae poft aliqua orta liberant, eadem,
fi antevertant, fieri prohibere. Nam quum antiqui Graeci
duo elementa, η et ε, eodem charactere notarent, qui
nunc folus alterum elementum tantum, η fcilicet figni-
cat, multi errores librarii commiffi funt, non fecundum
auctorum mentem litterarum permutationem facientibus.
Quocirca et accurate hujuscemodi fcripturae confiderandae funt, in quibus elementum η et ε transmutantes et e
contrario fcribentes, lectionem caftigare queunt. Idem et
in elemento o et ω faciendum eft, quoniam utriusque
figurae uno jampridem charactere fignabantur.

μα'.

*Άλλου τόπου, τόποι δεξάμενοι ἢ πόνῳ ἢ βάρει ἢ ἄλλῳ τινὶ
ῥύονται ἢ ἄλλοισιν αἱ κοινωνίαι.*

*Ἡ αὐτὴ ῥῆσις ἥδε κἂν τῷ περὶ χυμῶν ἐπὶ τῷ τέλει
τοῦ βιβλίου γέγραπται, καθάπερ καὶ αἱ πρὸ αὐτῆς ἀπὸ
τῆς πρώτης, ἐν ᾗ φησιν, οἱ αἱμορροΐδας ἔχοντες. ἐξηγη-
μεθα οὖν ἐκεῖ τελεώτερον αὐτὰς, εἰρήσεται δὲ καὶ νῦν* [471]
*κεφάλαιον. ἡ γάρ τοι διάνοια τῆς προκειμένης ῥήσεώς ἐστι
τοιάδε. ἐξ ἄλλων τόπων εἰς ἄλλους διαδοχαὶ γίνονται νοσημάτων, κατὰ μετάστασιν τῶν ποιούντων αὐτὰ χυμῶν, ἤτοι
διὰ τόνον τινὰ τοῦ μέρους, εἰς ὃ μεθιστάμενοι κατασκήπτουσιν ἢ διὰ τὸ σφῶν αὐτῶν βάρος ἢ καὶ δι' ἄλλην τινὰ
αἰτίαν οἷον φάρμακον ἐρεθίσαν δριμὺ καὶ τρίψιν ἤ τινα
θερμασίαν ἔξωθεν προσγενομένην. ἀλλὰ καὶ διὰ κοινωνίαν
τῆς φύσεως τῶν μορίων γίνονται μεταστάσεις. ὄρχις γοῦν
οἰδήσας ἀπὸ βηχέων ὑπόμνημα κοινωνίας, στήθεσι, μαζοῖς,*

XLI.

*Loci alterius, loci excipientes aut dolore aut gravitate aut
alio quopiam liberant. Aut cum aliis communicationes.*

Hic idem aphorifmus in libello de fuccis ad calcem
fcriptus eft, quemadmodum et ante ipfum pofiti, quorum
primus eft ille, a marifcis tentati. Eo igitur loco ipfos
accuratius enodavimus, verum et nunc per fummam explanabimus. Sententia namque propofitorum verborum
haec eft: ab aliis locis in alios fufceptiones morborum
fiunt, prout fucci eos facientes migrant aut ob membri,
in quod vagantes delabuntur, dolorem aliquem: aut ob
fuam ipforum gravitatem; aut etiam ob caufam quandam
aliam, ut medicamentum acre irritans et frictionem aut
aliquem calorem extrinfecus incidentem, quin etiam ob
naturae membrorum communionem migrationes humorum
fiunt. Tefticulus etiam tumefactus in tuffientibus documentum eft affinitatis cum pectore, mammis, genitura,

γονῆς, φωνῆς. ἔνιοι δὲ τὸ, ἄλλοισιν αἱ κοινωνίαι, γράψαντες, ἀλλοῖαι κοινωνίαι τῆς ἑπομένης ῥήσεως ἀρχὴν αὐτὸ
ποιοῦσι, φάσκοντες ἐπ' ἄλλο κοινωνίας εἶδος αὐτὸν μετελη-
λυθέναι τὸ κατὰ τὴν τῶν χυμῶν συγγένειαν. αὐτὸς γοῦν,
φασὶ, λέγει, διὰ τὴν ῥοπὴν οὐκέτι αἷμα ἔρχεται, ἀλλὰ διὰ
τὴν τοῦ χυμοῦ συγγένειαν τοιαῦτα πτύουσιν. οὕτω δὲ καὶ
ὁ Ῥοῦφος ἔγραψέ τε καὶ διεῖλε τὴν λέξιν οἷον προσγραφὴν
μέν τινα νομίζων εἶναι τὸ, ἀλλοῖαι κοινωνίαι. τὴν δ' ὥσπερ
ἐξήγησιν τῆς προγραφῆς τὰ ἐπιφερόμενα. φησὶ γὰρ εἶναι
κοινωνίαν τῷ αἵματι πρὸς τὸ πῦον. οἷς οὐκέτι αἷμα πτύεται, τῆς ῥοπῆς ἐπὶ τἀναντία γενομένης αὐτῷ, τούτοις τὰ
συγγενῆ τοῦ αἵματος γίνεσθαι πτύσματα πυώδη. διὸ καὶ
τὴν λέξιν οὕτω γράφει, ἀλλὰ διὰ τοῦ χυμοῦ τὴν συγγένειαν
πτύα πτύουσιν. οἱ δὲ περὶ τὸν Σαβῖνον φυλάξαντες τὴν
παλαιὰν γραφὴν ἰδίαν ἀρχὴν ἐποιήσαντο τῶν λεγομένων τὸ
διὰ τὴν ῥοπὴν, ἐφ' ἣν ἤδη μεταβήσομαι.

---

voce. Quidam vero ea verba cum aliis communicationes,
ita fcribentes, diverſae communicationes, ſequentis aphorifmi initium faciunt, dicentes Hippocratem ad aliam
communicationis ſpeciem tranſiviſſe, eam ſcilicet quae
fecundum humorum cognationem fit. Ipſe igitur, inquit,
dicit, ob inclinationem non praeterea ſanguis exit, ſed
propter humoris cognationem talia exſpuunt. Ita vero et
Rufus fcripfit diſtinxitque verba, veluti propoſitum quoddam, haec verba eſſe putans, diverſae communicationes;
quae ſequuntur autem, veluti propoſiti explanationem.
Dicit enim cognationem ſanguini cum pure intercedere,
quibus non amplius ſanguis exſpuitur, quum ipſe ſcilicet
ad contraria inclinaverit, iſtis purulenta ſputa ſanguini
eſſe cognata; atque orationem hunc in modum ſcribit,
ſed propter humoris cognationem pus exſpuunt. Ceterum
Sabini diſcipuli veterem lectionem retinentes proprium
dictorum initium illud fecerunt, propter inclinationem,
ad quod jam tranſitum faciemus.

μβ'.

Διὰ τὴν ῥοπὴν οὐκέτι αἷμα ἔρχεται, ἀλλὰ κατὰ τοῦ χυμοῦ
τὴν ξυγγένειαν τοιαῦτα πτύουσιν.

'Εξήγημαι μὲν ἤδη τελέως τὴν ῥῆσιν ταύτην ἐν τῷ
τρίτῳ τῶν εἰς τὸ περὶ χυμῶν ὑπομνήματι. καὶ νῦν δ'
ἐρῶ συντομώτερον αὐτήν. ὅταν αἷμα διά τινος μέρους ἐκκενούμενον, οἷον ἔδρας ἢ ῥινὸς ἢ μήτρας ἢ κατὰ περιόδους
ἐκ γαστρὸς ἢ σύριγγος ἢ ὁθενοῦν ἑτέρωσε ἐπ' ἄλλα μόρια
ποιήσειαι τὴν ῥοπὴν, οὐκέτ' ἐκκενοῦται τοῦτο διὰ τοῦ πρόσθεν χωρίου, παράδειγμα δὲ τοῦτο μερικόν ἐστιν ἐπὶ τοῦ
τὴν ῥοπὴν εἰς θώρακα καὶ πνεύμονα ποιησαμένου. πτύεται γὰρ ἐντεῦθεν ἄλλοις ἄλλο κατὰ τὴν τῶν χυμῶν συγγέ-
νειαν· ἀφρῶδες μὲν, ὅταν ᾖ φλεγματικὸς, ὠχρὸν δ' ὅταν
πικρόχολος, μέλαν δ', ὅταν μελαγχολικὸς· ὥσπερ γε ἐρυθρὸν, ὅταν τὸ αἷμα κατασκῆπτον ᾖ καθαρόν. εἰκότως οὖν
ἔνιοι τὸ τ γράμμα προσθέντες, οὐ ῥοπὴν, ἀλλὰ τροπὴν

XLII.

*Propter inclinationem non item fanguis exit, fed pro hu-
moris cognatione talia exfpuunt.*

Olim exactius haec verba interpretati fumus in tertio libri de humoribus commentario, fed in praefentia
quoque ipfa brevius explanabimus. Quum fanguis per
aliquam partem exire folitus, ut per fedem aut nares aut
uterum aut per circuitum ex ventre aut fiftula aut ex
qualibet alia parte in alia membra impetum fecerit, non
item per priorem locum evacuatur. Hoc autem eft pri-
vatum exemplum fanguinis in pectus et pulmonem decumbentis. Ex hoc enim loco ab aliis alius pro humorum cognatione exfpuitur, fpumans quidem quum pituitofus eft; pallidus, quum biliofus; niger, quum melancholicus, ficut et ruber, quum fanguis eo confluens pu-
rus eft. Jure igitur quidam τ litteram praeponentes non
ῥοπὴν, id eft inclinationem, fed τροπὴν, id eft converfio-

Ed. Chart. IX. [471. 472.]   Ed. Baf. V. (490. 491.)

ἔγραψαν, διὰ τὴν τροπὴν τοῦ αἵματος ἀξιοῦντες πτύεσθαι
τὸ συγγενὲς τῇ τροπῇ. τρέπεται γὰρ ἐνίοτε μὲν ἐπὶ τὸ πικρόχολον, ἐνίοτε δ᾽ ἐπὶ τὸ μελαγχολικόν.

μγ'.

[472] Ἔστιν οἶσιν αἷμα ἀφαιρεῖσθαι ἐν καιρῷ ἐπὶ τοῖσι
τοιουτοισιν. ἐπ᾽ ἄλλοισι δὲ ὥσπερ ἐπὶ τοιούτοισιν οὐκ
εἰκός.

Συμφέρει, φησὶν, αἵματος ἀφαιρεῖσθαί τινας τούτων, εἷς
δηλονότι πλέον ἐστὶ τοῦτο καὶ μηδέπω τροπὴν ἀξιόλογον
(491) εἰς ἄλλον χυμὸν πεποιημένον, οὐκ ἀφαιρεῖσθαι δὲ
οἷς ἤδη τέτραπται, προηγουμένου τοῦ κατὰ τὴν δύναμιν
σκοποῦ, κἂν παραλείπηταί ποτε κατὰ τοὺς λόγους, ἐν οἷς
τὰς ἀπὸ τῶν διαθέσεων μόνον ἐνδείξεις διερχόμεθα.

nem, fcribunt, propter fanguinis converfionem fcilicet
putantes ejus converfationi propinquum humorem exfpui:
mutatur enim nonnunquam ad biliofum, nonnunquam ad
melancholicum.

XLIII.

*Nonnunquam aliquibus fanguinem detrahi convenit oppor-
tune in talibus. In aliis vero, ut in talibus non convenit.*

Expedit, inquit, horum aliquibus fanguinem detrahi,
quibus fcilicet is copiofus eſt et nondum infigniter ad
alterum humorem converfus. Non detrahendus eſt autem
in quibus jam mutatus eſt, propofito a viribus fumto
antecedente et fi nonnunquam in fermonibus omittatur,
in quibus folas ab affectibus indicationes recenfemus.

H 2

μδ'.

*Κώλυσις ἐπὶ τοῖσιν αἱματώδεα πτύουσιν, ὥρη, πλευρῖτις,
χολή.*

———

Καὶ ταύτην μὲν τὴν ῥῆσιν ἐφεξῆς ταῖς προγεγραμμέ-
ναις ἐν τοῖς τελευταίοις τοῦ περὶ χυμῶν ἄλλος ἄλλως καὶ
γράφει καὶ ἐξηγεῖται. πασῶν μὲν οὖν τῶν γραφῶν καὶ τῶν
ἐξηγήσεων ἀπιθάνων οὐσῶν, ἡ μετριωτέρως ἔχειν μοι δό-
ξασα τῶν ἄλλων ἐστὶν ἡ μὲν γραφὴ κατὰ τὴν ἀντιλεγομέ-
νην δόξαν λέξιν, ἡ δ' ἐξήγησις, ἵνα τοῖς αἱματώδη πτύουσιν ἡ φλεβοτομία κωλύηται διὰ τὴν ὥραν ἀντιπράττουσαν
ἢ διὰ τὸ πάθος ὂν πλευριτικὸν ἢ διὰ τὸν πλεονάζοντα χυμὸν ὄντα χολώδη. τὸ μὲν οὖν διὰ τὴν ὥραν εὔδηλον. ἐν
γὰρ ταῖς πάνυ θερμαῖς ὥραις, οἷά πέρ ἐστιν ὑπὸ κύνα,
φυλάττομεν φλεβοτομίαν, ὡσαύτως δὲ κἂν χολώδης ἱκανῶς
ὁ ἄνθρωπος ᾖ. τὸ δ' ἐπὶ τῆς πλευρίτιδος δοκεῖ μάχεσθαι
μόνον. οὐ γὰρ ἀντιπράττει φλεβοτομίᾳ τὸ πάθος, ἀλλὰ

XLIV.

*Impedimentum in cruenta fpuentibus tempus anni, phle-
gmone lateris, bilis.*

———

Et hunc quidem aphorifmum deinceps poft antefcri-
ptos in fine libri de humoribus alius aliter et fcribit et
explanat. Quum omnes igitur et fcripturae et explana-
tiones verifimiles non fint, aliis tolerabilior mihi vifa eft
fcriptura quidem non in propofitis verbis expreffa, explanatio vero haec: cruenta fputa rejicientibus fectio venae
impeditur, propter anni tempus, adverfarium aut affectum
lateris aut humorem biliofum abundantem. Quod propter
anni tempus clarum eft: nam admodum calidis temporibus, qualia funt prope canis ortum, a venae folutione
cavemus; nec non fi valde biliofus homo fit. Verum quod
de lateris morbo dictum eft folum refragari videtur: neque enim fecandae venae affectus ifte repugnat, imo in-

δεῖται μὴ κωλυούσης τῆς δυνάμεώς ἢ τῆς ὥρας ἢ τῆς ἡλικίας. ἔοικεν οὖν τοιοῦτόν τι τὸ λεγόμενον εἶναι τοὺς αἱματώδη πτύοντας φλεβοτομητέον ἐστὶ, πάντως ὅσον ἐπὶ τούτῳ,
πλὴν εἰ μὴ διὰ πλευρῖτιν πτύειεν τοιαῦτα. τούτους γὰρ
οὐ πάντως φλεβοτομήσεις, ὡς αἷμα πτύοντας, ἀλλὰ τοῖς
ἰδίοις τῆς πλευρίτιδος ὑγιάσεις διορισμοῖς, καθ᾽ οὓς ἤτοι
φλεβοτομητέον ἐστὶ τοὺς οὕτω πάσχοντας ἢ μή. τοῦτο
δέ μοι προσεπινοῆσαι συνέβη ἐξηγουμένῳ τὸ περὶ χυμῶν,
ἐν τῷ μεταξὺ θεασαμένῳ τινὰ ἄῤῥωστον, ὃς ὡς αἱμοπτοϊ-
κὸς ἐκάλεσέ με, πτύσας αἱματῶδες ἀπὸ πλευροῦ. θεασάμενος οὖν ἐγὼ τὸ πτυσθὲν ἠρόμην αὐτὸν εἴ τινα αἴσθησιν ὀδυνηρὰν ἔχει κατὰ τὴν πλευρὰν, ὁ δ᾽ ὡμολόγησεν
εἶναι μικράν. ἦν δ᾽ οὕτως ἔχων καὶ τῆς ἕξεως καὶ τῆς
δυνάμεως, ὡς εἰ μὲν ἐπτυκὼς ἦν αἷμα, διὰ τὸ κατεπεί-
γειν τὸ τῆς φλεβοτομίας βοήθημα, τολμῆσαι παραλαβεῖν
αὐτό. πλευρίτιδος δ᾽ οὔσης ἐπιεικοῦς οὐκ ἀναγκαῖον

diget viribus non prohibentibus aut anni tempore aut
aetate. Itaque quod dicitur, tale quiddam effe videtur.
Sanguineum fputum rejicientibus omnino, quantum ad
hoc pertinet, fecanda vena eft, nifi propter lateris morbum tale rejiciant: ifti namque haud prorfus, ut fanguinem fpuentibus, venam aperies, fed propriis lateris morbi
regulis et conditionibus medicaberis, per quas ita affectis
vel fanguinem detrahemus vel non. Id vel mihi amplius
animadvertere contigit, quum librum de humoribus expla-
narem. Inter explanandum enim quendam aegrotum intuitus fum, qui me ut fanguineo fputo vexatus arcefſivit,
fed cruentum ob lateris affectum exfpuebat. Sputum igitur ego confpicatus ipfum interrogavi, num aliquem dolorem in cofta fentiret; ipfe vero exiguum fe dolorem
percipere faffus eft. Talis autem erat ejus habitus atque
vires, ut fi fanguinem exfpuiffet, quoniam neceffarium
effet fecandae venae auxilium, ad ipfum accedere aufus
effem; fed quum morbus lateris mitis admodum foret,

εἶναι, διόπερ οὐδὲ παρέλαβεν αὐτὸ καὶ [473] σαφῶς ἐφάνη πλευριτικός τε ὁ ἄνθρωπος, ὑπακούσας τε τοῖς ἄλλοις
τῆς πλευρίτιδος βοηθήμασιν ἄνευ τῆς φλεβοτομίας. καὶ
γὰρ καὶ μετριώταται τυγχάνουσιν ἐφ' ὧν αἱματῶδες πτύεται. ἔνιοί γε μὴν τῶν ἐξηγητῶν τὸ κώλυσις ἐπὶ τῇ τελευτῇ τῆς προγεγραμμένης ῥήσεως τάξαντες, ἀναγινώ-
σκουσι τήνδε τὴν νῦν προκειμένην οὕτως. ἐπὶ τοῖσιν αἱματώδεα πτύουσιν, ὥρῃ, πλευρίτιδι, χολῇ, καί φασι τὴν
ὥραν εἰρῆσθαι κατὰ τῶν ἐν καιρῷ καὶ προσηκόντως γινομένων. βούλεσθαι γὰρ αὐτὸν δηλοῦν ἐν ταῖς πλευρίτισιν,
ὅταν ἐν ἀρχῇ πτύουσιν αἱματώδη. καὶ γὰρ καὶ συμβαίνει
οὕτοι τοὐπίπαν ἐν καιρῷ γίνεσθαι μετὰ ταῦτα τὴν εἰς τὸ
χολῶδες μεταβολήν. τάξιν γὰρ εἶναι καλῶς προϊούσης
τῆς πλευρίτιδος, ἐπὶ τὴν κρίσιν ἐφεξῆς τοῖς αἱματώδεσι
τὰ χολώδη πτύεσθαι. λέλεκται δὲ καὶ ἄλλα τοῖς ἐξηγησαμένοις τὴν λέξιν ταύτην οὐκ ἄξια μνήμης. ἐγὼ δ' αὖ εἰ

neceſſe non erat. Ideo neque id genus remedii adhibui-
mus, atque evidenter hominem hunc lateris morbo laborare cognovimus, quod et aliis huic morbo congruentibus
remediis, citra venae fectionem, levatus eſt: mitiſſimi
enim illi ſunt lateris morbi, in quibus cruenta ſputa eji-
ciuntur. Porro quidam interpretes vocem illam, *impedimentum*, fini antefcriptae fententiae adjicientes, hanc
modo propoſitam ita legunt, in cruenta ſpuentibus, tempore, morbo lateris, bile. Et ajunt, tempus de iis
dictum eſſe, quae opportune et decenter fiant; ipſum
enim velle fignificare in lateris morbis, cum ſanguinea
ſputa ab initio reddunt, etenim ſic plerumque contingit,
poſt haec in ·biliofam naturam mutationem in tempore
fieri. Nam probum eſſe ordinem dicunt, morbo lateris
ad judicationem tendente, poſt cruenta, biliofa exſpui.
Alia praeterea quaedam ab hujusce loci explanatoribus
haud ſane memoratu digna narrata ſunt; verum ego malo,

Ed. Chart. IX. [473.]   Ed. Bas. V. (490.)

παραινῶ, καθάπερ ἴστε, τὸ μὴ χρονίζειν ἐν ταῖς αἰνιγματώδεσιν, ἔχοντας ἄλλα πολλὰ κατὰ τὴν τέχνην, ἐν οἷς δυνάμεθα χρησίμως γυμνάζεσθαι.

ut jam noviſtis, in obſcuris ſermonibus tempus non terere, quum alia multa in arte habeamus, in quibus utiliter nos exercere poſſimus.

ΙΠΠΟΚΡΑΤΟΥΣ ΕΠΙΔΗΜΙΩΝ ΣΤ. ΚΑΙ ΓΑΛΗΝΟΥ ΕΙΣ ΑΥΤΟ ΥΠΟΜΝΗΜΑ Δ. ΤΜΗΜΑ Δ.

Ed. Chart. IX. [474.]   Ed. Baf. V. (491.)

α'.

[474] Τὰ παρ᾽ οὖς οἶσιν ἀμφὶ κρίσιν γινόμενα μὴ ἐκπυήσῃ, τουτέων λαπασσομένων ὑποστροφὴ γίνεται. κατὰ λόγον τῶν ὑποστροφέων τῆς ὑποστροφῆς γινομένης, αὖθις αἴρεται καὶ παραμένει, ὥσπερ αἱ τῶν πυρετῶν ὑποστροφαὶ ἐν ὁμοίᾳ περιόδῳ. ἐπὶ τούτοισιν ἐλπὶς εἰς ἄρθρα ἀφίστασθαι.

HIPPOCRATIS EPIDEM. VI. ET GALENI IN ILLUM COMMENTARIUS IV. SECTIO IV.

1.

Quibus fecundum aures judicationis tempore genita non fuppuraverint, hoc inanito, reverfio fit, fecundum rationem reverfionum. Reverfione facta iterum efferuntur et permanent, quemadmodum febrium reverfiones in fimilem circuitum. In iftis fpes eft in articulis abfcedere.

Τοὺς παρὰ τοῖς ὠσὶν ὄγκους παρὰ φύσιν ἐπὶ τῶν νοσούντων γινομένους εἴωθεν ὀνομάζειν ἐπάρματα, ἐνίοτε
μὲν ὁλοκλήρῳ τῇ λέξει χρώμενος, ἐνίοτε δ᾽ ἐλλιπεῖ, καθάπερ καὶ νῦν. ἦν γὰρ ἂν ὁλόκληρος εἰ οὕτως εἴρητο, τὰ
παρ᾽ οὓς ἐπάρματα γινόμενα τοῖς νοσοῦσιν, ὥσπερ ἀμέλει
κἂν τῷ πρώτῳ τῶν ἐπιδημιῶν εὐθέως ἐν ἀρχῇ τῆς πρώτης καταστάσεως ἔγραψεν· ἐπάρματα δὲ κατὰ τὰ ὦτα
πολλοῖσιν ἑτερόῤῥοπα καὶ ἐξ ἀμφοτέρων [475] τοῖς πλεί-
στοισιν ἀπύροισιν ὀρθοστάδην. ἴσμεν δ᾽ ὅτι καθάπερ ἐπάρματα κατὰ τήνδε τὴν λέξιν εἴρηκεν, οὕτως οἰδήματα καλεῖ
πολλάκις αὐτά. πάντας γὰρ ἐδείξαμεν ὑπ᾽ αὐτοῦ καλουμένους οὕτω τοὺς παρὰ φύσιν ὄγκους, οὐχ ὡς οἱ μετ᾽ αὐτὸν
μόνους τοὺς χαύνους τε καὶ ἀνωδύνους, οἷς τοὐπίπαν ὑπάρχει κατὰ χωρὶς φλογώσεως συνίστασθαι. μεμνήμεθα δ᾽
ὅτι καὶ τὰς φλογώσεις ἁπάσας ὀνομάζει φλεγμονὰς, κἂν
χωρὶς ὄγκου παρὰ φύσιν εἶεν. οἵ γε μὴν μετ᾽ αὐτὸν καὶ
τὸ τῆς φλεγμονῆς ὄνομα κατὰ τῶν παρὰ φύσιν ὄγκων ἐπι-

Secundum aures praeter naturam tumores in aegrotantibus exortos eparmata nominare confuevit, interdum
locutione integra utens, interdum mutila, quemadmodum
et nunc: eſſet enim integer ſermo, ſi ita dixiſſet: fecundum aures eparmata exorta aegrotantibus, quemadmodum
ſane et in primo de morbis vulgaribus ſtatim initio primae conſtitutionis ſcripſit: Eparmata vero ſecundum aures multis in alterutram partem vergentia et ab utraque
aure plurimis ſine febre munia ſua obeuntibus. Scimus
autem ipſum, ſicut hoc loco eparmata dixit, ita et oedemata plerumque ea nominare. Declaravimus enim omnes
praeter naturam tumores ita ab Hippocrate nominari, non,
ut a poſterioribus, laxos et dolore carentes, qui in totum et ſine ulla inflammatione conſiſtunt. Meminimus
autem et omnes inflammationes, etſi tumore praeter naturam careant, ab hoc eodem phlegmonas appellari, ſed
ipſo poſteriores nomen phlegmones tumoribus praeter
naturam attribuunt; quando cum inflammatione et reſi-

φέρουσιν, ἐπειδὰν μετὰ φλογώσεώς τε καὶ ἀντιτυπίας
καὶ σφυγμώδους ὀδύνης συστῶσιν. ὅταν οὖν, φησὶν, ἐπὶ νοσήματός τινος ἐν τῷ τῆς κρίσεως χρόνῳ γινόμενα τὰ παρ
οὖς πρὶν ἐκπυήσῃ λαπάσσηται, τουτέστι προστέλληται καὶ
ἀφανίζηται, προσδέχεσθαι χρὴ τοῖς πάσχουσιν οὕτως ὑποστροφὴν ἔσεσθαι. πολλάκις δ᾿ ἤδη μεμαθήκατε τὸ ἔθος
αὐτοῦ, τὴν κατὰ τὸ λαπάσσεσθαι φωνὴν ἐπὶ πάντα τὰ ὁπωσοῦν προστελλόμενα φέροντος, ἐπειδὴ κενώτερα γίνεται.
συμβαίνειν οὖν φησιν ὑποστροφὴν τοῦ νοσήματος οἷς ἂν αἱ
παρωτίδες μὴ ἐκπυήσωσι, καὶ ποτε καὶ αὐτάς. οὐ γὰρ δὴ
διὰ παντός γε πάλιν ὑποστρέφειν αὐξάνεσθαί τε καὶ κρίνεσθαι κατὰ λόγον τῶν ὑποστροφῶν, ὅπερ ἐστὶν ὁμοίως
αὐταῖς καὶ κατὰ τὰς αὐτὰς περιόδους τῶν ἡμερῶν. ἐλπὶς
δὲ αὐτοῖς καὶ εἰς ἄρθρα τινὰς γενήσεσθαι ἀποστάσεις. εἴρηται γὰρ πολλάκις ἐπὶ τῶν χρονιζόντων νοσημάτων τοῦτο
συμβαίνειν. ἐξηγησάμεθα δὲ τὴν ῥῆσιν τήνδε κἂν τῷ τρίτῳ
τῷ εἰς τὰ περὶ χυμῶν ὑπομνήματι γεγραμμένην ἐπὶ τοῦ
τέλους τοῦ βιβλίου. ἐπεὶ δὲ προειπὼν τὰ παρ᾿ οὖς ἐπή-

ftentia et pulfatorio dolore conftiterint. Inquit igitur,
quum in morbo aliquo judicationis tempore tumores fecundum aurem exorti, priusquam fuppurent, inanientur,
id eft retrahantur et evanefcant, exfpectare oportet ita
affectus recidivam fore. Olim vero ipfius confuetudinem
faepius didiciftis, hanc vocem λαπάσσεσθαι, id eft evacuari, ad omnia quae utcunque retrahuntur, applicantis,
quandoquidem ifta magis vacua redduntur. Accidere itaque illis dicit morbi reverfionem, quibus parotides non
fuppuraverint; atque interdum ipfas, neque enim femper, denuo reverti, augefcere ac judicari, fecundum reverfionum rationem; quod idem eft ac fi dixiffet, perinde
ut ipfae et fecundum eosdem dierum circuitus. Spes eft
autem et ipfis in articulis aliquos effe orituros abfceffus:
nam faepius in longis morbis id evenire dictum eft. Verum hunc aphorifmum etiam in tertio commentario in
librum de humoribus ad finem declaravimus. Sed quum
praedixerit, fecundum aurem, atque fubintulerit, hoc in-

Ed. Chart. IX. [475.] Ed. Baf. V. (491.)

νεγκε, τούτου λαπασσαμένου, διὰ τοῦτο δοκεῖ μοι Διοσκορίδης προσθεὶς τὴν ἐκ πρόθεσιν ἔγραψεν ἐκ τούτου λαπασ-
σομένου, καί φησι χρῆναι προσυπακοῦσαι τοῦ χρόνου ἢ
ἀντὶ τοῦ μετὰ ταῦτα τὸ ἐκ τούτου λελέχθαι. εἰ δ' ὅλως
ἕξει τις ὑπαλλάττειν τὰς παλαιὰς γραφάς, ἐνῆν αὐτῷ τὸ
τούτου μεταποιήσαντι ταῦτα ἀπηλλάχθαι πραγμάτων.

β'.

Οὖρον παχὺ, λευκὸν, οἷον τὸ τοῦ Ἀρχιγένεος, ἐπὶ τοῖσι
κοπιώδεσι τεταρταίοις ἔστιν ὅτι ἔρχεται καὶ ῥύεται τῆς
ἀποστάσιος. ἢν δὲ πρὸς τούτῳ καὶ αἱμορραγήσῃ ἀπὸ
ῥινῶν ἱκανῶς καὶ πάνυ.

Εἰ μὲν τῷ τοῦ Ἀρχιγένεος εἴη γεγραμμένον, ὑπακού-
σομεν ἤτοι οἰκέτῃ ἢ φίλῳ ἢ οἰκείῳ· ἐὰν δὲ, τῇ τοῦ Ἀρχιγένεος, ἤτοι δούλῃ ἢ γυναικὶ ἢ καθ' ὅντινα τρόπον οἰκείᾳ. παρρησάμην δὲ μεμνῆσθαι τῆς ἐν ταῖς γραφαῖς

anitio, idcirco videtur mihi Diofcorides praepofitione, *ex*,
adjecta, fcripfiffe, ex hoc inanito, et inquit, oportere
fubintelligi, tempore aut loco hujus, poft haec, *ex*, hoc
dictum effe. At fi cui veteres fcripturas immutare liceat,
ipfi liceat eam vocem, *hoc*, in iftam, *haec*, vertenti, a
moleftiis liberari.

II.

*Urina craffa, alba, qualis Archigenis, in laboriofis quar-
tanis interdum exit et liberat abfceffu. Si vero ultra
hoc et fanguis de naribus profluet fatis et copiofe.*

Siquidem cum articulo fcriptum effet τῷ Archigenis,
fubintelligeremus aut fervo aut amico aut familiari; fi
vero τῇ aut fervae aut uxori aut quomodolibet domefti-
cae. Sed diverfas lectiones afferre negamus, cum eadem

Ed. Chart. IX. [475. 476.]   Ed. Baf. V. (491. 492.)

διαφωνίας, ὅ- (492) ταν ἡ αὐτὴ φυλάττεται διάνοια, καὶ
νῦν αὖθις ἀναμεμνήσθω τοῦτο πρὸς τὰ μέλλοντα καὶ μέντοι
καὶ ὅτι κοπιώδεις ὀνομάζει πυρετοὺς οὐ πάντως ἐκείνους
ὧν προηγήσατο συχνὴ κίνησις, ἀλλὰ πάντας ὅσοις ἂν ᾖ
κοπιώδης αἴσθησις. αὐτὸς γοῦν ἐν ἀφορισμοῖς ἔγραψε, κόποι αὐτόματοι φράζουσι νούσους. καὶ νῦν γε μᾶλλον ἡγητέον
αὐτῷ περὶ τῶν οὕτω κοπιωδῶν εἶναι τὸν λόγον ἐπὶ πλήθει
παχέων τε καὶ φαύλων χυμῶν ὡς τὸ πολὺ γινομένων, διὸ
καὶ δι᾽ οὔρων ἐκκενωθέντων αὐτῶν ἡ νόσος παύεται. πι-
στοτέρα δ᾽ ἡ λύσις [476] γίνεται, τὴν δὲ ἀρχὴν τῆς κενώσεως ἐν ἡμέρᾳ κρισίμῳ λαβούσης. ὅσοι δ᾽ οὔτε δι᾽ οὔρων οὔτε δι᾽ αἱμορραγίας ἐκρίθησαν, εἰς ἀπόσκημμα τούτοις ἡ νόσος εἴωθε τελευτᾶν.

γ'.

Ὧι τὸ ἔντερον ἐπὶ δεξιὰ, ἀρθριτικὸς ἐγένετο, ἦν ἡσυχώτε-
ρος. ἐπεὶ δὲ τοῦτο ἰητρεύθη, ἐπιπονώτερος.

fententia fervetur, et nunc iterum id pro dicendis in pofterum memoriae mandetur. Quod laboriofas autem febres
nominet, non illas in totum, quas multa motio antegreffa
eft, fed omnes eas, in quibus aliquid laboris feu laffitudinis fenfus exiftit. Porro ipfe in aphorifmis fcripfit,
laffitudines fpontaneae nuntiant morbos. Et nunc fane
arbitrandum potius eft ipfi de ita laboriofis effe fermonem,
ex multitudine crafforum vitioforumque fuccorum multoties excitatis; quapropter ipfis per urinam evacuatis morbus finitur. Securior autem morbi folutio eft, fi evacuatio die judicatorio coepta fit. Sed quicunque neque per
urinam, neque per fanguinis effufionem judicati funt, iftorum morbus in abfceffum definere confuevit.

III.

Cui inteftinum a dextra parte, quum articulorum morbo
laboraret, erat quietior. Poftquam vero id curatum
fuit, erat dolentior.

Ed. Chart. IX. [476.]   Ed. Baf. V. (492.)

Διττὴ κἀνταῦθά ἐστιν ἡ γραφὴ τὴν διάνοιαν ὑπαλλάττουσα, παλαιοτέρα μὲν ἡ μετὰ τοῦ ν κατὰ τὴν πρώτην συλλαβὴν τοῦ ἔντερον ὀνόματος. ὕστερον δὲ προστεθεῖσα ἡ ἄνευ τοῦ ν βουλομένων τῶν οὕτω γραψάντων, ἐπὶ τῶν παρ᾽ οὓς συνισταμένων εἰρῆσθαι τὸ ἕτερον, ὥσπερ γε πάλιν τῶν τὸ ἔντερον ἤτοι γ᾽ ἐπὶ τῶν ἀλγησάντων τὸ ἔντερον ἢ κἀπὶ τῶν τεινομένων τὸ ἔντερον. ἔντερον δ᾽ εἰρῆσθαι ἑνικῶς, ἔνιοι μὲν τὸ κῶλον ἐνόμισαν, ἔνιοι δὲ τὸ τυφλόν. ὃ δὴ καὶ ῥᾷον ὀλισθαίνει εἰς τὸν ὄσχεον ὡς ἂν ἀπολελυμένον. ὅτι μὲν οὖν ἀπολέλυται τοῦτο μόνον τὸ ἔντερον, ἁπάντων τῶν ἄλλων ὑπὸ τοῦ μεσεντερίου δεδεγμένων τε καὶ συνεχομένων, ἀληθεύουσιν. εἰ δὲ διὰ τοῦτο κατενεχθὲν εἰς τὸ ὄσχεον ὁ ἀρθριτικὸς ἐῤῥαστώνησεν, εἶτ᾽ αὖθις αὐτοῦ θεραπευθέντος ἐν τοῖς αὐτοῖς ἐγένετο μαντείας δεῖται. πιθανώτερον γοῦν ἐστιν ἐπὶ τοῦ τὸ κῶλον ἀλγήσαντος εἰρῆσθαι τὸν λόγον. εἰκὸς γὰρ ἦν κουφισθῆναι τῶν ἀρθριτικῶν ἀλγημάτων αὐτόν.

Duplex et hoc loco lectio eſt ſententiam permutans, antiquior ſane cum littera n in prima ſyllaba hujus nominis, *enteron*, id eſt inteſtinum; poſtea altera lectio detracto n addita fuit, ut ſit *eteron*, hoc eſt alterum, volentibus illis qui item ſcribunt de tumoribus ſecundum aurem excitatis, hanc vocem *alterum* dictam eſſe: quemadmodum rurſum ſcribentes, inteſtinum, de dolentibus ex inteſtino aut diſtentione inteſtini laborantibus dictum eſſe affirmant. Inteſtinum vero ſingulari numero prolatum nonnulli *colon*, quod vocatur, eſſe arbitrantur; alii vero coecum, quod ſane etiam facile cum omni vinculo ſolutum ſit, deſcendit in ſcrotum: nempe ſolum hoc inteſtinum ſolutum eſſe, quum reliqua omnia lactibus alligentur atque inhaereant, veriſimile dicunt. An vero propter ipſum in ſcrotum delapſum articulorum morbo laborans ſublevatus ſit, deinde rurſum ipſo ad ſanitatem reverſo in eadem mala inciderit, hariolari convenit. Veriſimilius igitur eſt de inteſtini coli dolore ſermonem in praeſentia fieri. Par enim fuit ipſum articulorum dolore

ἑνὶ μὲν λόγῳ καθ᾿ ὃν αὐτὸς ἔφη πόνων ἅμα γινομένων, μὴ
κατὰ τὸν αὐτὸν τόπον, ὁ σφοδρότερος ἀμαυροῖ τὸν ἕτερον.
ἑτέρῳ δ᾿ ὅτι τῶν εἰς ἄρθρα ῥεόντων χυμῶν, ἐπὶ τὸ κῶλον
ἐγένετο μετάστασις. ἔνιοι δὲ τῶν ἐξηγητῶν τὸν ἀρθριτικὸν
τοῦτον ἰσχιαδικὸν εἶναί φασι καὶ διὰ τοῦτο κατελθόντος
τοῦ τυφλοῦ ἐντέρου ῥαστωνῆσαι, μηκέτι θλιβομένου τε καὶ
βαρυνομένου τοῦ ἰσχίου, παρὰ τὸ τῶν Ἑλλήνων ἔθος ὀνομάζειν βουλόμενοι τὸν ἰσχιαδικὸν ἀρθριτικόν. ἄχρι μὲν οὖν
αἱ δεῦρο ῥήσεις ἅπασαι κἂν τῷ περὶ χυμῶν, ἐπὶ τῇ τελευτῇ τοῦ βιβλίου γεγραμμέναι εἰσί. μεταβήσομαι δ᾿ ἤδη πρὸς
τὰς ἐν μόνῳ τῷ προκειμένῳ πράγματι ἐγκειμένας.

δ΄.

Ἡ Ἀγήσιος, κόρη μὲν ἐοῦσα, πυκνοπνεύματος ἦν. γυνὴ
δὲ γενομένη, ἐκ τόκου οὐ πάλαι ἐπίπονος ἐοῦσα οὐ πάνυ

levatum effe, una quidem quam ipfe dixit, ratione, doloribus una non eodem loco exiftentibus, vehementior
alterum obfcurat. Secunda ratio eft quod humorum in
articulos currentium ad colon inteftinum impetus converfus eft. Nonnulli autem interpretes hunc articulari morbo
vexatum, coxendicis dolore tentatum fuiffe ajunt, atque
ideo delapfo caeco inteftino, mitius egiffe, non praeterea
coxendice oppreffa atque gravata, praeter Graecorum morem, ifchiadicum, id eft coxendicis vitio affectum arthri-
ticum, id eft articulorum dolore vexatum, nominare volentes. Hactenus quidem omnes hae libri hujus particulae
et in calce libri de humoribus fcriptae funt. Jam itaque
ad eas, quae in hoc folo propofito volumine inveniuntur,
tranfitum faciam.

IV.

Agefis filia virgo quidem quum effet, crebro erat fpirito.
Mulier vero facta a partu dolens, non valde diu onus

Ed. Chart. IX. [476. 477.]   Ed. Baf. V. (492.)

ἐπὶ πλέον ἦρον ἄχθος μέγα, αὐτίκα μὲν ἐδόκεε ψοφῆσαί
τι κατὰ τὸ στῆθος, τῇ δ᾽ ὑστεραίᾳ ἄσθματα εἶχε καὶ
ἤλγεεν ἰσχίον τὸ δεξιόν. ὁκότε τοῦτο πονέοι, τότε καὶ
τὸ ἄσθμα εἶχε, παυσαμένου δὲ ἐπαύσατο, ἔπτυσεν ἀφρώ-
δεα. ἀρχομένη δὲ ἀνθηρά. κατασταθὲν δὲ ἐμέσματι
χολῶδεϊ ἐῴκει λεπτῷ, οἱ πόνοι δὲ μάλιστα ὁκότε πονοίη
τῇ χειρί.

[477] Πνεῦμα τὴν ἀναπνοὴν ὀνομάζοντος αὐτοῦ πολλάκις ἠκούσαμεν, ὥστε καὶ τὴν πυκνοπνεύματον ἡγητέον εἰρῆσθαι τὴν πυκνὸν ἀναπνέουσαν. οἷς δ᾽ ἂν ἱκανῶς αὐξηθῇ τὸ τοιοῦτο τῆς δυσπνοίας εἶδος, ἄσθμα καὶ ὀρθόπνοια
τὸ πάθος ὀνομάζεται, χωρὶς πυρετοῦ δηλονότι γενόμενον,
ἤτοι παχέων καὶ γλίσχρων χυμῶν καταλαμβανόντων τὰς
ὁδοὺς τοῦ πνεύματος ἤ τινος ἀπέπτου φύματος ἐν τῷ πνεύμονι συστάντος. οὖσα δὲ καὶ πρόσθεν αὐτὴ δύσπνους, ἐπίπονος ἐγένετο μετὰ τὸν τόκον. εἰ μὲν οὖν μηδὲν εἰρηκὼς

grave fuftulit. Protinus quidem in pectore quiddam
concrepuiffe vifum fuit. Poftero autem die afthmate
laboravit et dextra coxendix indoluit. Haec quum do-
leret, tunc et afthmate vexabatur. Dolore fedato, tunc
et afthma fedabatur. Spumantia excrevit, ab initio
florida, quae quum quieviffent, vomitui biliofo tenui
fimilia erant. Dolores autem praecipue, quum manu
laboraret.

Ipfum plerumque fpiritum, refpirationem vocantem
audivimus; quare et feminam crebro fpiritu, quae crebro
fpiraret, dictam effe putandum eft. Sed quibuscunque admodum increbuerit haec difficilis fpirationis fpecies, afthma et orthopnoea, affectus ifte a Graecis nominatur:
quando videlicet fine febre conftiterit aut craffis et lentis
humoribus fpiritus itinera obfidentibus aut aliquo crudo
tuberculo in pulmonibus excitato. Haec cum et antea
aegre fpiraret, a partu dolorem paffa eft. Porro fi nihil

περὶ τῆς δυσπνοίας, ἐπίπονον ἔφησεν αὐτὴν γεγονέναι, πιθανὸν ἂν ἦν ἀκοῦσαι τῷ παντὶ σώματι κοπώδη σχεῖν αἴσθησιν τὴν γυναῖκα ταύτην. ἐπεὶ δὲ πυκνοπνεύματον αὐτὴν εἶπεν εἶναι, προσηκόντως ἄν τις ἀκούσειεν ἐπὶ τοῦ
θώρακος εἰρῆσθαι τὸν πόνον γεγονέναι. μειρίου δ᾽ ὄντος
αὐτοῦ συνέβη τι καὶ ἄλλο σύμπτωμα τοιόνδε. βάρος τι
διὰ τῶν χειρῶν ἀραμένη παραχρῆμα μὲν ᾔσθετό τινος ἐν
τῷ στήθει ψόφου, ῥαγέντος ὡς εἰκὸς τοῦ φύματος, τῇ δ᾽
ὑστεραίᾳ διαδοθέντος ἕως τῆς τραχείας ἀρτηρίας, τοῦ περιεχομένου κατὰ τὸ φῦμα χυμοῦ, τήν τε τοῦ πνεύματος
πυκνότητα ἐπισταθῆναι συνέβη καὶ μηκέθ᾽ ἁπλῶς εἶναι πυ-
κνόπνοιαν, ἀλλ᾽ ἤδη τὸ καλούμενον ἆσθμα. κατὰ βραχὺ
δ᾽ ἀναπτυσθέντος τούτου, τελέως ἐπαύσατο τῇ γυναικὶ ταύτῃ τὰ τὰς δυσπνοίας. ἄχρι μὲν δὴ τούτου ζήτημ᾽ οὐδέν
ἐστιν, ἀλλ᾽ εὐλόγως ἅπαντα γέγονε. διὰ τί δὲ συνεπετάθη
τε καὶ συνερρᾳστώνησε τοῖς κατὰ θώρακα τὸ ἰσχίον εἰκό-

de fpirandi difficultate locutus ipfam dolentem evafiffe dixiffet, verifimile effet ipfum velle, in toto corpore mulierem hanc laffitudinis fenfu affectam effe; cum vero
ipfam crebro effe fpiritu dixiffet, jure quispiam, dolorem
in pectore excitatum effe, ab ipfo dictum effe opinetur,
qui cum modicus effet et aliud quoddam ejusmodi fymptoma accidit: cum videlicet grave quoddam manibus tolleret, protinus quidem in pectore quendam ftrepitum fenfit, derupto, ut par erat, tuberculo. Sed poftero die
fucco in tuberculo antea inclufo ad arteriam ufque afperam diffipato et fpirationis frequentiam increviffe accidit;
neque adhuc fimpliciter crebrum effe fpiritum, fed in
illum jam affectum evafiffe, quod afthma appellatur: paulatim vero humore hoc excreato, mulier ifta perfecte a
fpirandi difficultate libera fuit. Hactenus nihil in dubium
vertitur, fed omnia jufta de caufa facta funt. Ceterum,
propter quid affectus pectoris et coxendicis una exacerba-
bantur et mitefcebant, haud injuria quispiam quaefiverit,

Ed. Chart. IX. [477.]   Ed. Baf. V. (492.)

τως ἄν τις ζητήσειεν, οὐκ οὔσης τινὸς κοινωνίας ἰσχίῳ
πρὸς θώρακα, καθάπερ ἐστὶ τοῖς γεννικοῖς μορίοις. ἴσως
οὖν ἀσθενέστερον ἔχουσα τὸ ἰσχίον ἤλγησε, κατὰ τὸν αὐτὸν χρόνον ἀφικομένων τινῶν χυμῶν εἰς αὐτὸ περιττῶν.
οὐ γὰρ ἀναφαίνεται τοῖς κοινωνίαν ἔχουσι φυσικὴν μορίοις
ἡ συμπάθεια γινομένη, φθασάντων ἐνίοτε δέξασθαι τῶν
ἀσθενῶν τὴν περιουσίαν, τῶν λυπούντων χυμῶν φύσιν ἐνδεικνυμένη. τὰ μὲν γὰρ ἀφρώδη φλεγματικὸν εἶναι δηλοῖ
τὸν χυμὸν, τὰ δὲ ἀνθηρὰ τὸ αἷμα πλεονάζειν, ὥσπερ γε τὰ
ὠχρὰ τὴν ὠχρὰν καὶ ξανθὴν ὀνομαζομένην χολὴν, κατὰ δὲ
τὸν αὐτὸν τρόπον καὶ τὰ μέλανα τὴν μέλαιναν. λέλεκται
δ᾽ ἤδη πολλάκις ὡς ὅταν ἁπλῶς εἴπῃ χολώδη, τὴν ὠχράν
τε καὶ ξάνθην ὀνομαζομένην σημαίνει χολὴν, ᾗ πλέον τῶν
ἄλλων χολῶν τὴν χρόαν προσγράφει. καὶ γὰρ ἰώδης ἐμεῖ-
ται χολὴ καὶ ὑπέρυθρος καὶ μέλαινα καὶ ὀρφνώδης. τὸ δ᾽
ἐπὶ τῇ τελευτῇ τῆς ῥήσεως προσγεγραμμένον ὡς ἐπόνει μᾶλλον ἐν ταῖς τῆς χειρὸς ἐνεργείαις, πρὸς ἔνδειξιν τῆς συμ-

cum nulla pectori cum coxendice, quemadmodum cum
genitalibus membris, affinitas intercedat. Fortaffe igitur
imbecilliorem coxendicem habens dolore affecta eſt, nonnullis fupervacuis humoribus eodem tempore in ipfam de-
lapfis. Neque enim in membris naturalem focietatem habentibus hic vitii confenfus factus fuiffe apparet, nonnunquam imbecillioribus membris vexantium humorum
copiam fufcipere prius feftinantibus. Sputi autem rejecti
qualitas humoris infeftantis naturam indicat: fpumans
enim fputum pituitofum fuccum fignificat; floridum vero
fanguinem abundare: quemadmodum pallidum pallidam ac
flavam vocatam bilem, eodem modo et nigrum nigram.
Multoties vero fupra dictum eſt, cum fimpliciter Hippocrates bilem dicit, pallidam et flavam vocatam fignificare,
quoniam plus quam alia bilis genera colore fuo inficiat:
etenim aeruginofa bilis vomitur et fubrubra et atra et
obfcura. At quod in extrema hac parte fcriptum eſt, ipfum,
cum manuum opera uteretur, magis dolere, ad vitii confen-

Ed. Chart. IX. [477. 478.]   Ed. Baf. V. (492.)

παθείας εἴρηται. ἀκηκόατε δ᾽ ἤδη καὶ κατ᾽ ἄλλον λόγον,
ὁπότε τὰ τοῦ θώρακος ἄνω πάσχοι, κατὰ τὸ πρῶιόν τε
καὶ δεύτερον μεσοπλεύριον, εὐλόγως τὰς χεῖρας εἰς συμπάθειαν ἔρχεσθαι νεύρων εἰς αὐτὰς ἀφικνουμένων ἐκ τούτων
τῶν μεσοπλευρίων. εἰκὸς δέ ἐστι καὶ ῥαγῆναι κατὰ τὸ δεξιὸν μέρος τοῦ θώρακος, ἡνίκα τὸ ἄχθος ἀνηρεῖτο καὶ διὰ
τοῦτο κατ᾽ εὐθυωρίαν ἰσχίον παθεῖν τὸ δεξιόν. καὶ εἴπερ
τῷ γενομένῳ πάθει τῶν νεύρων, ἐν τῷ βάρος ἆραι τὴν γυναῖκα, συνέπαθεν ὁ θώραξ τῇ χειρὶ, πιθανόν ἐστι κατ᾽
ἐκεῖνα μάλιστα τὰ μέρη [478] παθεῖν αὐτὸν ὅθεν ἡ τῶν
νεύρων ἐστὶν ἔκφυσις ἐπὶ τὰς χεῖρας.

έ.

Ταύτην εἴργεσθαι σκορόδου, χοίρου, ὄϊος, βοός. ἐν δὲ τοῖσι
πνευμένοισι βοῆς, ὀξυθυμίης.

Διάφοροι καὶ κατὰ τήνδε τὴν ῥῆσιν αἱ γραφαὶ γεγόνα-
σιν, ἐνίων μὲν γραψάντων ἐν ἀρχῇ κατὰ δοτικὴν πτῶσιν

fum oftendendum adjectum fuit. Jam vero et in alio fermone audiviftis, cum pectoris partes fuperiores circa primum et fecundum coftarum interftitium patiantur, merito
manus in confenfum affectus adduci, nervis ab his ipfis
interftitiis ad eos pervenientibus. Verifimile quoque eft
et in dextra pectoris parte, quando grave illud onus fub-
latum fuit, aliquid ruptum fuiffe et idcirco e regione
dextram coxendicem affectam effe. Quod fi, cum mulier
onus tolleret, nervis paffis, pectus manus noxam partici-
pavit, verifimile eft in ea maxime parte ipfum fuiffe affectum, unde nervi ad manus pertinentes expullulant.

V.

Hanc abftineri ab allio, fue, ove, bove. In agendis vero
a clamore et excandefcentia.

Diverfae et in hac parte lectiones fuerunt, nonnullis primam dictionem in dativo cafu fcribentibus, huic,

Ed. Chart. IX. [478.]　　　　　Ed. Baf. V. (492. 493.)

τὸ ταυτη καὶ ποιησαντων τὴν γραφὴν τοιάνδε. ταύτη εἴργεσθαι χοίρου, σκορόδου, ὄϊος, βοός. ἐνίων δὲ χωρὶς τοῦ
ταύτην, ἀρ- (493) ξαμένων δ᾽ ἀπὸ τοῦ εἴργάσθαι. ὑπακούειν δ᾽ ἀξιοῦσιν ἅπαντες τὸ ἔδοξεν ἡμῖν τοῖς ἰωμένοις
αὐτὴν ἢ συνεβουλεύσαμεν αὐτῇ συμφέρειν ὁτιοῖν τοιοῦτον
καὶ διὰ τοῦτο περὶ τῆς γραφῆς οὐ προσήκει σπουδάζειν,
ἀλλ᾽ ὅπερ ἄν τις ἐθέλῃ, γράφειν ἐπιτρέπειν, ἐπειδὴ τὰ τῆς
διανοίας φυλάττεται κοινά. ἐάσαντες οὖν τὴν ἐν λέξει λε-
πτολογίαν, ἐπὶ τὰ διδασκόμενα πράγματα μεταβαίνοντες
τοιαῦτα τῇ προειρημένῃ γυναικὶ καὶ τοῖς ἄλλοις δὲ δηλονότι
τοῖς οὕτω διακειμένοις συμφέρει χοιρείων τε κρεῶν ἐδωδῆς
καὶ βοείων καὶ προβατείων ἀπέχεσθαι, τούτων μὲν ὡς
ἰσχυρῶν τε καὶ δυσπέπτων, σκορόδου δὲ ὡς δριμέος τε καὶ
διαβρωτικοῦ, βοῆς δὲ, ὡς οὐ μόνον τὰ προερρωγότα τῶν
ἀγγείων ἐπιρρίπτειν δυναμένης, ἀλλὰ καὶ τὰ μήπω πρότερον
πεπονθότα τοῖς ἐν τοῖς ἀναπνευστικοῖς ὀργάνοις ἀδικεῖν,
τάσιν τέ τινα καὶ θερμασίαν καὶ πνευμάτωσιν ἐν αὐτοῖς
ἐργαζομένης. δῆλον δ᾽ ὅτι ταῦτα μὲν ὡς παραδείγματα εἴ-

atque ita legentibus, huic abſtineri allio, ſue, ove, bove;
nonnullis dimiſſa voce, hanc, a verbo abſtineri incipientibus. Omnes vero ſubintelligendum eſſe cenſent,
Viſum ſuit nobis ipſam medicantibus, vel conſuluimus ipſi
utrum quodque iſtorum conduceret. Atque ideo de varia
lectione laborandum non eſt, ſed cuique quod placet
ſcribere permittendum, dummodo eadem ſententia reti-
neatur. Poſthabita igitur de verbis curioſitate, ad res
quae percipiuntur tranſeamus. Haec ſane praedictae mulieri et aliis ſcilicet perinde affectis expediunt, ab allii
et ſuillarum bubularum ovillarumque carnium eſu abſtinere, harum quidem ut valentium et aegre coctilium,
alii vero ut acris et corrodentis; a clamore autem, utpote qui non ſolum prius rupta vaſa amplius dilacerare,
ſed etiam nihil dum mali in inſtrumentis ſpirabilibus paſſa
dirumpere poſſit, tenſionem quandam, caliditatem et in-
flationem in ipſis efficiens. Manifeſtum eſt autem haec ab

Ed. Chart. IX. [478.]   Ed. Baf. V. (493.)

ρηται τῷ Ἱπποκράτει, συμβουλεύει δ᾽ ἀπέχεσθαι πάντων
μὲν τῶν δυσπέπτων, πάντων δὲ ῶν δριμέων, ἁπάντων δὲ
τῶν κακοχύμων καὶ προσέτι τῶν βιαίαν τινὰ τάσιν ἐν τοῖς
ἀναπνευστικοῖς ὀργάνοις ἐργαζομένων.

στ΄.

Ὧι ἐν τῇ κεφαλῇ ἐνέμετο ἔπαρμα, πρῶτος ἡ στυπτηρίη ἡ
κεκαυμένη ἐνήρμοσεν, εἶχεν ἄλλην πρώτην ἀπόστασιν, ἴσως
ὅτι ὀστέον ἔμελλεν ἀποστήσεσθαι, ἀπέστη ἑξηκοσταῖον,
ὑπὲρ τοῦ ωτὸς ἄνω πρὸς κορυφὴν τὸ πρᾶγμα ἦν.

Ἔνια τῶν οὕτως γεγραμμένων ἴσως μὲν αὐτῷ τῷ γράψαντι πρὸς ἀνάμνησιν ἦν ὠφέλιμα. τοῖς δ᾽ ἐντυγχάνουσιν
ἡμῖν οὐ πάνυ σαφής ἐστιν ἡ ἐξ αὐτῶν ὠφέλεια. διηγεῖται
γάρ τινος ἐν τῇ κεφαλῇ νομῶδες ἕλκος ὠφελεῖσθαι τὸ πρῶτον ὑπὸ τῆς κεκαυμένης στυπτηρίας. εἶναι μέντοι αὐτῷ
καὶ κατ᾽ ἄλλον τινὰ τόπον ἀπόστασιν, ἔνθα καὶ ὀστοῦν
ὕστερον ἀπέστη. προσγέγραπται δὲ καὶ τὸ πεπονθὸς μέρος

Hippocrate exemplorum inftar dicta eſſe. Confulit autem
ab omnibus difficulter coctilibus, ab omnibus acribus, ab
omnibus pravum humorem creantibus, ab omnibus praeterea violentam quandam tenſionem inſtrumentis ſpirationis inferentibus abſtinere.

VI.

Cui in capite depaſcebatur tumor, primo alumen com-
buſtum utile fuit. Habuit alium priorem abſceſſum,
forte quoniam os abſceſſurum erat. Sexageſimo die re-
ceſſit. Supra aurem in ſummo ad verticem vulnus erat.

Nonnulla ex ita ſcriptis forſan ipſi ſcriptori ad reminiſcentiam faciebant, ſed nobis in haec incidentibus haud
ſatis evidens ex ipſis fructus percipitur. Narrat enim
cujusdam in capite excedens ulcus primo a combuſto alu-
mine ad melius fuiſſe redactum et illi eidem alia in parte
abſceſſum fuiſſe, ubi et os poſtea ſejunctum fuit. Ad-

Ed. Chart. IX. [478. 479.]   Ed. Baf. V. (493.)
τῆς κεφαλῆς, ἀλλ᾽ οὕτω σπάνιον τὸ πρᾶγμα καὶ συμβουλὴν
οὐδεμίαν ἔγραψε, μόνα τὰ γινόμενα διηγησάμενος.

ζ'.

Τὰ κῶλα ἔχει οἷα κυνὸς, μείζω δὲ ἤρτηται ἐκ τῶν μεσοκώλων. ταῦτα δὲ ἐκ νεύρων ἀπὸ τῆς ῥάχιος ἐπὶ τὴν
γαστέρα.

[479] Εὔδηλον ὅτι καὶ ταῦτα ἔγραψεν εἰς ἀνάμνησιν ἑαυτῷ, τῶν ἀνατομικῶν ὄντα θεωρημάτων. ὁ γὰρ ἄνθρωπος ὁμοίαν ἔχει κυνὶ τὴν τῶν κώλων φύσιν, ἀλλὰ καὶ
μείζω φησὶν εἶναι αὐτὰ καὶ ἠρτῆσθαι ἐκ τῶν μεσοκώλων
ὡς εἰ τὴν μεσεντερίων εἰρήκει, γενικώτερον μὲν γὰρ ὄνομα
τὸ τῶν μεσεντερίων ἐστὶν, εἰδικώτερον δὲ τὸ τῶν μεσοκώλων. τοιοῦτον δὲ ἄλλο περὶ τῶν κατὰ τὴν νῆστιν ἐντέρων
ἢ τῶν ἄλλων λεπτῶν οὐκ ἔστιν ὄνομα. μεσονήστιον γὰρ ἢ
τι τοιοῦτον οὐδεὶς εἴρηκεν. ἔστι μὲν οὖν συνεχῆ τὰ μεσεν-
τέρια τά τε τῶν λεπτῶν καὶ τῶν παχέων· ὅμως δὲ περι-

fcripta eft etiam capitis affecta pars. Sed rem ufque adeo
raram et nullum praeceptum fcripfit, nuda ea quae eve-
nerunt perfequutus.

VII.

*Cola habet cani fimilia, majora autem ex mefocolis fuf-
penfa funt. Haec vero ex nervis a dorfo in ventrem.*

In aperto eft et haec ipfum fibi reminefcentiae caufa
fcripfiffe, quae ad diffecandorum corporum praecepta pertinent. Homo enim fimilem cani habet colorum naturam,
fed ipfa et majora effe dicit et ex mefocolis dependere,
veluti fi ex mefenteriis dixiffet; communius eft enim hoc
nomen mefenteriorum, preffius autem mefocolorum. Tale
vero aliud de jejuno inteftino aut aliis gracilibus nomen
non reperitur; nam mefoneftion, id eft mediojejunium
aut id genus aliud nemo unquam dixit. Continua quidem
mefenteria funt tenuium atque crafforum inteftinorum,

γραφάς τινας ἰδίας ἔχειν φαίνεται καὶ χωρίζεσθαι μάλιστα
κατὰ τὰς ἐν αὐτοῖς φλέβας. ἰδίᾳ μὲν γὰρ μία φλὲψ εἰς τὸ
τῶν λεπτῶν ἐντέρων μεσεντέριον, ἰδίᾳ δὲ εἰς τὸ τῶν παχέων,
ἃ δὴ κῶλα προσαγορεύουσι, κατασχίζεται, συγκατασχιζομέ-
νης ἑκατέρᾳ τῇ φλεβὶ δηλονότι καὶ ἀρτηρίης. τὸ δ᾽ ἄρτημα
τοῦ μεσεντερίου, καθάπερ καὶ τὸ τοῦ μεσοκώλου, συνεχὲς
γὰρ ὅλον ὂν, ὡς ἔφην, εἰς ἕνα τινὰ τῶν κατὰ τὴν ὀσφὺν
ἀνήκει σπονδύλων μετὰ τὸ διάφραγμα κείμενον. ὑπόκειται
δ᾽ οὗτος τῇ γαστρὶ, τότε μὲν ἄρτημα τοῦτο πᾶν ὁμοιότα-
τόν ἐστι νεύρῳ, καίτοι σύνδεσμος ὢν τὴν οὐσίαν. ὅσα γὰρ
ἐξ ὀστῶν πέφυκεν ἄναιμα σώματα, παραπλήσια τοῖς νεύροις
ἐστὶ, νεῦρα συνδετικὰ προσαγορεύουσιν αὐτὰ πολλοὶ τῶν
ἰατρῶν ἀντιδιαιρούμενοι τοῖς προαιρετικοῖς. εἴρηται δὲ καὶ
νῦν ἐν τῇδε τῇ ῥήσει κατὰ τὴν τῶν νεύρων προσηγορίαν,
διὰ τὴν ὁμοιότητα.

nihilominus diftinctiones quaedam propriae apparent; ac
praecipue per venas in ipfis pofitas feparantur, una fiquidem propria vena in gracilium inteftinorum mefenterium
derivatur. Item et in craſſorum, quae cola nominant,
altera propria delabitur fimul cum utraque vena arteria
quoque difcurrente. Vinculum autem mefenterii, perinde
atque mefocoli: continuum enim totum, ut dixi, ad unam
quandam lumborum vertebram poft feptum tranfverfum
pofitam pervenit, haec autem fub ventriculo eft. Hoc
quidem vinculum totum nervo fimillimum eft, quamvis
ejusdem cum ligamento fubftantiae fit. Quaecunque enim
ex oſſibus orta exfanguia corpora fimilia nervis funt,
copulativos nervos ea multi medici nominant, a nervis
voluntatis motui fervientibus ipfa ex appofito diftinguen-
tes; quamobrem et in hac quoque parte nervorum appellatione ob fimilitudinem vocata funt.

ΚΑΙ ΓΑΛΗΝΟΥ ΕΙΣ ΑΥΤΟ ΥΠΟΜΝΗΜΑ Δ.   135

Ed. Chart. IX. [479.]   Ed. Baf. V. (493.)

η'.

Αἲ τοῖσι κάμνουσι χάριτες, οἷον τὸ καθαρῶς δρῆν ἢ ποτὰ
ἢ βρωτὰ, ἃ ὁρῇ μαλθακῶς ὅσα ψαύειν, ἀλλ᾽ ἃ μὴ μεγάλα
βλάπτῃ ἢ μὴ εὐανάληπτα, οἷον τὸ ψυχρὸν, ὅκου τοῦτο δεῖ.

Τίνα χρὴ χαρίζεσθαι τὸν ἰατρὸν τοῖς κάμνουσι καὶ
τίνα μὴ, κατὰ τοῦτο τὸ βιβλίον ἐπισκεψάμενοι τελέως ἀρ-
κεσθησόμεθα. καθάπερ ἐπὶ τῶν ἄλλων ἁπάντων εἰώθαμεν
ποιεῖσθαί τι τελέως τῆς διδασκαλίας αὖθις ἐν ἑτέροις μηκέτι διέρχεσθαι τὸ σύμπαν, ἀλλὰ μόνον τὸ κεφάλαιον. εἴρηται μὲν οὖν κἂν τοῖς ἀφορισμοῖς εἰς τόδε τὸ σκέμμα
γράψαντος αὐτοῦ τὸ σμικρῷ χεῖρον καὶ πόμα καὶ σιτίον,
ἥδιον δὲ, τῶν βελτιόνων μὲν ἀηδεστέρων δὲ μᾶλλον μὲν
προχείρῳ φαντασίᾳ χαριζόμενός τι τοῖς κάμνουσιν εἰς ἡδο-
νὴν, οὐ μὴν τῇ γ᾽ ἀληθείᾳ τοῦτο πράττων, ὅσα γὰρ ἥδιον
προσφερόμενα τῶν ὀλίγον χείρονα τὴν φύσιν ἐχόντων, ἄμει-

VIII.

*Laborantibus gratiae, ut munde parare poculenta aut
efculenta. Quae videt molliter, quaecunque tangit.
Aliae non valde aut noxa non facile emendabili, ut
frigida, ubi hac opus eft.*

Quae medicum laborantibus grata concedere aut quae
non concedere qporteat, hoc in volumine perfecte nobis con-
abunde erit, templatis quemadmodum de aliis omnibus facere confuevimus; nam cum femel aliquid exacte docuimus,
nunquam iterum in aliis locis univerfum repetimus, fed fummatim duntaxat perftringimus. Dictum fane et in aphorifmis
eft ad hanc rem aliquid, ipfo ita fcribente: paulo deterior potus et cibus, fed fuavior, melioribus quidem, infuavioribus
autem potius dandus. Porro primo intuitu laborantibus aliquid oblectamenti caufa gratificari videtur, non tamen re
vera id faciens: omnia enim libentius atque fuavius af-
fumta, etfi paulo deteriore natura fint, melius concoqui-

νον ταῦτα πέπτομεν. ἔτι δὲ συμφορώτατον τοῖς νοσοῦσι
καλῶς πεφθῆναι τὸ ληφθέν. ἐν δὲ τῷ νῦν προκειμένῳ λόγῳ
γένους ἑτέρου καὶ πράγματος ἐμνημόνευσεν, ἐν ᾧ κεχαρισμένον τε καὶ ἡδὺ τοῖς νοσοῦσιν ὁ ἰατρὸς πράττει μηδὲν
τῇ νόσῳ λυμαινόμενος, ὥσπερ ὅταν ἐπιτρέψῃ πρὸ τοῦ καιροῦ
λούσασθαι καὶ πιεῖν καὶ φαγεῖν ὀπώρας τινὰς ἢ ψυχρὸν
ὕδωρ πιεῖν. ἐνίοτε μὲν γὰρ ὠφέλιμος καιρὸς ἑκάστου τῶν
[480] εἰρημένων ἐπὶ τῆς ὑστεραίας ἐστί. καταναγκάζουσι
δὲ τοὺς ἰατροὺς οἱ κάμνοντες ὥστε προλαβεῖν ἡμέρᾳ μιᾷ.
συγχωροῦσι τὰ πολλάκις ἔνιοι τοῖς νοσοῦσιν ἑτοίμως αὐτὰ
ταῖς ἐπιθυμίαις αὐτῶν ὑπηρετοῦντες, ἕνεκα τοῦ πλείονα
λαβεῖν μισθόν. ἀλλὰ ταῦτα μὲν οὐ κατὰ τὸν λόγον τῆς
τέχνης γίνεσθαι, τὸ δ᾽ ἐν ἀφορισμοῖς εἰρημένον, ὅσα τε
νῦν διεξέρχεται χρησίμως τοῖς κάμνουσι, συγχωροῦσιν οἱ
ἄριστοι τῶν ἰατρῶν. ἡ χρεία δὲ τῶν νῦν ἐφεξῆς ὑπ᾽ αὐτοῦ
γεγραμμένων εἰς τὴν εὐπείθειαν ἀναφέρεται τῶν καμνόντων, οὓς γὰρ ἂν ἡδέως ὁρῶσι, τούτοις μᾶλλον πείθονται.
καὶ κατὰ τοῦτο μήτηρ καὶ πατὴρ ἔπεισαν τέκνον ἀνόρεκτον

mus; longe vero utiliffimum aegrotis eft affumtos cibos et
potus recte confici.   At in propofita oratione alterius
generis atque rei mentionem facit, per quam medicus
nequaquam morbum exafperans, aegrotis rem gratam vo-
luptatemque affert, nt cum immature lavari et bibere et
fructibus quibusdam vefci aut frigidam potare permiferit.
Interdum enim cujusque dictorum tempus idoneum atque
utile poftero die fuerit; aegroti vero medicos diem unum
pervertere cogunt.   Nonnulli praeterea aegrotantibus ifta
plerumque facile concedunt, ut plus lucri faciant eorum
cupiditatibus morem gerentes: verum haec profecto non
fecundum artis decreta patrantur.   Quod autem in aphorifmis dictum fuit et quaecunque hac in parte recenfet,
utiliter laborantibus medici praeftantiffimi largiuntur. Iftorum autem, quae nunc deinceps ab ipfo fcribuntur, ufus
eft ut aegros medicis magis obfequentes reddant.   Nam
quos libenter adfpiciunt, illis magis obtemperant.   Quapropter mater et pater filio cibos faftidienti fuaferunt, ut

Ed. Chart. IX. [480.] Ed. Baf. V. (493. 494.)
καὶ αὐτὸ βιάσασθαι προσενέγκασθαι σιτίον, οὐδενὸς ἄλλου πεῖσαι δυνηθέντος. οὕτω καὶ τέκνον ἔπεισε πατέρα καὶ μητέρα καὶ ἀδελφὸς ἀδελφὸν καὶ φίλος φίλον. οὓς δ' ἂν ἀηδῶς ὁρῶσιν οἱ ἄνθρωποι, κἂν τὰ συμβουλεύωσιν, οὐ πείθωσι. πρὸς τὴν τοιαύτην οὖν εὐπείθειαν αὐτὸς ὁ Ἱπποκράτης ἔλεγε καὶ τὰς προρρήσεις ὠφελεῖν ἡμᾶς καὶ ὅλως τὸ θαυμάζεσθαι τὸν ἰατρὸν ὑπὸ τοῦ κάμνοντος. οὕτω γέ τοι καὶ παρ' ἡμῖν ἐν Περγάμῳ τοὺς θεραπευομένους ὑπὸ τοῦ θεοῦ πειθομένους ὁρῶμεν αὐτῷ πεντεκαίδεκα πολλάκις ἡμέραις προστάξαντι μηδ' ὅλως πιεῖν, οἳ τῶν ἰατρῶν μηδενὶ προστάττοντι πείθονται. μεγάλην γὰρ ἔχει ῥοπὴν εἰς τὸ πάντα ποιῆσαι τὰ προστατιόμενα τὸ πεπεῖσθαι τὸν κάμνοντα βεβαίως ἀκολουθήσειν ὠφέλειαν ἀξιόλογον αὐτῷ. τούτων ἔξωθέν ἐστι τὰ κατὰ τὴν προκειμένην ῥῆσιν εἰρημένα, περὶ ὧν ἤδη λέγωμεν ἕκαστον, ἰδίᾳ προχειριζόμενοι κατὰ τὴν προγεγραμ- (494) μένην λέξιν, οἷον τὸ καθαρίως δρᾶν ποτὰ ἢ βρωτά. πολλὰ πολλάκις ὁ ἰατρὸς τῷ κάμνοντι προσφέρει ποτὰ καὶ βρωτὰ συντιθεὶς ἐναντίον αὐτοῦ.

Ce ipfum ad eos affumendos impelleret, cum nullus alius id perfuadere potuiffet, ita quoque filius patri fuafit et matri et frater fratri et amicus amico. At illis, quos molefte vident homines, etfi utilia confulant, obedire tamen recufant. Ad hanc igitur aegri obedientiam comparandam Hippocrates dicebat et praedictiones nobis effe utiles atque omnino aegro admirationi effe medicum. Ita fane et apud nos Pergami qui a deo curantur ei obfequentes cernimus, illis plerumque per quindecim integros dies, ut a potu penitus abftinerent, imperanti, qui profecto nulli medico id jubenti obtemperaffent. Nam ad aegrotum omnibus juffis obedientem reddendum magnam vim habet, fi pro certo fibi perfuaferit magnam inde ad fe utilitatem proventuram. In his ponuntur ea, quae in propofitis verbis enumerantur, de quibus jam fingula diftincte proponentes, loqui aggrediamur, ut munde parare poculenta aut efculenta. Multos multoties medicus aegro potus et cibos offert, contra quam ipfe vellet eos prae-

ἀξιοῖ δὲ ταῦτα καθαρῶς ἐργάζεσθαι καὶ γέγραπταί γε κατ'
ἔνια τῶν ἀντιγράφων ἀντὶ τοῦ καθαρῶς τὸ καθαρίως. ἔστι
δὲ τοῦτο πρῶτον μὲν εἰ μηδένα ῥύπον ἔχει τὰ σκεύη, δι'
ὧν προσφέρεται τὰ ποτὰ καὶ βρωτά. δεύτερον δὲ, εἰ μηδὲ
τῶν ἄλλων τι δι' ὧν ὑπηρεσία γένεται. πολλάκις γὰρ αὐτὸ μὲν ἐν ᾧ περιέχεται τὸ προσφερόμενον ἔδεσμα καὶ πόμα καθαρόν ἐστιν, ἐν ᾧ δὲ ψυχρὸν ὕδωρ ἢ θερμὸν ὁ
ὑπηρετούμενος ἔχει ῥυπαρόν, ὥσπερ καὶ τῶν ἄλλων τι
σκευῶν, ἐνίοτε τῶν πρὸς ὑπηρεσίαν ἀνηκόντων οὐ καθαρὸν
φαίνεται. καὶ πρὸς τούτοις γε καὶ αὐτὸς ὁ ἰατρὸς, ὃν
πρῶτόν τε καὶ μάλιστα τάς τε χεῖρας ἔχειν δεῖ καθαρωτά-
τας καὶ τὸ πρόσωπον τας τρίχας ἐπί τε τοῦ γενείου καὶ
κεφαλῆς. ἐφεξῆς δὲ καὶ τὰ ἄλλα μόρια τοῦ σώματος,
ὥσπερ γε καὶ τὴν ἐσθῆτα λαμπρὰν, ἃ βλέπει, φησὶν, ὁ κάμνων. καὶ τοῦτ' αὐτὸ καὶ τοὺς ἐπισκοπουμένους καὶ τὰ
κατὰ τὸν οἶκον, ἐν ᾧ νοσεῖ. τούτων τε οὖν οὐδὲν αὐτὸν
ἀηδῶς ὁρᾶν χρὴ καὶ τῶν ὑπηρετουμένων ἐκείνους παρεῖναι
διὰ παντὸς, οἷς μάλισθ' ἥδεται. καὶ τῶν ἐπισκοπουμένων

parans. Jubet autem eos munde parari et in quibusdam
codicibus vice hujus particulae, καθαρῶς, id eſt munde,
καθαρίως, legitur, quod idem ſignificat. Id vero fit primo, fi vaſcula in quibus potus cibique feruntur nihil ſor-
dis habuerint; fecundo, fi nullum aliud eorum per quae
laboranti miniſtrantur. Saepius enim vaſa cibos et potus
continentia mundiſſima erunt, illud vero quo frigidam
fervus aut calidam feret, confpurcatum adfpicies; quemadmodum et aliorum vaſculorum ad miniſterium pertinentium quodpiam nonnunquam immundum cernitur. Ad
haec et ipfe medicus in primis et maxime manus quam
puriſſimas habeto et faciem et pilos in barba et capite,
deinceps et alias corporis partes, quemadmodum et ve-
ſtem nitidam, quae intuetur, inquit, aegrotans. Haec
ipfa inquam et aegrotantis curam gerentes et reliqua omnia,
quae in aedibus, ubi aegrotat, funt, ita habentor, ut
iſtorum nihil ipfe injucunde et triſti animo confpiciat.
Quin etiam et ex miniſtris illos plane adeſſe, quibus ma-

Ed. Chart. IX. [480. 481.]　　　　Ed. Baſ. V. (494.)
τοὺς μὲν φιλτάτους χρονίζειν παρ' αὐτῷ, τοὺς δ' ἄλλους
δυοῖν θάτερον, ἢ μηδ' ὅλως εἰσιέναι πρὸς αὐτὸν ἢ μὴ μέχρι πλείονος ὁρᾶσθαι. ταῦτα δὲ πολυπραγμονήσας ὁ ἰατρὸς αὐτὸς ἐργάσεταί τε καὶ διατάξει. τινὰ δὲ καὶ χωρὶς
πολυπραγμοσύνης αὐτόματα γινώσκεται. πολλάκις γοῦν ἐπι-
σκεπτομένοις τὸν κάμνοντα καὶ θεραπεύοντος τοῦ ἰατροῦ
δοῦλός τις ἐπεισελθὼν ἤγγειλεν ἀφῖχθαι τόνδε τινὰ ἄνθρωπον ἐπισκέψασθαι [481] βουλόμενον αὐτόν. εἶτα παραχρῆμα ποτὲ μὲν ἡσθεὶς ἐφάνη πρὸς τὴν ἀκοὴν ὁ νοσῶν,
ἔστι δ' ὅτε μεγάλως ἀνιαθεὶς, ὡς ἐνοχλεῖσθαι μέλλων ὑπ'
ἀνθρώπου μὴ φιλοῦντος αὐτὸν ἀληθῶς, ἀλλὰ προσποιουμέ-
νου. καὶ χρὴ τηνικαῦτα τὸν ἰατρὸν, ὅταν εἰσέλθῃ τις ὃν
ὁ κάμνων οὐχ ἡδέως ὁρᾷ, μετὰ βραχὺ κελεύειν ἀξιοπίστως,
ἡσυχάσαι συμφέρειν τῷ κάμνοντι καὶ κατὰ ταύτην τὴν πρόφασιν ἐξελθεῖν ἀξιῶσαι καὶ ἐξ αὐτοῦ πάντας. εὔδηλον γὰρ
ὅτι συνεξελθόντες ἐν τῷ παραυτίκα τοῖς μὴ φίλοις οἱ φίλοι
μετ' ὀλίγον εἰσελθεῖν δυνήσονται. τὰ μὲν οὖν τοιαῦτα θεά-

xime delectatur et ex gubernantibus eos qui gratiſſimi
ſunt apud ipſum commorari decet; alios vero duorum alterum aut nunquam ejus cubiculum ingredi aut non diutius ante oculos ejus verſari. Haec quidem curioſe ex-
plorans medicus ipſe conficiet atque diſponet. Nonnulla
vero et abſque indagatione ſponte dignoſcuntur. Saepius
enim inſpectante aegrotum atque curante medico ſervus
aliquis ingreſſus certum quendam hominem veniſſe nunciavit, qui ipſum viſere ac ſalutare cupiat, tum protinus
hoc audito aegrotans nonnunquam laetari viſus eſt, nonnunquam vero magnopere contriſtari, tanquam ab homine
ipſum non vere amante, ſed ſimulante, moleſtiam paſſu-
rus ſit. Atqui tunc medicum oportet, quum quis ingreſſus
eſt, quem laborans non libenti animo adſpiciat, paulo
poſt aliqua veriſimili ratione quietem aegroto conferre
dicere et hac de cauſa omnes ut ab eo recedant praecipere; conſtat enim quod tunc una cum non amicis
amici egreſſi, huad ita multo poſt denuo introire pote-

ματα τὴν γνώμην τοῦ κάμνοντος ἡδέως τε καὶ ἀηδῶς δια-
τίθησιν, οὐ κατ᾽ αὐτὴν ἰδίως τὴν αἴσθησιν, ἀλλὰ κατὰ τὴν
διάνοιαν. ἔνια δέ ἐστιν ἡδέα τῶν ὁρατῶν κατ᾽ αὐτὴν τὴν
ὄψιν, ὥσπερ γε καὶ τῶν ὀσφρητῶν καὶ γευστῶν καὶ ἀκου-
σιῶν καὶ ἁπτῶν. οὐ μὴν ἅπασί γε ἐπὶ τοῖς αὐτοῖς ἡ ἴση
τέρψις. ἄλλος γὰρ ἄλλα καὶ χρώματα καὶ σχήματα καὶ
ἄνθη καὶ φυτὰ καὶ βλαστήματα καὶ ζωγραφήματα θεᾶται,
τὰ μὲν ὡς ἀηδῆ, τὰ δὲ ὡς ἡδέα. χρὴ τοίνυν παρὰ τῶν
οἰκείων τοῦ κάμνοντος τὸν ἰατρὸν πυνθανόμενον οἷστισιν
οἱ κάμνοντες ἥδονται, ταῦτα κελεύειν εἰσφέρεσθαι τοῖς οἴ-
κοις ἐν οἷς κατάκεινται. μαλακῶς ὅσα ψαύει κατ᾽ αὐτὴν
μόνην ψιλὴν τὴν ἁπτικὴν αἴσθησιν, ἡδέα ταῦτ᾽ ἐστὶν, ὥσπερ
αὖ πάλιν ἄνθη τε καὶ φυτὰ καὶ ποικίλα καὶ τἄλλα ὅσα
προείρηται τὴν ὄψιν μόνην τέρπει. προσθήσομεν οὖν ὅσα
ταὐτοῦ γένους ἐπὶ τοῖς εἰρημένοις, παραλέλειπται δὲ ὡς
σαφῆ. δυοῖν γὰρ αἰσθήσεων ἐμνημόνευσεν ὄψεώς τε καὶ
ἁφῆς. σὺ δὲ καὶ τὴν ὄσφρησιν προσθήσεις δηλονότι καὶ τὴν
γεῦσιν καὶ τὴν ἀκοὴν, καὶ κατά γε τὴν ἀκοὴν διαιρεῖν ὥσπερ

runt. Hujusmodi ſane ſpectacula aegroti mentem modo
exhilarant, modo contriſtant, non per ipſum viſorium
ſenſum proprie, ſed per cogitationem. Ceterum quaedam
viſilia ratione viſionis ipſius jucunda ſunt, quemadmodum
et olfactilia et guſtatilia et audibilia et tactilia proprio
quodque ſenſui voluptatem afferunt. Attamen non eſt in
omnibus iſtis aequalis oblectatio, ſiquidem alii alios et
colores et figuras et flores et ſtirpes et germina et pi-
cturas, aliqua ut triſtia, aliqua ut jucunda contemplantur.
Oportet itaque medicum ab aegrotantium domeſticis per-
cunctatum, quibusnam ipſi delectentur, haec jubere in
cubicula, ubi jacent, inferri. Quaecunque mollia tangunt,
ſecundum ipſam ſolam nudamque tactoriam ſenſionem jucunda haec ſunt; quemadmodum rurſum flores, ſtirpes et
variegata aliaque omnia ſupradicta ſolam oblectant viſio-
nem. Adjiciemus igitur quaecunque ejusdem generis cum
antedictis ſunt, dimiſſa vero tanquam manifeſta fuerunt.
Duorum enim ſenſuum, viſus ſcilicet et tactus ſolum me-

ἐπὶ τῆς ὄψεως, ἔνια μὲν αὐτὴν τὴν αἴσθησιν μόνην τέρποντα,
καθάπερ αἱ ἡδεῖαι φωναί, τινὰ δὲ τὴν ἀκοὴν λυποῦντα, καθάπερ αἱ ἀηδεῖς ἀγγελίαι. τοὐναντίον δὲ ἄλλ' ἄττα τέρπει τε καὶ
ἤδει. τοῦτό γε καὶ οἱ ἰδιῶται πάντες ἴσασιν, ὡς οὐδὲν ὧν
ἀηδῶς ὁ κάμνων ἀκούσεται προσήκει λέγειν αὐτῷ, καθάπερ
γε καὶ τὰ μέλλοντα μεγάλως ἥσειν αὐτὸν, ἀγγέλλειν πάντα
μετὰ τοῦ καὶ προσεπιψεύδεσθαί τι. κατὰ μέντοι τὴν ἐφεξῆς
ῥῆσιν ἔνια καὶ τῶν ἐνταῦθα παραλελεῖφθαι δοκούντων ἐπα-
ναλαμβάνων προστίθησιν, ἄλλαι. πρόγραμμα τοῦτ' ἔστιν
ἄλλων χαρίτων μελουσῶν λέγεσθαι. προειρηκὼς γὰρ αἱ
τοῖσι κάμνουσι χάριτες, εἶτ' εἰπὼν τὸ καθαρῶς δρᾷν ποτὰ
ἢ βρωτά. καὶ τούτων ἐφεξῆς, πάντων ὁρωμένων διελθὼν,
εἶθ' ἑξῆς ὑπὲρ τῶν πρὸς τὴν ἁφὴν ἡδέων, ἐπαγγέλλεται
πρὸς ταῖς εἰρημέναις ἑτέρας ἐρεῖν χάριτας ὧν ἐφεξῆς ἀκούσῃ.
τινὲς μέντοι τελέως ἐξεῖλον τῶν ἀντιγράφων τὸ πρόγραμμα
τοῦτο τό, ἄλλαι, τινὲς δ' οὐ θηλυκῶς μετὰ τοῦ ἰῶτα γράφουσιν, ἀλλὰ χωρὶς τοῦ ι, κατὰ τὸ καλούμενον οὐδέτερον

minit; at tu olfactum adjice, guſtatum et auditum. Et
in auditu, quemadmodum et in viſu, dividito, nonnulla
quidem ipſum ſenſum ſolum delectantia, ut ſuaves voces;
aliqua per auditum animum conturbantia, ut cum triſtia
nunciantur; e contrario alia quaedam oblectant et exhilarant. Id ſane et vulgus omne haud praeterit, nihil eorum quae triſti animo aeger auditurus ſit, ipſi renunciari
debere; quemadmodum contra, omnia ipſum vehementer
oblectatura renunciari convenit, quin et aliqua falſa ad-
jicienda ſunt. In ſequenti ſane particula nonnulla eorum,
quae et hic omiſſa fuiſſe videbantur, reſumens addit, aliae.
Praeſcriptio haec eſt aliarum quae dicendae ſunt gratia-
rum. Nam quum praedixerit, laborantibus gratiae, deinde
inquiens, munde parare poculenta aut eſculenta, ac deinceps de omnibus, quae videntur, poſtea de tactui jucun-
dis, ſermone facto, praeter dictas alias ſe dicturum gra-
tias pollicetur, quas paulo poſt auditurus es. Porro quidam hanc praeſcriptionem, aliae, de exemplaribus penitus deleverunt; aliqui vero non feminino genere ſcribunt,

γένος, ἄλλα μὴ μεγάλα βλάπτῃ ἢ μὴ εὐανάληπτα, οἷον τὸ
ψυχρὸν, ὅκου τοῦτο δεῖ. καὶ τὰ μὴ μεγάλως βλάπτοντα δοτέον ἐστὶν ἐνίοτε τοῖς ἐπιθυμοῦσιν αὐτῶν σφόδρα καὶ μέλλουσι μισεῖν τε τὸν ἰατρὸν ἐκ τοῦ μὴ λαβεῖν, ἀποστρέφε-
σθαί τε καὶ μηδὲν αὐτῷ προστάττοντι πείθεσθαι. διδόναι
τοίνυν ἀναγκαῖόν ἐστιν ἐνίοτε τούτοις ἔνια τῶν ἐπιθυμου-
μένων, ἐὰν μὴ μεγάλως ὑπ᾿ αὐτῶν μέλλωσι βλάπτεσθαι,
προλέγοντα μὲν ὅτι βλαβήσονται [482] καὶ δίδωσιν αὐτὰ
χαρίζεσθαί τι βουλόμενος τῷ κάμνοντι, πρὸς δὲ τὸ μέλλον
αὐτὸν ἀνταιτοῦντα παρ᾿ αὐτοῦ τὴν ἐν τοῖς ἄλλοις εὐπείθειαν.
οἶδα γὰρ ἐνίους ἐκ τοῦ λαβεῖν πεισθέντας. οὕτω γοῦν κἀγὼ πόλλ᾿ ἔδωκα ψυχρὸν ὕδωρ ἐν ἐκείνοις τοῖς νοσήμασιν
ἐν οἷς μετὰ μίαν ἡμέραν ἦν αὐτοῦ χρεία, τοῦτο μόνον τῷ
κάμνοντι χαρισάμενος ὡς μὴ περιμεῖναι τὸν ἄριστον καιρόν. ὡσαύτως δὲ καὶ περὶ βαλανείου καὶ οἴνου καὶ πάντων
τῶν τοιούτων οἶδα πράξας. εἰ μέντοι μηδ᾿ ὅλως δέοιτο
μηδὲ μετὰ μίαν ἡμέραν τὸ νόσημα μηδενὸς τούτων, οὐ χρὴ
χαρίζεσθαι τῷ κάμνοντι. βραχεῖαν γὰρ βλάβην ἐπανορθώ-

fed in neutro vocato genere, alia ne valde laedant aut
ne noxa non facile emendabili, ut frigida, ubi hac opus
eſt. Non valde laedentia interdum exhibenda ſunt, vehementer ipſa cupientibus, ac niſi acceperint, medicum
tum oſuris tum averſaturis et nullum ejus praeceptum
obſervaturis. Igitur neceſſe interdum eſt quaedam illis
exoptata concedere, niſi magnum ſunt detrimentum alla-
tura. Praedicito autem ab his aegrum laeſum iri, teque
ipſi gratificandi cauſa ea concedere, ſed poſterum te viciſſim ab eo petere, ut in reliquis obedientem ſeſe ex-
hibeat: novi enim quosdam ex ea medici liberalitate ob-
ſequentes evaſiſſe. Hoc ſane modo et ego multoties frigidam aquam in illis morbis exhibui, in quibus poſtridie
ejus uſus requirebatur, id ſolum aegrotanti gratificatus, ut
optimum ſcilicet propinandi tempus praeverterim; ſimiliter vero et de balneis, vino atque id genus omnibus me
feciſſe memini. Verum ſi morbus nec poſtridie, neque
prorfus unquam, ullo iſtorum egeat, aegroto nequaquam

Ed. Chart. IX. [482.]   Ed. Baf. V. (494.)

σασθαι δυνατόν ἐστι τὴν μετὰ ταῦτα τοῦ κάμνοντος εὐπείθειαν. τὴν `δ᾽ οὕτως μεγάλην ὡς ἤτοι κίνδυνον ἔσχατον
ἐπιφέρειν ἢ χρόνου μῆκος, οὐκέθ᾽ οἷόν τε πρὸς τὸ δέον
πάλιν ἐπαναγαγεῖν. γράφεται δὲ καὶ κατ᾽ ἄλλας λέξεις ἡ
προκειμένη ῥῆσις, μίαν μὲν τοιάνδε· ἀλλὰ καὶ μεγάλα
βλάπτειν, οἷον ψυχρὸν ὅκου δεῖ, τοῦ δὴ τοῦ βλάπτειν ῥήματος ἐπὶ τοῦ τέλους ἔχοντος τὸ ν, καὶ ταύτην γε τὴν γραφὴν οἱ παλαιοὶ τῶν ἐξηγητῶν ἴσασιν. ἑτέραν δὲ γραφὴν
εὑρήσεις ἐν ἄλλοις ἀντιγράφοις χωρὶς τοῦ ν τοιαύτην· ἃ
μὴ · μεγάλα βλάπτῃ ἢ μὴ εὐανάληπτα, οἷον ψυχρὸν ὅκου
τοῦτο δεῖ. βούλεται δ᾽ ἡ προκειμένη λέξις ἢ μὴ εὐανάληπτα σημαίνειν τὰ μὴ ταχέως ὑπεῖξαι δυνάμενα τοῖς βοηθήμασιν, ὡς ἐπανορθωθῆναι τὴν γεγονυῖαν ἤδη βλάβην·
ἀλλὰ περὶ τούτου τοῦ πράγματος ὅσα περὶ τοῦ πρόσθεν εἶπον ἀναμνησθέντας, [χρὴ] μηδεμιᾶς ἐστὶ δεηθῆναι νεωτέρας ἐξηγήσεως.

---

concedendum; exiguam enim noxam futura poſthac lan-
guentis obedientia emendare poterit; noxa vero adeo
magna, ut extremum periculum inferat aut morbum in
longum tempus producat, non itidem deleri et in priſtinum redigi poterit. Scribitur etiam propoſita pars per
alia verba, uno quidem modo ſic, ſed et valde nocere,
ut frigidam, quum opus eſt, voce hac βλάπτειν, id eſt
nocere, ν habente in fine et hanc quidem lectionem veteres explanatores agnoſcunt. Alteram quoque in aliis
exemplaribus detracta ν littera ita ſe habentem invenies,
quae non valde nocent aut non facile emendabili noxa,
ut frigida, ubi hac opus eſt; vult autem propoſita oratio
aut non facile emendabili noxa, ea ſignificare quae non
cito remediis cedere queant, ut impreſſa jam laeſio remo-
veatur. Ceterum hac de re, quaecunque prius dixi remi-
niſcentibus, nullam aliam praeterea novam explanationem
poſcere convenit.

θ'.

Εἴσοδοι, λόγοι, σχῆμα, ἐσθὴς τῷ νοσοῦντι, κουρή, ὄνυχες,
ὀσμαί.

_____

Τούτων τὰ μὲν ἄλλα πάντα προφανῶς ἐπὶ τὸν ἰατρὸν
ἀναφέρεται, μεταξὺ δ᾽ αὐτῶν παρεγκείμενον, τῷ νοσοῦντι,
παρέχει τινὰ ζήτησιν, ὅθεν ἔνιοι παντάπασιν ἐξελόντες αὐτὸ προσεποιήσαντο μηδ᾽ ὅλως εὑρηκέναι γεγραμμένον. ἀλλ᾽
οἵ γε παλαιοὶ τῶν ἐξηγητῶν ἴσασι καὶ ταύτην τὴν γραφήν.
ἴσως δ᾽ ἄν τινος εὐπορήσαιμεν εἰς αὐτὴν πιθανοῦ, προσε-
πισκεψάμενοι τῶν εἰρημένων ἕκαστον ἰδίᾳ. καὶ πρώτας γε
τὰς πρὸς τὸν κάμνοντα τῶν ἰατρῶν εἰσόδους (495) ὅσαι
κεχαρισμένως αὐτοῖς γίνονται. τινὲς μὲν γὰρ ἐνοχλεῖσθαι
νομίζουσιν ὑπὸ τῶν πολλάκις αὐτοὺς ὁρώντων, ἔνιοι δὲ πάνυ
τούτῳ σφόδρα χαίρουσιν. ἰατροὶ δέ τινές εἰσιν οἳ μέχρι
τοσούτου μωραίνουσιν, ὡς καὶ τοῖς κοιμωμένοις ἐπεισιέναι
μετὰ ψόφου ποδῶν, φωνῆς μείζονος, ὑφ᾽ ὧν ἐνίοτε διεγερ-

IX.

Introitus, fermones, figura, veftis aegrotanti, tonfura,
ungues, odores.

_____

Ex iftis omnia reliqua procul dubio ad medicum re-
feruntur, fed interea vox haec pofita, _aegrotanti_, dubi-
tationem quandam excitat.   Unde quidam ea penitus detracta fefe nequaquam eam inveniffe fcriptam diffimula-
runt, fed vetuftiffimi interpretes hanc quoque lectionem
admittunt.   Verum fingula dicta particulatim prius expen-
dentes, fortaffis aliquid verifimile ad ipfam interpretan-
dam nacti erimus.   Et primo quidem introitus medicorum
ad aegrum quoscunque ipfi gratos faciunt, fiquidem nonnulli aegri a faepius vifentibus affici fe moleftia opinau-
tur; alii contra crebro fe videri magnopere laetantur.
Quidam autem medici funt qui eo ufque infaniant, ut
etiam in dormientium conclave ftrepentes pedibus aut vo-

θέντες οἱ νοσοῦντες ἀγανακτοῦσί τε πρὸς αὐτοὺς καὶ βεβλάφθαι τὰ μέγιστά φασι. ἅπαντ᾿ οὖν ταῦτα προορᾶσθαι
χρὴ ἰατρὸν, ὡς μήτε κατὰ καιρὸν ὂν οὐ χρὴ παραγίνεσθαι
μήτε προπετῶς μετὰ ψόφων πολλῶν καὶ φωνῆς μεγάλης ἢ
βαδίσματος ἀσχήμονος ἢ βλέμματος ἢ ὅλως οἱτινοσοῦν τοιούτου. λόγοι. τῶν μεγίστων ἐστὶ καὶ τοῦτο πρὸς τοὺς κάμνοντας ὑπὸ τῶν ἰατρῶν ἤτοι προσηκόντως ἢ οὐ προσηκόντως τι γινόμενον. ἔνιοι μὲν γὰρ αὐτῶν ἐσχάτως εἰσὶν
ἀβέλτεροι, τοιοῦτοί τινες ὄντες οἷον ὁ Ζεῦξίς φησι ὑπὸ Βακ-
χείου γεγράφθαι [483] Καλλιάνακτα γεγονέναι τὸν Ἡρο-
φίλειον ἐν τοῖς ἀπομνημονεύμασιν Ἡροφίλου τε καὶ τῶν ἀπὸ
τῆς οἰκίας αὐτοῦ. νοσοῦντος γάρ τινος, εἶτ᾿ εἰπόντος τῷ
Καλλιάνακτι, τεθνήσομαι, φασὶν αὐτὸν ἐπιφωνῆσαι τόδε τὸ
ἔπος

Εἴ μή σε Λητὼ καλλίπαις ἐγείνατο.
Ἑτέρῳ δὲ ταὐτὸ τοῦτ᾿ εἰπόντι φάναι
Κάτθανε καὶ Πάτροκλος, ὅπερ σέο πολλὸν ἀμείνων.

ciferantes ingrediantur, ob quae expergefacti aegroti et
illis irafcuntur et maxime fe laefos effe conqueruntur.
Haec igitur omnia providere medicum oportet, ut neque
non in tempore accedat, neque petulanter cum multo
ftrepitu et elata voce aut inceffu aut adfpectu aut aliquo
prorfum hujusmodi indecoro. Sermones. Inter praecipua funt et ifti cum aegris a medicis recte aut non recte
facti: quidam enim fermones fumme fatui funt, tales
fane, qualem Zeuxis a Bacchio fcriptum effe teftatur,
Callianacta fuiffe Herophileum, in libro de memorabilibus
Herophili et ejus fectae ftudioforum. Ifte aegrotanti cuidam atque dicenti, moriar, hoc carmen refpondens fucci-
nuiffe fertur:

Pulchra et pelle micans nifi te Latona creaffet.

Alteri quoque moriar dicenti refpondiffe:

Et Patroclus obit, qui te praeftantior ipfo.

ἔνιοι δὲ τῶν νῦν ἰατρῶν, εἰ καὶ μετριώτεροι Καλλιάνα-
κτός εἰσιν, ἀλλὰ τραχέως καὶ αὐτοὶ προσφέρονται τοῖς νοσοῦσιν ὡς μισηθῆναι, καθάπερ ἄλλοι τινὲς ἐξ ὑπεναντίου
δουλοπρεπῶς κολακεύοντες ἐξ αὐτοῦ τούτου κατεφρονήθη-
σαν. ὥσπερ δὲ οὐ χρὴ μίσους ἄξιον φαίνεσθαι τῷ κάμνοντι
τὸν ἰατρὸν, οὕτως οὐδ᾽ εὐκαταφρόνητον, ἀλλ᾽ ἐν τῷ φιλαν-
θρώπῳ καὶ μετρίῳ καὶ ἡδεῖ σεμνὸν φυλάττειν. εἰ μὴ γὰρ
ὥσπερ θεόν τινα ὁ κάμνων θαυμάσειεν, οὐκ ἂν ὁ κάμνων
εὐπειθὴς γένοιτο. βέλτιον οὖν ἐστι μήτε κολακεύειν εἰς τοσοῦτον ὥστε καταφρονεῖσθαι μήτε ἄγροικόν τε καὶ τραχὺν
ὁμοίως Καλλιάνακτι. γενήσεται δὲ τοῦτο φυλάττοντος μὲν
ἔν τε τῷ βλέμματι καὶ τῷ φλέγματι καὶ τῷ παντὶ τοῦ σώματος σχήματι τὸ σεμνὸν τοῦ ἰατροῦ, ἐκδιδάσκοντος δὲ τὸν
κάμνοντα πείθεσθαι τοῖς πραττομένοις ὑφ᾽ ἑαυτοῦ. πολλοὶ
δ᾽ εἰσὶ λόγοι καί σοι παραδείγματος ἕνεκεν οὐκ ὀκνήσω
παραθέσθαι τινά. δυνήσεται γὰρ ὁ ἰατρὸς ἐπὶ προοιμίῳ
πιθανῷ μετὰ ταῦτα πρὸς τὸν κάμνοντα διελθεῖν ὅσα περὶ

Ceterum quidam hujusce tempestatis medici, etsi modera-
tiores Callianacte sint, aspere tamen et ipsi erga laborantes se gerunt, adeo ut odio ipsis sint, sicut aliqui e contrario serviliter adulantes ob id ipsum contemtui fuerunt.
Quemadmodum autem aegro medicum odiosum videri non
convenit, ita neque contemnendum, sed humanus, moderatus suavisque quum sit, gravitatem etiam servare debet.
Nisi enim medicum aeger ut deum quendam admiretur,
nunquam illius praeceptis obtemperaverit. Antiquissimum
igitur fuerit neque adeo medicum se submittere atque
adulari, ut sui contemtum pariat, neque rursum perinde
atque Callianactem se rusticum atque asperum exhibere.
Id fiet autem, si et ab adspectu et voce et omni corporis
habitu medici gravitatem retineat aegrotantemque iis
quae ipse praecipiat morem gerere edoceat. Sermones
vero multiformes sunt, tibique exempli causa aliquem
proponere me non pigebit. Poterit sane medicus a prooemio verisimili exorsus omnia ea deinceps aegrotanti re-

Ed. Chart. IX. [483.]　　　　　　　　Ed. Baf. V. (495.)

τῶν τοιούτων Ἱπποκράτης ἔγραψε, πρῶτον μὲν ἐν τοῖς αφο-
ρισμοῖς εἰπών· δεῖ δὲ οὐ μόνον ἑωυτὸν παρέχειν τὰ δέοντα
ποιέοντα, ἀλλὰ καὶ τὸν νοσέοντα καὶ τοὺς παρεόντας ἔξωθεν. ἐν δὲ τῷ πρώτῳ τῶν ἐπιδημιῶν ἡ τέχνη διὰ τριῶν,
τὸ νόσημα, ὁ νοσέων, ὁ ἰατρὸς, ὑπεναντιοῦσθαι τῷ νοσήματι
τὸν νοσέοντα μετὰ τοῦ ἰατροῦ. καὶ ὡς τριῶν ὄντων, ἰατροῦ καὶ νοσήματος καὶ κάμνοντος, ἐὰν ὁ νοσῶν ἐάσῃ μόνον πολεμεῖν τῷ νοσήματι τὸν ἰατρὸν ἢ καὶ πρὸς αὐτὸ με-
ταστὰς ἐναντιοῦται τῷ ἰατρῷ, συμβήσεται νικηθῆναι τὸν
ἰατρὸν ὑπὸ τοῦ νοσήματος. ἐὰν δὲ καταλιπὼν τὸ νόσημα
σύμμαχος κατ' αὐτοῦ γένηται τῷ ἰατρῷ, μεγάλην ἐλπίδα
τῆς νίκης ἔσεσθαι δυοῖν ἀνθρώπων πρὸς ἓν νόσημα μαχο-
μένων, ὡς τό γε ἐναντίον ἔμπαλιν οὐδεμιᾶς ἐλπίδος ἔσται
παρεκτικὸν, ἐὰν ὁ κάμνων μετὰ τοῦ νοσήματος γενόμενος
ἐναντιῶτο τῷ ἰατρῷ· μονωθεὶς γὰρ ἂν οὗτος ὑπὸ τῶν
δυοῖν νικηθείη ἄν. ἀρκεῖ σοι τὸ παράδειγμα τοῦτο, νοῆσαι
δυναμένῳ κατὰ τὸ παραπλήσιον ἕτερα πολλὰ τοιαῦτα τῷ
νοσοῦντι γίνεσθαι πρὸς τῶν ἰατρῶν. οὐ μόνον δὲ τῶν λεχ-

cenfere, quae in hanc rem ab Hippocrate tradita funt:
primo quidem in aphorifmis ita dicente: oportet autem
non modo fe ipfum exhibere ea, quae oportet, facientem,
fed etiam aegrum et affiftentes et exteriora; et in primo
de morbis popularibus: ars per tria, morbus, aegrotus,
medicus. Adverfari morbo aegrotum una cum medico
oportet. Quumque tres fint, medicus, morbus et aegrotus, fi medicum folum cum morbo pugnantem aeger de-
ferat, vel etiam ad morbum transfugiens medico repugnet,
medicum a morbo fuperari continget. At fi morbo re-
licto, medico fubfidium contra illum ferat, duobus hominibus contra unum morbum pugnantibus, futurae victoriae magna fpes eft; ficut e contrario defperandum fit, fi
aeger a morbo ftans medico adverfetur: folus enim ipfe
relictus, a duobus hoftibus expugnari poterit. Id exemplum tibi fatis efto; a fimili enim multos id genus alios
fermones cogitare poteris a medicis cum aegrotis fieri.

θησομένων λόγων τοῖς κάμνουσιν ὑπὸ τῶν ἰατρῶν τοιαύ-
την εἶναι προσήκει τὴν διάνοιαν, ἀλλὰ καὶ τὸ μέγεθος τῆς
φωνῆς καὶ τὸν τόνον καὶ τὴν ὅλην ἀπόκρισιν ἀνάλογον εἶ-
ναι τῇ διανοίᾳ τῶν λόγων. εἰ δὲ καὶ πεπαιδευμένῳ διαλέ-
γοιτό τις ἀνδρὶ, καὶ μετὰ τοῦ μὴ σολοικίζειν τε καὶ βαρβα-
ρίζειν. καὶ γὰρ ἐκ τῶν τοιούτων εὐκαταφρόνητοι τοῖς κά-
μνουσιν οἱ ἰατροὶ φαίνονται. σχῆμα. καὶ τὸ σχῆμα τοῦ
σώματος ὅλου κατά τε τὴν εἴσοδον καὶ τὴν καθέδραν ὁ ἰα-
τρὸς ἐχέτω, μήτε ταπεινὸν, ὡς εὐκαταφρόνητον εἶναι, μήτε
χαυνότητά τινα καὶ ἀλαζονείαν ἐνδεικνύμενον. ἔνιοι μὲν
γὰρ ἀνατεταμένοι καὶ πλατεῖς εἰσίασί τε καὶ καθέζονται,
ἔνιοι δὲ διατεθρυμμένοι, τινὲς δὲ ἐγκεκυφότες καὶ ταπεινοί.
φεύγειν οὖν ἁπάσας δεῖ τὰς ὑπερβολὰς καὶ πειρᾶσθαι μέ-
σον αὐτῶν εἶναι. εἰ δέ ποτε κατὰ τὸ σπάνιον ὁ κάμνων
φαίνοιτό σοι φιλοτάπεινός τις, ἀπὸ τοῦ μέσου [484] βραχὺ
πρὸς τὸ ταπεινότερον ἄμεινόν ἐστι σχηματίζειν ἑαυτόν. εἰ
δ᾽ ἐναντίως ἔχοι, καὶ σὺ τἀναντία ποιήσεις ἐπὶ βραχὺ,
τοῦ μέσου τε καὶ παρὰ φύσιν ἐφ᾽ ἑκάτερα παραχωρῶν.

Non folum autem fermonum a medicis cum aegris facien-
dorum talem effe fententiam convenit, fed etiam vocis
magnitudinem et tonum et omnem actionem fententiae
refpondere fermonum. Quod fi quis cum erudito viro
colloquatur, ne foloecifmis barbarifmisque utatur, caveto;
nam ex hoc medici aegrotis fpernendi videntur. Figura.
Et figuram corporis totius in introeundo atque fedendo
medicus, neque humilem prae fe ferat, ut contemtum
mereatur, neque faftu quodam atque arrogantia turgentem.
Quidam enim extenti ac patentes introeunt ac fedent;
nonnulli fracti et molles; alii vero incurvi atque abjecti.
Itaque omnes exceffus devitandi funt et inter eos mediocrem effe tentandum eft. Quod fi nonnunquam, raro tamen id evenit, aeger humilitatem et abjectionem quandam amare tibi videatur, a mediocritate ad humilius te
paulum defcendere humilioremque te ipfum effingere fatius fuerit. At fi e contrario fefe habeat, et tu contraria
facito, paulum a mediocri et a naturali ftatu ad alter-

ἐσθής. καὶ αὕτη κατὰ τὸν αὐτὸν λόγον ἔστω μέση, μήτε
πολυτελής, ὡς ἀλαζονείαν ἐμφαίνειν, μήτε ῥυπαρὰ καὶ πάνυ
ταπεινή· πλὴν εἴ ποθ᾽ ὁ κάμνων αὐτὸς εἴη τῶν ἀμετρότερον ἢ τὰ πολυτελῆ φιλούντων ἢ τοῖς ῥυπαροῖς ἡδομένων.
ἐπὶ τούτων γὰρ ἀπὸ τῆς μεσότητος ἐπὶ τὸ τῷ κάμνοντι
φίλτερον ἀποχωρήσεις, ὅσον ἂν εἰκάσῃς ἔσεσθαί τι σύμμετρον τῷ νοσοῦντι. διὰ μέσου τοῦτ᾽ ἔφην ἐγκείμενον
ἀπορίαν παρέχειν· εἰ δέ γε κατὰ τὴν ἀρχὴν τῆς ὅλης ῥήσεως ἢ τὴν τελευτὴν εἴρητο, σαφὲς ἂν ἦν ὡς ἅπαντα ταῦτα
τῷ νοσοῦντι κεχαρισμένως προσήκει πράττειν τὸν ἰατρὸν,
εἰσόδους, λόγους, σχῆμα τοῦ παντὸς σώματος, ἐσθῆτα,
κουρὰν τριχῶν, ὀνύχων συμμετρίαν, ὀσμήν. ἐπί τε γὰρ εἰσ-
όδων ἄλλη πρὸς ἄλλον ἐστὶ τῶν νοσούντων ἡ συμμετρία,
καθότι πρόσθεν εἶπεν, ἐν δὲ τοῖς λόγοις ὡσαύτως· οἱ μὲν
γὰρ μυθολογοῦσι τοῖς ἰατροῖς ἥδονται, τινὲς δὲ ἀνιῶνται,
καὶ τινὲς μὲν σεμνοῖς λόγοις, τινὲς δ᾽ εὐτραπέλοις χαίρουσι.
καὶ περὶ τῶν σχημάτων τε καὶ τῆς ἐσθῆτος ἀρτίως εἴρη-

utrum latus declinans. Veftis. Et ipfa eadem ratione
mediocris efto; neque valde fumtuofa, ut arrogantiam indicet, neque fordida et nimium vilis, nifi fi aeger ipfe
immoderatius, aut pretiofa veftimenta amet aut fordidis
oblectetur: tunc enim a mediocritate ad illud quod aegroto magis placeat defcendito, quatenus id languenti
arridere conjectura affecutus fueris. Hanc appellationem,
aegrotanti, reliquis interjectam, obfcuritatem offundere
fupra dixi; at fi initio fermonis aut in fine pofita foret,
nihil plane dubitationis attuliffet, omnia haec fcilicet, ut
aegrotanti jucundiora funt, medico effe praeftanda, introitus, fermones, figuram totius corporis, veftem, tonfuram
capillorum, unguium decentem modum, odorem. Etenim
in introitu alius ad alium aegrotantem, ut paulo ante
pofuimus, modus eft. In fermonibus fimiliter: nonnulli
enim medicis fabellas narrantibus delectantur, nonnulli
eos faftidiunt; aliqui gravibus et feriis fermonibus gau-
dent, aliqui facetis et lepidis. Et de figuris corporis et

Ed. Chart. IX. [484.]   Ed. Baf. V. (495.)

ται τίνα τρόπον ἐστοχάσθαι χρὴ τῶν ἡδέων τῷ νοσοῦντι.
κουρὴ τῶν τριχῶν. ἡ κουρὰ φύσει μὲν ἀρίστη γένοιτο ἂν, εἰ
στοχάζοιτο τῆς κατὰ τὴν κεφαλὴν ὑγείας ἄλλοις γὰρ ἄλλο
προσήκει. τοῖς νοσοῦσι δὲ τὸ τῆς κουρᾶς εἶδος οὐ ταὐτὸν
ἅπασιν ἡδύ. στοχάζεσθαι τοίνυν σε χρὴ καὶ τούτου, πρὸς
τὸν ἰατρευόμενον ἀποβλέποντα, καθάπερ ἐπ' Ἀντωνίνου
τοῦ Κομμόδου πατρὸς ἐποίουν οἱ συνόντες ἅπαντες ἐν χρῷ
κειρόμενοι. Λούκιος δὲ μιμολόγους αὐτοὺς ἀπεκάλει. καὶ
διὰ τοῦτο πάλιν ἐκόμων οἱ μετ' ἐκείνου ὄνυχες. πηλίκους
εἶναι χρὴ τοὺς ὄνυχας τοῖς ἰατροῖς αὐτὸς ἐδίδαξεν ἐν τῷ
κατ' ἰητρεῖον, συνάπτων αὐτῶν τὴν συμμετρίαν ἡδεῖαν εἶναι
τοῖς ὁρῶσι. περὶ δὲ τῶν χώραν ἐχόντων ὀνύχων ἤ τι
τοιοῦτο, καθάπερ γε καὶ περὶ τῆς ἐν κεφαλῇ τῶν τριχῶν
ἀλωπεκίας ἢ ὀφιάσεως οὐδὲ λόγου δεῖται. ταῦτα γὰρ ὡς
ἤδη παρὰ φύσιν αἴσχιστόν ἐστιν ἔχειν ἰατρῷ, καθάπερ γε
καὶ ἀρθρῖτιν ἰσχυρὰν ἤ τι τοιοῦτον ἕτερον. ὀδμή. καὶ τῆς

veſtimentis, quonam pacto jucundiora aegrotanti conjicere
oporteat ſupra comprehenſum eſt. Tonſura capillorum.
Tonſura naturaliter quidem optima fuerit, ſi ad capitis
ſanitatem conſervandam fiat: aliis enim alia tonſurae ſpecies convenit; aegrotis vero non omnibus idem tonſurae
genus placet. Hoc igitur te quoque conſiderare oportet
ejus, quem medicaris, rationem habentem, quemadmodum
Antonio Commodi patre imperante omnes ejus familiares
faciebant, ad cutem uſque detonſi. Lucius vero eos mi-
mos appellabat et idcirco rurſum, qui cum ipſo verſa-
bantur, comam nutriverunt. Ungues. Quantos medicis
ungues eſſe oporteat, ipſe in libro de agendis in medicatrina edocuit, illud addens, ipſorum decentem modum ad-
ſpectantibus eſſe jucundum. De unguibus autem, ſcabie,
aut aliquo alio id genus vitio affectis, quemadmodum et
de pilorum capitis affectibus, alopecia ſcilicet et porrigine,
neque ſermo faciendus eſt: haec enim ut jam praeter naturam medicum pati, ſicut et morbum articularem vehe-

ὀδμῆς τοῦ σώματος ὅλου καὶ τοῦ στόματος ἡ μέν τίς ἐστιν
ἐνίοις φύσει μοχθηρὰ, καθάπερ γε καὶ ἄλλοις τισὶν ἄμεμ-
πτος, ἡ δ' ἐξ ἀμελείας ἐγγίνεται, μηδὲν ἡγουμένων ἁμαρτάνειν τῶν ἰατρῶν, ἐὰν ἤτοι σκόροδον ἢ κρομμύων ὄζοντες
ἐπισκοποῦνται τοὺς νοσοῦντας. ἐπὶ δὲ Κοΐντου τοῦ κατὰ
τὴν πατρίδα ἡμῶν ἰατρεύοντος ἐν Ῥώμῃ καὶ τοιοῦτό τι
συνέβη. μετ' ἄριστον ἐπεσκέπτειό τινα τῶν πλουσίων τε
καὶ πολὺ δυναμένων ἀνδρῶν, ὄζων οἴνου σφοδρῶς. πυρέττων οὖν ἱκανῶς ὁ κάμνων ἅμα κεφαλαλγίας καὶ διὰ τοῦτο
μὴ φέρων τὴν ἐκ τοῦ οἴνου προσπίπτουσαν ὀσμὴν ἠξίου
προσωτέρω χωρήσειν τὸν Κόϊντον, · ἀνιᾷν αὐτὸν ἐξόζοντα
σφοδρῶς οἴνου. ταῦτα μὲν οὖν ὁ κάμνων ἐφαίνετο μετρίως
λέγειν· ὁ Κόϊντος δ' ἀβελτέρως αὐτῷ προσενεχθεὶς ἐκέλευσεν ἀνέχεσθαι (496) τῆς ὀσμῆς. καὶ γὰρ ἑαυτὸν ἔφη
τοῦ κάμνοντος ἀνέχεσθαι πυρετοῦ ὄζοντος, εἶναι δ' οὐκ
ἴσον ἢ πυρετὸν ἢ οἶνον ὀσμᾶσθαι. ἕτερον δ' ἰατρὸν [485]
ἐπὶ τῆς ἡμετέρας Ἀσίας οἶδα δυσώδεις ἔχοντα τὰς μάλας

mentiorem et aliquid ejusmodi aliud turpiffimum eft Odor.
Porro totius corporis odor et oris praecipue nonnullis
quidem natura putidus eft, ficut aliis quibusdam fine vitio, nonnunquam per incuriam teter odor fit, quum medici nihil errare fe putant, fi caepas aut allium redolentes
aegrotos vifant. Quinto fane civi noftro Romae medicinam exercenti id contigit. A prandio divitem quendam
ac praepotentem hominem vini odorem vehementer fpi-
rans invifit. Aeger itaque cum capitis dolore magnam
febrem habens, atque ideo vini odorem exeuntem aegre
ferens, Quintum, ut longius aliquanto recederet rogavit,
quoniam vinum immoderatius redolens ipfum contriftaret
et quidem aegrotus modefte dicere videbatur. At Quintus ipfi ftolidius refpondens odorem ut aequo animo fer-
ret praecepit, nam et fe quoque aegrotum ex febri male
olentem fuftinere dicebat, multum autem intereffe fe-
bremne quis aut vinum redoleret. Alter fuit medicus in
noftra Afia, cui axillae adeo foedum odorem exfpirabant,

Ed. Chart. IX. [485.] Ed. Baf. V. (496.)

ὡς διὰ τοῦτο μὴ φέρειν αὐτοῦ τὴν εἴσοδον ἄνθρωπον νοσοῦντα μηδένα καθάριον. ἐχρῆν οὖν αὐτὸν ἑαυτοῦ πρῶτον ἰᾶσθαι τὸ σύμπτωμα καὶ οὕτως ἐπιχειρεῖν ἑτέρους θεραπεύειν. ἐγχωρεῖ γὰρ, εἰ καὶ σύμφυτον ὥσπερ καὶ τοῖς
τράγοις ἐστὶν, ἀλλά τοι μετριώτερόν γ᾽ αὐτὸ ποιήσαντα τὸ
μέτριον αὖθις τοῦτο πραΰνειν ἑκάστης ἡμέρας διακάσμασιν
ἀμβλυντικοῖς δυσωδίας. ἄλλος γοῦν τις ἔχων δυσῶδες φύσει τὸ στόμα προὐνοήσατο μετριώτερον αὐτὸ ποιήσασθαι
διά τε καθάρσεως καὶ φαρμάκων πόσεως ἐπιτηδείων εἰς
τοῦτο, καὶ καθ᾽ ἑκάστην ἡμέραν ὀλίγιστόν τι λαμβάνων εἰς
αὐτὸ ποτὲ μὲν ἀμώμου, ποτὲ δὲ μαλαβάθρου φύλλου, ποτέ
δ᾽ ἄλλου τινὸς τῶν εἰωδῶν οὕτως ἐκ τῆς οἰκίας προήρχετο.

ι'.

Ὕδωρ ἀφεψηθὲν τὸ μὲν ὡς δέχηται τὸν ἀέρα, τὸ δὲ μὴ
ἔμπλεον εἶναι καὶ ἐπίθεμα ἔχειν.

ut vir nullus elegantior ejus acceſſum aegrotans ferre
poſſet. Oportebat igitur eum prius ſuo ipſius ſymptomati
mederi atque ita ad alios curandos ſeſe accingere. Nam
etſi, ut hircis, ingenitus putor inſit, ad mediocritatem
tamen quandam redigi poteſt; rurſum haec mediocritas
quotidianis inſperſionibus, foetorem obtundentibus mitigari
poterit. Alius igitur quidam os naturaliter putidum habens, ejus putorem et purgatione et medicamentorum ad
id facientium potu mitigabat, atque quotidie aut amomi
aut folii malabathri aut aliorum id genus odoratorum, in
ipſum pauxillum quiddam conjiciens, ita ex aedibus pro-
ficiſcebatur.

X.

*Aqua decocta tum quidem ut aërem admittat tum vero
ne plenum ſit et operculum habeat.*

ΚΑΙ ΓΑΛΗΝΟΥ ΕΙΣ ΑΥΤΟ ΥΠΟΜΝΗΜΑ Δ. 153

Ed. Chart. IX. [485.]   Ed. Baf. V. (496.)

Ἐπὶ τίνων παθῶν ἢ τίνος ἔνεκα χρείας ἀφεψεῖν
προσήκει τὸ ὕδωρ, εἴτ᾽ οὖν ἅπαν εἴτε μόνον τὸ μοχθηρὸν, οὐκ εἴρηται κατὰ τὴν ῥῆσιν, ὥστ᾽ οὐδ᾽ ὠφέλειά τις
ἐξ αὐτῆς ἡμῖν ὑπάρχει. φαίνεται γὰρ ὥσπερ ἄλλα πολλὰ
τοῦ ζητῆσαι χάριν ἢ καὶ συγγράψαι πρὸς ἔκδοσιν ὁ Ἱπποκράτης ἐν τούτοις τοῖς βιβλίοις ὑποτυπούμενος, οὕτω καὶ
τοῦτον γράψαι τὸν λόγον ἐλλιπῶς μὲν ἡμῖν, ἑαυτῷ δ᾽ εἰς
ἀνάμνησιν οὐκ ἐλλιπῶς. εἰ δὲ πρόβλημα θέντες ἦμεν ἡμῖν
αὐτοῖς εὑρεῖν ὁποῖα τῶν ὑδάτων ἀφεψεῖν χρὴ πρότερον,
εἶτα ψύξαντας πίνειν, εἴ γε δὴ ψυχρὰ πίνειν ἐθέλοιμεν
αὐτὰ καὶ κατὰ τοὐναντίον αὖ τινα θερμὰ βουλόμενοι πίνειν
οὐχ ὁμοίως ἑψήσωμεν. ἀλλὰ τῷ μὲν ἐπίθεμα ποιήσαντες
ἁρμόττον τῷ σκεύει καθ᾽ ὃ θερμαίνεται, τῷ δὲ μηδὲν ἐπι-
θέντες, ἀλλ᾽ ἐπιτρέψαντες διὰ γυμνοῦ καὶ ἀστεγάστου τοῦ
ἀγγείου τὸ θερμαινόμενον ὕδωρ ὁμιλεῖν τῷ πέριξ ἀέρι· ζη-
τήσωμεν δὲ ἀκολούθως καὶ τίνα παθήματα δεῖται θερμῶν
ἢ ψυχρῶν ὑδάτων· αὐτοὶ μέντοι τι χρήσιμον εὑρίσκομεν,

In quibus affectibus aut cujus utilitatis caufa aquam
decoquere aut quamcunque aut vitiofam tantum conveniat, in verbis iftis declaratum non eft; quamobrem neque ullum ex ipfis fructum percipimus. Videtur namque
Hippocrates, ficut alia multa in his libris quaerendi magis caufa quam in vulgus edendi adnotavit, ita hunc
quoque fermonem confcripfiffe, nobis quidem imperfectum,
fibi vero ipfi ad recordationem integrum. At fi nobis
ipfis hunc modum explicandum proponamus, qualem aquam
prius decoquere conveniat, atque ita deinde refrigeratam
bibere, fiquidem ipfam frigidam bibere volumus; et contra rurfus, quam calidam aquam bibere volentes, haud
perinde coquemus, fed huic operculum facientes, vafi, in
quo calefacta eft, magnitudine refpondens; illi vero nullum tegmen imponentes, fed calentem aquam in nudo de-
tectoque vafe, fub dio expofitam dimittentes; et quaere-
mus deinceps, qui affectus calidas quive frigidas aquas
poftulent; nos quidem utile aliquid inveniemus, nihil ta-

οὐ μὴν ἐκ τῆς προκειμένης ῥήσεως εἰς τὴν εὕρεσιν ὠφελη-
θησόμεθα, τὴν ἀρχὴν γὰρ ὅλως οὐδὲν ἀποσαβεῖ. διὸ καὶ
τινὲς μὲν αὐτὴν συνάπτουσι τῇ προγεγραμμένῃ, καθάπερ
Ἀρτεμίδωρος ἐπικληθεὶς Καπίτων, οἱ πλεῖστοι δ᾽ ἀποχωρί-
σαντες ἰδίᾳ σκοποῦνται μόνην. ἐὰν οὖν συνάπτηται τῇ
προκειμένῃ, τοιόνδε τινὰ τὸν νοῦν ἕξει, αἱ τοῖσι κάμνουσι
χάριτες οἷον τὸ καθαρίως δρᾷν ἢ ποτὰ ἢ βρωτὰ, καὶ τὰ
ἄλλα ὅσα τούτοις ἐφεξῆς εἶπεν ὁ Ἱπποκράτης. εἶτ᾽ ἐπὶ τῇ
τελευτῇ καὶ τὸ ὕδωρ δὲ δοτέον αὐτοῖς ἐνίοτε ψυχρὸν, ὅταν
ἤτοι μηδ᾽ ὅλως ἐλπίσωμεν ἐκ τῆς πόσεως αὐτοῦ γενήσεσθαί
τινα βλάβην ἢ παντάπασιν ὀλίγην, εἶθ᾽ ἑαυτῷ πρὸς ἀνάμνησιν, ὥς φασιν, ἐφεξῆς ἔγραψε τὸν τρόπον τῆς παρασκευῆς αὐτοῦ· τάχα μὲν οὐδέποτε βουλόμενος ἀπὸ πηγῆς
ὕδωρ διδόναι, πρὸ τοῦ θερμανθῆναι, τάχα δὲ διορισμόν
τινα εὑρηκὼς, οἷς τε χρὴ διδόναι θερμανθέν τε καὶ ψυχθὲν,
οἷς τε χωρὶς τοῦ θερμανθῆναι. τάχα δὲ τὸ μὲν ἄμεμπτον
ὕδωρ ἄνευ τῆς ἑψήσεως, τὸ δὲ μοχθηρὸν ἑψήσας ἐβούλετο

men ad inventionem ex propofitis verbis proficiemus,
quandoquidem initium nullum clarum habent. Quocirca
et nonnulli ipfa cum fupra pofitis copulant, ut Artemido-
rus voluit cognomento Capito; fed plurimi ipfa ab illis
feparantes feorfum confiderant. Igitur fi cum antepofitis
conjungantur, hujusmodi eorum fenfus erit, laborantibus
gratiae, ut munde parare aut potulenta aut efculenta et
cetera quae deinceps dixit Hippocrates. Deinde poft ultima verba, aqua vero et ipfis interdum frigida propi-
nanda, quum aut offenfam prorfus nullam aut perexiguam,
ex ejus potu fore metuamus. Deinde fibi ipfi ad reminifcentiam, ut ajunt, deinceps modum ipfius praeparan-
dae tradidit, fortaffe nequaquam volens fontanam aquam
prius quam incaluerit exhiberi; fortaffe vero et aliquam
diftinctionem nactus, quibus calefacta prius et mox refrigerata, aut quibus, omiffa calefactione, potui danda fit.
Aut forfan optimam aquam non coctam, vitiofam vero
coctam praebere voluit. Fortaffis etiam optimae aquae

Ed. Chart. IX. [485. 486.]   Ed. Baf. V. (496.)

δίδοσθαι, τάχα δὲ καὶ ψύξιν ὕδατος [486] ἀπέπιου γράφει
διττὴν, ἑτέραν μὲν ἐκ τοῦ περιέχοντος ἀέρος γινομένην.
κατὰ γοῦν Ἀλεξάνδρειάν τε καὶ πᾶσαν Αἴγυπτον ἐθεασάμην ἀποψύχοντας αὐτοὺς τὸ ὕδωρ ἐν ἀγγείοις τισὶν ὀστρα-
κίνοις τρόπῳ τοιῷδε· δύναντος ἡλίου προθερμήναντες αὐτὸ
τοῖς ἀγγείοις ἐνέβαλον, εἶτα μετέωρον ἐκρέμων ὅλον τοῦτο
τὸ ἀγγεῖον ἐν θυρίσιν ἐστραμμέναις πρὸς ἄνεμον, ὡς δι᾽
ὅλης νυκτὸς ψύχεσθαι, κἄπειτα πρὶν ἀνατεῖλαι τὸν ἥλιον
ἐπὶ τῆς γῆς ἐτίθεσαν ὕδατι ψυχρῷ κατερραμμένης, ἐν κύκλῳ
φύλλα ψυχρὰ περιετίθεσαν ὅλῳ τῷ ἀγγείῳ, ποτὲ μὲν ἀμπέ-
λων ἢ θριδακίνης, ἔστι δ᾽ ὁτὲ καὶ ἄλλων τινῶν ὁμοίων,
ὡς διαμένειν ἐπὶ πλεῖστον ἦν κατὰ τὸν νυκτερινὸν ἀέρα τὸ
ὕδωρ ἐπεκτήσατο ψύξιν. ἔτι δὲ μᾶλλον ἐπὶ τὴν τοιαύτην
ἤρχοντο παρασκευὴν οἱ ἄνθρωποι μὴ παρόντος αὐτοῖς ὕδατος ἀμέμπτου. λέγω δ᾽ ἄμεμπτον τὸ μήτ᾽ ἰλύος ἔχον τι
μήτε φυσῶδες, ἀποιότατόν τε γευομένοις. ἔνια γὰρ ἀτύπους
ἐπιμεμιγμένας ἔχει ποιότητας, ἁλῶν ἢ λίτρου ἢ θείου τε
καὶ ἀσφάλτου καὶ στυπτηρίας ἑτέρων τε τοιούτων. ἐφ᾽ ὧν

duplicem refrigerationem prodit, unam quidem quam
circumfufus aër efficit. Porro in Alexandria totaque Aegypto ipfos aquam in teftaceis quibusdam vafis hoc modo
refrigerare confpexi. Occidente fole aquam prius calefactam in vafcula fundebant; deinde fublime totum hoc
vas in feneftris vento adverfis, ut ibi per totam noctem
refrigefceret, fufpendebant; poftea ante folis ortum vas
humi depofitum frigidam aquam circumfpergentes, frigida
etiamnofolia toti vafi circumdabant, nonnunquam vitium
aut lactucae, nonnunquam vero et aliarum id genus her-
barum, ut frigus id quod fub nocturno aëre acquifiverat
diutius permaneret; multo vero magis ad hujusmodi apparatum, quum optimae aquae ipfis facultas r)n effet,
homines devenere. Dico autem optimam aquam et omni
vitio carentem quae neque limi quicquam habet, neque
male olet et guftantibus nullam qualitatem prae fe fert.
Quaedam enim pravas qualitates permiftas habent, falis
aut nitri aut fulphuris aut bituminis aut aluminis alio-

ἁπάντων ἄμεινόν ἐστιν, ὥσπερ ὄσπριά τε πολλὰ προέψοντες
ἐπιτήδεια πρὸς ἐδωδὴν ἐργαζόμεθα λάχανά τε καὶ καρποὺς
καὶ ζώων μόρια, κατὰ τὸν αὐτὸν λόγον καὶ τὸ ὕδωρ ἑψή-
σει πρῶτον ἀλλοιοῦντες ἐπὶ τὸ βέλτιον, οὕτω προσφέρεσθαι.
καὶ καθ᾽ ἑτέραν δὲ χρείαν ὕδωρ προθερμαίνοντες ψύχομεν,
εἴ γε μήτε γεῦσιν ἔχοι μητ᾽ ὀδμὴν μοχθηρὰν, ἀκριβῶς δ᾽
εἴη καθαρὸν, ὅταν αὐτοῦ πεισαθῶμεν, ἤτοι γε πλέον ἐν
τῇ γαστρὶ διαμένοντος ἢ πλήττοντος αἰτὴν ἢ ἐκφυσῶντος
ἢ βαρύνοντος. ἔστι γὰρ ἀμέλει καὶ τοιαῦτα πολλὰ περὶ
ὧν μάλιστά μοι δοκεῖ γεγραφέναι τὴν διάκρισιν ἀπὸ τῶν
ἀρίστων ὑδάτων ὁ Ἱπποκράτης, ἔνθα φησίν· ὕδωρ τὸ ταχέως
ψυχόμενον κουφότατον. οὐ γὰρ ἐπὶ τῶν βορβορωδῶν ἢ
δυσωδῶν ἢ φαρμακῶδές τι κατὰ τὴν γεῦσιν ἐμφαινόντων
ἢ τοιαύτη διάγνωσίς ἐστι χρήσιμος, ἅ γε προδήλως ἐμφαίνεται πᾶσιν, ἀλλ᾽ ἐφ᾽ ὧν οὐδὲν μὲν τούτων ἐστὶν, ἑτέρα δέ
τις ἤτοι δι᾽ ἐπιμιξίαν ἀέρος μοχθηροῦ κακία περὶ τὸ ὕδωρ
ἐστὶν, ἤ τις ἄλλη σύμφυτος αὐτῷ τῷ ὕδατι διαλεληθυῖαν

rumque id genus. In quibus omnibus praeftat, quemadmodum legumina multa praeclixantes idonea efui praeparamus et olera et fructus et animalium partes, eadem
ratione et aquam prius decoctione ad meliorem naturam
permutantes ita propinare. Praeterea et ob alium fane
ufum aquam percalefactam refrigeramus, etfi neque fapore,
neque odore malo depravata fit, neque fic exquifite pura,
quando in ventriculo ipfam diutius commorari aut per-
cellere aut inftare aut degravare ventriculum perceperimus.
Sunt enim profecto et id genus multae, quarum praecipue ab optimis aquis difcretionem Hippocrates mihi fcripfiffe vifus eft, ubi inquit: aqua cito incalefcens ac cito
refrigefcens leviffima. Neque enim in lutofis aut male
olentibus aut quippiam medicamentofum guftatui impri-
mentibus, hujusmodi fignum ufui effe poteft, quum illae
omnibus notae apertaeque fint; fed in illis, quae omnibus
hifce qualitatibus careant. Aliud vero ex aëris corrupti
miftione vitium ineft aut aliud quodpiam ipfi aquae inge-

ἔχουσα τὴν αἰτίαν. ἐπὶ τούτων γὰρ ἡ εἰρημένη διάγνωσις
ἄριστον κριτήριον, οὔτε γὰρ θερμαίνεται ταχέως οὔτε ψύχεται τὰ τοιαῦτα τῶν ὑδάτων· ἑτέρα τε παραπλησία τῇδε
διὰ τῶν ἑψομένων ἐν αὐτῷ λαχάνων ἢ ὀσπρίων ἢ καρπῶν
ἢ κρέων ἢ ῥιζῶν. τάχιστα μὲν γὰρ ἐν τοῖς ἀρίστοις ὕδασι,
βραδύτατα δὲ ἐν τοῖς μοχθηροῖς ἕψεται. καὶ κεκλήκασί γε
τὰ οὕτω μοχθηρὰ τῶν ἀρχαίων τινὲς ἀτέραμνά τε καὶ
ἀτεράμονα, παραπλησίως αὐτοῖς ὀσπρίοις ὅσα δυσχερῶς
ἕψεται. διὰ τοιαύτας μὲν οὖν χρείας ἐνίοτε προθερμαίνοντες ὕδωρ ψύχομεν, οὐ μὴν ἀλλὰ καὶ θερμὸν αὐτὸ πίνειν
μέλλοντες, ὅταν ἢ βορβορῶδες ἢ ἰλυῶδες ἢ δυσῶδες· οὕτω
προπαρασκευάζομεν. ὅταν γὰρ προθερμανθὲν ψυχθῇ, κατὰ
μὲν τὴν αἴσθησιν ἀποτίθεται τὴν δυσωδίαν ἣν ἐκ σηπεδόνος τοὐπίπαν ἐπικτᾶται, τό τε γεῶδες ἅπαν ἐφιστάμενὸν
ἴσχει ῥᾳδίως, ὃ πρὶν θερμανθῆναι κατὰ σμικρὰ μόρια με-
μιγμένον ἅπαντι τῷ ὕδατι πινόμενον, ἅμα αὐτῷ βλάβην
οὐ σμικρὰν ἐργάζεται, καὶ μάλιστ᾽ ἐφ᾽ ὧν τὰ κατὰ νεφροὺς

nitum ab ignota caufa proveniens. In his quidem fupra-
dicta nota optimum dijudicandi inftrumentum eft: neque
enim id genus aquae cito calefiunt aut refrigerantur.
Aliud quoque indicium huic fimile ab oleribus aut leguminibus aut fructibus aut carnibus aut radicibus in ipfa
aqua incoctis accipitur: fiquidem in optima aqua celerrime, in vitiofa tardiffime elixantur, vocantque hujusmodi vitiatas aquas veteres quidam indomitas, five cru-
das, five incoctiles, perinde ac ipfa legumina, quae difficulter vixque elixantur. Ob has itaque utilitates nonnunquam praecalefactam aquam refrigeramus. Quin ipfam
calidam bibituri, quum aut lutulenta aut limofa aut foe-
tens eft, hunc in modum praeparamus. Nam praecale-
facta quum refrixit, tunc evidenter putorem, quem ex
putredine plerumque contraxerat, abjicit omnisque pars
terrea facile fubfidet; quae cum tota aqua priusquam in-
caluiffet, minutatim permiffa unaque cum ipfa epota aut
contemnendam noxam infert, et maxime quibus renes aut

ἢ κύστιν ἐπιτήδεια πρὸς λίθων γένεσίν ἐστι [487] καὶ
τό γε ἐξαιθριάζειν οὐ μόνον τὸ ὕδωρ τὸ θερμανθὲν, ἀλλὰ
καὶ ἄλλ' ἄττα δοκεῖ μοι τοὺς ἰατροὺς ἐπινοεῖσθαι, τῆς
τοιαύτης διακρίσεως ἕνεκεν. ὅσα γὰρ ἐξ ἑτερογενῶν οὐσιῶν
σύγκειται, κατὰ σμικρὰ μόρια τὴν μίξιν ἐσχηκότα, ταῦτα
ψυχόμενα μετὰ τὸ θερμανθῆναι ῥᾳδίως διακρίνεται. πρὶν
δὲ ψυχθῆναι, μετὰ τὴν ἕψησιν ἔτι κονιᾶται καὶ διὰ τοῦτο
ἀναμέμικται πάντ' αὐτοῦ τὰ μόρια. ψυχομένων δὲ τὸ μὲν
βαρὺ καὶ γεῶδες ἐν αὐτοῖς ὑφιζάνει, τὸ δὲ κοῦφον ἐπιπολῆς
ἵσταται. εἰ μὲν συνάπτοιτο τοῖς προειρημένοις ἐν οἷς ἔγραψεν ὁ Ἱππο- (497) κράτης τὰς τοῖς κάμνουσι χάριτας, ὁ
περὶ τῶν ὑδάτων ἑψήσεως λόγος ἥ τε χρεία σαφής ἐστιν
αὐτοῦ, τό τε λεγόμενον αὐτὸ τάχ' ἂν εὕροιμεν ἀκριβῶς
ὁποῖόν ἐστιν. εἰ δ' ἀποσχίσαντες ἀπὸ τῆς τῶν προειρημένων συνεχείας τὴν ἄρτι προκειμένην ῥῆσιν ἐπισκεποίμεθα,
μεστὸς ἀποριῶν λόγος ἔσται. πρότερον οὖν αὐτὸν ὡς
συνημμένον ἐξηγησόμεθα, λέγοντες ὕδατος ἐν αὐτῷ δηλοῦσθαι παρασκευὴν ἀβλαβῆ τοῖς μέλλουσι πίνειν ψυχρὸν, ἣν

veſica progignendis calculis proclives ſunt. At ſub dio
quidem non aquam modo calentem, ſed etiam alia quaedam exponere iſtius ſeparationis cauſa medici mihi ex-
cogitaſſe videntur. Nam quaecunque ex diverſae naturae
materiis conſtant, per minutas particulas mixtione con-
flata, haec poſt calefactionem refrigeſcentia facile ſecer-
nuntur, ſed ſtatim a coctione antequam refrigerentur, adhuc motione agitantur, atque ideo omnes eorum particulae permixtae ſunt; ſed refrigeratis graves ac terreae ſun-
dum petunt, leves ſuperfluitant. Itaque ſi cum praedictis,
in quibus ſcripſit Hippocrates, laborantibus gratiſicandum,
de aquarum coctura ſermo copuletur et ipſius utilitas evidens eſt, atque id quod dicitur, qualenam ſit, exquiſite
fortaſſe invenerimus. Sin autem a praedictorum continui-
tate modo propoſita verba divellentes ſeparatim contemplemur, plena dubitationum erit oratio. Prius igitur
ipſum, ut ſuperioribus annexum explanabimus, dicentes
aquae ab ipſa praeparationem innoxiam ſignificari frigidam

κᾀγὼ ποιοῦμαι πολλάκις, ὅταν μέλλω τινὶ διδόναι τῶν νοσούντων ὕδωρ ψυχρὸν, ἀπορῶν πηγῆς ἄμεμπτον ἐχούσης. ἐν 'Ρώμῃ γὰρ ὥσπερ ἄλλα πολλὰ πλεονεκτήματα ἐν τῇ πόλει ἐστὶν, οὕτω καὶ τὸ τῶν πηγῶν κάλλος τε καὶ πλῆθος οὐδεμιᾶς οὔτε δυσῶδες οὔτε φαρμακῶδες οὔτε θολερὸν οὔτ' ἀτέραμνον ἐχούσης ὕδωρ, ὥσπερ οὐδ' ἐν Περγάμῳ παρ' ἐμοί. κατ' ἄλλας δὲ πόλεις πολλὰς οὐκ ὀλίγα μοχθηρὰ τῶν ὑδάτων ἐστί. τά γε μὴν ἐκ τῶν Τιβουρτίνων ὀρῶν ὕδατα διὰ τῶν λιθίνων ἀγωγῶν εἰς τὴν 'Ρωμαίων πόλιν ἀγόμενα τῆς μὲν ἄλλης ἀπήλλακται κακίας, ἀτέραμνα δὲ πώς ἐστιν, ὡς μήτε θερμαίνεσθαι ταχέως, ὥσπερ αἱ κατὰ τὴν πόλιν πηγαὶ, μήτε ψύχεσθαι μήτε ἕψεσθαι διὰ ταχέων ἐν αὐτοῖς ὥσπερ ἐν πηγαίοις, ὅσαπερ ἂν ἐμβάλλῃ τις ὅσπριά τε καὶ λάχανα καὶ κρέα. τούτων δ' ἄλλα κατ' ἄλλας χώρας πολὺ μᾶλλόν ἐστιν ἀτέραμνα καὶ πρὸς αὐτῶν τῶν ἐπιχωρίων ὀνομαζόμενα σκληρὰ καὶ βαρέα, διὰ τὸ πλήττεσθαί τε καὶ γαστέρα καὶ μετὰ τὴν πόσιν αἰσθάνεσθαι βάρους τοὺς πλείονας. εἰώθασι γὰρ ἀμέλει καὶ ἄλλα πολλὰ τῶν

potaturis, quam et ego faepius facio, quum aegrotanti alicui frigidam aquam praebiturus fum, neque mihi fontis aqua bona fcatentis facultas eft. Romae namque ficut et multa alia in ea urbe eximia funt, ita et fontium elegantia ac multitudo eft admirabilis, eorum nullam foetidam aquam aut medicatam aut turbidam aut afperam crudamque effundente, ficut neque Pergami in patria noftra; in multis autem aliis urbibus haud paucae depravatae aquae reperiuntur. Illae fane, quae ex Tiburtinis montibus per lapideas fiftulas in Romanam civitatem derivantur, aliis quidem vitiis carentes, crudiufculae tamen funt, ut neque celeriter calefiant, ut urbani fontes, neque refrigerentur, neque celeriter in ipfis, ut in fontanis aquis, quaecunque injeceris, elixentur legumina et olera et carnes. Ex his autem aliae aliis in locis multo crudiores funt et ab ipfis indigenis durae gravesque nominantur, quod ventriculum infeftent et a potu onus quoddam plures percipiant: nam fere et alias multas caufas

ποιούντων αἰτίων ὁτιοῦν ἀπὸ τοῦ γινομένου παρονομάζειν,
οὕτω γοῦν καὶ τοὐναντίον ὕδωρ τῷδε τὸ κάλλιστον ἐπαι-
νοῦντες ὀνομάζουσι κοῦφόν τε καὶ μαλακόν. ἀλλὰ ταῦτά
γε πάντα τὰ λελεγμένα χρήσιμα μὲν ἐστι γινώσκεσθαι, δι-
δάσκεται δ᾽ οὐδὲν αὐτῶν ἐκ τῆς προκειμένης ῥήσεως. οὔτ᾽
οὖν ἀναποδείκτως οὔτε μετ᾽ ἀποδείξεως οὔτε διὰ βραχέων
ἀσαφέστερον οὔτε διηρθρωμένως μακρότερον. ἄμεινον οὖν
ἐστι, κατά γε τὴν ἐμὴν γνώμην, ὑπερβαίνειν ὅλας τοιαύτας
λέξεις. ἐὰν μὲν ὅπως χρὴ παρασκευάζειν ὕδωρ εἰς πόσιν
ψυχρὸν ὁ Ἱπποκράτης προὔθετο γράφειν, ὁ νοῦς αὐτῆς
ἔσται τοιοῦτος· ἐὰν ἕψωμεν ὕδωρ ἕνεκεν τῆς προειρημένης
χρείας, ἤτοι γ᾽ οὐδὲν ἐπιθήσομεν τοῖς ἀγγείοις ἐν οἷς ἑψο-
μεν, ἀλλ᾽ ἐπιτρέψομεν ὁμιλεῖν τῷ πέριξ ἀέρι τὸ ἑψόμενον, ἢ
τοὐναντίον ἀποκλείσομεν τὸν ἀέρα, στεγνώσαντες πώματι τὸ
ἀγγεῖον. αὐτὰ δὲ δὴ ταῦτα πάλιν ἤτοι κατὰ τὴν ἕψησιν
αὐτὴν ἢ κατὰ τὴν ἐπ᾽ αὐτῇ γενησομένην ψύξιν εἰρῆσθαι
δυνατὸν ἀκούειν ἐστί. πιθανώτερον μὲν ἐπὶ τῆς ψύξεως,

quicquam efficientes ab effectu denominare confueverunt;
fic igitur et huic contrariam aquam, optimam fcilicet
laudantes, levem et mollem adpellant. Ceterum omnia
haec enarrata cognitu quidem utilia funt, fed nihil ipforum propofita verba docent, neque fine oftenfione, neque cum oftenfione, neque breviter et obfcurius, neque dilucide ac prolixius. Satius igitur mea quidem fententia fuerit omnes hujusmodi orationes integras praeter-
ire. Quamobrem fi Hippocrates quo pacto aquam potui
frigidam praeparare oporteat tradere propofuit, hujusmodi erit verborum fenfus. Si aquam praedicti ufus
caufa decoquamus aut nihil vafculis, in quibus decoquitur, fuperimponemus; fed quae decoquitur, aquam in
aëre ambiente libere verfari permittemus; aut e contrario
aliquo operculo vafculum integentes aërem excludemus.
Rurfum vero haec ipfa aut inter decoquendum aut ab
decoctione inter refrigerandum fieri debere dictum effe
intelligere poffumus; fed in refrigeratione intelligi credi-

ἀπιθάνως δ' ἐπὶ τῆς ἑψήσεως. οὐ γὰρ ἔχομεν εἰπεῖν ἥντινα χρείαν ἡμῖν παρέξει κατὰ τὴν ἕψησιν ὁ περιέχων ἀὴρ
ἢ κωλυόμενος ἐμπίπτειν τοῖς ἑψομένοις ὕδασιν. ἐπὶ [488]
δὲ τῆς μετὰ τὴν ἕψησιν ψύξεως, ἔνθα μὲν ἀποροῦμεν, ἤτοι
φρέατος ἐν ᾧ τὸ ἀγγεῖον ὑποθήσομεν ἀναγκαῖόν ἐστιν ἐπί-
θεμά τε ποιῆσαι τῷ ἀγγείῳ καὶ πάντοθεν ἀκριβῶς αὐτὸ
στεγνῶσαι· ἔνθα δ' οὐδὲν τὸ ἀγγεῖον ἀπώμαστον ὡς δέχεται τὸν ψυχρὸν ἀέρα. τινὲς δὲ τῶν ἐξηγητῶν ὅσοι γε χωρὶς τοῦ συνάψαι τοῖς προειρημένοις ἀναγινώσκειν ἀξιοῦσι
τὴν προκειμένην λέξιν, εἶναι μὲν αὐτῷ τὸν λόγον φασὶ
περὶ τῶν μοχθηρῶν ὑδάτων καὶ μάλισθ' ὅσα διὰ γεώδη
τινὰ οὐσίαν ἐμφερομένην, τοιαῦτ' ἐστί. μέτρον δ' εἰρῆσθαι
τῆς ἑψήσεως, ἄχρι τοσούτου αὐτὰ δεῖν ἕψειν, ὡς ἂν γένηται καθαρὰ καὶ διαυγῆ, δεξάμενα τὸν ἔξωθεν ἀέρα. διὰ
γὰρ τὴν τούτου μίξιν, οὐ δι' ἑαυτὰ λαμπρὰ φαίνεσθαι τὰ
κάλλιστα τῶν ὑδάτων, εἰς φυσιολογίαν ἑαυτοὺς ἐμβάλλοντες,
ὑπὲρ ἧς οὐδένα λόγον ἀποδοῦναι δύνανται. λαμπρὸν γὰρ

bilius eft, in decoctione vero incredibile. Neque enim
docere poffumus cuinam ufui inter coquendum aër ambiens futurus fit, quae decoquuntur aquas ne attingat
exclufus; fed in refrigerando poft cocturam, ubi alicujus
putei, in quem vafculum demittamus, nobis facultas eft
aliquo tegmine vafculum claudere atque undique diligenter obftruere neceffe eft. Ubi vero puteo caremus, detectum
vas, ut frigidum aërem admittat, relinquere convenit.
Ceterum nonnulli explanatores verba haec a fuperioribus
disjuncta legenda effe cenfentes Hippocrati de vitiofis
aquis fermonem fieri ajunt, deque illis maxime, quaecunque ob aliquam terream admixtam materiam hujusmodi
funt. Menfuram autem temporis cocturae eam effe oportere, ut eo ufque fcilicet coquantur, donec purae fiant,
atque aërem externum fi admittant, perfpicuae: ob hujus
enim admixtionem, non fuapte natura optimas aquas
fplendidas apparere affeverant, atque ita de rerum natura
fermonem aggrediuntur, cujus ipfi nullam rationem affi-

φαίνεται τὸ καθαρὸν ὕδωρ οὐκ αὐγῆς τινος ἔξωθεν ἐμπι-
πτούσης εἰς αὐτὸ λαμπρᾶς, ἀλλὰ κατὰ τὴν ἀλλοίωσιν, ἣν
ἐκ τοῦ προσπίπτοντος ἔχει φωτός, ὥσπερ γε καὶ αὐτὸς ὁ
ἀήρ. οὐδὲ γὰρ οὐδ᾽ οὗτός ἐστι κατὰ τὴν ἑαυτοῦ φύσιν
λαμπρὸς, πάντως ἂν ἦν καὶ νύκτωρ τοιοῦτος, ἀλλὰ τοῖς
ἄνω πέρασιν αὐτοῦ προσπιπτούσης τῆς ἡλιακῆς αὐγῆς ὅλος
ἀλλοιοῦταί τε καὶ μεταβάλλεται συνεχὴς ὢν ἑαυτῷ. τὸ δὲ
κενὰς εἶναί τινας χώρας ἢ κατὰ τὸ ὕδωρ ἢ κατὰ τὸν ἀέρα,
τῇ μὲν Ἐπικούρου τε καὶ Ἀσκληπιάδου δόξῃ περὶ τῶν
στοιχείων ἀκόλουθόν ἐστι· τῇ δ᾽ Ἀριστοτέλους τε καὶ
Στοιχικῶν ἐναντίον οὐδαμόθι κενὸν οὐδὲν ἐν τῷ κόσμῳ πε-
πεισμένων ὑπάρχειν, ἀλλ᾽ ἐκπεπληρῶσθαι πάντα σώμασιν.
οὐδὲ γὰρ κατὰ τὴν κίσσηριν αἱ μεταξὺ τῶν γεωδῶν σωμάτων χῶραι παντάπασιν αὐτοῖς εἶναι δοκοῦσι κεναί. περιέχεσθαι γοῦν ἐν αὐταῖς τὸν ἀέρα φασί. κατὰ μέντοι τὸ
ὕδωρ οὐκ εἶναί τινα ποροποιΐαν τοιαύτην ὁποία κατὰ τὴν
κίσσηρίν ἐστιν, ἀλλὰ συνεχὲς ἑαυτῷ παντοίως ὑπάρχειν αὐτό.
βέλτιον οὖν εἰρῆσθαι νομίζειν ὅ φησιν, ὡς δέχηται τὸν ἀέρα

gnare poſſunt. Splendida namque pura aqua conſpicitur,
non aliqua ſplendida luce extrinſecus in ipſam incidente,
ſed ab occurrente lumine permutata, quemadmodum et
aër neque ipſe ex propria natura lucens, alioqui et noctu
omnino luceret, verum ſummos ejus fines ſolari radio feriente, totus quum ſit ſibi ipſe continuus, alteraſcit et
commutatur. In aqua vero aut aëre inania eſſe ſpatia,
cum Epicuri et Aſclepiadis de elementis opinione concor-
dat. Ariſtotelis autem Stoicorumque placitis adverſatur,
quod nullum in mundo locum eſſe vacuum, ſed omnia
corporum plena eſſe ſibi perſuaſerunt; neque enim in pumice cavitates terreis corporibus interjectae ipſis penitus
vacuae videntur, ſed intra ipſas aërem contineri teſtantur:
in aqua quidem haud eſſe talem meatuum fabricam, qualis in pumice lapide conſpicitur, ſed quoquo verſus ipſam
ſibi eſſe continuam. Rectius igitur eſt id quod inquit, ut
aërem ſuſcipiat de vaſe non operculato dictum eſſe. Nam

περὶ τοῦ μὴ πωμασθέντος ἀγγείου. καὶ γὰρ τὸ γεγραμμένον ἐφεξῆς οὐ προσίεται τὴν εἰρημένην ἐξήγησιν ἔχον οὕ-
τως· τὸ δὲ μὴ ἔμπλεον εἶναι καὶ ἐπίθεμα ἔχειν, ἀντιδιή-
ρηταί τοι τῇ προκειμένῃ λέξει, καθ᾽ ἥν φησιν ὕδωρ ἀφεψηθὲν, τὸ μὲν ὡς δέχεται τὸν ἀέρα. τοῦ γὰρ ἐπιφερομένου
τῷδε τῷ λόγῳ τοῦ δευτέρου, κατὰ τὴν ῥῆσιν ἀξιοῦντος ἐπίθεμα ἔχειν τὸ ἀγγεῖον, ὁ ἀντιδιῃρημένος αὐτῷ, τὸ μηδ᾽
ὅλως ἔχει τὸ ἐπίθεμα κωλύει, καὶ τοῦτο ἐσήμηνεν ὁ Ἱπποκράτης ἐν τῷ γράψαι, τὸ μὲν ὡς δέχηται τὸν ἀέρα. τὸ
δ᾽ οὐκ ἔχον ἑτοίμως δέχεται δηλονότι. τοῦτο δέ φαμεν ἐπὶ
τῶν ἀέρος ψυχροῦ ψυχομένων ὑδάτων γίνεσθαι, καθάπερ
ἐπὶ τῆς Ἀλεξανδρείας εἰώθασι πράττειν. ἔνθα δὲ μὴ κρου-
νοῖς ὑποβάλλουσι τὸ ἀφεψηθὲν ὕδωρ, ἐνταῦθα βέλτιόν ἐστιν
ἀπόκενον εἶναι τὸ ἀγγεῖον, ὅπως μεταξὺ τοῦ ἐπιθέματος καὶ
τοῦ κατὰ τὸ ἀγγεῖον ὕδατος ἀὴρ ψυχθεὶς αὐτὸς πρότερον
οὕτω τῇ ψαύσει ψύξῃ τὸ πλησιάζον ὕδωρ. ὥσπερ γὰρ ὕδωρ
ἑτοιμότερον ἁπάντων τῶν γεωδῶν σωμάτων θερμαίνεταί τε
καὶ ψύχεται, διότι λεπτομερέστερον αὐτῶν ἐστι, κατὰ τὸν

quod deinceps fcriptum eft, dictam explanationem non
admittit, ita fe habens, tum vero ne plenum fit et operculum habeat, propofitis fane verbis opponitur, quae funt
haec: aqua cocta, tum quidem, ut fufcipiat aërem; nam
fecundae particulae fubfequenti, quae vas contectum effe
vult, verba haec adverfantia operculum vafi prorfus in-
terdicunt idque fignificat Hippocrates fcribens, tum quidem ut aërem fufcipiat: vas enim operculatum aërem ex-
cludet, delectum vero facile fufcipiet. At in aquis a frigido aëre refrigeratis id fieri nos dicimus quemadmodum
Alexandriae facere confueverunt; ubi vero torrentibus
coctam aquam fubjiciunt, tum vas aliqua ex parte inane
effe melius fuerit, quo aër inter operculum et aquam in
vafe pofitam contentus ipfe prius refrigeratus, fic deinde
attactu vicinam aquam refrigeret. Ut enim aqua facilius
quam omnia terrena corpora calet atque frigefcit, quippe
cum illa tenuitate partium fuperet, pari ratione et aër

L 2

Ed. Chart. IX. [488. 489.]   Ed. Baf. V. (497.)

αὐτὸν λόγον ὕδατος ἀὴρ καὶ θαυμάζοιμι ἂν εἴ τις οὐκ ἔχει
τούτου πεῖραν ὁσημέραι γινομένου. τῶν γὰρ τὸν οἶνον ἐχόντων ἀγγείων ὅ τί περ ἂν ἐστιν ἄνευ πώματος, ὀξύνεται
ῥᾳδίως, ὥσπερ γε πάλιν αὐτὸ πωμασθὲν ἧττον τοῦτο πάσχει, ἔτι δ᾽ ἧττον τὰ πεπληρωμένα. τὰ γὰρ ἀπόκενα
διότι περιέχει ἐν αὐτοῖς ἀέρα, [489] δι᾽ ἐκείνου μέσου θᾶττον ὑπὸ τοῦ περιέχοντος ἔξωθεν ἀλλοιοῦται πεπληρωμένα
μέχρι τοῦ ψαύειν τῶν ἐπιθεμάτων, δι᾽ ἐκείνων μὲν ἴσχει
τὴν ἀλλοίωσιν ἀσθενῆ τε καὶ ἀμυδρὰν εἰς τοσοῦτον εἰς
ὅσον ἂν ἧκε τοῦ ἐπιθέματος πυκνότητος. εὑρήσεις γοῦν τὰ
μὲν ὑπὸ πίττης ἢ γύψου στεγνωθέντα μονιμώτερα γινόμενα, τὰ δ᾽ ὑπὸ μόνου δέρματος ἧττον, ὥσπερ καὶ τὰ τοῖς
τυφλοῖς πωμασθέντα· καὶ διὰ τοῦτο προϋποβάλλοντες ἢ τοιούτους ἢ δέρματος, καταγυψοῦσί τε καὶ καταπιττοῦσι τὰ
κεράμια. κατὰ τοῦτον οὖν λόγον ὅταν ἐργάζεσθαι βουληθῶμεν ὕδωρ ψυχρότατον, ἔχοντες μὲν χιόνα, προθερμήναντες
αὐτὸ περιτίθεμεν ἔξωθεν ἐκείνην· ἀποροῦντες δὲ χιόνος ἐκ

quam aqua; admirandumque mihi plane fuerit, nifi quispiam hujusce rei quotidie evenientis experimentum fentiat. Vaforum namque vinariorum quod reclufum aper-
tumque fuerit, ut vinum facile acefcat, in caufa eft, ficut
e contrario bene operculatum minus id patitur. Adhuc
vero minus plena vafa: nam quae aliquantulum vacua
funt, quoniam aërem inclufum habent, per illum medium
celerius ab ambiente extrinfecus permutantur, fed plena
ita ut vinum operculum attingat, per illum quidem im-
becilliter admodum atque obfcure eo ufque vitiantur, quo ufque fane tegumenti denfitas pervenit. Invenies itaque
picata aut gypfata dolia diutius vina fincera confervare,
fed quae folo corio, ficut et quae cuneis obftruunt, bre-
viori tempore durant; quocirca obftructa prius cuneis aut
corio dolia gypfo deinde ac pice oblinunt. Hac ergo ratione quum aquam frigidiffimam reddere voluerimus, nivem et ipfam prius calefactam, ut facilius permutetur,
refrigerabimus: nam quodque prius calefactum a vicinis

Ed. Chart. IX. [489.]   Ed. Baf. V. (497. 498.)
φρέατος ἢ κρουνῶν αὐτῷ ποριζόμεθα τὴν ψύξιν, προθερμαίνοντες μὲν, ἵν᾽ εὐαλλοίωτον γένηται· δέχεται γὰρ ἑτοιμότερον εἰς ὅλον ἑαυτὸ τὴν ἐκ τῶν ὁμιλούντων ἀλλοίωσιν
ἕκαστον τῶν προθερμανθέντων ὑπὸ θερμότητος. ἀέρα δὲ
ψυ- (498) χρὸν αὐτοῦ ψαύειν ἐπιτεχνώμενοι διὰ τὴν εἰρημένην αἰτίαν. εἰ μὲν οὖν ἕνεκα τοῦ ψυχρὸν ἐργάσασθαι
τὸ ἑψηθὲν ὕδωρ ὑφ᾽ Ἱπποκράτους εἴρηται ταῦτα, πιθανῆς
εὐπορήσαμεν ἐξηγήσεως· εἰ δ᾽ ἕνεκα τοῦ τὸ μοχθηρὸν
ἐπανορθώσασθαι, σκεπτέον ἐφεξῆς ἀρξαμένους αὖθις ἀπὸ
τῆς ἑψήσεως, ἥτις ὅλον ὁμαλῶς χέουσα τὸ ὕδωρ ἐπιτήδειον ἐργάζεται εἰς διάκρισιν. διαμενούσης μὲν οὖν ἐν αὐτῷ τῆς ἐκ τοῦ τεθερμάνθαι κινήσεως ἀνάγκη μετεωρίζε-
σθαί τινα τῶν ἐμφερομένων αὐτῷ παχυμερῶν σωμάτων.
Ἀπολλυμένης δὲ τελέως αὐτῆς τὰ μὲν γεώδη τῷ συμφύτῳ
βάρει καταφερόμενα πρὸς τὸν πυθμένα τοῦ περιέχοντος
ἀγγείου παραγενήσεται, τὸ δ᾽ ὕδωρ ἐποχήσεται τούτοις,
ὅπερ ἀτρέμα ἀποχέοντες εἰς ἕτερον ἀγγεῖον ἀβλαβῶς ἕξομεν
χρῆσθαι. Ζεῦξις δὲ οὐκ οἶδ᾽ ὅπως τὴν ἀρχὴν τοῦ δευτέρου μορίου τῆς ῥήσεως οὕτως ἐξηγήσατο. βούλεται, φησὶν,

in fe totum alternationem promtius ob raritatem admittit; ob praedictam vero caufam ab aëre frigido tanquam
tangi artificiofe molimur. Igitur fi coctae aquae refrige-
randae caufa haec ab Hippocrate dicta fuere, verifimilem
explanationem nacti fumus; at fi vitiofae aquae corrigen-
dae, confiderare deinceps debemus, a coctura iterum
exorfi, qnae totam aequabiliter aquam fundens, eam ad
partium feparationem idoneam reddit. Permanente enim
adhuc in ipfa ob calefactionem motu, aliqua crafliora
corpora innatantia fublimius efferri neceffe eft; motu vero
in totum definente, terreae particulae ingenito pondere
defcendentes, in fundo continentis vafis refidebunt, aquas
vero fuper has fluitabit. Hanc paulatim in alterum vas
transfundentes citra noxam deinde uti poterimus. Verum
Zeuxis nefcio quomodo initium fecundae hujus orationis
particulae ita explanavit: Vult, inquit, Hippocrates aquam

ὁ Ἱπποκράτης, μὴ ἐμπλέειν τῇ γαστρὶ τὸ ὕδωρ. ὀξύνει δὲ
δηλονότι τὴν δευτέραν συλλαβὴν τοῦ ἔμπλεον ὀνύματος, οὐχ
ὥσπερ οἱ ἄλλοι τὴν πρώτην ἀκούεσθαι βουλόμενοι, οὐ τὸ
πλῆρες ἀγγεῖον ἐξ αὑτῆς, ὥσπερ ἐκείνοις ἔδοξεν, ἀλλὰ τὸ
κατὰ τὴν κοιλίην ἔμπλεον, ὅπερ ἐστὶ μετέωρον. ἀλλ᾽ ἐπεὶ
τυφλώττει τὸ φιλοῦν περὶ τὸ φιλούμενον, διὰ τοῦτο ἡ φι-
λαυτία πολλάκις ἐργάζεται τυφλοὺς ἡμᾶς ἐπὶ τοῖς ἡμετέροις
μόνοις, εἰ καὶ τὰ ἀλλότρια βλέπομεν ἀκριβέστατα.

ια΄.
Ὅτι ἐξ αἱμοῤῥαγιῶν ἐξυδεροῦνται.

Τῆς αὐτῆς δυνάμεως ἔσται ὁ λόγος τῷ κατὰ τήνδε τὴν
ῥῆσιν εἰρημένῳ, ὅτι αἵματος ῥυέντος ἐκλύονται, γίνεται
γὰρ ἀμφότερα ψυχομένου τοῦ σώματος.

non innatare ventriculo, acutum fcilicet tonum fecundae
fyllabae hujus nominis ἔμπλέον fuperimponens, non, ut
alii, primae, per ipfum volens non vas plenum intelligi,
ut illis vifum fuit, fed ventriculo innatans, quod idem
fonat, quod fuperfluitans. Ceterum quoniam amans erga
amatum caligat caecutitque idcirco, noftri ipforum amor
plerumque nos in noftris folis rebus caecos reddit, quamvis aliena perfpicaciffime cernamus.

XI.
Quoniam ex fanguinis profluviis aqua fubcutanea laborant.

Horum verborum eodem atque iftorum vis eft, quoniam fanguine profufo diffolvuntur: utrumque enim refrigerato corpore provenit.

ΚΑΙ ΓΑΛΗΝΟΥ ΕΙΣ ΑΥΤΟ ΥΠΟΜΝΗΜΑ Δ. 167

Ed. Chart. IX. [489. 490.]   Ed. Baf. V. (498.)
ιβ'.

Ἦν οἷα δεῖ καθαίρεσθαιν καθαίρωνται καὶ εὐφόρως φέρουσιν.

Ἔνιοι μὲν ἄνευ τοῦ καὶ συνδέσμου γράφουσι τὴν ῥῆσιν ὡσαύτως τῇ κατὰ τοὺς ἀφορισμοὺς· οἱ πλεῖστοι δὲ μετὰ τοῦ καὶ [490] βουλόμενοι τὸ μὲν, ὅτι συμφέρει, προσυπακούειν ἡμᾶς, ὅπερ ἄντικρυς εἴρηται κατὰ τὴν ἐν τοῖς ἀφορισμοῖς ῥῆσιν ἔχουσαν οὕτως. ἦν οἷα δεῖ καθαίρεσθαι καθαίρωνται, συμφέρει τε καὶ εὐφόρως φέρουσιν. ἐνδείκνυσθαι δ᾽ ἐνταῦθα τὸν καὶ σύνδεσμον προσκείμενον ὅτι πρὸς τῷ συμφέρειν, εὐφόρως φέρειν αὐτοῖς ὑπάρχει τὴν ἐκ τῆς καθάρσεως κένωσιν. εἴτ᾽ οὖν ἡμῶν δόντων τὸ φάρμακον εἴτε καὶ τῆς φύσεως αὐτῆς ἐκκαθαιρούσης τὸ σῶμα, τῶν λυπούντων χυμῶν ἡ κένωσις γίνοιτο. καθάρσεις γὰρ εἴωθεν ὀνομάζειν οὐ μόνον τὰς ὑπὸ φαρμάκων γινομένας, ἀλλὰ καὶ τὰς ὑπὸ τῆς φύσεως. ὁ δὲ Θουκυδίδης καὶ τὰς

XII.

Si qualia purgari convenit purgentur et facile tolerant.

Nonnulli fine conjunctione et haec verba fcribunt, quemadmodum et in libro aphorifmorum; plurimi vero conjunctionem *et* interponunt, volentes quidem hoc verbum, *confert*, nos fubintelligere, quod expreffe in verbis in aphorifmis fcriptis habetur, ea vero ita fcribuntur: fi qualia convenit purgari purgentur, confert et facile tolerant. Hoc vero loco conjunctionem *et* additam indicare ajunt quod praeter id quod ipfis confert, per purgationem facta inanitio, facile quoque eam tolerant, five nobis purgatoriam medicinam exhibentibus, five et natura ipfa ex corpore infeftos humores depellente evacuatio fiat: nam purgationes appellare confuevit Hippocrates non folum a medicamentis, fed etiam a natura factas. Thu-

κατὰ σύμπτωμα τῷ λόγῳ τοῦ νοσήματος ὁρμὰς τῆς φύσεως γινομένας κενώσεις ἐν νόσοις καθάρσεις καὶ ἀποκαθάρσεις ὠνόμασεν εἰπών· καὶ ἀποκαθάρσεις χολῆς πᾶσαι
ὅσαι ὑπὸ ἰατρῶν ὠνομασμέναι εἰσὶν ἐπῄεσαν. εἴρηται δὲ
ταῦτα ὑπ' αὐτοῦ κατὰ τὴν λοιμικὴν διήγησιν ἐν τῇ δευτέρᾳ
τῶν ἱστοριῶν.

ιγ'.

Ἐν Αἴνῳ ὀσπριοφαγέοντες ξυνεχέως, θήλεα, ἄῤῥενα, σκελέων ἀκρατέες ἐγένοντο καὶ διετέλεον, ἀτὰρ καὶ ὀροβοφαγέοντες, γονναλγέες.

ιδ'.

Ἐμφανῶς ἐγρηγορὼς θερμότερος τὰ ἔξω, τὰ εἴσω δὲ ψυχρότερος, καθεύδων τἀναντία.

cydides autem et evacuationes in morbis impetu naturae
per fymptomata ratione morbi evenientes, purgationes et
expurgationes appellavit, ita dicens: Et expurgationes bilis omnes, quaecunque a medicis nominatae funt, acciderunt. Haec vero ab ipfo in peftilentiae narratione fecundo hiftoriarum volumine dicta funt.

XIII.

*In Aeno legumina edentes affidue, femina, mares, cruri-
bus imbecilli evadebant et permanebant. Verum etiam
ervum comedentes, genuum dolorem contrahebant.*

XIV.

*Evidenter vigilans calidior exterius; interius autem frigi-
dior. Dormiens e contrario.*

Τὸ μὲν ἐν ἀρχῇ τῆς ῥήσεως εἰρημένον ἐμφανῶς ἴσον
δύναται τῷ φανερῶς καὶ ἐπιδήλως· ἃ δ᾽ ἐφεξῆς τούτῳ
συνῆπται τῷ ἐγρηγορότι, προδήλως ἔχει, ἡγουμένου τοῦ
Ἱπποκράτους τὰ ἔξω θερμότερα, τὰ δ᾽ ἔνδον ψυχρότερα,
τἀναντία δὲ συμβεβηκέναι τῷ καθεύδοντι. καὶ γὰρ καὶ
φαίνεται τοῦτο μὲν ἐπιβλημάτων πλειόνων δεόμενος, τοῦτο
δὲ καὶ σκεπάσματος ἐπὶ τῆς κεφαλῆς, ὅταν ᾖ τὸ περιέχον
ψυχρὸν ὡς ἐν χειμῶνι, καίτοι διὰ τῆς ἡμέρας οὐ δεόμενοι
τούτων. ἀλλὰ καὶ τὸ μεῖζον ἀναπνεῖν ἐνδεικτικόν ἐστι τοῦ
πλείονα θερμασίαν ἠθροῖσθαι κατὰ τὸ βάθος τοῦ σώματος.
ὡσαύτως δὲ καὶ τὸ τὰς πέψεις τοῖς κοιμηθεῖσι γίνεσθαι
μᾶλλον τῶν ἀγρυπνησάντων οὐ μόνον τὰς κατὰ τὴν κοιλίαν τῶν ἐδηδεσμένων σιτίων, ἀλλὰ καὶ τὰς ἐν ἥπατι καὶ
ταῖς φλεψὶ τῶν χυμῶν, ἐνδεικτικόν ἐστι τοῦ θερμότερα τοῖς
κοιμωμένοις ἀποτελεῖσθαι τὰ κατὰ βάθος τοῦ σώματος, ὁμο-
λογουμένου γε ἡμῖν καὶ προαποδεδειγμένου τοῦ τὸν ἔμφυτον
θερμὸν αἰτιώτατον εἶναι πασῶν τῶν κατὰ τὸ σῶμα πέψεων.
οὕτως γε κἀν τοῖς ἀφορισμοῖς ἔγραψεν, ἐπί τε τῶν ἡλικιῶν

Initio partis iftius pofita haec vox, *evidenter*, idem
fignificat, quod manifefte et dilucide; fequentia vero verba
huic voci, *vigilans*, annexa, perfpicua funt, opinante
Hippocrate extimas vigilantis partes calidiores, internas
autem frigidiores, dormienti vero contraria evenire. Id
nempe aperte ex eo apparet, quod dormientes cum plurimis ftrangulis, tum et capitis egent tegumento, fi frigidus, ut hiberno tempore, quo circumfunduntur, aër fit;
atqui interdiu vigilantes haec non requirunt. Quin etiam
major infpiratio plus caloris in penetralibus corporis col-
lectum effe teftatur. Perinde et concoctiones in dormientibus efficacius quam in vigilantibus fieri non folum in
ventriculo ingeftorum ciborum, verum etiam humorum in
jecore et venis, corporis abditas fenes in dormientibus
calidiores effici fignum eft; quum a nobis conceffum et
fupra oftenfum fit, ingenitum calorem omnium in corpore
concoctionum praecipuum effe opificem. Ita fane et in
libris aphorifmorum memoriae prodidit de aetatibus, tem-

Ed. Chart. IX. [490. 491.]   Ed. Baf. V. (498.)

καὶ τῶν ὡρῶν καὶ τῶν ἐπιτηδευμάτων, ἔνθα φησὶν, αἱ κοιλίαι χειμῶνος καὶ ἦρος θερμόταται φύσει καὶ ὕπνοι μακρότατοι. ἐν ταύτησιν οὖν τῇσιν ὥρῃσι καὶ τὰ προσάρματα
πλείω δοτέον. καὶ γὰρ τὸ ἔμφυτον θερμὸν πολὺ τροφῆς
οὖν πλείονος δέονται, σημεῖον αἱ ἡλικίαι καὶ οἱ ἀθληταί.
ἐν τούτοις μὲν οὖν συντόμως ἔγραψε περὶ [491] τῶν ἡλικιῶν, ἐν ἄλλῳ ἀφορισμῷ μακρύτερόν τε καὶ διὰ τοῦτο σαφέστερον εἰπὼν ὡδί· τὰ αὐξανόμενα πλεῖστον ἔχει τὸ ἔμφυτον θερμὸν, πλείστης οὖν δεῖται τροφῆς, εἰ δὲ μὴ, τὸ
σῶμα ἀναλίσκεται. γέρουσι δὲ ὀλίγον τὸ θερμὸν, διὰ τοῦτο
ἄρα ὀλίγων ὑπεκκαυμάτων δεῖται. κατὰ μὲν οὖν τὰς ἡλικίας οὐ μεθισταμένης ἔσω τε καὶ ἔξω τῆς ἐμφύτου θερμασίας, ἀλλὰ μαραινομένης ἐπὶ προήκοντι τῷ χρόνῳ, ψυ-
χροτάτη πασῶν ἡ τῶν γερόντων ἀποτελεῖται. κατὰ δὲ τὸν
χειμῶνα μεθισταμένης εἰς τὸ βάθος ἡ μὲν κοιλία καὶ τὰ
σπλάγχνα θερμότερα· τὰ δ᾽ ὑπὸ τῷ δέρματι ψυχρότερα
γίνεται, καθ᾽ ὅνπερ τρόπον καὶ τῆς γῆς φαίνεται τὸ βάθος.
ἐν τῷ χειμῶνι θερμὸν ὑπάρχον, ὡς καὶ τὰς πηγὰς γίνεσθαι
διὰ τοῦτο θερμοτέρας, ὀρύττοντάς τέ τινας ἄχρι βάθους

poribus et vitae officiis, ubi ait: ventres hieme et vere
calidiſſimi ſunt natura et ſomni longiſſimi; his igitui
temporibus et plura alimenta danda ſunt, ſiquidem inſitus
calor multus; pluri igitur indigent eſca: indicio ſunt aetates et athletae. In hiſce quidem verbis breviter de aetatibus loquutus eſt, in altero aphoriſmo latius atque
ideo clarius ita inquiens: Creſcentia corpora plurimum
habent inſiti calidi, plurimum igitur requirunt alimentum; ſin minus, corpus digeritur; ſenibus vero exiguus
calor ineſt, idcirco igitur paucis fomentis egent. Secundum aetates quidem haud intro forasque ingenito calore
migrante, ſed temporis progreſſu tabeſcente, ſenilis aetas
omnium frigidiſſima efficitur. At hieme calore in penitiora ſe condente, ventriculi quidem et reliqua viſcera
calidiora; ſubcutaneae vero partes frigidiores redduntur.
Quemadmodum terrae profunditas hieme calida apparet,
propter quod et fontes calidiores fiunt et aliqui in pro-

Ed. Chart. IX. [491.] Ed. Baf. V. (498.)
αἰσθάνεσθαι σαφῶς τῆς θερμασίας, ὅταν ἀποχωρήσωσι
πόῤῥω τῆς ἐπιφανείας.

ιε'.

Ενθέρμῳ φύσει ψύξις, ποτὸν, ὕδωρ, ἐλινύειν.

Τὸ ἀξιούμενον ἐν τῇ ῥήσει πρόδηλον. ὅσοι γὰρ θερμότεροι τοῦ προσήκοντός εἰσι, τὸ κεφάλαιον αὐτῆς τῆς διαίτης εἰς ψύξιν ἀνάγεσθαι συμφέρει. τά τε οὖν ψυχρότερα
τῇ κράσει δοτέον αὐτοῖς σιτία καὶ πίνειν κελευστέον, ἤτοι
γ' ὑδαρὲς ἢ ὕδωρ αὐτὸ καὶ μὴ πολλὰ γυμνάζεσθαι. μόναι
γὰρ αὐτοῖς ἀρκέσουσιν αἱ κατὰ τὰς ἀναγκαίας πράξεις κινήσεις. εὔδηλον δ' ὅτι καὶ θυμοῦ καὶ φροντίδων συντόνων
ἀπέχεσθαι χρὴ τὸν τοιοῦτον ἄνθρωπον, ἀλλὰ καὶ λουτροῖς
χρῆσθαι ποτίμων ὑδάτων ἑκάστης ἡμέρας, μὴ μόνον ἅπαξ,
ἀλλὰ καὶ πολλάκις, εἰ βούλοιντο. καὶ μὴν καὶ τῶν σιτίων
ἃ προσφέρονται τὴν δύναμιν εἶναι ψυχροτέραν καὶ μάλιστα

fundum ufque fodientes, quum procul a terrae fuperficie
receſſerunt, evidentem caliditatem percipiunt.

XV.
Percalido natura refrigeratio, potus, aqua quiefcere.

Quod his verbis praecipitur clarum eſt. Omnibus
enim iis, qui calidiores quam deceat funt, fummam victus rationis ad refrigerationem redigere expedit. Itaque
frigidioris temperaturae cibaria ipfis danda funt et aquofa
potio aut ipfa aqua potui praebenda eſt; parumque exercendum corpus eſt, foli namque ad neceſſarias actiones
motus fufficient. Nihilque dubii eſt ab ira et curis ve-
hementioribus hujusmodi hominem abſtinere debere. Quin
etiam quotidie lavationibus aquarum dulcium uti, non
femel tantum, verum etiam faepius, fi velit, conducet.
Nec non et ciborum quos comedit vis refrigeratoria

172   *ΙΠΠΟΚΡΑΤΟΥΣ ΕΠΙΔΗΜΙΩΝ ΣΤ*

Ed. Chart. IX. [491.]   Ed. Baf. V. (498. 499.)

ἐν θέρει. μεμνῆσθαι δὲ χρὴ πρὸ πάντων ἐν τοῖς τοιούτοις
(499) λόγοις ὅτι τὰς ἐνθέρμους φύσεις ὀνομάζειν ἔθος ἐστὶν
αὐτῷ ταύτας καθ᾽ ἃς οὐ τὸ σύμφυιον πλεονάζει θερμὸν,
ἀλλὰ τὸ δριμὺ καὶ δακνῶδες, ὅπερ ἐπίκτητόν τε καὶ οὐ
κατὰ φύσιν εἶναι νομίζει.

ιστ΄.

Ὕπνος ἐμψύχει ἐπιβεβλημένῳ.

Οἱ πλεῖστοι τῶν ἐξηγησαμένων τὸ βιβλίον ἰδίᾳ ταύτην
ἐξηγοῦνται τὴν ῥῆσιν. ἐμοὶ δ᾽ ἄμεινον εἶναι δοκεῖ συνάπτειν
αὐτὴν τῇ προγεγραμμένῃ καὶ ποιεῖν ἕνα λόγον ἅπαντα τόνδε.
ἐν θέρμῳ φύσει ψύξις, ποτὸν ὕδωρ, ἐλινύειν, ὕπνος ἐν
ψύχει ἐπιβεβλημμένῳ. τῆς ἐμψύχει λέξεως τὴν πρώτην
συλλαβὴν διὰ τοῦ μ γραφόντων τε καὶ λεγόντων ἡμῶν διὰ
τοῦ ν, γενήσεται γὰρ οὕτως ἄρθρον ὡς εἰ καὶ ἐν τῷ ψύχει
τις ἔφη. τοὺς γὰρ ἀμετρώτερον ἔχοντας θερμὴν τὴν κρᾶσιν, ἄμεινόν ἐστιν ἐν χωρίῳ ψυχρῷ κοιμωμένους ἕλκειν

eſto et aeſtate praecipue   Verum ante omnia illud in his
ſermonibus meminiſſe opus eſt, percalidas naturas appellare eas Hippocratem conſueviſſe, quae non ingenito calore, ſed acri et mordaci abundant, quem adventitium et
non naturalem eſſe arbitratur.

XVI.

Somnus in frigore veſtibus tecto.

Plurimi hujuſce libri interpretes hanc particulam orationis ſeparatim explanant. Mihi vero ipſam cum ſupra-
ſcripta conjungere ſatius eſſe videtur, atque unam integram orationem hoc pacto inſtituere. Percalido natura
refrigeratio, potus, aqua quieſcere, ſomnus in frigore veſtibus contecto, hanc Graecam vocem ἐμψύχει per literam
ν ſcribentibus nobis ac proferentibus, non per μ, quod
idem eſt ac ſi cum articulo quis ita diceret ἐν τῷ ψύχει. Eos enim qui immoderatius calida temperatura ſunt,

εἴσω διὰ τῆς εἰσπνοῆς τὸν ἀέρα, ψυχρὸν ὄντα δηλονότι καὶ
μάλισθ᾿ ὅτι κατὰ τοὺς ὕπνους εἴσω τοῦ σώματος ὑποχωρεῖ
τὸ θερμόν. ἀλλ᾿ ἐὰν ὥσπερ ἐν τοῖς ὕπνοις ἀπολιπόντος
τὴν ἐκτὸς ἐπιφάνειαν αὐτοῦ τὸ βάθος τοῦ σώματος γένεται
θερμότερον, οὕτω καὶ διὰ [492] τὸ περιέχον, ἐμψυχομέ-
νων τῶν κατὰ τὸ δέρμα θερμαίνεται τὰ διὰ τοῦ βάθους,
οὐ τελέως ὁ ἄνθρωπος ἐμψυχθήσεται διὰ τῆς εἰσπνοῆς.
ἄμεινον οὖν ἐστιν ἀντισπᾶν μὲν εἰς τὸ δέρμα τὴν θερμασίαν, ἐπιβλήμασι θερμαίνουσιν, εἰσπνεῖν δὲ ψυχρὸν ὡς ἑκατέρωθεν εἰς μετριότητα κράσεως ἄγηται τὸ θερμὸν σῶμα.
κάλλιστον μὲν οὖν ἐστιν, ὡς ἔφην, συνάπτειν τοῖς προειρημένοις κατὰ τήνδε τὴν λέξιν εἰρημένην. χωρίζοντες δὲ αὐτὴν οἱ πολλοὶ τῶν ἐξηγησαμένων τὸ βιβλίον οὐ μόνον ταῖς
ἐνθέρμοις φύσεσιν, ἀλλὰ πᾶσιν ἀνθρώποις οἴονται κοινῇ
συμφέρειν ὑπνοῦν μὲν ἐν ἀέρι ψυχροτέρῳ, χάριν τοῦ τὴν
ἀθροιζομένην ἐν τῷ βάθει θερμασίαν ἐμψύχεσθαι, περιβε-
βλῆσθαι δ᾿ ἕνεκα τοῦ μὴ πᾶσαν ἀμέτρως εἴσω συννεύειν,
προσερχομένης τῆς ἐκ τοῦ καταψύχεσθαι τὰ κατὰ τὸ δέρμα

melius eft in frigido loco dormientes aërem plane frigidum per infpirationem attrahere et maxime quoniam per
fomnum calor in interiora corporis mergitur. Ceterum fi
ut in fomno, calido exteriorem fuperficiem deferente interna corporis magis calent, fic et ambiente aëre cutaneis
partibus frigefactis, corporis penitiora incalefcant, haud
perfecte homo aëris infpiratu refrigerabitur. Praeftabit
igitur ftragulis calefactoriis injectis, ad cutem calorem
revocare, frigidum vero aërem per infpiratum admittere,
ut utrimque temperaturae mediocritatem calidum corpus
redigatur. Optimum itaque, ut dixi, fuerit cum fupra-
dictis haec verba conjungere. At multi hujufce libri explanatores ipfa a fuperioribus disjungentes non percali-
dis modo naturis, fed etiam omnibus hominibus generatim
conferre, exiftimant in aëre frigidiore fomnum capere, ut
contractus in profundum calor refrigeretur; operimentis
vero circumtegi, ne omnis calor immoderatius intro refu-

Ed. Chart. IX. [492.]   Ed. Baf. V. (499.)
μόρια, διὰ τὸν ἔξωθεν ἀέρα θερμασίας τῇ κατὰ τοὺς ὕπνους
ἀθροιζομένη. τοῦτο δ᾽ ἀληθὲς ἐπὶ πολλῶν ἐστι φύσεων,
οὐ μὴν ἐπὶ πασῶν γε. καθάπερ γὰρ, ὅσοι τοῦ συμμέτρου
θερμοτέραν ἔχουσι τὴν κρᾶσιν, ἄμεινον ἐμψύχειν αὐτοὺς,
οὕτως ὅσοι ψυχροτέραν ἔχουσι τὴν κρᾶσιν ἐκθερμαίνειν.
ἔνιοι δὲ οὐ μόνον ἀπὸ τῆς γεγραμμένης ῥήσεως ἐχώρισαν
τὴν νῦν ἡμῖν προκειμένην, ἀλλὰ καὶ διελόντες αὐτὴν ταύτην
ἰδίᾳ μὲν ἀνέγνωσαν, ὕπνος ἐμψύχει τὴν πρώτην συλλαβὴν
τῆς ἐμψύχει φωνῆς διὰ τοῦ μ γράψαντες, ὡς ἓν γενέσθαι
ῥῆμα τὸ ἐμψύχει, παραπλησίως εἰρημένον τῷ καταψύχει
καὶ μὴ δύο μέρη τοῦ λόγου, πρόθεσιν μὲν τὸ πρότερον,
ὄνομα δὲ τὸ δεύτερον. οὗτοι δὲ τὴν ἐφεξῆς ῥῆσιν ἀναγκαίως
ἑνώσαντες τῷ τέλει τῆς προκειμένης ἀναγινώσκουσιν ὡδί
πως. ἐπιβεβλημένῳ ὕπνος ἑδραῖος, ὀρθῶν νυσταγμός· ἐπιβεβλημένῳ φάσκοντες ἀντὶ τοῦ κατακειμένῳ λελέχθαι. τοῦτο
δὲ πρὸς τὸ βιαίως μετενηνέχθαι τὴν κατακειμένῳ φωνὴν εἰς
τὴν ἐπιβεβλημένῳ καὶ ἄλλως ἐστὶν εὐτελές τε καὶ ἄχρηστον,

giat calore eo, qui ob refrigeratas ab externo aëre cutaneas partes repellitur illi, qui per fomnum intus colligitur, accedente. Id vero in multis naturis verum eft,
non tamen in omnibus: quemadmodum enim eos, quibus
calidior fupra modum natura eft, refrigerare expedit, ita
frigidiore temperatura praeditos calefacere. Verum nonnulli propoſita verba non folum a fuprafcriptis difjunxe-
runt, fed etiam haec ipfa feparatim legentes diviferunt,
fomnus ἐμψύχει, id eft refrigerat, primam fyllabam hujus
verbi ἐμψύχει per μ litteram fcribentes, ut unum verbum
fit ἐμψύχει, fimiliter dictum atque hoc, καταψύχει, quae
ambo refrigerat, fignificant; et non duae orationis particulae, prior quidem praepoſitio, fecunda vero nomen.
Sed ifti neceſſario fequentem orationem fini propoſitae
adjungentes ita fane legunt, abjecto fomnus firmus, erectorum dormitatio, aſſerentes hanc vocem, abjecto, quam
veftibus tecto, interpretati fumus, pro hac jacenti, eſſe
poſitam. Id vero praeterquam quod haec vox, jacenti,

ἀκούειν ἡμᾶς ἀξιούντων αὐτῶν τὴν ὑπνώδη τοῦ σώματος
διάθεσιν, ἐν μὲν τῷ κατακεῖσθαι τὴν ἑδραῖόν τε καὶ βέ-
βαιον ὕπνον, ἑστῶσι δὲ νυσταγμὸν ἐργάζεσθαι.

ιζ΄.

Ὕπνος ἑδραῖος, ὀρθῷ νυσταγμός.

Ἃ μὲν οἱ 'πλεῖστοι τῶν' ἐξηγητῶν ἔγραψαν εἰς τήνδε
τὴν λέξιν ἄμεινον σιωπᾶν, ἃ δὲ οἱ μᾶλλον αὐτῶν ἔχεσθαι
τοῦ πιθανοῦ δόξαντες εἶπον, ἐστὶ τοιαῦτα. τὴν ἀγρυπνίαν
ψύχειν φασὶ τὸ σῶμα, καὶ τούτου τεκμήριον τίθεσθαι τὴν
ἑπομένην ἄχροιαν τοῖς ἀγρυπνήσασιν. ὅταν οὖν, φασὶν, ἔνθερμον κρᾶσιν ἐμψῦξαι βουλώμεθα, πρὸς τοῖς ἄλλοις οἷς
εἶπεν ἔμπροσθεν ὁ Ἱπποκράτης, ἔτι καὶ τοῦτο προσθετέον,
ὡς ἤτοι προφροντίζοντές τι καὶ πράττοντες ἀγρυπνεῖν, ἢ εἰ
μὴ τοῦτο ποιεῖν δύνανται, κωλυτέον αὐτοὺς κατακλινομένους
ὑπνοῦν, ἀναγκάζονται δυοῖν θάτερον πράττειν, ἢ καθῆσθαι

violenter in hanc, abjecto, mutata eſt et alioqui eſt igno-
bile atque inutile, iſtis nos intelligere volentibus ſomni-
culoſum corporis affectum, jacentibus firmum et ſtabilem
ſomnum; ſtantibus vero dormitationem tantum conciliare.

XVII.

Somnus ſtabilis, erectorum dormitatio.

Quae plurimi interpretes his verbis explanandis tra-
diderint ſilentio tranſire praeſtat; quae vero inter illos
magis veritati adhaerere exiſtimati dixerint, hujusmodi
ſunt. Vigiliam refrigerare corpus afferunt hujusque indicium pallorem vigilantibus accidentem ſtatuunt. Quum
igitur dicunt, per calidam temperaturam refrigerare volumus, praeter ſuperius ab Hippocrate dicta, illud etiam
adjiciendum eſt, ut prius cogitationibus aliquibus et negotiis afflicti vigilent; aut ſi hoc facere nequeant, ne cubantes dormiant, arcendi ſunt: coguntur enim duorum

ἢ ἑστάναι. τὸν γὰρ τῶν καθημένων ὕπνον ἑδραῖον ὠνομάσθαι φασὶν ἀπὸ τῆς ἕδρας, ἴσον δὲ δύνασθαι τὸν τούτων
ὕπνον τῷ τῶν ἑστώτων νυσταγμῷ, καὶ διὰ τοῦτο εἶπεν αὐτὸς, [493] ὕπνος ἑδραῖος, ὀρθῷ νυσταγμός, ὡς εἰ καὶ οὕτως εἴρητο ὁ σύμπας λόγος. τὰς ἐνθέρμους φύσεις κωλύειν προσήκει πλείστοις ὕπνοις χρῆσθαι. βέλτιον γὰρ αὐταῖς ἐγρηγορέναι τε καὶ πράττειν τι, μάλιστα μὲν αὐτοὺς
εἴργειν καὶ τοῦ καθίζειν· εἰ δὲ μὴ, τοῦτο μὲν συγχωρεῖν
παραπλήσιον ὑπάρχον τῷ τῶν ἑστώτων νυσταγμῷ, κατακλίνεσθαι δὲ κωλύειν. τινὲς δὲ τὸν ἑδραῖον ὕπνον ἀντὶ
τοῦ βαθὺν εἰρῆσθαι νομίζοντες, ὅσοι περ ἂν οὕτως ἔχωσιν
ἑστῶτες ἤδη νυστάζειν. ἀλλὰ τίνος ἕνεκα χρείας ἔγραψαν
ταῦτα μὴ προσθέντες ἀτελῆ τὸν λόγον εἰργάσαντο. ταῦθ᾽
ὑπ᾽ αὐτοῦ συμβουλεύοντος ἡμῖν ὅσους ἑδραίως, ὅπερ ἐστὶ
βαθέως κοιμηθῆναι βουλόμεθα, τουτους ἐπὶ τοσοῦτον ἐγρη-
γορότας φυλάττειν, ὡς μὴ στῆναι δύνασθαι χωρὶς τοῦ νυστάζειν. ἐὰν γὰρ εἰς τοῦτο ἀφίκωνται, βαθέως κοιμηθή-

alterutrum facere, aut federe aut ftare. Sedentium quidem
fomnum hedraeon a fede, id eft firmum, vocatum effe
inquiunt; refpondere autem horum fomnum ftantium
dormitationi. Atque ideo, inquit ipfe, fomnus hedraeos,
hoc eft firmus, erectorum dormitatio, perinde ac fi tota
oratio hunc in modum prolata effet: percalidae naturae a
plurimi fomni ufu arcendae funt: ipfis enim et vigilare
et aliquid agere magis conducit Hi quidem maxime et
a fedendo arcendi funt; fin minus, concedendum fane
fuerit id, quod fimile eft ftantium dormitationi: ne pro-
cumbant autem prohibendum. Sed nonnulli ftabilem
fomnum, hoc eft profundum dictum, effe putant, eorum
fcilicet qui ita fe habeant, ut ftantes jam conniveant,
fed cujus utilitatis caufa haec fcripferint non addentes,
imperfectam orationem reddiderunt. Verumtamen haec ab
ipfo dicta funt, nobis confulente ut eos, quos firmiter,
hoc eft profunde, dormire volumus, tantifper vigilantes
cuftodiamus, dum nifi conniventes confiftere non poffint:

ΚΑΙ ΓΑΛΗΝΟΥ ΕΙΣ ΑΥΤΟ ΥΠΟΜΝΗΜΑ Δ. 177

Ed. Chart. IX. [493.]　　　　　Ed. Baf. V. (499.)

σωνται. πολλοὺς γὰρ ἐγὼ διὰ τὸ ταχέως ἐπὶ τὸν ὕπνον
ἱέναι βιασάμενος ἀγρυπνῆσαι μέχρι πλείονος, ἀμέμπτως
ὑπνῶσαι παρεσκεύασα, καθάπερ καὶ τῶν ἀνορεξίαν μεμφο-
μένων, ἐνίους ἀναγκάσας ἀσιτῆσαι μέχρι πολλοῦ τῆς ἡμέρας ἐποίησα πεινῆσαι. πρὸ γὰρ τοῦ δεῖσθαι τὴν φύσιν
ὕπνων ἢ σιτίων ἐπ' αὐτὰ παραγινόμενοι τοῖς εἰρημένοις
συμπτώμασι περιπίπτουσι. χρὴ δὲ μὴ περιβιάζεσθαι τὴν
φύσιν ἀκαίρως, ἀλλ' ὡς ὑπηρετεῖν εὐκαίρως. ἐγὼ μὲν οὖν
ἅ μοι δοκεῖ πιθανῶς τις εἰς τὴν τῆς προκειμένης λέξεως
ἐξήγησιν εἰπεῖν εἴρηκα. τοὺς δ' οἰομένους τὸν ὕπνον ἀεὶ
ψύχειν ἐπίκαιρόν τι τῆς τέχνης ἀγνοεῖν ἡγοῦμαι. διὰ παντὸς μὲν γὰρ ὕπνος ὑγραίνει, καθάπερ ἀγρυπνία ξηραίνει.
καὶ τοῦθ' ἡμᾶς αὐτὸς ἐδίδαξεν, οὐ διὰ παντὸς δὲ θερμαίνειν
ἢ ψύχειν πέφυκεν. ἀλλ' ὅταν μὲν ἀπυρέτων ὄντων, ἤτοι
φλεγματώδεις ἢ ὠμοὺς ἢ ὁπωσοῦν ψυχροὺς χυμοὺς εὑρὼν ἐν
τῷ σώματι κατεργάσηταί τε καὶ πέψῃ, χρηστὸν ἐξ αὐτῶν
ἐργασάμενος αἷμα, θερμαίνει τὸν ἄνθρωπον αὐξήσει τῆς

nam fi ad hoc pervenerint, in altum poftea faporem vertuntur. Nam multos ego quod citius cubitum irent, male
dormientes, diutius vigilare cogens, ut poftea fuaviffime
dormirent, effeci; ficut quosdam amiffum ciborum appe-
titum conquerentes, ad multum diem inedia macerans efu-
rientes reddidi. Antequam enim fomnum aut cibum natura defideret, ad hos accedentes in dicta fymptomata
incidunt. Non oportet autem naturae intempeftive vim
inferre, fed ei in tempore fubvenire. Ego mehercule,
qui aliquis in propofitis verbis explanandis verifimiliter
poffe dicere mihi videbatur, expofui. Putantes vero
fomnum femper refrigerare, praecipuum quoddam in arte
ignorare opinor: femper enim fomnus humectat, ficut
vigilia femper exficcat; hocque nos ipfe edocuit, non
femper autem calefacere aut refrigerare natura aptus eft.
Verum quum in febre carentibus aut pituitofos aut crudos aut frigidos utcunque fuccos in corpore offendens
confecerit et coxerit, ex ipfis bonum fanguinem procreans,

ἐμφύτου θερμασίας, ὅταν δ᾽ ἤδη πυρέτιοντας ἐπὶ σηπεδόνι
τοιούτων χυμῶν, ἐμψύχει, τὴν μὲν πυρετώδη θερμασίαν
σβεννὺς, αὐξάρων δὲ τὴν οἰκείαν. ἡνίκα δὲ πυρετοῦ χωρὶς
ἢ καὶ σὺν πυρετῷ χολώδεις πλεονάζωσι χυμοὶ, διακρῖναι
μὲν αὐτοὺς εἶτ᾽ ἐκκρῖναι δυνηθεὶς, εἰς συμμετρίαν ὑγιεινῆς
κράσεως ἐπανάγει τὸ σῶμα. μὴ δυνηθεὶς δὲ ταῦτα ἐργάσασθαι τὴν αὐτὴν φυλάττει κρᾶσιν. εἰ δ᾽ ἐπὶ φλεγμονῇ
σπλάγχνου πυρέττων τις ἐν ἀρχῇ τοῦ παροξυσμοῦ καθυ-
πνώσειεν, αὐξήσας τὴν φλεγμονὴν ὁ ἄκαιρος οὗτος ὕπνος,
ἅμ᾽ αὐτῇ καὶ τὸν πυρετὸν αὐξήσει, κἀκ τοῦδε θερμότερον
ἐργάσεται τὸ σῶμα, θερμῷ παρὰ φύσιν. ἐγχωρεῖ μέντοι
καθ᾽ ἕνα τρόπον ἐνίοτε θερμότερόν τε καὶ ψυχρότερον ἅμα
γίνεσθαι τὸ σῶμα διὰ τὸν ὕπνον, ἐπειδὴ τῆς κατὰ τὸ σῶμα
θερμασίας διττόν ἐστι τὸ γένος, ἓν μὲν οἰκεῖόν τε καὶ σύμφυτον, ἕτερον δὲ ἀλλότριόν τε καὶ παρὰ φύσιν. ὅταν οὖν
αὐτῶν τὸ μὲν αὐξήσῃ τε καὶ ῥώσῃ, τὸ δὲ καθάρῃ τε καὶ
μαράνῃ, πῶς οὐκ ἄν τις εὐλόγως φαίη καθ᾽ ἕνα χρό- (500)
νον ἐξ ὕπνου θερμότερον ἅμα καὶ ψυχρότερον ἑαυτοῦ γεγο-

hominem infiti caloris incremento calefacit. Quum vero
ex hujusmodi humorum putredine jam febricitantes occupaverit, eos refrigerat, febrilem exftinguens calorem, proprium vero et ingenitum augens. At fi cum febre aut
fine febre fucci biliofi redundaverint, ipfos feparare, dein
excernere valens, ad mediocritatem falubris temperantiae
corpus redigit. Haec fi praeftare nequeat, eandem fervat
temperiem. Quod fi ex vifceris phlegmone quis febricitans, acceffionis initio, fomno corripiatur, intempeftivus
ifte fomnus phlegmonem augens, una cum ipfa et febrem
magis accendet; quocirca et calore alieno corpus calidius
efficiet. Contingit quidem et uno modo interdum calidius
juxta atque frigidius fimul a fomno corpus evadere:
quandoquidem caloris in corpore humano duplex genus eft,
unum familiare et congenitum, alterum alienum et praeter naturam. Quando itaque horum unum fomnus auxe-
rit et roboraverit, alterum tabefecerit et exftinxerit, quomodo quispiam rationabiliter corpus uno tempore calidius

νέναι τὸ σῶμα· ταῦτα δὲ οὐδὲ γινώσκουσι τὴν ἀρχὴν οἱ
πολλοὶ τῶν ἐξηγησαμένων τὰ Ἱπποκράτους βιβλία. μάθοις
δ᾽ ἂν οὕτως ἔχον ὃ λέγω καθ᾽ ὧν ἐγκαλεῖ Λύκος λόγων ἐν
ἀφορισμοῖς [494] αὐτῷ γράψαντι, τὰ αὐξανόμενα πλεῖστον
ἔχειν τὸ ἔμφυτον θερμόν. ἀλλ᾽ ὅτι γε δι᾽ ἄγνοιαν ὧν ὁ
Ἱπποκράτης ὀρθῶς ἔγραψε περὶ τῆς κατὰ τὰς θερμασίας
διαφορᾶς ἐπηρεάζειν αὐτὸν ἐτόλμησε, δι᾽ ἑνὸς ὅλου βιβλίου
δέδεικται τὴν ἐπιγραφὴν ἔχοντος ὅτι μηδὲν ἡμάρτηται κατὰ
τὸν ἀφορισμὸν οὗ ἡ ἀρχὴ, τὰ αὐξανόμενα, πλεῖστον ἔχει
τὸ ἔμφυτον θερμὸν, πλείστης οὖν δεῖται τροφῆς.

ιη´.

Αἱ ἀσθενέες δίαιται ψυχραί, αἱ δὲ ἰσχυραὶ θερμαί.

Δίαιτας ἀσθενεῖς ἤτοι τὰς δι᾽ ἀσθενῶν ἐπιτηδευμάτων
ἐδεσμάτων τε καὶ πομάτων, ἢ τὰς ἀσθενὲς ἐργαζομένας τὸ

ſimul atque frigidius ſe ipſo a ſomno affectum eſſe nega-
verit? Ceterum et haec ab initio plerique Hippocratis
voluminum explanatores ignorant. Id autem ita ſe habere quod dico, ex Lyci ſermonibus percipies, quibus
Hippocratem reprehendit in aphoriſmis ita dicentem: creſcentes plurimo ingenito calido abundant. At quod eorum ignoratione, quae recte Hippocrates de calorum
diſcrimine prodidit, ipſum calumniis vexare Lycus auſus
fuerit, per unum integrum librum a me oſtenſum eſt,
cujus haec eſt inſcriptio: Quod nihil in eo aphoriſmo erratum ſit, cujus initium eſt, creſcentes plurimo abundant inſito calido, igitur plurimo egent alimento.

XVIII.
Imbecilli victus frigidi, valentes vero calidi.

Victus imbecillos aut eos, qui ex imbecillis vitae
officiis, cibis ac potibus conſtant aut imbecillum animal

M 2

ζῶον εἴρηκεν. αἱ ψυχραὶ δὲ εἴτε κατὰ τὴν ἑαυτῶν κρᾶσιν εἴτε
κατὰ τὴν ἐν ἡμῖν διάθεσιν ἣν ἐργάζονται λέγοιντο, διοίσου-
σιν ἀλλήλων οὐδέν. ἀσθενῆ μὲν οὖν ἐπιτηδεύματα λέγοιτ᾽ ἂν
τὰ διὰ βραχέων κινήσεων τοῦ σώματος γινόμενα, καθάπερ
ἰσχυρὰ τὰ διὰ σφοδρῶν ἐδέσματα. ἀσθενῆ μὲν ὅσα μήτε
ὀδμὴν ἰσχυρὰν ἔχει μήτ᾽ ἐν τῇ γεύσει ποιότητα σφοδρὰν
ὀξύτητος ἢ γλυκύτητος ἢ ἁλυκότητος ἢ πικρότητος ἢ στρυ-
φνότητος ἢ δριμύτητος, ἀλλ᾽ ἤτοι μετρίως εἴη γλυκάζοντα
τὴν γεῦσιν ἢ μετρίαν στύψιν ἐμφαίνοντα καὶ θερμασίαν
ὁμοίως ὀλίγην, ἰσχυρὰ δὲ τὰ τούτων ἐναντία. ἐὰν μὲν οὖν
ἀσθενῆ πάντα τά τε ἐπιτηδεύματα καὶ τὰ διαιτήματα προσ-
άγηται τῷ σώματι, ψυχθήσεται σφόδρα, καθάπερ γε κἂν
ἰσχυρὰ θερμανθήσεται γενναίως. ἐὰν δὲ τὰ μὲν, τὰ δὲ
μὴ, τῷ τὴν ἀναλογίαν τῆς μίξεως, ἤτοι γ᾽ ἐγγυτέρω θατέρου τῶν ἄκρων ἢ πορρωτέρω παραγενήσεται.

---

reddentes, appellavit; frigidi vero five ob fuam ipforum
temperaturam, five ob affectum, quem in nobis efficiunt,
ita nominentur, nihil inter fe differrent. Imbecilla igitur
vitae officia illa dici poffunt, quae ex lenibus corporis
motionibus conftant; ficut contra valentia, quae ex vehementibus. Cibi quidem imbecilli funt, quicunque neque
odorem validum fpirant, neque guftatui vehementem ullam
qualitatem acoris, dulcedinis, falfuginis, amaritiei, acer-
bitatis acrimoniaeve repraefentant, fed mediocri dulcedine
aut mediocri adftrictione guftatum afficiunt, ac pariter
modice calefaciunt; valentes vero funt iftis contrarii. Itaque fi omnia et vitae ftudia et cibi debiles corpori adhi-
beantur, vehementer refrigerabitur; quemadmodum fi valentes, magnifice incalefcet. Quod fi aliqua imbecilla,
aliqua robufta adhibeas, fecundum miftionis potionem aut
propius ad alterutrum extremorum accedet aut longius
removebitur.

ΚΑΙ ΓΑΛΗΝΟΤ ΕΙΣ ΑΤΤΟ ΤΠΟΜΝΗΜΑ Δ. 181

Ed. Chart. IX. [494.]   Ed. Baf. V. (500.)

ιϑ'.

Ὑδάτων ἀτεχνέων τὸ μὲν ἀπὸ τοῦ αἰϑέρος ἀποκριϑὲν ἢ
βροντιαῖον ὡραῖον, τὸ δὲ λαιλαπῶδες κακόν.

Οἷς χρώμεϑα κατὰ τὴν ἰατρικὴν, οὐ μόνον ἐπὶ τῶν
νοσούντων, ἀλλὰ καὶ τῶν ὑγιαινόντων σωμάτων, ὕλαι τῆς
τέχνης εἰκότως ὀνομάζονται καὶ γέγραπταί γέ τισι τῶν ἰατρῶν βιβλία τὴν ἐπιγραφὴν ἔχοντα περὶ ὕλης. ἐνίοτε μὲν
οὖν τοῖς αὐτοφυέσι σώμασι χρώμεϑα πρός γε τὰς ἰάσεις
καὶ τὴν ὑγιεινὴν δίαιταν, ἐνίοτε δ' αὐτοὶ τὶ πράττομεν
ἐν τῇ παρασκευῇ τῆς ὕλης, τὰ μὲν ἕψοντες, τὰ δὲ καίον-
τες, ἔνια δὲ πλύνοντες, οὐ προαρτύοντες ἢ προϋγραίνοντες
ἢ ψύχοντες, ἤ τι τοιοῦτον ποιοῦντες ἕτερον. οὕτως οὖν καὶ
περὶ τῶν ὑδάτων παρασκευὴν ἔστιν ὅτε πράττομέν τι τεχνικὸν, ὥσπερ ὀλίγον ἔμπροσϑεν ἔλεγεν αὐτὸς ὕδωρ ἀφεψηϑὲν,
τὸ μὲν ὡς δέχηται τὸν ἀέρα. καὶ γὰρ ἡ ἕψησις αὐτὴ καὶ
ἡ μετὰ ταῦτα ψύξις, ἤτοι διὰ τοῦ περιέχοντος ἡμᾶς ἀέρος

XIX.

*Aquarum arte carentium, quae ab aethere excreta eſt aut
cum tonitru opportuna; procelloſa vero mala.*

Ea quibus fecundum medicae artis praecepta non folum in aegris, verum etiam in recte valentibus corporibus utimur, materiae artis jure nominantur et a medicis
quibusdam libri confcripti funt, quibus infcriptio haec
propofita eſt, de materia. Porro interdum fponte natis
corporibus ad curationem et falubrem victus rationem
utimur; interdum et nos aliquid ad praeparandam materiam facimus, aliqua elixantes, aliqua comburentes, aliqua lavantes aut prius condientes aut prius madefacien-
tes aut refrigerantes aut aliquid hujusmodi aliud efficientes. Sic itaque et in praeparandis aquis artificiofum aliquid molimur, quemadmodum ipfe paulo ante dicebat.
Aqua decocta, tum quidem ut fufcipiat aërem. Etenim
fit ipfa decoctio et poftea refrigeratio aut per ambientem

ἢ ἀνέμου τινὸς ἢ [495] οἴκου, ψυχρὸν ἀέρα καθ᾽ ἑαυτὸν
ἔχοντος. εἰσὶ γὰρ ἀμέλει τινὲς ἐοικότες σπηλαίοις ψυχροῖς,
ἔστι δ᾽ ὅτε καὶ ὑγροῖς, εἴτε διὰ τῆς περιπλαττομένης χιόνος ἢ ὑπὸ κρουνῷ θέσις ἢ ἐν φρέατι διττῶς γινομένη, ποτὲ
μὲν ἐν αὐτῷ τῷ ὕδατι κατατιθεμένων ἡμῶν τὸ ἀγγεῖον,
ἐν ᾧ τὸ τεθερμασμένον ὕδωρ, ἐνίοτε δὲ ὑπὲρ αὐτοῦ κρε-
μώντων, ὥσπερ γε καὶ διὰ κεράμων ἀραιῶν ἔστιν ὅτε τὸ
θολερὸν ὕδωρ διηθούντων ὡς ἐν Ἀλεξανδρείᾳ τε καὶ κατ᾽
Αἴγυπτον ἠθεῖται διά τινων οὐχ ἁπλῶς κεραμευθέντων,
ἀλλὰ τεχνικῶς κατασκευασθέντων εἰς ἀραιότητα, καθάπερ
γε καὶ δι᾽ ὀθονίου, μὴ παρόντος ἀγγείου τοιούτου. ταῦτα
πάντα τεχνικὴν ἔχει τὴν παρασκευήν, ὥσπερ γε καὶ ὅσα
κατὰ τοὺς ἀγωγοὺς τῶν πηγαίων ὑδάτων πράτιομεν, οὐκ ἐκ
τοῦ τυχόντος λίθου παρασκευάζοντες αὐτοὺς καὶ χρίοντες
ἔνδοθεν ἐνίοτε. διαφορὰ γὰρ οὐ σμικρὰ κατά γε τὴν ἀλοι-
φὴν αὐτήν ἐστιν ἢ πίτταν ἢ γύψον οὖσαν ἢ χωρὶς ταύτης
πλίνθον ὀπτὴν ἢ λίθον ἔχοντά τινα ποιότητα μοχθηρὰν ἢ

nos aërem aut vento aliquo aut in aedibus frigidum aërem
includentibus: funt enim domus quaedam frigidis fpelun-
cis perfimiles. Interdum et perhumida refrigeratio acquiritur, ut per nivem circumdatam, aut fi fub fonte rapide
labente ponatur; aut in puteo, idque bifariam, nonnunquam quidem in ipfam putei aquam nobis vafculum de-
mittentibus, in quo aqua calefacta continetur, nonnunquam vafculum fupra aquam fufpendentibus, ficut etiam
per teftas raras interdum turbulentas aquas percolantes;
ut Alexandriae et in Aegypto percolantur per quaedam
non fimpliciter teftacea vafa, fed artificiofe, ut rara fint,
praeparata: quemadmodum et per linteolum hujusmodi
vafe carentes excolare folent. Haec fane omnia artificiofe
parantur, ficut etiam quaecunque circa fontanarum aquarum ductus machinamur, illos non ex quocunque lapide
fabricantes interiusque illinentes interdum: haud enim
parvum difcrimen in ipfo illitu eft, five picem, five gy-
pfum illiveris, five citra illitum; laterem uftum aut lapi-

ΚΑΙ ΓΑΛΗΝΟΥ ΕΙΣ ΑΥΤΟ ΥΠΟΜΝΗΜΑ Δ. 183

Ed. Chart. IX. [495.]　　　　　　　Ed. Baf. V. (500.)

ἀγαθὴν ἢ μηδεμίαν ὅλως ἔχοντα σαφῆ· καὶ μέντοι καὶ
φρέατα πολλάκις ὀρύττομεν ἐν διαφερούσῃ γῇ καὶ δι᾽ ὀχετῶν
ἢ σωλήνων ἄγομεν ὕδωρ ἐκ πηγῆς, ἤτοι βέλτιον ἢ χεῖρον
ἐργάζεσθαι δυναμένων ἢ καὶ μηδ᾽ ὅλως ἀλλοιούντων αὐτό.
ταῦτα μὲν οὖν ἅπαντα τεχνικῶς γίνεται περὶ τὴν παρασκευὴν τοῦ ὕδατος. ὅταν δ᾽ ἀπὸ τῆς γῆς κατὰ τόπον οὔσης ἐν ᾧ διαιτώμεθα λαμβάνωμεν ἢ ἐκ λίμνης ἢ ποταμοῦ
παραῤῥέοντος ἢ τὸ καλούμενον ὄμβριον, οὐδὲν ἐνταῦθα προστίθεμεν ἐκ τῆς τέχνης. διὰ τοῦτ᾽ οὖν ὁ Ἱπποκράτης εἶπεν, ὑδάτων ἀτεχνέων ἀντιδιαιρούμενος αὐτὰ τοῖς τεχνικὴν
ἔχουσι τὴν παρασκευὴν, ἃ κατὰ τὴν ἀναλογίαν τῶν ἀτέχνων
ὀνομάζομεν τεχνικά. καθάπερ ὀλίγον ἔμπροσθεν οὐ περὶ
πάντων ὑδάτων ὅσα τεχνικῶς παρασκευάζομεν ἔγραψεν, ὡς
εἰ καὶ σύγγραμμα πρὸς ἔκδοσιν ἐποιήσατο, μόνου δ᾽ ἑνὸς
ἐμνημόνευσε τρόπου παρασκευῆς, ἑαυτῷ γράφων ἐν ὑπομνήματι πρὸς ἀνάμνησιν, οὕτως καὶ νῦν οὐ περὶ πάντων
ὑδάτων ἀτέχνων, ὅπερ ἐστὶν αὐτοφυῶν, ἀλλ᾽ ἑνὸς εἴδους

dem improba aliqua aut bona aut nulla prorfus evidenti
qualitate affectum impofueris. Quin etiam puteos faepius
in diverfa terra defodimus et aquam per canales et fiftulas ab aliquo fonte, quae meliorem aut deteriorem ipfam
reddere valeant aut etiam nulla ratione permutent, deri-
vamus: nempe haec ad aquam praeparandam artificiofe
praeftantur At quum ex terra ejus loci, in quo degimus,
aquam fumimus aut ex lacu aut praeterlabente flumine
haurimus aut pluviatilem, quae vocatur, colligimus, prorfus nihil artis huic adhibemus. Propter hoc igitur inquit
Hippocrates aquarum arte carentium, ipfas artificio praeparatis opponens, quas arte carentibus comparantes artificiofas
adpellamus. Quemadmodum autem paulo ante non de omnibus aquis arte paratis locutus eft, ficut fi librum, ut in pu-
blicum ederetur, confcripfiffet, fed unius tantum praepa-
randi rationis mentionem habuit, utpote fibi ipfi commen-
tariolum recordationis caufa conficiens, ita et hoc loco
non de omnibus aquis arte carentibus, hoc eft fponte

μόνου διῆλθεν, ὃ καλοῦμεν, ὡς ἔφην, ὄμβριον. ἔγραψε δ᾽
αὐτοῦ διαφορὰς δύο, τὴν μὲν ἑτέραν, ἣν καὶ προδήλως
ψέγει, κακὸν εἶναι λέγων τὸ λαιλαπῶδες, ἑτέραν δ᾽ ἐφεξῆς
ἄδηλον εἴτε μόνον ἄψεκτον εἴτε καί τινος ἑτέρου τύχῃ,
ἐνόμιζε δὲ σκαιὸν αὐτό. τὸ γὰρ ἀπὸ τοῦ ἀέρος ἀποκριθὲν
ἢ βροντιαῖον, ὡραῖον εἶναί φησι. ὡραῖον δὲ ἐγχωρεῖ μὲν
καὶ τὸ κατὰ τὴν προσήκουσαν ὥραν γινόμενον ὡς ἐπαινοῦν-
τα λέγειν αὐτόν, ἐγχωρεῖ δὲ καὶ μόνον οὕτως ὀνομάζειν, τὸ
κατὰ τὸ μέσον θέρος ὀνομαζόμενον, ἐπειδὴ μάλιστα τὸν
καιρὸν τοῦτον ὥραν ἔτους ὀνομάζουσιν οἱ Ἕλληνες. ἐπιφέ-
ρουσι μὲν γὰρ τὸ τῆς ὥρας ὄνομα καὶ φθινοπώρῳ καὶ χειμῶνι καὶ ἦρι. κατ᾽ ἐξοχὴν δὲ ἐνίοτε καλοῦσιν ὥραν ἔτους
ἐκεῖνον τὸν καιρὸν ἐν ᾧ τοὺς ὡραίους ὀνομαζομένους καρ-
πούς τελειοῦσθαι συμβαίνει. τοῦτ᾽ οὖν ἄδηλόν ἐστιν, ὅσον
ἐπὶ τῇ ῥήσει, πλὴν εἰ προσθείημεν αὐτοί τι περὶ τῆς ἡμετέρας ἱστορίας ἢ φυσικῆς τῶν πραγμάτων ἐνδεί- [496] ξεως.

naturae talibus procreatis, fed de una fola fpecie, quam,
ut dixi, pluviatilem vocamus, fermonem fecit. Iftius vero
duas prodidit differentias, alteram quidem, quam et aperte
vituperat, malam effe dicens, procellofam fcilicet; alteram vero deinceps non conftat, an reprehenfione folum
carere dicat, an et aliquid aliud ei tribuat; procellofam
autem putavit incommodam, fiquidem ab aëre excretam
aut cum tonitru, Graeco vocabulo adpellat hoream, latine
dixeris temporariam vel tempeftivam vel opportunam.
Contingit autem temporariam aquam ut congruo tempore
provenientem ipfum laudantem appellare; contingit autem
et eam folam quae aeftate media per imbres effunditur
temporariam nominare, quandoquidem hanc anni partem
Graeci potiffimum ὥραν, id eft tempus, appellant. Verum
tamen et autumno et hiemi et veri temporis appellationem accommodant, fed per excellentiam interdum eam
anni partem tempus nominant, in qua fructus tempora-
rios vocatos maturefcere accidit. Id igitur quantum ad
verba Hippocratis attinet, obfcurum eft, nifi fi nos ipfi

Ed. Chart. IX. [496.]   Ed. Baf. V. (500.)

καὶ προσέτι διὰ τί τὸ λαιλαπῶδες μὲν ἔψεξεν, οὐκ ἔψεξε δὲ
τό τ' αἰθέριον καὶ τὸ βροντιαῖον. ἄδηλον δὲ καὶ πότερον
εἰς πόσιν αὐτὸ παρασκευάζειν ἡμᾶς ἠξίωσεν ἢ πρὸς τὰς
ἰατρικὰς χρείας. εἴς τε γὰρ ὀφθαλμῶν φαρμάκων κατασκευὴν ὕδατι τοιούτῳ χρώμεθα καὶ τὸ καλούμενον ὑδάτινον
ἐξ αὐτοῦ σκευάζομεν. ὡραῖον μὲν ἀκούειν ἄμεινον οὐ τὸ
κατὰ τὸ ἔαρ εὐσθενῶς, ὡς ἤκουσάν τινες. οὔτε γὰρ ἐξαιρέτως τις ὥραν ἔτους ὠνόμασε τὸ ἔαρ, ἀλλ' ἁπλῶς ὥραν,
ὥσπερ καὶ τὰς ἄλλας, οὔτε φαίνεταί τινα ἀρετὴν ἔχειν
ἐξαίρετον ὁ τηνικαῦτα γενόμενος ὄμβρος, ἀλλὰ πολὺ βέλτιον ἡγεῖσθαι λέγει αὐτὸν ὡραῖον, ὅπερ ἂν ὕηται κατὰ τὸν
καιρὸν ἐκεῖνον, ὃν ὀνομάζουσιν ὥραν ἔτους. ὁμολογοῦν γὰρ
αὐτὸ φανεῖται καὶ τὸ ἀπὸ τοῦ αἰθέρος ἀποκριθὲν αὐτῷ
λελέχθαι. καλεῖν γὰρ ἔθος τοῖς παλαιοῖς, ὅταν μὲν ἀκριβῶς καθαρὸν ᾖ τὸ περιέχον ἡμᾶς, αἰθέρα, τὸ δ' ἀχλυῶ-

aliquid ex iis quae vidimus aut ex naturali rerum indica-
tione adjiciamus, ac praeterea, cur procellofam aquam
improbet, aetheream vero cum tonitru effufam non improbet. Incertum quoque eſt, utrum ipfam nos ad potum an ad medicinae ufus praeparare juſſerit: nam oculorum medicamentis componendis hujusmodi aquam adhibemus et ex ipfa aqueum vocatum medicamentum confi-
cimus. Porro temporariam intelligere fatius fuerit, non
vernam, cum impetu delapfam, ut nonnulli ſtulte accipiunt, nullus enim per excellentiam tempus anni ver
nuncupavit, fed quemadmodum et alias anni partes, abfolute tempus, neque tunc temporis effufus imber aliqua
eximia virtute praeditus eſſe cognofcitur. Sed multo an-
tiquius fuerit putare, ipfum temporariam aquam dicere,
quam eo fane tempore pluerit, quod anni tempus Graeci
nominant: huic enim fententiae et illud fane favere videbitur, quod ab ipfo dictum eſt et aqua ab aethere excreta: nam veteres Graeci coelum, nos ambiens exquifite
purum, aethera; caliginofum vero aut nubibus opacum,

δες ἢ νεφῶδες ἀέρα. κατὰ τοῦτο γοῦν αὐτὸ (501) καὶ
τὸν ὑπὲρ τὰ νέφη τόπον, προσαγορεύουσιν αἰθέρα καὶ σαφῶς ἐδήλωσε καὶ ὁ ποιητὴς εἰπὼν

   Εἰς ἐλάτην ἀναβὰς περιμήκετον, ἢ τότ᾽ ἐν Ἴδη
   Μακροτάτη πεφυκυῖα δι᾽ ἠέρος αἰθέρ᾽ ἵκανεν.

ἔμπαλιν δ᾽ ὅταν εἴπῃ.

           ἠέρα δ᾽ Ἥρη
Πότνια πρόσθε βαθεῖαν ἐρυκέμεν,

ἐνδείκνυσθαι φαίνεται τόνδε τοῖς ἔπεσι. καὶ πάλιν ὅταν εἴπῃ

   Ἀὴρ γὰρ παρὰ νηυσὶ βαθείη, οὐδὲ σελήνη
   Οὐρανόθεν προύφαινε, καιείχετο δ᾽ ἐν νεφέεσιν.

ὅταν οὖν ἐν τῷ θέρει λεπτυνόμενον ὕδωρ ὑπὸ τῆς κατὰ
τὴν ὥραν θερμότητος εἰς ἀτμοὺς ἀοράτους λυθῇ καὶ διὰ
τοῦτο ἀδήλως ἡμῖν ἀνενεχθῇ πρὸς τὴν ὑπὲρ γῆς ἀέρα,
κἄπειτα συμβῇ διά τινα μεταβολὴν ἐπὶ τὸ ψυχρὸν ἢ ἀνέμων ἀντιπνευσάντων ἀλλήλοις καὶ πυκνωθέντος τοῦ περιέ-

aërem vocare conſueverunt. Haec eadem igitur ratione
et locum ſupra nubes aethera nominant, idque clare et
poëta ſignificavit, inquiens:

   Conſtitit, ac leviter ſcandens tunc abiete in alta
   Aethera, quae ex Ida ſurgens ultra aëra adibat.

Contra vero quum dixit:

   Aëra ſed craſſum Juno ſe propulit ante.

Profundum hunc noſtrum aërem per ea verba inſinuare
videtur; atque iterum quum dixit:

   Aër denſus erat naves complexus, Olympo
   Nubibus obſcuris circumdata Luna latebat.

Itaque cum aeſtate aqua ejus temporis calore attenuata
in halitus inviſibiles diſſipata fuerit, atque idcirco clam
nobis in aërem ſupra terram ſubvolaverit, ac deinde propter aliquam ad frigidum mutationem ac ventis inter ſe
reflantibus denſatoque aëre praetenuatos halitus iterum

χοιτος ἐνουμένους τοῖς λελεπτυσμένους ἀτμοὺς, αἰσθητὸν
ὕδωρ γίνεσθαί τινι καὶ τὸν ὄμβρον ἐροῦμεν ὡραῖον εἶναι,
λελεπτυσμένου τε καὶ προκατειργασμένου τοῦ ὕδατος ἀπὸ
τῆς κατὰ τὸν ἀέρα θερμότητος, εἶναί τε διὰ τοῦτο βέλτιον
αὐτὸ τῶν λαιλαπωδῶν ἀκατεργάστων τε καὶ ἀμεταβλήτων
ὄντων, ὁποῖα κατά τινας πηγὰς ὕδατα γίνεται τὰ καλούμενα
πρὸς τῶν ἀρχαίων ἀτεραμιώδη. διὰ τί δὲ καὶ τὸ βροντιαῖον ἀποδέχεται μᾶλλον ἢ τὸ λαιλαπῶδες ἐφεξῆς ἴδωμεν.
ἐμοὶ μὲν δοκεῖ διότι τὰς βροντὰς οἶδε γινομένας, ἤτοι διὰ
πυρὸς ἐναπόληψιν, ὅταν ἐκκρινόμενον οἷον ῥῆξίν τινα ποιήσει τοῦ περιέχοντος αὐτὸ νέφους, ἡνίκα καὶ κεραυνοὶ πί-
πτουσιν ἢ παρατριβομένων ἀλλήλοις τῶν νεφῶν, ὧν οὐδέτερον ὑπάρχει τῷ λαιλαπώδει. πεπύκνωται γὰρ ὁ ἀὴρ ἐν
τῇ τοιαύτῃ καταστάσει συνεχοῦς καὶ μέλανος ἑνὸς νέφους
ἅπαντα αὐτὸν κατειληφότος. εἰκότως οὖν οὐ γίνονται βρονταὶ κατὰ τὴν τοιαύτην διάθεσιν τοῦ περὶ τὴν γῆν ἀέρος.
ἐν γὰρ τοῖς διεσπασμένοις καὶ κατὰ τὴν περιγραφὴν ἰδίαν

cogi et in aquam fenfibilem evadere contigerit, tunc im-
brem illum temporarium vel tempeftivum effe dicemus,
extenuata aqua, ac prius ab aëris calore elaborata, atque
ideo meliorem ipfam effe nimbofis, utpote neque confectis, neque ulla mutatione elaboratis, quales in nonnullis fontibus aquae fcaturiunt, a veteribus indomitae
crudaeque nominatae. Verum cur tonitrualem, ut ita
dicam, aquam potius quam nimbofam approbet, deinceps
videamus. Id profecto mihi ea ratione fecifle videtur,
quod tonitrua duorum modorum alterutro fieri noverit aut
ob ignem interceptum, qui erumpens, circumplexam nu-
bem veluti dilaceret, quo etiam tempore fulmina decidunt
aut inter fe allifis attritisque nubibus. Neutrum in nim-
bofa aqua ineft: fiquidem in hujusmodi ftatu aër confpif-
fatus eft, una continua atraque nube ipfum totum occupante. Quapropter haud immerito in hoc aëris terram
ambientis ftatu nequaquam tonat: namque diverfis nubibus ac propria circumfcriptione vagantibus, quum inter

Ed. Chart. IX. [496. 497.]   Ed. Baf. V. (501.)

φερομένοις νέφεσιν, ὅ τ᾽ ἀλλήλοις ἐντύχῃ, τὴν παράτριψιν
εὔλογον γίνεσθαι. τοῦ δ᾽ ὅλου συνεχοῦς τε καὶ ἡνωμένου
παράτριψις οὐκ ἂν γένοιτο. διὰ τοῦτο οὐδὲ κεραυνοὶ πί-
πτουσιν ἐν τῇ τοιαύτῃ καταστάσει, [497] μήτ᾽ ἀέρος ἐν
τοῖς νέφεσι περιλαμβανομένου θερμοῦ μήτε περιτρίψεως
ἰσχυρᾶς γενομένης. ὅταν γὰρ ἀλλήλοις ἀπατῶντα τὰ νέφη,
τὸ μεταξὺ πυρῶδες εἰς ἑαυτὰ συνελαύνοντα καὶ σφίγγοντα
πυκνώσει τελέως ἐκθλίβηται, τηνικαῦτα ποτὲ μὲν εἰς τὴν
ἄνω χώραν ὁ κεραυνὸς ἢ τὴν εἰς τὸ πλάγιον, ἐνίοτε δ᾽ ἐπὶ
τὴν γῆν. ταύτην μὲν τὴν φορὰν αὐτοῦ ὁρῶμεν μόνην, αἱ
δ᾽ ἄλλαι λανθάνουσιν ἡμᾶς. ἐμοὶ μὲν οὖν εἴρηται διὰ συντόμων εἰς τὴν ῥῆσιν ὅπως τε γίνονται βρονταὶ καὶ διὰ τί
τὸ βροντιαῖον ὕδωρ ἄμεινον ἔφησεν εἶναι τοῦ λαιλαπώδους.
ἄκρως δὲ καθαρὸν καὶ λελεπτυσμένον ἐστὶ τὸ κατεργασμένον
ὡραῖον. ἐν δὲ τῷ μεταξὺ τούτου τε καὶ τοῦ λαιλαπώδους,
τὸ βροντιαῖον, ὅσον ἀπολείπεται τοῦ ὡραίου, τοσοῦτον πλεο-

fe concorrunt, ratio poftulat fieri attritionem; unius autem totius continuae perpetuaeque nubis conflictus fieri
non poteft. Quamobrem neque fulmina in hac coeli conftitutione cadunt, quum quia calidus aër intra nubes non
includitur, tum quod neque ipfae inter fe magno impetu
concurrunt. Nam quando inter fe concurfantes nubes
igneum illud, quod intervenerat, intra fe ipfas compel-
lentes et conftringentes exquifite denfaverint, tunc utique
fulmen nonnunquam furfum verfus aut in obliquum, nonnunquam vero et in terram extruditur. Hanc folam ful-
minis expulfionem nos confpicimus, aliae vero mortalibus
ignotae funt. Porro a me brevibus ad propofita verba
explananda ut tonitrua fiant dictum eft; curque tonitrualem aquam, ut ipfius verbo utar, quam ex nimbo
provenientem meliorem effe afferuit. Summe vero munda
ac tenuis eft temporaria aqua elaborata. Inter hanc autem et procellofam tonitrualis eft, quae quantum a temporaria vincitur, tantum procellofam fuperat. Igitur in

νεκτεῖ τοῦ λαιλαπώδους. ἕτοιμον οὖν ἤδη τοῖς ἄπαντα μερ-
μαιρομένοις οὐ προσῆκον ἰατρῷ φέρειν τοσαύτης ἅπτεσθαι
φυσιολογίας. εἰ δέ γε μηδένα λογισμὸν εἰπὼν ἀπεφηνάμην
ἁπλῶς βέλτιον μὲν εἶναι τὸ ὡραῖον τοῦ λαιλαπώδους, μέσον
δ᾽ ἀμφοῖν τὸ βροντιαῖον, ἐκέλευον ἄν με προσθεῖναί τινα
ἀπόδειξιν οἷς εἶπον, οὔτε γάρ με πιστεύειν αὐτοῖς ὡς νό-
μοις δίκαιον οὔτε ἀνάγκην ἔχειν ὡς τυραννικοῖς προστά-
γμασι πείθεσθαι. εἰ τοίνυν ἐκφεύγειν ἀδύνατόν ἐστι τὴν
γλῶτταν τῶν ἀπαιδεύτων τε ἅμα καὶ πονηρῶν ἀνθρώπων,
ἄμεινον δ᾽ ἐπὶ τοῖς βελτίοσιν ὑπ᾽ αὐτῶν ψέγεσθαι, καλῶς
ἂν εἴημεν εἰρηκότες τὴν περὶ γενέσεως βροντῶν φυσιολογίαν. τὸ μὲν γὰρ ἀναπόδεικτον ἄπιστον εἶναι δοκεῖ πᾶσιν
ἀνθρώποις, τὸ δὲ μηδὲ ἅπτεσθαι φυσιολογίας ἰατρὸν, οἳ
παντάπασιν ὀρθῶς λέγεσθαι φαίνεται, δείκνυσί τε τούτους
ἀποφηναμένους αὐτοὺς ἡμῖν ὡς τυράννους, οἷς προστάττουσι
πείθεσθαι κελεύοντες. ἄμεινον δ᾽ ἦν ἄρα μὴ τυραννικῶς

promtu jam eſt iſtis omnia vituperantibus dicere, haud
medici munus eſſe tam longam de rerum natura orationem
habere. Ceterum ut his reſpondeam, ſi nullam rationem
afferens ſimpliciter aſſeveraſſem, temporariam aquam nim-
boſa eſſe meliorem, inter has vero tonitrualem mediocrem,
aliquam ſane eorum quae dixiſſem rationem me adjicere
praecepiſſent, neque ſe dictis meis tanquam legibus cre-
dere juſtum eſſe, neque ipſis ut tyrannicis praeceptis parere neceſſum eſſe dixiſſent. Quocirca, ſi illiteratorum
juxta flagitioſorumque hominum latratus evitari non poteſt, praeſtat autem ob res meliores ab iſtis male audire,
profecto rectiſſime tonitrui cauſas naturales rimati ſumus:
quod enim probatione caret, omnibus hominibus incredibile eſſe videtur. Neque admodum recte dictum videtur,
quod a medico videlicet ſermo de natura faciendus non
ſit, indicatque hos ipſos, qui ita pronunciant, nobis ut
ſibi tanquam tyrannis edicta proponentibus obtemperemus
imperare. Verum praeſtabat ſane non tyrannico more

Ed. Chart. IX. [497.]   Ed. Baf. V. (501.)

προστάττειν, ἀλλὰ διδάσκειν ἡμᾶς ἤτοι γε ὡς χωρὶς ἀποδείξεως ὁ λόγος πιστότερός ἐστι τοῦ μετ᾽ ἀποδείξεως ἢ ὡς
οὐκ ἀληθῶς εἴρηταί τι κατὰ τὴν αἰτίαν ἀπόδοσιν. οἱ δέ
γε τούτων μὲν οὐδέτερον πράττουσιν, ἑκατέρως δὲ ψέγουσιν.
εἰ μὲν δὴ μηδεμίαν ἀπόδειξιν εἴποιμεν, ὡς ἀναπόδεικτα
φλυαροῦντας, εἰ δὲ προσθείημέν τινα λόγον, ὡς οὐκ εἴη
πρέπον ἰατρῷ φυσιολόγῳ ὡς ἀληθοῦς ἅπτεται.

κ'.

Ὕδωρ βορὸν, ἀγρυπνίη βορόν.

Ἀφ᾽ ὧν πεφύκασιν ἀγρυπνία τε καὶ ὕδωρ ἐργάζεσθαι,
τὴν προσηγορίαν αὐτοῖς ἔθετο, βορὸν ὀνομάσας ἑκάτερον,
ἐπειδὴ βοροὺς ἡμᾶς ἐργάζεται. καλοῦσι γὰρ καὶ νῦν ἔτι
συνήθως οἱ κατὰ τὴν ἡμετέραν Ἀσίαν ἅπαντες Ἕλληνες
ἀνθρώπους βοροὺς τοὺς πολλὰ δυναμένους ἐσθίειν. ἐμάθετε δὲ τὰς περὶ τὴν τροφὴν ὀρέξεις ἐξ ὑδροποσίας αὐξα-

imperare, fed potius docere aut fermoni absque ratione
magis quam rationem reddenti fidem effe habendam aut
in referenda caufa a nobis aliquid non vere fuiffe traditum. At ifti horum neutrum faciunt; imo utrumque vi-
tuperant, fi nullam probationem attulerimus, nos probatione carentia effutire, fi rationem aliquam adjecerimus,
non effe medici, ut phyfici munus, de veritate aliquid
difputare, jactantes.

XX.

Aqua edax, vigilia edax.

Ab iis quae et vigilia et aqua efficere aptae funt,
ipfis appellationem impofuit, utramque edacem nominans,
quod nos fcilicet edaces reddat; quandoquidem et hac
etiam tempeftate in noftra Afia Graeci omnes, edaces homines, qui multa comeffe valent, ufitato vocabulo appellitant. Didiciftis autem cibi appetitiones ab aquae potu

Ed. Chart. IX. [497. 498.] Ed. Baf. V. (501.)

νομένας, ᾧ λόγῳ καὶ ψυχρὸν ὕδωρ πινόντων ἢ ἐδέσμα ψυχρὸν ἢ στῦφον. ὅσα μὲν γὰρ εἰς ὀλίγον συνάγει τὸ κατὰ
τοὺς χιτῶνας [498] τῆς κοιλίας αἷμα, τὰς ὀρέξεις αὐξά-
νοντά τε καὶ γεννῶντα δέδεικται. τὰ δὲ θερμαίνοντα καὶ
χέοντα τὸ αἷμα καθαιροῦντα καὶ παύοντα τὰς ὀρέξεις.
κατὰ τοῦτ᾽ οὖν καὶ ὕδωρ γίνεται βορὸν, ἡ δὲ ἀγρυπνία τῷ
διαφορεῖν. ἐμάθετε γὰρ ἤδη καὶ περὶ ταύτης, ὥσπερ γε
καὶ περὶ ὕπνου. πέττει μὲν οὖν ὁ ὕπνος ὡς ἂν ἔσω ῥέποντος ἐν αὐτῷ τοῦ θερμοῦ, διαφορεῖ δ᾽ ἡ ἀγρυπνία, συνυ-
πάγοντος ἑαυτῷ τοῦ συμφύτου θερμοῦ κατὰ τὴν ἐπὶ τ᾽ ἐκτὸς
κίνησιν οὐκ ὀλίγα μόρια τῆς τοῦ σώματος οὐσίας. διὰ
ταῦτα μὲν οὖν εἴρηται βορὰ τό θ᾽ ὕδωρ καὶ ἡ ἀγρυπνία,
σὺ δὲ μὴ παρακούσῃς καὶ νομίσῃς ταὐτὸν εἶναι τὰ πολλὰ
προσφέρειν τῷ πέττειν τε καὶ κατεργάζεσθαι πολλά. βελτίων γὰρ ὕδατος οἶνος, οὐ μόνον εἰς τὴν γαστέρα πέψιν,
ἀλλὰ καὶ πρὸς τὴν τῶν πεφθέντων ἀνάδοσιν αἱμάτωσίν τε
καὶ θρέψιν, οὔρησίν τε καὶ διαπνοήν, ἐπὶ τῶν ὑγιαινόντων

ea plane ratione excitari, qua et gelidam bibentes aut
frigidum cibarium adftringensve affumentes appetentio-
res evadunt. Alibi namque oftenfum eft quaeque ventriculi tunicarum fanguinem in arctum conftringentia appetentias augere et procreare; contra vero calefacientia
fundentiaque fanguinem dejicere finireque appetentias.
Hac itaque ratione aqua vorax exiftit: alia vero ratione
vigilia, quod fcilicet corpus digerat atque diffolvat: de
hac etenim jam ficut et de fomno notitiam habuiftis. Concoquit plane fomnus utpote calido tunc interiora petente;
diffipat vigilia, infito calido, dum exterius emicat, fecum
haud exiguas corporeae fubftantiae particulas educente.
Igitur propterea aqua et vigilia edaces dictae funt. At
tu ne perperam accipito, neve idem effe exiftimato multa
comeffe et multa concoquere atque conficere. Siquidem
vinum aquae praeftat non folum ad coctionem, quae in
ventriculo fit, adjuvandam, fed etiam ad concocta diftri-
buenda, ad fanguinem creandum, ad nutriendum, ad lo-

Ed. Chart. IX. [498.]   Ed. Baf. V. (501.)

σωμάτων. εὔδηλον δὲ ὡς ἐπὶ τούτων ὁ λόγος εἴρηται νῦν
ὑφ᾽ Ἱπποκράτους, οὐδενὸς ἀγνοοῦντος ἡνίκα βλάπτει τοὺς
πλείστους τῶν νοσούντων οἶνος ἀλλὰ καὶ ἡ ἀγρυπνία κατὰ
διττὸν τρόπον γινομένη διττὴν ἔχει καὶ τὴν ἐπὶ ταῖς ἐδω-
δαῖς τελευτήν. εἰ μὲν γὰρ πράττοντές τι διὰ νυκτὸς, ὡς
ἐν ταῖς παννυχίσιν, ἐγρηγορότες διατελέωσι, κενοῦται μὲν
τὸ σῶμα, βλάβη δ᾽ οὐδεμία σαφὴς γίνεται δυνάμεως. ἐὰν
δὲ κατακείμενοι μέρη μέν τινα τῆς νυκτὸς ὑπνώσωμεν,
ἀγρυπνήσωμεν δὲ τὰ λοιπά, κωλύεται μὲν ἡ δύναμις. οὔτε
γὰρ ὀρεγόμεθα βέλτιον οὔτε πέττομεν οὔτε τὰς ἐφεξῆς τῇ
πέψει φυσικὰς ἐνεργείας ἀμέμπτους ἔχομεν, ἅπαντες χείρους
γενόμενοι τῶν καλῶς κοιμηθέντων.

κα᾽.

Ἐνθέρμῳ φύσει θερμὴ ὥρη, κοίτη ἐν ψύχει παχύνει, ἐν
δὲ θερμῷ λεπτύνει.

---

tium citandum et ad corpora difflanda in recle valentibus.
Nemini vero dubium eſt de iis in praeſentia ſermonem ab
Hippocrate fuiſſe factum, quum inter omnes conſtet, plurimis aegrotis vinum officere. Verum et vigilia bifariam
adhibita duplicem quoque a cibis finem conſequitur. Nam
ſi quippiam noctu agentes, ut in celebritatibus illis quas
pernoctationes vocant, totam noctem inſomnem traducant,
corpus quidem inane redditur, ſed nullum inſigne virium
detrimentum inde conſequitur. At ſi cubantes aliquod
noctis tempus ſomno capti quieſcamus, reliquum autem
vigilemus, vires profecto debilitantur: neque enim melius
appetimus, neque concoquimus, neque concoctione ſequen-
tia naturalia munera inviolata perfectaque obimus, lan-
guidiores omnino quam qui bene dormierint evadentes.

XXI.

Percalidam naturam calido tempore, in frigore cubile
craſſam reddit, in calido attenuat.

ΚΑΙ ΓΑΛΗΝΟΥ ΕΙΣ ΑΥΤΟ ΥΠΟΜΝΗΜΑ Δ. 193

Ed. Chart. IX. [498. 499.]　　　　Ed. Baf. V. (501. 502.)

Τὸ μὲν ἐν ἀρχῇ τῆς ῥήσεως εἰρημένον ἐνθέρμῳ δῆλόν
ἐστιν ἀπὸ τῆς, ἔνθερμος εὐθείας κλινόμενον, τὸ δ' ἐπὶ τῇ
τελευτῇ δύναιτ' ἄν τις ἀκούειν ὡς ἔκ τε προθέσεως τῆς
ἐν καὶ πτώσεως δοτικῆς τῆς θερμῷ συγκείμενον, ὥσπερ
ἀμέλει καὶ ἤκουσαν ὀλίγου δεῖν ἅπαντες οἱ ἐξηγηταί. τινὲς
μὲν εἰς δύο μέρη διελόντες τὴν ῥῆσιν, ὡς ἑκάτερον ἰδίας
(502) ἐξηγήσεως δεόμενον, ἔνιοι δ' ὅλην ὡς μίαν ἐξηγησάμενοι. Διοσκορίδης δὲ καὶ μετέγραψεν ἐπὶ τὸ σαφέστερον
αὐτὴν, ὥσπερ εἴωθε ποιεῖν ἐπὶ τῶν ἀσαφῶν ῥήσεων ἰδίᾳ
μὲν ἔγραψε τὸ ἐνθέρμῳ φύσει θερμῇ ὥρῃ, προσθεὶς αὐτῇ
τὸ λεπτύνειν, βουλόμενος ἡμᾶς ἀκούειν τὴν ἔνθερμον φύσιν,
ὅπερ ἐστὶ πολύθερμον ἐν ὥρᾳ θερμῇ, τουτέστι θερινῇ λεπτύνεσθαι, διαφορουμένην ὑπὸ τῆς ὀνομαζομένης ἤδη συνήθως ἅπασι τοῖς νεωτέροις ἰατροῖς λόγῳ θεωρητῆς διαπνοῆς, ἣν καθ' ἑτέραν λέξιν τινὰ ἄλλοι τινὲς ἄδηλον αἰσθήσει διαπνοὴν [499] ὀνομάζουσι, γενομένην μὲν ἅπασιν

Dictionem hanc percalidam aphorifmi hujus initio
praepofitam a recto cafu percalida deflexam effe conftat,
fed vocem hanc, ἔνθερμος, in fine pofitam quispiam ita
poffet accipere, ac fi ex propofitione ἐν, id eft in, et cafu
dativo θέρμῳ effet compofita, quemadmodum fane omnes
fere interpretes acceperunt, nonnulli quidem orationem
hanc in duas partiti, perinde ac fi utraque propria explanatione indigeret; alii vero totam, ut unam interpretati. Porro Diofcorides et ipfam in clariorem permutavit,
ut in obfcuris locutionibus facere confuevit. Separatim
quidem fcripfit, percalidam naturam calido tempore his
verbis adjiciens hanc vocem, extenuat, nobis fignificare
volens, percalidam naturam, hoc eft multo calore ferventem, calido tempore, id eft acftivo, extenuari, dilaben-
tem atque evanefcentem per eam quae ab omnibus medicis recentioribus jam trita et ufitata voce ratione per-
ceptilis difflatio nominatur; quam etiam altera appellatione
quidam fenfui ignotam perfpirationem nominant, quae

ἡμῖν ἐν ἅπαντι τῷ βίῳ, διαφέρουσαν δὲ κατά τε τὰς ἡλικίας καὶ τὰς ὥρας ἐπιτηδεύματά τε καὶ συνελόντι φάναι
τὴν ὅλην δίαιταν ἣν διαιτώμεθα. ἀλλ' ἐν ἅπασί γε ταῖς
διαφοραῖς κοινόν ἐστιν ἐπὶ μὲν ταῖς θερμοτέραις ὥραις τε
καὶ χώραις, ἡλικίαις τε καὶ φύσεσι καὶ διαίταις, ἀπορρεῖν
ἔξω τοῦ σώματος οὐκ ὀλίγην μοῖραν ἐκ τῆς οὐσίας ἡμῶν,
ἐπὶ δὲ ταῖς ψυχροτέραις πυκνουμένου τοῦ δέρματος ἴσχεσθαι μὲν τὸ πλεῖστον, ὀλίγον δ' ἐκκενοῦσθαι. κατὰ τοῦτ'
οὖν ἀληθές ἐστι τὴν πολύθερμον φύσιν ἐν ὥρᾳ θερμῇ λεπτύνεσθαι, διπλασιαζομένης τῆς ἀπορροῆς, ἣν ἐκ τῆς οἰκείας θερμότητος ἔχοντες σύμφυτον ἐπικτῶνται τὴν προγι-
νομένην ἔξωθεν ἀπὸ τῆς θερμῆς ὥρας. ἀλλ' οὔτε τῶν ἄλλων ἀντιγράφων εὗρον ἔν τινι ταύτην τὴν γραφὴν οὔτε τις
τῶν ἐξηγητῶν οἶδεν αὐτήν, πλὴν ὅτι Διοσκορίδης αὐτὸς ἐν
τῷ μετώπῳ τοῦ βιβλίου προσέγραψεν, ἐν δύο μόνοις ἀντιγράφοις εὑρηκὼς ὡδί πως ἔχουσαν τὴν λέξιν. ἐνθέρμῳ φύσει θερμῇ ὥρῃ ἐν ψύχει κοίτη παχύνει, ἐνθέρμῳ λεπτύνει. οὐ μὴν ἡμεῖς γε ἐν δυοῖν, ἀλλ' ἐν πᾶσιν οἷς ἀνέγνωμεν,

nobis omnibus per totum vitae curriculum ineft, verum
fecundum aetates, anni tempora ftudiaque ac, ut brevibus expediam, fecundum omnem quam degimus vitae rationem evariat. Sed in omnibus his differentiis illud
commune ineft, calidioribus quidem temporibus, regionibus, aetatibus, naturis et victus rationibus, de corpore
haud exiguam fubftantiae noftrae portionem effluere; contra in frigidioribus, fpiffefcente cute, plurimum retineri,
exiguum diffipari. Hac igitur ratione percalidam naturam
tempore calido extenuari verum eft, duplicato fcilicet
effluxu: nempe ex proprio calore infitum habentes, novum praeterea exterius a calido tempore accedentem acquirunt. Verum neque in alio ullo exemplari hanc lectionem inveni, neque ullus explanator ipfam agnovit. Sed
Diofcorides ipfe in libri fronte infcripfit, fefe in duobus
folis exemplaribus ita confcripta verba nactum effe, percalidam naturam calido tempore, in frigore cubile craffam
reddit, in calido extenuat. Verumtamen nos non in

οὕτως ἔχουσαν εὕρομεν τὴν λέξιν, ἐξεπίτηδες ἅπασας μὲν
ἰδόντες τὰς κατὰ τὰς δημοσίας βιβλιοθήκας, ἅπαντα δὲ τὰ
παρὰ τοῖς φίλοις. ἐπὶ τὴν ἐξήγησιν αὐτῆς ἤδη τραπώμεθα,
παραλιπόντες ὅσα κακῶς εἴρηται τοῖς ἐξηγησαμένοις. ἐμοὶ
μὲν γὰρ δοκεῖ τὸ μὲν πρότερον μέρος τῆς ῥήσεως οὕτως
συμπληροῦσθαι δεῖν· ἐνθέρμῳ φύσει, θερμῇ ὥρῃ, ἐν ψύχει κοίτη παχύνει. τὸ μὲν θερμῇ ὥρῃ κατὰ τὰς δοτικὰς
πτώσεις ἀναγνόντων ἡμῶν, ὡς εἰ καὶ ἐν τῇ θερμῇ ὥρῃ
λέλεκται. τὸ δὲ ἐν ψύχει καθάπερ καὶ οὕτως εἶπεν. ἐν
ἀέρι ψυχρῷ, συγκειμένης τῆς λέξεως ἐκ δυοῖν τοῦ λόγου
στοιχείων, προθέσεως μὲν τῆς ἐν, ὀνόματος δὲ τοῦ ψύχει.
γενήσεται γὰρ ὁ σύμπας νοῦς τοιοῦτος, ὠφέλιμόν ἐστι τῇ
πολυθέρμῳ φύσει κατὰ θερμὴν ὥραν ἐν ψυχρᾷ κοίτη κοιμᾶσθαι, παχυνθήσεται γὰρ οὕτως. εἰκότως δὲ ταῦτα ποιεῖν
ἡμᾶς ἐπὶ τῶν πολυθέρμων φύσεων ἐκέλευσεν ὁ Ἱπποκράτης.
ἑτοίμως γὰρ οὔσης τῆς θερμῆς φύσεως λεπτύνεσθαι διὰ τὸ

duobus, fed in omnibus quaecunque legimus, ita fe habere hanc orationem comperimus, quum de induftria
omnia et quae in publicis bibliothecis repofita funt et
qnae apud amicos invenimus, exemplaria infpexerimus.
Sed jam ad explananda verba convertamur, omnibus iis
quae prave ab interpretibus dicta funt praetermiffis.
Mihi fane prior aphorifmi pars ita perficienda effe videtur: per calidam naturam calido tempore in frigore cubile craffam reddit, has voces, *calido tempore*, in fexto
cafu nobis legentibus, perinde ac fi in calido tempore
dictum effet; illud vero in frigore, idem eft ac fi dictum
effet in aëre frigido, ex duabus orationis partibus dictione
compofita, praepofitione fcilicet *in*, et nomine *frigore*.
Erit enim integra fententia hujusmodi: utile eft percalidae naturae, in calido tempore, in frigido cubiculo fomnum capere, ita namque craffefcet. Nempe haud injuria
in valde calidis naturis haec nos facere praecepit Hippocrates; quandoquidem calida natura quum fponte ob efflu-

πλῆθος τῆς ἀποῤῥοῆς, ἐὰν καὶ τῆς ὥρας αὐτῇ προγινομέ-
νης θερμῆς ἡ κένωσις διπλασιασθῇ, προσέλθῃ δὲ τρίτη
τις ἄλλη κένωσις ἐν θερμῷ χωρίῳ καὶ στρωμνῇ θερμῇ κα-
τακειμένου τοῦ ἀνθρώπου, συμβήσεται διαφορηθῆναι καὶ
λεπτυνθῆναι τὸ σῶμα τρίτην ὑπομεῖναν κένωσιν. ἐὰν δὲ
ἐπὶ ταῖς ἀναγκαίαις σὺν τῇ τ᾽ ἐκ τῆς φύσεως καὶ τῆς ὥρας,
ἃς οὐκ ἔστι φυγεῖν, ἡ γοῦν τρίτη πρὸς τοὐναντίον ἀχθῇ,
οὐ διαφορεῖν, ἀλλ᾽ ἐπέχειν δυναμένη τὰς ἀποῤῥοὰς, οὐκ ἂν
εἰς ἔσχατον ἀφίκοιτο κενώσεως ὁ ἄνθρωπος, ἀλλὰ καὶ πα-
χυνθείη μᾶλλον ἤπερ λεπτυνθείη. τῆς γὰρ ψυχρᾶς κοίτης
σημαινούσης οἱ μόνον ὑποστορέσματα ψυχρὰ καὶ περιβλή-
ματα, ἅπερ ἐκ σινδόνων πυκνῶν καὶ τριβάκων ἱματίων τε
τοιούτων γίνεται, προσέρχεταί τι μέγιστον ἕτερον ἐπανόρ-
θωμα τῆς τε κατὰ τὴν ὥραν καὶ τὴν φυσικὴν κρᾶσιν ἀμετρίας, διὰ τῆς εἰσπνοῆς ψυχρᾶς οὔσης ἐμψύχεσθαι τὸ σῶμα. τοῦτο μὲν οὖν ἤδη καὶ πρόσθεν ἡμῖν εἴρητο, πρόσκειται δὲ νῦν τὸ κατὰ τὴν στρωμνὴν, ἵνα πανταχόθεν ἀνα-
ψύχηται τὸ σῶμα καὶ τὸ τῆς διαπνοῆς ἄμετρον εἰς συμ-

xum immodicum ad extenuandum idonea fit, fi tempore
calido accedente, evacuatio duplicata fit, quin etiam tertia quaedam alia inanitio in calido loco et calido ftrato
cubante homine adjuncta fuerit, tum corpus triplici dige-
ftione exhauftum diffipari emaciarique continget. Quod
fi duabus neceffariis inanitionibus a natura atque tempore
provenientibus, quas effugere non licet, tertia faltem in
contrarium abducatur, non diffipare, fed coërcere difflationes potens, ad extremam evacuationem homo non per-
veniet; quin imo pinguefcet magis quam extenuabitur.
Frigido enim cubili non modo lectos frigidos, fed ftra-
gula, quae ex linteis craffioribus et attritis, atque id genus aliis veftibus conftant, fignificante; aliud quoddam
maximum remedium exceffus ratione temporis et naturalis temperamenti provenientis adjungitur, ut fcilicet per
frigidam infpirationem corpus refrigeretur. Id quidem
jam et antea a nobis dictum fuit, fed nunc mentio lecti
adjecta eft, ut undique corpus refrigefcat ac difflationis

μετρίαν ὑγιεινὴν ἐπανάγηται. τὸ μὲν οὖν ἕτερον μέρος
τῆς ῥήσεως τὸ πρότε- [500] ρον οὕτως ἄν μοι δοκεῖ μάλιστά τις ἐξηγήσασθαι. τὸ δ᾽ ὑπόλοιπον ἔνθα φησὶν, ἐν
θερμῷ λεπτύνει, σαφὲς ἂν ἦν εἰ τῷ θερμῷ τὸ ἀέρι προσεγέγραπτο, τῆς ὅλης ῥήσεως ἐν τοιᾷδε λέξει σαφῶς ἂν ἑρ-
μηνευθείσης. τῇ πολυθέρμῳ φύσει ἐν ὥρᾳ θερμῷ κοίτῃ
προσελθοῦσα ἐν ἀέρι ψυχρῷ παχύνει, ἐν θερμῷ δ᾽ ἀέρι
γινομένη λεπτύνει. κατὰ μὲν οὖν τὰς εὐθείας πτώσεις,
οὕτως ἂν μάλιστα ῥηθείη σαφῶς, ὡς εἴρηται. νυνὶ δ᾽ εἰ
καὶ κατὰ δοτικὰς βουληθείημεν ἑρμηνεῦσαι, γένοιτ᾽ ἂν ἡ
λέξις τοιαύτη. τῇ πολυθέρμῳ φύσει ἐν ὥρᾳ θερμῇ καὶ τῇ
ἐν ἀέρι ψυχρῷ κοίτῃ παχύνεσθαι συμβαίνει, τῇ δ᾽ αὐτῇ
τοιαύτῃ ἐν ἀέρι θερμῷ λεπτύνεσθαι συμβήσεται.

κβ'.

Ἄσκησις ὑγιὴς, ἀκορίη τροφῆς, ἀοκνίη πόνων.

_____

exceſſus ad ſalubrem commoderationem redigatur. Altera
quidem aphoriſmi pars, prior ſcilicet, ita ſane ab aliquo
potiſſimum explanari poſſe mihi videtur. Reliqua pars,
ubi ait, in calido attenuat, dilucida ſane foret, ſi ei voci,
calido, aëre adſcriptum eſſet, tota oratione per haec
verba manifeſte explicata: calidiori naturae, calido tempore, cubile in aëre frigido ſi accedat, craſſum reddit;
in calido autem aëre cubile extenuat. Per rectos quidem
caſus ita maxime aperte explanata oratio fuerit. Quod
ſi per tertios et ſextos loqui voluerimus, narratio ſane
hujusmodi fuerit. Calidiori naturae, tempore calido et
cubili in aëre frigido craſſeſcere accidit: hoc eodem vero
cubili in aëre calido poſito extenuari continget.

XXII.

*Profeſſio tuendae ſanitatis, non ſaturitas cibi, impigritas
ad labores.*

_____

Ed. Chart. IX. [500.]   Ed. Baf. V. (502.)

Τὸ μήτε ἐμπίπλασθαι μέχρι κόρου μήτε ὀκνεῖν γυμνάζεσθαι, κεφάλαιον ὑγιεινῆς διαίτης εἶναι ὑπείληφεν.

κγ'.

Ἐν τῷ ἐγρηγορέναι δίψῃ ἐπιπολαίῳ, ὕπνος ἄκος. τῇ δ'
ἐξ ὕπνου ἐγρήγορσις ἐνίοις.

Ἐπιπόλαιον δίψαν ἀκουστέον ἐστὶ τὴν πάνυ σμικρὰν,
ἥτις οὔτ' ἀπὸ παντὸς τοῦ σώματος οὔτ' ἀπὸ μεγάλης διαθέσεως γίνεται τῶν κατὰ γαστέρα μορίων, ἀλλ' ὡς Ἐρασίστρατος ἔφη, ξηραινομένων ἢ ἐκθερμαινομένων τῶν τόπων
δι' ὧν φέρεται τὸ ὑγρὸν ἐκ τοῦ στόματος τὴν κοιλίαν.
ταύτης οὖν τῆς δίψης ἴαμά ἐστιν ὁ ὕπνος ὑγραινομένου
τοῦ βάθους, ὡς ἂν εἴσω ῥέποντος ἐν τοῖς ὕπνοις τοῦ αἵματος. ἔμπαλιν δὲ τοῖς ἐξ ὕπνου διεγερθεῖσιν, ὅταν ἐπιπό-
λαιος ᾖ δίψα, παύεται ῥᾳδίως ἐγρηγορόσι, τὸ γὰρ τοιοῦτον δίψος γίνεται, θερμαινομένων ἐνίοτε τῶν μορίων, ὧν

Neque repleri ufque ad faturitatem impigrumque effe
ad exercitationes falubris victus caput effe opinatur.

XXIII.

*Inter vigilandum fiti in fuperficie fomnus medela eft;
fiti vero ex fomno vigilia quibusdam.*

In fuperficie fitim intelligere oportet valde exiguam,
quae neque a toto corpore, neque magno ventriculi partium affectu excitata eft, fed, ut dixit Erafiftratus, are-
fcentibus aut incalefcentibus locis illis, per quae ab ore
in ventriculum humor delabitur. Huic itaque fiti fomnus
remedio eft, corporis penitioribus madefcentibus, utpote
per fomnum fanguine ad interiora agente; contra vero
expergefactis, quum in fuperficie fitis adeft, vigilantibus
facile fedatur. Hujusmodi namque fitis oritur incalefcen-

Ed. Chart. IX. [500. 501.] Ed. Baſ. V. (502.)
ἔφην Ἐρασίστρατον ἐμνημονευκέναι. θερμαίνεται δὲ κατὰ
τὴν τῶν σιτίων πέψιν ἐν τῇ γαστρί. γινομένης γὰρ αὐτῆς
ὑπὸ τοῦ ἐμφύτου θερμοῦ παραπλησίως τοῖς ἑψομένοις,
ὥσπερ ἐκείνοις ἀναφέρεταί τι ἀτμὸς θερμὸς, οὕτω συμβαίνει ποτὲ καὶ κατὰ τὴν κοιλίαν καὶ μάλιστα τοῖς ἀκρατέστερον οἶνον πεπωκόσιν. ἀλλ᾽ ἐὰν ἐγρηγορότων αὐτῶν ἡ γαστὴρ κενωθεῖσα μηκέτ᾽ ἀναπέμπῃ τοὺς ἀτμοὺς, ἥ τ᾽ ἐν τοῖς
τεθερμασμένοις μέρεσι θερμασία διαφορηθῇ, παύονται δι-
ψῶντες. ἔνιοι μέντοι διψώδεις ἐξ ὕπνου γίνονται, διὰ τὴν
τῶν ἐδηδεσμένων ἢ πεπομένων θερμότητα τῆς γαστρὸς ἐκ-
θερμανθείσης, ἥτις οὐ καθίσταται χωρὶς τῆς ἔξωθεν ἐπι-
κουρίας. οὕτως γοῦν οἱ πολλοὶ τῶν ἔθος ἐχόντων ψυχρο-
ποτεῖν ὤνηντό ποτε πιόντες ὕδωρ ψυχρὸν ἐν τοιούτῳ καιρῷ, πρὸ τοῦ λούσασθαί τε καὶ τροφὴν προσενέγκασθαι.
διὰ τοῦτ᾽ οὖν ἐν τῇ δευτέρᾳ διαφορᾷ τοῦ δίψους προσέθηκε
τὸ ἐνίοις· οὐ γὰρ ἅπασιν, ὡς ἐπιδέδεικται, τοῖς ἐξ ὕπνου
διψῶσιν ἡ αὐτὴ διάθεσις γίνεται. ταύτην δ᾽ οἳ [501] τε

tibus nonnunquam particulis, quarum dicebam Eraſiſtra-
tum meminiſſe. Caleſcunt autem dum in ſtomacho cibi
concoquuntur. Nam quum hujusmodi concoctio ab inſito
calido perinde atque elixatio fiat, quemadmodum in illa
calidus quidam halitus effertur, ita nonnunquam et in
ventriculo et maxime vinum meracius epotis contingit.
Verum ſi vigilantibus ipſis ſtomachus inanitus nullos praeterea vapores ſuggerat et calefactarum partium calor eva-
nuerit, ſiti liberantur. Porro nonnulli a ſomno ob ciborum potionumque calorem ventriculo ex calefacto ſiticuloſi fiunt, quorum ſitis ſine externo ſubſidio non tollitur; quocirca nonnullis frigidam potare ſolitis hoc tempore ante balneum ac cibi aſſumtionem gelidae aquae
potus nonnunquam uſui fuit. Propterea igitur in ſecunda
ſitis differentia adjecit hanc particulam, quibusdam, neque
enim omnibus, ut oſtenſum eſt, a ſomno ſitientibus idem
affectus oboritur. Hanc lectionem autem et veteres ex-

Ed. Chart. IX. [501.]   Ed. Baf. V. (502. 503.)
παλαιοὶ τῶν ἐξηγητῶν ἐπίστανται τὴν γραφὴν, ἔν τε τοῖς
ἀκριβέσιν ἀντιγράφοις εὑρίσκεται.

κδ'.

Αὖθις οἷσι πλεῖστον τὸ θερμὸν μεγαλοφωνότατοι· καὶ γὰρ
ψυχρὸς ἀὴρ πλεῖστος. δυοῖν δὲ μεγάλων μεγάλα καὶ τὰ
ἔγγονα γίνεται.

---

(503) Προεῖπον ἄρτι τῆς ῥήσεως ταύτης τὴν γραφὴν
τὴν ἀρχαίαν οὐχ οὕτως, ἀλλ' ἐν οἷσι πλεῖστον τὸ θερμὸν
ἐκεῖνοι τῶν ἐξηγητῶν ὅσοι τοῦ τέλους τῆς προτέρας ἀφεί-
λοντο τὸ ἐνίοις. λέγωμεν οὖν ἤδη περὶ τῆς κατὰ τὴν προκειμένην ῥῆσιν ἀληθείας. οἷς γὰρ πλεῖστόν ἐστι τὸ θερμὸν
ἐν τῇ καρδίᾳ δηλονότι, ταύτην γὰρ ἐδείξαμεν οἷον ἑστίαν
εἶναι τῆς ἐμφύτου θερμασίας, ἀναγκαῖόν ἐστι καὶ τὸν εἰσ-
πνεόμενον ἀέρα πλεῖστον εἶναι· καὶ γὰρ καὶ τοῦτ' ἐδείχθη
κατὰ τὸ περὶ χρείας ἀναπνοῆς. εἰ δ' ἐστὶ πλεῖον τὸ θερ-

---

planatores agnofcunt et in caftigatiffimis exemplaribus invenitur.

XXIV.

*Quibus plurimum calidum ineft, vocaliffimi funt, frigidus
enim aër plurimus. Ex duobus autem magnis magna
et quae oriuntur exiftunt.*

Modo praedixi hujusce orationis leetionem antiquam
non ita inveniri, fed hoc modo, quibusdam plurimum
calidum, ficque illi interpretes legunt, qui de fuperiorum
verborum fine hanc particulam, *quibusdam*, detraxerunt.
Igitur de propofitae fententiae veritate jam differemus.
Quibuscunque enim plurimum calidum ineft, in corde
fcilicet, hoc namque veluti focum laresque ingeniti caloris effe declaravimus, et aërem qui infpiratu adducitur,
plurimum effe neceffe eft: nam et hoc in libro de ufu

μὸν ταῖς τοιαύταις φύσεσιν, εἰσπιεῖταί τε καὶ πάλιν ἀντεκ-
πνεῖται. διὰ τοῦτ᾽ εἰ τὴν φωνὴν ἐροῦμεν γίνεσθαι μεγάλην,
ἀδιορίστως ἀποφηνάμενοι σφαλησόμεθα. δέδεικται γὰρ ἐν
τοῖς περὶ φωνῆς ὑπομνήμασι ἀδύνατον εἶναι γενέσθαι τὴν
φωνὴν μεγάλην, ἄνευ τοῦ πολὺν ἀέρα ταχέως ἐκπνεῖσθαι.
γίνεται δὲ τοῦτο τῆς τραχείας ἀρτηρίας καὶ τοῦ λάρυγγος
εὐρέων ὑπαρχόντοιν. ἐὰν δὲ καὶ ὁ θώραξ ὅλος ᾖ μέγας,
οὐ μόνον μεγαλοφώνους ἐργάζεσθαι τοὺς ἀνθρώπους, ἀλλὰ
καὶ πλεῖστον φωνεῖν δυναμένους, ὥσπερ οἱ κήρυκες, ὅταν
τὸν καλούμενον πόδα λέγουσιν. ἐπεὶ τοίνυν ἥ τε καρδία
εὐρύνεταί τε καὶ αὐξάνεται κατὰ τὴν ἐν τῇ μήτρᾳ διάπλα-
σιν εὐθέως ἐξ ἀρχῆς, ἐφ᾽ ὧν ἐστι τὸ ἔμφυτον θερμὸν πλεῖστον, ἀνάλογον δὲ ταύτῃ καὶ ὁ θώραξ, ὡς τὸ πολὺ μέγας
γίνεται καὶ τούτῳ πάλιν ἐξ ἀνάγκης ἕπεται τοῦ πνεύμονος
μέγεθος, ᾧ πάλιν ἀκολουθεῖ τὸ τῆς τραχείας ἀρτηρίας ὡς
τὸ πολὺ καὶ ταύτῃ τὸ τοῦ λάρυγγος. εἰκότως ὡς ἐπὶ τὸ
πλεῖστον συμβαίνει τοῖς πολυθέρμους φύσει μεγαλοφώνους

refpirandi explicatum eft. Quod fi plus caloris hujusmodi
naturis ineft multusque infpiratur aër atque iterum ex-
fpiratur, propter hoc fi vocem magnam fieri dicemus, ita
abfolute citra ullam diftinctionem fententiam proferentes
fallemur: nam in commentariis de voce oftenfum eft vocem ingentem fieri, quin multus aër celeriter exfpiretur,
nequaquam poffe; id vero fit, fi afpera arteria et guttur
latius pateant. Si pectus vero totum amplum fit, non
folum ingentem vocem homines edere, fed etiam diutiffi-
me vociferari poffe ibidem declaravimus: ut praecones,
quum pedem vocatum canant, efficere folent. Igitur quoniam cor ftatim ab initio, quum formatur in utero, am-
plificatur increfcitque, in quibus infitus calor plurimus
ineft; ad cordis vero potione et pectus plerumque
magnum efficitur et hoc iterum pulmonum magnitudo
neceffario confequitur, nec non et iftis afperae arteriae
magnitudo refpondet et huic plerumque gutturis: haud
abs re faepiffime percalidae naturae homines vocaliores

ὑπάρχειν. εἰ γὰρ δὴ πάντῃ τε καὶ πάντως ἀνάλογον τῷ
μεγέθει τῆς καρδίας ὁ θώραξ ηὐξάνετό τε καὶ οὐ παρενέ-
πιπτέ ποτε μοχθηρὰ διάπλασις, οὐκ ἂν ὡς τὸ πολὺ τοὺς
πολυθέρμους ἔφην γενέσθαι μεγαλοφώνους, ἀλλὰ διὰ παντός. οὐ μὴν οὐδ᾽ ὥσπερ ἀνάλογον τῷ θώρακι τὸ μέγεθος
ἀεὶ τοῦ πνεύμονος εὑρίσκεται, οὕτω καὶ τῷ τούτου μεγέθει
τὰ τρία γένη τῶν κατ᾽ αὐτὸν ἀγγείων ἀνάλογον αὐξάνεται.
φαίνεται δὲ κἂν ταῖς ἀνατομαῖς τῶν ζώων οὐκ ἀκριβῶς ἡ
ἀναλογία φυλαττομένη. ἀλλ᾽ ἐν μὲν δὴ τούτοις τοῖς μορίοις
ὀλίγον τι τὸ μὲν ὑπερβάλλον εὑρίσκεται, τὸ δὲ ἐλλεῖπον.
ἀξιόλογον δ᾽ ἐν τῇ καρδίᾳ πρὸς τὸν θώρακα καὶ τουτέστι
τὸ μάλιστα ποιοῦν τοῖς ἐπίσης θερμοῖς ἀνθρώποις ὀλιγάκις
διαφορὰν ἀξιόλογον ἐν τῷ τῆς φωνῆς μεγέθει. ὁ μὲν οὖν
Ἱπποκράτης τῷ πλήθει τοῦ ἀέρος ἀναφέρει μόνῳ τὸ μέγεθος τῆς φωνῆς. ἔστι δ᾽ οὔτε μόνον οὔτε πρῶτον ἀξίωμα
τοῦτο τῶν τὴν φωνὴν μεγάλην ἐργαζομένων αἰτίων. ὕλη
γὰρ ἐστι μεγάλης φωνῆς ὡς ἐν τοῖς περὶ τούτων ὑπομνήμασιν ἐδείχθη.

---

eſſe contingit. Etenim ſi ſemper et omnino ad portionem
magnitudinis cordis pectus auctum eſſet et nunquam ei
prava conformatio accideret, percalidos homines non plerumque, ſed ſemper magnam vocem edere dixiſſem; verumtamen neque ut pulmonum magnitudo pectori ſemper
reſpondere invenitur, ita et ipſorum magnitudini in ipſis
contenta tria vaſorum genera reſpondent. Conſpicitur
vero et in animalium diſſectionibus proportio haec non
exquiſite ſervari, ſed in hujusmodi ſane partibus aliquod
pauxillum excellere, aliquod e contrario deficere invenitur. Id vero in corde, ratione pectoris, inſigne accidit,
quod et in cauſa eſt maxime, ut inter aeque calidos homines nonnunquam in vocis magnitudine multum interſit.
Hippocrates quidem ſoli aëris multitudini magnitudinem
vocis attribuit; verum haec inter cauſas magnam vocem
efficientes neque ſola neque dignitate prima eſt: magnae
enim vocis materia eſt, ut in commentariis de vocibus
diſputavimus.

κε'.

[502] Οἱ θερμοκοίλιοι, ψυχρόσαρκοι καὶ λεπτοὶ, οὗτοι
ἐπίφλεβοι καὶ ὀξυθυμότεροι.

῞Οτι διττὸν οἶδε κατὰ τὸ σῶμα ζώων τὸ θερμὸν ὁ
῾Ιπποκράτης, ἕτερον μὲν ὅπερ αὐτὸς ἔμφυτον ὀνομάζει, τὴν
οὐσίαν ἔχον ἐν αἵματί τε καὶ ἐν τοῖς ἐναίμοις σπλάγχνοις,
ἕτερον δὲ δριμὺ καὶ δακνῶδες καὶ πυρῶδες, ἐν ᾧ γένει καὶ
ὁ πυρετός ἐστιν, ἐν πολλοῖς ἤδη τῶν συγγραμμάτων αὐτοῦ
δέδεικται. γέγραπται δέ μοι καὶ καθ᾽ ἓν ὑπόμνημα τελέως
περὶ τοῦδε, καθ᾽ ὃ τὴν ἐπιγραφὴν ἐποιησάμην, ὅτι μηδὲν
ἡμάρτηται κατὰ τὸν ἀφορισμὸν, οὗ ἡ ἀρχὴ τὰ αὐξανόμενα
πλεῖστον ἔχει τὸ ἔμφυτον θερμόν. ἀπολογοῦμαι δ᾽ ἐν αὐτῷ
ὑπὲρ τοῦ ῾Ιπποκράτους, λύων τὰ Λύκου πρὸς τὸν ἀφορισμὸν
ἐγκλήματα καὶ δεικνὺς διὰ τὴν τῶν ἀρίστων δογμάτων
ἄγνοιαν ἐπηρεάζοντα τῷ ῾Ιπποκράτει τὸν Λύκον. ἀλλὰ

XXV.

*Ventriculo calidi, frigidi carne et graciles. Iſti venoſi et
iracundiores.*

Quod geminum in animalium corpore calidum agnovit Hippocrates, alterum quidem, quod ipſe ingenitum
vocat, eſſentiam in ſanguine ſanguineisque viſceribus re-
poſitam habens, alterum vero acre, mordax et igneum,
ſub quo genere et febris eſt, in multis pridem ipſius voluminibus declaratum fuit. Quin etiam ego de hoc in
quodam meo commentariolo accuratiſſime diſſerui. Ejus
libelli inſcriptio haec eſt, nullum errorem eſſe commiſſum
in eo aphoriſmo, cujus initium eſt, creſcentes plurimum
habent innatum calidum. In eo ſane Hippocratis partes
tueor, Lyci adverſus aphoriſmum criminationes diluens,
ipſumque ob optimorum praeceptorum ignorationem Hippocrati infenſum eſſe demonſtrans, verum hujusce caloris

ταύτης γε τῆς θερμασίας τὴν διαφορὰν οὔτε Λύκος οὔτε
ἄλλος τις ἢ Ἐρασιστράτειος ἢ Ἡροφίλειος ἢ ἐμπειρικὸς
ἐγίνωσκε καὶ διὰ τοῦτο κακῶς ἐξηγήσαντο πάμπολλα τῶν ὑφ'
Ἱπποκράτους γεγραμμένων. οὐ μὴν τούς γε Ἱπποκρατείους
ἄνδρας ἐχρῆν ἐπιλαμβάνεσθαι τῶν δογμάτων αὐτοῦ τὰς
ἐξηγήσεις ποιουμένους, ὡς μιᾶς οὔσης τῷ γένει τῆς ἐν τοῖς
ζώοις θερμασίας. ἀλλ' ὅταν ἀκούσωσιν ἢ Ἱπποκράτους ἢ
τινος ἄλλου θερμοκοιλίους ὀνομάζοντός τινας, ἐπισκέψασθαι
βέλτιον ἦν ὅπως εἴρηται τοὔνομα, πότερον τὸ ἔμφυτον
θερμὸν ἐν τῇ γαστρὶ δαψιλὲς ὑπάρχειν ἀποφηναμένου τοῦ
τὴν λέξιν εἰπόντος ἢ γράψαντος ἢ τὸ ἕτερον, ὃ πολλάκις
μὲν ἐπίκτητον, ἐνίοτε δ' οὐ φύσει, καί ποτε καὶ παρὰ φύσιν ὀνομάζομεν, ᾧ θερμῷ τοὺς θερμοτέρους συμβέβηκε δα-
κνώδη τε καὶ θερμὴν ἔχειν τὴν ἀναπνοὴν καὶ διὰ τοῦτο
πυρέττειν εὐθέως, ἐπειδὰν τύχῃ τὸ δέρμα στεγνωθὲν ὡς οἵ
γε τὸ ἕτερον θερμὸν ἔχοντες πλεῖστον, ἐπισχεθείσης τῆς διαπνοῆς, πληθωρικώτεροι μὲν γίνονται, πυρετῷ δ' οὐχ ἁλίσκονται. διὰ . . . . καὶ τοίνυν καὶ ὅτε κατὰ τὴν γα-

differentiam, neque Lycus, neque alius quispiam aut
Erafiftrati aut Herophili fectator aut empiricus internovit;
quapropter et multa Hippocratis fcripta prave admodum
interpretati funt. At Hippocraticos viros faltem non decebat Hippocratis decreta improbare, ea perinde interpretantes, ac fi unus genere calor in animantibus exifte-
ret. Sed quum Hippocratem aut alium quempiam audi-
verint, aliquos ventriculo calidos nominantes, ut nomen
illud acceptum effet, confiderare praeftabat, utrum qui
vocem eam protulit aut fcripfit naturale calidum in ventriculo copiofum effe affereret aut alterum intelligeret,
quod faepius acquifititium, interdum non naturale, nonnunquam et a natura alienum vocatur, quo calido inca-
lentes, mordax calidumque exfpirare, atque idcirco fimul
atque cutis denfata fuerit, febre vexari. Quemadmodum
illi qui altero calido uberrime affluunt, fuppreffa difflatione
pleniores quidem fiunt, fed in febrem non incidunt, propterea . . . . Illud etiam conftat, in ventriculo ciborum

Ed. Chart. IX. [502. 503.]   Ed. Baf. V. (503.)

στέρα τουτὶ τὸ ἔμφυτον θερμὸν πλεονάζον ἀρίστας ἐργάζε
ται τὰς πέψεις τῶν σιτίων, ὡς αὐτὸς ἐν ἀφορισμοῖς ἐδήλω
σεν εἰπὼν, αἱ κοιλίαι χειμῶνος καὶ ἦρος θερμόταται φύσει
καὶ ὕπνοι μακρότατοι. ἐν ταύτησιν οὖν τῆσιν ὥρῃσιν καὶ
τὰ προσάρματα πλείω δοτέον. καὶ γὰρ τὸ ἔμφυτον θερμὸν
πολὺ, τροφῆς οὖν πλείονος. δεῖται, σημεῖον αἱ ἡλικίαι καὶ
οἱ ἀθληταί. καθάπερ οὖν τῶν τοιούτων κοιλιῶν ἐστι γνώ
ρισμα τὸ πέττειν ἀμέμπτως τὰς τροφὰς, οὕτως τῶν ψυ
χροτέρων μὲν τὸ εἰς ὀξύτητα τρέπειν, τῶν θερμοτέρων δ᾽
εἰς κνισώδη ποιότητα. τοῖς μὲν οὖν καλῶς πέττουσι τὰ
σιτία τό θ᾽ αἷμα χρηστόν ἐστι καὶ σύμμετρος ἕπεται σάρ
κωσις ἢ καὶ πλείων ἐνίοτε τοῦ δέοντος, ὅταν ἀργότερον αὐ
τοῖς διαιτωμένοις καὶ λουομένοις, τὸ δ᾽ ἧττον εἰς εὐσαρκίαν
τῇ τοῦ σώματος ἕξει. ἐπειδὰν δὲ φθάσῃ πλῆθος ἀθροισθὲν,
εἰς νόσους ἐμβάλλει ὅλον τὸ σῶμα. τοῖς δὲ διὰ τὴν δυσ
κρασίαν τῆς γαστρὸς ἀπεπτοῦσί τε καὶ διαφθείρουσιν εἰς
καπνώδη καὶ κνισώδη ποιότητα τὰ σιτία μοχθηρὸν μὲν
ἀθροίζεται κατὰ τὰς φλέβας αἷ- [503] μα, μοχθηρὰ δὲ ἡ

concoctiones ab hoc infito calido exuberante optimas fieri,
ut ipfe in aphorifmis ita loquens edocuit: ventres hieme
et vere calidiffimi natura et fomni longiffimi. His itaque
temporibus cibaria plura exhibenda: etenim infitum calidum multum; pluri igitur alimento egent, argumento funt
aetates et athletae. Itaque ficut abfoluta ciborum confectio hujusmodi ventriculorum indicium eft, ita frigidiorum quidem in acidum converfio; calidiorum autem in
nidorofam qualitatem mutatio. Quamobrem cibos recte
concoquentibus et fanguis optimus ineft et mediocris caro
progignitur, vel et interdum quam deceat copiofior,
quum otiofiorem vitam degunt et frequenti lavatione utuntur, fed minus bona caro eft, neque corporis habitui
congruens; poftquam vero multa copia congefta fuerit,
totum corpus in morbos praecipitat. At ob ventriculi
intemperiem male concoquentibus et cibos in fumidam
nidorofamque qualitatem corrumpentibus vitiofus in venis

τοῦ σώματος ὅλου γίνεται θρέψις. ἐπὶ τούτων οὖν ἀκούειν
σε χρὴ τοῦ προκειμένου λόγου. τῷ μὲν γὰρ ἥπατι καὶ τῇ
καρδίᾳ τὸ ἔμφυτον θερμὸν ἐξ ἀρχῆς ὑπάρχει πολὺ, ταῖς
σαρξὶ δὲ ἐκ τοῦ αἵματος ἐπεισέρχεται, καὶ διὰ τοῦτο ἀναγκαῖόν ἐστι ψυχρὰς αὐτὰς εἶναι κατὰ τὰς τοιαύτας φύσεις
τῶν σωμάτων, ὁποῖα καὶ νῦν ἔγραψεν ὁ Ἱπποκράτης, ὡς ἂν
μὴ χορηγουμένας αἷμα δαψιλὲς, ἀλλ' ὀλίγον τε καὶ μοχθηρόν. ἀμφότερα γὰρ γίνεται τοῖς δυσκράτοις τὴν γαστέρα
κατὰ τὴν πυρώδη θερμασίαν, ὑπέρχεσθαι μὲν τὰ σιτία
διαφθειρόμενα καὶ διὰ τοῦτο ὀλίγης ἐξ αὐτῶν ἀπολαβεῖν
τὸ σῶμα τροφῆς, εἶναι δὲ καὶ αὐτὴν ταύτην οὐκ ἀγαθὴν
διὰ τὸ μὴ πεπέφθαι καλῶς. οἱ γὰρ οἷόν τε γεννηθῆναι
χρηστὸν αἷμα κατὰ τὸ ἧπάρ τε καὶ τὰς φλέβας, ἀπεπτη-
θέντων τε καὶ διαφθαρέντων ἐν τῇ γαστρὶ τῶν σιτίων. εἰ
μὲν οὖν ὀλίγον, οὐ μὴν μοχθηρὸν ἦν τὸ κατὰ τὰς φλέβας
αἷμα, συνέβαινεν ἂν ἑλκύσαι αὐτὸ τὰς σάρκας, αὐτὰς μὲν
ἧττον τρέφον, ἐκκενοῦν δ' ἐκείνας, ὡς συνεστάλθαι τε καὶ
φαίνεσθαι μόγις. ἐπεὶ δὲ οὐ μόνον ὀλίγον, ἀλλὰ καὶ μοχθη-

ſanguis contrahitur pravaque in toto corpore fit nutricatio   De iis igitur propoſitum ſermonem intelligere debes. In jecore namque et in corde multus ab initio inſitus calor ineſt, in carnes vero e ſanguine profunditur, atque ideo in hujuscemodi corporum naturis, quales et nunc deſcripſit Hippocrates, carnes frigidas eſſe neceſſe eſt, utpote ſanguine non copioſo, ſed pauco et ipſo quidem vitioſo, irrigatas. Utrumque enim ventriculo igneo calore intemperato laborantibus evenit ut cibaria corrupta deſcendant et proinde paucum ex iis alimentum corpori impertiatur, idque ipſum non recte concoctum improbum fit: non coctis enim corruptisque in ventriculo cibis, bonus in jecore venisque ſanguis creari non poteſt. Quod ſi paucus quidem, ſed non malus in venis ſanguis foret, carnes utique hunc attraherent, ipſas minus nutrientem et venas inanes relinquentem, ut contractae eſſent vixque apparerent. Quando vero non paucus modo, ſed etiam

Ed. Chart. IX. [503.]   Ed. Baf. V. (503. 504.)

ρόν έστιν, οὐδὲ τόθ' ἑλκύσουσι, κἂν δέωνται, καθάπερ οὐδ'
ἡμεῖς αὐτοὶ προσιέμεθα τὰ κεκνισωμένα καί τινας ἑτέρας
μοχθηρὰς ἔχοντα ποιότηιας ἐδέσματα, κἂν πάνυ σφόδρα
τροφῆς ὀρεγόμεθα. καὶ γὰρ καὶ ἡ (504) ὄρεξις αὐτὴ παύεται γευσαμένων ἡμῶν τοιούτου σιτίου. κατὰ τοῦτ' οὖν αἱ
σάρκες ἐκ τῶν φλεβῶν ὀλίγον ἕλκουσιν εἰς τρέψιν αὐτὸ τὸ
ἀναγκαιότατον, ὡς κατὰ βραχὺ χρόνῳ πλείονι κατὰ τὰς
φλέβας ἀθροίζεσθαι μοχθηρὸν αἷμα. καὶ διὰ τοῦτ ἐν ταῖς
φλεβοτομίαις οὐκ ἂν ἴδοις ποτὲ τῶν τοιούτων ἀνθρώπων
ἐρυθρὸν αἷμα ῥέον, ἀλλ' ὡς ἂν εἴποι τις ἑτέραν ἔχον χρόαν
εὑρίσκεται τοῦτο, εὐθὺς δὲ καὶ δυσῶδες. καὶ εἰ ἐκ πολλοῦ
χρόνου μὴ εἴη κεκενωμένος ὁ ἄνθρωπος, μέλαν φαίνεται
τὸ αἷμα τὸ κατὰ τὴν φλεβοτομίαν ἐκκενούμενον, ἄλλοτ'
ἄλλην ἔχον ἐν πάχει τε καὶ λεπτότητι σύστασιν, ἐνίοτε μὲν
ὀρρῶδες καὶ λεπτότερον, ἐνίοτε δὲ παχύτερον ὥσπερ δὴ καὶ
λίαν παχὺ καὶ μέλαν φαίνεταί ποτε, παραπλήσιον ὑγρᾷ
πίττῃ. ταῦτ' οὖν ἅπαντα τὰ νῦν ἐπικεφαλαίως εἰρημένα

pravus eſt, tunc neque ipfum, quamvis egeant, attrahunt:
perinde ac neque nos ipfi cibos nidore aut altera quapiam
improba qualitate infectos et fi vehementius efcam appe-
tamus, admittimus; etenim appetitus ipfe hujusmodi cibo
deguſtato exſtinguitur. Eadem igitur ratione carnes exiguum, quod videlicet ad nutriendum pernecefſarium eſt,
de venis exhauriunt; quare paulatim longiore tempore in
venis plus fanguinis depravati contrahitur. Quapropter
in venae fectionibus nunquam ab hujuscemodi hominibus
rubrum fanguinem profluere confpicies, fed alio calore,
ut quis eum nominare velit, affectus invenitur, quamprimum vero et male olet. Quod fi jampridem homo
purgatus non fuerit, ater etiam qui refcifſa vena profunditur fanguis apparet, alias aliam in craſſitudine et
tenuitate conſtitutionem habens, nonnunquam ferofus et
tenuior, nonnunquam vero craſſior, quemadmodum fane
interdum et valde craſſus et niger, liquidae pici perfimilis cernitur. Haec igitur omnia nunc per capita enume-

κατ᾽ ἄλλα μέν τινα τῶν εἰρημένων ὑπομνημάτων καὶ μάλιστα τῆς θεραπευτικῆς μεθόδου τελέως ἐξείργασται, νυνὶ δὲ
διὰ συντόμων εἴρηται παραλελειμμένα τοῖς ἐξηγηταῖς. εἰώθασι γὰρ πλεονάζειν μὲν ἐν τοῖς ἀχρήστοις, ἐκλείπειν δ᾽
ἐν τοῖς χρησιμωτάτοις. ἐγὼ γοῦν ἐπειδὴ πάνυ χρήσιμός
ἐστιν ὁ προκείμενος λόγος, ἀναλαβὼν αὐτὸν ἐπὶ κεφαλαίων
αὖθις ἐρῶ, συνάψας τῇ τῆς προκειμένης ῥήσεως ἐξηγήσει.
θερμοκοιλίους μὲν ἡγητέον αὐτὸν λέγειν, οὐχ ὥσπερ τοὺς
παῖδας εἶπε καὶ τοὺς ἀθλητὰς πολὺ τὸ ἔμφυτον ἔχειν θερμὸν, οὐδ᾽ ὡς ἐν χειμῶνι τὰς κοιλίας τῷ φυσικῷ θερμοτάτας θερμῷ ὑπάρχειν, ἀλλ᾽ ὡς τὸ δακνῶδές τε καὶ μοχθηρὸν
θερμὸν οὐκ ὀλίγον ἔχοντας ἐν τῇ δυσκράτῳ γαστρί. τοὺς
τοιούτους δὲ ψυχροσάρκους εἰκότως ὠνόμασεν, ἀτροφοῦντας
ἀπορίᾳ χρηστῆς τε ἅμα καὶ δαψιλοῦς τροφῆς, ἣν ἐκ τοῦ
κατὰ φύσιν αἵματος ἔχουσιν ἐν τοῖς εὐκράτοις σώμασιν.
ἕπεται δὲ τῇ τοῦ αἵματος ἐνδείᾳ ψυχρὰς γίνεσθαι τὰς
σάρκας, ἐπίκτητον δὴ τὴν θερμασίαν ἐξ αἵματος ἐχούσας,

rata in aliis quibusdam ex antedictis commentariis et
praecipue de curandi methodo abfolute difputata funt; in
praefentia vero ab explanatoribus praetermiffa, brevibus
a me perftricta fuere; folent enim ubi nihil refert, effe
loquaces, in rebus autem utiliffimis deficere. Ego itaque
quum praefens oratio perutilis fit, ipfam repetens per
capita rurfum explicabo et cum interpretatione propofitum
verborum conjungam. Ventriculo calidos ipfum dicere
putandum eft, non quemadmodum pueros et athletas infito abundare calido teftatus eft; neque, ut hieme ventres
calore naturali maxime calere dixit, fed ut mordacem
improbumque calorem haud exiguum in intemperato ventriculo poffidentes. Hos autem carnibus frigidos merito
nominavit, utpote bonae juxta et copiofae alimoniae penuria tabefcentes, quam ex fanguine naturaliter fefe habente in temperatis corporibus hauriunt. Ex fanguinis
autem inopia fit ut carnes refrigerentur, acquifititium
fane calorem a fanguine, non proprium, non infitum, ut

οὐκ οἰκείαν, οὐδ᾽ ἔμφυτον ὡς ἧπάρ τε καὶ καρδία. λεπταὶ
δὲ ἐξ ἀνάγκης οὗτοι γίνονται διὰ τὴν ἔνδειαν τῶν σαρκῶν,
ὧν αἱ μειώσεις τε καὶ αὐξήσεις εἰς λεπτότητα καὶ παχύ-
τητα τὸ σύμπαν σῶμα προάγουσι. λέγει δὲ τοὺς αὐτοὺς
τούτους ἐπιφλέβους ὑπάρχειν ὥσπερ εἰ καὶ οὕτως [504]
εἶπε· τοῖς τοιούτοις ἐπιφανεῖς αἱ φλέβες εἰσὶ, τουτέστιν
ἐπικείμεναι, ὡς ἂν αὗταί γε πλήρεις αἵματος οὖσαι καὶ γε-
γυμνωμέναι διὰ τὴν ἔνδειαν τῶν σκεπουσῶν αὐτὰς σαρκῶν.
ἀλλὰ καὶ ὀξυθυμοτέρους αὐτοὺς εἶναί φησι, οὐχ ἁπλῶς
ὀξυθύμους ἢ ὑπερβολικῶς ὀξυθυμοτάτους, ὅπερ ἂν ἔπαθον
εἰ τὸ κατὰ τὴν καρδίαν θερμὸν ἦν πάμπολυ. τὸ δ᾽ ἐν τῇ
γαστρὶ τῇ κακώσει τοῦ στόματος αὐτῆς ὀξυθυμοτέρους ἐργάζεται. δέδεικται γὰρ ὡς καὶ τοῦτο τὸ μόριον ἑαυτῷ συν-
διατίθησι τὴν ψυχὴν, ἀργαλεωτέρους μὲν ἐργαζόμενον εἰς
τὸ νοῆσαι καὶ πρᾶξαι, καθ᾽ ὃν ἂν χρόνον ἑαυτοῦ γένηται
ψυχρότερον. ἑτοιμοτέρους δὲ καὶ ὀργιζομένους ἐπὶ μᾶλλον
θερμανθέν, οὐ τῇ κατὰ φύσιν δηλονότι θερμασίᾳ, τῇ δ᾽
ἐπικτήτῳ τε καὶ παρὰ φύσιν, περὶ ἧς ὁ λόγος ὅδε σύμπας.

jecur et cor poffidentes. Ifti vero carnibus deficientibus
graciles neceffario redduntur; ipfarum enim fubtractiones
et incrementa tenue et craffum totum corpus efficiunt.
Dicit autem hos ipfos venofos effe perinde atque fi et ita
dixiffet: iftis confpicuae venae funt, hoc eft eminentes,
quippe quae fanguinis plenae et carnium ipfas contegen-
tium paucitate nudae appareant. Quin etiam ipfos iracundiores effe dixit, non abfolute iracundos, neque per
excellentiam iracundiffimos, quod plane ipfis accideret, fi
calor in corde permultus redundaret; fed calor in ventriculo, os ejus contriftans iracundiores efficit. Siquidem
alibi declaratum eft, hanc particulam in confenfum fui
affectus et animam adducere: tardiores enim ad intelligendum atque agendum homines reddit, quo tempore
ipfa frigidior evaferit; contra promtiores atque irafcentes,
quum magis incaluerit, haud naturali calore fcilicet, fed
adventitio et a natura alieno, de quo fermo ifte totus a

ημίν διήνυται. τοῖς δ' Ἱπποκρατείους μὲν ἑωυτοὺς ὀνομά-
σασιν, ἀγνοοῦσι δὲ τὰ κυριώτατα δόγματα τῆς Ἱπποκράτους
τέχνης, οἷς καὶ τὰ διὰ τῆς ἐμπειρίας φαινόμενα μαρτυρεῖ,
μέμψασθαι δίκαιον, οὐχ ὡς ἡμεῖς εἰρήκαμεν, ἀλλ' ἑτέρως
ποιησαμένοις τὴν ἐξήγησιν· οἴονται γὰρ ἐπὶ τῶν θερμοτέρων κοιλιῶν τὰ τοῦ συμφύτου θερμοῦ ῥέπειν εἰς τὸ βάθος,
ἀπολείπειν δὲ τὰ ἐκτὸς μέρη, καὶ διὰ τοῦτο ψυχροσάρκους
ἐργάζεσθαι τοὺς ἀνθρώπους. ἀλλ' αἱ τοιαῦται ῥοπαὶ κατὰ
μὲν τὰς ὥρας καὶ τὰς χώρας καὶ ὅλως τὰς καταστάσεις τοῦ
περιέχοντος καὶ ἐγρηγόρσεις τε καὶ ὕπνους γίνονται, καθάπερ γε κἂν τοῖς ψυχικοῖς πάθεσι, λύπαις καὶ φόβοις,
ἡδοναῖς τε σωματικαῖς καὶ χαραῖς ψυχικαῖς. οὔτε δὲ φυσικὴ κατασκευὴ σώματος οὔθ' ἡλικία. ἐργάζεται τοιαύτην
μετάστασιν ἐμφύτου θερμασίας, ἀλλ' εἰσὶν, ὡς κἂν τοῖς ὑγιεινοῖς ἐδείχθη, μοχθηραὶ κατασκευαὶ σώματος, ἔνια μὲν
ἐν ὅλῳ τῷ ζώῳ δυσκρασίαν ἔχουσαι, τινὲς δ' ἐν τῇ τῶν
μορίων ἀνωμάλῳ κατασκευῇ, καθάπερ καὶ ἡ κατὰ τὴν προκειμένην ῥῆσιν εἰρημένη, περὶ τῶν ἐν μοχθηρᾷ καταστά-

nobis confectus eft.   Quapropter eos, qui fe Hippocraticos nominant et praecipua Hippocraticae artis decreta,
quibus et experimento evidentia adftipulantur, ignorant,
accufare aequum eft, quod aliter atque nos diximus, interpretati funt.   Exiftimant enim in calidioribus ventriculis infitum calorem in profundum refugere et extimas
partes deferere, atque ideo frigidas hominum carnes evadere.   Verum hujusmodi caloris motiones pro ratione temporum et regionum et prorfum coeli ftatus, praeterea
pro ratione vigiliae et fomni, nec non et animi pertur-
bationum, ut moeroris et timoris et corporis voluptatum
et animi oblectationum evariant.   At neque corporis naturalis fabrica, neque aetas talem ingenitae caliditatis
mutationem efficit.   Sed quemadmodum et in libris de
tuenda fanitate monftravimus, pravae corporis conftitutiones funt nonnullae quidem cum totius animalis intemperie, aliquae vero cum partium inaequali ftatu, qualis
et ifta, quae in propofitis verbis habetur de ventriculi

σει τὴν κοιλίαν ἐχόντων, οὐκ ἐν ἀρίστῃ καθάπερ, αἱ τὸ ἔμφυτον ἔχουσαι θερμὸν πολύ. καὶ διὰ τοῦτο εἰς εὐσαρκίαν
συντελοῦσαι τὰ μέγιστα καὶ παχύνουσι τὴν ἕξιν, οὐ καθαι-
ροῦσι καὶ λεπτύνονται ταῖς δυσκράτοις ὁμοίως.

κστ'.

Αὐχμῶν ἐπὶ γῆς, οἰωνῶν γένος εὐθενεῖ.

Οἱ γὰρ ὄρνιθες, ὡς ἂν ξηρότεροι τὴν κρᾶσιν ἡμῶν ὄντες, ἐν τοῖς αὐχμοῖς ὑγιαίνουσι μᾶλλον. ἴσμεν δὲ καὶ τροφαῖς αὐτοὺς ξηροτέραις ὀλίγῳ τε ποτῷ χρωμένους, οὐχ
ὥσπερ οἱ σύες ὕδατι συνεχῶς λούεσθαι ποθοῦντες, ἐμπί-
πλασθαί τε συνεχῶς οὐκ ὀλίγου ποτοῦ.

κζ'.

[505] Τράγος ὁκότερος ἂν φανῇ ἔξω ὄρχης, ἢν μὲν δεξιὸς, ἄῤῥεν, εὐώνυμος δὲ θῆλυ.

vitiofam conftitutionem habentibus et non optimam, veluti
quae nativo calore multo affluentes et idcirco ad bonam
carnem procreandam maxime conducentes, corporis habitum pleniorem efficiunt, non extenuant, non emaciant,
ut intemperatae.

XXVI.

Terra ficcitatibus fqualente, avium genus bene habet.

Aves enim utpote aridiore quam nos temperatura
conftantes, ficcis temporibus rectius valent. Nos vero
non praeterit et aridioribus ipfas cibis vefci et pauco potu
effe contentas, non perinde ut fues, qui aqua adfidue pro-
lui et immodico adfidue potu repleri cupiunt.

XXVII.

Quum hircefcit, uter exterius teftis apparuerit, fi dexter,
mas, finifter vero femina.

212   *ΙΠΠΟΚΡΑΤΟΥΣ ΕΠΙΔΗΜΙΩΝ ΣΤ*

Ed. Chart. IX. [505.]   Ed. Baf. V. (504.)

Ἐν τῇ μεταβολῇ τῆς τῶν παίδων ἡλικίας εἰς τὴν τῶν
μειρακίων, ὥσπερ ἥ τε τοῦ σπέρματος αὐτοῖς γένεσις ἄρχε-
ται καὶ τριχῶν τῶν ἐπὶ τοῖς αἰδοίοις, οὕτω καὶ ἡ τῶν ὄρ-
χεων αὔξησις ἀθρόα, καθάπερ γε ταῖς παρθένοις ἡ τῶν
τιτθῶν ἅμα τῇ τῶν καταμηνίων φορᾷ. τηνικαῦτα τοίνυν
καὶ ἡ τῆς φωνῆς γίνεται μεταβολὴ τοῖς ἄῤῥεσι μάλιστα,
πρότερον γὰρ ὄντες ὀξύφωνοι, τελέως μὲν ἡβήσαντες ἀπο-
τελοῦνται βαρύφωνοι, κατὰ δὲ τὸν μεταξὺ χρόνον οἱονεὶ
βραγχώδης αὐτοῖς ἡ φωνὴ γίνεται. διὰ τί μὲν οὖν ἐπι-
φαίνεται ταῦτα πάντα κατὰ τὴν εἰρημένην ἡλικίαν, ὁ πα-
ρὼν οὐ χρῄζει λόγος ἀναζητεῖν· ὅτι δ᾽ ἐπιφαίνεται ταῦτα
πάντα καὶ ἡ ἐμπειρία δείκνυσιν, ὥσπερ γε καὶ ὅτι τῶν
ὄρχεων εἰ μὲν ὁ δεξιὸς πρότερον εἰς ὄγκον ἀρθείη, τὰ
τοιαῦτα μειράκια τελεωθέντα καὶ ἀνδρωθέντα παῖδας ἄῤ-
ῥενας ἰσχύει μᾶλλον ἤπερ θηλείας. εἰ δ᾽ ὁ ἀριστερὸς ἔμ-
παλιν, οὕτω δὲ καὶ περὶ τῆς μήτρας φρονεῖ. κατὰ γοῦν
τοὺς ἀφορισμοὺς ἔγραψεν, ἔμβρυα τὰ μὲν ἄῤῥενα ἐν τοῖς
δεξιοῖς, τὰ δὲ θήλεα ἐν τοῖσιν ἀριστεροῖσι μᾶλλον. ἄπερ

Quum puerilis aetas in adolefcentiam tranfit, quemadmodum ipfis femen et pili in locis genitalibus erumpere incipiunt, perinde et teftes fubito increfcunt; quemadmodum et puellis virginibus mammae extuberant, una
et menfes ferri incipiunt. Tunc igitur et vocis mutatio
in maribus fit praecipue: nam quum prius ipfis acuta
vox effet, quum perfecte in puberes evaferunt, gravior
redditur; tempore autem medio veluti raucam ipfi vocem
edunt. Quamobrem autem praedicta aetate omnia ifta
eveniant praefens oratio explorare non poftulat, fed
omnia haec apparere experientia demonftrat, ficut et
illud, fi dexter prius teftis intumuerit, hofce adolefcentes
factos, in aetatemque virilem quum evaferint, filios mares potius quam feminas genituras; quod fi finifter, e
contrario. Idem et de utero fenfit, in aphorifmis enim ita
fcripfit: foetus mares in dextris, feminae vero in finiftris magis. Quae igitur a me hac de re in aphorifmo-

Ed. Chart. IX. [505.]   Ed. Baf. V. (504. 505.)

οὖν εἴρηταί μοι περὶ τοῦδε κατὰ τὴν τῶν ἀφορισμῶν ἐξήγησιν, ἐπὶ τὸν ἐνεστῶτα μετοίσεις λόγον, αἰτίας μιᾶς οὔσης
κοινῆς, ἐπί τε τῶν ἀῤῥένων καὶ τῶν θηλειῶν δι᾿ ἣν τὰ μὲν
ἀριστερὰ μέρη τῶν θηλειῶν ἐστὶ γεννητικὰ, τῶν δ᾿ ἀῤῥένων τὰ δεξιά. λέλεκται δὲ περὶ τούτου κἂν τοῖς περὶ
χρείας μορίων.

κη´.

Ὀφθαλμοὶ ὡς ἂν ἰσχύωσιν, οὕτω καὶ γυῖα καὶ χροὴ ἐπὶ
τὸ κάκιον ἢ βέλτιον ἐπιδίδωσιν.

Εὔδηλον δὲ ὅτι προσυπακοῦσαι χρὴ τὸ ὡς ἂν ἰσχύος
τε ἔχωσιν, ὅπερ ἔνιοι καὶ προσέγραψαν. ἡ γοῦν διάνοια
τῆς ῥήσεως, ὡς ἐμοὶ δοκεῖ κάλλιστά τις ἐξηγήσασθαι, παρα-
λιπὼν τὴν μοχθηρῶς εἰρημένην τοῖς πλείστοις, ἤδ᾿ ἂν
μάλιστα (505) γένοιτο· ἡγοῦμαι τὸν Ἱπποκράτην διδάσκειν
ὅπως ἄν τις ἀπὸ τῶν ὀφθαλμῶν διαγινώσκῃ περὶ τῆς ἐν
ὅλῳ τῷ σώματι διαθέσεως. ἐπεὶ δὲ μάλισθ᾿ οὗτοι τὴν βε-

rum explanatione dicta funt, ad hunc locum accommodes,
quum una fit communis in maribus atque feminis caufa,
ob quam finiftrae partes feminarum, dextrae marium
opifices fint. Verum et de hoc in libro de ufu partium
tractatum eft.

XXVIII.

Oculi ut valent, ita et corpus. Et color in deterius aut
melius labitur.

Conftat autem ita oportere fubintelligi, ut oculi validi funt, quod nonnulli et adfcripferunt. Sententia igitur verborum, ut quispiam judicio meo, plurimorum fal-
fam interpretationem omittens rectiffime explanare poteft,
haec potiffimum fuerit: Hippocratem docere arbitror, quonam modo quis ab oculis totius corporis affectum perci-
piat, quandoquidem ifti maxime firmiffimam nobis noti-

214   ΙΠΠΟΚΡΑΤΟΥΣ ΕΠΙΔΗΜΙΩΝ ΣΤ

Ed. Chart. IX. [505. 506.]   Ed. Baf. V. (505.)

βαιοτάτην ἐνδείκνυνται διάγνωσιν, ἐπὶ γοῦν τῶν λειποθυμη
σάντων ἢ ἄλλως ἐκλυθέντων τὴν δύναμιν οὔτε θεασάμενος
χεῖρά τις ἢ σκέλος ἢ τοῦ προσώπου τἄλλα μύρια χωρὶς
τῶν ὀφθαλμῶν ἐξευρεῖν τι δυνήσεται, περὶ τῆς κατὰ δύνα
μιν ἀῤῥωστίας τε καὶ ῥώμης, ὥσπερ εἰ τοὺς ὀφθαλμοὺς
θεάσαιτο, προδήλως γὰρ ἐν αὐτοῖς εὐτονία τε καὶ ἀτονία
φαίνεται, τινῶν μὲν οὖν ὀξυδερκόιων ἀναπεπταμένων τῶν
βλεφάρων, ἐνίων δὲ μηδὲ διοῖξαι τελέως αὐτὰ δυναμένων.
καὶ ἡ χρόα δ᾽ αὐτῶν καὶ ὁ ὄγκος ἐνδείκνυταί τι περὶ τῆς
δυνάμεως. ἀῤῥωστούσης μὲν γὰρ αὐτῆς οἱ ὀφθαλ- [506]
μοὶ κοῖλοί τε καὶ αὐχμηροὶ καὶ κακόχροοι φαίνονται. ῥω
σθείσης δ᾽ εὐχροοῦσί τε καὶ εἰς ὄγκους αἴρονται καὶ στιλ
πνὴν ἔχουσιν ὑγρότητα. ταῦτα μὲν οὖν ἐναργῶς φαίνεται
γινόμενα καὶ χωρὶς τοῦ τὴν αἰτίαν ἐπίστασθαι, δι᾽ ἣν γί
νεται. δῆλη δὲ καὶ ἡ αἰτία τοῖς ἐπισταμένοις ὁποία
ἐστὶν ἡ φύσις τῶν ὀφθαλμῶν, ὅπερ ἐν ἄλλοις τε καὶ τοῖς
ὀπτικοῖς λόγοις ἀπεδείξαμεν, ὡς αὐγοειδὲς πνεῦμα ψυχικὸν
ἐξ ἐγκεφάλου πλεῖστον εἰς ὀφθαλμοὺς παραγίνεται. τοῦτ᾽

tiam exhibent. Porro in illis, quibus anima deficit aut
aliter vires collabuntur, neque manum quis intuitus, neque crus adfpiciens aut faciei reliquas partes, omiffis
oculis, aliquid explorati habere poterit, quod ipfi vires
imbecilles effe aut validas patefaciat; quod fi oculos infpexerit, compertum habebit; clariffime namque in ipfis
robur infirmitasque elucefcit, nonnullis quidem acute cernentibus, palpebris patentibus, nonnullis autem neque
perfecte ipfas aperire valentibus. Quin etiam ipforum
color et moles aliquid de viribus nunciant. Viribus enim
infirmis oculi cavi, fqualidi et decolores apparent, robuftis autem florido colore vigent, pleniori mole conftant et
fplendidum humorem habent. Haec plane fieri evidenter
confpicimus, etiamfi caufa ob quam fiant nos lateat.
Verum et caufa patet, qualisnam oculorum fit natura,
fcientibus, quod alibi et in fermonibus de vifione declaravimus, animalem fcilicet fpiritum luminofum e cerebro in oculos plurimum proficifci; ifte igitur quum aut

οὖν ὅταν ἄῤῥωστον ἢ ὀλίγον ᾖ, κατὰ τοὺς ὀφθαλμοὺς τὰ ἄρτι λελεγμένα συμπτώματα συμβαίνουσι καὶ ἡ χροιὴ δὲ, φησὶ, τουτέστι τὸ χρῶμα, μεταβάλλει πρὸς τὸ βέλτιον ἢ χεῖρον. εὔδηλον δὲ εἴτε περὶ τῶν ὀφθαλμῶν ἔτι ποιεῖται τὸν λόγον εἴτε περὶ τῆς καθ' ὅλον τὸ σῶμα χροίης, ἑκάτερον γὰρ αὐτῶν ἀληθές ἐστι, τῶν μὲν ὀφθαλμῶν ὥσπερ ἰσχὺν καὶ ἀσθένειαν, οὕτω καὶ εὐχροιάν τε καὶ δύσχροιαν ὑπαλλαττομένων, ἀκολουθούσης δὲ τούτοις καὶ τῆς καθ' ὅλον τὸ σῶμα διαθέσεως. ἐὰν μὲν γὰρ εὐχρῶσιν οἱ ὀφθαλμοὶ, τὸ γυῖον ὑγιεινῶς ἔχειν δηλοῦσι, τουτέστι τὸ σῶμα ὅλον. κακόχροιαν δέ τινα ἔχοντες καὶ εὐθὺς τὸ πᾶν βεβλάφθαι δηλοῦσι. θᾶττον δὲ τῶν ἄλλων μορίων ἐν ὀφθαλμοῖς ἡ μεταβολὴ φαίνεται τῶν χρωμάτων διὰ τὸ καθαρόν τε καὶ λαμπρὸν αὐτῶν, οὐ μόνον δὲ τοῦτο δύναται σημαίνειν ἡ λέξις, ἀλλὰ τὴν ἐν ὅλῳ τῷ σώματι μεταβολὴν τῆς χρόας ἔπεσθαι τοῖς κατὰ τὸν ὀφθαλμὸν σημείοις. ἀπὸ μὲν οὖν τῶν ὀφθαλμῶν οὕτως ἡ διάγνωσις ἐφ' ὅλον τὸ σῶμα μετάγεσθαι δύναται, καθ' ἑαυτὴν δὲ τὴν λέξιν ἐξηγεῖσθαι δυνα-

imbecillus aut paucus in oculis fuerit, modo enumerata fymptomata eveniunt. Et color melior fit, inquit, aut deterior. Id autem clarum eſt, ſive de oculis etiamnum ſive de totius corporis colore ſermonem faciat: utrumque enim verum eſt, oculis quidem ut firmitatem atque imbecillitatem, ita et bonum foedumque colorem permutantibus, hos quoque totius corporis affectu comitante. Nam ſi bene colorati oculi ſunt et gyon, hoc eſt corpus totum ſalubriter ſe habere ſignificant, aliquo autem turpi colore inquinati illico et totum offenſum eſſe indicant. Celerius vero in oculis quam in aliis partibus colorum mutatio ob eorum munditiam nitoremque conſpicitur. At non ſolum id ſignificare haec verba poſſunt, ſed etiam in toto corpore coloris mutationem ſignie in oculo apparentibus accidere et ſubſequi. Ab oculis igitur hoc modo ad totum corpus cognitio traduci poteſt. Per ſe autem verba haec, omiſſa parte de oculis, explanari poſſunt, ſi quis

Ed. Chart. IX. [506.]   Ed. Baf. V. (505.)
τὸν ἄνευ τῶν ὀφθαλμῶν, ἐὰν συνάπτῃ τις αὐτῇ τὴν ἐπι-
φερομένην. ἑξῆς οὖν ἀπ᾽ ἄλλης ἀρχῆς οὕτως αὐτὴν ἐξηγήσομαι.

κθ'.

Καὶ χροιὴ ἐπὶ τὸ κάκιον ἢ βέλτιον ἐπιδίδωσι. δίκαιον δὲ
ὡς ἂν ἔχῃ ἡ τροφή, οὕτω καὶ τὸ ἔξω ἕπεσθαι.

Τὴν χρόαν ἀνάλογον τῇ τροφῇ, τουτέστι τῷ αἵματι,
πρὸς τὸ κάκιον ἢ βέλτιον ἐπιδιδόναι φησί. αἷμα δὲ λέγει
νῦν ὅλον τὸν ἐν τοῖς ἀγγείοις χυμὸν, ἐν ᾧ καὶ φλέγματός
τε καὶ χολῶν καὶ ἰχώρων περιέχεται. τοῦτο γὰρ ἄμεινόν
τε καὶ χεῖρον γίνεται. τὸ δ᾽ ἐν αὐτῷ περιεχόμενον, ὃ κυρίως αἷμα λέγεται καὶ κατὰ τὴν ἐπικράτειαν αὐτοῦ τὸ σύμπαν ὀνομάζεται, μοχθηρὸν εἰπεῖν ἀδύνατον, ὥσπερ οὐδ᾽
ἄλλην τινὰ χρόαν ἔχον, ὅτι μὴ τὴν ἐρυθράν.

ipfa cum fequentibus conjungat.   Deinceps igitur ab alio
principio fic ipfa interpretabor.

XXIX.

*Et color in pejus aut melius vergit. Aequum eft autem
ut fe habet alimentum, ita et quod extimum eft, fequi.*

Colorem alimento, id eft fanguini, proportione refpondentem, in pejus aut melius vergere inquit. Sanguinem
autem nunc appellat omnem in vafculis inclufum fuccum,
in quo et pituita et bilis utraque et tenues ferofique humores continentur. Hoc enim miftum et melius et deterius redditur. In eo vero contentus humor, qui proprie
fanguis dicitur et a cujus dominatu tota congeries nominatur, pravus dici nequaquam poteft, perinde ut neque
alium habere colorem quam rubrum.

ΚΑΙ ΓΑΛΗΝΟΥ ΕΙΣ ΑΥΤΟ ΥΠΟΜΝΗΜΑ Δ. 217

Ed. Chart. IX. [506. 507.] Ed. Baf. V. (505.)
λ'.

Σημεῖα θανατώδεα ἀνὰ δέρμα, θερμὸς ἀτμός. πρότερον δὲ
ῥὶς ψυχρὸν πνεῦμα ἀφίησιν.

[507] Ἐάν τε κατ᾿ αἰτιατικὰς πτώσεις γεγραμμένον
ᾖ, θερμὸν ἀτμὸν, ἐάν τε κατ᾿ εὐθείας θερμὸς ἀτμὸς, ἑκά-
τέρως δὲ προσυπακούεται. βούλεται γὰρ ὁ νοῦς τῆς λέξεως
εἶναι τοιοῦτος, ἐκ τῶν θανατωδῶν σημείων ἐστὶ καὶ ταῦτα,
θερμὸν ἀτμὸν ἐκκενοῦσθαι διὰ τοῦ δέρματος ἐπὶ προηγησαμένῳ ψυχρῷ πνεύματι κατὰ τὴν ἐκπνοήν. εἰ δὲ καὶ κατ᾿
εὐθείας πτώσεις θέλεις ἑρμηνεῦσαι τὴν αὐτὴν διάνοιαν, οὕτως ἂν εἴποις, μάλιστα σημεῖα θανατώδη, διὰ τοῦ δέρματος θερμὸς ἀτμὸς ἐκκενούμενος ἐπὶ προηγησαμένῳ ψυχρῷ
πνεύματι κατὰ τὴν ἐκπνοήν. ἀλλὰ τοῦτο μὲν αὐτὸ τῆς
ψυχρᾶς ἐκπνοῆς, ὅτι τῶν ὀλεθριωτάτων ἐστὶ καὶ κατὰ τὸ
προγνωστικὸν εἴρητο κατὰ τήνδε τὴν λέξιν, ψυχρὸν δὲ
ἐκπνεόμενον ἐκ τῶν ῥινῶν καὶ τοῦ στόματος ὀλέθριον

XXX.

*Signa mortifera per cutem nares, calidus vapor. Prius
nares frigidum fpiritum reddunt.*

Sive in cafibus accufativis fcriptum fit, calidum vaporem, five in rectis calidus vapor, utroque modo aliquid
fubintelligitur. Verba enim hanc fententiam habere debent: inter figna mortifera et haec funt, calidum vaporem per cutem evacuari, quum prius per exfpirationem
frigidus fpiritus redditus fit. At fi in rectis cafibus eandem fententiam explicare velis, ita fane dixeris: maxime
figna mortifera per cutem calidus vapor exiens, poft frigidum fpiritum prius exfpiratione egreffum. Ceterum id ipfum
quidem, frigidam fcilicet exfpirationem, perniciofiffimum
indicium effe, in libro de praefenfionibus dictum eft hifce
ipfis verbis: frigidum autem per nares atque os exfpira-
tum jam valde perniciofum eft, nunc autem quoddam

κάρτα ήδη γίνεται. νυνὶ δὲ προσέθηκέ τι σύμπτωμα τοῖς
οὕτως ἔχουσιν, οὐκ ἀεὶ γινόμενον. ἐκρεῖ γὰρ ἀτμὸς θερμὸς ἀθρόως ἐκ τοῦ δέρματος, ἀλλ᾽ οὔτε πᾶσιν, ὡς ἔφην,
οὔτ᾽ ἐν παντὶ καιρῷ καὶ ταῦτ᾽ ἐχρῆν διδάσκειν τοὺς ἃ μὴ
δεῖ φλυαροῦντας ἐξηγητάς. ἐπ᾽ ἐκείνων γὰρ μόνων εὑρήσεις
τὸ τοιοῦτον γινόμενον, ἐφ᾽ ὧν προηγήσατο τοῦ θανάτου
θερμότατος πυρετὸς ἐκφρύξας τὸ τῆς καρδίας σῶμα καὶ
διὰ τοῦτο καταψύξας αὐτὴν ἐπὶ τῇ τελευτῇ. λυθέντος οὖν
τοῦ ζωτικοῦ τόνου, νεκρουμένης τῆς καρδίας, ἐπὶ μὲν τῶν
ἄλλων ἱδρώτων γίνονται συγκοπτικοὶ, περιουσίας ὑγρῶν οὔσης κατὰ τὸ σῶμα. τοῖς δὲ ἀπὸ τοῦ διακαοῦς πυρετοῦ
προεξηρασμένοις ἀντὶ τῶν ἱδρώτων ἀτμὸς θερμὸς ἅπτο-
μένῳ σοι φανεῖται διαπνεόμενος, οὐ μὴν οὐδ᾽ οὗτος ἐν
παντὶ καιρῷ τοῦ νοσήματος, ἀλλ᾽ ὁπότε τῷ χρόνῳ προήκοντι
καταψύχεται τὸ δέρμα, κενωθείσης τῆς αἱμώδους οὐσίας,
ἥτις ὑπὸ τοῦ διακαοῦς πυρετοῦ λεπτυνομένων τῶν χυμῶν
ἤθροιστο κατὰ τὸν νοσοῦντα χρόνον. οὐ γὰρ δὴ κατ᾽ ἐκεῖ-
νόν γε τὸν καιρὸν, ἐν ᾧ συμβαίνει νεκροῦσθαι τὴν καρδίαν,

fymploma, ita fe habentibus, quod tamen non femper fit,
addidit: calidus enim vapor multus fubito de cute ema-
nat, fed neque omnibus, ut dixi, neque omni tempore.
Atqui iftos explanatores de quibus non opus eft garrientes
haec edocere praeftabat. Illis enim folis id evenire comperies, quorum mortem calidiffima febris anteceffit, quae
corpus ipfum cordis torruit, atque ideo poftremo ipfum
refrigeravit. Vitali ergo tenore, moriente jam corde,
evanefcente, in aliis quidam fudores fyncopen inferentes
proveniunt, multorum fcilicet humorum pleno corpore:
illis autem qui ex praefervida febre antea exaruerunt,
pro fudoribus calidus vapor tangenti tibi difflari videbitur. Neque tamen et ifte quoque morbi tempore, fed
quum diu jam progreffo morbo, cutis, exhaufta halituofa
fubftantia refrigeratur, quae ob ardentiorem febrem atte-
nuatis fuccis, morbo vigente contracta fuerat; neque enim
eo fane tempore, quo jam cor emoritur, excitari poteft

ΚΑΙ ΓΑΛΗΝΟΥ ΕΙΣ ΑΥΤΟ ΥΠΟΜΝΗΜΑ Δ. 219

Ed. Chart. IX. [507.]   Ed. Baf. V. (505.)

οἷόν τε γεννηθῆναι μὴ ὅτι θερμὸν ἀτμὸν, ἀλλὰ μηδὲ ψυχρὸν ἢ χλιαρόν. ἅπασα μὲν οὖν καρδία πλησίον τοῦ θανάτου ψυχρὰν ἴσχει δυσκρασίαν, οὐ μὴν ἐν ἁπάσῃ γε νόσῳ
θανατώδει τοιαύτη διὰ παντός ἐστιν, ἀλλ᾽, ὡς εἴρηται, θερ-
μοτάτη πολλάκις ἐν τοῖς περικαιεστάτοις. ὅταν οὖν νοσῇ
ψυχρὰν δυσκρασίαν ἡ καρδία, τὸν θερμὸν ἀτμὸν οὐκ ἂν
εὕροις ἐκκενούμενον, ὅταν ἐγγὺς τοῦ θανάτου γενόμενος ὁ
κάμνων ἄρξηται ψυχρὸν ἐκπνεῖν, οὐδὲ προλελέπτυνται τοῖς
οὕτως ἔχουσι τὰ ὑγρά, μήτε πυρετὸν διακαῆ πυρέξασι μήτε
χυμοὺς ἔχουσι χολώδεις, θερμοὺς μὲν τῇ κράσει, λεπτοὺς
δὲ τῇ συστάσει. ἐν γὰρ ταῖς ψυχραῖς δυσκρασίαις οἱ φλεγματώδεις καὶ ὠμοὶ καὶ παχεῖς καὶ ὅλως ψυχροὶ χυμοὶ
πλεονάζουσιν, οὐχ οἱ χολώδεις καὶ θερμοὶ καὶ λεπτοί.

λα´.

Τὰ δὲ ζωτικὰ ἐναντία.

___

nedum calidus vapor, fed neque frigidus aut tepidus.
Omne igitur cor prope mortem frigida irtemperie affectum eft, fed non in quolibet mortifero morbo hujusmodi
femper eft; verum in ardentiffimis febribıs plerumque
calidiffimum, ut dictum eft. Igitur quum rigida intemperie cor aegrotat, calidum vaporem emamre nunquam
reperies, quando jam vicinus murti conftituus aeger frigidum reddere fpiritum inceperit, neque ita fe habentibus humores praetenuati funt, neque ardenti febre ifti
laborant, neque fuccos biliofos habent, qui temperie calida, corpore tenui funt, fiquidem frigidae emperaturae
pituitofos, crudos, craffos et prorfum frigidos fuccos, non
biliofos, calidos tenuesque abunde procreant.

___

XXXI.

Vitalia vero contraria.

___

Ed. Chart. IX. [508.]   Ed. Baf. V. (505. 506.)

[508] *Μάχεται τοῦτο φανερῶς τοῖς εἰρῆσθαι νομί-*
ζουσι θανατῶδες σημεῖον ἐν τῇ ῥινὶ τὸν θερμότατον πυ-
ρετόν. ὡς γὰρ ἀνταποδιδοὺς τῷ κατ᾽ ἀρχὴν εἰρημένῳ ση-
μεῖα θανατώδια νῦν ἔγραψε, τὰ δὲ ζωτικὰ ἐναντία. καί-
τοι κατὰ τὴν ἐκείνων ἐξήγησιν οὐ συνῆπται τῷ, θανατώδη
σημεῖα, τὸ κατὰ ταῦτα γεγραμμένον, ἀνὰ ῥῖνα θερμότατον,
καίτοι τὸ ἀνὰ ῥῖνα θερμότατον οὐκ ἔχει αὐτῷ προκείμενον,
εἴτε θανατῶδίς ἐστιν εἴτε μή. οὐ γάρ ἐστι θανατῶδες, εἰ
μὴ προηγήσαιτο τὸ εἰρημένον ὑφ᾽ Ἱπποκράτους, πρότερον δὲ
ῥὶς ψυχρὸν πνεῦμα ἀφίησιν. ἐὰν γὰρ ἄνευ τούτου γένη-
ται θερμότατος ἀτμὸς (506) κατὰ τὸ δέρμα, δύναται λε-
πτομερῶν χυμῶν ἐν θερμῷ πυρετῷ σύμπτωμα γεγονέναι,
μὴ πάντως θανάτου σημεῖον. ἀλλ᾽ ἔστιν ὅτε καὶ πρὸς ἀγα-
θοῦ διαπνεομένων τῶν λελεπτυσμένων χυμῶν, οὓς ὅταν ὦσι
παχυμερέστεροι, δι᾽ αἰσθητῶν ἐκκρίσεων ἡ φύσις ἐκκενοῖ
τοῖ σώματος, ἱδρῶτάς τε κενοῦσα καὶ πλῆθος οὔρων ἢ
διαχωρημάτων ἢ ἔμετον ἐπάγουσα. ἔσται τοιγαροῦν τὰ
πάντα τῶν εἰρημένων θανατωδῶν σημείων ζωτικὰ, τὸ μήτε

Hoc illis manifefte repugnat, qui dictum fuiffe putant mortiferam effe fignum, in nafo calidiffimam febrem:
nam tanquam refpondens verbis illis fupra dictis, figna
mortifera, nunc fubjunxit: *vitalia vero contraria.* Atqui
fecundum eorum explanationem his verbis, *mortifera*
figna, conjuncta non funt haec ita fcripta, per nares calidiffimum, ibi adjectum non habent, fitne letale fignum,
an non fit. Neque enim mortiferum eft, nifi quod ab
Hippocrate lictum eft, praecefferit, prius nares frigidum
fpiritum reddunt: nam fi citra hoc vapor calidiffimus per
cutem emanet, poteft id quidem fuccorum calidiore febre,
attenuatorum fymptomata effe, non mortis prorfus indicium. Quin imo interdum et extenuati humores utiliter
difflantur, quos, quum pinguiores funt, per fenfiles excretiones natura e corpore propellit, fudores citans aut lotii
dejectionunve multitudinem aut vomitum movens. Erunt
igitur omnia contraria praedictis mortiferis fignis, vitalia
neque frigidum exfpirare, neque per cutem calidum va-

Ed. Chart. IX. [508.]   Ed. Baf. V. (506.)
ψυχρὸν ἐκπνεῖν, μήτ' ἐκκενοῦσθαι διὰ τοῦ δέρματος ἀτμὸν
θερμόν. εἰκότως δὲ καὶ οἱ περὶ τὸν Ζεῦξιν ἰδίᾳ τὰ σημεῖα
θανατώδεα προεξηγησάμενοι, περιεῖλον ὅλην τήνδε τὴν λέξιν
ἐν ᾗ φησι, τὰ ζωτικὰ ἐναντία πρὸς ὑγίειαν.

porem exhalare. Haud abs re autem et Zeuxis fectatores
prius feparatim, mortifera figna, interpretati, omnia haec
verba deleverant, quae ita fe habent, vitalia autem contraria ad fanitatem.

ΙΠΠΟΚΡΑΤΟΥΣ ΕΠΙΔΗΜΙΩΝ ΣΤ. ΚΑΙ ΓΑΛΗΝΟΥ ΕΙΣ ΑΥΤΟ ΥΠΟΜΝΗΜΑ Ε. ΤΜΗΜΑ Ε.

Ed. Chart. IX. [509.]   Ed. Baf. V. (506.)

α'.

[509] Νούσων φύσιες ἰητροί.

Εἴρηται δὲ πολλάκις ὡς τὰς τοιαύτας γραφὰς, ἐν αἷς
ὑπαλλάττεται τὸ λεγόμενον, ἀλλ᾽ ἡ διάνοια μένει κατὰ πᾶν
ἡ αὐτὴ, κρίνειν οὐ πρόκειταί μοι, φυλαττομένῳ τὸ μῆκος
τῶν ὑπομνημάτων, ἀλλὰ καὶ νῦν αὐτὸ τοῦτο χάριν ἀναμνή-

HIPPOCRATIS EPIDEM. VI. ET GALENI IN ILLUM COMMENTARIUS V. SECTIO V.

I.

Morborum naturae medicae.

Crebro fuperius a me dictum eft hujusmodi lectiones, per quas quod dicitur permutatur, fed eadem prorfus fententia permanet, dijudicare mihi non effe propofitum, quippe qui longitudinem commentariorum vitare
inftituerim; verum et nunc id ipfum recordationis caufa

ΙΠΠΟΚΡΑΤΟΥΣ ΕΠΙΔΗΜΙΩΝ ΣΤ κ. τ. λ. 223

Ed. Chart. IX. [509. 510.]   Ed. Baf. V. (506.)

σεως εἶπον, ἐπεὶ καὶ κατὰ τὰς μελλούσας λέγεσθαι ῥήσεις
οὐδὲν ἐρῶ περὶ τῶν τοιούτων γραφῶν. ὁ τοίνυν τῆς λέξεως
νοῦς, εἰ μὲν ἁπλῶς τις ἀκούοι τοῦ λεγομένου σαφής ἐστι,
δηλοῦντος τοῦ Ἱπποκράτους τὴν ἑαυτοῦ γνώμην, ὡς οὐκ εἴη
τοῦ χοροῦ τῶν ἄτεχνον ἡγουμένων εἶναι τὴν φύσιν, ἀλλὰ
τεχνικὴν καὶ προνοητικὴν τοῦ ζώου. [510] δύναμιν δὲ
προσήκει νῦν ἀκούειν ἐκ τοῦ τῆς φύσεως ὀνόματος ἐνοικοῦ-
σαν αὐτοῖς τοῖς σώμασι τοῖς διοικουμένοις ὑπ' αὐτῆς, ἧς
τὴν οὐσίαν ἥτις ἐστὶν οὐκ ἀναγκαῖον ἐν τῷ παρόντι ζητεῖν, ὥσπερ οὐδὲ τῆς ψυχῆς ἡμῶν ἢ τοῦ κατ' αὐτὴν ἡγε-
μονικοῦ. δεῖται γὰρ οὐδενὸς αὐτῶν ἐνεστηκὼς λόγος, ἀλλὰ
μόνον ὅτι καλῶς ὑπελάμβανεν ὁ Ἱπποκράτης τὴν φύσιν ἰατρὸν εἶναι τῶν νοσημάτων. ἴσως γάρ τις οἰήσεται τὴν ἰατρικὴν τέχνην ἀναιρεῖσθαι τῷ λόγῳ τούτῳ. διὰ τοῦτ' οὖν
οὐχ ἁπλῶς ἀκούειν χρὴ, νούσων δὲ φύσιες ἰατροί. βαθύ-
τερον γὰρ νόημα κατὰ τὴν λέξιν τήνδε περιέχεται, διαρ-
θρώσιος ἀκριβεστέρας δεόμενον, ἣν (οὐ) πρόσθεν ἐποιησά-

dictum volui, quandoquidem et in fequentibus nihil praeterea de hujuscemodi lectionibus afferam. Verborum igitur fententia, fi quis fimpliciter quod dicitur accipiat,
perfpicua eft, fuam ipfius mentem Hippocrate declarante,
fe videlicet non effe ex illorum coetu, qui naturam arte
carere arbitrantur, fed eam effe artificem animalibusque
confulere. Verum hoc loco per id nomen, *naturae*, vim
quandam intelligere convenit in his ipfis corporibus, quae
ab ea reguntur, inhabitantem; cujus effentia quaenam fit
in praefentia quaerere, ficut et de noftra anima aut de
ejus principe parte, minime neceffe eft: nihil enim iftorum
praefens oratio poftulat, fed illud folum, recte fcilicet
Hippocratem opinatum fuiffe, naturam effe morborum
medicam. Forfan enim quifpiam hac oratione artem medicam tolli fufpicabitur; quocirca non fimpliciter verba
haec accipienda funt, morborum naturae medicae, altior
enim fenfus accuratiore indigens explicatione hujuscemodi
in verbis delitefcit; neque dum ufquam fuperius hanc

μην ἑτέρωθι. γινώσκοντας δὲ μου τὴν προαίρεσιν τοὺς
ἑταίρους, οἷς χαριζόμενος ἐπὶ τὴν ἐξήγησιν ἀφῖγμαι τοῦ
προκειμένου γράμματος, ἀναμνήσω καὶ νῦν, ὡς ἕκαστον τῶν
δογμάτων τῶν ἀποδείξεως δεομένων ἅπαξ που διελθὼν τελέως, οὐκ ἐν ἑτέρῳ βιβλίῳ γράφω, μακρόλογον περιττὴν
εἰδὼς γινομένην, εἰ περὶ τῶν αὐτῶν λέγει τις τὰ αὐτά, καθάπερ ἔνιοι πεποιήκασι τῶν νεωτέρων ἰατρῶν, οὐ δὶς μόνον
ἢ τρὶς, ἀλλὰ καὶ τετράκις ἢ πλεονάκις ἔτι περὶ τῶν αὐτῶν
τὰ αὐτὰ γράψαντες ἐν πολλοῖς ὑπομνήμασί τε καὶ συγγράμμασιν. ἐγὼ δὲ ἅπαξ ἀποδείξας τι, χρῶμαι τοῦ λοιποῦ
κατὰ τὰ ἄλλα βιβλία, τὸ κεφάλαιον μόνον ἀναμιμνήσκων,
ὡς ἀποδέδεικταί μοι κατὰ τόδε γράμμα καὶ νῦν οὖν ἅπαξ
ποιήσομαι τὸν περὶ τῆς φύσεως λόγον. ὅπως τέ φησιν αὐτὴν ἰατρὸς εἶναι τῶν νοσημάτων ὁ Ἱπποκράτης, ὅτι τε τὴν
ἰατρικὴν τέχνην οὐδαμῶς ἀναιρεῖσθαι συμβέβηκεν ὑπὸ τοῦ
δόγματος τούτου. σὺ δὲ ὁ τοῖσδε τοῖς ὑπομνήμασιν ὁμιλῶν,
ἤδη μοι πρόσεχε τὸν νοῦν ἀρχομένῳ τοῦ λόγου, τὰς νόσους

rem explanavimus. Amicis autem noſtrum inſtitutum co-
gnoſcentibus, quibus gratificantes ad hujusce libri interpretationem acceſſimus et nunc in memoriam revocabimus,
quodque decretum efficaci probatione indigens, quum ali-
cubi femel exquiſite tractavi, me alio in libro iterum
non fcribere, loquacitatem videlicet fupervacuam accidere
cognoſcentem, fi iisdem de rebus quispiam eadem repetat,
quemadmodum nonnulli juniores medici fecerant, non bis
modo aut ter, fed quater vel etiam faepius in multis
commentariis et libris eadem de iisdem confcribentes. At
ego aliquid cum femel rationibus declaravi, poſtea reliquis in libris eo utor, folius tantum fummae mentionem
faciens admonensque a me alio in volumine oſtenſum eſſe.
Et nunc igitur femel de natura fermonem faciam et quare
ipfam morborum eſſe curatricem Hippocrates aſſerat et
quod ab hoc decreto nequaquam artem medicam everti
tollique contingat. Tu vero qui haec noſtra commentaria
evolvis, jam mihi orationem exordienti animum adverte.

ὑπὸ τροφῆς ἐν καιρῷ δοθείσης ποιᾶς καὶ ποσῆς, αἰονή-
σεώς τε καὶ καταπλασμάτων καὶ κλυστήρων καὶ φλεβοτομίας, ὅσα τ᾽ἄλλα τοιαῦτα θεραπεύεσθαί τις λέγων οὐκ ἂν
ψεύσαιτο, καθάπερ οὐδ᾽ ὁ φάσκων ὑπὸ τῶν ἰατρῶν θεραπεύεσθαι τὰς νόσους, οὐδ᾽ ὁ τὴν ἰατρικὴν τέχνην θερα-
πευτικὴν εἶναι τῶν νοσούντων. ὥσπερ δὲ ὁ ταῦτα λέγων
οὐκ ἂν ὡς ψευδόμενος ἐλεγχθείη, κατὰ τὸν αὐτὸν τρόπον
οὐδ᾽ ὁ τὴν φύσιν ἐπὶ σωτηρία τοῦ ζώου πράττειν πάνθ᾽
ἡγούμενος. ἔπεται δὲ τούτῳ καὶ τὸ τὰς νόσους ἐκείνην
πρώτην ἰᾶσθαι καὶ μάλισθ᾽ ὅταν ἐναργῶς ὑγιάζῃ τὸν ἄνθρωπον, ἱδρῶτας χέασασα πολλοὺς ἢ δι᾽ οὔρων ἢ διὰ
γαστρὸς ἢ δι᾽ ἐμέτων κενώσασα τοὺς λυποῦντας χυμούς. τί τοίνυν τούτων ἁπάντων ἀξιώματι πρῶτόν ἐστιν,
ἢ τί δεύτερον ἢ τί τρίτον, ὅσα ποιεῖν ὑγίειαν ἔφαμεν,
ἐπισκέψασθαι προσήκει. καὶ μάλισθ᾽ ὅτι καὶ ἄλλα τινὰ
προσέρχεται δι᾽ ὧν αἱ νόσοι θεραπεύονται, περὶ ὧν ἁπάντων τῆς κατὰ τὴν ἀξίαν ἰάξεως ἄμεινον ἐγνῶσθαι. δοκεῖ

Morbos ab alimento, congruenti qualitate et copia, in
tempore exhibito, ab humido fomento, a cataplafmatibus,
a clyfteribus, a venae fectione et a quibusque id genus
aliis, propulfari, fi quis dicat, non utique mentietur,
ficut neque ille qui a medicis morbos curari affeveret,
nec qui artem medicam laborantium fanatricem effe te-
ftetur. Quemadmodum vero haec praedicans, ut mendax
reprehendi non poterit, eadem fane ratione neque ille
qui naturam fervandi animalis caufa omnia adminiftrare
exiftimet. Hoc vero et illud confequitur, eam primum
languoribus mederi et maxime quum evidenter hominem
fanat, fudorem copiofum profundens aut per lotium aut
per dejectiones aut per vomitus, infeftos humores ejiciens.
Quodnam igitur dignitate primarium fit, quod fecundas,
quod tertias habeat inter haec omnia, quae fanitatem facere diximus, contemplari convenit, eo etiam magis,
quod et alia quaedam, per quae morbi curantur, accedunt,
quorum omnium pro dignitate ordinem internoffe prae-

γὰρ ἡμῖν ἄμεινον μὲν λέγεσθαι καὶ ἡ φύσις ἰᾶσθαι τὰς
νόσους. ὀρθῶς δὲ καὶ ἡ ἰατρικὴ καὶ ὁ ἰατρός. ἀληθῶς
δὲ καὶ ὁ ὑπηρέτης αὐτοῦ καὶ ἡ φλεβοτομία καὶ ἡ δι' αὐτὴν γενομένη ῥύσις τοῦ αἵματος. ἴσως δ' ἀξιώσει τις καὶ
τὸν μάγειρόν τι συντελεῖν καὶ τὸν ὑφάντην καὶ τὸν οἰκοδό-
μον καὶ τὸν χαλκέα καὶ τινας ἄλλους τεχνίτας, ὧν τοῖς
ἔργοις εἰς ὑπηρεσίαν χρώμεθα τῶν παρασκευαζομένων τοῖς
ἀνθρώποις ὑγείας ἕνεκα. ἀλλὰ τῶν τοιούτων ἔνια μὲν [511]
ὗλαι βοηθημάτων, οὐ βοηθήματά εἰσιν, ἔνια δ' ὄργανα
τοῖς βοηθοῦσιν ἐπιτήδεια. βοηθήματα δὲ γίνεται διὰ τοὺς
ἐν καιρῷ δέοντι καὶ ὡς προσήκει χρωμένους αὐτοῖς. ὅταν
μὲν γὰρ ὠφελήσαι δοθεὶς αὐτοῖς οἶνος, ἡ δόσις αὐτοῦ βοή-
θημά ἐστι, κἂν δ' ἀκαίρως προσενεχθεὶς παραφροσύνην
ἢ φρενῖτιν ἐργάσηται, νοσῶδες αἴτιον, οὐχ ὑγιεινὸν οὐδὲ
βοήθημα γίνεται. τίς οὖν αἴτιός ἐστι τῆς γενέσεως τοῦ βοηθήματος; ὁ τὸν καιρὸν εὑρίσκων δηλονότι. τίνα δὲ τοῦτον
οἱ Ἕλληνες ὀνομάζουσιν; ἢ καὶ τοῦτο πᾶσιν εὔδηλον ὁ ἰατρὸς οὗτος καλεῖται; ὥστε ἰατρὸς οἴνου κυριώτερος εἰς

ftiterit. Nobis enim melius dici videtur et naturam morbos medicari, recte vero et artem medicam et medicum,
vere quoque et ejus miniftrum et venae fciffuram et per
ipfam factum fanguinis profluvium. Fortaffis autem quispiam putaverit et coquum aliquid conferre et textorem
et aedificatorem et ferrarium fabrum et alios quosdam
artifices, quorum opificiis utimur ad eorum miniftratio-
nem, quae hominibus fanitatis caufa praeparantur. Verum iftorum quaedam auxiliorum materiae, non auxilia
funt; nonnulla vero inftrumenta auxiliantibus idonea, fed
tunc auxilia fiunt, quando in tempore atque ut decet ea
medici applicant. Nam vinum aegrotis propinatum fi ju-
verit, ejus propinatio auxilium eft; at fi importune oblatum delirium aut phrenitida concitet, tunc morbifera,
non falubris caufa neque auxilium fuerit. Quis igitur eft
faciendi auxilii auctor? occafionis fcilicet inventor. Quo
nomine autem hunc Graeci appellant? non ne et hoc hominibus patet, medicum fcilicet ipfum appellari? Quapro-

ὑγίειαν φυσικήν τε καὶ ποίησιν. ὑγιαίνουσί τε γὰρ ὠφέλιμος
οἶνος γίνεται καιρῷ καὶ μέτρῳ πινόμενος, ἰᾶταί τε τὰς
νόσους ὅτε χρὴ προσφερόμενος. ἀλλ' ὅ γε ἰατρὸς οὐχ ὅτι
ζῶον ἐστι ἢ ὅτι πεζὸν ἢ ὅτι δίπουν ἢ ὅτι λογικὸν ἢ πολι-
τικόν, ἐπίσταται καιρὸν καὶ μέτρον ἑκάστης τῶν ὑλῶν, ἀλλ'
ὅτι τέχνην μεμάθηκεν ὑγιεινῶν τε καὶ νοσωδῶν γνωστικήν.
εἰ γὰρ δι' ἐκείνων ταῦτ' ἐπίστατο, πάντες ἄνθρωποι τὴν
αὐτὴν ἐπιστήμην εἶχον, ὥστε προτέρα κατὰ τὸ ἀξίωμα τῶν
ἰατρῶν ἐστιν ἡ τέχνη, δι' ἣν ἰατροὶ γίνονται. τῇ γὰρ ἐκείνης δυνάμει χρώμενοι τὰς νόσους θεραπεύομεν. ἀλλ' ὃν
ἔχει λόγον ὕλη καὶ τὰ ὄργανα πρὸς ἰατρόν τε καὶ τὴν
τέχνην αὐτοῦ, τοῦτον αὖ πάλιν αὐτός τε καὶ ἡ τέχνη πρὸς
τὴν ἐν τῷ θεραπευομένῳ φύσιν. ἐκείνη γάρ ἐστιν ἡ πάντα
τὰ δέοντα πράττουσα κατὰ τὰ τῶν ζώων σώματα καὶ τρέφουσα μὲν, ἡνίκα θρέψεως δεῖται, παρασκευάζουσα δ' αὐτὴ τὸ αἷμα δι' οὗ θρέψει τὰ τροφῆς δεόμενα μόρια. τῷ
δ' αἵματι πάλιν αὐτῷ πρὸς τὸ γεννηθῆναι παρασκευάζουσα

pter medicus vino potior eſt ad naturalem factitiamque
ſanitatem. Etenim vinum in tempore exhibitum et tem-
peranter epotum recte valentibus prodeſt; languores autem, quum opus eſt, aſſumtum difcutit. Ceterum medicus
non quod animal ſit aut pedeſtris aut bipes aut rationis
particeps aut civilis, eo cujusque materiae tempus idoneum ac modum novit, ſed quoniam artem ſalubria atque morbofa diſtinguentem addidicit: nam ſi per illa haec
noſſet, omnes plane homines eandem callerent ſcientiam.
Quare dignitate prior medicis ars eſt, per quam medici
fiunt, nam ejus vi illi utentes, morbos pellunt. Sed
quam rationem materia atque inſtrumenta ad medicum
ejusque artem, eandem ipſe rurfum atque ars, ad ejus
qui curatur naturam habent. Illa namque eſt omnia congruentia in animalium corporibus faciens et alens quidem
cum alimento opus eſt; ſibi autem ſanguinem praeparans,
per quem alimenti egenas particulas nutriat; atque iterum, ut ſanguis ipſe creari poſſit, cibum in ventriculo

τὴν ἐν τῇ γαστρὶ πεπτομένην τροφήν. εἰ δέ γε καταπο-
θέντα τὰ σιτία μήτε πεφθείη καλῶς μήτ᾽ ἀναδοθείη
μήθ᾽ αἱματωθείη μήτε τὴν τῶν τροφησομένων δύναμιν εὕ-
ροι, τὴν ἀρχὴν οὐδ᾽ ἂν τροφὴ λέγοιτο γεγονέναι τοῦ σώματος ἡμῶν. ὥσπερ δ᾽ εἰς τὸ τραφῆναι τὰ θρέψεως δεόμενα μόρια (507) κυριωτάτη τῶν αἰτιῶν ἐστιν ἡ τρέφουσα
δύναμις αὐτὰ, κατὰ τὸν αὐτὸν τρόπον ἡ μὲν ἐν τῇ γαστρὶ
πρὸς τὴν τῶν σίτων πέψιν, ἡ δ᾽ ἐν ἥπατί τε καὶ φλεψὶ
πρὸς τὴν τοῦ πεφθέντος αἱμάτωσιν. οὐ μὴν οὐδ᾽ ἀναγκαῖον ἅπαντά με τὰ κατὰ μέρος ἔργα τῆς φύσεως διέρχεσθαι νῦν. ἀρκεῖ γὰρ ἀναμνῆσαι μόνον, ὡς ἐν τοῖς τῶν
φυσικῶν δυνάμεων ὑπομνήμασιν ἐδείχθησαν αἱ καθόλου
δυνάμεις αὐτῆς, αἷς ἅπαντα τὰ κατὰ τὸ ζῶον ἐργάζεται,
τέτταρες οὖσαι. πρώτη μὲν ἡ τῶν οἰκείων ἑλκτικὴ, δευτέρα δὲ ἡ τούτων αὐτῶν ἀλλοιωτική τε καὶ πεπτικὴ καὶ
τρίτη ἡ καθεκτικὴ τῶν οἰκείων καὶ τετάρτη τῶν οὐκ οἰκείων ἀποκριτική. ταύταις οὖν ταῖς δυνάμεσιν οὐ μόνον
ὑγιεινὸν φυλάττει τὸ ζῶον, ἀλλὰ νοσῆσαν ὑγιάζει, κᾀκ τῶνδε

praeparans atque conficiens. Quod ſi devorata cibaria
neque recte concocta ſint, neque digeſta, neque in ſanguinem verſa, neque alendarum partium vim invenerint,
ſtatim mehercule, neque corporis noſtri alimentum fuiſſe
dicentur. Quemadmodum vero ad nutriendas partes refectionis egentes ipſa nutriens facultas longe princeps
cauſa eſt, eadem ſane pacto et ventriculi vis ad cibos
concoquendos et jecoris venarumque facultas ad concoctum
in ſanguinem convertendum ſeſe habent. Verum enimvero cuncta me naturae opera particulatim nunc recen-
ſere neceſſe non eſt. Nam memoria repetere ſatis fuerit,
in commentariis de naturalibus viribus, omnes naturae
communes facultates fuiſſe explicatas, numero quatuor,
quibus animal agens omnia molitur ac perficit: primam
quidem propriorum attractricem; ſecundam vero, horum
ipſorum commutatricem et concoctricem; tertiam utilium
retentricem et quartam alienorum expultricem. His itaque poteſtatibus non modo ſanum animal tuetur, ſed etiam

δῆλον, ὅσον ἀξιώματι προύχει τῶν ποιητικῶν ὑγείας αἰτίων.
ἅπαντα γὰρ τἆλλα παρασκευάζει τὴν οἰκείαν ὕλην αὐτῇ,
καθάπερ ἐκτὸς ὁρῶμεν ἄλλην τέχνην ἄλλῃ ὑπουργοῦσαν.
ὑφάντῃ μὲν γὰρ κερκίδας καὶ ἱστοὺς καὶ κτένας ὁ τέκτων
παρασκευάζει. τούτῳ δὲ ξύλα μὲν ὁ ὑλοτόμος, ἀξίνην δὲ
καὶ σκέπαρνον ὁ χαλκεύς, τῷ χαλκεῖ δ' αὐτῷ τὸν σίδηρον
ὁ μεταλλεύς. καὶ σπάνιόν ἐστιν εὑρεῖν τέχνην ποιητικὴν
οὐδεμιᾶς ἑτέρας δεομένην ἢ ὄργανα παρασκευαζούσης ἢ ὕλην
ἐπιτήδειον εἰς τὸ δημιουρ- [512] γούμενον. οὕτως οὖν
καὶ τῷ ἰατρῷ πολλαὶ τέχναι παρασκευάζουσι τὰς ἐπιτηδείους ὕλας, ὥσπερ αὐτὸς αὖ πάλιν τῇ φύσει μετά τινων
ὑπηρετῶν. ἀνάλογον γάρ ἐστιν ὡς ἀρχιτέκτων πρὸς οἰκοδό-
μους καὶ τέκτονας καὶ τοὺς ἄλλους τεχνίτας, ὧν ἐστιν ἀρχι-
κὸς ὁ ἰατρὸς πρὸς ὑπηρέτας. εἰσὶ δ' οὗτοι ῥιζοτόμοι, μυ-
ρεψοί, μάγειροι καταπλάττοντες, ἐπιβρέχοντες, κλύζοντες,
ἀποσχάζοντες, φλεβοτομοῦντες, σικυάζοντες. εἰ δ' ἡμεῖς καὶ

aegro fanitatem reſtituit. Et ex his abunde conſtat,
quantum fanitatis effectricis caufas natura dignitate ante-
cellat: omnia enim reliqua materiam ipſi parant et fug-
gerunt; quemadmodum exterius quoque artem aliam alii
miniſtrantem videmus. Textori namque radios textorios
et pectines lignarius faber molitur; huic vero ligna materiae excifor; fecurim item et dolabram ferrarius artifex.
Ferrario autem ipſi ferrum metallorum effoſſor comparat;
rarumque eſt artem effectivam invenire nulla alia egen-
tem, quae aut inſtrumenta fabricetur aut materiam operi
idoneam reddat. Ita fane et medico multae artes aptas materias praeparant, perinde ut ipſe rurfum naturae cum quibusdam miniſtris fuppeditat. Quam enim proportionem
architectus erga aedificatores lignariosque fabros et alios
quibus imperat artifices, eandem et medicus erga miniſtros fuos gerit. Iſti vero funt herbarii, unguentarii, co-
qui, cataplafmata adhibentes, humore confpergentes, cly-
ſterem fuffundentes, fcarificantes, venam fcindentes, cu-

230 ΙΠΠΟΚΡΑΤΟΥΣ ΕΠΙΔΗΜΙΩΝ ΣΤ

Ed. Chart. IX. [512.]   Ed. Bas. V. (507.)

ταῦτα μεμαθήκαμέν τε καὶ πράττομεν, ὅμοιόν τι ποιοῦμεν
ἐρίσσειν ἐπισταμένῳ κυβερνήτῃ καὶ ῥᾳδίως ἐπ᾽ ἄκρον ἀνα-
βῆναι δυναμένῳ τοῦ ἱστοῦ, ὅσα τ᾽ἄλλα τῶν ναυτῶν ἐστιν
ἔργα γινώσκοντί τε καὶ πράττοντι. καὶ γὰρ στρατηγοὶ
πολλοὶ πολλάκις καὶ τοξεύειν καὶ ἀκοντίζειν καὶ μάχεσθαι
διὰ ξιφῶν τε καὶ δοράτων ἐπίστανταί τε καὶ πράττουσι
καὶ βασιλεῖς ὡσαύτως, ἀλλ᾽ οὐκ ἢ βασιλεὺς ἢ στρατηγὸς
ἦν Ἀλέξανδρος ὁ Μακεδὼν ἢ Φίλιππος ὁ πατὴρ αὐτοῦ
ταῦτα τὰ τῶν στρατιωτῶν ἔπραττον, ἀλλὰ καθ᾽ ἑτέρας τέχνας ὑπηρετικὰς τῇ στρατηγικῇ τε καὶ βασιλικῇ. καὶ τοίνυν
καὶ ἡμεῖς ᾗ μὲν ἰατροὶ γινώσκομεν ἑκάστου βοηθήματος
ποιότητά τε καὶ ποσότητα καὶ καιρὸν καὶ τρόπον χρήσεως,
ᾗ δ᾽ ὑπηρέται φλεβοτομοῦμεν καὶ σικνάζομεν καὶ τἆλλα
διὰ τῶν χειρῶν ἐνεργοῦμεν. ἀξιώματι τοιγαροῦν ἡ μὲν ἰατρικὴ πρώτη τῶν ἰατρῶν ἐστιν, ὁ δ᾽ ἰατρὸς τῆς ὑπηρετικῆς
τέχνης, ἐκείνη δὲ τῶν ὑπηρετῶν, οἱ δ᾽ ὑπηρέται τῶν πα-
ρασκευαζουσῶν αὐτοῖς τά τε ὄργανα καὶ τὰς ὕλας τῶν
τεχνῶν, ἐκεῖναι δὲ ἐργαζομένων τὰ κατὰ ταύτας τεχνιτῶν,

curbitulas affigentes. At fi nos etiam haec didicimus et
facimus, perinde facimus atque gubernator remigandi
peritus et facile fummum malum confcendere volens et
omnia alia nautarum munera cognofcens et exfequens.
Etenim multi imperatores faepe et arcu uti et jaculari et
pugnare gladio haftaque fciunt et faciunt et reges pariter;
fed non ut rex, ut imperator erat Alexander Macedo,
aut ejus pater Philippus, fed per alias artes imperato-
riae atque regiae infervientes haec militaria munera obi-
bant. Itaque et nos ut medici, cujuscunque auxilii qualitatem, quantitatem, occafionem et utendi modum cognofcimus; ut miniftri vero venam refcindimus et cucurbitu-
las admovemus et reliqua manibus operamur. Dignitate
igitur ars medica medicis praeftat, medicus arti fervienti,
illa miniftris, miniftri artibus fibi inftrumenta materiasque
parantibus illae artificibus per ipfas agentibus, artifices vero praeparatis materiis atque inftrumentis. Con-

Ed. Chart. IX. [512.] Ed. Baf. V. (507.)

αὐτοὶ δ᾽ οἱ τεχνῖται τῶν παρασκευαζομένων ὑλῶν τε καὶ
ὀργάνων. ἀνάπαλιν τοίνυν ἕνεκα μονιμωτέρας γνώσεώς τε
καὶ μνήμης τῷ καταλόγῳ τῶν τεχνῶν ἀκόλουθον, ἐσχάτους
μὲν εἰς ὑγιείας φυλακὴν καὶ ποίησιν εἶναι τοὺς κατασκευά-
ζοντας ἡμῖν κλυστῆρας καὶ φλεβότομα καὶ σμίλας καὶ ψοι-
λίδας καὶ κλυστῆρας καὶ τἄλλα τῆς ἰατρικῆς τέχνης ὄργανα,
σὺν αὐτοῖς δὲ καὶ τοὺς τὰς ὕλας προπαρασκευάζοντας, οὓς
ὀνομάζουσι ῥιζοτόμους καὶ βοτανικοὺς καὶ τὰ ἐκ τῶν με-
τάλλων ὅσα τ᾽ ἄλλα τοιαῦτα παρέχοντας. ἀνωτέρω δὲ τούτων τὰς τέχνας αὐτῶν, ὡς ἀνωτέρω τοὺς ὑπηρέτας τῶν
ἰατρῶν καὶ τούτων ἀνωτέρω τὴν τέχνην αὐτῶν, ἐφ᾽ ᾗ
τοὺς ἰατρούς, εἶτα τὴν ἰατρικὴν αὐτήν, ἥτις πάλιν ὑπηρετεῖ τῇ φύσει. καὶ τῶν γε τῆς φύσεως αὐτῆς δυνάμεων
ἔνιαι μέν εἰσι πρῶται, καθ᾽ ἃς τὸ ζῷον ἐν τῇ ζωῇ διαμένει, τὸ τελεώτατον ἀξίωμα πρὸς τὴν ἀρίστην ζωὴν τοῦ σώματος ἔχουσαι. καλῶ δὲ ἀρίστην ζωὴν τὴν ἐν ὑγιείᾳ δηλονότι, μοχθηρὰ γὰρ ἡ ἐν νόσοις. ἕτεραι δ᾽ εἰσὶ τούτων
ὑπηρετικαὶ δυνάμεις, εἶτ᾽ ἐκείνων πάλιν ἄλλαι. καὶ τοίνυν

verfo igitur ordine firmioris notitiae atque memoriae cauſa,
enumerandis artibus accidit, ad ſervandam efficiendamque
ſanitatem nobilitate ultimos eſſe, qui nobis clyſteres,
ſcalpella, ſpecilla, forfices et reliqua medicae artis inſtrumenta fabricantur; cum his et eos qui materias praeparant, quos radicum exciſores et herbarios vocant, nec
non et qui ex metallis effoſſa aliaque id genus praebent;
ſupra hos vero ipſorum artes, ſupra quos et miniſtros
medicorum, his quoque ſuperiorem ipſorum artem, ea
ſuperiores medicos eſſe: medicis artem medicam, quae
rurſum naturae miniſtra eſt. Atqui inter ipſius naturae
facultates nonnullae quidem ſunt primariae, per quas ſcilicet animal in vita ſervatur, ſummam nobilitatem ad
optimam corporis vitam poſſidentes; optimam autem vitam nomino, quae in ſanitate videlicet agitur: prava
enim in morbis vita eſt; alterae ſunt vero iſtarum mini-
ſtrae facultates, deinde illarum item aliae. Itaque poſtea-

232 ΙΠΠΟΚΡΑΤΟΥΣ ΕΠΙΔΗΜΙΩΝ ΣΤ

Ed. Chart. IX. [512. 513.]　　　　Ed. Baf. V. (507.)

ἐπειδὴ τὸν κατάλογον ἅπαντα τῶν πρὸς ὑγιειάν τε καὶ ζωὴν
ἀναγκαίων τεχνῶν τε καὶ δυνάμεων ἐν τῷδε τῷ λόγῳ προὐ-
θέμην εἰπεῖν ἑτέρωθί γε μηδαμόθι διεληλυθὼς, οὐκ ὀκνήσω
καὶ τὰ τῶν διηκουσῶν ἡμᾶς δυνάμεων ἀξιώματα προσθεῖναι. πρῶτον μὲν οὖν εἰσὶν αἱ τὴν ὑγιεινὴν συμμετρίαν
φυλάττουσαι τῷ ζώῳ κατὰ ποσόν τε καὶ ποιόν. ἐπειδὴ
γὰρ οὐκ ἔστι μόνιμος ἡ οὐσία τοῦ σώματος ἡμῶν, οὔτε
κατὰ τὸ ποσὸν οὔτε κατὰ τὸ ποιόν, ἀλλ᾽ ἡ μὲν ποσότης
μειοῦται κατὰ τὴν ἄδηλον αἰσθήσει διαπνοὴν, ἡ δὲ ποιότης ὑπαλλάττεται τρεπομένης ἀεὶ τῆς κράσεως, οὐ μόνον
ἐκ τοῦ περιέχοντος, ἀλλὰ κἀξ ἡμῶν, ὡς ἐν τοῖς ὑγιεινοῖς
ἐπιδέδεικται. πρὸς μὲν τὴν τῆς ποσότητος ἐπανόρθωσιν
ἡ θρεπτικὴ δύναμις ἡμῖν ἐστι, πρὸς δὲ τῆς ποιότητος ἥ
τε ἀναπνοὴ καὶ ἡ καθ᾽ ὅλον τὸ σῶμα διαπνοή. δεομένων
δὲ ὕλης οἰκείας τῶν [513] τρέφεσθαι μελλόντων, ἑτέρα τίς
ἐστιν ἡμῖν δύναμις, ἣν οὐ χεῖρον ὀνομάσαι συντόμου καὶ
σαφοῦς ἕνεκα διδασκαλίας αἱματοποιητικήν· ἢ πάλιν ἐπιτήδειος ἑτέρα δύναμίς ἐστιν, ἡ κατὰ τὴν γαστέρα πεπτική.

quam hoc in fermone artes omnes ac poteftates fanitati
vitaeqne neceffarias, nunquam alibi eas profecutus, recen-
fere conftitui, neque regentium nos poteftatum dignitates
adjicere me piguerit. Primae igitur funt falubrem animantis moderationem in quali et quanto confervantes.
Quum enim corporis noftri fubftantia nec magnitudinem
nec qualitatem eandem retineat, fed magnitudo per fenfus latentem exhalationem dilabatur, qualitas vero, temperatura fupra variante, permutetur non ab aëre folum
ambiente, fed etiam ex nobis, quemadmodum in libris de
tuenda fanitate explicavimus, ad magnitudinem farciendam
altrix poteftas in nobis ineft; ad qualitatem corrigendam
et refpiratio et per totum corpus difflatio comparatae
funt. Sed cum nutriendae partes idonea ac propria materia egerent, alia quaedam in nobis vis ineft, quam haud
alienum fuerit brevis ac dilucidae doctrinae caufa fan-
guificam nominare; cui rurfum alia vis praefto in ventriculo, concoctrix fcilicet, omnibus autem dictis viribus

Ed. Chart. IX. [513.]   Ed. Baf. V. (507.)
κοιναὶ δὲ ἁπασῶν τῶν εἰρημένων δυνάμεων ἕτεραι τέτταρές
εἰσιν, ὧν ἔμπροσθεν ἐμνημόνευσα, κληθεισῶν ὑπ᾽ ἐμοῦ σαφηνείας ἕνεκεν, ἑλκτικῆς, καθεκτικῆς, ἀλλοιωτικῆς καὶ ἀποκριτικῆς. τούτων οὖν ἡμᾶς ἀξιῶ μεμνῆσθαι, γινώσκοντας
ἐνταῦθα μόνον εἰρῆσθαί μοι τὸν λόγον τόνδε, δεικνύντα
τὴν φύσιν ἁπασῶν τεχνῶν πρώτην τε καὶ κυριωτάτην ἰάσεως.

β'.

Ἀνευρίσκει ἡ φύσις ἑαυτῇ τὰς ἐφόδους. οὐκ ἐκ διανοίης.
τὰ μὲν οἷον τὸ σκαρδαμύσσειν, τὰ δὲ καὶ ἡ γλῶσσα ὑπουργέει καὶ ὅσα ἄλλα τοιαῦτα. ἀπαίδευτος ἡ φύσις ἐοῦσα
καὶ οὐ μαθοῦσα τὰ δέοντα ποιέει.

Ἐφόδους ὠνόμασε φύσεως ὡς εἰ καὶ ὁδοὺς ἢ ὁρμὰς
ἐπὶ τὰς ἐνεργείας εἶπεν, οὐχ ὡς ἡμεῖς διανοούμενοί τε καὶ
προαιρούμενοι πράττομεν οὕτως γινομένας. τὸ γοῦν σκαρ-

communes aliae quatuor funt, quas paulo ante memoravi
et clarioris doctrinae caufa propriis nominibus appellavi,
attractoriam fcilicet, retentricem, commutatoriam et expultricem. Haec igitur vos meminiſſe dignum puto, illud
fcientes, me hoc loco tantum hunc fermonem feciſſe,
naturam omnium artium ad medendum primariam atque
potiſſimam eſſe declarantem.

II.

*Adinvenit natura fibi ipfi acceſſus non cogitatione, par-
tim quidem ut connivere, partim vero et lingua fubmi-
niſtrat et id genus alia quaeque. Inerudita natura et
indocta quae opus funt efficit.*

Acceſſus naturae appellavit perinde ac fi et vias aut
impetus ad agendum dixiſſet, non, ut nos prius mente
volventes et prius eligentes facimus, ita et ipfa faciente.

δαμύσσειν, ὀνομάζεται δ᾽ οὕτως τὸ κλείσαντα τὰ βλέφαρα
διὰ ταχέων αὖθις ἀνοῖξαι, παραχρῆμα τοῖς γεννηθεῖσιν
εὐθέως ὑπάρχει ζώοις ἀδιδάκτως. δῆλον δ᾽ ὅτι τὸ ἔργον
τοῦτο μεγίστην ὠφέλειαν παρέχει τοῖς ὀφθαλμοῖς. ἔκαμνέ
τε γὰρ ἀνεῳγμένα τὰ βλέφαρα παντὶ τῷ χρόνῳ τῆς ἐγρηγόρσεως, ἐνέπιπτέ τ᾽ ἂν ἔξωθεν αὐτοῖς πολλὰ λυμαινόμενα
τοῖς χιτῶσιν αὐτῶν. τούτου δ᾽ ἔτι θαυμασιώτερόν ἐστιν
ἔργον τῆς φύσεως, ὃ παρορῶσιν οὐχ οἱ πολλοὶ μόνον, ἀλλὰ
καὶ τῶν ἰατρῶν οἱ πλείονες καίτοι καθ᾽ ἑκάστην ἡμέραν
γινόμενον. ἐὰν γοῦν παιδίῳ διετεῖ δείξας ἄρτον ὀνομάσῃς
αὐτὸν τοῦτο τοὔνομα τὸν ἄρτον ἅμα τῷ δεῖξαι καὶ ποιή-
σῃς οὕτω δίς που καὶ τρὶς, ὅτι τε τοῦ δεικνυμένου σώματος ἡ ἄρτος φωνὴ σημεῖόν ἐστιν ἐνόησε τὸ παιδίον αὐτό
τε μιμησάμενον αὐτὴν φθέγγεται μὴ διδαχθὲν ὅπως χρὴ
κινῆσαι τὴν γλῶτταν. ἀνάλογον δὲ τούτῳ καὶ κατὰ τὰς
ἄλλας κινήσεις, ἃς ὀνομάζουσι προαιρετικάς, ὑπὸ πάντων
γίνεται τῶν ζώων. ἐὰν γοῦν ἐθελήσῃ κάμψαι τι τῶν κώλων, αὐτίκα τοῦτο ποιεῖ, καίτοι μὴ γινῶσκον ἐκεῖνον τὸν

Connivere igitur, fic autem dicitur quum quis claufas pal-
pebras cito iterum aperit, ftatim ortis animalibus et a
nullo edoctis illico ineft. Certum eft autem hujusmodi
actionem maximam oculis utilitatem afferre: fatigarentur
enim palpebrae, fi toto vigiliae tempore paterent, multaque exterius in oculos ipforum tunicas violantia incide-
rent. Praeterea longe ifto admirabilius eft naturae opus,
quod non vulgares modo, fed etiam plures medici, etfi
quotidie fiat, negligenter tamen praetereunt. Nam fi bimo
puero panem oftendens, eum hoc ipfo nomine fimul demonftrans panem voces, idque bis terque feceris, puer
et demonftrati corporis hanc vocem, *panis*, fignum effe
intellexit, ipfamque imitatus pronunciat, quum a nullo
ut linguam movere oporteat ipfe didicerit. Idem vero
quod in hoc et aliis omnibus motibus quos appellant
voluntarios, ab omnibus fit animalibus. Igitur fi voluerint aliquem artuum inflectere, id ftatim efficient, etfi
mufculum illum a quo inflectitur membrum non cogno-

ΚΑΙ ΓΑΛΗΝΟΥ ΕΙΣ ΑΥΤΟ ΥΠΟΜΝΗΜΑ Ε. 235

Ed. Chart. IX. [513. 514.]   Ed. Baf. V. (507. 508.)

μῦν ὑφ᾽ οὗ κάμπτεται. κατὰ τὸν αὐτὸν λόγον ἐκτεῖναι βουληθὲν ἐκτείνει δι᾽ ἑτέρου μυὸς, (508) ἀλλ᾽ οἴθ᾽ ὅστις ὁ μῦς οὗτός ἐστιν οὔτε κατὰ τίνα τρόπον ἐνεργεῖν δύναται δῆλόν ἐστι τῷ κινουμένῳ ζώῳ. πῶς γὰρ οἷόν τε γινώσκειν αὐτὰ, ἃ μηδὲ τοῖς πολλοῖς τῶν ἰατρῶν ἐστι πρόδηλα; καίτοι τί λέγω πολλοῖς; ἐνίοις γὰρ τῶν μυῶν οὐδὲ τῶν ἀνατομικωτάτων τις ἔγνω πρὸ ἡμῶν, ὥσπερ καὶ τὸν κάμπτοντα τὴν ἰγνύην, ἐγκατακεκρυμμένον ἰῇ διαρθρώσει, ἀλλ᾽ ὅμως ἅπαντες ἄνθρωποι κάμπτουσι τὴν κατὰ γόνυ διάρθρωσιν ἅμα τῷ βουληθῆναι. καὶ μὴν οὐ μόνον τοῖς ἀνθρώποις ὑπάρχει τὸ τοιοῦτον τῆς ἐνεργείας εἶδος, ἀλλὰ καὶ τοῖς ἄλλοις ζώοις ἅπασιν. οὕτως ἄρα τῆς φύσεως ἡ δύναμις ἰσχυροτέρα ἐστὶ πρὸς τὸ πράττειν ἁπάσης τέχνης βέλτιον, ἃ συμφέρει τοῖς ζώοις. καὶ τοίνυν Ἱπποκράτης τῆς μὲν τῶν βλεφάρων κινήσεως, ἧς κινοῦμεν αὐτὰ καὶ πρὸς ἄλλην τινὰ πρᾶξιν ἔχομεν τὸν νοῦν, [514] ἐμνημόνευσεν ἐν τῷ φάναι, οἷον τὸ σκαρδαμύσσειν· τῆς δὲ κατὰ γλῶτταν ἐν τῷ φθέγγεσθαι διὰ τοῦ φάναι καὶ ἡ γλῶσσα

ſcant. Eadem ratione oſtendere volentia per alterum muſculum extendent; ſed neque quis muſculus iſte ſit, neque quo pacto agere poſſit, moventi animali notum ſit. Quo enim modo ea comprehendere poteſt, quae multis etiam medicis incognita ſunt? quid dico multis, quum nonnullos muſculos quidam diſſectoriae artis vel peritiſſimi ante nos ignoraverint, ut eum qui intra articulationem abditus poplitem incurvat; nihil minus tamen omnes homines ipſius genu articulum, ſimulatque voluerint, inflectunt. Quin non in ſolis hominibus, ſed etiam in aliis cunctis animantibus hujusmodi actionis ſpecies reperitur, uſque adeo naturae vis ad ea, quae animalibus conducunt, rectius praeſtanda, qualibet arte potentior eſt. Quocirca et Hippocrates de palpebrarum motu, quod ſcilicet ipſas alteri etiam negotio incumbentes agitamus, mentionem fecit, dicens: ut connivere; motum vero in loquendo linguae, per ea verba commemoravit, lingua vero et ſub-

Ed. Chart. IX. [514.]   Ed. Baf. V. (508.)
δὲ ὑπουργέει. προελομένων γὰρ ἡμῶν ἡντιναοῦν φθέγξα
σθαι φωνὴν, ἡ γλῶσσα πρὸς τὴν διάρθρωσιν αὐτῆς ἑτοίμως
ὑπηρετεῖ. τὰ γοῦν παιδία τὰ νῦν πρῶτον ἀκούσαντα τῶν
δυσκρίτων φωνῶν οἷον τῆς στράξ καὶ σφὶγξ, εὐθέως αὐτὰς
φθέγγονται μιμούμενα, μήθ᾽ οὕστινας μῦς τῆς γλώσσης
δεῖ κινῆσαι γινώσκοντα μήθ᾽ ὅπως αὐτὴν ἀνατείνειν ἢ
κλᾶν ἢ περιάγειν ἢ στηρίζειν ἄνω πρὸς τὴν ὑπερῴαν ἢ
τοὺς προσθίους ὀδόντας ἤ τι μέρος ἄλλο τοῦ στόματος.
ὅταν δ᾽ εἴπῃ, καὶ ὅσα ἄλλα, τῶν προαιρετικῶν ἀναμιμνή
σκει σε κινήσεων, ἐφ᾽ ὧν, ὡς ἔφην, τὰ ζῶα πάντα μὴ
ὅτι τὰς κινήσεις τῶν μυῶν, ἀλλὰ μηδ᾽ αὐτοὺς γινώσκοντα
τοὺς μῦς, ὅμως ἅμα τῷ προελέσθαι κάμψαι τὸ μόριον ἢ
ἐκτεῖναι, παραχρῆμα τοῦτο ποιεῖ, καθάπερ γε κἂν εἰς τὸ
πλάγιον ἀπάγειν ἐθελήσῃ καὶ περιτρέψαι καὶ ἐλελίξαι, κἂν
ὁπωσοῦν ἑτέρως κινῆσαι. διὸ καὶ τούτοις αὐτοῖς ἐπεφώνη
σεν, ἀπαίδευτος ἡ φύσις οὖσα οὐ μαθοῦσα τὰ δέοντα ποιεῖ.
καλοῦνται μὲν οὖν οἱ μαθόντες ὁτιοῦν μάθημα πεπαιδεῦ
σθαι κατ᾽ ἐκεῖνο, τῇ φύσει δ᾽ ὑπάρχει πεπαιδευμένα τὰ μέ

miniftrat; nobis enim quamque vocem praeferre volentibus lingua ad ipfam articulandam promte obfequitur.
Pueri igitur voces prolatu difficiles nunc primum audientes, ut ftrax et fphinx, ftatim ipfas nos imitantes eloquuntur; neque quos linguae mufculos movere oporteat neque
quomodo ipfam extendere aut flectere aut circumvolvere
aut fuperius palato aut prioribus dentibus aut alii cuipiam auris particulae admovere ftabilireque conveniat
agnofcentes. Quum dixit autem et alia quaeque voluntarias motiones, in memoriam tibi revocat; in quibus, ut
dixi, animalia cuncta non folum mufculorum motus, fed
etiam ipfos mufculos ignorantia, fimulatque membrum incurvare aut extendere voluerint, confeftim id faciunt,
ficut etiam fi in obliquum abducere et convertere aut circumvolvere, five utcunque aliter movere ftatuerint. Idcirco et iftis ipfis dictis acclamavit, inerudita natura non
edocta congruentia facit. Vocantur quidem quamlibet
difciplinam edocti in illa effe eruditi; natura autem ita

γιστα εἶναι χωρὶς τοῦ μαθεῖν, ὥσπερ ὁ Θουκυδίδης ἐπὶ
τοῦ Θεμιστοκλέους εἶπεν. οἰκείᾳ γὰρ συνέσει καὶ οὔτε
προμαθὼν εἰς αὐτοὺς οὐδὲν οὔτε ἐπιμαθὼν, τῶν δὲ παραχρῆμα, δι' ἐλαχίστης βουλῆς κάλλιστος γνώμων καὶ τῶν
μελλόντων ἐπὶ πλεῖστον τοῦ γενησομένου ἄριστος εἰκα-
στής.

γ΄.

Δάκρυα, ῥινῶν ὑγρότης, πταρμοὶ, ὠτὸς ῥύπος, στόματος
σιάλου ἀναγωγὴ, πνεύματος εἴσοδος, ἔξοδος, χάσμη, βὴξ,
λυγμὸς, οὐ τοῦ αὐτοῦ παντάπασι τρόπου.

Εἰς τὴν ἐξήγησιν τήνδε τῆς ῥήσεως ὅσα δοκεῖ μοι
κάλλιστ' ἄν τις εἰπεῖν ἐγὼ διεξελθὼν πρότερον οὕτω μεταβήσομαι πρὸς τοὺς ἐξηγησαμένους τὸ βιβλίον, ἅπαντας μὲν
οἰομένους ἀφωρίσθαι τῆς προγεγραμμένης ῥήσεως τὴν νῦν
ἡμῖν προκειμένην, ἐξηγουμένους τε τὰς λέξεις αὐτοῖς ἀπά-

erudita eſt, ut maxima ſine doctore noverit. Qualem
fuiſſe Themiſtoclem Thucydides memoriae prodidit, ita
inquiens: propria namque intelligentia neque prius ad
ipſam pertinens quidquam neque poſterius edoctus et de
eorum, quae de improviſo incidebant, celerrimo conſilio
deprehenſo optimus et eorum quae longe poſterius ventura
eſſent perſpicaciſſimus conjector.

III.

*Lacrymae, narium humor, ſternutamenta, auris ſordes,
auris ſalivae rejectio, ſpiritus introitus, exitus, oſcitatio,
tuſſis, ſingultus, non ejusdem omnino modi.*

   Cum ea quae mihi optime ad haec verba explananda
quiſpiam dicere poſſe videtur prius retulero, deinde ad
hujus libri interpretes tranſibo, qui omnes verba haec a
ſuperioribus diſjunxerunt, omniaque ipſa ſingulatim tan-

238 ΙΠΠΟΚΡΑΤΟΥΣ ΕΠΙΔΗΜΙΩΝ ΣΤ

Ed. Chart. IX. [514. 515.]   Ed. Baf. V. (508.)
σας ὡς εἰς πρόγνωσιν διαφερούσας. ἐμοὶ δὲ φαίνεται τὸ
προκείμενον ἐξ ἀρχῆς ἔτι καὶ νῦν διὰ ταύτης ὅλης κατασκευάζειν ὁ Ἱπποκράτης· προὔκειτο δὲ αὐτῷ δεῖξαι τὴν
φύσιν πάντα ἐπὶ σωτηρίᾳ τοῦ ἀνθρώπου πράττουσαν. ἀρξάμενος οὖν ἀπὸ τῶν ἔργων αὐτῆς, ὅσα κατὰ τὰ σώματα
τῶν ζώων ὑγιαινόντων ἐργάζεται καὶ διελθὼν αὐτὰ κατὰ
τὴν πρὸ ταύτης ῥῆσιν, ἑξῆς ὅσα κατὰ τὰς νοσώδεις διαθέσεις ἢ κοινὰς ὑγιαινόντων καὶ νοσούντων σωμάτων, ἐπὶ σωτηρίᾳ τοῦ ζώου ποιεῖ κατὰ τὸν ἐνεστῶτα λόγον ἐδήλωσεν,
ὧν ἕκαστον ἐγὼ κατὰ μέρος προχειριζόμενος ἐπιδείξω, τινὰ
μὲν, ὡς ἔφην, ὄντα ἴδια νοσωδῶν διαθέσεων, ἔνια δὲ κοινὰ
νοσοῦσί τε καὶ ὑγιαίνουσι, καὶ νοσοῦσι γίνεται ποτὲ μὲν
ἑπόμενα τῷ πρώτῳ τῆς κατὰ τοὺς ὀφθαλμοὺς νοσώδους
διαθέσεως, ὥσπερ ὅταν φλεγμαίνουσι, ποτὲ δὲ τῆς φύσεως
ἀποκρινούσης τὸ πλεο- [515] νάζον ὑγρὸν ἢ γεννώσης τὸ
λεῖπον ἐν τοῖς κατ' αὐτοὺς ἀδέσιν. οὕτω δὲ καὶ ἡ τῆς ῥινὸς ὑγρότης, ἐκκενουμένων δι' αὐτῆς τῶν κατὰ τὸν ἐγκέφα-

quam ad praefenfionem facientia interpretati funt. Verum tamen nobis videtur Hippocrates propofitum fuum ab
initio et in praefentia per totum hunc fermonem confir-
mare; ipfe vero naturam falutis hominum caufa omnia facientem demonftrare conftituerat. Itaque ab operibus ejus
exorfus, quaecunque in corporibus recte valentium animantium facit ipfisque fuperiori narratione enumeratis,
deinceps quaecunque in morbofis affectibus aut fanorum
languentiumque corporum communibus, ad animalis falutem natura moliatur, praefenti oratione declarat. Quorum
unumquodque ego particulatim proponens, nonnulla quidem, ut dixi, morboforum affectuum propria, nonnulla
aegrotantium fanorumque communia effe demonftrabo. Atque in aegrotantibus lacrymae quidem nonnunquam fiunt,
morbofi oculorum affectus modum fequentes, ut quando
ipfi phlegmone tentantur; nonnunquam vero natura fupervacuum humorem expellente aut deficientem in glan-
dulofis ipforum carnibus procreante. Nempe et hoc modo

λον ἀθροιζομένων περιττωμάτων γίνεται. καὶ οἱ πταρμοὶ
δὲ φύσεως μὲν ἔργον ὑπάρχουσιν ἀεὶ, γίνονται δὲ ἐπὶ νοσώδεσι διαθέσεσιν. ὀνομάζω δὲ νοσώδεις διαθέσεις οὐ μόνον ὅταν ἤδη νοσῶσιν, ἀλλὰ κἀπειδὰν ἄρχηταί τις αὐτῶν
συνίστασθαι. οἷον γὰρ ἐπ' ὀφθαλμῶν ἐστιν ἡ τάραξις ἰδίως
ὀνομαζομένη, φλεγμονῆς ἀρχή τις οὖσα, τοιαῦται πολλαὶ
νοσώδεις διαθέσεις ἀρχόμεναι συνίστασθαι λύονται τῆς φύσεως ἐκκρινούσης τοὺς γεννῶντας αὐτὰς ἀτμούς τε καὶ χυμούς. εἴρηται δὲ περὶ πάντων τῶν τοιούτων ἐν ταῖς περὶ
τῶν συμπτωμάτων αἰτίαις. ἔνια μὲν γὰρ αὐτῶν ἀεὶ ὑπὸ
τῆς φύσεως γίνεται, κωλυτικὰ δ' ἐστὶ νοσωδῶν διαθέσεων,
ἤτοι γεννωμένων ἢ γεννᾶσθαι μελλουσῶν, ὥσπερ ἔνια τῶν
ἤδη γεγενημένων τε καὶ συμπεπληρωμένων θεραπευτικὰ, κἀὶ
τοῦτ'ἔστι τὸ τοὺς ἐξηγητὰς ἀπατῆσαν, ὡς οὐκ εἴη νῦν ὁ
λόγος Ἱπποκράτους περὶ τῶν τῆς φύσεως ἔργων, ἀλλ' ἔν γε
τοῖς τρισὶν ὑπομνήμασιν ἐν οἷς διέρχομαι περὶ τῶν ἐν τοῖς
συμπτώμασιν αἰτίων, ἅπας οὗτος ὁ λόγος ἐξείργασταί μοι
δεικνύντι τῆς φύσεως ἐνεργούσης γίνεσθαι τοιαῦτα πάντα

narium humor excrementis in cerebro collectis, per ipfas
effluentibus accidit. Sternutamenta vero et ipfa fuper
naturae opus funt, ab affectibus autem morbofis proveniunt; at morbofos affectus voco non folum quum aliqui jam aegrotant, fed etiam quum quispiam iftorum affectuum exoriri incipit. Qualis enim in oculis eft proprie vocata turbatio, quae phlegmones quoddam initium
eft, tales multi morbofi affectus confiftere incipientes diffolvuntur, natura vapores et fuccos eorum opifices ex-
cernente. Verum de his omnibus in libris de fymptomatum caufis difputatum eft. Nam ipforum quaedam femper a natura fiunt, quae morbofos affectus aut jam nafcentes aut futuros impediunt, ficut alia jam factos et
abfolutos tollunt; idque eft quod explanatores fefellit,
nunc fcilicet ab Hippocrate de naturae operibus fermonem
non credentes fieri. Sed tribus commentariis, in quibus
de fymptomatum caufis difputo, totus ifte fermo diligenter a me confectus eft, omnia id genus fymptomata, qui-

συμπτώματα, περὶ ὧν νῦν ὁ λόγος ἐνέστησε. καὶ γὰρ ὁ
τῶν ὤτων ῥύπος ὑπ᾽ ἐκείνης γίνεται καθαιρούσης ἐγκέφαλον
τὰ περιττώματα, καὶ ἡ βὴξ ἕνεκα τοῦ καθαρὰς ἐργάζεσθαι
τὰς ὁδοὺς τῆς ἀναπνοῆς ἐδείχθη γενομένη, καθάπερ γε καὶ
ὁ λυγμὸς καὶ χάσμη καὶ σκορδονισμός, ἐκκρίσεως ἕνεκεν
περιττωμάτων. ἔνια δὲ τῶν εἰρημένων κατὰ τὴν προκειμένην ῥῆσιν οὐδὲ συμπτώματα ὅλως ἐστὶν, ὡς καὶ ἥ τε ἀναπνοὴ καὶ ἡ καθ᾽ ὅλον τὸ σῶμα διαπνοή. δεδήλωται δὲ ὑπ᾽
αὐτοῦ περὶ μὲν τῆς ἀναπνοῆς, ἔνθα φησίν· πνεύματος εἴσοδος, ἔξοδος. περὶ δὲ τῆς διαπνοῆς ἐφεξῆς, ἔνθα πάλιν
ἔγραψε, τροφῆς καὶ πνοῆς. σιάλου δὲ γένεσις ἐν τῷ στόματι τῶν προνοητικῶς ὑπὸ τῆς φύσεώς ἐστι γενομένων,
ὥσπερ γε καὶ ἡ ἐκ θώρακός τε καὶ πνεύμονος ἀναγωγὴ τῶν
πτυέλων. εἴρηται δὲ καὶ περὶ τούτων ἐν τῇ προκειμένῃ
ῥήσει κατὰ τήνδε τὴν λέξιν, στόματος σιάλου ἀναγωγή. καὶ
χρὴ τὸ μὲν, στόματος σιάλου, καθ᾽ ἑαυτὸ προενέγκασθαι,
τὸ δ᾽ ἀναγωγὴ μετ᾽ αὐτὸ προσθέντας τοῦ πτυέλου, τάχα
μὲν ἁμαρτηθέντος εὐθὺς ἐν ἀρχῇ τοῦ πρώτου τῶν ἀντι-

bus praefens habetur oratio, a natura effectrice manare
oftendente. Aurium namque fordes ab illa, cerebri excrementa purgante, colliguntur. Tuffim quoque, ut fpiritus itinera emundarentur, fieri oftenfum eft: quemadmodum et fingultus et ofcitatio et pandiculatio, purga-
mentorum expellendorum caufa proveniunt. At nonnulla
in propofita oratione dicta neque fymptomata omnino
funt, ut refpiratio et per totum corpus difflatio. Ab
ipfo vero de refpiratione explicatum eft, ubi ait, fpiritus
introitus, exitus; de difflatione autem pofterius; ubi iterum fcripfit, alimenti et fpirationis. At falivae in ore
generatio inter ea, quae provide a natura fiunt, connu-
merantur, quemadmodum et fputi ex pectore atque pulmone rejectio. De hoc vero et in praefenti parte per
haec verba dictum eft: oris falivae rejectio et oportet
quidem oris falivae per fe proferre, hanc vocem autem,
rejectio, feparatim addita hac dictione, fputi, quae fortaffe quidem ftatim ab initio a primo librario vitiato pri-

γράφων ὑπὸ τοῦ πρώτου βιβλιογράφου, τάχα δὲ αὐτοῦ
τοῦ Ἱπποκράτους παραλιπόντος, ὡς ἂν ἑαυτῷ τινα ὑποτύ-
πωσιν γράφοντος, οὐ πρὸς ἔκδοσιν σύγγραμμα. τὸ δ' ἐπὶ
τῇ τελευτῇ τῆς προκειμένης ῥήσεως γεγραμμένον οὐ τοῦ
αὐτοῦ παντάπασι τρόπου τοιόνδ' ἐστί. πάντα τὰ εἰρημένα
πᾶσι τοῖς εἰρημένοις οὐ τοῦ αὐτοῦ τρόπου ἐστίν. ὡς γὰρ
ἐδείξαμεν, ἔνια μὲν ἐπὶ τῶν κατὰ φύσιν ἐχόντων μόνων
γίνεται, τινὰ δὲ ἐπὶ μόνων τῶν νοσωδῶν διαθέσεων, ὥσπερ
δ' αὖ πάλιν ὑπ' ἀμφοτέρων ἔνια, καὶ τινὰ μὲν αὐτῶν μόνης
τῆς φύσεώς ἐστιν ἔργα. γραφόντων δὲ τήνδε τὴν λέξιν τῶν
ἐξηγητῶν πολυειδῶς ὀλίγον ὕστερον αἱ γραφαὶ λεχθήσον-
ται. νυνὶ δὲ πρότερον, ὅσον ἔθ' ὑπόλοιπόν ἐστιν ὅλης τῆς
ῥήσεως, ἐν ᾗ τὰ φύσεως ἔργα κατέλεξεν, ἐξηγήσομαι.

δ'.

[516] (509) Οὔρου ἄφοδος καὶ φύσης καὶ ταύτης τῆς ἑτέρης τροφῆς καὶ πνοῆς καὶ τοῖσι θήλεσι, τούτοισι καὶ
κατὰ τὸ ἄλλο σῶμα ἱδρῶτες, κνησμοὶ, σκορδινισμοὶ καὶ
ὅσα τοιαῦτα.

mo exemplari; fortaffe et ab ipfo Hippocrate praetermiffum
eft, utpote qui fibi ipfi quandam veluti defignationem et
non librum in vulgus edendum confcriberet. Extrema
autem illa verba non ejusdem omnino modi id fibi volunt, omnia fcilicet enumerata non eodem in omnibus
dictis fe modo habere. Ut enim oftendimus, nonnulla
folis recte valentibus, quaedam folis languentibus, quemadmodum rurfum alia utrisque eveniunt; item ex his
aliqua folius naturae opera funt. Explanatoribus autem
varie haec verba fcribentibus paulo poft varias eorum
lectiones recitabo. Nunc vero prius, quod ex toto fermone
adhuc reftat, in quo naturae opera recenfet, explicabo.

IV.

Lotii dejectionis et flatus et hujus utriusque alimoniae,
et fpiritus et feminis. Et in alio corpore fudores, fcal-
ptus, pandiculationes et quaecunque hujusmodi funt.

Γράφουσι μὲν καὶ ταύτην τὴν λέξιν ἄλλοι ἄλλως, ἀλλ
ἐγὼ καὶ νῦν τὴν τοῖς πλείσιοις ὁμολογουμένην γραφὴν, ὅλῃ
τε τῇ κατὰ τὴν ῥῆσιν διανοίᾳ συμφωνοῦσαν, ἔν τε τοῖς
ἀκριβέσι τῶν παλαιῶν ἀντιγράφων εὑρισκομένην εἱλόμην.
ἔστι δ᾽ ὁ νοῦς αὐτῆς τοιοῦτος, ὥσπερ ἐπὶ τῶν προειρημένων συμπτωμάτων ἔργα φύσεως αὐτοδιδάκτου διῆλθεν ἐπὶ
σωτηρίᾳ τοῦ ζώου γενόμενα, κατὰ τὸν αὐτὸν τρόπον καὶ
νῦν οὔρου καὶ ἀφόδου καὶ φύσης διττῆς ἐμνημόνευσε καὶ
τροφῆς καὶ διαπνοῆς καὶ τῶν τοῖς θήλεσι ζώοις ὑπαρχόντων μόνοις, εἶτ᾽ ἐφεξῆς ἱδρώτων τε καὶ κνησμῶν καὶ σκορ-
δονισμῶν. ἥ τε γὰρ δι᾽ οὔρων διάκρισις ἐὰν ἀναμνησθῇς
ὅπως γίνεται, θαυμαστὴν ἐνδείξεταί σοι πρόνοιαν εἰς τὰ
ζῶα, τῆς τε τῶν νεφρῶν κατασκευῆς ἕνεκα καὶ τῆς τῶν
οὐρητήρων ἐκφύσεως, ἣν ἐκ τῆς κοιλίας τῶν νεφρῶν ἴσχουσιν, ἔτι τε ἐπιθεμάτων, ἃ τοῖς εἰς τὴν κύστιν ἐμφυομένοις
στόμασιν αὐτῶν ἐπίκειται, τοῦ τε μυὸς, ὃς ἀνάλογον τῷ
κατὰ τὴν ἕδραν σφιγκτῆρι περιβέβληται τῷ τραχήλῳ τῆς
κύστεως, ἐπὶ τούτοις τε τῶν ἄλλων ὅσα μικρότερα μέν ἐστι

Scribunt fane hanc orationem alii aliter. Verum ego
et lectionem hoc tempore a pluribus probatam et toti
verborum fententiae congruentem atque in vetuſtis caſti-
gotisque exemplaribus repertam delegi. Ejus vero fenſus
talis eſt: quemadmodum in fuperius poſitis ſymptomatibus
naturae ſine diſciplina edoctae opera ad animalis ſalutem
facta narravit, eodem modo et in praeſenti urinam, dejectionem, duplicem flatum commemoravit, item et alimentum et difflationem et quae in ſolis feminei generis
animantibus inſunt; poſtea deinceps et ſudores et ſcal-
ptus et pandiculationes. Etenim urinae ſecretio, ſi, quo
modo fiat, recordatus fueris, mirabilem tibi in regendis
animantibus providentiam indicabit et renum fabricae
cauſa et urinariorum meatuum originis, quam ex renum
ventriculis habent; et operculorum, quae meatuum oſculis in veſicam feſe inferentibus impoſita funt; et muſculi
qui aſtrictorio in ſede poſito proportione reſpondens,
veſicae collo circumdatus eſt; et aliorum, quae minora

ΚΑΙ ΓΑΛΗΝΟΥ ΕΙΣ ΑΥΤΟ ΥΠΟΜΝΗΜΑ Ε. 243

Ed. Chart. IX. [516.]   Ed. Baf. V. (509.)

τούτων καὶ ἧττον θαυμασιὰ, τοσαύτην δ᾽ ἔχοντα χρείαν
εἰς τοὖργον, ὥστε εἰ μὴ τὸν τρόπον τοῦτον ἅπαντα κατε-
σκεύαστο, μοχθηρῶς ἂν ἢ οὐδ᾽ ὅλως ἐγένετο τὰ περὶ τὴν
τῶν οὔρων διάκρισίν τε καὶ κένωσιν. ὡσαύτως δὲ καὶ τὰ
κατὰ τὴν ἄφοδον, ὅπερ ἐστὶν ἀπόκρισιν τῶν περιττῶν τῆς
τροφῆς, παρεσκευασμένα τῇ φύσει κατὰ τὴν τῶν τροφίμων
ὀργάνων κατασκευὴν, ἐνδείκνυται τὴν εἰς τὰ ζῶα πρόνοιάν
τε καὶ σοφίαν αὐτῆς, ἃ σύμπαντ᾽ ἔχεις ἐν τοῖς περὶ χρείας
μορίων εἰρημένα. νυνὶ δ᾽ ἀρκεῖ τῶν κεφαλαίων ἀναμιμνή-
σκειν μόνον. ἔνιοι μὲν οὖν ἑκάτερον τῶν ἐν ἀρχῇ τῆς προκειμένης ῥήσεως γεγραμμένων ἀναγνόντες αὐτὸ καθ᾽ ἑαυτὸ
μόνον οὔρων, αὐτὸν ἐνταῦθα καὶ ἀποπαθημάτων μνημονεύειν
φασίν. ἔνιοι δὲ συνάψαντες ἀμφότερα τὴν ἄφοδον τῶν
οὔρων, ὅπερ ἐστὶ τὴν κένωσιν, ἐκ τῆς λέξεως δηλοῦσθαι
φασιν, ὡς εἰ καὶ οὔρου ἔκκρισιν εἶπεν. οὗτοι τοίνυν ἐν
ἀρχῇ τῆς ῥήσεως ἔγραψαν κόπρου καὶ οὔρου ἄφοδος, ὡς εἰ
καὶ οὕτως εἴρητο, κόπρου καὶ οὔρου κένωσις, ὥσπερ δὲ

quidem funt et minus admiranda, tantum vero ad rem
conficiendam opis afferentia, ut nifi hunc in modum
omnia ftructa effent, prave aut nullo etiam pacto urina
fecerni et evacuari poffet. Haud aliter et quae ad dejectionem attinent, hoc eft quae ad excrementorum cibi
aridorum expulfionem, a natura condendis nutritionis inftrumentis parata funt, ipfius erga animalia providentiam
ac fapientiam demonftrant, quae omnia in libris de ufu
particularum comprehenfa reperias; nunc vero capita folum perftrinxiffe fatis fit. Nempe quidem utramque vocem initio hujus fermonis fcriptam, ipfam per fe folam
legentes, lotii, ipfum hoc loco et ftercoris mentionem
facere tradunt. Quidam rurfus ambas voces copulantes
dejectionem urinae, hoc eft evacuationem per ipfa verba
fignificari dicunt, perinde atque fi et urinae excretionem
dixiffet. Igitur ifti fermonis initio fcripferunt, ftercoris
et urinae dejectio, ac fi ita dictum effet ftercoris et urinae evacuatio. Verum quemadmodum cibi recrementa

τῆς τροφῆς περιττώματα θαυμαστὴν οἰκονομίαν ἔχει κατὰ
τὴν διάκρισιν, οὕτω καὶ περὶ τὴν τῆς φύσης ἀπόκρισιν
ἑκατέρας, τῆς τε κατὰ τὸ ἀπευθυσμένον ἔντερον καὶ τῆς
διὰ τοῦ στομάχου γινομένης, ἣν ἐρυγὴν ὀνομάζουσιν, ἥτις
φύσεως ἐμφαίνεταί τις πρόνοια πρὸς ἔκκρισιν ἑκατέρας
τῆς φύσης ὁρμώντων τῶν ὀργάνων ἐν οἷς ἀθροίζονται.
φαίνονται ἐκκρινόμεναι, κἂν ὑπνοῦντες τύχωσιν οἱ ἔχοντες
αὐτὰς, κἂν ἐν καταφορᾷ καὶ καταλήψει καὶ ληθάργῳ καὶ
κάρῳ καὶ παραφροσύνῃ καὶ βαθεῖ κώματι. παραπλησίως
δ᾽ ἂν εὕροις τέχνην τῆς φύσεως, εἰ μάθοις ὅσα περί τε
τὴν τῆς τροφῆς οἰκονομίαν καὶ τοῦ πνεύματος ἐργάζεται καὶ
τούτων ἔτι [517] μᾶλλον θαυμάσεις, εἰ γνοίης ὅσα τοῖς
θήλεσιν ἕνεκα τῆς κυήσεως ἐτεχνήσατο. παραπλήσια δὲ
αὐτοῖς ἐστὶ καὶ τὰ καθ᾽ ὅλον τὸ σῶμα, περί τε τὴν τῶν
ἱδρώτων ἔκκρισιν καὶ κνησμοὺς καὶ σκορδονισμούς. ὀνομάζουσιν μὲν οὖν κνησμὸν τὴν διὰ τῶν ὀνύχων ἐπιβολήν τε
καὶ κίνησιν, ἣν ἐπὶ τῶν ὀδαξουμένων μορίων ποιεῖται τὰ
ζῶα φύσει καὶ τούτου πᾶσιν ὑπάρχοντος αὐτοῖς. ἐθεάσα-

mirabile artificium in fecernendo prae fe ferunt, itidem
quoque in utriusque flatus fecretione, tam ejus qui per
inteftinum rectum, quam ejus qui per gulam expellitur,
quem ructum vocant, naturae providentia confpicitur, ad
extrudendum utrumque flatum inftrumentis, in quibus
colligitur, infurgentibus. Flatus enim hos excerni deprehendes et fi dormiant illi qui iftis repleti funt et fi in
fomnum propenfius labantur, et fi catalepfi, veterno, fo-
pore, delirio et profundo fomno correpti fint. Aeque in-
veneris etiam naturae artem, fi ea cuncta didiceris, quae
in adminiftando alimento atque fpiritu machinatur. Et
longe adhuc magis demiraberis, fi omnia noveris, quae
in feminis concipiendi foetus caufa molita eft. Iftis fimilia funt et quae in toto corpore ad fudores excernendos,
ad fcalptus, ad pandiculationes pertinent. Vocant autem
fcalptum, frictionem motumque per ungues effectum, quod
in prurientibus particulis animalia naturaliter faciunt, idque in ipfis omnibus reperiuntur. Vidiftis quidem et du-

ΚΑΙ ΓΑΛΗΝΟΥ ΕΙΣ ΑΥΤΟ ΥΠΟΜΝΗΜΑ Ε. 245

Ed. Chart. IX. [517.]   Ed. Bas. V. (509.)

σθε οὖν καὶ πρώην, ἡνίκα τὴν αἶγα ζῶσαν ἀνετέμνομεν ἐγκύ-
μονα οὖσαν, τὸ καταδεδεμένης αὐτῆς ἐξαιρεθὲν ἔμβρυον,
ὅπως ἐπὶ τὴν γῆν κατατεθὲν πρῶτον ἐπὶ τῶν τεττάρων
ποδῶν βαδίζειν ἐπεχείρησεν, οὐδενὸς αὐτὸ διδάξαντος ἕνεκα
βαδίσεως ὑποτεθεῖσθαι ταῦτα τὰ μόρια, καὶ μικρὸν ὕστερον
ἀποσεισάμενον τὴν περικειμένην ἔξωθεν ἑαυτῷ περιττὴν
κατὰ τοῦ δέρματος ὑγρότητα, καὶ μετ᾽ ὀλίγον αὖθις ἑνὶ τῶν
ποδῶν τὰς πλευρὰς κνησάμενον, ἐφ᾽ ᾧ καὶ πάντες οἱ παρόντες ἀνεκράγετε, πρῶτον μὲν ὅτι τὴν ἴασιν εὗρεν αὐτὸ τοῦ
συμπτώματος ἄνευ τοῦ διδαχθῆναι, δεύτερον δὲ ὅτι διὰ
τοῦδε τοῦ μορίου δύναται μόνου γενέσθαι, καὶ τρίτον ὅτι
κατὰ τόνδε τὸν τρόπον. ὁ δὲ σκορδονισμὸς τοιοῦτον μέν
ἐστι σύμπτωμα κατὰ πάντας οἶμαι τοὺς μῦς, οἷόν περ ἐπὶ
τῆς χάσμης γίνεται μόνοις τοῖς περὶ τὴν κάτω γένυν,
ἐδείχθη δ᾽ ἐν ταῖς τῶν συμπτωμάτων αἰτίαις, εἴ τί
γε μέμνησθε, καὶ τοῦτο κενώσεως ἕνεκα τῶν ἐν τοῖς μυσὶν ἀτμωδῶν περιττωμάτων ὑπὸ τῆς φύσεως γινόμενον.
ὁρᾶται δὲ ἀδιδάκτως αὐτὸ καὶ τὰ βρέφη καὶ τὰ ἄλλα ζῶα

dum, quum viventem capram gravidam diſſecarem, foetus ex ipſa ligata extractus, ut humi depoſitus quatuor
pedibus ambulare inceperit a nullo edoctus, ambulandi
cauſa haec eſſe corpori ſubjecta et paulo poſterius ſupervacuum humorem, quo ejus cutis exterius circumfuſa
erat, excuſſerit, atque iterum paulo poſt uno ex pedibus
coſtas ſibi ſoalpſerit, ex quo vos omnes praeſentes ex-
clamaviſtis, primum quidem quod ipſe ſymptomatis medelam abſque doctore invenerit, ſecundo quod per hoc
membrum ſolum id fieri poſſet, tertio quod ad hunc modum. At pandiculatio tale quidem in omnibus, ut puto,
muſculis ſymptoma eſt, quale in oſcitatione ſolis inferio-
ris maxillae muſculis accidit. In libris autem de ſymptomatum cauſis, ſi memoriter modo tenetis, evacuandorum
in muſculis halituoſorum excrementorum cauſa et id a
natura fieri demonſtravimus: infantes autem et reliqua
animalia id ſine doctrina facere cernuntur. Haec itaque
omnia et quaecunque cum ipſis dicebamus, quemadmodum

Ed. Chart. IX. [517.]   Ed. Baf. V. (509.)
ποιοῦντα. ταῦτ᾽ οὖν ἅπαντα καὶ ὅσα σὺν αὐτοῖς εἴπομεν,
ὥσπερ καὶ τὸ ἀποσείσασθαι τὴν ὑγρότητα, μικρὸν ἔμπροσθεν ἐπὶ τοῦ κατὰ τὴν ἀνατομίαν ἐρίφου λέλεκται, θαυ-
μαστήν τινα τῆς φύσεως ἐνδείκνυται πρόνοιαν εἰς τὰ ζῶα,
καθ᾽ ἣν ὑγιαίνοντά τε φυλάττεται καὶ νοσοῦντα θεραπεύεται.

ε᾽.

Ἀνθρώπου ψυχὴ ἀεὶ φύεται ἄχρι θανάτου. ἢν δ᾽ ἐκπυρωθῇ ἅμα τῇ νούσῳ καὶ ἡ ψυχὴ, τὸ σῶμα φέρβεται.

Μαντείας δεῖ μᾶλλον ἤ τινος μεθόδου, καθ᾽ ἣν εὑρήσει τις ὅ τί ποτε σημαίνειν βουληθεὶς ἔγραψε τὸ φύεται.
δύναται μὲν γὰρ ἀκούεσθαι καὶ τὸ γεννᾶται, καθάπερ ὁ
Ἀσκληπιάδης ὕστερον ὑπέλαβε, δύναται δὲ καὶ τὸ αὔξάνε-
ται, δύναται δ᾽ ὥσπερ τινὲς ἤκουσαν, ἀντὶ τοῦ διασώζεται, τροφῇ καὶ ἀναπνοῇ χρωμένων ἡμῶν. ὅσοι γὰρ οἴονται τὴν ψυχὴν εἶναι πνεῦμα, διασώζεσθαι λέγουσιν αὐτὴν

et excutere humorem paulo ante de hoedo per diffectio-
nem extracto narravimus, admirabilem quandam naturae
erga animalia providentiam indicant, per quam et fecunda
valetudine fruentia confervantur et aegrotantia morbo liberantur.

V.

Hominis anima femper producitur ufque ad mortem. Sin
autem ignefcat, fimul cum morbo et animi corpus depafcitur.

Divinatione potius opus eft quam aliqua methodo,
per quam intelligere quispiam poffit, quidnam fignificare
volens Hippocrates fcripfit hoc verbum φύεται, id eft
producitur: poteft enim fignificare et generatur, ficut
Afclepiades pofterius exiftimavit: poteft vero fignificare
et augetur; poteft etiam, ut quidam intellexerunt, idem
fonare quod confervatur, alimento et refpiratione nobis

ΚΑΙ ΓΑΛΗΝΟΥ ΕΙΣ ΑΥΤΟ ΥΠΟΜΝΗΜΑ Ε. 247

Ed. Chart. IX. [517. 518.]   Ed. Baf. V. (509.)

ἔκ τε τῆς ἀναθυμιάσεως τοῦ αἵματος καὶ τοῦ κατὰ τὴν εἰσπνοὴν ἑλκομένου διὰ τῆς τραχείας ἀρτηρίας εἴσω τοῦ σώματος, οὐκ ἄδηλον δ᾽ ἐστὶ καὶ ὡς οὐδὲν ἂν εἶπον ἀποφήνασθαι δυνατὸν ἡμῖν ἐστι διατεινομένοις, ὡς ἀληθὲς εἴη,
μὴ πρότερον οὐσίαν ψυχῆς ἀκριβῶς ἐξευροῦσιν. εἰ μὲν οὖν
ὥσπερ ἐν τῷ περὶ ἑβδομάδων ὁ γράψας τὸ βιβλίον ἐκεῖνο
σαφῶς ἀπεφήνατο περὶ ψυχῆς οὐσίας, οὕτως καὶ κατ᾽ ἄλλο
τι τῶν ὁμολογουμένων γνησίων Ἱπποκράτους συγγραμμάτων
ἦν εἰρημένον, εἶχον ἄν τι κἀγὼ λέγειν περὶ τοῦ φύεται ῥήματος. ἐπεὶ δ᾽ οὐδαμόθι τῶν γνησίων βιβλίων Ἱπποκράτης ἀπεφήνατο [518] σαφῶς, ὅ τί ποτε σημαίνει τὸ φύεται ῥῆμα. πρὸς δὲ τὸ τοῦτ᾽ ἀγνοεῖν οὐδ᾽ αὐτὸς ἐμαυτὸν
πέπεικα ψυχῆς οὐσίαν ἐπίστασθαι βεβαίως. ὅτι μὲν γὰρ ὁ
ἐγκέφαλος αἰσθήσεώς τε καὶ κινήσεως τῆς καθ᾽ ὁρμὴν ἡγε-
μών ἐστι τοῖς τοῦ ζώου μορίοις ἅπασιν, ἐν τοῖς περὶ τῶν
Ἱπποκράτους καὶ Πλάτωνος δογμάτων ἀποδέδειγμαι. πέ-
πεισμαι καὶ πρός γε τούτῳ τὸ κατὰ τὰς κοιλίας αὐτοῦ

utentibus. Quicunque enim animam fpiritum effe cenfent,
ipfam et ex fanguinis halitu et ex aëre intra corpus refpiratione per afperam arteriam adducto, confervari te-
ftantur. Illud vero et in aperto eft, nihil eorum, quae
dixi, nos poffe tanquam verum fit, contendentes enunciare, nifi prius animae fubflantiam exquifite compertam
habeamus. Profecto fi, ut in libro de feptimanis auctor
ille manifefte de animae fubflantia differuit, fic et in alio
quopiam indubitanter legitimo Hippocratis libro dictum
inveniretur, aliquid plane haberem, quod de hoc verbo,
producitur dici poffet; quoniam vero nufquam in legiti-
mis voluminibus Hippocrates clare explicavit, quidnam
hoc verbum, *producitur*, fibi velit, praeter id quod iftud
ignoro, neque animae fubflantiam firmiter fcire mihi perfuadeo. Nempe cerebrum fenfus voluntariaeque motionis
principem caufam effe omnibusque aliis particulis diftribuere,
in libris de Hippocratis Platonisque deeretis oftendimus.
Illud praeterea perfuafum habeo, fpiritum in ejus cavis

πνεῦμα (510) πρῶτόν τι τῶν ὀργάνων εἶναι τῶν ψυχικῶν,
ὅπερ ἦν μοι προπετέστερον ἀποφηναμένῳ ψυχῆς οὐσίαν εἰπεῖν. εἴτε δὲ ἡ ὅλη τοῦ ἐγκεφάλου φύσις ἐκ τῆς τῶν τεττάρων στοιχείων κράσεως εἰς τοιαύτην οὐσίαν ἦλθεν, ἢ ἰδιό-
τητος, καθ᾽ ἣν αἰσθήσεώς τε καὶ κινήσεως τῆς καθ᾽ ὁρμὴν
ἀρχηγὸς ἔσται τῷ ζώῳ καὶ δηλονότι καὶ μνήμης τε καὶ νοή-
σεως, εἴτε τις ἄλλη δύναμις ἀσώματος ὑπὸ τοῦ δημιουρ-
γήσαντος ἡμᾶς ἐντέθειταί τε τῷ ἐγκεφάλῳ καὶ χωρίζεται πάλιν ἀποθνησκόντων, οὐδεμίαν ἔχω ἀπόδειξιν βεβαίαν, ἀλλὰ
καὶ τοὺς ἀποφηναμένους τι τούτων ἡγοῦμαι πλεονεκτεῖν ἐμοῦ
προπετείᾳ μᾶλλον ἢ σοφίᾳ, καὶ μέντοι καὶ περιττὸν εἶναι
νομίζω τοῖς ἰατροῖς ἐπίστασθαι ψυχῆς οὐσίαν. ἀρκεῖ γὰρ
γινώσκεσθαι τοῖς τὴν ἰατρικὴν τέχνην λογικῶς μεταχειριζο-
μένοις ὡς ἡ κατὰ φύσιν κρᾶσις αὐτοῦ τοῦ ἐγκεφάλου καὶ
κατὰ τὰς κοιλίας αὐτοῦ πνεύματος ἄχρι περ ἂν διασώζη-
ται, ζῆν δυνάμενον τὸ ζῶον. ἐὰν δὲ ἤτοι τὸ κατὰ τὰς κοιλίας πνεῦμα διαφθαρῇ παντάπασιν ἢ τῆς κατὰ φύσιν κρά-

pofitum primarium effe animae inftrumentum, quem ut
animae fubftantiam effe dicerem, mihi temere inclinabat
animus. Sive autem tota cerebri natura ex quatuor ele-
mentorum temperatione ad eam fubftantiam vel proprietatem redacta fit, per quam fenfus motusque voluntarii
in animali primus auctor habeatur et memoriae fcilicet
et intelligentiae, five quaedam alia vis corpore vacans a
noftro conditore cerebro indita fuerit et morientibus animalibus recedat, nullam hac de re firmam rationem habeo; quin et eos qui de hoc quidquam affirmarunt, au-
dacia magis quam fapientia nobis antecedere exiftimamus.
Ceterum medicis quoque fupervacuam de animae fubftantia notitiam effe arbitror. Satis eft enim artem medicam
cum ratione tractantibus illud noffe, quoad fcilicet ipfius
cerebri ac fpiritus in ejus finibus contenti, naturalis temperies inviolata fervatur, vivere poffe animal; fi vero
contentus fpiritus aut prorfum corruptus fit aut a naturali temperatura una cum ea quae in cerebro eft longiffime

ΚΑΙ ΓΑΛΗΝΟΥ ΕΙΣ ΑΥΤΟ ΥΠΟΜΝΗΜΑ Ε. 249

Ed. Chart. IX. [518.]   Ed. Baf. V. (510.)
σεως ἐπὶ πλεῖστον ἐκτραπῇ, μετὰ τῆς κατὰ τὸν ἐγκέφαλον
ἀκολουθῆσαι. ταῦτα γὰρ γινώσκων ὁ ἰατρὸς τῆς τ᾽ εὐκρά-
σεως καὶ τῆς ὑπάρξεως προνοήσεται ἀεὶ κατὰ τὰς εἰρημένας μεθόδους ὑφ᾽ ἡμῶν, ἔν τε τοῖς ὑγιεινοῖς καὶ τοῖς θερα-
πευτικοῖς ὑπομνήμασι, ἃς ἔδειξα πάσας Ἱπποκράτην πρῶτον εἰρηκότα. διὰ τοῦτ᾽ οὖν οὐδὲ γνησίαν νομίζω τὴν
προκειμένην ῥῆσιν εἶναι, παρεγγεγράφθαι δ᾽ ὑπό τινος
ὥσπερ καὶ ἄλλας οὐκ ὀλίγας. ἴσως δὲ καὶ τὸν υἱὸν αὐτοῦ
Θεσσαλὸν ἀθροῖσαί φασι τὰς ὑπογραφὰς τοῦ πατρὸς εὑρόντα
γεγραμμένας ἐν χάρταις τε καὶ διφθέραις καὶ δέλτοις, καὶ
τοιαύτας τινὰς παρεντεθεικέναι ῥήσεις. τῶν μέντοι γραψάντων ὑπομνήματα τοῦ προκειμένου βιβλίου τινὲς ἀντὶ
τοῦ βελτίων γίνεται τὸ φύεται φασιν εἰρῆσθαι. γίνεσθαι
δ᾽ αὐτὴν ἐν τῷ χρόνῳ βελτίονα νομίζουσι τοῖς προνοουμέ-
νοις ἐπιστήμης τε καὶ σοφίας, ἀλλ᾽ οὔτε ἰατρικὸς ὁ λόγος
οὔθ᾽ ὁμολογῶν τοῖς ἐπιφερομένοις. ὅτι γὰρ ἐπὶ τῆς οὐσίας
αὐτῆς εἴρηται τὸ φύεται δῆλον ἐκ τοῦ φάναι· ἣν δ᾽ ἐκ-

difcefferit, mortem necefſario fequi. Haec agnoſcens medicus ipſorum bonae temperaturae ac permanſioni ſemper conſulet, methodos a nobis in commentariis de tuenda
ſanitate et de morborum curatione traditas perſequens,
quas omnes Hippocratem primum docuiſſe memoravimus.
Quamobrem neque legitimam hanc ejus eſſe particulam
cenſeo, ſed ab aliquo, ut pleraſque alias, fuiſſe interpo-
ſitam. Forſan vero et ejus filium Theſſalum patris rudes
annotationes collegiſſe ajunt, in chartis et coriis et tabel-
lis eas nactum et hujus generis quasdam particulas inje-
ciſſe. Nonnulli ſane qui commentaria in propoſitum librum ediderunt pro his verbis, *producitur melior*, *fit*
ſcriptum fuiſſe contendunt; ipſam vero procedente aetate
ſcientiae ac ſapientiae incumbentibus meliorem evadere
arbitrantur. At neque ad medicum pertinens ſermo eſt
neque iis quae ſequuntur conſentaneus, nam de ipſius
ſubſtantia hoc verbum, *producitur*, dictum eſſe, ex eo
conſtat, quod ipſe ſubjecit, ſi vero igneſcat una cum

Ed. Chart. IX. [518. 519.]   Ed. Baf. V. (510.)

πυρωθῇ, ἅμα τῇ νούσῳ καὶ ἡ ψυχὴ τὸ σῶμα φέρβεται. καὶ
δόξειε δ᾽ ἂν ἐκδείκνυσθαι τὸ ἐκπυρωθῇ ῥῆμα τὴν οὐσίαν
τῆς ψυχῆς ἡγεῖσθαι τὸν Ἱπποκράτην τὸ ἔμφυτον εἶναι
θερμὸν, ὃ καὶ τῶν φυσικῶν ἔργων αἰτιᾶται πολλαχόθι. μέγιστα δ᾽ ἐνταῦθα κινεῖται δόγμα διαπεφωνημένον καὶ αὐτοῖς τοῖς φιλοσόφοις. ἔνιοι μὲν ἡγοῦνται οὐσίαν εἶναι ψυχῆς τε καὶ φύσεως, οἱ μὲν ἐν τῷ πνεύματι τιθέμενοι τὴν
ὕπαρξιν αὐτῶν, οἱ δ᾽ ἐν τῇ τοῦ σώματος ἰδιότητι. τινὲς
δὲ οὐ μίαν, ἀλλ᾽ ἰδίαν ἑκατέρᾳ τὴν οὐσίαν εἶναί φασι καὶ
οὐ σμικρῷ δέ τινι διαφερούσας, ἀλλ᾽ ὅλῳ τῷ γένει, ὅπου
γε καὶ τὴν μὲν τῆς φύσεως φθαρτὴν εἶναι ἡγοῦνται, τὴν
δὲ τῆς ψυχῆς ἄφθαρτον. Ἀριστοτέλης μὲν οὖν καὶ Πλάτων ὑπὸ μίαν προσηγορίαν ἀμφοτέρας [519] ἄγουσι τὰς
δυνάμεις, οὐ μόνον ᾗ λογιζόμεθα καὶ μεμνήμεθα ψυχὴν
καλοῦντες, ἀλλὰ καὶ τὴν ἐν τοῖς φυτοῖς, ᾗ τρέφεταί τε καὶ
αὔξεται καὶ διασώζεται, μέχρι περ ἂν ἐν τῷ χρόνῳ ξηρανθῇ. τοῖς Στωικοῖς δ᾽ ἔθος ἐστὶ φύσιν μὲν ὀνομάζειν,

morbo et anima corpus depafcitur. Atqui verbum hoc
ignefcat indicare videtur ex Hippocratis fententia, animae fubftantiam calorem effe naturalem, quem naturalium
operum multis in locis auctorem effe teftatur. Maximum
vero hoc loco placitum agitatur, de quo et inter' philo-
fophos diffenfio eft. Nonnulli quidem unam effe animae
naturaeque fubftantiam arbitrantur, aliqui in fpiritu, alii
in corporis proprietate eas confiftere ftatuentes. Quidam
vero non unam, fed propriam ac feparatam utriusque
fubftantiam effe, nec parvo quodam intervallo, fed toto
genere inter fe differre confirmant; fiquidem naturae cor-
ruptioni obnoxiam, animae vero immortalem effe fubftantiam arbitrantur. Ariftoteles fane atque Plato una
appellatione utramque poteftatem comprehendunt, non
eam modo, qua ratiocinamur atque recordamur, animam
vocantes, fed etiam eam quae in ftirpibus eft, qua et
aluntur et crefcunt et fervantur, quoad temporis longin-
quitate confumtae exarefcant. Stoicorum autem mos eft

ΚΑΙ ΓΑΛΗΝΟΥ ΕΙΣ ΑΥΤΟ ΥΠΟΜΝΗΜΑ Ε. 251

Ed. Chart. IX. [519.] Ed. Baf. V. (510.)
ῇ τὰ φυτὰ διοικεῖται, ψυχὴν δὲ ᾗ τὰ ζῶα, τὴν οὐσίαν
ἀμφοτέρων μὲν τίθενται τὸ σύμφυτον πνεῦμα καὶ διαφέρειν
ἀλλήλων οἴονται ποιότητι. ξηρότερον μὲν γὰρ πνεῦμα τὸ
τῆς ψυχῆς, ὑγρότερον δὲ τὸ τῆς φύσεως εἶναι, δεῖσθαι δ᾽
ἄμφω πρὸς διαμονὴν οὐ τροφῆς μόνον, ἀλλὰ καὶ ἀέρος.
καὶ ὅσοι γε τοῦ δόγματος τούτου νομίζουσιν ἡγεμόνα τὸν
Ἱπποκράτην γεγονέναι, καθάπερ ἐν τῷ περὶ ἑβδομάδων εἴρηται, τὸ φύεσθαι λέγουσιν εἰρῆσθαι κατὰ τῆς γινομένης
ἐν αὐτοῖς προσθέσεως ἐξ ἀμφοτέρων τῶν οὐσιῶν, τῆς τε
τροφῆς καὶ τοῦ ἀέρος ὡς ἐναργῶς φαίνεται, κατὰ τὴν ἑκατέρου χρείαν ἐπιστάμεθα. δέδεικται γὰρ ἡ μὲν ἀναπνοὴ
τὴν συμμετρίαν τῆς ἐμφύτου θερμασίας φυλάττειν, ἡ δὲ
τῶν σιτίων προσφορὰ τὸ διαῤῥέον τῆς σωματικῆς οὐσίας
ἀναπληροῦν, καὶ εἴπερ εἶδός τι τοῦ σώματός ἐστιν ἡ ψυχὴ,
προσηκόντως ἂν λέγοιτο φύεσθαι μέχρι τοῦ θανάτου. εἰ δέ
ἐστιν ἑτέρα τις αὐτῆς οὐσία τῆς φύσεως, ἣν Ἀριστοτέλης
μὲν ὀνομάζει θρεπτικήν, ἐπιθυμητικὴν δὲ Πλάτων, ἀληθὲς
ἂν εἴη τὸ εἰρημένον, οὐκ ἀληθὲς δὲ ἐπὶ τῆς διανοητικῆς

naturam vocare, qua ſtirpes reguntur, animam vero qua
animalia; utriusque vero ſubſtantiam ingenitum ſpiritum
ſtatuunt differreque inter ſe qualitate arbitrantur: nam
ſicciorem animae ſpiritum, humidiorem autem eſſe naturae; utrumque autem ut permaneat non alimento ſolum,
ſed etiam aëre indigere. Et quicunque hujusce decreti
principem Hippocratem fuiſſe opinantur, ut in libro de
ſeptimanis dictum eſt, hoc verbum, *producitur*, dictum
eſſe ajunt de inſtauratione, quae in ipſis fit ex utraque
ſubſtantia, alimenti ſcilicet atque aëris, ut evidenter apparet et utriusque utilitatem cognoſcimus: alibi namque
reſpirationem ingeniti caloris moderationem ſervare, ciborum vero aſſumtionem corporeae ſubſtantiae, quod delapſum eſt, refarcire, declaratum eſt. Atque ſi corporis
quaedam forma anima eſt, jure ſane produci uſque ad
mortem diceretur. At ſi a natura, quam Ariſtoteles al-
tricem, appetitricem Plato nominat, altera quaedam ipſius
ſententia ſit, verum ſane quod dictum eſt fuerit, ſed de

ψυχῆς. ὅτι μέντοι τὸ ἔμφυτον θερμὸν, ᾧ μάλιστα ἀναφέ
ρει τὰ σωματικὰ τῶν ἔργων ὁ Ἱπποκράτης, ἐκπυρωθὲν οὐ
μόνον οὐκ ἔστι δυνάμενον τὰς ἔμπροσθεν ἐνεργείας ἐπιτελεῖν,
οὐδὲ τρέφειν ἡμᾶς, ὅπερ ἦν αὐτῷ κυριώτατον, ἀλλὰ δια
φθείρει τε καὶ τήκει καθάπερ τὸ πῦρ, εὔδηλόν ἐστι τῷ
λόγῳ σκοπουμένοις ἡμῖν καὶ τὰς ὑπὸ τῶν διακαῶν πυρετῶν
συντήξεις τοῦ σώματος ἐναργῶς ὁρῶσι. περιλελειμμένης δὲ
κατὰ τὸν εἰρημένον λόγον ἅπαντα τῆς τρίτης ψυχῆς ἢ δυ
νάμεως ἢ ὅπως ἂν ἐθέλῃς ὀνομάζειν αὐτὴν, ἣν ὁ Πλάτων
ἐκάλει θυμοειδῆ, καὶ περὶ ταύτης ἄμεινόν ἐστιν εἰπεῖν ἕνεκα
τοῦ μηδὲν ἔτι ὑπολείπεσθαι κατὰ τὸν περὶ ψυχῆς λόγον.
θερμασία μέν τις ἔμφυτος ἐν ἥπατι περιέχεται, καθ᾽ ἣν
αἷμα γεννᾶται· θερμασία δὲ ἑτέρα πλείων ἐστὶ, κατὰ τὴν
καρδίαν εἰς θυμοῦ γένεσιν ἡμῖν δοθεῖσα. καὶ γὰρ χρεία
τούτου τίς ἐστιν, ὡς ἐν τοῖς περὶ τῶν Ἱπποκράτους καὶ
Πλάτωνος δογμάτων ἐπιδέδεικται. δεῖται μὲν αὐτὴ ἡ θερ
μασία τῆς τροφῆς, ἡ δ᾽ ἑτέρα τῆς ἀναπνοῆς. οὕτω γὰρ
ὀνομάζειν ἔθος ἐστὶ τοῖς ἰατροῖς τὴν διὰ τῶν ἀρτηριῶν

cogitatrice anima vere id dici non poterit. Nempe quod
infitum calidum, cui maxime corporea opera Hippocrates
tribuit, igneum factum, non folum priora munera obire
non poffit, fed neque corpus noftrum alere, quod ipfius
erat primarium officium; imo contra perdat, atque ut
ignis, liquefaciat, nobis ratione contemplantibus et corporis eliquationes a perurentibus febribus factas evidenter
cernentibus apertum eft. Verum quum in tota hac habita oratione tertia anima praetermiffa fit, five facultas,
five utcunque eam nominare velis, quam Plato iracundiam
appellavit et de ipfa aliquid dicere fatius fuerit, ut nihil
praeterea in fermone de anima dicendum relinquatur.
Calor fane quidam naturalis, per quem fanguis creatur,
in jecore continetur; calor etiam alter in corde major
ineft ad iram excitandam nobis datus: nam et ipfius quidam ufus eft, ut in libris de Hippocratis Platonisque
decretis explicavimus. Et hic quidem calor fpiratione
eget, alter difflatione, ita enim medici vocare mos eft

Ed. Chart. IX. [519. 520.]   Ed. Baf. V. (510.)

γινομένην καθ᾽ ὅλον τὸ σῶμα διττὴν ἐνέργειαν, ἐκπεμπου-
σῶν αἰθαλῶδες περίττωμα κατὰ τὴν συστολὴν, ἑλκουσῶν δὲ
τὸν πέριξ ἀέρα κατὰ τὴν διαστολήν.

στ᾽.

Νοῦσοι ξύντροφοι ἐν γήραϊ λείπουσι καὶ διὰ πεπασμὸν
καὶ λύσιν καὶ ἀραίωσιν.

Οὐ περὶ πασῶν ὁ λόγος αὐτῷ νῦν τῶν συντρόφων νόσων. ὀνομάζουσι δ᾽ οὕτως τὰς ἐκ πολλοῦ χρόνου κατὰ τὸ
σῶμα τῶν ἀνθρώπων διαμενούσας. οὔτε γὰρ φαίνεται τοῦτο
γινόμενον οὔτε αὐτὸς ἀγνοεῖ σαφῶς ἐν ἀφορισμοῖς εἰπών ·
οἱ πρεσβῦται [520] τῶν νέων τὰ μὲν πλεῖστα νοσέουσιν
ἧσσον, ὅσα δὲ αὐτοῖς χρόνια νοσήματα γίνεται, τὰ πολλὰ
συναποθνήσκει. προσθεὶς δ᾽ ἐν αὐτῷ τῷ λόγῳ τὸ τὰ πολλὰ
καὶ μὴ καθόλου ποιησάμενος τὴν ἀπόφασιν, ὡς ὅσα χρόνια
νοσήματα γίνεται [τὰ πολλὰ] συναποθνήσκει, δῆλός ἐστιν

duplicem in toto corpore arteriarum actionem, fuliginofum
excrementum per compreffionem expellentium, aërem vero
circumfufum per diftentionem attrahentium.

VI.

*Morbi fimul nutriti in fenecta relinquunt et per matura-
tionem et folutionem et rarefactiones.*

Non de omnibus connutritis morbis Hippocratis fermo eft: ita vero eos appellant, qui longinquo tempore
hominum corpora infeftant. Id enim accidere non cernitur, neque ipfum latet clare in aphorifmis dicentem:
fenes quam juvenes plerumque rarius aegrotant; quicunque vero ipfis diuturni morbi eveniunt, faepius commoriuntur. Igitur quum in hoc fermone, *faepius*, addiderit,
neque univerfe protulerit, quoufque fcilicet diuturnos
morbos commori, aperte indicat fe nonnullos ante fenum

254 ΙΠΠΟΚΡΑΤΟΥΣ ΕΠΙΔΗΜΙΩΝ ΣΤ

Ed. Chart. IX. [520.] Ed. Baf. V. (510. 511.)
εἰδὼς ἔνια λυόμενα πρὸ τοῦ θανάτου. τίνα τοίνυν ἐστὶ
ταῦτα, καθάπερ γε καὶ τίνα τὰ μὴ λυόμενα πρὸ τοῦ θανάτου, διὰ τῶν ἀφορισμῶν αὐτὸς ἐνεδείξατο γράφων ὧδε·
βράγχοι καὶ κόρυζαι τοῖς σφόδρα πρεσβυτέροισιν οὐ πεπαίνονται. ψυχρῶν οὖν ἐνταῦθα μνημονεύσας δῆλός ἐστιν ἔνια
τῶν θερμῶν συγχωρῶν λυθῆναι δύνασθαι κατὰ τὴν τῶν
πρεσβυτέρων ἡλικίαν, εἴ γε τὰ ἐναντία τῶν ἐναντίων ἐστὶν
ἰάματα. σπάνια γάρ ἐστι ταῦτα καὶ τάς γε κεφαλαίας τὰς
θερμὰς, ἑτεροκρανίας τε καὶ νεφρίτιδας τὰς τοιαύτας, ἔτι
τε ἀρθρίτιδας, ὅσαι πάνυ θερμὴν ἔχουσι τὴν διάθεσιν.
οὗτος μὲν οὖν ἐκ τῆς τοῦ γήρως κράσεως γινόμενος ὁ τρόπος τῆς λύσεως ἐν τῷ μέρει τῶν πεπασμῶν ἐστι, δηλοῦντος
τοῦ πεπασμοῦ πᾶσαν ἀγωγὴν εἰς τὴν σύμ- (511) μετρον
κρᾶσιν, ὡς ἐπὶ τῶν πεπαινομένων ἐδείχθη καρπῶν. ἑτέρους
δὲ δύο τρόπους προστίθησιν ἔτι σπανιωτέρους τοῦ πεπασμοῦ, τόν τε κατὰ τὴν ἀραίωσιν καὶ τὸν ἀμφιβόλως εἰρημένον, εἴτε κατὰ τὴν διάλυσιν εἴτε κατὰ λύσιν ἀκοῦσαι χρή.
γίνεται δὲ οὗτος ἐξ αὐτῆς τῆς σωματικῆς οὐσίας κοινῆς

mortem diſſolvi cognoſcere. Quinam igitur ſint iſti, quemadmodum etiam quinam ante mortem non abeuntes, in
aphoriſmis ipſe patefecit ſic ſcribens: raucitates et gravedines in valde ſenioribus non maturescunt. Igitur quum
is frigidorum meminerit, conſtat et ipſum concedere quosdam ex calidis in seniori aetate poſſe diſſolvi, ſiquidem
contraria contrariorum medicamina ſunt. Rari autem hi
ſunt, ut calidae cephaleae et heterocraniae vocati dolores
capitis et renum calidi affectus et articulares dolores,
quicunque ex valde calida affectione oriuntur. Iſte quidem ex ſenectae proveniens temperatura ſolutionis modus
inter maturationes reponitur, maturatione ſcilicet omnem
ad mediocre temperamentum adductionem ſignificante, ut
in maturescentibus fructibus conſpicitur; alios autem duos
adhuc rariores concoctionis modos adjicit et per rarefa-
ctionem et eum qui ambigue dictus eſt, ſive per diſſolu-
tionem, ſive per ſolutionem intelligere oporteat. Fit iſte
autem ipſa corporea ſubſtantia, quae omnibus tam ani-

ἅπασιν οὔσης, μὴ ὅτι τοῖς ἐμψύχοις, ἀλλὰ καὶ τοῖς ἀψύ-
χοις. ἀποῤῥεῖ μὲν γάρ τι πάντως αὐτῶν, ἀλλὰ πλεῖστον
μὲν τῶν μαλακωτέρων, ἔλαττον δὲ τῶν ἧττον μαλακῶν. οὕτως γοῦν ἔνιοι τῶν παρὰ φύσιν ὄγκων λύονται, διαφορου-
μένης τῆς οὐσίας αὐτῶν κατὰ βραχὺ χρόνῳ πλείονι, καὶ γίνεται τοῦτο τοῖς καλῶς διαιτωμένοις, ὡς ὅσοι γε πληρωτικῇ
διαίτῃ χρῶνται, τὴν ἐπιῤῥοὴν τοῖς πεπονθόσι μέρεσιν ἴσην
τῇ διαφερομένῃ ποιούμενοι φυλάττουσι τὰ πάθη. τρίτον
δὲ τρόπον εἴρηκε λύσεως τὴν ἀραίωσιν τοῦ σώματος, ὑπὸ
μὲν τῶν ἰατρῶν ἐκ προνοίας γινομένην, ὑπὸ δὲ τῆς γεροντικῆς ἡλικίας σπανίως, ὅταν ἀσθενεστέρας γινομένης τῆς
δυνάμεως ἰσχνοτέρας τε τῆς ἕξεως, ἀτροφωτέρου δὲ καὶ
τοῦ δέρματος ἀραιωθῶσιν οἱ πόροι. ἡμεῖς μὲν οὖν οὕτως
ἐξηγούμεθα τὴν ῥῆσιν, ἀεὶ πειρώμενοι τοῖς ἀπὸ τῶν ἀῤῥώστων ὁρωμένοις ὁμολογούσας ἐπιδεικνύναι τὰς λέξεις αὐτοῦ,
τῶν δ' ἐξηγητῶν οἱ πλεῖστοι πάντα μᾶλλον ἢ τοῦτο πράττουσιν, οἵ γε καὶ νῦν ὡς ἐπὶ πάντων τῶν νοσημάτων εἰρημένου τοῦ λόγου τὰς αἰτίας ἀποδιδόναι πειρῶνται. τού-

matis quam inanimis communis eft, dilabente: aliquid
enim omnino ex ipfis diffluit, fed plurimum ex molliori-
bus, minus ex minus mollibus. Ita fane et quidam a
natura alieni tumores paulatim longiori tempore, dilabente materia, diffolvuntur, idque recta victus ratione
utentibus evenit: nam qui largiore cibo vefcuntur, humorem affectis partibus influentem digefto aequalem facientes, affectus fervant. Tertium vero folutionis modum
narravit, corporis raritatem, a medicis quidem confulto
effectam, a fenili autem aetate raro; cum labefactatis viribus, extenuato corporis habitu et male nutrita cute la-
xiores meatus evaferint. Nos itaque fic verba interpre-
tamur, quum femper ipfius fermones iis, quae in aegrotis
cernuntur, confentaneos effe demonftrare conemur; plurimi autem explanatores omnia potius alia quam id faciunt, qui et hoc loco tanquam de omnibus morbis fermone facto caufas afferre nituntur. Magis etiam abfurda

των δ᾽ ἀτοπώτερα λέγουσιν οἱ τὰ τοιαῦτα πάθη φάσκοντες
ἐν τῷ γήρᾳ λύεσθαι, τῆς ψυχῆς μὲν οὖν ὀργὰς, φιλαργυ-
ρίας, δεισιδαιμονίας, τοῦ δὲ σώματος ἐρωτικὰς διαθέσεις.

ζ'.

Ἴησις, ἀντίνοον, μὴ ὁμονοέειν τῷ πάθει.

Οὗτος ὁ λόγος ὁ αὐτός ἐστι τῇ δυνάμει, τῷ τἀναντία
τῶν ἐναντίων ἰάματα, περὶ οὗ πολλάκις ἤδη διείλεγμαι.

η'.

[521] Τὸ ψυχρὸν καὶ ἐπικουρέει καὶ κτείνει ὁκόσα ἐκ
θερμοῦ.

Εἰς ἀνάμνησιν ἑαυτῷ καὶ τοῦτ᾽ ἔγραψε τῆς προειρημένης ἀποφάσεως καθόλου μέρος ὑπάρχον. τὸ γάρ τοι ψυχρὸν ἐπικουρεῖ μὲν τοῖς ψυχροῖς πάθεσι, κτείνει δὲ τοὺς

illi dicunt, qui in fenecta hujusmodi affectiones fedari
ajunt: animae quidem iracundiam, avaritiam, fuperftitio-
nem, corporis autem amatorias perturbationes.

VII.

Medicatio, contrarium cogitans, non confentire affectui.

Sermo ifte eandem vim habet quam ille; contraria
contrariorum medicamenta, de quo faepius jam difpu-
tavimus.

VIII.

Frigidum et auxiliatur et tollit quaecunque a calido.

Et hoc fibi ipfi memoriae caufa fcripfit, quod proximae fententiae univerfalis pars eft. Etenim frigidum
frigidis affectibus opitulatur, calidos autem morbos tollit:

θερμούς νοσοῦντας. ἀφ᾽ ἑνὸς γὰρ. ὡς ἐπὶ παραδείγματος
ἐπὶ πάντα τἀναντία μετάγειν χρὴ τὸν λόγον.

θ'.

'Οξυθυμίη ἀνασπᾷ καὶ καρδίην καὶ πνεύμονα ἐς ἑωυτὰ καὶ
ἐς κεφαλὴν καὶ τὰ θερμὰ καὶ τὸ ὑγρόν. ἡ δὲ εὐθυμίη
ἀφίησι καρδίην.

Ἀνιγματωδέστερον ἡ λέξις σύγκειται καὶ διὰ τοῦτο καὶ
γραφὰς αὐτῆς πλείονας ἐποιήσαντο καὶ ταῖς γραφαῖς οἰκείας
ἐξηγήσεις, ἀληθέστερον δ᾽ ἂν εἴποι τις, οὐ ταῖς γραφαῖς
τὰς ἐξηγήσεις, ἀλλὰ ταῖς ἐπινοηθείσαις ἐξηγήσεσι προσανα-
πεπλάκασι τὰς γραφάς. εὐθὺς οὖν ἡ ἀνασπᾷ ῥῆσις τί
ποτε σημαίνει κατὰ τὴν λέξιν; ἀνασπᾶσθαι τὴν καρδίαν
καὶ τὸν πνεύμονα λέγειν αὐτὸν ὑπὸ τῆς ὀξυθυμίης ἐξηγησόμεθα, προσκειμένου δὲ τοῦ, ἐς ἑωυτὰ καὶ ἐς κεφαλὴν,

nam ab uno tanquam exemplo ad omnia contraria tradu-
cere fermonem oportet.

IX.

*Excandefcentia attrahit et cor et pulmonem in fe ipfa et
in caput et calida et humidum. Laetitia autem relaxat cor.*

Obfcure admodum haec locutio perplexa eft, quocirca et ejus plures lectiones lectionibusque confentaneas
explicationes fecerunt: verius autem quispiam dixerit,
non lectionibus explicationes, fed prius cogitatis explana-
tionibus eos deinde lectiones affinxiffe et accommodaffe.
Statim igitur haec vox, *attrahit*, in hoc fermone quid
fignificat? Cor atque pulmonem ob iracundiam attrahi,
ipfum dicere interpretabimur? fed quum haec verba adjecta fint, in fe ipfa et in caput, alter hujusmodi fenfus

διανοίας ἑτέρας ἔμφασις γίνεται τοιαύτης, ἡ καρδία καὶ ὁ
πνευμὼν ἀνασπᾷ καὶ εἰς ἑαυτὰ καὶ εἰς τὴν κεφαλὴν καὶ τὰ
θερμὰ καὶ τὸ ὑγρὸν, ὄντος καὶ τοῦ θερμὰ πλησίον ἀδια-
νοήτου. θερμὸν γὰρ ἐχρῆν ἢ θερμὰ εἰρῆσθαι μᾶλλον.
ἄμεινον οὖν ἐστιν ἴσως ἀπογνόντα τῆς κατὰ μέρος ἐν τῇ
ῥήσει λέξεως, ὡς συγκεχυμένης, ἔκφρασιν αὐτῆς μᾶλλον ἢ
παράφρασιν ἢ ὅπως ἄν τις ὀνομάζειν ἐθέλῃ ποιήσασθαι.
τοῦτο δ᾽ ἀδύνατον γενέσθαι, μὴ κἂν ἕν γ᾽ ἔτι τῶν ὀνομάτων
ἐξηγησαμένων ἡμῶν, ὅπερ ἐστὶ τὸ ἀνασπᾶν. δυοῖν γὰρ θάτερον ἐν ταῖς ὀξυθυμίαις, ἤτοι τὸν πνεύμονα καὶ τὴν καρδίαν εἰς τὴν κεφαλὴν ἀνασπᾶσθαι φάναι ἢ τὴν καρδίαν καὶ
τὸν πνεύμονα καὶ τὴν κεφαλὴν ἀνασπᾶν εἰς ἑαυτὰ τό τε
θερμὸν καὶ τὸ ὑγρόν. πιθανὸν γὰρ ἐκ τῶν κατὰ τὸ ἧπαρ
χωρίων, ὅθεν ἡ χορηγία τοῦ αἵματός ἐστιν, ἀνασπᾶσθαι
τήν τε θερμασίαν καὶ τὴν ὑγρότητα. φαίνεται οὖν ἐναργῶς ἐν ταῖς ὀξυθυμίαις μείζονά τε καὶ σφοδρότερον ἡ καρδία ποιουμένη τὸν σφυγμὸν ἅμα ταῖς καθ᾽ ὅλον τὸ ζῶον
ἀρτηρίαις. εὔλογον δὲ καὶ τὰ πληρώσαντα τὴν διαστολὴν

innuitur, cor et pulmo attrahunt et in fe ipfos et in caput
calida et humidum. Atqui ifta vox, *calida*, paene intelligi
non poteft: potius enim calidum quam calida dixiffe
oportuit. Satius igitur fortaffe fuerit, omiffa fingulorum
in hoc fermone verborum declaratione, utpote confufa,
ipfius ecphrafin facere aut paraphrafin, five ut lubet quis
nominet, id eft per plura verba enarrationem. Id vero
fieri nequit, nifi unum faltem nomen interpretemur, quod
eft attrahere. Duorum enim alterutrum in excandefcen-
tiis dicendum eft, aut pulmonem et cor ad caput attrahi,
aut cor et pulmonem et caput ex inferioribus locis calorem humoremque ad fe ipfos attrahere: verifimile namque eft ex jecoris regionibus, unde fanguinis diftributio
fit, et calorem et humorem hauriri. Porro in excandefcentia cor atque infimul per totum animal difcurrentes
arteriae majorem vehementioremque pulfatum efficere
cernuntur. Aequum eft autem et cordis dilatationem im-

Ed. Chart. IX. [521. 522.]   Ed. Baf. V. (511.)

αὐτῆς ἕλκεσθαι τηνικαῦτα πλείω. τοῦ δὲ πρὸς τὴν κεφαλὴν
ἀναφέρεσθαι τό τε ὑγρὸν καὶ τὴν θερμασίαν πλείονα σημεῖόν ἐστι τὸ κατὰ τοὺς ὀφθαλμούς τε καὶ τὸ πρόσωπον
ὅλον ἔρευθος. ἀλλὰ καὶ εἰ ἅψαιο, θερμότερα ταῦτα φανεῖ-
ταί σοι γεγονότα. προδήλως τε καὶ οἱ ὀφθαλμοὶ λάμπουσί
τε ἅμα καὶ προπετέστεροι δηλοῦσι γεγονέναι καὶ ἡ σύμπασα
κεφαλὴ θερμότερα, κατὰ δὲ τὴν εὐθυμίαν, φησὶν, ἀφίησι
τὴν καρδίαν, τουτέστι καταλείπει τὰ προειρημένα. χρήσιμος δὲ τῶν εἰρημένων ἡ γνῶσις εἰς τὸ ποτὲ μὲν φυλάττεσθαι τὴν ὀξυθυμίαν, ποτὲ δ' αὐτὸν ἐπιτηδεύειν, φυλάττεσθαι μὲν ὅταν ἡ καρδία καὶ ἡ κεφαλὴ θερμότεραι [522]
τοῦ προσήκοντος ὑπάρχουσι κατὰ φυσικὴν δυσκρασίαν, ἤ τι
πάθος θερμὸν ἐπίκτητον, ἐπιτηδεύειν δ' ἐν τοῖς πάθεσι
ψυχικοῖς καὶ τῇ φύσει ψυχροτέρᾳ κεφαλῇ. ὡσαύτως δὲ ἡ
καθ' ὅλον τὸ σῶμα κρᾶσις, εἰ μὲν εἴη θερμοτέρα τοῦ δέοντος, ἤτοι κατὰ πάθος ἢ φύσει, βλαβήσεται μεγάλως ὑπὸ
τῆς ὀξυθυμίης ἡ δ' ἐναντία τῇδε μεγάλως ὀνήσεται. τοῦτο
γάρ τοι καὶ κατὰ τὸ δεύτερον τῶν ἐπιδημιῶν ἐδείκνυμεν ὑπ'

plentia tunc plura adduci. In caput vero plus humoris
calorisque efferri, oculos totamque faciem occupans rubor
fignificat; quin etiam fi tetigeris, calidiores evafiffe tibi
hae partes apparebunt. Evidenter quoque et oculi emi-
cant, unaque praeminentiores facti effe videntur et univerfum caput calidius. At laetitia, inquit, relaxat cor,
hoc eft ipfum derelinquunt antedicta. Nempe praedictorum cognitio utilis eft, ut ira evitetur nonnunquam, interdum de induftria excitetur. Videtur quidem, quum
cor et caput naturali intemperie fupra modum calidiora
funt aut aliquo adventitio calido affectu laborant; excitetur autem in frigidis vitiis et natura frigidiore corde et
capite. Eodem modo et totius corporis temperatura, fi
calidior quam par fit aut morbo aut natura fuerit, magnopere iracundia offendetur; illi autem contraria magnopere
hac juvabitur. Id enim et in fecundo de morbis popularibus ab ipfo fuiffe traditum oftendimus, ubi dicebat:

Ed. Chart. IX. [522.]   Ed. Baf. V. (511.)
αὐτοῦ δεδιδαγμένον, ἡνίκ᾽ ἔλεγεν, ἐπιτηδεύειν ὀξυθυμίην
ἐμποιέειν καὶ χροιῆς ἀναλήψιος ἕνεκα καὶ χυμάσιος.

ι´.

Πόνος τοῖσιν ἄρθροισι καὶ σαρξὶ, σῖτος, ὕπνος σπλάγχνοισι.

Ἐπειδὴ τὸ πόνος ὄνομα πολλάκις μὲν εἴωθεν ὁ Ἱπποκράτης ἀντὶ τοῦ γυμνασίου λέγειν, ἐνίοτε ἀντὶ τῆς ὀδύνης ἢ ἁπλῶς ἡστινοσοῦν βλάβης, ὡς ἐν πολλοῖς ὑπομνήμασιν ἤδη μεμαθήκατε. διὰ τοῦτο τοίνυν ἄλλος ἐπ᾽ ἄλλο τῶν
τριῶν σημαινομένων ἧκε τῶν ἐξηγησαμένων τὸ βιβλίον, ὁ
μέν τις ἡγούμενος αὐτὸν λέγειν τὸ γυμνάσιον, τοῖς ἄλλοις τε
καὶ ταῖς σαρξὶν, οἷόν περ σῖτον εἶναι, τουτέστι τροφὴν καὶ
ῥώμην καὶ ὠφέλειαν· αὐξάνεσθαι γὰρ αὐτίκα καὶ κρατύνε-
σθαι καὶ ῥώννυσθαι διὰ τῶν γυμνασίων οὐδὲν ἧττον ἢ διὰ
τῶν τροφῶν. ὁ δέ τις ἄλγημα καὶ ὀδύνην τοῖς ἄρθροις τε
καὶ ταῖς σαρξὶ τὸν πολὺν σῖτον ἤκουσεν εἰρῆσθαι. τὴν

danda eſt opera nt ira excitetur et coloris et ſucci recu-
perandi cauſa.

X.

Labor articulis et carnibus; cibus, ſomnus viſceribus.

Quoniam hoc nomen labor ſaepius conſuevit Hippocrates pro exercitatione accipere, interdum pro dolore,
aut abſolute pro qualibet noxa, nt in multis commentariis antea didiciſtis, idcirco igitur ex libri explanatoribus
alius aliud trium ſignificatorum accipiens, aliquis arbitratur ſane ipſum dicere, exercitationem articulis carnibus-
que veluti cibum eſſe, id eſt alimentum, robur, adjumen-
tum; illico enim augeri, confirmari ac roborari exercitationibus haud ſecius quam cibis. Quidam vero articulis
et carnibus multitudinem cibi dolorem cruciatumque afferre, per haec verba ſignificari intellexit: nam repletio-

ΚΑΙ ΓΑΛΗΝΟΥ ΕΙΣ ΑΥΤΟ ΥΠΟΜΝΗΜΑ Ε. 261

Ed. Chart. IX. [522.]　　　　　Ed. Baf. V. (511. 512.)
γὰρ πληθώραν οὐ μόνον δυσκίνητα ποιεῖν τά τε ἄρθρα καὶ
τὰς σάρκας, ὅπερ ἐστὶ τοὺς μῦς. ἐν τούτοις γὰρ τὸ τῶν
σαρκῶν γένος, ἀλλὰ καὶ ῥευματίζειν ὡς ὀδύνας ἐργαζέσθαι.
ταύτῃ δ᾽ ἕπεται τῇ γνώμῃ καὶ τὸ κατὰ τὸ τρίτον σημαινόμενον, ἡγουμένων τινῶν τὸν πολὺν σῖτον, ὅπερ ἐστὶ τὴν
πληθώραν, βλάβην εἶναι τοῖς τε ἄρθροις καὶ ταῖς σαρξὶν,
οὐ μόνον δὲ σαρξὶ καὶ ἄρθροις, ἀλλὰ καὶ πᾶσι τοῖς μορίοις
(512) τοῦ σώματος ἡ πληθώρα καὶ βλάβην εἴωθε καὶ ὀδύνας ἐπιφέρειν. καὶ μέντοι καὶ τὸ δεύτερον μέρος τῆς ῥήσεως, ἐν ᾧ φησιν, ὕπνος σπλάγχνοισι, τὴν μὲν διάνοιαν ἕξει
τοιαύτην. ὥσπερ ὁ πόνος τοῖς ἄρθροις καὶ ταῖς σαρξὶν,
οὕτως ὁ σῖτος τοῖς σπλάγχνοις, ἤτοι γυμνάσιον ἔσται φέρον
εὐεξίαν ἢ ὀδύνην ἢ βλάβην οἴσει. γυμνάζεσθαι μὲν ἐν τοῖς
ὕπνοις τὰ σπλάγχνα, καθ᾽ ὅσον ἐνεργεῖ μάλιστα τηνικαῦτα
καὶ κατεργάζεται τὴν τροφήν, ἀκούειν ἄν τις δύναιτο. βλάβην δέ τινα καὶ ὀδύνην ἐπιφέρειν οὐκ ἀληθές, ἀνωδυνίαν
τε γὰρ καὶ ὠφέλειαν μᾶλλον ὁ ὕπνος, οὐ τοὐναντίον πέφυκεν ἐργάζεσθαι, πλὴν εἴ τις ἐν ἀρχαῖς παροξυσμῶν λέγοι

nem haud folum articulos ad motum tardos reddere et
carnes, hoc eft mufculos, in iftis enim carnium genus
continetur, fed etiam fluxiones movere et ex eo dolorem
excitare. Huic vero fententiae et illud confentit, quod
per tertium fignificatum intelligitur, nonnullis opinantibus
multum cibum, hoc eft plenitudinem, articulis et carnibus nocere. At non folum carnibus et articulis, fed
etiam omnibus corporis partibus plenitudo et noxam et
dolores inferre confuevit. Secunda quidem aphorifmi
hujus particula, ubi dicit, fomnus vifceribus, hanc habebit fententiam: quemadmodum labor articulis et carnibus, fic et fomnus vifceribus aut exercitatio erit bonum
creans habitum aut dolorem noxamve inferet. Exerceri
fiquidem in fomnis vifcera, quatenus tunc operantur maxime et alimentum conficiunt, recte quifpiam intelligere
poteft; noxam vero aliquam et dolorem in fomnis excitari, id verum non eft: indolentiam enim potius et remedium quam contrarium afferre fomnus fuapte natura

ταῦτα ποιεῖν αὐτόν. ἀλλὰ νῦν γε χωρὶς διορισμοῦ τῆς ῥήσεως γεγραμμένης οὐκ ἀληθὴς ὁ λόγος ἔσται.   μήτοι τοίνυν ἄμεινόν ἐστιν οὕτως ἀναγινώσκειν, πόνος τοῖς ἄρθροις
καὶ ταῖς σαρξίν· εἶτ᾽ ἀφ᾽ ἑτέρας ἀρχῆς, σῖτος ὕπνος σπλάγ-
χνοισιν, ἵν᾽ ὁ λόγος γένηται τοιόσδε, τὸ μὲν γυμνάσιον τοῖς
ἄρθροις καὶ ταῖς σαρξὶν ὠφέλειαν παρέχει, σῖτος δὲ καὶ
ὕπνος τοῖς σπλάγχνοις.   τοῦ γὰρ ἐμφύτου θερμοῦ συννεύον-
τος εἰς τὸ βάθος, ὡς αὐτὸς ἐδίδαξεν, αἵ τε πέψεις τῶν σιτίων ἀμείνους γίνονται καὶ τρέφεται τηνικαῦτα τὰ σπλάγχνα.   κατὰ δὲ τὴν ἐγρήγορσιν ἀποτειναμένου πρὸς τὸ δέρμα τοῦ ἐμφύτου θερμοῦ, τὰ σπλάγχνα ψυχρότερα γί- [523]
νονται σφῶν αὐτῶν.   ἅπερ δὲ ἐκείνοις ὑπῆρχεν ἐν τοῖς
ὕπνοις, ταῦτα τοῖς κώλοις τε καὶ πᾶσι τοῖς ἐκτὸς ἐν ταῖς
ἐγρηγόρσεσιν.

ια'.

Ψυχῆς περίπατος, φροντὶς ἀνθρώποισι.

idoneus eſt, niſi quiſpiam initiis acceſſionum haec ipſum
facere dixerit; verum hoc loco ſine ulla diſtinctione ſcriptis verbis ſermo neutiquam verus fuerit.   Num igitur
fortaſſe hoc modo legere ſatius eſt? labor articulis et carnibus, deinde ab altero principio, cibus ſomnus viſceribus, ut oratio hujusmodi ſit: exercitatio quidem articulis
et carnibus utilitatem praebet; cibus vero et ſomnus
viſceribus.   Naturali enim calido in profundum vergente
ut ipſe tradidit et ciborum concoctiones meliores fiunt et
tunc viſcera nutriuntur; at in vigilia naturali calido ad
cutem profuſo, viſcera ſe ipſis frigidiora evadunt et quae
ipſis in ſomnis inerant, haec artubus omnibusque extimis
partibus in vigilia.

XI.

Animae deambulatio, cogitatio hominibus.

KAI ΓΑΛΗΝΟΤ ΕΙΣ ΑΤΤΟ ΤΠΟΜΝΗΜΑ Ε. 263

Ed. Chart. IX. [523.]   Ed. Baf. V. (512.)

Τὸν περίπατον ἀντὶ τοῦ γυμνασίου πάντες ἤκουσαν οἱ
ἐξηγησάμενοι τὸ βιβλίον, ἵν' ὁ λόγος ᾖ τοιόσδε. τοῖς ἀνθρώποις αἱ φροντίδες γυμνάσιον προσηγορίᾳ κεχρῆσθαι τῇ
τοῦ περιπάτου δηλούσης τῆς φωνῆς ταύτης εἶδός τι γυμνασίου. κακοζήλου δὲ τῆς ἑρμηνείας οὔσης, εἰκότως αὐτὴν ὁ
Διοσκορίδης φυλαττόμενος, οὐ περίπατον ἔγραψεν, ἀλλὰ
προσθεὶς τὸ ν γράμμα, περὶ παντός, ὥστε γενέσθαι τὴν λέξιν τοιάνδε· ψυχῆς περὶ παντὸς φροντὶς ἀνθρώποις, ἵν'
ᾖ δηλούμενον ἐξ αὐτῆς, περὶ παντὸς τοῖς ἀνθρώποις, ἀσκη-
τέον ἐστὶ τὸν λογισμόν. αἱ γάρ τοι διανοήσεις ὀνομάζονται φροντίδες, ὅθεν καὶ τὸν Σωκράτην φροντιστὴν ἐκάλουν
καὶ φροντίδας τὰ σοφὰ βουλεύματα τἀνδρὸς ὠνόμαζον, ὡς
κἂν ταῖς Ἀριστοφάνους Νεφέλαις ἔστιν εὑρεῖν, ἔνθα κωμῳ-
δεῖ καὶ σκώπτει τὸν Σωκράτην ὡς ἀδολέσχην. εἰ δέ τῳ
δόξῃ φιλοσόφου θεωρίας, οὐκ ἰατρικῆς, ὁ λόγος ἔχεσθαι,
πρῶτον μὲν ἐνθυμείτω κοινὸν ἁπασῶν εἶναι τῶν λογικῶν
αὐτὸ τεχνῶν ἐν αἷς τὸν λογισμὸν χρὴ γυμνάζειν, ὡς ἄλλοις

Deambulationem pro exercitatione omnes libri interpretes acceperunt, ut oratio ita fe habeat: Hominis cogitationes exercitatio, appellatione deambulationis pro
exercitatione fufcepta: vox enim haec, deambulatio, fpeciem quandam exercitationis fignificat. Quum autem af-
fectata quaedam narratio fit, haud injuria ipfam Diofcorides repudians, non fcripfit, peripatos, hoc eft deambulatio, fed litteram ν adjiciens legit, περὶ παντός, hoc eft de
omni, ut locutio talis fit: animae de omni cogitatio hominibus. Ejus vero fententia eft, in qualibet re homines
vim rationis exercitare debent: nam mentis volutationes
cogitationes adpellantur. Unde et Socratem cogitatorem
vocabant et prudentia hominis confilia cogitationes nominabant, ut in Ariftophanis Nebulis invenire licet, ubi Socratem lacerat et tanquam inania garrientem vituperat.
Si cui vero philofophicam fpeculationem, non medicina-
lem fermone ifte fapere videatur, primum animadvertite,
ipfum omnium rationalium artium effe communem, in
quibus vim ratiocinandi exercere convenit, ut et ab aliis

Ed. Chart. IX. [523.]　　　　　　Ed. Baſ. V. (512.)

τε πολλοῖς εἴρηται τῶν ἰατρῶν, Ἐρασιστράτῳ τ᾽ οὐκ ὀλιγάκις. ἔπειτα δὲ καὶ πάθη τινὰ γίνεται τὰ μὲν οἷον ναρ-
κοῦντα τὸ λογιστικὸν καὶ τὸ μνημονευτικὸν τῆς ψυχῆς, τὰ
δὲ καρώδη καὶ καταφορικά. τούτοις οὖν ἡγητέον ὠφελίμους
εἶναι τὰς φροντίδας, ὡς ἐν ἄλλοις ἐδίδαξε, τὰς ὀξυθυμίας
εἶναι χρησίμους εἰς εὐχυμίαν τε καὶ τῆς κατὰ φύσιν ἕξεως
ἀνάκτησιν.

ιβ'.

Ἐν τοῖσι τρώμασι τὸ αἷμα συντρέχει, βοηθητέον ὡς τὸ
κενὸν πλησθῆναι.

Αἰνιγματώδης καὶ ἥδε ἡ ῥῆσίς ἐστιν. οὔτε γὰρ τί τὸ
συντρέχειν δηλοῖ σαφές ἐστιν οὔτε τί κενὸν πλησθῆναι.
διὰ τοῦτ᾽ οὖν ἔνιοι μὲν τῶν ἐξηγητῶν εἰρῆσθαι τὸν λόγον
φασὶ περὶ τῆς ἐπὶ τραύμασιν αἱμορῥαγίας, ἔνιοι δὲ περὶ
τῆς ἐπιγινομένης φλεγμονῆς. ἑκάτεροι γὰρ ἀξιοῦσιν εἰς τὸ

multis medicis et ab Eraſiſtrato non raro dictum. Deinde
et vitia quaedam oboriuntur, aliqua vires animae cogi-
tandi ac memorandi veluti ſtupefacientia, aliqua ſopores
graves atque profundos inducentia. Sic affectis igitur
utiles eſſe cogitationes putandum eſt, ut alibi ipſe prodidit: excandeſcentias utiles eſſe ad bonos ſuccos creandos et naturalem habitum recuperandum.

XII.

*In vulneribus ſanguis concurrit. Subveniendum ut vacuum
impleatur.*

Obſcura involutaque eſt et hujusmodi locutio: neque
enim quid illud verbum, concurrere, ſignificet, clarum
eſt, neque item quid illud, ut vacuum impleatur. Propterea ergo nonnulli interpretes de ſanguinis in vulneribus profluvio ſermonem hunc eſſe ajunt; aliqui de ſuperveniente inflammatione. Utrique enim in vulneratam

τετρωμένον μέρος ἐπιρρεῖν αἷμα καὶ μέντοι καὶ τούτου γινομένου κενοῦσθαι τὰς ἐν ὅλῳ τῷ σώματι φλέβας, ὧν προ-
νοητέον εἶναί φασιν, ὡς ἂν πλησθῶσιν αὖθις. εἶναι δὲ τὴν
πλήρωσιν αὐτῶν διττήν, ἀναστελλομένου μὲν ὑπὸ τῶν ψυχόν-
των καὶ στυφόντων φαρμάκων, καὶ σχήματος δὲ ἐπιτηδείου
τοῦ συρρέοντος αἵματος ἐπὶ τοῦ τετρωμένου τραυματίου.
τινὲς δὲ οὐκ ἐπὶ τραυμάτων μόνον, ἀλλὰ κἀπὶ τῶν σφοδρῶς
συντριβέντων ὀστῶν, μάλιστ᾽ ἐφ᾽ ὧν ἔξω τοῦ δέρματος ἀνέ-
σχε τι μέρος αὐτῶν, ὡσαύ- [524] τως δὲ κἀπὶ τῶν τοιούτων ἐξαρθρημάτων, ἁπασῶν τε τῶν μεγάλην θλάσιν ἐν τῷ
σώματι ποιουσῶν πληγῶν τὸν λόγον εἰρῆσθαί φασι. τρώματα γὰρ ὀνομάζει Ἱπποκράτης τὰς μεγάλας βλάβας ἔκ τινος τῶν ἔξωθεν γενομένας, εἰ καὶ χωρὶς τραύματος. τῇ δὲ
περὶ τοῦ συντρέχειν εἰς ταῦτα τὸ αἷμα καὶ πληροῦν τὸ
ἐκκενωθὲν, αὕτη καὶ τοῖς ταῦτα λέγουσιν ἐξήγησις. ὅτι μὲν
οὖν ὁ Ἱπποκράτης εἴθισται τρώματα καλεῖν τὰς τοιαύτας
βλάβας ἐν πολλοῖς ἤδη τῶν βιβλίων αὐτοῦ μεμαθήκαμεν.
εἰ δὲ καὶ νῦν ἐκείνων μέμνηται, προπετὲς εἰπεῖν. ἔνιοι δ᾽

partem confluere fanguinem cenfent et in omni corpore
venas inaniri, quibus profpiciendum effe dicunt, ut iterum fcilicet repleantur: ipfarum autem repletionem effe
duplicem vulneratae partis, fanguine per frigida ad-
ftrictoriaque medicamenta repreffo et per idoneum membri fitum relabente. Alii vero quidam non de vulneribus
folum, fed etiam de offibus valde contractis, maximeque
ubi ipforum aliqua pars extra cutem emineat; fimiliter
vero et de hujusmodi omnibus luxationibus verberibusque
magnam in corpore contufionem facientibus fermonem
hunc audiendum effe contendunt: tromata enim, hoc eft
ictus, nominat Hippocrates, magnas noxas ab aliquo externo etiam fine vulnere illatas. Quod autem concurrat
ad haec fanguis et quod evacuatus repleatur, eodem et
haec dicentes modo explanant. Verum quod Hippocrates
hujusmodi laefiones tromata vocare confueverit, jam in
multis ipfius libris didicimus; numquid vero et nunc ita
intellexerit, temerarium eft affirmare. Aliqui autem in

Ed. Chart. IX. [524.]   Ed. Bas. V. (512.)
ἐπὶ τῶν αἱμοῤῥαγούντων τρωμάτων πληροῦν ἐνθέσει φαρμάκων τε τῶν ἐπιτηδείων καὶ μοτῶν.

ιγ'.

Ἢν οὖς ἀλγέῃ, εἴριον περὶ τὸν δάκτυλον ἑλίξας ἐγχεῖν ἄλειφα θερμὸν, ἔπειτα ὑποθεὶς ἔσω ἐν τῷ θέναρι τὸ εἴριον
ὑπὸ τὸ οὖς ἐπιθεῖναι, ὡς δοκέῃ τι οἱ ἐξιέναι, ἔπειτα
ἐπὶ πῦρ ἐπιβάλλειν ἀπάτῃ.

Ταύτην τὴν ῥῆσιν ὑπώπτευσάν τινες ὡς παρεγγεγραμμένην, οὐχ ἥκιστα διὰ τὸ προσκείμενον ἐπὶ τῷ τέλει λεξί-
διον, τὴν ἀπάτην. ὁ μὲν γὰρ πρὸ αὐτῆς λόγος τοιοῦτός
τίς ἐστιν. ἐὰν οὖς ἀλγῇ τις, εἴριον περὶ τὸν δάκτυλον ἑλίξας δηλονότι τὸν λιχανόν· ἐγχωρεῖ δὲ καὶ περὶ τὸν ἀντί-
χειρα, βρέχων ἄλειφα, τουτέστιν ἤτοι ἐλαίῳ ἢ·πιμελῇ τετη-
κυίᾳ τὸ εἴριον ἐνστάζειν εἰς τὸ οὖς, ὡς καὶ νῦν εἰώθαμεν
ποιεῖν διὰ τῆς ἡμφιεσμένης εἰρίῳ μηλωτίδος, οὐ μόνον
ἄλειφα, καθάπερ αὐτὸς ὠνόμασεν, ἀλλὰ καὶ πᾶν ἄλλο φάρ-

vulneribus fanguine manantibus replere opus effe dixerunt, idoneis videlicet medicinis ac linamentis impofitis.

XIII.

Sin auris doleat, lana digito circumdata unguen calidum
infundito.   Deinde injiciens interius in volam, lanam
auri fubjicito, ut ipfi aliquid effluere videatur.   Deinde
in ignem projicito dolo.

Nonnulli propter vocem in calce pofitam, dolo, hunc
fermonem haud immerito adulterinum interjectumque effe
fufpicati funt.   Narratio enim ante ipfam talis quodam
modo eft: fi cui auris doleat, lanam, digito indici videlicet, interdum etiam pollici circumdatam, unguine, id
eft aut oleo aut adipe liquata lanam imbuens, in aurem
inftillato, quemadmodum et hifce temporibus facere fole-
mus per fpecillum lana involutum non unguen folum, ut
ipfe nominavit, fed omne aliud liquidum medicamen in-

μακον ύγρον έγχέοντες. έστοι δε δηλονότι το φάρμακον εν
ᾧ τέγγουσι, θερμαινόμενον επί πολυχνιαίας φλογας ή επι
του καλουμένω κηρίωνος. εγχεῖν δ' ουχ άπαξ ή δις, αλλα
πολλάκις ως απορρεῖν τι προς την εκτός χώραν του πόρου
του ακουστικού. το δ' απορρέον τοῦτο μεν ημεῖς απλώς
είριον υποτιθέντες δεχόμεθα. κελεύει δ' ο Ιπποκράτης
επί τῷ θέναρι της χειρος ημῶν επικεῖσθαι τοῦτο, της αρι-
στερᾶς χειρος δηλονότι το απορρέον εκ του ωτος υγρον
αποδεχόμενον, ᾧ και δῆλον ως ουχ άπαξ ή δις, αλλα και
πλεονάκις εγχεῖν κελεύει· τούτοις δ' εφεξῆς, ει μεν απλῶς
ην γεγραμμένον, έπειτα επι πῦρ επιβάλλειν, ευλόγως αν
έφαμεν εξηγεῖσθαι τοῖς ειπόντας ένεκα τούτου κατα του
πυρος επιβάλλειν αξιοῦν αυτον, ως δοκιμάσαι δια της οδμῆς
οποῖόν εστιν. αυτος γαρ ούτω και το μετα βηχος ανα-
πινόμενον εκ πνεύμονος εδοκίμασεν. επι δε πρόσκειται
κατα τον λόγον, ως δοκέη τι οι εξιέναι, και φαίνεται το δοκέη συμφωνεῖν τῷ κατα το τέλος ειρημένῳ της ῥήσεως όλης
τῷ, απά- (513) τῃ, δια τοῦτο αποστάντες οι δοκιμώτεροι

fundentes. Efto autem liquidum illud medicamen, quo
lanam inficimus, ad lucernae flammam aut ad candelam
ceream calefactum. Inftillare autem non femel aut bis,
fed faepius convenit, ut aliquid ad extimam partem fora-
minis auditorii profluat; iftud vero emanans, fubjecta
dumtaxat lana nos excipiamus. Jubet autem Hippocrates
lanam hanc humorem ex ore defluentem excepturam in
vola manus noftrae, finiftrae fcilicet poni. Ex eo conftat,
non femel aut bis, fed etiam faepius nos infundere ab
eo praecipi. Quod fequitur autem, fi abfolute quidem
fcriptum effet, deinde in ignem projicito, recte eos interpretari diceremus, qui ipfum propterea dicunt igni injiciendum effe putare, ut ab odore, qualenam fit, invefti-
getur; ipfe namque hoc pacto et quod ex pulmone per
tuffim extruditur, examinavit. Quoniam vero huic orationi adjectum eft, ut ipfi aliquid effluere videatur, et haec
vox, *videatur*, extremo hujus totius narrationis verbo,
dolo fcilicet refpondere comprehenditur, propterea et ma-

τῶν ἐξηγητῶν ἐπὶ τῇ τοῦ κάμνοντος ἀπάτῃ πρὸς τὴν τοιαύτην ἐνέργειαν ἀφῖχθαί φασι τὸν Ἱπποκράτην· παρηγο-
ρεῖσθαι γὰρ ἐνίοτε κἀκ τῶν τοιούτων τοὺς κάμνοντας, ἡγεῖ-
σθαί τε θεραπείαν ἑαυτῶν ἐπιμελςστέραν γίνεσθαι καὶ μέντοι καὶ μείζονα τῶν ὄντων τὰ πάθη φαίνεσθαι τοῖς κάμνουσι
χρήσιμόν εἶναί φασιν εἰς τὸ μὴ μέμφεσθαι τοῖς προνοου-
μένοις, ὡς οὐ ταχέως [525] ἰωμένοις καὶ πρὸς τὸ πείθεσθαι τῇ κατὰ τὴν δίαιταν ἀκριβείᾳ. τινὲς δὲ προστιθέασιν ὅτι καὶ μισθοὺς μείζονας καὶ δῶρα θεραπευθέντες
δώσουσι τοῖς ἰατροῖς οἱ μεγάλων παθῶν ἀπηλλάχθαι νομίζοντες. ὅπερ αὖ πάλιν ἐνίοις οὐ κατὰ τὴν Ἱπποκράτους
προαίρεσιν εἶναι φαίνεται καὶ διὰ τοῦτο τὴν ῥῆσιν ὅλην
ὑποπτεύουσιν ὡς παρεγγεγραμμένην. οὐδὲ τοῦτό ἐστιν εἰπεῖν
περὶ τῆς προκειμένης ῥήσεως, ὅπερ ἔνιοι πιθανῶς ἔδοξαν
εὑρηκέναι, τὴν παρηγορίαν τῆς ὀδύνης ἀπάτην εἰρῆσθαι
νομίζοντες, ὡς οὐ ταὐτὸν ὂν ἰάσασθαί τε τὴν νοσώδη διάθεσιν, ἐκκόπταντας τὴν οἷον ῥίζαν αὐτῆς, ὀδύνην τε πραΰνειν

gis laudati interpretes in hanc opinionem devenerunt, ut
decipiendi aegroti caufa ad hoc agendum accefliſſe Hippocratem dicant: interdum enim ex his rebus folatium
capere aegrotantes, arbitrarique diligentiorem de fe ipfis
curam haberi. Atqui majora etiam quam fint vitia laborantibus apparere, utile eſſe tradunt, ut ne medicis
tanquam non celeriter ea curantibus irafcantur, utque
certae et exquifitae victus rationi obtemperent; nonnulli
etiam addunt et mercedes majores et munera ampliora,
qui fanati fuerint, medicis eſſe daturos, utpote magnis
languoribus fe liberatos eſſe arbitrantes.   Hoc nonnulli
rurfum haud fecundum Hippocratis fententiam eſſe ducunt; ideoque totam hanc partem ab alio interjectam eſſe
fufpicantur.   Neque enim de propofitis verbis illud dicendum eft, quod nonnulli probabiliter inveniſſe fe exiftimant, doloris mitigationem dolum vocatum eſſe putantes, perinde ac non idem fit et morbofum affectum curare, radicem veluti exftirpantes et dolorem mitigantes

παρηγορήσαντας. ἐνίοτε γοῦν αὐτὸ τοῦτο χείρονα τὴν ὅλην
διάθεσιν ἐργάζεται, καθάπερ ἐπὶ τῶν κωλικῶν, αἱ δι' ὁπίου
καὶ ὑοσκυάμου καὶ μανδραγόρας καὶ στύρακος συντιθέμεναι
ἀντίδοτοι. περιψύχουσαι γὰρ αὗται τὰ μόρια καὶ πρὸς τὸ
δεύτερον ἐκ τῶν αὐτῶν αἰτιῶν παθεῖν ἑτοιμότερα παρα-
σκευάζουσιν, ἀλλ' οὐδὲ διὰ τὸ πραΰνειν τὴν ὀδύνην, ὡς ἔφην,
οἷόν τ' ἐστὶ δέξασθαι προσγεγράφθαι τὴν ἀπάτην. ἐκαν-
τιοῦται γὰρ τῷ, ὡς δοκέῃ τι οἱ ἐξιέναι, τοῦ γράψαντος
οὕτως ἐνδεικνυμένου τῶν καμνόντων ἀπάτης ἕνεκεν, ἐπὶ τὴν
τοιαύτην χειρουργίαν ἀφικνεῖσθαι τοὺς ἰατραίς. ἄμεινον
οὖν ὑπολαμβάνειν οὐδ' ὅλως εἶναι τὴν ῥῆσιν Ἱπποκράτους.

ιδ'.

Γλῶσσα οὖρον σημαίνει, γλῶσσαι χλωραὶ, χολώδεες, τὸ δὲ
χολῶδες ἀπὸ πίονος, ἐρυθραί δὲ ἀφ' αἵματος, μέλαιναι
δὲ ἀπὸ μελαίνης χολῆς. αὗαι δὲ ἀπὸ λιγνυώδεος ἐγκαύ-
σιος καὶ μητρῴου μορίου, λευκαὶ δὲ ἀπὸ φλέγματος.

lenire. Porro nonnunquam id ipfum totum affectum pe-
jorem reddit, quemadmodum in inteftini laxioris doloribus antidota ex apio et alterco et mandragora et ftyrace
compofita: ita namque membra circum refrigerantia, ut
iterum ab iisdem caufis offendantur, paratiora efficiunt.
Sed neque ob mitigandum dolorem, ut dixi, haec vox,
dolus, feu deceptio adfcribi potuit: adverfatur enim illis
verbis, ut aliquid ipfi exire videatur, eo, qui ita fcripfit,
indicante, decipiendorum aegrotantium caufa ad hanc ma-
nuariam operam medicos accedere. Satius igitur fuerit,
haec verba nequaquam effe Hippocratis exiftimare.

XIV.

Lingua lotium fignificat, linguae virides biliofae. Bilio-
fum autem a pingui; rubrae vero a fanguine, nigrae
ab atra bile, aridae a fuliginofa exuftione et ab uterino
membro, albidae vero a pituita.

Τὴν γλῶτταν φησι σημαίνειν ὁποῖόν ἐστι τὸ οὖρον, ἤτοι
τὸ κυρίως οὕτως ὀνομαζόμενον, ὃ καθ᾽ ἑκάστην ἡμέραν
ἀποκρίνομεν, ἢ τὸν τῶν χυμῶν ὀῤῥόν. ἑκάτερος δ᾽ ἂν ὁ
λόγος ἐπὶ τὴν τοιαύτην ἥκει διάνοιαν. ἡ γὰρ τοι γλῶττα
τῆς ἐν τοῖς χυμοῖς διαθέσεώς ἐστι δηλωτική, καθάπερ καὶ
τὰ οὖρα, καὶ τό τε χρήσιμον ἐκ τῆς ῥήσεως ἔχοντες, ἐκ
περισσοῦ ζητήσομεν ὅ τι ποτὲ σημαίνει τὸ οὖρον. ἔστι δὲ
τὸ χρήσιμον, ὃ καθ᾽ ὅλην τὴν ῥῆσιν διδάσκει, τὰς μέν τινας γλώττας χολῆς πλεονεξίαν ἐνδείκνυσθαι, τὰς δ᾽ αἵματος ἢ τινος ἄλλου τοιούτου, περὶ ὧν ἐφεξῆς ἁπάντων ἐπισκεπτέον. ἐν γὰρ τοῖς χρησίμαις εἰς τὰ τῆς τέχνης ἔργα
διατρίβειν ἀξιῶ, παρατρέχοντας ὅσα σοφιστικῶς ἐζήτηται.
χλωρὰς οὖν γλώττας εἴρηκεν, ὡς ἐν τῷ βίῳ συνήθως ὀνομάζουσιν ἄνθρωποι, χλωροὺς τινας ἑωρακέναι φάσκοντις,
οἷς ἂν ἐπὶ τὸ χολωδέστερον ἢ χρόα μεταβάλῃ, τῆς ὠχρᾶς
δηλονότι χολῆς. ταύτην γὰρ ἁπλῶς ὀνομάζουσιν, οὐχ ὥσπερ
τὰς ἄλλας μετὰ προσθήκης, ἤτοι μέλαιναν ἢ ἰώδη καλοῦντες ἢ ἐρυθρὰν ἢ ξανθὴν ἢ λεκιθώδη. ἐγγυτάτω μὲν οὖν

Linguam cujusmodi fit lotium indicare ait, ut proprie
fic vocatum quod quotidie mictu ejicimus, aut fuccorum
ferum. Uterque autem modus in eandem fententiam recidit: etenim lingua ficut et urina fuccorum affectiones
detegit. Atque ita fructu ex his verbis decerpto, quidnam
lotium fignificet, ex abundanti perquiremus. Utile autem,
quod in tota hac parte nos edocet, iftud eft, linguas
aliquas bilis abundantiam fignificare; aliquas fanguinis aut
id genus aliorum cujuspiam, de quibus omnibus in fequentibus fpeculabimur. In his enim, quae ad artis opera
conducunt, diu verfandum cenfeo; praetereunda autem
ea, quaecunque fophiftice inveftigata funt. Virides itaque linguas dixit, ut in communi vitae ufu mortales nominant virides quosdam fe vidiffe dicentes, quibus in
biliofis color mutatus fuerit ob pallidam fcilicet bilem.
Hanc enim fimpliciter appellant, non ficut alias cum adjectione aut atram aut aeruginofam aut rubram aut flavam
aut vitellinam appellantes. Flava quidem bilis proxima

ἐστι καὶ τοῦ αὐτοῦ σχεδόν τι γένους ἡ ξανθὴ χολὴ τῇ ὠχρᾷ.
λέγουσι δὲ τοὐπίπαν ἄνευ τοῦ προσθεῖναι τὴν ὠχρὰν ἁπλῶς
οὕτως χολὴν ἐμεμηκέναι τὸν ἄνθρωπον. ἐπὶ δὲ τῆς ξανθῆς
σπανίως ἔστιν εὑρεῖν ἁπλῶς τινα λέγοντα. προστιθέασι
γὰρ εὐθέως αὐτῇ τὸ τοῦ χρώματος ὄνομα, ξανθὴν χολὴν
ἐμεμηκέναι τόνδε τινὰ λέγοντες ἢ ἄκρατον χολήν. ἰώδη δὲ
καὶ μέλαιναν χολὴν οὔτ᾽ [526] ἰατρός τις οὔτ᾽ ἰδιώτης
ὠνόμαζεν ἄνευ προσθήκης, ὥσπερ οὐδὲ ἰσατώδη καὶ πρα-
σοειδῆ καὶ λεκιθώδη. καὶ γὰρ ταῦτα χολῶν ὀνόματά ἐστιν
ὑπό τινων ἰατρῶν εἰρημένα, παρωνύμως ταῖς χρόαις, ἃς
ἔχουσιν. οὕτως δὲ καὶ τὴν ἐρυθρὰν χολὴν ὀνομάζουσιν, αἵματος οὖσαν ὀρρόν. ἡ δὲ λεκιθώδης τῆς ξανθῆς παχυν-
θείσης γίνεται χολῆς, καθάπερ ἡ ὠχρὰ, προσλαβούσης ὑδατώδη τινὰ οὐσίαν. αἱ τοίνυν χλωραὶ γλῶτται νῦν εἴρηνται
σαφῶς ἀντὶ τῶν ὠχρῶν, ὑπὸ τῆς ὠχρᾶς χολῆς βαπτόμεναι.
μεγάλας τε γὰρ ἔχουσα φλέβας ἡ γλῶττα καὶ κατὰ τὴν οὐσίαν οὖσα χαύνη τε καὶ σπογγοειδής, ἑτοιμοτέρα τῶν ἄλλων ἐστὶ μορίων, ὅσα σκληρὰ καὶ πυκνὰ, δέξασθαί τε τοὺς

pallidae eft et ejusdem fere generis. Dicunt autem plerumque non adjicientes pallidam, ita abfolute hominem
vomuiffe bilem, fed de flava raro quispiam abfolute pro-
tuliffe invenitur, ftatim enim ipfi coloris nomen adjiciunt,
flavam bilem vomuiffe quempiam dicentes aut puram bilem. Aeruginofam vero et atram bilem nullus neque
medicus neque plebejus fine adjicione nominavit, quemadmodum neque ifatodem, id eft ifatidi herbae fimilem,
nec porraceam nec vitellinam: nam haec bilis nomina a
quibusdam medicis reperta funt et a coloribus quibus in-
fecta eft derivata. Sic vero et rubram bilem vocant,
quae fanguinis ferum eft, fed vitellina, flava bile fpiffefcente, progignitur, quemadmodum pallida ex eadem
aqueam quandam fubftantiam accipiente. Virides igitur
linguae nunc evidenter pro eo, quod eft pallidae, dictae
funt, a pallida fcilicet bile coloratae. Etenim grandioribus venis praedita lingua et inani fubftantia fpongiam
referens, aliis duris denfisque particulis paratior eft, ut

272 ΙΠΠΟΚΡΑΤΟΥΣ ΕΠΙΔΗΜΙΩΝ ΣΤ

Ed. Chart. IX. [526.]   Ed. Baf. V. (513.)

ὀῤῥώδεις χυμοὺς εἰς αὐτὴν, βαφῆναί τε πρὸς αὐτῶν ὥσπερ
τὰ ἔρια. παρέγκειται δὲ τῷ λόγῳ τὸ χολῶδες, ἀπὸ πίονος
ἐνδεικνυμένου τἀνδρὸς τὴν γένεσιν τῷ χολώδει πλείστην ἐκ
τοῦ πίονος ἐν τῇ τροφῇ γίνεσθαι. πίονα δὲ ἀκουστέον οὐ
μόνον τὸ λιπαρὸν, ἀλλὰ καὶ τὸ γλυκὺ καὶ ὅλως τὸ ἐν τοῖς
κατὰ φύσιν ἔχουσιν ἡδύ. μόνοι γὰρ οἱ παρὰ φύσιν δια-
κείμενοι, πικροῖς καὶ στρυφνοῖς καὶ ὀξώδεσιν ἐδέσμασι χαίρουσιν. οἱ δὲ κατὰ φύσιν ἔχοντες καὶ ἀπεριττότατοι τά
τε λιπαρὰ καὶ τὰ γλυκέα καὶ τά γε μηδεμίαν ἔχοντα ἰσχυρὰν ποιότητα, μεθ᾽ ἡδονῆς προσφέρονται. πάντ᾽ οὖν τὰ
τοιαῦτα τὸ πῖόν ἐστιν ἐν τροφῇ καὶ διὰ τοῦτο καὶ πίονα
ἄρουραν καὶ λιπαρὰν χώραν εἰρήκασι πολλοὶ τῶν παλαιῶν,
εὔφορον ἐνδεικνύμενοι διὰ τῶν προσηγοριῶν τούτων ὑπάρχειν αὐτὴν, τῶν ὑγιαίνουσιν ἡμῖν ἀμέμπτως ἐσθιομένων
καρπῶν. ὅτι δ᾽ ἔκ τε μέλιτος καὶ ὅλως τῶν γλυκέων, ὅταν
ἐπὶ πλέον θερμανθῶσιν, ὁ πικρόχολος γεννᾶται χυμὸς, ἐν
τῷ περὶ τῶν ἁπλῶν φαρμάκων δυνάμεως ἐπιδέδεικται κατὰ

ferofos intra fe humores admittat, ab illisque colores inftar lanarum fufcipiat. Interjectum eft autem his verbis
illud, biliofum a pingui, indicante Hippocrate biliofum
fuccum plurimum ex pingui alimenti parte procreari.
Pingue vero intelligendum eft non folum unguinofum,
fed etiam dulce et prorfum quod naturaliter fe habentibus fuave eft: foli namque extra naturalem ftatum con-
ftituti, amaris, acerbis acidisque cibariis delectantur;
naturaliter autem fe habentes et ab excrementis vacui
pinguibus et dulcibus et nulla vehementi qualitate praeditis cum voluptate vefcuntur. Omnia haec igitur nihil
aliud quam pingue in alimento funt. Quocirca pinguem
agrum et unguinofam regionem multi veteres appellarunt,
per ea vocabula illorum fructuum feracem indicantes, qui
a nobis recte valentibus fine ulla noxa comeduntur. Ex
melle autem omninoque ex dulcibus, quum vehementius
incaluerint, amarae bilis contrahi humorem, in quarto
de fimplicium medicaminum viribus commentario declara-

Ed. Chart. IX. [526.]   Ed. Baf. V. (513.)

τὸ τέταρτον ὑπόμνημα, μετὰ τοῦ καὶ φαίνεσθαι σαφῶς ὅταν
ἐν τῇ γαστρὶ πλείονι χρόνῳ τὰ τοιαῦτα μείνῃ, μήτ᾽ ἀναδο-
θῆναι φθάσαντα μήτε πεφθῆναι τὴν ὠχρὰν ἐξ αὐτῶν γεν-
νωμένην χολήν. ὅσοι γοῦν ἤμεσαν τηνικαῦτα, τὴν τοιαύτην
ἤμεσαν. περὶ μὲν οὖν τῆς ὠχρᾶς γλώττης ἱκανὰ καὶ ταῦτα.
τὰς δ᾽ ἐρυθρὰς ἀφ᾽ αἵματος γίνεσθαί φησιν. οὐδὲ γὰρ οὐδ᾽
ἐπινοῆσαι δυνατὸν ἀφ᾽ ἑτέρου χυμοῦ πλεονεκτοῦντος, ἐρυθρὰν γενέσθαι χρόαν ἔν τινι μορίῳ. τὸ γὰρ χρῶμα τῶν
χυμῶν ἐστὶ τῶν ἐπικρατούντων δηλονότι καὶ πλεονεκτούν-
των, οὐ τῶν ἐλλειπόντων. οὕτως δὲ καὶ τὰς μελαίνας γλώττας ἀπὸ μελαίνης χολῆς γίνεσθαί φησιν, ὁ γὰρ αὐτὸς λόγος
κἀνταῦθα. τὰς δὲ αὔας, ὅπερ ἐστὶ ξηρὰς, ἱκανῶς ἐκ πυρετοῦ διακαοῦς, ὃς οἷον πῦρ κατακαίων τὸ αἷμα λιγνύει
μᾶλλον ἤπερ ἀτμῷ παραπλήσιον ἀναθυμίασιν ἐργάζεται·
διὸ καὶ μέλαιναι πολλάκις αἱ τοιαῦται φαίνονται γλῶτται.
γίνονται δὲ τοιαῦται γλῶτται καὶ ἀπὸ μητρῴου μορίου, τῆς
ὑστέρας δηλονότι. καὶ γὰρ καὶ ταύτῃ φλεγμαινούσῃ πυρετοὶ θερμότατοι συνεδρεύουσιν. ὥσπερ δὲ ὠχραὶ μὲν ἀπὸ

tum eſt. Quum hoc etiam, quam haec diutius in ventriculo morata fuerint, neque prius diſtributa, neque concocta ſint, luteam ex ipſis bilem procreari evidenter per-
cepimus. Quisquis igitur tunc evomuit, hujusmodi bilem
evomuit. De pallida quidem lingua abunde haec ſint.
Rubras autem a ſanguine fieri ait. Neque enim vel cogitari poteſt ab alio abundante humore ulla in parte rubrum colorem fieri: color enim ſuccorum eſt dominantium
et exuberantium, non deficientium. Similiter et nigras
linguas a nigra bile fieri dicit, eadem enim ratio et in
his eſt: aridas autem, id eſt admodum ſiccas, a perurente
febre, quae ignis inſtar ſanguinem inflammans fuligini
potius quam vapori ſimilem exhalationem efficit. Idcirco
et nigrae ſaepius hujusmodi linguae efficiuntur. Tales
vero linguae et ab uterino membro, id eſt ab utero ſaepius fiunt: nam et hoc phlegmone correpto calidiſſimae
febres adveniunt. Verum quemadmodum pallidae linguae

τῆς ὠχρᾶς, μέλαιναι δ᾽ ἀπὸ τῆς μελαίνης, ἐρυθραὶ δ᾽ ἀπὸ
τοῦ αἵματος, οὕτως ἀπὸ φλέγματος αἱ λευκαὶ γίνονται
γλῶτται. τοῖς μὲν οὖν εἰρημένοις σημείοις ἀκολουθεῖ διὰ
παντὸς τὰ δηλούμενα, τοῖς δὲ πράγμασιν οὐκ ἔξ ἀνάγκης
τὰ σημεῖα, φλεγμαινούσης γὰρ τῆς μήτρας οὐ διὰ παντὸς
οἱ πυρετοὶ διακαεῖς γίνονται, καθάπερ οὐδ᾽ αἵματος πλεονάζοντες ἐρυ- (514) θραίνεται γλῶττα. καὶ μέντοι καὶ χολῆς μελαίνης ἐν, σπληνὶ περιεχομένης ἢ κατά τινας κάτω
φλεβῶν, ἡ γλῶττα τὴν χρόαν οὐ μεταβάλλει, καθάπερ οὐδ᾽
ἐπὶ τῆς ὠχρᾶς, οὐδ᾽ ἐπὶ τοῦ φλέγματος, ἀλλ᾽ ὅταν ἤτοι
κατὰ τὴν γαστέρα περιέχηταί [527] τι τούτων ἢ θερμασίας πολλῆς χεούσης τε καὶ πνευματούσης τοὺς χυμοὺς, ἡ
φορὰ γίνεται πρὸς τὸ μετέωρον. καθόλου τοίνυν ἐστὶ ῥητέον ὡς ἕκαστον τῶν εἰρημένων ἐπὶ τῆς γλώττης σημεῖον
ἐνδεικτικόν ἐστιν, ἤτοι πυρετοῦ περικαοῦς, ἅμα τῷ καθ᾽
ἕκαστον αὐτῶν ὑφ᾽ Ἱπποκράτους γεγονέναι χυμοῦ πλεονάζειν ἢ
τοῦ περὶ τὴν γαστέρα περιέχεσθαι τὸν τοιοῦτον.

a pallida bile, atrae ab atra, rubrae a fanguine, fic a pituita albidae tinguntur. Nempe dictis fignis omnino quae
fignificantur eveniunt; rebus autem non accidunt figna
neceffario. Inflammato enim utero haud femper febres
aeftuantes adveniunt, quemadmodum neque redundante
fanguine lingua rubefcit, quin etiam atra bile in liene
aut in aliquibus inferioribus venis contenta linguae color
non evariat, ficut neque ob pallidam bilem, neque ob
pituitam, fed quum aut in ventriculo hujusmodi aliquid
continebitur aut multo calore fundente atque in fpiritum
humores vertente, in fublime halitus ferentur. In univerfum igitur dicendum eft, quodlibet ex narratis de lingua fignis aut febrem perurentem adeffe, fimulque fingu-
los fuccos ab Hippocrate dictos abundare, five in ventriculo contineri oftendere.

ΚΑΙ ΓΑΛΗΝΟΥ ΕΙΣ ΑΥΤΟ ΥΠΟΜΝΗΜΑ Ε. 275

Ed. Chart. IX. [527.] Ed. Baf. V. (514.)

ιε΄.

Οὖρον ὁμόχρουν βρώματι καὶ πόματι καὶ ὡς εἴωθεν ἐὸν,
ὅπου τοῦ ὑγροῦ σύντηξις.

Τὸ οὖρον ποτὲ μὲν ὁμόχρουν τῷ πεπωμένῳ φαίνεται,
μὴ μεταβαλλομένων μηδ᾽ αἱματουμένων καλῶς τῶν σιτίων,
οἷς καὶ τὸ ποθὲν αὐτὸ συμμεταβάλλεται. ποτὲ δὲ συντήξεώς
τινος ἐν τῷ σώματι μορίῳ γεννωμένης, ὡς ὁ Σαβῖνος ἔγραψε. ταῦτα μὲν οὖν ἀμφότερα παρὰ φύσιν διοικουμένου
τοῦ σώματος γίνεται, κατὰ φύσιν δ᾽ ἔχοντος, ἅμα τῇ τῶν
χυμῶν γενέσει τὸ ποτὸν μεταβαλλόμενόν τε καὶ χροϊζόμενον
ἐργάζεται τὰς διαφορὰς τῶν οὔρων, οὔτε κατὰ τὰς τῶν πεπωμένων ποιότητας οὔτε κατὰ τὰς τῶν συντακέντων ἐν τῷ
σώματι μορίων, ἀλλὰ κατὰ τὰς ἰδέας τῶν γεννηθέντων χυμῶν, ὡς ἔμπροσθεν ἤδη δέδεικται. ὁπότε μὲν οὖν διασώσει
τὸ οὖρον τῶν πεπωμένων τὴν χρόαν, εἰ μὲν ὕδωρ εἴη τὸ
ποθὲν, ἤ τις οἶνος λευκὸς καὶ λεπτὸς, ὑδατῶδες φαίνεται
καὶ λευκόν· εἰ δὲ παχὺς καὶ μέλας εἴη ὁ οἶνος, μελάντε-

XV.

Urina cibo et potui concolor atque talis, ut confuevit,
ubi humiditas, colliquatio.

Urina ei nonnnunquam, quod epotum eft, colore fimilis apparet, neque mutatis, neque in fanguinem recte
verfis cibis, cum quibus et ipfe potus commutatur; nonnunquam et aliqua corporis particula liquefcente, ut Sabinus fcripfit. Haec igitur utraque non ex naturae propofito adminiftrato corpore eveniunt, naturaliter autem fe
habente creandis fuccis una commutatus potus et colore
infectus, urinarum differentias facit, neque epoti humoris,
neque membrorum in corpore liquatorum qualitatibus,
fed creatorum humorum formis refpondentes, quemadmodum et fupra alias oftenfum eft. Quin igitur lotium rei
potae colorem retinuerit, fi aquae aut alicujus albi tenuis-
que vini potio fuerit, aqueum albumque confpicitur; fi
vinum craffum nigrumque fuerit, nigrior urina et craffior

Ed. Chart. IX. [527.]   Ed. Baf. V. (514.)

ρόν τε καὶ παχύτερον, ὥσπερ γε καὶ ξανθότερον, εἰ παλαιὸς
καὶ κιῤῥὸς ὁ οἶνος. τῶν δὲ συντακέντων μορίων ἐνδείκνυται τὴν χρόαν, ὅταν οἷον ὀροβοειδῆ τε καὶ κριμνοειδῆ συν-
εξέρχηταί τινα αὐτοῖς. ἀφ᾽ ἥπατος γάρ ἐστι τὰ τοιαῦτα,
καθάπερ γε τὰ σαρκωδέστερα τῶν νεφρῶν, οὕτω δὲ καὶ τὰ
πεταλώδη τῆς κύστεως, τὰ δὲ λιπαρὰ πιμελῆς, τὰ δὲ κρι-
μνώδη μὲν τῷ τε μεγέθει καὶ τῇ σκληρότητι, μὴ μέντοι
λευκὰ, σαρκὸς συντετηγμένης γνωρίσματα, καθάπερ γε καὶ
τὰ μέλανα τῆς σπληνὸς μᾶλλον. οὐ μέντοι τά γε τοῖς τῶν
ὑποζυγίων ἐοικότα συντήξεώς ἐστι σημεῖον, ὥσπερ ὁ Σαβῖνος ᾤετο. δέδεικται γὰρ ἐν τῷ εἰς τοὺς ἀφορισμοὺς ὑπομνήματι τὰ τοιαῦτα γινόμενα τοῖς τὸν καλούμενον ὠμὸν
χυμὸν ἠθροικόσι πλεῖστον, ὅταν ὑπὸ θέρμης χυθῇ. τηνικαῦτα γὰρ αὐτῷ συμβαίνει πνευματουμένῳ πρὸς τὴν κεφαλὴν ἀναπέμπειν πνεῦμα φυσῶδες, ὅθεν αἱ κεφαλαλγίαι γίνονται.

---

apparebit, quemadmodum et flavior, fi vetuftum fulvum-
que vinum fit. Indicat autem colliquatorum membrorum
colorem, quum partes aliquae ervi et hordei fpeciem re-
ferentes una cum ipfa exeunt: a jecore enim hujusmodi
corpufcula veniunt, ficut carnofiora a renibus. Ita vero
et foliorum fimilia a vefica; unguinofa ab adipe: hordeacea quidem magnitudine et duritie, fed non albida, col-
liquatae carnis notae funt; ficut et nigra lienis magis.
Urinae quidem jumentorum lotio fimiles eliquationem non
indicaut, ut Sabinus cenfebat; nam in aphorifmorum ex-
planationibus id genus urinas eorum effe explicavimus,
in quibus humor, qui crudus vocatur, plurimus abundat
et a calore fufus eft; tunc enim ipfum in fpiritum verfum flatuofas exhalationes ad caput fubmittere contingit,
unde et dolores capitis excitantur.

ιστ΄.

Γλῶσσα ὁμόχρους τῇσι προστάσεσι, διόπερ ταύτῃσι γινώσκομεν τοὺς χυμούς.

Ἀσαφής ἐστιν ἐνταῦθα ἡ προστάσεσι φωνὴ, τινῶν μὲν
οἰομένων προστάσεις χυμῶν εἰρῆσθαι ἐκ τῆς γαστρὸς ὁρμώντων, ἐνίους δὲ τοὺς ἐπιπηγνυμένους τῆς γλώττης τινῶν
καὶ τοὺς διαβρέχοντας αὐτήν. ἄμεινον δὲ τούτους ἅπαντας
ἀκούειν, ἵνα ἐπὶ τῶν ὁπωσοῦν ψαυόντων τῆς γλώττης χυμῶν ὁ λόγος ᾖ γινόμενος. ὁμόχρους γὰρ αὐτοῖς φαίνεται,
κἂν ἐκ [528] τῆς γαστρὸς ἄνω φέρωνται, κἂν διὰ τῶν
φλεβῶν ἥκωσι τῶν τρεφουσῶν, κἂν ἐξ ἀτμῶν τινων ἀναφε-
ρομένων ἔξωθεν αὐτὴν ἐπιπήγνυνταί τε καὶ περιπήγνυνται
χωρὶς τοῦ διαβρέχειν τὸ βάθος, διὰ τοῦτο οὖν αὐτὸ καὶ
τοὺς χυμοὺς διαγινώσκομεν· ἐὰν μὲν γὰρ χλωρὰ γίνηται,
τοὺς πικροχόλους, ἐὰν δὲ μέλαινα, τοὺς μελαγχολικοὺς, ἀνάλογον δὲ τοῖσδε τοὺς ἄλλους ὑπὲρ ὧν ὀλίγον ἔμπροσθεν εἴ-

XVI.

Lingua extenſionibus concolor.   Quocirca ex iſtis ſuccos
cognoſcimus.

Obſcura hoc loco eſt haec vox, extenſionibus nonnullis extenſiones ſuccorum e ventriculo adſcendentium
dictas eſſe, nonnullis vero concretos in lingua, aliquibus
et ipſam malefacientes humores ſignificari putantibus.
Sed iſtos omnes intelligere praeſtiterit, ut de ſuccis utcunque linguam attingentibus ſermo fiat; ipſis enim concolor lingua apparet et ſi ex ventriculo ſurſum repant et
ſi per venas ejus altrices affluxerint et ſi per vapores
quosdam ſublatos exterius ipſi adhaeſerint; atque penitiora minime humectantes circumcreti fuerint. Propter
hoc igitur ipſum et humores internoſcimus, ſiquidem vi-
ridis lingua fuerit, biliofos; ſi vero nigra, melancholicos;
ad iſtorum autem ſimilitudinem et alios, de quibus dudum

Ed. Chart. IX. [528.]   Ed. Baf. V. (514.)
πον, ἐξηγούμενος τὴν ῥῆσιν, ἐν ᾗ φησι γλῶσσαι χλωραὶ,
χολώδεες.

___

ιζ'.

Ἦν ἁλμυραὶ σάρκες γενομένῳ; περισσώσιος σημεῖον.

Οὐ μόνον ἡ χρόα τῆς γλώττης ἐνδείκνυται τοὺς πλεο-
νάζοντας χυμοὺς, ἀλλὰ καὶ ἡ γευστικὴ κατ' αὐτὴν δύναμις.
οὕτω γοῦν ἐνίοις μὲν ἔχουσι πικρὸν χυμὸν ἐν τῇ γλώττῃ
πάντα φαντάζεται πικρὰ, κἂν ᾗ γλυκύτατα, καθάπερ τοῖς
ἱκτεριῶσιν, ἐνίοις δ' ἁλμυρὰ διὰ τὸν ἁλυκὸν ὀνομαζόμενον
χυμόν. ἐναργὲς δὲ τούτου τεκμήριον ἐπ' αὐτῶν τῶν ὑγιαινόντων ἐστίν. ἐὰν γοῦν τις ἀψινθίου γευσάμενος εὐθέως
ἐπ' αὐτῷ γεύηταί τινος ἄλλου, πικρὸν αὐτὸ φανεῖται, κἂν
ἄλας μασησάμενος ἄλλο τι μετ' αὐτὸ αὐτίκα προσενέγκη-
ται, καὶ τοῦτο φανεῖται τὸ γευσθὲν ἁλμυρόν. οὕτως οὖν
κἂν ταῖς νοσώδεσι διαθέσεσιν, ὅταν μὴ καθαρὰ καὶ ἀπέ-

dicebamus, quum eam partem explanaremus, in qua dicit: linguae virides biliofae.

___

XVII.

Si falfae carnes guftanti, fupervacuae materiae fignum.

Non modo linguae color, fed ejus etiàm vis guftato-
ria fupervacuos humores oftendit. Sic igitur quibusdam
amaro fapore infectam linguam habentibus omnia quamvís
dulciffima judicantur amara, quemadmodum exempli
caufa regio morbo languentibus; nonnullis vero falfa
propter faporem, qui falfus dicitur. Hujus vero rei perfpicuum indicium in ipfis recte valentibus eft. Si quis
enim abfinthio guftato, continuo ab ipfo aliquid deguftet,
amarum id apparebit et fale commanducato, fi quid aliud
confeftim poft ipfum adfumtum fuerit, iftud quoque gu-
ftatu falfum videbitur. Quamobrem fic et in morbofis
affectibus cum lingua impura et excrementis affluens fit,

ρίττος ἢ κατὰ τὴν φύσιν τοῦ περιττώματος ὁ τῶν σίτων
τῶν ἐν αὐτῇ πλεοναζόντων χυμὸς, ἐὰν τὸ προσφερόμενον οὐ
γεύσεταί τις ἔξω πάσης ἢ σφοδρᾶς ποιότητος. εἰ δὲ μὴ,
μικτή τις αἴσθησις ἔσται τῇ γλώττῃ δυοῖν χυμοῖν, αὐτοῦ
τε τοῦ κατ᾽ αὐτὴν πλεονάζοντος καὶ τοῦ κατὰ τὸ προσφερόμενον ἐπικρατοῦντος. ἔνια μὲν γὰρ ἱκανῶς ἐστιν ἁλμυρὰ,
τινὰ δὲ πικρὰ, τινὰ δὲ δριμέα, καθάπερ ὀξέα μὲν ἄλλα,
γλυκέα δ᾽ ἄλλα. μικτὴ τοιγαροῦν, ὡς ἔφην, εἰ τῶν τοιούτων
τις γεύοιτο, γενήσεται τῶν χυμῶν αὐτῶν ἡ διάγνωσις, ἔκ τε
τοῦ κατὰ τὴν γλῶτταν ὑπάρχοντος ἤδη καὶ τοῦ ψαύοντος
ἔξωθεν αὐτῆς. διὰ τοῦτ᾽ οὖν ὁ Ἱπποκράτης ἕν τι τῶν
τοιούτων ἔγραψεν εἰς ἀνάμνησιν ἑαυτῷ, καθάπερ εἴωθε
ποιεῖν ἐν τούτοις τοῖς ὑπομνήμασι.

ιη´.

Ἢν τῶν μασθῶν αἱ θηλαὶ καὶ τὸ ἐρυθρὸν χλωρὸν εἴη, νοσῶδες τὸ ἄγγος.

---

pro excrementi natura ciborum fapor linguae impreſſum
faporem refert, ſi modo quae deguſtatur efca omni vehementi qualitate fpoliata fuerit. Sin fecus fe habeat, mi-
ſtus quidam in lingua duorum faporum fenfus erit, et ejus
qui in ipfa excellit et ejus qui in cibo aſſumto dominatur: quaedam enim admodum falfa funt, quaedam amara,
quaedam acria, ficut iterum alia acida, alia dulcia, mixtus igitur, ut dicebam, ſi quis haec guſtaverit, fiet faporum iſtorum perceptio et ejus qui jam linguam infecerat
et ejus qui extrinfecus ipfam attingit. Propterea igitur
Hippocrates unum quoddam ex his memoriae caufa fibi
ipfi litteris mandavit, quemadmodum hifce in commentariis facere confuevit.

XVIII.

*Si mammarum papillae et rubrum viride fit, aegrotat
conceptaculum.*

Ed. Chart. IX. [528. 529.]   Ed. Baf. V. (514.)
Οὐ κατὰ τὴν Ἱπποκράτους ἑρμηνείαν ἐστὶν ἄγγος ὀνομάσαι τὴν ὑστέραν, τὸ γοῦν λεγόμενον εὔδηλόν ἐστιν. ἐὰν
γάρ τι τῶν εἰρημένων σημείων περὶ τοὺς τιτθοὺς γένηται,
νοσώδη διάθεσιν εἶναι κατὰ τὴν ὑστέραν δηλοῖ. πολλάκις
γὰρ ἤδη μεμαθήκατε περὶ τῆς κοινωνίας τῶν τιτθῶν πρὸς
τὴν μήτραν.

ιθ'.

[529] Ἀνθρώποισιν ὁ ἐν τοῖς ὡσὶ ῥύπος ὁ μὲν γλυκὺς
θανάσιμος, ὁ δὲ πικρὸς οὔ.

Τάχ' ἂν αὐτός τις ἕκαστος νοσῶν ὑπομείνειε γεύσασθαι
τοῦ κατὰ τὸ οὖς ῥύπου. τῷ δ' ἰατρῷ βδελυρὸν ἂν εἴη
τὸ πρόσταγμα. πρόδηλον δ' ὡς οὐκ ἐν ἄλλῳ καιρῷ δύναται γενέσθαι ὁ ῥύπος γλυκὺς ἢ καθ' ὃν ὁ ἐγκέφαλος νοσεῖ.
κατὰ φύσιν γάρ ἐστιν αὐτῷ τὸ πικρῷ φαίνεσθαι, διὸ καὶ
τὸ γλυκὺ ἐγκεφάλου συντηκομένου φασὶ γίνεσθαι.

Uterum appellare conceptaculum Hippocratis phrafin
non fapit, tamen quod dicitur perfpicuum eft. Nam fi
aliquod ex dictis fignis mammis accidat, languere uterum
fignificat: faepius enim alias uterum mammasque focietate
conjungi didiciftis.

XIX.

Hominibus fordes in auribus, dulcis quidem mortifera,
amara autem non.

Fortaffis quispiam aegrotans ipfe auris fordem degu-
ftare fuftinuerit, medico autem id praecipue turpe ac de-
teftabile fuerit.   Clarum eft autem non alio tempore aurium fordem fieri dulcem poffe quam quo cerebrum aegrotat, naturaliter enim amara videtur.   Atque ideo ipfam
dulcem, liquefcente cerebro, fieri ducunt.

ΚΑΙ ΓΑΛΗΝΟΥ ΕΙΣ ΑΥΤΟ ΥΠΟΜΝΗΜΑ Ε. 281

Ed. Chart. IX. [529.]   Ed. Baſ. V. (514. 515.)

κ΄.

Γῆν μεταμείβειν σύμφορον ἐπὶ τοῖσι μακροῖσι νοσήμασιν.

Εἴτε πλέων εἴτε πεζῶν τις εἰς ἑτέραν ἀφίκοιτο γῆν,
εἴτε κίνησις ἡ κατὰ τὴν ὁδοιπορίαν ἢ τὸν πλοῦν, ἥ θ᾽ ὑπαλ-
λαγὴ τοῦ ἀέρος ὀνήσει καὶ μάλισθ᾽ ὅταν εἰς ἐναντίαν ἔχοντα κρᾶσιν ἀέρα μεταστῇ· λέγω δ᾽ ἐναντίαν οὐ μόνῳ τῷ
κατὰ τὴν οἰκείαν τοῦ κάμνοντος χώραν, ἀλλὰ καὶ τῇ κράσει τοῦ νοσήματος. εἰ μὲν γὰρ ὑγρὸν εἴη, ξηροτέρου τοῦ
ἀέρος εἰς ὃν με- (515) ταβαίνει δεήσεται· εἰ δὲ ξηρὸν,
ὑγροτέρου. κατὰ τὴν αὐτὴν δὲ καὶ ψυχροτέρου μὲν εἰ θερμὸν, θερμοτέρου δὲ εἰ ψυχρόν. κατὰ τὴν αὐτὴν δὲ
ὑγροτέρου καὶ ψυχροτέρου εἰ θερμὸν εἴη καὶ ξηρόν· οὕτω
δὲ καὶ κατὰ συζυγίαν. ἔτι δὲ μᾶλλον ὠφελήσει τὸν μετανι-
στάμενον, ἐὰν κατὰ τὰ μέτρα τῆς εἰς τὸ παρὰ φύσιν ἐκ-
τροπῆς τοῦ νοσήματος ἡ πρὸς τὸν ἀέρα τὸν ἐναντίον γίνηται μεταβολή. τὸ μὲν γὰρ ἐπ᾽ ὀλίγον ἐκ τῆς κατὰ φύσιν

XX.

Solum vertere in longis morbis convenit.

Sive navigans, five terreſtre iter faciens quispiam in
alteram regionem migraverit vel motus in itinere aut navigatione vel aëris mutatio proderit, et maxime quum
in aërem contrariae temperaturae diſceſſerit. Contrariam
autem dico non ſolum aëris propriae aegrotanti regionis
temperamento, ſed etiam ipſius morbi: nam ſi humidus
morbus ſit, in ſicciorem aërem migrandum erit; ſi ſiccus,
in humidiorem. Eadem quoque ratione ſi calidus morbus
ſit, in frigidiorem; ſi frigidus, in calidiorem. Similiter
ſi calidus ſit morbus et ſiccus, ad humidiorem frigidio-
remque aërem abeundum eſt; ſic et in reliquis conjuga-
tionibus. Adhuc vero magis iſte terram mutans juvabitur, ſi pro modo, quo morbus a naturali ſtatu diſceſſit,
ad contrarium aërem mutatio fiat. Morbus enim ad paulo
frigidiorem a naturali temperie recedens, aërem paulo

κράσεως εἰς ψυχροτέραν μεθιστάμενον, ὀλίγῳ τοῦ συμμέτρου κατὰ τὴν κρᾶσιν ἀέρος θερμοτέρου, τὸ δ' ἐπὶ πολὺ
πολλῆς καὶ τῆς εἰς τοὐναντίον ὑπερβολῆς δεῖται. καὶ περὶ
χωρίων δὲ τὸν αὐτὸν εἰρῆσθαί σοι νόμιζε λόγον. ἀκριβῶς
γὰρ ἀλλήλοις ἐστὶν ἐναντία τὰ τοῦ συμμέτρου τε καὶ μέσου
παραχωροῦντα τὸ ἴσον ἑκατέρωσε.

_____

κα'.
Τὰ ἀσθενέστερα σιτία ὀλιγοχρόνιον βιοτὴν ἔχει.

Σιτίον ἀσθενὲς οὐκ ἄλλο τι δυνατόν ἐστιν ἀκούειν τοῦ
βραχεῖαν τροφὴν διδόντος τῷ σώματι, τοιαῦτα δ' ἐστὶ τά
τε λάχανα καὶ τῶν ἀκροδρύων τὰ πλεῖστα. ταῦτ' οὖν, φησιν,
ὀλιγοχρόνιον βιοτὴν ἔχει, τουτέστι τοὺς χρωμένους αὐτοῖς
ὀλιγοχρονίους ἐργάζεσθαι πέφυκεν, ἢν αἰτὰ τὰ σιτία ταχέως
ἐκ τοῦ σώματος κενοῦνται. κακόζηλον δ' ἐστὶ τὴν ἐν τῷ
σώματι μονὴν τῶν σιτίων ζωὴν ἀκούειν αὐτόν.

_____

mediocri temperie calidiorem poſtulat; morbus vero longius recedens et multo in contrarium exceſſu eget. De
regionibus quoque eundem ſermonem tibi dictum putato:
exquiſite namque inter ſe contraria ſunt, a commoderato
atque medio ad utrumque latus aequaliter recedentia.

_____

XXI.
Imbecilliora cibaria brevem vitam.

Imbecillus cibus haud alius intelligi poteſt quam
qui parum alimenti corpori exhibet: talia vero ſunt et
olera et plurimi arborum fructus. Iſti igitur, inquit, brevem vitam habent, id eſt ipſis veſcentes brevis vitae reddere apti ſunt, quoniam cibaria ipſa celeriter a corpore
evacuantur. Sed affectatum quoddam eſt, ciborum in
corpore moram vitam ipſorum intelligere.

_____

κβ´.

Κεδμάτων τὰς ἐπὶ τοῖς ὠσὶν ὄπισθεν φλέβας σχάζειν.

Κέδματα λέγει τὰ εἰς τὰ σκέλη κατασκήπτοντα ρεύματα,
καὶ μάλιστά γ´ αὐτῶν τὰ εἰς τὴν πρώτην διάρθρωσιν ἥ-
τις ἐστὶ κατ᾽ ἰσχίον, οὐ μὴν ἀληθῆ γε τὰ περὶ τῆς φλεβοτομίας εἶναι πειθομένης, καθάπερ οὐδὲ αὐτῶν τῶν προσιε-
μένων αὐτὴν οὐδεὶς ἀκριβῶς ἐπείσθη. δηλοῦσι γὰρ ἔργῳ
τοῦτο, μηδέποτε ἐπὶ τῶν ἀρρώστων χρώμενοι. κατὰ μέντοι τὴν ῥῆσιν αὐτὴν ἡ λέξις οὐκ ἀκριβῶς ἑρμηνεύεται γράψαντος αὐτοῦ τὰς ἐπὶ τοῖς ὠσὶ φλέβας. οὐ γὰρ τὰς ἐπὶ
τοῖς ὠσὶν ἐχρῆν, ἀλλὰ τὰς περὶ τὰ ὦτα λελέχθαι. φλέβες
γὰρ τινές εἰσιν ὄπισθεν τῶν ὤτων ἀξιόλογοι. κατ᾽ αὐτὰ
δὲ τὰ ὦτα πάνυ σμικραὶ καὶ δυσθεώρητοι καὶ τὰ πολλὰ
μηδὲ φαινόμεναι.

XXII.

*Cum adfunt cedmata, venae in auribus pofteriores fcin-
dendae funt.*

Cedmata vocat fluxiones in crura decumbentes et ex
ipfis eas maxime quae primum articulum, ubi coxendix
eft, occupant. Non tamen de fecanda vena praeceptum
verum efle mihi perfuadeo, quemadmodum etiam nulli
eorum qui id laudant, exacte perfuafum eft: id enim opere
ipfo fignificant, quum nunquam in aegrotantibus ad hoc
remedium confugiant. In his quidem verbis locutio im-
propria et vitiofa eft, ipfo fcribente, venas in auribus:
neque enim venas in auribus, fed circum aures dicere
oportebat; fiquidem venae quaedam poft aures grandiores
funt, in ipfis vero auribus perexiguae vixque adfpectabi-
les et plerumque neque perfpicuae.

κγ'.

Λαγνείη τῶν ἀπὸ φλέγματος νούσων ὠφέλιμον.

Οὐ πᾶσιν, ἀλλὰ τοῖς ἰσχυροῖς τὴν δύναμιν ὠφέλιμός
ἐστιν ἡ λαγνεία νοσοῦσιν ἀπὸ φλέγματος. οἱ γὰρ ἀσθενεῖς
εἰς ἔσχατον ἀῤῥωστίας ὑπ᾽ αὐτῆς ἀφικόμενοι βλαβήσονται
μεγάλως, οἱ δ᾽ ἰσχυρὰν ἔχοντες τὴν δύναμιν οὔτε καταλυ-
θήσονται καὶ ὠφεληθήσονται, ξηραινούσης τῆς λαγνείας τὴν
τοῦ φλέγματος περιουσίαν. μεμαθήκατε γὰρ ὅτι λαγνεία
ξηραίνει, καθάπερ ἀγρυπνία, κατὰ τὸ διαφορεῖν ἐπὶ πλέον
τοὺς χυμούς. ἀλλὰ καὶ θερμαίνει τὸ σῶμα τοῖς ἐῤῥωμένην
ἔχουσι τὴν δύναμιν ἡ λαγνεία, τοῖς δ᾽ ἀσθενέσιν ἐν μὲν
τῷ παραχρῆμα θερμαίνει, ψύχει δὲ μετὰ ταῦτα γενναίως.

κδ'.

Θερμοκοιλίοισιν ἰσχυρὰ ποτὰ καὶ βρωτὰ ταρακτικά. μελαί-
νης χολῆς ὡς ὅμοιον αἱμοῤῥοΐδι.

XXIII.
Venus à pituita morbis remedio eſt.

Non cunctis ex pituita laborantibus, ſed quibus vires firmae ſunt veneris uſus prodeſt. Imbecilli namque
ab ipſa in extremam debilitatem redacti magnopere lae-
dentur; at qui viribus excellunt, non diſſolventur, ſed
contra juvabuntur veneris uſu pituitae copiam reſiccante.
Didiciſtis enim concubitum, quemadmodum et vigiliam
exſiccare, quoniam ſcilicet humores abunde digerant. Quin
etiam coitus robuſtorum corpus calefacit, infirmorum autem continuo quidem calefacit, ſed poſtea vehementer refrigerat.

XXIV.
Eos qui calido ventriculo ſunt, validi potus et cibi per-
turbant.

Οὐχ ὡς ἔμπροσθεν ἰσχυρὰν δίαιταν ἔφαμεν εἶναι τὴν
τῶν πολυτρόφων σιτίων, οὕτω καὶ νῦν ἀκουστέον ἐστὶν
ἰσχυρὰ ποτὰ καὶ βρωτὰ τὰ πολλὴν διδόντα τῷ σώματι τροφὴν, ἀλλὰ τὰ τὴν δύναμιν ἔχοντα, κρόμμυα δηλονότι καὶ
σκόροδα καὶ σίλφιον καὶ ὀπὸν οἶνόν τε παλαιότατον, ὅσα
τ'ἄλλα τοιαῦτα τὴν φυσικὴν δυσκρασίαν αὐξάνοντα, τῇ δὲ
ταύτης ἐναντία χρησιμώτατα. πολλάκις γὰρ ἤδη μεμαθήκαμεν ὡς τὰς μὲν ἀμέμπτους φύσεις ὠφελεῖ τὰ ὅμοια, τὰς
δὲ δυσκράτους ὥσπερ καὶ τὰς νόσους, τὰς τῆς καθεστώσης
αὐταῖς κράσεως ἐναντία. τινὲς δὲ τῶν ἐξηγησαμένων τὸ βιβλίον τῆς ἐχομένης ῥήσεως τὴν ἀρχὴν τέλος ἐποιήσαντο
τῆς νῦν προκειμένης, ὡς γίνεσθαι τοιαύτην, θερμοκοιλίοισιν
ἰσχυ- [531] ρὰ ποτὰ καὶ βρωτὰ ταρακτικὰ μελαίνης χολῆς. ὅτι μὲν οὖν ταρακτικὰ τῶν κατὰ τὴν γαστέρα μάλιστά ἐστι τοῖς θερμοκοιλίοις τὰ τοιαῦτα πρόδηλον, οὐ μὴν
ὁμοίως γε τὰ καθ' ὅλον τὸ σῶμα ταράττει πᾶσιν, ἀλλὰ καὶ
τοῖς τὴν ἐν τούτοις κρᾶσιν ἤτοι θερμὴν ἢ ξηρὰν ἔχουσιν ἢ

Non quemadmodum fupra validum victum ciborum
multum nutrientium effe dicebamus, ita et hoc loco accipere debemus validos potus et cibos, hoc eft multum
alimentum corpori exhibentes, fed eos qui acrem vim habent, hujusmodi funt caepae et allium et filphii fuccus
et vinum vetuftiffimum, idque genus alia naturalem intemperiem augentia, huic autem contraria utiliffima. Naturas
namque omni labe carentes juvari a fimilibus; intempera-
tas autem, quemadmodum et morbos ab iis quae eorum
temperamentis adverfantur juvari faepius alibi didiciftis.
Verum aliqui voluminis hujus interpretes fequentis partis
initium hujusce propofitae finem effe voluerunt hoc pacto
fcribentes, iis qui calido ventriculo funt, validi potus et
cibi perturbationem faciant atrae bilis. Quod autem eorum potiffimum, quae in ventriculo funt, ipfum calidum
habentibus talia perturbationem faciant, clarum eft, non
tamen in omnibus fimiliter ea perturbant, quae in toto
corpore funt, fed quibus univerfi corporis temperamentum
aut calidum eft aut aridum aut utraque qualitate immo-

κατ' ἄμφω δύσκρατον, ὡς οὐ μόνον χολῆς μελαίνης ἐστὶ
ταρακτικὰ τὰ τοιαῦτα τῶν ἐδεσμάτων, ἀλλὰ καὶ τῆς ξανθῆς.
ἴσως δ' ἐπεὶ μείζονα βλάβην ἡ μέλαινα χολὴ ταραχθεῖσα
φέρει διὰ τοῦτ' ἐπ' αὐτῆς ἠξίωσαν ἀκούειν τοῦ λόγου κατὰ
ἐξοχήν. οἱ πλεῖστοι δὲ περιγράψαντες αὐτὴν κατ' αὐτὴν
τὴν προκειμένην ῥῆσιν ἀρχὴν τῆς ἑπομένης ἐποιήσαντο.

κε'.
Μελαίνης χολῆς ὡς ὅμοιον αἱμοῤῥοΐδι.

Τὸ μὲν οὖν τὰς μελαγχολίας ὑπὸ τῶν αἱμοῤῥοΐδων ὠφελεῖσθαι τῶν ἐναργῶς φαινομένων ἐστὶ καὶ πολλοὺς κατ'
ἐπιστάσεις αὐτῆς ἐθεασάμεθα μελαγχολήσαντας. ἐνίους δ'
οὐ μόνον ἅπαξ ἢ δὶς, ἀλλὰ καὶ τρὶς καὶ τετράκις εἰς μελαγχολίαν ἐμπεσόντας, ἅμα τῷ στῆναι τὴν αἱμοῤῥοΐδα,
τινὰς δὲ καὶ καθ' ἕκαστον ἔτος εἰς τὸ πάθος ἐπιφερομένους,
εἰ μὴ φθάσειεν, ἤτοι δι' αἱμοῤῥοΐδος ἢ διὰ τοῦ καθαρθῆναι μέλαιναν χολὴν ὠφεληθέντες· οἱ πλεῖστοι μὲν οὖν αὐ-

dica praeditum; quapropter in his non atram bilem folum, fed etiam flavam hujusmodi cibaria perturbant. Atqui forfan atra bilis conturbata majus affert detrimentum,
propterea et de ipfa per excellentiam fermonem intelligi
noluerunt. Sed plurimi hoc fermone ipfo per fe circum-
fcripto, initium fequentis hoc fecerunt.

XXV.
Atrae bilis ad fimile hoemorrhoides effundunt.

Morbum fane melancholicum vocatum per haemorrhoides levari evidenter conftat, multosque claufis illis
infaniviffe animadvertimus; quosdam vero non fotum femel aut bis, fed etiam ter et quater, fimul atque haemorrhois fuppreffa fit, in melancholiam incidiffe. Nonnullos vero et fingulis annis hoc vitio tentari folitos, nifi
aut per venas hafce praefidium prius fenferint aut atra
bile medicamento purgata malum anteverterint. Nempe

τῶν αἷμα μέλαν ἐκκενοῦνται διὰ τῆς αἱμοῤῥοΐδος, οὐ μὴν
ἅπαντές γε. γίνεται οὖν οὐ κατὰ μίαν αἰτίαν αἱμοῤῥοῖς,
ἀλλ᾽ ἐνίοτε μὲν οὖν αὐτῆς τῆς φύσεως ἐκκαθαιρούσης τὸν
μελαγχολικὸν χυμὸν, ἐνίοτε δὲ πλῆθος ἐκκενούσης, ὡς καὶ
τοῖς διὰ ῥινῶν αἱμοῤῥαγοῦσιν. ἔστι δ᾽ ὁτὲ φλεβὸς ἀνασto-
μωθείσης τῇ βίᾳ τοῦ κατασκήψαντος εἰς αὐτὴν, ἄνευ τοῦ
τὴν φύσιν ἐργάζεσθαι τοῦτο προνοητικῶς, διὸ καὶ τὸ κενούμενον ἐνίοτε μέλαν οὐκ ἔστι καὶ μέντοι καὶ τῆς φύσεως
ἕνεκα τοῦ τὸ μέλαν ἐκκενῶσαι τὴν ἀναστόμωσιν ἐργαζομένης. συμβαίνει δέ ποτε κενωθέντι τῷ μοχθηρῷ τὸ χρηστὸν συνακολουθεῖν, ὅταν μὴ φθάσῃ μῦσαι τὸ ἀγγεῖον, ἀλλ᾽
ἐπὶ πλέον ἀνεστομωμένων διαμένῃ. κατὰ τὴν προκειμένην
οὖν ῥῆσιν (σὺ) τοῦτο λέγειν αὐτὸν ἡγητέον, ὅτι πᾶσα τὴν
χολὴν μέλαιναν αἱμοῤῥοῖς ἐκκενοῖ καὶ διὰ τοῦτο τοὺς μελαγχολικοὺς ὠφελεῖ μὲν γινομένη, βλάπτει δ᾽ ἐπισχεθεῖσα
καὶ ὡς ἀναστομωτέον αὐτήν ἐστιν, εἰ μύσειεν.

istorum hominum plurimis ater fanguis per haemorrhoida
profunditur, attamen non omnibus. At vocata haemorrhois, id eft per fedis venas fanguinis profluvium, non
una de caufa efficitur, modo ipfa natura nigri fellis fuccum repurgante, modo multitudinem evacuante, quemadmodum et fanguinem per nares effundentibus accidit, nonnunquam vena fanguinis impetu in ipfam irruentis pate-
facta, non id provide faciente natura; eo fit ut effufus
fanguis interdum niger non fit. Quin etiam natura atri
fanguinis evacuandi caufa venam aperiente, nonnunquam
accidit evacuato malo bonum fubfequi, nifi prius conceptaculum occludatur, fed diutius patefactum maneat.
In propofitis igitur verbis non hoc ipfum dicere cenfen-
dum eft, quod omnis haemorrhois atram bilem evacuet;
atque ideo, quum fit, melancholicis profit, repreffa vero
noceat, quodque ipfa fi claudatur, operienda fit.

288   ΙΠΠΟΚΡΑΤΟΥΣ ΕΠΙΔΗΜΙΩΝ ΣΤ

Ed. Chart. IX. [531. 532.]   Ed. Baf. V. (515. 516.)
κστ'.

Τὰς ἐπαυξέας νούσους μίξις.

Πότερον ὠφελεῖ μίξις αὐτὰς ἢ βλάπτει παραλέλειπται.
πάντων δὲ τῶν ἐξηγητῶν οὐκ οἶδ' ὅπως ὑποθεμένων αὐτὰς
ὠφελεῖσθαι καὶ μίξιν ἀκουσάντων τὴν πρὸς γυναῖκα, χωρὶς
Ἡρακλέος τοῦ Ἐρυθραίου. πάντων δὲ διαφερομένων ἐν
τῷ κατὰ τὰς ἐπαυξέας σημαινομένῳ, [532] ὅ μοι δοκεῖ πι-
θανώτατον ὡς ἐν αἰνίγμασιν εἶναι, τοῦτο μόνον ἐρῶ. νόσους τὰς ἐπαυξεῖς, τὰς αὐξανομένας ἐν τῷ χρόνῳ καὶ χεί-
ρονας ἀεὶ γινομένας, εἰ μὴ φθάσειε λυθῆναι, οἷον ἀπὸ ποδάγρας, (516) ἀρθρίτιδας, νεφρίτιδας, ἐπιλήψιας, μελαγχολίας ἁπάσας βλαπτομένας ὑπ' ἀφροδισίων. Σαβῖνος δ'
ἐπαυξεῖς ἀκούει νόσους τὰς τοῖς παιδίοις γενομένας καὶ
συναυξανομένας ἄχρι τοῦ δύνασθαι, ὡς αὐτὸς ὀνομαστί φησι,
μίγνυσθαι, ἐπιληψίαν τε εἶναι καὶ φρενίτιδας καὶ τεταρταίους πυρετοὺς καὶ κεφαλαλγίαν, οὐ μὴν φαίνεταί γε πᾶσι

XXVI.
Increfcentes morbos miftio.

Utrum ipfos juvet miftio aut laedat omiffum eſt.
Omnibusque interpretibus, uno Hercule Erythraeo ex-
cepto, nefcio quo modo ipfos juvari pro certo habentibus
et miftionem pro concubitu cum muliere intelligentibus,
omnibusque inter fe de fignificatu hujus vocis, increfcentes, diffidentibus, quod mihi ut in obfcuris dictis fit,
verifimillimum videtur, id folum afferam : morbos increfcentes eos intelligo, qui procedente tempore augentur
femperque nifi prius folvantur, labuntur in pejus, ut podagras, articulorum dolores, renum vitia, comitiales, me-
lancholias, quae omnes coitu exacerbantur. Sabinus autem
increfcentes morbos eos effe vult, qui pueros corripiunt,
unaque cum ipfis ufque ad aetatem veneri aptam increfcunt, ut ipfe nominatim recenfuit, comitialem morbum
et renum affectum et quartanas febres et dolorem capitis.

τὰ πάθη ταῦτα γενόμενα, πλὴν τῆς ἐπιληψίας, ἢ καὶ δι'
αὐτὸ τοῦτο πρὸς τῶν παλαιῶν ὀνομασθῆναι συνέβη παιδίων
πάθος. γίνεται δὲ καὶ ὁ κατὰ τὴν κύστιν λίθος παισὶν,
ἀλλ' οὐχ οὕτως πολλοῖς ὡς ἐπιληψία. ταύτην μὲν οὖν ἐν
τῇ μεταβολῇ τῆς τῶν παίδων ἡλικίας, ὡς τὰ πολλὰ συμβαίνει λύεσθαι, τοῖς μὴ μεγάλα πλημμελοῦσι περὶ τὴν δίαιταν. ὁ δ' ἐν τῇ κύστει λίθος οὐχ ὑπὸ μεταβολῆς τῆς ἡλικίας, ἀλλ' ὑπὸ χειρουργίας μόνης θεραπεύεται. γινώσκον-
τες οὖν ἡμεῖς καὶ χωρὶς τῆς προκειμένης ῥήσεως, ὅτι τε
τὴν ἐπιληψίαν καὶ τὰ ἄλλα ὅσα φλεγματικὰ νοσήματα μεγάλως ὀνίνησιν ἡ μεταβολὴ τῆς τῶν παίδων ἡλικίας εἰς τὴν
τῶν μειρακίων, εἰ καὶ χωρὶς τῶν ἀφροδισίων χρήσεως γίνοιτο. πρὸς τούτῳ δ' ἐπιστάμενοι καὶ ὡς οὔτε νεφρῖτις
οὔτε πυρετὸς τεταρταῖος οὔτε ἀρθρῖτις παύεται δι' ἀφροδισίων, ὑπὸ μὲν τῆς προκειμένης ῥήσεως αἰνιγματώδους οὔσης οὐδὲν διδασκόμεθα, καθάπερ οὐδ' ὑπ' ἄλλης οὐδεμιᾶς
τῶν τοιούτων. καὶ γὰρ τὴν ὠφέλειάν ποτε τῷ ψύχειν ἐργάζεται, μόνους ἐκείνους ὀνινᾶσα τοὺς αἰθαλώδεις ἢ κα-

Verum non om es vitia haec infeſtare videntur, praeter
ſacrum morbum, quem propter id ipſum a veteribus puerilem affectum nominari contigit. Creatur etiam pueris
in veſica lapillus, ſed haud ita multos, ut ſacer morbus,
invadit, quem quidem in puerulis aetatis mutatione plerumque, niſi magnopere in victu delinquant, removeri
contingit, at veſicae calculus non aetatis lapſu, ſed manuum opera dumtaxat curari poteſt. Porro nos et absc
que iſtis verbis cognoſcentes comitialem et omnes alios
pituitoſos morbos, ob mutationem ex puerili aetate in
adoleſcentiam, omiſſo etiam venereorum uſu, mirifice juvari; ad haec et illud ſcientes, neque renum vitia, neque quartanam febrem, neque articulorum dolores, coitu
ſedari, a propoſitis verbis perplexis et tenebricoſis nihil
addiſcimus, quemadmodum neque ab ulliſ id genus aliis:
concubitus enim interdum refrigerando prodeſt, ſolis illis
ſubveniens, in quibus ob naturalem intemperiem fuligi-

πνώδεις διαπνοὰς ἴσχοντας, διὰ φυσικὴν δυσκρασίαν. οὗτοι
γὰρ ὅταν ἐπισχεθῶσιν αὐτὰς, βλάπτονται μεγάλως, οὗτοι
καὶ πρὸς τῶν ἀφροδισίων ἐν καιρῷ καὶ μέτρῳ γινομένων
ὠφελοῦνται.

κζ'.

Ψύξις τὰ κατὰ κοιλίην σκληρύνει.

Καὶ κατὰ ταύτην τὴν ῥῆσιν τὸ μέν τι χρήσιμόν ἐστιν
ἅπασι τοῖς τὴν τέχνην μετιοῦσιν, ἄν τ' οὖν ἐμπειρικοὶ τύχωσιν ὄντες ἄν τε δογματικοί. τὸ δέ τι μόνοις τοῖς τὰς
αἰτίας ἑκάστου τῶν γινομένων ἐπίστασθαι προῃρημένοις.
ἐρῶ δὲ περὶ προτέρου τοῦ χρησίμου πᾶσιν. ἐν τοίνυν τῇδε
τῇ λέξει, ψύξις τὰ κατὰ κοιλίην σκληρύνει. κοινῇ μὲν
ἐδέξαντο πάντες, οὓς κἀγὼ γινώσκω περὶ τῶν διαχωρουμέ-
νων αὐτῷ τὸν λόγον εἶναι, τὸν αὐτὸν ὄντα δυνάμει ἴῳ κατὰ
τοὺς ἀφορισμούς. ἢν δὲ βόρειον ᾖ, βῆχες, φάρυγγες, κοι-

noſi balitus fumidique redundant. Qui ſi retenti fuerint,
illis graviter nocent, iidem et a veneris uſu in tempore
modiceque adhibito utilitatem capiunt.

XXVII.

Refrigeratio quae in ventre ſunt durat.

In hac quoque parte aliquid eſt omnibus artem exer-
centibus utile, ſive empirici ſint ſive dogmatici; aliquid
vero ſolis cujusque affectus cauſas ſcire velle ſibi proponentibus conducit. Dicam vero de eo prius quod omnibus utile eſt. In hiſce igitur verbis, refrigeratio quae
in ventre ſunt durat, omnes quos ego ſciam communiter de dejectionibus ab ipſo ſermonem fieri intellexerunt,
qui idem velit atque ille in aphoriſmis. Sin autem coelum ſit aquilonium, tuſſes, fauces, ventres duri; utrum

λίαι σκληραί. πότερον δὲ τὴν ἐκ τῶν ἐκτὸς μερῶν τοῦ σώματος λέγει ψύξιν μόνον, ἥτις κἂν ταῖς βορείαις γίνεται
καταστάσεσιν, ἢ τῶν ἔνδον, ἐν οἷς ἐστὶ καὶ τὰ κατὰ τὴν
κοιλίαν, ἐπισκέψασθαι παρέλιπον οἱ ἐξηγηταὶ, καίτοι διαφορὰν
ἐχούσας οὐ σμικράν. τὴν μὲν γὰρ τῶν ἔξω ψύξιν ἴσμεν
οἵ γε παραφυλάττοντες τὰ συμβαίνοντα τοῖς ἀνθρώποις ἀεὶ
σκληρύνουσαν τὴν γαστέρα· τὴν δὲ τῶν ἔνδον ἔμπαλιν
ὑγραίνουσαν, ἥ γε καὶ τὰς καλουμένας κοιλιακὰς διαθέσεις
ἐργάζεται, ἐνίοτε καθ᾽ ὃν καιρὸν αὐτὰ μὲν τὰ σώματα
τῶν ἔνδον μορίων ἐνδέχεται [533] γίνεσθαι σκληρότερα,
διαχωρεῖσθαι δ᾽ ὑγρὰ, μήτε πεττομένων καλῶς τῶν σιτίων
μήτ᾽ ἀναδιδομένων. ταῦτα μὲν οὖν ἀναγκαῖα γινώσκεσθαι
τοῖς ἰατροῖς ἅπασι, τὰς δ᾽ αἰτίας αὐτῶν μόνοις τοῖς ἀρίστοις. οὐ γὰρ ὅπερ οἱ ἐξηγησάμενοι τὴν ῥῆσιν ταύτην
ἀληθές ἐστιν εἰπεῖν, ὡς τὸ ψυχρὸν συνάγον καὶ πηγνύον
οἷς ἂν ὁμιλήσῃ, σκληρότερα κατὰ τοῦτο ποιεῖ αὐτά. τοῦτο
γὰρ ἐπὶ μὲν αὐτῶν τῶν ψυχομένων σωμάτων, ὅσα μὴ κατὰ
βάθος ἐστὶ, ὀρθῶς ἂν λέγοιτο, τὰ δὲ κατὰ τὴν κοιλίαν

vero extimarum corporis partium refrigerationem folum
dicat, quae et in aquiloniis conftitutionibus fit, an et in-
ternarum, inter quae et ventris locus eft, interpretes confiderare omiferunt, quum tamen inter eas difcrimen haud
exiguum verfetur. Etenim nos quae hominibus eveniunt
obfervantes exteriorum refrigerationem femper ventrem
durare cognofcimus; interiorum autem contra humectare,
quae coeliacos etiam qui vocantur affectus, id eft ventris
profluvia, interdum concitat, quo tempore ipfa quidem
interiorum membrorum corpora duriora fieri contingit;
liquida autem cibis neque recte concoctis neque diftribu-
tis dejici. Haec plane medicis omnibus cognitu neceffaria funt, ipforum autem caufae folis praeftantiffimis. Neque enim quod hanc partem interpretantes dicunt, verum
eft, frigidum fcilicet quae attingat corpora, cogens atque
congelans, ita duriora efficere. Hoc enim de refrigeratis
partibus, quae interius abftrufae non funt, recte dici
poteft; partes autem ventris ideo rigere nequeunt, ut cibi

292 ΙΠΠΟΚΡΑΤΟΥΣ ΕΠΙΔΗΜΙΩΝ ΣΤ

Ed. Chart. IX. [533.] Ed. Baf. V. (516.)

ἀδύνατον εἰς τοσαύτην ψύξιν ἐλθεῖν, ὥστε βρωτὰ καὶ ποτὰ
παγέντα σκληρυνθῆναι, καθάπερ τὰ ἐκτὸς ἐν χειμῶνι. τεθνήξεται γὰρ θᾶττον ὁ ἄνθρωπος, εἰ τοσαύτην ἕξει ψύξιν,
ἀλλὰ μόνον ὅταν ὑπὸ τοῦ περιέχοντος ψύχηται τὰ ἔξωθεν
μέλη τοῦ σώματος, ἀβλαβῶν ὄντων τῶν κατὰ τὴν γαστέρα,
φαίνεται σκληρυνόμενα τὰ διαχωρήματα, θερμοτέρας γινομένης τῆς κοιλίας, ὥσπερ αὐτὸς ἔλεγεν, αἱ κοιλίαι χειμῶνος
καὶ ἦρος θερμόταται φύσει. καὶ τοῖς γ᾽ ἐξηγητὰς εὕροις
ἂν ἀεὶ λέγοντας ἀντιπεριΐστασθαι τὸ θερμὸν τῷ ψυχρῷ,
πρὸς τὸ βάθος τοῦ σώματος ὑποχωροῦν, ὁπόιαν ψυχθῇ τὰ
ἐκτός. οὕτως οὖν καὶ νῦν φημὶ, τῆς μὲν γαστρὸς θερμοτέρας γινομένης, τῆς δὲ ὑποχωρήσεως ἐπεχομένης δι᾽ ἣν
ὀλίγον ὕστερον αἰτίαν ἐρῶ, πέττεσθαί τε ἅμα κάλλιστα καὶ
ἀναδίδοσθαι τὸν ἐκ τῆς τροφῆς χυλὸν ἅπαντα. τούτου δὲ
συμβαίνοντος ἀκόλουθόν ἐστι ξηραίνεσθαι τὰ διαχωρήματα,
τούτῳ δ᾽ ἕπεται τὸ σκληρύνεσθαι. δυοῖν γὰρ τούτων αἰτίων σκληρυνόντων, οἷς ἂν ὁμιλήσῃ σώμασιν, ὧν τὸ μὲν ψυχρόν ἐστι, τὸ δὲ ξηραῖνον. ἡ μὲν ἐκ τῆς ψύξεως αἰτία τοῖς

potusque congelati obdurentur, ſicut alia extra corpus noſtrum hieme frigore concreta dureſcunt: prius enim quam
ita frigeret, homo interiret. Verum eo tempore dumtaxat, quo ab aëre extima corporis, iis quae in ventre ſunt
incolumibus refrigerantur, dejectiones obduratae cernuntur, calidiore ſcilicet ventre reddito, ut ipſe dicebat:
ventres hieme et vere calidiſſimi ſunt natura, atque ſemper dicentes explanatores invenies calidum a frigido cïr-
cumceſſum in penetralia corporis refugere, quum exteriora
frigefacta ſunt Sic igitur et in praeſentia dico, ventre
calidiore affecto, dejectionibusque ſuppreſſis, ob cauſam
paulo poſterius dicendam, ſimul optime concoqui cibum
et omnem ex ipſo ſuccum diſpertiri; ex quo dejectiones
exſiccari conſequens eſt, ex hoc vero et ipſas dureſcere
accidit. Duae namque cauſae quum ſint corpora quibus
appropinquant obdurantes, quarum una refrigerans eſt,
altera exſiccans; cauſa quidem refrigerans, ad ea quae in

περιεχομένοις κατὰ τὴν κοιλίαν οὐκ ἄν ποτε συμβαίη ζῶσιν
ἡμῖν. ἡ δὲ διὰ τὴν πολυχρόνιον ἔνδον μόνην, ὅταν χωρὶς
τοῦ τὴν πέψιν ἢ τὴν ἀνάδοσιν βεβλάφθαι γένηται, πάντως
ἀκολουθήσει. λείποι δ᾽ ἄν οὖν ἔτι τὸ ἀναβληθὲν ἐπιδεῖξαι,
διὰ τίνα αἰτίαν, ὅταν ψυχρὸς ὁ περιέχων ἡμᾶς ἀὴρ γένηται,
χρονίζει τὰ κατὰ τὴν κοιλίαν. ἔστι δὲ τὸ συμβαῖνον τοιοῦτον. φυσικὸν μὲν γὰρ ἔργον ἐστὶν ἡ τοῦ σιτίων διὰ τῶν
ἐντέρων φορὰ καὶ δέδεικται κατὰ τῶν φυσικῶν δυνάμεων
ὑπομνήματα γινομένη τῇ περιστολῇ τῶν ἐντέρων. ἐπίκειν-
ται δὲ κατὰ τὸ κάτω πέρας οἱ κλείοντες τὴν ἕδραν μῦες,
οἵτινες ἐν τῷ κρύει συνάγονταί τε καὶ σφίγγονται, τὴν
ἐναντίαν λαμβάνοντες διάθεσιν ἢ ὅταν αἰονεῖ τις αὐτοὺς
ὕδατι θερμῷ. χαλῶνται μὲν γὰρ τηνικαῦτα καὶ δέχονται
τὰ καταφερόμενα τῇ θλίψει τε καὶ περιστολῇ τῶν ἐντέρων,
ἐπὶ τὴν ἕδραν περιττώματα καὶ μάλισθ᾽ ὅταν προκαλεῖται
τὸ θερμὸν, ὡμολόγηται γὰρ καὶ τοῦτο προκλητικὸν ἀποκρί-
σεως εἶναι. τῶν δὲ κατὰ τὴν ἕδραν ψυχομένων καὶ διὰ
τοῦτο συναγομένων τε καὶ σφιγγομένων τοὐναντίον ἀκολου-

ventre continentur, vivis nobis pervenire non poteſt, altera autem ob longam moram interius, quum neque concoctio neque diſtributio laeſa fuerit, omnino continget.
Adhuc autem illud quod hucusque diſtulimus, explicandum ſupereſt, qua de cauſa quum coelum nos ambiens
frigidius fuerit, quae in ventre ſunt, diutius ibi moran-
tur. Quod autem evenit tale eſt. Naturale ſane opus
eſt ciborum per inteſtina delatio et in commentariis de
facultatibus naturalibus, inteſtinorum circum illos conſtrictione eam fieri monſtratum; imis autem partibus muſculi ſedem claudentes impoſiti ſunt, qui per frigus coguntur, conſtringunturque contra affecti, atque quum
quis eos calida aqua perfundit: tunc enim remolleſcunt,
excrementaque impulſu et conſtrictione inteſtinorum in
ſedem detruſa et maxime calido provocante ſuſcipiunt;
hoc enim et inter omnes conſtat, excretiones a calido
provocari. Partibus autem quae in ſede ſunt frigeſcenti-
bus, atque ideo contractis et in anguſtum redactis, con-

θεῖ σύμπτωμα, τὸ τὴν περισταλτικὴν τῶν ἐντέρων ἐνέργειαν ἀπὸ τῶν κάτω μερῶν ἀρχομένην, ἄνω προωθεῖν τὰ
περιεχόμενα, καθάπερ ἐναργῶς ὁρᾶται πολλάκις, ὅταν ἤτοι
χολῆς καὶ διαχωρημάτων δακνωδῶν ἀφικομένων ἐπὶ τὴν
ἕδραν ἑκόντες αὐτὰ κατασχῶμεν, ἤτοι διά τινα πρᾶξιν ἐν
ἐκείνῳ τῷ χρόνῳ διαπραττομένην ἢ πόῤῥωθεν κοπρῶνος
ὄντες. ἀνατρέχει γὰρ ἄνω ταχέως ὡς μηδὲ βιαζομένης αὖθις ὑπακούειν ἑτοίμως. ἡ μὲν οὖν αἰτία δι' ἣν χρονίζει
κατὰ τὴν γαστέρα τὰ σιτία καὶ τὰ ποτά, ψυχροῦ τοῦ πέριξ ἀέρος γινομένου καὶ δὴ λέλεκται. ταύτῃ δ' ἐδείχθη ξηρότης αὐτῶν ἑπομένη, καθάπερ γε ἐναργῶς τῇ ξηρότητι
σκληρότης. εἰ δὲ τὰ σώματα τῶν κατὰ τὴν γαστέρα [534]
μορίων ψυχθείη, τήν τε πέψιν ἀνάγκη βλάπτεσθαι καὶ δι'
αὐτὴν ὑγραίνεσθαι μᾶλλον ἢ ξηραίνεσθαι τὰ διαχωρήματα.
συμπεπληρωμένου δ' ἡμῖν ἤδη τοῦ λόγου παντός, ἐπὶ τῇ
προτέρᾳ γραφῇ μεταβῶμεν ἐφ' ἑτέρας ὑπογεγραμμένας.

---

trarium fymptoma fequitur, conſtrictoriam ſcilicet inteſtinorum actionem ab inferioribus partibus incipientem, ſurſum verſus contenta propellere, quemadmodum evidenter
plerumque conſpicitur, quando aut bilem et mordacia excrementa ad ſedem effuſa ſponte retinemus aut inviti;
nonnunquam aliquo negotio illo tempore occupati aut a
latrina procul abſentes: ſurſum enim velociter recurrunt,
ut neque vi facta poſtea promte obediant atque deſcendant. Cauſa plane ob quam cibi potionesque aëre nos
ambiente frigefacto, diutius in ventre morentur, jam pa-
tefacta eſt et hanc ſiccitatem conſequi monſtravimus,
quemadmodum et ſiccitati duritia evidenter accidit. Quod
fi ventris particularum corpora contingat frigeſcere, ex
eo et concoctionem violari et per eam dejectiones eli-
quari magis quam ſiccefcere neceſſum erit. Hactenus vero
toto de priore lectione confecto ſermone ad alias inferius ſcriptas tranſeamus.

κη'.

Μίξις τὰ κατὰ τὴν γαστέρα σκληρύνει.

"Ὅτι μὲν ἡ λαγνεία ξηραίνει τὸ σύμπαν σῶμα, τῶν
ὁμολογουμένων ἐστίν. οὐ μὴν ἀεί γε τὰ κατὰ τὴν κοιλίαν
περιτ- (517) τώματα φαίνεται ξηραίνειν, ἀλλ᾽ ὅταν μεγάλως ὑπ᾽ αὐτῶν βαρυνθῇ, διὰ τὴν κατάλυσίν τε τῆς δυνάμεως καὶ ψύξιν τῶν μορίων, ὑφ᾽ ὧν ἡ τροφὴ πέττεται καὶ
ἀναδίδοται τὰ κατὰ τὴν κοιλίαν, μῖξις τὰ κατὰ τὴν κοιλίαν
ψύχει καὶ σκληρύνει. βούλονται μὲν γὰρ ὑπὸ τῆς μίξεως
τὴν ψῦξιν γίνεσθαι τῶν κατὰ τὴν κοιλίαν, ὑπὸ δὲ τῆς ψύξεως τὴν ξηρότητα, καίτοι μὴ γινομένην τῷ λόγῳ τῆς ψύξεως ἐδείξαμεν, ἀλλὰ τῷ τῆς σκληρότητος. ὃ δὲ ἐν τοῖς
ἔμπροσθεν λόγοις οὐκ εἶπον ἴσως ἄμεινόν ἐστι νῦν προσθεῖναι. τὴν γὰρ τῶν ἐκτὸς ψῦξιν ἐπιδείξαντός μου σκλη-
ρύνειν τὰ διαχωρούμενα τάχα τις οἰήσεται μόνην ταύτην
αἰτίαν εἶναι τοῦ ξηραίνεσθαι τὰ κατὰ τὴν κοιλίαν. ἔστι δ᾽
οὐχ αὕτη μόνον, ἀλλὰ καὶ αὐτῆς τῆς περισταλτικῆς τῶν

XXVIII.

Miſtio quae in ventre ſunt durat.

Omne corpus venere exſiccari conſtat, ſed non ſemper alvi excrementa propterea ſicciora fieri cernuntur.
Verum, quando ab ipſis valde oppreſſa fuerit et quando
vires labefactatae et membra a quibus alimentum conficitur et in ventre contenta diſtribuuntur, refrigerata fuerint, tum coitus quae in ventre ſunt frigefacit et duriora reddit: volunt enim ex coitu in ventre contenta ſri-
gefcere et frigore durari, atque duritiam non frigoris,
ſed ſiccitatis ratione evenire monſtravimus. Ceterum
quod in ſuperioribus dicere dimiſimus, forſitan hoc loco
narrare praeſtiterit. Nam cum extimorum refrigerationem
dejectiones durare oſtenderimus, forte quispiam ſolam
hanc durandi, quae in ventre ſunt, cauſam eſſe arbitra-
retur. Non eſt autem ſola haec, ſed et ipſius conſtricto-

ἐντέρων δυνάμεως ἀῤῥωστία καὶ προσέτι ῥώμη τῆς καθεκτικῆς καὶ καθ᾽ ἣν ἀναδίδοται τὰ τῆς γαστρὸς εἰς ἧπαρ, ἔτι
τε πρὸς τούτοις ἡ δυσαισθησία τῶν ἐντέρων καὶ τὸ τῆς
τροφῆς ἄδηκτον. εἰ δέ τις οἰήσεται παραλελεῖφθαι τὰ στύφοντα βρώματά τε καὶ πόματα κακῶς ὑπολήψεται. περιέχεται γὰρ ἐν τοῖς ῥώμην ἐργαζομένοις τῆς καθεκτικῆς δυνάμεως.

κθ'.

Ἑλλέβορον πιόντα θᾶσσον καθαίρειν ἢν ἐθέλῃς, λούειν ἢ
φαγεῖν.

Ὁ μὲν καθόλου τε καὶ κοινὸς λόγος ἁπάσης καθάρσεως κατὰ τόνδε τὸν ἀφορισμὸν εἴρηται, τὰ σώματα ὅκου
τις βούλεται καθαίρεσθαι εὔροα ποιέειν. ἐνιαυθοῖ δ᾽ ἐφ᾽
ἑνὸς τῶν καιθαιρόντων τοῦ σφοδροτάτου παρασκευῆς μιᾶς
εἰς εὔροιαν ἐμνημόνευσε τῆς ἐκ λουτροῦ, χέοντος μὲν τοὺς

riae inteſtinorum facultatis imbecillitas et contentricis robur et ejus per quam ex ventre in jecur fit diftributio,
praeterea et obtuſus inteſtinorum ſenſus et alimenti qualitas morſu carens. Si quis vero adſtringentes cibos et
potus a nobis ſilentio praeteritos eſſe opinabitur, falſo
opinabitur: nam inter ea quae contentricem poteftatem
corroborant, reponuntur.

XXIX.

*Veratrum epotum fi celerius purgare vis, lavare aut ci-
bum ſumere oportet.*

Generalis quidem et cujusque purgationis communis
ratio per hunc aphoriſmum traditur. Corpora ubi quis
vult purgare, prius convenit fluxa facere. Hoc loco autem exemplo unius violentiſſime purgantis medicaminis,
unius ad facilem fluxum praeparationis meminit, lavacri

χυμοὺς, χαλῶντος δ᾽ εἴ πού τι συντέταται καὶ κατεσκλήρυνται
τὸ σῶμα. λούειν οὖν συμφέρει τοὺς ἑλλεβοριζομένους, οὔτε
πρὸ πολλοῦ τοῦ λαβεῖν τὸν ἑλλέβορον οὔτε μετὰ πολὺν χρόνον, ἀλλὰ μάλιστα μὲν πρὶν λαμβάνειν. ἐγχωρεῖ δὲ καὶ
μετὰ τὸ λαβεῖν εὐθέως. εἰ δὲ τῆς καθάρσεως ἤτοι γε ἀρχομένης ἢ ὅσον οὔπω μελλούσης ἄρχεσθαι, λούεις τὸν ἄνθρωπον, ἀντισπάσεις τὴν ἔσω ῥοπὴν τῶν ὑπὸ τοῦ καθαίροντος φαρμάκου χυμῶν ἑλκομένων. ὥσπερ οὖν ἐφ᾽ ὧν
παχὺ τὸ αἷμα λούοντας ἡμᾶς ἐκέλευσε φλεβοτομεῖν, οὕτως
ἐφ᾽ ὧν μέλλομεν καθαίρειν, χρῆσθαι λουτροῖς πρὸς τὸ θᾶττον ἅμα καὶ ἀλυπότερον καθαρθῆναι, αὐτὸς δ᾽ ἐνταῦθα
μόνου τοῦ [535] θᾶττον ἐμνημόνευσεν. ἄμεινον δὲ δὴ οὐ
μόνον ἐν αὐτῇ τῇ ἡμέρᾳ, καθ᾽ ἣν λαμβάνει ὁ ἄνθρωπος τὸ
φάρμακον, λούειν αὐτὸν, ἀλλὰ κἂν ταῖς ἔμπροσθεν ἡνίκα
παρεσκευάζετο πρὸς τὴν κάθαρσιν. αὐτὸς γὰρ ὁ Ἱπποκράτης καὶ τοῦτο κατὰ τοὺς ἀφορισμοὺς ἐκέλευσεν, ἡνίκα ἔγραψε πρὸς τοὺς ἑλλεβόρους, τοῖς μὴ ῥᾳδίως καθαιρομένοις
προϋγραίνειν χρὴ τὸ σῶμα πρότερον τροφῇ καὶ ἀναπαύσει

fcilicet humores quidem fundentis, ac fi qua in parte
contentum duratumque corpus fuerit, relaxantis. Itaque
veratro utentes lavare conducit; neque multo ante neque
multo poft quam ipfum acceperint, fed maxime quidem
ante affumtionem, nonnunquam vero et illico poftea fieri
poteft. Quod fi purgatione aut jam incipiente aut mox
inceptura, hominem laves, humorum a purgante medicina
tractorum ad interiora inclinationem retrahes ac retarda-
bis. Quemadmodum igitur quibus fanguis craffus eft, iis
prius lotis nos venam refcindere, fic et in his qui purgandi funt, balneo prius uti praecepit, quo celerius fimul
ac minus molefte purgatio fiat. Ipfe vero nunc folum
ut celerius fiat memoravit. Satius autem fuerit non eo
dumtaxat, quo medicinam affumit, die lavare hominem,
fed etiam fuperioribus, quibus ad purgationem fefe prae-
parabat. Ipfe namque Hippocrates et id in aphorifmis
praeceperat, quum fcripfit: ad veratra iis qui non facile
purgantur, prius humectare corpus oportet alimento et

τε καὶ τροφῇ καὶ ὅλως ὑγραίνειν κελεύει, δηλονότι καὶ λουτροῖς χρῆσθαι πλείοσιν ἐν ὕδασι ποτίμοις, ὑγραίνει γὰρ καὶ
ταῦτα καὶ νῦν δὲ προσέθηκε τῇ ῥήσει τὸ φαγεῖν, ἤτοι
καθ᾽ ὅν χρόνον τὸν ἑλλέβορον ὁ ἄνθρωπος ἢ καὶ κατὰ τὴν
ἔμπροσθεν δίαιταν, ἧς καὶ ἄλλο τι κεφάλαιον ἔφαμεν εἶναι
τὸ λεπτύνειν τοὺς χυμοὺς καὶ τὰς ὁδοὺς τοῖς ἐπὶ τὴν κατὰ
γαστέρα καταφερομένοις χυμοῖς εὐπετεῖς παρασκευάζειν. ἐν
γὰρ τῷ εὔροα ποιεῖν, ὅ κατὰ τοὺς ἀφορισμοὺς ἐκέλευσε,
περιέχεται ταῦτα.

λ'.

Τὸ αἷμα ἐν ὕπνῳ εἴσω μᾶλλον φεύγει.

Καὶ κατὰ τὸν ἔμπροσθεν λόγον αὐτὸς ἔγραψε τήνδε
τὴν λέξιν ὁ ἐγρηγορὼς, θερμότερος τὰ ἔξω, τὴν ἔσω δὲ ψυχρότερος, καθεύδων τἀναντία. καὶ νῦν οὖν νόμιζε τῆς προκειμένης εἶναι κοινὴν ἐκείνην τὴν ἐξήγησιν. ἃ γὰρ ἐπὶ

quiete. Quod fi quiete et alimento et omnino corpus
humectare imperat, conftat etiam lavationibus nos pluribus uti in aquis potabilibus ipfum velle, fiquidem et
hae humectant. Nunc vero et huic parti addidit, cibum
fumere aut eo fcilicet tempore, quo et veratrum homo
devoravit aut etiam in fuperiore victus ratione, cujus et
aliud quoddam propofitum effe dicebamus, attenuare videlicet fuccos et itinera humoribus in ventrem defcenden-
tibus expedire: in illis enim verbis, fluxa facere, quod
in aphorifmis praecepit, haec continentur.

XXX.

Sanguis in fomno ad interna magis refugit.

Superiore quoque aphorifmo hanc fcripfit fententiam:
vigilanti exteriora magis calent, interiora magis frigent;
dormienti res contra fe habet. Et nunc igitur ejus loci
explanationem propofitorum verborum communem effe

τοῦ θερμοῦ τῆς κινήσεως καὶ τῆς μεταστάσεως ἤκυυσαν
ἐγρηγορότων τε καὶ κοιμωμένων, ταῦτα νόμιζε καὶ περὶ τοῦ
αἵματος ἀκηκοέναι. τὸ γὰρ ἔμφυτον θερμὸν ἐν τούτῳ τε
καὶ τοῖς ἐκ τούτου τρεφομένοις ἐπὶ πλεῖστον.

λα'.

Ῥῖγος ἀπὸ τῆς ἄνω κοιλίης, πῦρ δὲ μᾶλλον ἀπὸ τῆς κάτω.

Τῶν κατὰ τὴν κοιλίαν μορίων τὸ μὲν ἄνω ῥίγους μᾶλλόν ἐστι, τὸ δὲ κάτω πυρετοῦ γεννητικὸν ἢ αἰσθητικὸν ἢ
ἀρκτικὸν, ὅπερ καὶ πιθανώτατόν ἐστι, καὶ δι' αὐτό γε τοῦτο
προσκεῖσθαι νομίζω τὸ μᾶλλον, ὡς ἀλλήλοις περιλαμβανομέ-
νων μόνων τῶν εἰρημένων. ἀλλ' εἰ καὶ τοῦτο συγχωρήσαι-
μεν, ἐπέρχεταί τις ἄλλη ζήτησις οὐκ εἰδότων ἡμῶν πύτερον,
ὅταν ἐν φλεγμονῇ γένηται τὰ εἰρημένα μόρια, τοῦτο αὐτοῖς
ἕπεσθαί φησι ἢ ὅταν εἰς αὐτὰ συρρεύσωσι χυμοί τινες ἐκ
τοῦ σώματος δακνώδεις, ἢ ὅταν ἡ τροφὴ φθαρῇ. καί μοι

putato. Nam quae de caloris motu locique in vigilantibus
ac dormientibus transmutatione audivisti, ea et de fanguine te audivisse exiflimato: naturalis enim calor in hoc
et in iis quae ex hoc nutriuntur maxima ex parte
confiflit.

XXXI.

Rigor a fuperiore ventre, ignis autem ab inferiore magis.

Ventris pars fuperior rigorem magis, inferior vero
febrem gignit aut fentit aut inchoat; quod et maxime
verifimile eft et propter id ipfum hanc vocem, *magis,*
additam puto, tanquam fefe viciffim folae dictae partes
contineant. Verum etiam fi iflud concefferimus, altera
quaedam exoritur dubitatio nobis ignorantibus utrum
dictis partibus inflammatis iflud accidere dicat, an quando
in ipfas ex corpore fucci aliqui mordaces confluxerint,
an quando alimentum corruptum fuerit. Atqui rectius

δοκεῖ βέλτιον εἶναι τὸν λόγον αὐτῷ νομίζειν ἡμᾶς γεγονέναι
περί τε τῆς ἐκ χυμῶν βλάβης καὶ τῆς ἑπομένης αὐτῇ διαφθορᾶς τῶν σιτίων. ὅταν γὰρ ἤτοι ψυχρὸς ἢ δακνώδης ἐν
τῷ στόματι τῆς κοιλίας ἀθροισθῇ χυμός, ἐκ διαφθορᾶς
τῶν σιτίων ἢ μοχθηρᾶς ποιότητος ἢ καὶ συῤῥοῆς τοῦ σώματος, ἀρχὴ ῥίγους ἐντεῦθεν γίνεται. δέδεικται γὰρ ἐν τῷ
περὶ ῥίγους λόγῳ, διὰ ψυχρὸν αἴτιον ἢ δακνῶδες τὸ ῥῖγος
γινόμενον, ὅταν γε τὸ αἴτιον τοῦτο διὰ σωμάτων αἰσθητικῶν κινῆται καὶ [536] φέρηται σφοδρότερον· ὥσπερ δὲ
τοῦτο φαίνεται συμβαῖνον, οὕτως ἐνίοτε πυρετὸς ἐπὶ διαφθορᾶς τροφῆς ὁρᾶται γινόμενος, ἐπειδὰν εἰς τὴν κάτω,
κοιλίην ἡ διεφθαρμένη κατενεχθῇ, μὴ προηγουμένου τηνικαῦτα ῥίγους, ὥσπερ ὑπότε τὰ κατὰ τὸ στόμα τῆς κοιλίας
ἐδάκνετο.

λβ'.

Ἐπισπασμὸς, πνεύμων, ξηρὸν καῦμα, ὑπέρινον ξηραίνει
ὕπνος πολύς.

illud mihi exiftimandum effe videtur, de noxa ex humoribus contracta et de illa fequente ciborum corruptione,
ab Hippocrate fermonem fieri. Nam quum frigidus aut
mordax fuccus in ore ventriculi infederit, ex corruptis
cibis aut prava qualitate vel etiam confluxu ex corpore
contractus initium rigoris inde efficitur. In commentario namque de rigore monftravimus, ob frigidam aut mordacem caufam, quae per fenforia corpora moveatur et
impetu feratur, rigorem excitari. Quemadmodum vero id
accidere confpicitur, ita et nonnunquam febrem ex corruptis cibis accendi deprehendimus, quando fcilicet corruptus cibus in inferiorem ventrem depulfus fuerit; tunc
autem rigor non praevenit, ficuti quando ventriculi oftium
mordebatur.

XXXII.

*Attractio, pulmo, aridus aeftus, evacuatum ficcat fom-
nus multus.*

Ed. Chart. IX. [536.]　　　　Ed. Bas. V. (517.)

Τὸν γὰρ κεκενωμένον ὅτι ὁ πολὺς ὕπνος ξηραίνει καὶ
τῇ πείρᾳ μὲν εἴσῃ δι' ἧς ἅπαντες λόγοι κρίνονται καὶ πρὸ
τῆς πείρας δὲ ποδηγηθείης ἂν εἰς τὴν τοῦ λεγομένου πίστιν
ἐξ ὧν προμεμάθηκας. εἰ μὲν ἐν τοῖς ὕπνοις εἴσω συννεύει
τὸ αἷμα καὶ δηλονότι τὸ ἔμφυτον θερμὸν, ἐν δὲ ταῖς ἐγρηγόρσεσιν ἐκτὸς ἀποτείνεται, πεφθήσεται μὲν ἐν τοῖς ὕπνοις
τὰ κατὰ τὴν γαστέρα τε καὶ ἧπαρ, ὅλον δὲ ιραφήσεται τὸ
σῶμα κατὰ τὰς ἐγρηγόρσεις. εἰ τοίνυν τοῖς κεκενωμένοις
ἔσω μὲν συννεύει τὸ θερμὸν, οὐδὲν δὲ ἔχον ὃ πέψῃ μαραί-
νεται. πρῶτον γὰρ τοι τῶν ἄλλων ὑπὸ τῆς τροφῆς αὐτὸ
τρέφεται, καθάπερ τὸ πῦρ ὑπὸ τῶν ξύλων, ἀσφαλῶς δὲ
προσέθηκε τὸ πολύς. ὁ γὰρ ὀλίγος ἰᾶται τὸν προγεγονότα
κάματον, ἡνίκα ὁ ἄνθρωπος ἐκκενῷ διὰ τῆς γαστρός. εἶτ'
εἰ καθ' ἧπαρ καὶ τὰς πρώτας φλέβας εἴη τι χυμῶν ἀπέπτων ὑπολειπόμενον, ἐκπέπτει πᾶν αὐτό. τοῦτο μὲν οὖν τὸ
δεύτερον μέρος τῆς ῥήσεως οὐδὲν ἔχει ἰσχυρὸν κατὰ τὴν
λέξιν ἁμάρτημα. τὸ δὲ πρότερον, ὃ κατὰ τήνδε γέγραπται
τὴν λέξιν, ἐπισπασμὸς, πνεύμων, ξηρὸν καῦμα, παμπολυ

Quod evacuatum fomnus multus exficcet et experimento quidem, quo omnes rationes dijudicantur, percipies et ante experimentum ad huic dicto affentiendum ex
iis quae antea didicifti adduceris. Porro fi in fomnis
fanguis et cum eo naturale calidum interius abditur, in
vigilia vero ad extima profunditur, quae in ventriculo et
jecore funt, per quietem concoquentur, in vigilia vero
totum corpus aletur. Itaque fi in exhauftis calor interius
vergat, nihil habens quod conficiat, languefcit et interit;
primus enim omnium, ut ignis lignorum materia, ita ipfe
alimento nutritur. Caute autem addita eft ea vox, multus: paucus enim praegreffum laborem tollit, quando per
ventrem homo evacuatus eft; deinde fi in jecore et in
primis venis adfint crudorum humorum reliquiae, eas
omnes concoquit. Haec quidem hujusce orationis fecunda
pars nullum infignem in verbis errorem habent. Sed
prior hoc pacto fcripta, attractio, pulmo aridus aeftus,

Ed. Chart. IX. [536.]   Ed. Baf. V. (517. 518.)
τοῦ τῶν Ἑλλήνων ἔθους ἀποκεχώρηκεν. ἐχρῆν γὰρ εἰρῆσθαι κατὰ τήνδε τὴν λέξιν αὐτό, ἐπι- (518) σπασμὸς γίνεται, διότι ξηρὸν καῦμα κατὰ τὴν πνεύμονος κρᾶσιν ἐστὶν,
ἐπισπασμὸν ἀκουόντων ἡμῶν δηλονότι τὴν εἰσπνοήν. ὁ δὲ
Κόϊντος οὐδ᾽ ὅτι ξηρὸς καὶ θερμός ἐστιν ὁ πνεύμων, διὰ
τοῦτο ἔφη γίνεσθαι τὴν ταχεῖάν τε καὶ πυκνὴν ἀναπνοὴν,
ἀλλὰ διὰ τοῦ τοιαύτην ξηραίνεσθαί τε καὶ θερμαίνεσθαι τὸν
πνεύμονα. τὸν γὰρ ἐπισπασμὸν οὐχ ἁπλῶς ἀναπνοὴν ἅπασαν, ἀλλὰ μόνην τὴν ταχεῖάν τε καὶ πυκνὴν ἐβούλετο δηλοῦν. ὅτι δὲ ὑπὸ τῆς πυκνῆς ὁ πνεύμων καταξηραίνεται
κἀν τῷ περὶ διαίτης ὀξέων ὑπ᾽ αὐτοῦ λέλεκται.

———

λγ'.
Ψυχρότατον βρῶμα, φακοὶ, κέγχροι, κολοκύνθαι.

Κέγχροι καὶ κολοκύνθαι ψυχρὰ βρώματα σαφῶς εἰσιν,
εἰ καὶ μὴ ψυχρότατα. φακὴν δὲ οὐκ ἂν ὁμολογήσαιμι ψυχρὸν εἶναι βρῶμα. φαίνεται γὰρ σαφῶς ὥσπερ αἱ κολο-

multum a Graecorum dicendi confuetudine diftat: fic enim
ipfam enunciare oportuit; attractio fit, quoniam aridus
aeftus in pulmonis temperatura eft, attractionem nobis
interpretantibus infpirationem. At Quintus, nec quia ficcus calidusque effet pulmo, ob id celerem frequentemque
fpirationem fieri, fed contra propter talem fpirationem
ficcari et incalefcere pulmonem dixit. Attractionem namque haud fimpliciter fpirationem quamque, fed celerem
tantum et frequentem fignificare voluit, a crebra vero
fpiratione pulmonem ficcefcere et in libro de acutorum
victu ab ipfo comprehenfum eft.

XXXIII.
Frigidiffimi cibi lentes, milium, cucurbitae.

———

Milium et cucurbita frigidi cibi evidenter funt, etfi
non frigidiffimi; lentem vero haud fane frigidum cibum
effe concefferim. Nam quemadmodum cucurbitae et cum

ΚΑΙ ΓΑΛΗΝΟΥ ΕΙΣ ΑΥΤΟ ΥΠΟΜΝΗΜΑ Ε.   303

Ed. Chart. IX. [536. 537.]   Ed. Baf. V. (518.)
κύνθαι καὶ σὺν αὐταῖς ἀτράφαξίς τε καὶ βλίτα καὶ θριδα-
κίνη καὶ χονδρίλη καὶ τῶν σιτηρῶν ἐδεσμάτων ἡ κριθὴ
καὶ κέγχροι ψύχοντα. κατὰ τὸν ἐναντίον δὲ τρόπον ἡ φακὴ μηδεμίαν ἐνδεικνυμένη ψύξιν ἢ παραχρῆμα μετὰ τὸ
βρω- [537] θῆναι περιεχομένη κατὰ τὴν ἄνω κοιλίαν ἢ
ὕστερον ἐν τοῖς λεπτοῖς ἐντέροις ἢ παχέσι γενομένη. τάχα
δ᾽ ἐπειδὴ ψυκτικὸν ἔχειν τι τὸν στύφοντα χυμὸν ἐδείξαμεν
ἐν τῇ περὶ τῶν ἁπλῶν φαρμάκων πραγματείᾳ, τὴν φακὴν
οἰήσεται ψύχειν, ἐπιλελησμένος ἐν τοῖς αὐτοῖς ὑπομνήμασιν
εἰρημένον, ὡς ἕκαστον τῶν τοιούτων, ἁπλοῦν μὲν φαίνεται
καὶ λέγεται, παραβαλλόμενον τοῖς ὑφ᾽ ἡμῶν ἐκ συνθέσεως
κατασκευαζομένοις, οὐ μὴν ἀκριβῶς γε ἁπλοῦν ἐστιν. ἐδείχθη γοῦν καὶ ἡ φακὴ κατὰ τὸ πρῶτον γράμμα περὶ τῶν ἐν
ταῖς τροφαῖς δυνάμεων, ἐξ ἐναντίων οὐσιῶν συγκειμένη τῆς
μὲν ἐπεχούσης τὰ κατὰ τὴν γαστέρα, τῆς δὲ εἰς ἀπόκρισιν
αὐτὴν ἐπεγειρούσης. τούτων οὖν ἡ μὲν ἐπέχουσα ψυχρὰ
καὶ γεώδης ἐστίν, ἡ δ᾽ ἐπεγείρουσα θερμή. καὶ διὰ τοῦτο

ipfis atriplex, bliton, lactuca et chondrilla et ex frumen-
taceis hordeum atque milium, certiffime refrigerare no-
fcuntur. Contrario pacto lens fe habet; nullam enim refrigerationem prae fe fert aut ftatim ingefta in fuperiore
ventre adhuc contenta, ut pofterius in tenuia inteftina
vel in craffiora delapfa. At forfan quoniam in libris de
fimplicibus medicamentis refrigeratorium quiddam in ad-
ftringente fucco ineffe monftravimus, lentem quifpiam refrigerare putaverit. Sed ifte in iisdem commentariis dictum fuiffe non meminit, quaeque id genus medicamenta
fimplicia videri atque dici, fi ad ea quae per nos per
compofitionem fiunt comparentur, non tamen exacte fimplicia effe. In primo namque de alimentorum poteftati-
bus libro mentem ex contrariis conftare naturis afferui-
mus, altera quidem alvum coërcente, altera vero citante.
Ex iis igitur quae fupprimit, frigida terreaque eft; quae
citat, calida. Quocirca ficcum quidem edulium lens in-

ξηραντικὸν μὲν ἔδεσμα φακὴ, ψυχρὸν δ' οὐδαμῶς ὥσπερ
οὐδὲ θερμὸν, ἀλλ' ἐξ ἀμφοῖν μικτὸν καὶ μέσον, εἰ καὶ βραχύ
τι πρὸς τὸ θερμότερον ἀποκεχωρηκὸς ἀπὸ τοῦ μέσου. ὁπότ'
οὖν οὐδὲ ψυχρὸν ἁπλῶς συγχωρήσειεν ἄν τις εἶναι τὴν φακὴν, ἢ πού γε ψυχρότατον ὑπερβολικῶς. καὶ μέντοι καὶ κα-
ταπλαττομένη τοῖς φλεγμαίνουσιν ἕλκεσι φακὴ φαίνεται μὲν
ἀναστέλλουσα καὶ ἀποκρουομένη τοὺς ἐπιῤῥέοντας χυμοὺς
τῷ πεπονθότι μέρει, τῷ σύφειν δηλονότι ποιοῦσα. φαίνεται δὲ καὶ πεπτικὸν ἔχειν τὸ καὶ πυοποιόν, ὅπερ ἥκιστα
τοῖς ψυχροῖς ὑπάρχει. εἴτ' οὖν αὐτὸς ὁ Ἱπποκράτης οὕτως ἔγραψεν, εἴτε τις ἄλλος ἐστὶν ὁ παρεγγράψας τήνδε
τὴν ῥῆσιν, οὐκ ὀρθῶς ἐγίνωσκε περὶ φακῶν δυνάμεως.

λδ'.

Ἕλκεα ἐκφύουσιν, ἢν ἀκάθαρτος ἐὼν πονήσῃ.

Ἐμάθομεν γὰρ ἐν τοῖς πόνοις, τουτέστιν ἐν τοῖς γυμνασίοις, τὴν θερμασίαν πλείονα γινομένην, ἐκ τοῦ βάθους

eſt, frigidum vero non, ſicut neque calidum, ſed ex utroque mixtum, ac medium aut parum admodum a medio
ad calidius recedens. Quando igitur neque abſolute frigidam lentem quis concedere poteſt, qui ipſam excellen-
ter frigidiſſimam conceſſerit. Quin etiam inflammatis ulceribus inſtar cataplaſmatis ſuperdata lens, humores in
affectam partem defluentes coërcere atque repellere videtur, per vim adſtrictoriam id ſcilicet faciens, quin et vi
quadam concoctrice et ſuppuratoria praedita certe eſt,
quod frigidis nequaquam ineſſe reperitur. Sive igitur
ipſe Hippocrates ita ſcripſit, ſive quis alius haec verba
interpoſuit, haud recte de lentium viribus opinatus eſt.

XXXIV.

Ulcera exoriuntur, ſi non purgatus laboret.

In laboribus, hoc eſt in exercitationibus, calorem
auctum ex profundo ad cutem ſuccos evacare atque dis-

ΚΑΙ ΓΑΛΗΝΟΥ ΕΙΣ ΑΥΤΟ ΥΠΟΜΝΗΜΑ Ε. 305

Ed. Chart. IX. [537.]   Ed. Baf. V. (518.)
ἄγειν ἐπὶ τὸ δέρμα καὶ διαφορεῖν τοὺς χυμούς. ὅταν οὖν
οὗτοι φθάνωσιν ἠθροῖσθαι κατὰ τὸ σῶμα μοχθηροὶ, δια-
βιβρώσκουσι τῇ δριμύτητι τὸ δέρμα καὶ γεννῶσιν ἕλκη
καθάπερ ὅταν παχεῖς καὶ κολλώδεις ὦσιν, ἐμφράττουσιν
ἧπαρ τε καὶ νεφρούς. κατὰ δὲ τὸ δέρμα τὰ μετ' ὄγκου
ἐργάζεται παθήματα.

λε'.

Γυνὴ, αἶξ ἐλατήριον ἢ σίκυον ἄγριον βεβρωκυῖαι, παιδίοισι
κάθαρσις.

Οὐκ ἐλατήριον μόνον ὅπερ ἐστὶ σικύου ἀγρίου χυλός,
ὥσπερ δὲ οὐδὲ σίκυον μόνον αἱ προσενεγκάμεναι καθαρτικὸν ἴσχουσι τὸ γάλα τῶν θηλαζόντων παίδων, ἀλλὰ κἂν
ἄλλο τι ὑπηλάτων ὀνομαζομένων φαρμάκων. εἴτε δὲ τὴν
μὲν γυναῖκα τὸ ἐλατήριον, τὴν δὲ αἶγα τὸν αἶγα τὸν σίκυον
αὐτὸν, εἴτε δὲ ἀμφότερα βεβρωκυίας, καθαίρειν τὰ παιδία

fcutere, alibi didicimus. Quando igitur prius in corpore
hi vitiofi contracti funt, acrimonia cutem erodit atque
ulcera efficit. Quemadmodum, quum craffi glutinofique
humores funt, jecur renesque obftruunt, in cute autem
affectus cum tumore excitant.

XXXV.

Mulier, caprae, elaterium aut cucumerem filvaticum
edentes, pueris purgatio.

Non elaterio dumtaxat, quod cucumeris filvatici fuccus eft, quemadmodum neque ipfo cucumere folum ve-
fcentes, lac puerorum lactentium purgatorium gignunt,
verum etiam fi quod aliud medicamentum fubductorium,
quod vocant, affumferit. Sive autem a muliere elaterio,
a capra ipfo cucumere, five utroque ab utraque comefo,

τῷ γάλακτι φησιν, οὐδὲν διαφέρει, καθάπερ οὐδ' εἰ βεβρω-
κυῖα γράψει τις ἢ φαγοῦσα. χρήσιμος δ' ὁ λόγος εἴς τε
χρείαν ἰατρικὴν καὶ δόγμα φυσικόν. ὅταν γὰρ βουληθῶμεν
ὑποκαθᾶραι [538] βρέφη, διδόντες τι τῶν τοιούτων φαγεῖν, ἤτοι τῇ θηλαζούσῃ μητρὶ τὸ παιδίον ἢ αἰγὶ, δι' ἐκείνων αὐτὸ καθαιροῦμεν, εἴς τε δόγματος ἐπίκρισιν διαπεφωνημένου χρήσιμον τοῦτο. τινὲς δ' ἡγοῦνται μηδεμίαν δύναμιν ἔχειν τῶν ἐν ταῖς τροφαῖς ἐξ ἀρχῆς οὐσῶν διαφυλάτ-
τεσθαι μετὰ τὸ πεφθῆναι καὶ αἱματωθῆναι, τινὲς δὲ διαμένειν ἄχρι πολλοῦ τὰς ἰσχυρὰς δυνάμεις, ὥστε καὶ τοὺς
ἱδρῶτας αὐτῶν ὄζειν, ὅπερ ἐκ τοῦ νῦν εἰρημένου μαρτυρεῖ-
ται. φαίνεται γὰρ ἐπὶ τῶν τοιούτων φυλαττομένη ἐδηδεσμένων ἡ δύναμις. ἀλλὰ καὶ παρ' ἡμῖν κατὰ τὸ ἔαρ ὅταν
τῆς σκαμμωνίας τὰ βλαστήματα φάγωσιν αἶγες, καθαρτικὸν αὐταῖς γίνεται τὸ γάλα, κἂν τιθυμάλλου δὲ προσενέγ-
κωνται, ταὐτὸ συμβαίνει. καὶ μέντοι καὶ περὶ τὴν Δω-
ρίδα καὶ Βοιωτίαν καὶ Θετταλίαν ὅσα τ' αὐτῇ γειτνιᾷ χωρία τάσεσι τῶν μυῶν ἑάλωσαν πολλοὶ φαγόντες ὄρτυγας,

infantes earum lacte purgari dicat, nihil intereſt, quemadmodum neque ſi, comeſo aut devorato quis ſcripſerit.
Conducit autem haec oratio et ad medicorum uſum et ad
naturale decretum.   Infantulos enim purgare volentes aut
matri infantulum lactanti aut caprae hujusmodi aliquid
eſui dantes, ſic eos purgabimus.   Et ad naturalis decreti,
de quo altercatio eſt, dijudicationem id utile eſt.   Etenim
quidam nullam vim ex iis, quae ab initio in alimentis
erant, poſt concoctionem et in ſanguinem converſionem,
remanere contendunt.   Aliqui e contrario validas vires
diutius remanere volunt, adeo ut etiam ſudores ipſos re-
doleant. Huic vero ſententiae, quae modo dicta fuere,
ſuffragantur : in iſtis enim comeſorum qualitas ſervata reperitur.   Quin et apud nos verno tempore, quando caprae ſcammoniae germina depaſtae fuerunt, purgatorium
ipſa leac generant, quod ſi tithymalo veſcantur, idem accidit.   Nec non et in Doride et Boeotia et Theſſalia omnibusque ſinitimis locis multi ex coturnicum eſu muſculorum

Ed. Chart. IX. [538.]   Ed. Baf. V. (518.)
ἐπειδὴ τὸν ἑλλέβορον ἐσθίουσιν οὗτοι. ταυτὸ δὲ τοῦτο καὶ
κατὰ τὰς Ἀθήνας οἶδά τισι συμβὰν ὀρτύγων δαψιλέστερον
ἐδηδοκόσι.

λστ'.

Ἐνθέρμῳ βρωθὲν, ἔνδοθεν ψύξις, ἔξωθεν πόνος, ἡλίῳ,
πυρὶ, ἐσθῆτι, ἐν ὥρῃ θερινῇ, τῷ δὲ ἐναντίῳ ὡς ἐναντίως.

Τῷ ἐνθέρμῳ φύσει ψύξιν φησὶ καὶ ποτὸν ὕδωρ συμφέρειν καὶ πρὸς τούτοις ἐλινύειν, ὅπερ ἐστὶν ἀπέχεσθαι
σφοδρῶν γυμνασίων. πῶς οὖν νῦν κελεύει γυμνάζεσθαι, ὥς
τινες ἐξηγοῦνται; πῶς δ' ἐν ἡλίῳ καὶ πυρὶ θερμαίνεσθαι;
λουτρὰ μὲν γὰρ ἐδείχθη ψύχοντα τὰς τοιαύτας κράσεις,
ἀπολύσει μὲν τοῦ καπνώδους καὶ λιγνυώδους, ὃ ταῖς θερμαῖς κράσεσι συμβαίνει γεννᾶν, ὑγρότητι δὲ ψυχούσῃ τὰ
στερεὰ διαβρέχοντα. πῦρ δὲ καὶ ἥλιος θερμαίνει καὶ τού-

distentionibus correpti funt, quoniam veratrum fcilicet
illae comedunt. Istud idem et Athenis quibusdam accidiffe novimus, qui coturnicibus largiter nimis fefe im-
pleverant.

XXXVI.

Calidiori quod comefum eft, intus refrigeratio, exterius
labor, fole, igne, vefte, aeftivo tempore, contrario au-
tem contraria.

Valde calido natura refrigerationem et aquae potum
conducere dicebat et praeterea quiefcere, hoc eft a vehe-
mentioribus exercitationibus abftinerę. Quo pacto igitur
hoc loco, ut nonnulli interpretantur, exercitari jubet,
quo pacto in fole et ad ignem calefieri? Nam balneis id
genus temperaturas frigefieri monftratum eft, fuliginofis-
que vaporibus qui fere in hujusmodi temperaturis abfce-
dant, difcutiendis et folidis membris humiditate refrige-

τοις ὁμοίως ἐσθής τε καὶ ὥρα θερινή. λέγει δ' οὖν ἐν τοῖς
ἀφορισμοῖς ὧδε· κατὰ μὲν τὰς ὥρας τοῦ ἦρος καὶ ἄκρου
τοῦ θέρεος οἱ παῖδες καὶ οἱ τούτων ἐχόμενοι τῇσιν ἡλικίῃσιν ἄριστα διάγουσι καὶ ὑγιαίνουσι μάλιστα. τοῦ δὲ
θέρεος καὶ τοῦ φθινοπώρου μέχρι μέν τινος οἱ γέροντες,
τὸ δὲ λοιπὸν καὶ τοῦ χειμῶνος οἱ μέσοι τῇσιν ἡλικίῃσιν.
εἴπερ οὖν ἡ θερμὴ ἡλικία τοῦ χειμῶνος, ἡ ψυχρὰ δὲ τοῖ
θέρους ἄμεινον, οὐκ ὠφέλειαν ἐξ ἡλίου καὶ πυρὸς καὶ ὥρας
θερινῆς τοῖς ἐνθέρμοις φύσει γίνεσθαι νομίζειν αὐτὸν, ἀλλὰ
καὶ βλάβην. καὶ τοίνυν τὸ κατὰ τὴν ἀρχὴν τῆς ῥήσεως
εἰρημένον τὸ ἐνθέρμῳ δεόμενον ἔχειν ἑαυτῷ τι προσυπα-
κουόμενον, ἤτοι κράσει ἢ φύσει ἢ σώματι ἢ ἀνθρώπῳ, ὃ
διὰ τῆς ἀντιθέσεως ἐγνώσθη, σώματι καὶ ἀνθρώπῳ λελεγμένον μᾶλλον ἢ κράσει καὶ φύσει. πάντως γὰρ ἂν εἶπε,
τῇ δ' ἐναντίᾳ (519) τἀναντία, τὸ τοῦ θήλεος γένους ἄρθρον, τὸ τῇ προτάξας τοῦ τοῖς ἀρρέσιν. γένοιτ' ἂν οὖν
ὁ σύμπας λόγος τοιοῦτος τῇ πολυθέρμῳ σώματι, διὰ μὲν
τῶν βρωμάτων καὶ τῶν πομάτων ἡ ἔνδοθεν ψύξις οἰκεία,

rante irrigandis; ignis autem et fol calefacit, fimiliter et
veftis et tempus aeftivum. Et ipfe igitur in aphorifmis
ita loquitur: tempore quidem veris et extrema aeftate
pueri et his aetate proximi optime degunt et rectiffime
valent, aeftate vero et auctumno quadam tenus fenes; reliqua ejus parte et hieme qui medias aetates agunt. Itaque fi calida aetas hieme, frigida vero aeftate rectius habet, valde calidos natura e fole et igne et aeftivo tempore non modo non juvari, fed etiam laedi ipfum putare
credendum eft. Vox ergo illa initio fermonis pofita, calidiori, aliquid ipfi addendum fubintelligi poftulat, aut
temperaturae aut naturae aut corpori aut homini. Sed
eo quod in fine oppofuit praecipitur corpori et homini
magis quam temperaturae aut naturae fubintelligendum:
omnino enim dixiffet, contrariae autem contraria, feminei generis articulum femininis nominibus, non mafculi
mafculis anteponens. Tota igitur narratio talis fuerit:
calidiori corpori per cibos ac potiones interius refrigera-

βλαβερὰ δ᾽ ἡ ἔξωθεν θερμασία δι᾽ ἡλίου καὶ πυρὸς καὶ
ὥρας θερινῆς καὶ ἱματίων, ἐν οἷς ἅπασιν ἡ ξηρὰ θερμασία
δηλοῦται. τὴν γὰρ ὑγρὰν καὶ σύμμετρον, [539] ὁποῖα τῶν
βαλανείων, ψύχειν ἐδείξαμεν τῇ δυνάμει. πρόδηλον δ᾽ ὅτι
τὰ συνήθη ταῦτα βαλανεῖα λέγομεν ἐν τοῖς τοιούτοις ἀεὶ
λόγοις, ἔνθα μὴ προστίθεμεν ὑδάτων αὐτοφυῶν ἢ θαλατ-
τίων ἢ θειωδῶν ἢ στυπτηριωδῶν, ἐκεῖνα μὲν γὰρ ξηραίνει
τε καὶ θερμαίνει, οὐ ψύχει, τῷ δ᾽ ἐναντίῳ φύσει σώματι
τὰ ἐναντία προσυπακοῦσαι πάλιν ἐνταῦθα δεῖ, τῶν μὲν
ὠφελούντων τὰ ὠφελήσαντα, τῶν δὲ βλαπτόντων τὰ βλάπτοντα, τὰ μὲν ὥσθ᾽ αἱρεῖσθαι, τὰ δὲ ὥστε φυγεῖν. εἰ
γὰρ τὰς πολυθέρμους φύσεις ἐδέσμασί τε καὶ πόμασιν ἐκέλευσε ψύχειν, τὰς ψυχροτέρας δηλονότι τοῖς ἐναντίοις ἀξιώσει θερμαίνειν. καὶ μέντοι καὶ εἰ τὰς θερμοτέρας φύσεις
ἔλεγεν ὑφ᾽ ἡλίου καὶ πυρὸς καὶ θέρους βλάπτεσθαι, τὰς
ψυχροτέρας δηλονότι διὰ μὲν τούτων ὠφελήσεσθαι, διὰ δὲ
τῶν ἐναντίων βλαβήσεσθαι δηλοῖ.

tio conveniens eft, noxia vero caliditas exterior a fole
et igne et tempore aeftivo et veftimentis, quibus omnibus
arida caliditas fignificatur, humidam namque et mediocrem, qualis balneorum eft, poteftate refrigerare declaravimus. Liquet autem nos in iftis fermonibus confueta
haec balnea intelligere, ubi non apponimus aquarum
fponte nafcentium aut marinarum, aut fulphurearum, aut
aluminofarum, quandoquidem illae ficcant calefaciuntque
et non refrigerantur. Contrariae autem naturae corpori
contraria rurfum hic fubintelligere oportet, juvantibus
juvantia et nocentibus nocentia, ea quidem ut eligantur,
haec vero ut fugiantur. Etenim fi calidiores naturas cibis ac potionibus refrigerare juffit, frigidiores certe contrariis calefacere praecipiet. Item fi calidiores naturas a
fole, igne et aeftate male haberi dicebat, frigidiores utique ab his juvari, a contrariis laefum iri fignificat.

λζ'.

Βρώματα τὰ μὲν ταχέως κρατέεται, τὰ δὲ βραδέως.

___

Μόνος ὧν οἶδα Καπίτων ἔγραψεν ἀντὶ τοῦ βραδέως,
ἐναντίως τὴν λέξιν ποιήσας τοιάνδε. βρώματα μὲν ταχέως
κρατεῖται, τὰ δ᾽ ἐναντίως. ἡ γοῦν διάνοια καθ᾽ ἑτέραν λέξιν ἡ αὐτή. τὰ γὰρ ἐσθιόμενα διαφέρειν ἀλλήλων φησὶ,
τῷ τὰ μὲν ταχέως κρατεῖσθαι ὑπὸ τοῦ σώματος, τὰ δὲ
βραδέως. ἀκουστέον δὲ κρατεῖσθαι τὸ μεταβάλλεσθαι καὶ
πέττεσθαι καὶ προστίθεσθαι καὶ ἐξομοιοῦσθαι τῷ σώματι.
τῶν δὲ κατὰ μέρος ἐδεσμάτων τινὰ μέν ἐστι ταχέως πεττόμενα καὶ αἱματούμενα καὶ τρέφοντα, τινὰ δὲ βραδέως ἅ ἐν
τρισὶν ὑπομνήμασιν, ἐν οἷς περὶ τῶν τῆς τροφῆς δυνάμεων
διῆλθον ἀκριβῶς ἅπαντα.

XXXVII.

Cibaria aliqua quidem celeriter vincuntur, aliqua vero
tarde.

___

Solus ex his quos novi Capito pro hac voce, *tarde,*
fcripfit, *contrarie*, orationem hoc pacto inftituens: cibaria aliqua quidem celeriter vincuntur, aliqua vero contrarie. Porro fententia in utraque lectione eadem eft;
quae enim eduntur, differre ea ratione inter fe inquit,
quod aliqua cito a corpore fuperantur, aliqua tarde. Intelligendum eft autem fuperari, hoc eft immutari, concoqui et apponi et corpori fimile effici. Singulorum igitur
ciborum alii quidem cito concoquuntur et in fanguinem
mutantur et nutriunt, alii vero tardius; quae in tribus
commentariis habentur, ubi de alimentorum viribus omnia
diligenter perfecutus fum.

ΙΠΠΟΚΡΑΤΟΥΣ ΕΠΙΔΗΜΙΩΝ ΣΤ. ΚΑΙ ΓΑΛΗΝΟΥ ΕΙΣ ΑΥΤΟ ΥΠΟΜΝΗΜΑ ΣΤ. ΤΜΗΜΑ ΣΤ.

Ed. Chart. IX. [540.]   Ed. Baf. V. (519.)

α'.

[540] Σάρκες ὁλκοὶ ἐκ κοιλίης καὶ ἔξωθεν. δηλοῖ ἡ αἴσθησις ὡς ἔκπνουν καὶ εἴσπνουν.

"Ελκειν εἰς ἑαυτάς φησι τὰς σάρκας ἔκ τε κοιλίας καὶ ἔξωθεν. ἐκ μὲν τῆς κοιλίας δηλονότι τὸν ἐκ τῶν σιτίων τε καὶ ποτῶν χυλὸν, ὑφ' οὗ τρέφεται, ἔξωθεν δὲ οὐκέθ'

HIPPOCRATIS EPIDEM. VI. ET GALENI IN ILLUM COMMENTARIUS VI. SECTIO VI.

I.

Carnes attractrices ex ventre et extrinfecus. Significat fenfus, quoniam exfpirabile et infpirabile.

Trahere ad fe ipfas inquit carnes ex ventre et extrinfecus: ex ventre quidem, id eft ex ventriculo ciborum potionumque unde nutriuntur, fuccum; extrinfecus vero

ὁμοίως· ἄδηλον δ᾽ εἴτε τροφὴν εἴτ᾽ ἀέρα λέγει. δυνατὸν
μὲν γὰρ τροφὴν ἕλκειν τὰς σάρκας ὥσπερ ἐκ τῆς κοιλίας,
οὕτω κἀκ τῶν ἔξω μερῶν εἰς τὸ βάθος ἀντεπισπᾶσθαι. δυνατὸν δὲ καὶ τὸν ἀέρα, διὰ δὲ τῶν καθηκουσῶν ἀρτηριῶν
εἰς τὸ δέρμα φέρεσθαι πρὸς τὰς σάρκας, ἑλκόμενον ὑπ᾽ αὐτῶν, ὃ καὶ μᾶλλον ἔχεται τῆς κατὰ τὴν ὅλην ῥῆσιν ἀκολουθίας, διαπεφωνημένου δὲ τοῦ περὶ τῆς ὁλκῆς δόγματος.
ἔνιοι μὲν γὰρ τῶν [541] ἰατρῶν τε καὶ φιλοσόφων οὐδ᾽
ὅλως ὁλκὴν ἔφασαν εἶναι, τινὲς δ᾽ εἶναι μέν φασιν, ἐν ταῖς
σαρξὶ δ᾽ οὐκ εἶναι. τὸ γράφειν δ᾽ ἀποδείξεις ἁπάντων τῶν
τοιούτων ἐν ἐξηγητικοῖς ὑπομνήμασιν ἀδύνατον ἔφην εἶναι.
πολλάκις τε γὰρ ἀναγκασθήσεται λέγειν τὰ αὐτά, πλῆθός
τε καὶ μῆκος ὑπομνημάτων ἔσεσθαι μηδ᾽ ἀριθμηθῆναι ῥᾳδίως δυνάμενον, ἀλλ᾽ οὐδὲ τὸν τῆς ζωῆς χρόνον ἱκανὸν ἔσεσθαι πρὸς τὴν τῶν Ἱπποκράτους βιβλίων ἐξήγησιν, ἥτις
ἑκάστου δόγματος ἀεὶ τὰς ἀποδείξεις γράφει καθ᾽ ἑκάστην
ῥῆσιν. ἔτι τε τοῖς ἀναγνωσομένοις ὀχληρὸν τὸ πρᾶγμα καὶ
τοῖς κατασκευάσαι βουλομένοις τὰ ὑπομνήματα σὺν χρόνῳ

non item fimiliter.   Incertum eft autem alimentumne
dicat an aërem.   Poffunt enim carnes quemadmoduin ex
ventriculo alimentum hauriunt, fic et ab extimis partibus
in profundum revocare; poteft et aër per arterias ad cutem pertinentes ad carnes ferri ab ipfis attractus, quod
etiam omni verborum contextui magis quadrat. Verum
de attractione decretum controverfum eft. Nonnulli enim
philofophi ac medici funditus ipfam fubftulerunt, nonnulli effe quidem affirmant, fed in carnibus effe negant.
Omnium autem rationes in commentariis explanatoriis
reddi non poffe diximus: multoties enim eadem faepius
repetere cogeremur, commentariaque in longitudinem ac
multitudinem paene innumerabilem excrefcerent. Quin
neque univerfum vitae tempus ad Hippocratis libros in-
terpretandos fatis effet, fi cujusque dogmatis femper in
qualibet particula oftenfiones afferri debeant: lecturis
praeterea molefta res effet et commentaria comparaturis,

πολλῷ καὶ δαπανήμασί τε γραφήσεσθαι. βέλτιον οὖν ἔδοξεν
ἐξηγεῖσθαι μὲν ἐν τούτοις τοῖς ὑπομνήμασι τὴν διάνοιαν
ἑκάστης ῥήσεως, ὅπερ ἴδιόν ἐστιν ἐξηγητοῦ· προστιθέναι
δὲ καὶ τὰς αἰτίας, ἐνίοτε τοῖς εἰρημένοις ὑπ' αὐτοῦ κατὰ
τὴν ἀκολουθίαν τῶν ἀποδεδειγμένων δογμάτων, αὐτὰ δὲ τὰ
δόγματα μὴ κατασκευάζειν μὲν ἐνταῦθα, μόνον δ' ἀναμι-
μνήσκειν ἐν τίσιν ἤδη βιβλίοις τῶν ὑπ' ἐμοῦ γεγραμμένων
ἀποδέδεικται καθάπερ καὶ νῦν, ὅτι μὲν ἑλκόντων τὸν οἰκεῖον
χυμὸν ἐφ' αὐτὰ τῶν τρεφομένων ἡ πρὸς αὐτὰ γίνεται φορὰ
τῆς τροφῆς ἐν τοῖς τῶν φυσικῶν δυνάμεων ὑπομνήμασιν
ἀποδέδεικται. τὸ δ' ἔκπνουν τε καὶ εἴσπνουν ὅλον τὸ σῶμα
διά τε τοῦ περὶ χρείας ἀναπνοῆς ὑπομνήματος καὶ τοῦ περὶ
χρείας σφυγμῶν, ὧν ἐν μὲν τῷ προτέρῳ λεχθέντι τὴν
χρείαν τῆς ἀναπνοῆς ἐδείξαμεν εἶναι φυλακὴν τῆς συμμετρίας τοῦ κατὰ τὴν καρδίαν θερμοῦ· κατὰ δὲ τὸ περὶ
χρείας σφυγμῶν τὴν καθ' ὅλον τὸ σῶμα μετριότητα τῆς
θερμασίας ἐκ τοῦ τῶν ἀρτηριῶν ἔργον φυλάττεσθαι. ταῦτ'
οὖν ἐστιν ἱκανὰ μόνα πρὸς τὴν τοῦ προτέρου μέρους τῆς

longo tempore magnisque fumtibus confcriberentur. Satius itaque fore exiftimavi, fi in hifce commentariis cujusque partis fententiam enuclearem, quod explanatoris proprium munus eft; interdum vero et dictis ab ipfo caufas
alibi demonftratis placitis congruentes adjicerem, ipfa
autem placita hoc loco non adftruerem, fed quibus in libris olim a me fcriptis afferta fuerint, tantum in memoriam revocarem, quemadmodum et nunc faciam. Iis enim
quae nutriuntur, ad fe proprium fuccum attrahentibus,
ad ipfa moveri alimentum in commentariis de viribus naturalibus difputatum eft. Exfpirabile vero atque infpirabile omne corpus effe, in commentario de ufu fpirandi
et in libello de ufu pulfuum egimus: in priore quidem
utilitatem fpirationis effe declaravimus, ut cordis calor
moderatus fervetur; in fecundo vero, in toto corpore caloris mediocritatem arteriarum opera cuftodiri. Haec itaque fola abunde fint ad prioris verborum Hippocratis par-

ῥήσεως ἐξήγησιν. ἐπὶ δὲ τὸ δεύτερον αὐτῆς ἤδη μετέλθω-
μεν, ἐν ᾧ τὸ δηλοῖ ἡ αἴσθησις, ὡς οὐ κατὰ συνήθειαν
οὔθ᾽ Ἱπποκράτους οὔτε καθόλως Ἑλληνικῶς ἑρμηνευόμενον.
ἐπηνορθώσαντο δέ τινες, οἱ μὲν κατὰ δοτικὴν πτῶσιν αἰσθήσει γράψαντες, ἵν᾽ ᾖ τὸ λεγόμενον ὑπ᾽ αὐτοῦ τοιόνδε·
δῆλόν ἐστι τῇ αἰσθήσει ὡς ἔκπνουν καὶ εἴσπνουν εἴη τὸ
σῶμα τῷ ζώῳ ὅλον, ἐπενηνέχθαι δὲ τούτοις τὸ σάρκες ὁλκοὶ
ἐκ κοιλίας καὶ ἔξωθεν ὑπὸ τῆς αἰσθήσεως μαρτυρούμενον,
ὅπερ ταὐτόν ἐστιν τῷ λέγειν, ὑπὸ τῶν ἐναργῶς φαινομένων
ἡμῖν διὰ τῶν αἰσθήσεων. ἰδιωτῶν γε μὴν ἐνίων ἤκουσα
θαυμαζόντων τὸ συμβὰν αὐτοῖς ἐπὶ τοῖς τῶν ποτίμων ὑδάτων λουτροῖς. ἔμπροσθεν γὰρ ἐξ ἡλίου θερμοῦ καὶ ὁδοι-
πορίας ἥκοντες αὐχμηρόν τε τὸ σῶμα καὶ τὸ στόμα ξηρό-
τατον ἔφασαν ἔχειν, ἀμηχάνῳ τε δίψει συνέχεσθαι, μετὰ
δὲ τὸ λουτρὸν ἄδιψοί τε γενέσθαι καὶ τὸ σῶμα σχεῖν ὑγρόν.
ὁμοίως δὲ αὐτῷ καὶ τὸ σύμπαν σῶμα μαλακόν τε καὶ ὑγρὸν
ἀπεργασθῆναι, τὸν ἔμπροσθεν αὐχμὸν ἀποθέμενον. ἔνιοι
δὲ καὶ σαφῶς ἡσθῆναι τοῦ σώματος ἔφασκον, ἕλκοντος εἰς

ticulae explanationem. Ad fecundam jam deveniamus, in
qua illud, *fignificat fenfus*, neque fecundum Hippocratis
morem, neque omnino fecundum Graecam locutionem
dictum eft. Unde aliqui caftigantes in dativo cafu pro-
tulerunt *fenfui* fcribentes; ut quod ab eo dicitur tale fit:
perfpicuum fenfui eft totum animalis corpus exfpirabile
effe atque infpirabile. Atque his deinde fubjicitur illud,
carnes attractrices ex ventre et extrinfecus, fenfu tefte
confirmatum, quod idem eft ac fi diceret, ab iis, quae
evidenter fenfibus noftris apparent. Nonnullos profecto
vulgares audivi, quod ipfis ex potabilium aquarum balneis
acciderat admirantes. Prius enim per flagrantem folem
confecto itinere domum reverfi fqualidum corpus osque
aridiffimum fe habere dicebant, nec non et ardentiffima
fiti cruciari; a lavatione autem fitim exftinctam effe,
os humectatum pariterque corpus totum molle atque humidum affectum priorem depofuiffe fqualorem fatebantur.
Alii vero et in folis corpus fuum ad aquam attrahere in-

ἑαυτοὺς κατὰ τὰς δεξαμενὰς ὕδωρ. τοιαῦτα μὲν οὖν τινα,
ἃ καὶ τοῖς ἰδιώταις φαίνεται, μαρτύρια τοῦ δόγματος ἐξ
αἰσθήσεως λαμβανόμενα. τινὰ δ᾽ ἐκ λογικωτέρων ἀποδεί-
ξεων εὑρίσκεται τοῖς ἰατροῖς, ὧν ἐστι μία καὶ ἣν ἐφεξῆς
αὐτὸς εἶπεν, ἣν γνώσεσθε κατὰ τὴν ἐχομένην ῥῆσιν. εἰς
γὰρ τὴν προκειμένην ἀρκέσει καὶ ταῦτα, δυναμένων ἡμῶν
ἐκ τῶν ὀρθῶς εἰρημένων ᾳωρᾶσαι τὰ κακῶς τοῖς ἐξηγηταῖς
γεγραμμένα.

β'.

[542] (520) Ἐνθερμότερον φλέβιον αἵματος πλήθει
ἀνίσχει τὸ καυσῶδες καὶ εὐθὺς ἀποκρίνει.

Φλέβιον ἐνθερμότερον ἀκουστέον ἐστὶ τὴν ἀρτηρίαν,
ὁμολογούντων ἁπάντων τῶν ἐξηγησαμένων τὰ Ἱπποκράτεια
βιβλία φλέβας οὐχ ὑπὸ τούτου μόνου, ἀλλὰ καὶ πολλῶν
ἄλλων παλαιῶν ὀνομάζεσθαι καὶ τὰς ἀρτηρίας. τοῦτ᾽ οὖν

dubitanter ſe percepiſſe affirmarunt. Haec ſane, quae vel
imperitis patent, decreti teſtimonia ab ipſo ſenſu accepta
ſunt; aliqua vero ex ſubtilioribus rationibus a medicis
inventa ſunt, quarum una et illa eſt, quam ipſe poſterius
affert, quamque in ſequentibus verbis cognoſcetis. Nam
ad propoſita intelligenda et haec ſatis ſunt, nobis ex recte
dictis et prave ab explanatoribus ſcripta deprehendere
valentibus.

II.

*Calidior venula ſanguinis multitudine exuſtum procreat
illisque ſecernit.*

Per venulam calidiorem arteriam intelligito, omnibus
Hippocraticorum librorum interpretibus venas non ab hoc
ſolo, ſed etiam a multis aliis veteribus et arterias appellari, confitentibus. Haec igitur, inquit, venula ſanguinis

316 ΙΠΠΟΚΡΑΤΟΥΣ ΕΠΙΔΗΜΙΩΝ ΣΤ

Ed. Chart. IX. [542.]   Ed. Baf. V. (520.)
φησι τὸ φλέβιον, τὸ τοῦ αἵματος πλήθει θερμαινόμενον,
ἀνίσχει τὸ κανσῶδες καὶ ἀποκρίνει. κανσῶδες δὲ λέγων τὸ
γεννώμενον ἐκ τῆς θερμασίας, ὅπερ οἷον λίγνυς τίς ἐστι
τοῦ θερμαινομένου χυμοῦ σφοδρότερον. τοῦτο δ᾽ ὡς ἂν
θερμὸν τῇ κράσει καὶ λεπτὸν ὑπάρχον τῇ συστάσει, ῥᾳδίως
ἀποκρίνεται. ταύτην ἐγὼ νομίζω πιθανωτέραν εἶναι τὴν
ἐξήγησιν, εἴπερ γε δεῖ τὸ ἀληθὲς ἅμα καὶ τοῖς Ἱπποκράτους δόγμασιν ἀκόλουθον ἔχειν σκοπόν· ὅτι μὲν οὖν ἀληθές ἐστι τὸ νῦν εἰρημένον ὑπ᾽ ἐμοῦ δόγμα δέδεικται μὲν
κἂν τῷ περὶ χρείας ἀναπνοῆς, δέδεικται δὲ καὶ διὰ τοῦ
περὶ χρείας σφυγμῶν. ἐν μὲν γὰρ ταῖς εἰσπνοαῖς, ἃς διά
τε τοῦ στόματος καὶ παντὸς τοῦ δέρματος ἴσχει τὰ ζῶά,
διττὴν ἀπεδείξαμεν ὠφέλειαν γίνεσθαι, τονοῦσθαι μὲν ἀεὶ
ἐμψυχόμενον τὸ ἔμφυτον θερμὸν, ὅπως μὴ διαφορηθὲν
ἀπόλοιτο, καὶ μάλισθ᾽ ὅταν αὐξηθῇ ποτὲ καθ᾽ ἡντινοῦν αἰτίαν. ἐπεγείρεσθαι δὲ καὶ ῥώννυσθαί ποτε βαρυνόμενον
ὑπὸ πλήθους ὕλης ψυχρᾶς, ὃν τρόπον καὶ τὸ πῦρ ἐν τῷ
ῥιπίζεσθαι. καὶ μέντοι καὶ αὐτὴν αὐτῷ τήνδε τὴν διπλῆν

multitudine incalefcens, exuſtum procreat et ſecernit:
exuſtum dicens quod ex calore gignitur, quod ſucci vehementius calefacti tanquam fuligo quaedam eſt; id vero,
utpote natura calidum et conſiſtentia tenue, facile ſecerni-
tur. Hanc ego probabiliorem explanationem eſſe duco,
ſiquidem oporteat verum ſimul et Hippocratis decretis
confentaneum habere propoſitum. At placitum nunc a
nobis memoratum verum eſſe, in commentariis de uſu
fpirandi et de uſu pulſuum traditum eſt. Nam inſpira-
tione qua per os et per omnem cutem animalia utuntur,
duplicem capi utilitatem oſtendimus, roborari quidem ſemper refrigeratum inſitum calidum, ut ne diſſipatum intereat
et maxime quum ex qualibet cauſa adauctum eſt; excitari
autem et valentius reddi, ſi quando frigidae materiae
multitudine gravetur, quemadmodum et ignis ventilatione
accenditur; quin etiam et hunc duplĭcem motum ipſi pro-

κίνησιν, οικείον τε και σύμφυτον είναι γυμνάσιον εις εύτο-
νίαν άγον. αύτη γάρ χρεία τε και φύσις γυμνασίων εστίν.
επεί τοίνυν έμπροσθεν ειπών ο Ιπποκράτης, σάρκις όλκοὶ
και έξωθεν, είτ' επι τούτω προσθείς, ως έκπνουν και είσ-
πνουν εστί το σώμα. της μεν ουν εισπνοής αυτής την
γένεσιν και την χρείαν ενεδείξατο διά του σάρκις όλκοί,
περί δε της εκπνοής ουδεν ειπών εικότως εν τη νυν προκειμένη ρήσει περί αυτής διήλθε, επι των αρτηριών ποιησάμενος τον λόγον, όντα μεν κοινον και προς την καρδίαν,
αμυδρότερον δε φαινόμενον. ότι δε κοινός εστι δήλον εν-
θένδε, διά την έμφυτον θερμασίαν εδείξαμεν γεννάσθαι το
λιγνυώδες περίττωμα κατά το αίμα, και μάλισθ' όταν ή
θερμότερον. αποκρίσεως ουν αυτώ χρεία δηλονότι και ταύτην ή φύσις ετεχνήσατο, τοις μεν εκ της καρδίας εκκριθη-
σομένοις διά της εκπνοής, τοις δε καθ' όλον το σώμα διά
της των αρτηριών συστολής. τα μεν ουν εκ τούτων τε και
των φλεβών, εδείχθησαν γάρ αυταίς συνανεστομωμέναι, διά
του δέρματος ευθέως εκκρίνεται τη συστολή των αρτηριών

prium naturalemque exercitationem effe ejus vires inftau-
rantem, haec enim eft exercitationum natura et utilitas.
Poftquam igitur antedixit Hippocrates, carnes attractrices
ex ventre et extrinfecus, deinde huic adjiciens, exfpirabile et infpirabile effe corpus, infpirationis quidem ipfius
ortum et utilitatem per illud indicavit, carnes attractrices, de exfpiratione vero nihil dixit, jure in propofitis
verbis ipfius meminit, de arteriis verba faciens, quae et
cordi communia funt, licet obfcuriora de illo videantur.
Communem autem hunc fermonem effe inde patet. Ab
infito calido fuliginofum excrementum in fanguine creari
diximus, ac potiffimum quando eft calidior. Illud igitur
excerni opus eft; et id quoque natura molita eft, quae a
corde expellenda funt, efflatione propellens; quae vero ab
univerfo tempore per arteriarum compreffionem, exclu-
dens. Fuliginofa igitur partim ex iftis et ex venis, oftenfum eft enim inter ipfas communia oftiola intereffe, per
cutem quam primum arteriis compreffis excluduntur; par-

ἐκθλιβόμενα. τὰ δ᾽ ἐκ τῆς καρδίας ὁ πνεύμων ὑποδέχεται
πρότερος οἷόν τι ταμιεῖον τοῦ πνεύματος αὐτῇ παρεσκευα-
σμένος, ἑλκούσῃ μὲν ἐν τῇ διαστολῇ, ἐκπεμπούσῃ δὲ ἐν ταῖς
συστολαῖς. αὕτη μὲν ἡ ἡμετέρα γνώμη περὶ τῆς προκειμένης ῥήσεως καὶ δειχθήσεται μικρὸν ὕστερον ἡ ἑξῆς αὐτῇ
γεγραμμένη φυλάττουσα τὴν ἀκολούθειαν καὶ πρὸς ταύτην
μὲν αὐτήν, οὐχ ἥκιστα δὲ καὶ τὴν προτεταγμένην αὐτῆς.
ὅσοι δὲ περὶ καύσου γενέσεως ὑπέλαβον αὐτὸν ἐνταῦθα
ποιεῖσθαι τὸν λόγον, πρῶτον μὲν εἴασαν ἐλλιπῶς εἰρημένον
τὸν περὶ τοῦ σάρκες ὁλκοὶ λόγον. οὐ γὰρ ἕλκουσι μόνον
εἰς ἑαυτὰς τὸ οἰκεῖον, ἀλλὰ καὶ τὸ μὴ τοιοῦτον ἐκκρίνουσι.
τοῦ μὲν οὖν ἕλκειν ἡ χρεία προδηλο- [543] τέρα, τοῦ δ᾽
ἐκκρίνειν ἀδηλοτέρα, καὶ δεῖταί τινος εἰς πίστιν λόγου. μεταβῶμεν οὖν ἐπὶ τὴν ἐχομένην ῥῆσιν ἤδη συντελοῦσάν τι
καὶ αὐτήν, ὡς ἔφην ἀρτίως, εἰς διάκρισιν τῆς ἀμείνονος
ἐξηγήσεως.

---

tìm ex corde pulmo prior fufcipit, qui ipfi, quum quidem dilatatur, attrahenti, quum vero comprimitur, ex-
pellenti, tanquam quoddam fpiritus promptuarium prae-
paratus eft. Nempe haec eft noftra de propofitis verbis
fententia et fequentia verba his ipfis ac fuperioribus con-
nexa effe paulo poft oftendam. Quicunque autem hoc
loco ipfum de ardentis febris ortu loqui crediderunt, primum quidem fermonem de ea parte carnes attractoriae,
imperfecte dictum reliquerunt; non modo enim fibi conveniens attrahunt, fed etiam alienum abjiciunt. Attrahendi
quidem utilitas evidentior, abjiciendi vero et excernendi
ignotior eft et aliquam rationem ad fidem orationi faciendam poftulat. Defcendamus igitur jam ad fequentem partem, quae et ipfa, ut dudum dicebam, ad meliorem explanationem internofcendam aliquid facit.

ΚΑΙ ΓΑΛΗΝΟΥ ΕΙΣ ΑΥΤΟ ΥΠΟΜΝΗΜΑ ΣΤ. 319

Ed. Chart. IX. [543.]   Ed. Baſ. V. (520.)

γ'.

Καὶ οἷσι τὸ μὲν πῖον, χολὴ ξανθὴ, τὸ δ' αἷμα μέλαινα.

Ἀναμνησθῆναι χρὴ περὶ τῶν δύο δοξῶν τῆς προεξη-
γουμένης ῥήσεως. ἡμεῖς γὰρ ἐλέγομεν αὐτὸν ἐπιδεικνύναι
τὴν χρείαν τῆς διαπνοῆς, ὀνομαζομένης οὕτω τῆς δι' ὅλου
τοῦ σώματος ἐκ τῶν ἀρτηριῶν εἰς τοὐκτὸς φορᾶς τοῦ πνεύματος, ὥσπερ τῆς διὰ τοῦ στόματος ἐκπνοῆς. ἔνιοι δὲ περὶ
καύσου γενέσεως ἐνόμισαν εἶναι τὸν λόγον, οἷς οὐ πάνυ τι
μαρτυρεῖν ἔφαμεν, τὸ ἀνίσχει τὸ καυσῶδες καὶ εὐθὺς ἀποκρίνει. μήτε γὰρ εὐθέως ἀποκρίνεσθαι κατὰ τοὺς καύσους,
ἅπερ αὐτοί φασι δι' ἐμέτων ἢ τῆς κάτω γαστρὸς ἐκκενοῦσθαι, μήτ' ἀναγκαῖον εἶναι προσκεῖσθαί τι τῶν τοῦ καύσου
συμπτωμάτων τῷ περὶ τῆς γενέσεως αὐτοῦ λόγῳ, τὴν δ'
ἡμετέραν ἐξήγησιν ἀμείνονα τῆσδε φαμὲν εἶναι, πρῶτον μὲν
ἐκ τοῦ τῶν ἐγκλημάτων τούτων ἐκτὸς εἶναι, δεύτερον δὲ
κἀκ οˉ τὸ δόγμα πᾶν φαίνεσθαι διδασκόμενον ἐν τῷ λόγῳ.

III.

Et quidem pingue, bilis flava; quibus vero ſanguis, atra.

In proxime explanata parte duarum opinionum meminiſſe oportet. Nos enim diximus Hippocratem difflationis utilitatem demonſtrare; per difflationem ʉutem intelligi ſpiritus per totum corpus ex arteriis emanationem,
ſicut ore factam exſpirationem vocamus. Nonnulli vero
de ardentis febris ortu ſermonem eſſe putarunt, quibus
non admodum favere illud dicebam, creat exuſtum et
illico excernit: neque enim ſtatim in iſta ea excerni,
quae ipſi vomitu aut per ſedem evacuari dicunt, neque
eſſe neceſſe aliquid ardentis febris ſymptomata in ſermone
de ejus ortu recenſeri. At explanationem noſtram meliorem eſſe defendimus, primum quidem quod his crimi-
nationibus caret; ſecundo loco quod in hoc ſermone omne
de ſpiritus intro forasque motione decretum traditum eſſe

περὶ τῆς εἴσω τε καὶ ἔξω φορᾶς τοῦ πνεύματος, ἣν ἀπεδείξαμεν ἐν τισὶν ἡμειτέροις ὑπομνήμασιν, οὐ μόνον ἐν ταῖς
διὰ τοῦ στόματος ἀναπνοαῖς, ἀλλὰ καὶ ταῖς καθ᾽ ὅλον τὸ
σῶμα διαπνοαῖς γίνεσθαι, τινῶν μὲν ἕνεκα γενέσεως πνεύματος ψυχικοῦ, καθάπερ Ἀσκληπιάδης, ἐνίων δ᾽, ὡς Ἐρασίστρατος, οὐ τούτου μόνου, ἀλλὰ καὶ ζωτικοῦ, τινῶν δ᾽
ἕνεκα θρέψεως τῶν πνευμάτων τούτων τὰς εἰσπνοὰς γίνεσθαι λεγόντων, ἀπορουμένων δ᾽ ἐν τῷ τὴν χρείαν ἀποδιδόναι τῆς ἐκπνοῆς ὁ Ἱπποκράτης, ὡς ἐδείξαμεν ἐν τοῖς
προειρημένοις ὑπομνήμασιν, ἀληθῆ χρείαν οὐ μόνον τῆς διὰ
τοῦ στόματος ἐκπνοῆς, ἀλλὰ καὶ τῆς καθ᾽ ὅλον τὸ σῶμα
διῆλθεν ἐν τῷ προκειμένῳ λόγῳ. τοὺς δ᾽ ἐξηγησαμένους
ἑτέρως μέμψασθαι δίκαιον, ἐπιλανθανομένους τίνος ἐξηγοῦνται βιβλίον. οὐ γὰρ ἂν εἰς ἄλλων ἀνδρῶν ὑπίσυρον τὸ
δόγμα, τὴν ἀκολουθίαν ἀπολιπόντες ὧν Ἱπποκράτης ἠβου-
λήθη. σαφῶς γοῦν εἰπόντος αὐτοῦ τὰς σάρκας ὁλκοὺς ἐκ
κοιλίας καὶ ἔξωθεν, ὃ διαφέρει πάμπολυ τοῦ νομίζειν, τῇ
πρὸς τὸ κενούμενον ἀκολουθίᾳ τὴν ἐκ τῆς κοιλίας ἀνάδοσιν

conſpicitur. Quam motionem in quibusdam noſtris commentariis non ſolum per oris reſpirationem, ſed etiam
per difflationem a toto corpore fieri explanavimus, nonnullis quidem cauſa ſpiritus animalis generandi, ut dixit
Aſclepiades; quibusdam vero, ut Eraſiſtratus, non hujus
tantum, ſed etiam vitalis; aliis praeterea ſpirituum iſtorum alendorum cauſa inſpirationem fieri dicentibus, exſpirationis autem uſum referre dubitantibus, Hippocrates,
ut in praedictis commentariis declaravimus, non modo
per os exſpirationis, ſed ejus etiam, quae ex qualibet
corporis parte fit, uſum in praeſenti ſermone perſtrinxit.
Aliter vero interpretantes accuſare aequum eſt, cujusnam
auctoris librum interpretentur, obliquos; neque enim in
aliorum virorum placitum deflexiſſent, eorum quae Hippocrates aſſeruit, conſenſum deſerentes, ipſo quidem cla-
riſſime dicente, carnes ex ventre et extrinſecus attrahere,
quod longe ab ea opinione diſtat, quae cibi ex ventriculo

Ed. Chart. IX. [543. 544.]   Ed. Baf. V. (520.)

τῆς τροφῆς ἐν τῷ σώματι γίνεσθαι. πρῶτον μὲν ἐχρῆν
ἐννοῆσαι μὴ μόνον ἑλκτικὴν τῶν οἰκείων εἶναι δύναμιν ἐν
αὐταῖς, ἀλλὰ καὶ τῶν ἀλλοτρίων ἀποκριτικήν. ἔπεται γὰρ
τοῦτο τοῖς ὑποθεμένοις προνοητικὴν εἶναι τὴν φύσιν τῆς
τοῦ ζώου διαμονῆς, ἂν εἷς ἦν καὶ Ἐρασίστρατος, δεύτερον
δέ τί ποτέ ἐστι τὸ τῆς ἐκκρίσεως δεόμενον εἰπεῖν. οὐ γὰρ
δήπου τὸ αἷμα φήσουσιν ἐξ οὗ τρέφεται τὸ σῶμα. τούτων
οὖν ἐκεῖνοι μὲν οὐδέτερον ἔπραξαν, ὁ δὲ Ἱπποκράτης ὡς
ὑπὸ τῶν αἰσθήσει φαινομένων ἑκάτερον ἐναργῶς μαρτυρεῖ-
ται προειπὼν, ἐφεξῆς ἐπὶ τὴν χρείαν μετέβη τῆς καθ᾽ ὅλον
τὸ σῶμα διαπνοῆς, τὴν τῆς γενέσεως ἀναγκαίαν αἰτίαν εἰπὼν τῶν λιγνυωδῶν περιττωμάτων. ἡ γάρ τοι κατὰ τὸ
σῶμα τῶν ζώων θερμασία περιττώματα ποιεῖ τοιαῦτα
συνεχοῦς κενώσεως δεόμενα. καὶ τοίνυν ἐν [544] τῇ προκειμένῃ ῥήσει τὴν ὕλην τῆς τῶν περιττωμάτων γενέσεως
ἐδείξαμεν. ὡς γὰρ ἡ πλείων θερμασία γεννᾶν αὐτὰ πέφυκεν, οὕτως καὶ ὑλαί τινες εἰσιν ἐπιτήδειοι πρὸς τὴν γένεσιν
αὐτῶν, εὐλόγως οὖν ἐμνημόνευσε τῆς μελαίνης χολῆς. ἐμά-

in corpus digeflionem inanis confecutione fieri flatuit.
Primo quidem non modo vim propriorum attractricem, fed
etiam alienorum expultricem inefle in carnibus animadvertere oportuit: hoc enim illis convenit dicere, quae
praedicant a natura faluti animalium confuli, inter quos
etiam fuit Erafiftratus. Secundo quidnam excretione egeat,
dicere debuerant; neque enim fanguinem ex quo corpus
alitur dicent. Horum quidem neutrum illi fecerunt. At
Hippocrates ex fenfui manifeftis utrumque evidenter conftare praefatus, deinceps ad ufum ex omni corpore difflo-
tionis explicandum tranfitum fecit, necefFariam fuligino-
forum excrementorum ortus caufam afferens: etenim in
corpore animantium calor hujusmodi recrementa perpetua
evacuatione indigentia procreat. Hac igitur in parte horum excrementorum generandorum materiam oftendit; nam
ficut major ipfa generare aptus eft, ita et materiae quaedam iftis generandis habiles reperiuntur. Recta igitur
ratione bilis atrae meminit: ipfam enim dupliciter con-

Ed. Chart. IX. [544.]　　　　Ed. Baf. V. (520. 521.)

θετε γὰρ τὴν γένεσιν αὐτῆς εἶναι διττὴν, ἔκ τε παχέος αἵ
ματος καὶ τῆς ξανθῆς ὑπεροπτηθείσης. εἰ δέ γε περὶ καύ
σου γενέσεως ὁ λόγος ἦν αὐτῷ, μάτην ἂν ἐμέμνητο μελαί
νης χολῆς, ὥστε κἀκ τούτου δῆλον εἶναι τὴν ἡμετέραν
ἐξήγησιν ἀληθεύειν τε ἅμα. καὶ ὁμολογεῖν τοῖς Ἱπποκράτους
δόγμασιν, τὴν δ᾽ ἐκείνων διαφέρεσθαι. (521) τὴν δ᾽ αὐ
τὴν ταύτην ῥῆσιν εἴρηκε κατ᾽ ἄλλο μέρος τοῦ βιβλίου, ἡμεῖς
αὐτοὶ προεξηγησάμεθα, καθ᾽ ἣν καὶ τοῦτο ἐλέγομεν ὅτι τὸ
πῖον, οὐ μόνον ἐπὶ τοῦ λιπαροῦ καὶ πιμελώδους εἰρῆσθαι
χρὴ νομίζειν, ἀλλὰ κἀπὶ τοῦ γλυκέος παντὸς, ὡς περιλαμ
βάνεσθαι τῷ λόγῳ καὶ τὸ μέλι καὶ τὸ σίραιον, ὅπερ ἕψημα
καλοῦσιν οἱ κατὰ τὴν ἡμετέραν Ἀσίαν Ἕλληνες.

δ᾽.

Γνώμης, μνήμης, ὀδμῆς, τῶν ἄλλων καὶ πείνης, ὀργάνων
ἄσκησις. πόνοι, σιτία, ποτὰ, ἀφροδίσια, μέτρια πάντα.
ὁ ἐμψυχρότερος ἐν ψυχρῇ ὥρῃ καὶ χώρῃ ἐνθερμότερος
ἔσται.

trahi didiciflis, ex craffo fanguine et ex flava bile combufta; quod fi de ardentis febris ortu fermo ipfi foret,
fruftra bilis atrae meminiffet. Quamobrem et ex hoc
perfpicuum eft, explanationem noftram veram effe, juxta
et Hippocratis decretis confentaneam, illorum autem diffentientem. Ad haec eadem plane verba in alia libri
parte confcripfit nosque ipfi ea fuperius enodavimus, ubi
et illud dicebamus, pingue non folum de unguinofo et
adipali, fed etiam de omni dulci, dictum effe putandum,
ut eo fermone mel contineatur et firaeum, quod hepfema,
hoc eft fapam in noftra Afia Graeci nominant.

IV.

*Mentis, memoriae, olfactus, aliorum etiam famis inftrumentorum exercitio. Labores, cibi, potus, fomnus, res
venereae, omnia mediocria. Frigidior frigido in tempore et regione, calidior erit.*

"Ὅτι μὲν οὔθ' ὁ κατὰ πάθος ψυχρότερος οὔθ' ὁ δι'
ἡλικίαν ἐν ψυχρᾷ χώρᾳ καὶ ὥρᾳ δύναται γενέσθαι θερμότερος
συμπεφώνηται πᾶσι, καὶ διὰ τοῦτό γε οἱ περὶ τὸν Σαβῖνον
ἐπὶ τῶν φύσει ψυχροτέρων ἀληθῆ τὸν λόγον εἶναί φασιν.
οὐ μὴν οὐδ' ἐπὶ τούτων ἁπλῶς ῥηθεὶς ἀληθής ἐστιν, ἄνευ
διορισμοῦ τοιοῦδε. τὸ περιϊστάμενον ἔξωθεν ψυχρὸν ὅτι
μὲν πυκνοῖ καὶ ψύχει τὰ κατὰ τὸ δέρμα τῶν ἐναργῶς φαινομένων ἐστὶ, οὐ μὴν ὡσαύτως γε ἂν διατίθησι τὸ βάθος
τοῦ σώματος, ἀλλ' ὥσπερ ἐν ἀφορισμοῖς διώρισται κατ'
ἐκεῖνον τὸν λόγον ἔνθα φησὶ, ἔστι δ' ὅκου ἐπὶ τετάνου ἄνευ
ἕλκεος νέῳ εὐσάρκῳ, θέρεος μέσου ψυχροῦ πολλοῦ κατάχυσις
ἐπανάκλησιν θέρμης ποιεῖται, οὕτω καὶ νῦν ἐστιν ἡμῖν
διωριστέον. τὸ γάρ τοι καταχεόμενον τοῦ σώματος ἡμῶν
ψυχρὸν, ἤτοι δείκνειται περὶ τὸ βάθος, ὡς καὶ τὰ κατὰ
τοῦτο μόρια παραπλησίως ψύξαι τοῖς ἐπιπολῆς, ἢ μόνα ψύχει τὰ κατὰ τὸ δέρμα. πρὸς μὲν οὖν τὸ βάθος ἐξικνού-
μενον ἐμψύχει τὰ κατὰ τοῦτο μόρια καὶ βλάβην οὐ σμικρὰν ἐργάζεται καθ' ὅλον τὸ ζῶον. ἐκλυθείσης δ' αὐτοῦ

Quod neque affectu aliquo, neque ob aetatem, frigidior in frigida regione et tempore poffit calidior effici,
omnes confitentur. Idcirco et Sabini fectatores de natura
frigidioribus verum effe fermonem tradunt. Verum tamen
neque de iftis abfolute prolatus verum eft, nifi hujusmodi
conditiones additae fint. Frigidum exterius circumfufum,
quod denfet refrigeretque cutaneas partes, inter evidenter
apparentia ponendum eft, non tamen corporis penetralia
fimiliter afficit. Sed quemadmodum in aphorifmis definitum eft ea in parte, ubi inquit: nonnunquam in diften-
tione fine ulcere juveni carnofo, aeftate media, frigidae
multae infperfio calorem revocat, fic et hoc loco a nobis
definiendum eft. Frigida namque corpori noftro injecta
aut ita alte fubit, ut intima aeque atque extima refrigeret aut fola cutanea frigore percellit. Ad profundum
igitur defcendens partes eas refrigerat et non levi noxa
totum animal afficit, ipfius frigore concuffis labefactatis-

τῆς δυνάμεως ἐν τοῖς ἐπιπολῆς τοῦ σώματος μέρεσιν, οἱ
μόνον οὐκ ἂν ἔτι ψύξει τὰ κατὰ βάθος, ἀλλὰ καὶ θερμότερα πολλῷ τῆς ἔμπροσθεν αὐτοῖς ὑπαρχούσης κράσεως
ἀποδείξει. ὅσοι δὲ περὶ ἀραιὸν ἐχόντων τὸ δέρμα καὶ τὰς
ὑπ' αὐτὸ σάρκας, ἡγοῦνται τὸν λόγον αὐτῷ γεγονέναι πυ-
κνουμένης τῆς ἐπιφανείας καὶ κατεχομένου τοῦ πρότερον
ἐκκενουμένου θερμοῦ, λέγουσι μέν τι τῶν ἀληθῶν, οὐ μὴν
ἐχρῆν αὐτοὺς ὑπολαμβάνειν εἰρῆσθαι τοὺς οὕτω διαπνεομένους καὶ ψυχροτέρους. μάλιστα μὲν γὰρ, ὡς ἐμάθετε, τοῖς
ὑγροῖς καὶ θερμοῖς σώμασιν ὑπάρχει ταῦτα, δεύτερον δὲ
τοῖς θερμοῖς, κἂν χωρὶς ὑγρότητος ᾖ τοιαῦτα. τῶν ψυχρῶν δ' οὐδὲν εἰδιαφόρηόν ἐστι, ἀλλ' ἧττον μὲν τοῦτο
πέπονθε τὰ ὑγρά, μᾶλλον δὲ τὰ ξηρὰ [545] πλεονεκτεῖ
δ' ἀμφοῖν τὰ φύσει θερμά. κατὰ τοῦτο οὖν μοι δοκοῦσιν
ἁμαρτάνειν.

que viribus; at quae fuperficiem tantum corporis laedit,
non folum interiora non refrigerabit, fed etiam calidiora
multo, quam ipforum prior temperatura effet, efficit.
Ceterum quicunque de raram cutem rarasque fub ipfa
carnes habentibus ipfum loquutum effe exiftimant, nunc
quoniam ob difflatum calorem iftos frigidiores affectos effe
dicunt, atque ideo fpiffefcente cute, retentoque quod
prius exhalabat calido, incalefcere, aliquid fane videri
dicunt, fed eos opinari non decebat, qui ita digerantur,
frigidiores dictos effe. Haec enim, ut didiciftis, humidis
calidisque corporibus maxime infunt; fecundo calidis,
licet fine humore talia fint, nullum autem frigidum corpus facile diffolvitur, fed minus quidem humida, magis
autem arida hoc fuftinent, utriusque vero naturaliter calida praeftant. Hac itaque ratione ifti mihi falfi effe
videntur.

ε'.

Ὀδυνέων τὴν ἐγγύτατα κοιλίην καθαίρειν, αἵματός τε κοιλίην διαιρεῖν, καῦσις, τομὴ, θάλψις, ψύξις, πταρμός, φυτῶν χυμοὶ, ἐφ' ὧν τὴν δύναμιν ἔχουσιν καὶ κυκεών. κακούργων, γάλα, σκόροδα, οἶνος ἀπεζεσμένος, ὄξος, ἅλες.

Βοηθημάτων κατάλογον ἐνταῦθα πεποίηται καὶ σμικραῖς καὶ μεγάλαις ὀδύναις ἁρμοττόντων, ὥσπερ ἐν ἀφορισμοῖς ἔγραψε τῶν ἐν ὀφθαλμοῖς μόνον, ἔνθα φησὶν, ὀδύνας ὀφθαλμῶν ἀκρητοποσίη ἢ λουτρὸν ἢ πυρίη ἢ φλεβοτομίη ἢ φαρμακείη λύει. προσέθηκέ τινα νῦν βοηθήματα ταῖς ἐπὶ τῶν ὀφθαλμῶν ὀδύναις ἀνάρμοστα. τὸ μὲν οὖν ἁπάντων πρῶτον εἰρημένον ἐν τῷ προκειμένῳ λόγῳ κάθαρσίς ἐστιν, ἥν ·.· φιλονίκη ·.· ἐρεθίζουσι, μήτ' ἀνοήσῃ ·.· βοηθήματα τελέως ἐξηγησάμεθα καθ' ὅν τινα τρόπον ἔγραψεν. περὶ δὲ τῶν ἐφεξῆς λεγομένων πρώτη καῦσίς ἐστι παραλαμβανομένη κατὰ τὰ μεγάλα πεπονθότα

V.

In doloribus proximum ventrem purgare oportet et fanguinis ventrem refcindere. Uftio, fectio, calefactio, refrigeratio, flernutatio. Stirpium humores, in quibus vim habent et cyceon; maleficorum, lac, allium, vinum fervefactum, acetum, fal.

Remedia hoc loco enumerat et levibus et faevis doloribus fuccurrentia, ficut in aphorifmis oculorum tantum dolentium remedia fcripfit, ubi inquit: dolores oculorum meri potio tollit aut balneum aut fomentum aut venae folutio aut cum medicamento purgatio. Hoc loco quaedam adjecit remedia, oculorum doloribus non convenientia. Primum quidem omnium hoc in fermone enumeratum purgatio eft, quam in .·. victoriae ftudiofa, irritant, neque ftulta .·. auxilia penitus, quemadmodum fcripfit, explicavimus. Primum vero inter deinceps enumerata uftio eft, quae peffime affectis locis ob pravorum

Ed. Chart. IX. [545.]   Ed. Baf. V. (521.)

διὰ κακοχυμίαν πολλὴν, ὡς ἐπὶ τῶν κακοηθεστάτων ἑλκῶν
γίνεται, ποτὲ μὲν ἄντικρυς διαπύροις σιδήροις καιόντων
ἡμῶν αὐτὰ, ποτὲ δὲ φαρμάκοις καυστικοῖς. ἐφεξῆς δὲ τῇ
κατακαύσει γέγραπται τομὴ, παύουσα καὶ αὐτὴ τὰς ὀδύνας,
τῶν ἤδη πῦον ἐχόντων πολὺ μορίων ἐπὶ φλεγμοναῖς μεγάλαις προηγησαμέναις, εἶθ᾽ ἑξῆς θάλψις, ἐν λουτροῖς τε
δηλονότι καὶ πυριάσεσι γινομένη. προηκηκόατε δ᾽ ἤδη τὰς
ὕλας τῶν πυριάσεων, ἐφ᾽ ὧν τε προσήκει κεχρῆσθαι διαθέσεων ὀδύνην ἐπιφερουσῶν, οἷον ἐπὶ μὲν τῶν κατὰ θώρακα,
δι᾽ ὧν αὐτὸς εἶπεν ἐν τῷ περὶ διαίτης ὀξέων. ἐπὶ δὲ τῶν
ὀφθαλμῶν διὰ σπόγγου μαλθακοῦ, μὴ φέροντος τοῦ μορίου
τὰς διὰ τῶν μαρσίππων τε καὶ καταπλασμάτων θάλψεις,
ἀλλὰ καὶ ἡ δι᾽ ἐλαίου κατάντλησις ἐπί τε τῶν μέσων τοῦ
σώματος καὶ τῆς κεφαλῆς ἅμα πόνων ἐστὶ θάλψις οὖσα,
καὶ ἡ δι᾽ ὕδατος ἐπὶ τῶν κώλων, καὶ συνεχεστάτη καὶ
πλείστη χρῆσις ἐπὶ τῶν ὀδυνωμένων μορίων, ἢ διὰ τῆς
θάλψεως γίνεται τοῖς ἰατροῖς, ἐπειδὴ καὶ τὰ τεταμένα
χαλᾷ καὶ τὰ πεπληρωμένα κενοῖ καὶ τὰ κατεψυγμένα θερ-

fuccorum exuberantiam, ut in perquam malignis ulceribus evenit, adhibendum nonnunquam palam candentibus
ferramentis, nonnunquam uftoriis medicaminibus, ea nobis utentibus. Poft uftionem fectio pofita eft et ipfa locorum multum jam pus habentium dolorem finiens, poftquam ingentes phlegmonae praegreffae funt. Deinde calefactio, levationibus fcilicet atque fomentis arceffita. Alias
vero fomentorum materias edocti eftis, quibus vitiis dolorem excitantibus admovenda fint, ut pectoris morbis
per ea quae ipfe in libro de ratione victus acutorum recenfuit; oculis autem per mollem fpongiam, non ferente
loco per facculos et cataplafmata calefactiones; quin et
ex oleo confperfio in mediis corporis partibus et capite,
calefactio quum fit, doloribus remedio eft. Ex aquae
calidae fotu extremorum membrorum dolor tollitur. Atque frequentiffimus et plurimus in dolentibus particulis
calefactionis ufus apud medicos eft, nam et contenfa relaxat, completa evacuat, refrigerata calefacit. Refrigera-

μαίνει. τῇ ψύξει δὲ σπανιώτερον ἐπὶ τῶν ὀδυνωμένων χρώμεθα, πυκνούσῃ μὲν τὴν ἐκτὸς ἐπιφάνειαν αὐτῶν καὶ διὰ
τοῦτο τὰς διαπνοὰς εἰργούσῃ, τεινούσῃ δὲ μᾶλλον τὰ τεταμένα. μόνας οὖν τὰς θερμὰς δυσκρασίας, ὅσαι χωρὶς πλήθους συνίστανται, ψύξις ἰάσεται, καθάπερ ἐπὶ τῶν ἐξ ἐγκαύσεως ὀδυνωμένων τὴν κεφαλὴν ἢ διακαιομένων ὑπὸ πυρετοῦ.
καταντλοῦντες οὖν αὐτὴν ῥοδίνῳ ψυχρῷ θεραπεύομεν τὸ
σύμπτωμα καὶ τῶν ἐρυσιπελάτων τὰ δι' ὑπερβάλλουσαν θερμασίαν ὀδυνῶντα •.· καὶ ποδάγρας ὡσαύτως ἐφ' ὧν τὸ
ῥεῦμα χολῶδές τε ἢ θερμόν. ἐφεξῆς δὲ τοῖς εἰρημένοις γέγραπται, φυτῶν χυμοὶ ἐφ' ὧν τὴν δύναμιν ἔχουσιν. ἧς
πάλιν λέξεως ἡ διάνοιά μοι δοκεῖ τοιαύτη τις ὑπάρχειν,
ὀδυνῶν ἰάματά σοι γενήσεταί ποτε καὶ οἱ τῶν φυτῶν χυμοί. ταῦτα δ' ἐστὶ πάμπολλα, τὰ μὲν ὑγρὰ διαμένοντα, τὰ
δὲ πηγνύμενα. πρῶ- [546] τον μὲν τὸ ἔλαιον ἤδη παμ-
πόλλον χρείαν ἡμῖν εἰς τὰς ὀδυνομένων ἰάσεις τε καὶ παρη-
γορήσεις παρέχει θερμὸν προσφερόμενον, εἶθ' ἑξῆς ἄλλα
πολλὰ τούτου πολὺ μᾶλλον θερμαίνοντα, δάφνινον, κέδρινον,

tione autem rarius fedandis doloribus utimur, membrorum
quidem exteriorem fuperficiem denfante et propterea difflationes impediente, diftenfa vero magis intendente.
Solas igitur calidas intemperies fine materiae multitudine
fractus refrigeratio difcutiet; ficut in capitis dolore ob
folis aeftum aut febrium ardorem. Caput igitur oleo ro-
faceo frigido perfundentes fymptoma curamus et eryfipelata, ob excellentem calorem dolorem inferentia .·.
nec non et podagras, in quibus biliofa calidave fluxio
eft. Poft dicta autem deinceps fcriptum eft, ftirpium
humores, in quibus vim habent, quorum item verborum
fententia talis plane mihi effe videtur. Dolorum medicinae tibi nonnunquam fuerint et ftirpium humores; ifti
vero permulti funt, quidam liquidi permanentes, aliqui
fpiffefcentes. In primis fane oleum per multam nobis utilitatem tollendis fedandisque doloribus, fi calidum adhi-
beatur, praeftat. Deinde et alia multa longe plusquam
ipfum calefacientia, ut laurinum, cedrinum, recininum,

κίκινον, σινάπινον, ῥαφάνινον, ὑγρὰ μὲν ταῦτα, πεπηγότα
δὲ τὰ μὲν μᾶλλον τὰ δὲ ἧττον, αἵ τε ῥητίναι καὶ μάλιστ᾽
αὐτῶν αἱ αὐτόῤῥυτοι καλούμεναι, θαψία τε καὶ εὐφόρβιον,
οἵ τε ὀποὶ πάντες, ὁ Κυρηναῖος, ὁ Παρθικὸς, ὁ Ἀσσύριος,
ὁ σαγαπηνὸς, ὁ ἐκ τῶν τιθυμάλλων, ὁ ἐκ τοῦ πάνακος
ὁ ἰδίως ὀποπάναξ καλούμενος. ἐκ τοῦδε τοῦ γένους ἐστὶ
καὶ ἡ χαλβάνη καὶ ἄλλα πολλὰ περὶ ὧν ἔμαθες ἐν ταῖς
τῶν ἁπλῶν φαρμάκων δυνάμεσιν. ἐάν τε γὰρ ὀπὸς ᾖ τινος, ἐάν τε χυλὸς, ἐν τῇ τῶν χυμῶν προσηγορίᾳ περιλαμ-
βάνεται. τούτου τοίνυν τοῦ γένους ἔσται καὶ ἡ ὑγρὰ πίττα
καὶ τὸ πίσσανον ὀνομαζόμενον, ἔτι δὲ καὶ τὸ κατὰ τὴν
Κιλικίαν καπέλαιον, ἕτερά τε μυρία τὰ μὲν ἐκ βοτανῶν, τὰ
δ᾽ ἐκ θάμνων, τὰ δ᾽ ἐκ δένδρων γινόμενα, καθ᾽ ὧν ὄνομα
κοινόν ἐστι τὸ φυτὸν, οὗ νῦν Ἱπποκράτης ἐμνημόνευσε,
φυτῶν χυμοί. προσέθηκε δ᾽ αὐτοῖς, ἐφ᾽ ὧν δύναμιν ἔχουσιν,
ἀσαφῆ διὰ συντομίαν τὸν λόγον ἐργασάμενος. εἰκότως τοιγαροῦν οἱ ἐξηγηταὶ διηνέχθησαν, ἄλλοι ἄλλως οὐ μόνον
ἐξηγησάμενοι τὴν λέξιν, ἀλλὰ καὶ μεταγράψαντες. ὅπως

finapinum et raphaninum. Haec quidem liquida: concreta
vero alia plus, alia minus et refinae, maximeque inter
eas, quae fponte fua deftillant et thapfia et euphorbium
et fucci omnes, Cyrenaeus, Parthicus, medicus, Affyrius,
fagapenius, ex tethymalis, ex panace, qui et proprie
opopanax dicitur. Hujus generis funt et chalbana et alia
multa, quae omnia in commentariis de fimplicium medi-
cinarum viribus didicifti: five enim fuccus fit alicujus,
five liquor, fub humoris adpellatione comprehenditur.
Hujus itaque generis funt et liquida pix et piceum, quod
vocatur et in Cilicia capnelaeon, aliaque innumerabilia,
aliqua ex herbis, aliqua ex fruticibus, aliqua ex arboribus confecta, quorum commune vocabulum ftirps habetur, cujus hoc loco Hippocrates meminit dicens: ftirpium
humores. His vero adjecit, in quibus vim habent, obfcurum brevitate fermonem faciens. Igitur haud abs re explanatores diffident, alius aliter non modo interpretantes,
fed etiam fcribentes. Quamobrem, ne nimia fcribam, eos

(522) *οὖν μὴ γράφοιμι πολλὰ, καταλιπὼν αὐτοὺς ἃ δοκεῖ
μοι πιθανώτατα εἶναι, ταῦτα ἐρῶ μόνα. τῶν τοίνυν φαρμάκων ὅσα πραΰνειν τὰς ὀδύνας πέφυκεν, ὥσπερ ἄλλο πρὸς
ἄλλην διάθεσιν, οὕτω καὶ πρὸς μόριον ἄλλο δύναμιν ἔχει.
μακροτέρου δ᾽ ὄντος ἢ καθ᾽ ὑπόμνημα τοῦ λόγου, διὰ παραδειγμάτων ὀλίγων αὐτὸν ἐπιδραμεῖν ἔγνωκα. τὸ μὲν οὖν
τὰς ὀδυνηρὰς διαθέσεις μὴ πάσας δεῖσθαι τῶν αὐτῶν φαρμάκων, ἔστω σοι παράδειγμα τόδε. δακνωδῶν ὑγρῶν ἐν μὲν
τοῖς ἐντέροις περιεχομένων, τὰ περικλύζοντα πρότερον ἐνιέντες, ὧν ἐστὶ καὶ μελίκρατον καὶ πτισσάνης χυλὸς, ὅταν ἐκκριθείη ταῦτα, τὰ πραΰνοντα τὰς δήξεις ἐπενίεμεν, ὅσα τε
ἐμπλάττεσθαι καὶ περιπλάττεσθαι δύναται τῇ τῶν ἐντέρων
ἐπιπολῇ, ἃ κωλύουσιν προσπίπτειν τοὺς καταφερομένους
ἄνωθεν εἰς αὐτὰ δάκνοντας χυμοὺς, ἐδέσματά τε δίδομεν
αὐτοῖς εὔχυμά τε καὶ ὅσα δύσφθαρτα. κατὰ δὲ τὴν ἄνω
κοιλίαν καὶ μάλιστ᾽ αὐτῆς κατὰ τὸ στόμα τοιούτων περιεχομένων χυμῶν ἐμεῖν μὲν πρῶτον αὐτοὺς κελεύομεν. εἰ δὲ
δυσεμεῖς εἶεν, ἔλαιον ἢ ὑδρέλαιον ἤ τι τοιοῦτον καταρροφῆ-*

omittens, quae mihi fimillima veri videantur, ea fola re-
feram. Medicamentorum igitur quaecunque dolores fedare apta funt, ficut aliud alii affectui, ita et iliud alii
membro prodeſſe idoneum eſt. Hac de re autem fermo
quia commentarii modum excedit, breviter ipſum per
exempla perſtringere conſtitui. Porro quod non omnes
cum dolore affectus iisdem egeant medicamentis, iſtud tibi
exemplo eſto. Mordacibus fuccis in inteſtinis contentis
eluentia quum prius per inferiores partes immiferimus,
inter quae mulſa eſt, ptifanae cremor et excreta haec
fuerint, morfus deinde mitigantia et quaecunque inhae-
rentia et inteſtinorum tunicas operientia fuperne inciden-
tes mordaces humores arcent, in fedem damus; edulia
praeterea ipſis bonum fuccum creantia et quae difficulter
corrumpantur, exhibemus. At in fuperiore ventre et
maxime in ejus oſtiolo id genus contractis humoribus in
primis eos vomere jubemus. Quod fi ad vomitum parati
non fint, fimplex oleum aut cum aqua temperatum aut

σαι δίδομεν, ἐφ' ᾧ τῶν ἐμέτων γενομένων ἔξωθεν μὲν ἐπι-
τίθεμεν τῶν στυφόντων τι καὶ δυσωιδῶν, ἔνδοθεν τροφὰς
εὐχύμους τε ἅμα καὶ δυσφθάρτους καί τι καὶ στῦφον ἐχούσας. τοῖς δ' ὀφθαλμοῖς τοιούτων ἐν ὅλῳ τῷ σώματι προ-
καθαίρομεν. εἰ δ' αἵματος· πλῆθος, ἐπὶ τὴν ἐν ἀγκῶνι
φλέβα τὴν ἔξωθεν ἣν ὠμιαίαν καλοῦσιν ἥκομεν, εἶθ' ἑξῆς
φαρμάκῳ χρώμεθα τῶν ἀπαλωτάτων τέ τινι καὶ ἀδηκτοτά-
των, ἐφ' ᾧ νηστεύσαντα δι' ὅλης τῆς ἡμέρας εἰς ἑσπέραν
ἐπὶ λουτρὸν ἄγομεν. εἰ δὲ μήτε καθάρσεως δέοιτο μήτε
φλεβοτομίας, τοῖς τ' εἰρημένοις φαρμάκοις καὶ τῷ λουτρῷ
μετ' αὐτά, καθάπερ ἴστε, τὰς τοιαύτας ὀδύνας ἐξιώμεθα,
μήτε ταῖς κατὰ γαστέρα δήξεσι τῶν κολλυρίων ἐνιέντες τι,
μήτε τοῖς ὀφθαλμοῖς τράγου χυλὸν ἢ στέαρ αἰγὸς ἢ κηρω-
τὴν ἄδηκτον ἤ τι τῶν ἄλλων ὅσα διὰ τῆς ἕδρας [547]
ἐνίεμεν. ἀρκέσει ταῦθ' ὡς ἐπὶ παραδείγματος εἰρῆσθαι
πρὸς ἔνδειξιν τοῦ τὴν αὐτὴν διάθεσιν οὐ τῶν αὐτῶν δεῖ-

quiddam fimile forbendum praebemus, per quod citato
vomitu exterius aliquid adftringens odoratumque fuper-
imponimus; fumendos autem cibos exhibemus boni fucci,
aegre diffolubiles et nonnulla adftringendi vi praeditos.
Oculis vero dolentibus horum nihil facimus, fed univerfi
corporis inutilem materiam prius medicamento educimus.
Quod fi redundet fanguis, ad cubiti venam exteriorem,
quam humeralem vocant, fcindendam accedimus; deinceps
medicamine aliquo quam molliffimo et neutiquam mordaci
utimur; deinde per totum diem ufque ad vefperam jeju-
nantem ad balneum ducimus. Quod fi neque purgatione,
neque venae fciffione indigeat, dictis medicamentis et poft
ipfa lavatione, ficut noviftis, ejusmodi dolores medicamur,
neque ad ventris morfus collyrion aliquod immittentes,
neque oculis tragi fuccum aut caprae adipem aut feratum
morfu vacans aut id genus aliquid adhibentes, quale in
fedem injicere foliti fumus. Haec exempli caufa dixiffe
fatis efto ad illud edocendum eundem affectum diverfis

σθαι βοηθημάτων, ὅταν ἐν διαφέρουσι γένηται αὐτοῖς. ἐπιδεῖξαι γὰρ πρόκειται κατὰ τίνα διάνοιαν ὁ Ἱπποκράτης εἶπε,
αὐτῶν χυμοὶ ἐφ᾽ ὧν δύναμιν ἔχουσι. τὸ γὰρ ἐφ᾽ ὧν ἤτοι
μορίων ἢ διαθέσεων ἢ τρόπων χρήσεως ἀναγκαῖόν ἐστιν
ἀκοῦσαι. λέγω δὲ τρόπους χρήσεως, ὅταν ἤτοι τὴν αἰτίαν
αὐτήν τις ἐκκόπτῃ, δι᾽ ἣν ὀδυνᾶται τὸ πεπονθὸς μόριον,
ἤτοι τὸ γεννώμενον ἐξ αὐτῆς φυσῶδες πνεῦμα διαφορῇ.
καὶ τοῦτ᾽ αὐτὸ ποιεῖ διττῶς, ἢ λεπτύνων αὐτοῦ τὸ παχὺ
καὶ φυσῶδες ἢ ἀραιῶν τὸ περιέχον αὐτὸ σῶμα. καὶ μέντοι
καὶ περὶ ταῦτα τρόπος ἕτερός ἐστιν ἀνωδυνίας ποιητικὸς
ἐκ τοῦ ναρκοῦσθαι τὴν αἴσθησιν γινόμενος, ἐφ᾽ οὗ καὶ
συνέσεώς ἐστιν οὐ τῆς τυχούσης μῖξαι τῷ ναρκωτικῷ
τἄλλα καὶ μὴ μόνῳ χρήσασθαι. τίς γὰρ οὐκ οἶδεν ἐν τῷ
Φιλωνείῳ φαρμάκῳ τὴν μὲν τῆς ὀδύνης παῦλαν ἡ τῆς αἰσθήσεως νάρκη ποιεῖ, τὰ δὲ ἐργαζόμενα ταύτην ἐστὶν ὁτὲ
τοῦ μήκωνος ὁπὸς καὶ τὸ τοῦ ὑοσκυάμου σπέρμα, ταῦτα δ᾽
εἰ μόνα προσενεχθείη, παντάπασιν μὲν ὀλίγα δοθέντα
τὴν ὀδύνην οὐ δυνήσεται παύειν· εἰ δ᾽ ἐν ᾧ μέτρῳ λη-

locis excitatum non eadem remedia poftulare. Oftendere
enim propofitum eft, in quo fenfu Hippocrates dixerit,
ftirpium humores in quibus vim habent: illud enim in
quibus aut membris aut affectibus aut modis utendi, intelligere necelfe eft. Dico autem utendi modos, quum
aut ipfam caufam, ob quam affecta pars dolet, remove-
mus aut flatuofum fpiritum ex illa creatum difcutimus;
idque ipfum duobus modis efficimus aut fpiritus craffam
flatuofamque partem extenuantes aut continens ipfum corpus rarefacientes. Quin etiam ad haec modus alius in-
dolentiae effector eft, fcilicet qui fenfum habetat ac ftu-
pefacit, in quo prudentiae non vulgaris eft, ftupefactorio
medicamento alia permifcere, neque eo folo uti. Quem
enim praeterit, a Philonio, quod vocatur, medicamine,
dolori finem ftupore fenfus imponi; ftuporem vero. et torporem papaveris fuccus et alterci femen efficiunt. Haec
fi fola perpauca exhibeantur, dolorem fedare non pote-
runt; quod fi tantum ex iftis detur, quantum acceptum

Ed. Chart. IX. [547.]   Ed. Baf. V. (522.)

φθέντα παῦσαι δύναται, τοῦτ᾽ ἔχοι τὸ μέτρον, οὐ σμικρὰν
βλάβην ἐργάζεται κατὰ τὸ πάσχον μόριον. ἵν᾽ οὖν μήτε
μεγάλως αὐτὸ βλάψῃ καὶ ναρκώσῃ τὴν αἴσθησιν, ἡ τῶν ἄλλων φαρμάκων μίξις εὑρέθη τῷ Φίλωνι. τίς δέ ἐστιν ἡ
μέθοδος ᾗ χρώμενος ἄν τις ἐπὶ τὴν τοιαύτην ἥκοι κατασκευὴν τῶν φαρμάκων, ἐν τοῖς περὶ συνθέσεως αὐτῶν εἴρηται. περὶ μὲν δὴ τούτων ἱκανὰ καὶ ταῦτα, θεασώμεθα
δὲ περὶ τῶν ἐφεξῆς εἰρημένων ὧν ἡγεῖται πρῶτος γεγραμμένος ὁ κυκεών. ὅτι μὲν οὖν οἶνος ὀδύνας ὀφθαλμῶν ὅσαι
δι᾽ ἔμφραξιν γίνονται παύει, διὰ τῶν εἰς τοὺς ἀφορισμοὺς
ὑπομνημάτων ἐμάθετε. νῦν δὲ καὶ περὶ τῶν ἄλλων, ὅσαι
κατὰ τὸν αὐτὸν λόγον γίνονται, ποτὲ μὲν διὰ πάχος αἵματος, ποτὲ διὰ ψύξιν, ἀναμνήσθητε πολλάκις ἑωρακότες ἐπί
τε τῶν κατὰ κοιλίαν ὀδυνῶν, ἐπί τε τῆς καλουμένης ἡμι-
κραίρας, οἶνον ἀκρατέστερον αὐτίκα μὲν ὠφελήσαντα σαφῶς, ὕπνου δὲ ἐπιγενομένου τελέως παύσαντα· τεθέασθέ
με διδόντα οἶνον οὐκ εὐθέως νήστει, ἀλλ᾽ ἐπὶ τροφῇ. νῖν

fedare dolorem poffit, infigni noxa membrum dolens affi-
cietur. Igitur ne ipfum magnopere offendatur, neque
fenfus obtorpeat, aliorum medicaminum permiftio a Phi-
lone excogitata eft. Quaenam vero fit methodus, qua
quis utens hanc medicamentorum ftructuram moliatur, in
libris de ipforum compofitione proditum eft. Et de his
hactenus. Nunc quae fequuntur, confideramus, inter quae
prima eft vox illa, cyceon, nempe quod vinum dolores
oculorum ex obftructione orientes mitiget, ex aphorifmorum interpretationibns didiciftis. Nunc vero aliorum,
quicunqne eadem ratione concitantur, dolorum nonnunquam ob fanguinis craffitudinem, nonnunquam ob frigus,
vobis in mentem veniat, quam faepius et in ventris doloribus et in dolore capitis vocato hemicraera feu hemi-
cranca, meracius vinum fumtum confeftim quidem manifefte juviffe, accedente deinde fomno, in totum dolorem
fuftuliffe, videritis. Vidifti autem me non illico jejuno,
fed ab affumto cibo exhibere. At hoc loco Hippocrates

δὲ ὁ Ἱπποκράτης ἔμιξεν ἀμφότερα καὶ τὴν τροφὴν καὶ τὸ
πόμα. τοιοῦτον γάρ τι πρᾶμά ἐστιν ὁ κυκεὼν, ὡς καὶ παρ'
Ὁμήρου μεμαθήκατε. μιγνύντων μὲν ἄλλα τῷ οἴνῳ, κοινὸν
δ' ἐχόντων ἁπάντων αὐτόν. ἴσως καί τι τὸ μετ' ἀλφίτων
μὲν εἶναι τὸν οἶνον. ἐξ ἀνάγκης δὲ καί τι ἄλλο ἐκ τοῦ
κυκεὼν ὀνόματος ἀξιώσει τις δηλοῦσθαι τοὺς παλαιούς,
οὕτω μᾶλλον ἐπιδεικνὺς κεχρῆσθαι τῇ προσηγορίᾳ. χρῆσθαι
δὲ ποτε καὶ τροφῆς χωρὶς οἴνῳ τῶν οὕτως ἀλγούντων τινὰ
κελεύσας ἕνεκα τοῦ βεβαιῶσαί μου τὴν ὑπόληψιν, ἐθεασάμην ὡς προσεδόκησα παροξυνθέντα θερμῶν ἀτμῶν πολλῶν
ἀθρόως ἀναδραμόντων ἐπὶ τὸν πεπονθότα τόπον, ἐφ' οἷς
ἀνώμαλός τε ἅμα δυσκρασία καὶ πλήρωσις ἠκολούθησε
τοῦ μέρους. ἐπιδέδεικται δὲ ἡμῖν ἡ μὲν πλήρωσις τῷ
διατείνειν πάντῃ τὰ σώματα ὀδύνας ἐργαζομένη τοῖς ἀσθενέσιν, ἡ δ' ἀνώμαλος δυσκρασία διὰ τό τινα μὲν ἔτι κατὰ
φύσιν ἔχειν μόρια, τινὰ δὲ ὁμιλεῖν αὐτοῖς ἐψυγμένα. γίνεται γὰρ ἐν τούτοις ἐκ τῶν παρὰ φύσιν ἐχόντων εἰς τὰ
κατὰ φύσιν ἔχοντα διάδοσις τῆς ψύξεως ἀνιαρά. τὰ δὲ

utrumque mifcuit et cibum et potum: tale enim quiddam
cyceon eſt, quemadmodum et apud Homerum didiciſtis,
mifcentibus quidem alia cum vino, commune vero omnium
ipfum habentibus; fortaſſe et cum polenta vinum mifce-
bant. Neceſſario autem et alia mifceri ex hoc nomine,
cyceon veteres fignare quispiam putaverit, fic eos adpel-
lationem hanc in eum feufum magis accipere indicans.
Aliquando autem ego quempiam dolore vexatum fine cibo,
vino uti jubens, ut opinionem meam confirmarem, multis
fubito calidis vaporibus affectum locum petentibus, eum,
uti fui veritus, cruciatum animadverti: ab illis enim et
inaequalis intemperies et repletio membro acciderunt.
Alibi vero nos explicavimus repletionem quoquo verfus
corpora diſtendentem, imbecillis partibus dolorem inferre,
fed inaequalem intemperiem ea ratione, quod aliquae
partes adhuc naturaliter affectae fint, aliquae refrigeratae
ipfis fint proximae: in iſtis enim a male affectis partibus
ad recte valentes moleſta quaedam frigoris diſtributio fit;

ὅλα ψυχθέντα καὶ ὡς [548] ἂν εἴποι τις ἑκτικὴν κτησά-
μενα τὴν τοιαύτην κρᾶσιν, οὐκ ὀδυνᾶται. τὴν γὰρ φύσιν,
φησὶ, διαλλασσαμένοισι καὶ διαφθειρομένοισιν αἱ ὀδύναι
γίνονται, οὐ διηλλαγμένοις οὐδὲ διεφθαρμένοις ἤδη. τὸν
μὲν οἶνον αὐτός τε προσεδόκησα βλάψειν ἄνευ τῆς τροφῆς
πινόμενον, ἥ τε πεῖρα μαρτυρήσασα βεβαιοτέραν μοι τὴν πίστιν εἰργάσατο. κυκεὼν δ᾽ οὐκ ἂν βλάψειεν ἔχων ἐν αὐτῷ
τὴν τροφήν. ἐκ γὰρ τῆς ἀμφοῖν συμμέτρου μίξεως ὁμαλὴ
κατὰ βραχὺ θάλψις ἐν τοῖς πεπονθόσι μορίοις αὐξανομένη
χωρὶς ἀτμῶν πολλῶν ἐκθερμαίνει τε τὰ κατεψυγμένα καὶ
διαφορεῖ τὰ ἐμπεφραγμένα. διέρχεται γὰρ ὅσα πρότερον
ἔν τισιν ἐσφίγγησαν διὰ πάχος, αὐτά τε λεπτυνόμενα καὶ
χεόμενα τῶν τε περιεχόντων αὐτὰ σωμάτων ἀραιοτέρων
ἀποτελουμένων, ἅπερ ἐπὶ τῶν θερμαινόντων ὁμαλῶς γίνεσθαι φιλεῖ. καὶ οἱ πταρμοὶ δὲ, καὶ γὰρ τούτους ἐφεξῆς
ἔγραψεν, ἐναργῶς φαίνονται κεφαλαλγίας ἰώμενοι, τὰς ἐπὶ
πλήθει φυσώδει πνεύματος γινομένας ταυτὶ μὲν οὖν ἅπαντα
μέχρι τῶν πταρμῶν ἐπιδέδεικταί μοι τοῦ προτεθέντος ἐξ

at omnes refrigeratae, ut ita dicam, hecticam quandam
temperaturam adeptae non dolent. Quibus enim, inquit,
naturae mutantur atque corrumpuntur, dolores excitantur,
non permutatis jam atque corruptis. Ego profecto vinum
fine cibo epotum laefurum effe arbitrabar et experientia
idem teftata firmiorem fententiam meam reddidit, cyceon
autem quum in fe ipfo cibum contineat, offendere nequaquam poterit: nam ex utriusque mediocri miftione aequabilis paulatim calefacti, fi in partibus affectis augefcens
fine multis vaporibus et refrigerata calefacit et inculcata
diffipat. Quaecunque enim prius aliquibus in locis ob
craffitudinem inhaeferant, eos attenuata et fufa permeant,
continentibus etiam ipfa corporibus rarioribus laxioribus-
que affectis, quae ab aequabiliter calefacientibus fieri folent. Sternutationes quoque; nam et hos deinceps fcripfit, dolores capitis ex multo flatuofo fpiritu ortos perfpicue removere cernuntur. Haec igitur omnia ufque ad
fternutationes cum eo, quod ab initio propofitum fuit,

ἀρχῶν ἔχεσθαι, κακῶς ὑπὸ τῶν ἐξηγησαμένων εἰς πλείους λόγους τεμνόμενα. ἐπὶ δὲ τὴν ἑξῆς λέξιν μεταβῶμεν, ἀπέχεσθαι δοκοῦσαν ἔτι τε καὶ μᾶλλον ἁπασῶν τῶν ἔμπροσθεν ἥπερ ἀλλήλων ἐκεῖναι. δύναται δ᾽, ὡς ἐγώ φημι, καὶ αὐτὴ περὶ μὲν ὀδυνῶν εἰρῆσθαι καθάπερ ἐκεῖναι, διαφέρειν δ᾽ αὐτῶν τῇ κακίᾳ. γίνονται γάρ τινες ὀδύναι κακοήθεις ὑπὸ τῶν κακούργων εἴτ᾽ οὖν φαρμάκων ἃ δηλητήρια καλοῦσιν, εἴτε θηρίων ἰοβόλων, εἴτε καὶ χυμῶν τινων ἐκ διαίτης μοχθηρᾶς ἢ λοιμώδους ἀέρος ἐν τῷ σώματι γεννηθέντων. ἐπὶ τούτων οὖν φημὶ λελέχθαι ταῦτα τὰ βοηθήματα, γάλα, σκόροδα, οἶνος ἀπεζεσμένος (523) ὄξος, ἅλες. γάλα μὲν ἐπὶ τῶν κατὰ διάβρωσιν ἀναιρούντων· ἐπικράσεως γὰρ δεῖται· σκόροδον δ᾽ ἐπὶ τῶν κατὰ σφοδρὰν ψύξιν, οἶνος δ᾽ ἐπὶ τῶν κατὰ μετρίαν. προσκειμένου δὲ αὐτῷ τοῦ ἀπεζεσμένου δυνατόν ἐστιν ἀκούειν τὸν ἱκανῶς θερμὸν, ἐγχωρεῖ δὲ καὶ τὸν οὕτως ἀφεψημένον, ὡς γίνεσθαι τὸ καλούμενον σίραιον. ἐπικρατικὸν γάρ τοι καὶ τοῦτ᾽ ἔστι καὶ δριμυτή-

cohaerere a me oftenfum eft et male ab interpretibus in plures fermones fuiffe divifa. Ad fequentem igitur partem tranfeamus, quae plus etiam ab omnibus prioribus, quam illae inter fe diftare videtur. Poteft autem et ipfa, ut ego fentio, de doloribus, ficut et illae, fuiffe prolata, fed ab illis differre malitia. Exoriuntur enim dolores quidam maligni a maleficis feu medicamentis, quae deleteria, id eft mortifera vocant, feu feris venenum ictu fundentibus, five fuccis aliquibus ex improbo victu aut peftilenti coelo in corpore genitis. Ad hos itaque id genus remedia enumerata fuiffe dicimus, lac, allium, vinum fervefactum, acetum, falem. Lac namque venenis erofione interficientibus adverfatur, fiquidem attemperatione opus eft. Allium vehementi frigore laedentibus refiftit, vinum mediocriter frigidis; fed quum ipfi adjectum fuerit, fervefactum, intelligere poffumus admodum calidum. Poteft etiam intelligi vinum ita decoctum, ut fapa, quam vocant, facta fit: etenim haec corrodentes acrimonias tem-

των διαβρωτικόν. ὄξος δ᾿ ἕνεκα τοῦ τέμνειν χυμοὺς κολλώδεις, ὡς ἐπὶ τῶι μυκήτων ἢ καὶ ψύξεως ἕνεκεν, ὡς ἐπὶ θαψίας. τοῖς δ᾿ ἅλας, ὡς ἐκδαπανῆσαι δυναμένους ὕλην τὴν οὐσίαν τῶν κακούργων χυμῶν τε καὶ φαρμάκων. ἀλλ᾿ ἐπεὶ μὴ μόνον ὠφέλειαι καὶ βλάβαι τοῖς σώμασιν ἡμῶν γίνονται κατὰ τὰς τῶν κακούργων χυμῶν τε καὶ φαρμάκων, ἀλλ᾿ ἐπεὶ μὴ μόνον ὠφέλειαι καὶ βλάβαι τοῖς σώμασιν ἡμῶν γίνονται κατὰ τὰς τῶν ὁμιλούντων ἁπλᾶς ποιότητας, ἀλλὰ καὶ καθ᾿ ὅλην τὴν οὐσίαν, ἐμάθετε γὰρ καὶ τοῦτο δι᾿ ἑτέρων ὑπομνημάτων, προσηκόντως ἂν εἰρημένον εἴη τὸ φυτῶν χυμοὶ ἐφ᾿ ὧν τε δύναμιν ἔχουσιν. καὶ γὰρ καθ᾿ ὅλην τὴν οὐσίαν ἰδιότητες ἤτοι οἰκεῖαι τοῖς σώμασιν ἡμῶν ἢ ἀλλότριαι κατὰ τέτταρας ὕλας εἰσὶ καθαρτικὰ φάρμακα καὶ τροφαὶ καὶ τρίτα πρὸς αὐτοῖς ἃ νῦν Ἱπποκράτης ὠνόμασε κακοῦργα καὶ τέτταρα τὰ τούτων ἰάματα. τεμνομένου δὲ τοῦ τρίτου γένους τῆς ὕλης εἵς τε τὰ δηλητήρια καλούμενα φάρμακα καὶ τοὺς ἰοὺς τῶν θηρίων, διττὴ καὶ τῶν ταῦτα θεραπευόντων ἐστὶν ἡ ὕλη. καλεῖται δὲ ἀλεξι-

perat. Acetum vero, ut glutinofos, quales fungorum efu creantur, fuccos diffecet vel etiam refrigerandi caufa, ficut adverfus thapfiam requiritur. Poftremo falem, ut totam maleficorum humorum medicamentorumque fubftantiam confumere poffit. Ceterum quoniam utilitates et noxae non folum per fimplices nos attingentium qualitates, fed etiam per totam fubftantiam corporibus noftris adveniunt, et hoc enim ex aliis commentariis didicifti, jure fane optimo et illud dictum fuerit, ftirpium humores et in quibus vim habent. Proprietates namque ex tota fubftantia progenitae aut corporibus noftris congruentes aut alienae, quatuor materiis continentur: aut enim purgatoriae medicinae funt aut alimenta aut ad haec tertio ea quae hic Hippocrates malefica nominavit aut quarto ipforum remedia. Quum vero tertium materiae genus et in medicamenta deleteria, hoc eft mortifera vocata et ferarum venena, diftribuatur, duplex et ifta curantium materia eft Adpellantur autem Graeco vocabulo alexiphar-

φάρμακα μὲν, ὅσα τοῖς δηλητηρίοις ἀνθίσταται, θηριακὰ δὲ
ὅσα τὰς τῶν θηρίων ἰᾶται δήξεις. ἴσως [549] δέ τις
ἀξιώσει καὶ τὴν τῶν καθαιρόντων φαρμάκων ὕλην ἐν τοῖς
τῶν δηλητηρίων περιέχεσθαι, διαφθείρει γὰρ ἡμᾶς καὶ
ταῦτα, πλείω τῶν συμμέτρων δοθέντα. τοῦτο δ᾽ εἰ συγχω-
ρήσαιμεν, ἀκόλουθον ἡμῖν ἔσται τά τ᾽ ἀλεξιφάρμακα καὶ
τὰ θηριακὰ ἐν τοῖς δηλητηρίοις συγκαταριθμεῖν, ἐπειδὴ καὶ
ταῦτα ἀναιρεῖν πέφυκεν, εἰ μή τις αὐτῶν βραχὺ προσενέγ-
κοιτο παντάπασιν· ἀλλὰ δι᾽ αὐτὸ τοῦτό μοι δοκοῦσιν ἰατροὶ
θανάσιμα μὲν πολλὰ φάρμακα καλεῖν, ὧν ἀναγκαῖον ὄφελος
τι κατὰ καιροὺς γίνεται, δηλητήρια δὲ τὰ μηδέποτε μηδὲν ὀνοῦντα μήτε νοσοῦντας ἀνθρώπους μήθ᾽ ὑγιαίνοντας·
οὔτε γὰρ ἀκόντιον οὔθ᾽ ὑδράργυρος οὔτε λιθάργυρος οὔτε
λαγωὸς θαλάττιος εἴσω τοῦ σώματος λαμβανόμενος παρέχει τινὰ ἡμῖν ὠφέλειαν, ὥσπερ καὶ τἄλλα πολλὰ, περὶ ὧν ἐν
τοῖς κατὰ τὴν ἰδιότητα τῆς ὅλης οὐσίας ὠφελοῦσί τε καὶ
βλάπτουσιν εἴρηται.

maca, id eſt medicamentorum auxilia, quae mortiferis
medicamentis adverſantur; theriaca vero quae ferarum
morſibus medentur. Verum fortaſſe quis exiſtimavit et
purgantium medicamentorum materiam inter mortifera eſſe
cenſendam, nam et haec ultra modum aſſumta nos inter-
ficiunt. Id ſi conceſſerimus, conſequens erit etiam ut
alexipharmaca et theriaca in mortiferis enumeremus, quandoquidem et haec nos perdere poſſint, niſi ſi quis ex ipſis
omnino valde parum aſſumſerit. Verum ea de cauſa mihi
plura medicamenta non vocare mortifera medici videntur, quod ipſorum temporibus quibuſdam utilitas neceſſa-
ria ſit; ea vero appellare deleteria, id eſt pernicioſa, quae
nullo unquam tempore neque aegrotis hominibus neque
valentibus operam ferunt, neque enim aconitum, neque
argentum vivum, neque argenti ſpuma, neque marinus
lepus, intra corpus accepta, ullum nobis afferunt emolumentum, quemadmodum et alia pleraque, de quibus et in
illis commentariis actum eſt, ubi de juvantibus atque nocentibus per totius ſubſtantiae proprietatem diſputavimus.

στ'.

Ἄνθρωπος ἐκ κόπων ἐξ ὁδοῦ, ἀδυναμίη βάρος ἀνέπτυεν,
ἔβηξε γὰρ ἐκ κορυφῆς, πυρετὸς ὀξὺς πρὸς χεῖρα ὑποδά-
κνων· δευτεραίῳ δὲ καρηβαρία, γλῶσσα ἀπεκαύθη, ῥὶς
ὀνυχογραφηθεῖσα, οὐχ ἡμοῤῥάγησεν, ἀριστερὸς σπλὴν μέγας καὶ σκληρὸς ὠδυνᾶτο.

Τὰ μὲν γενόμενα τῷ κάμνοντι διηγήσατο, εἴτε δ' ἂν
ἀπέθανεν εἴτ' ἐσώθη παρέλιπεν, ὧν χάριν ἅπαντα γράφεται τἄλλα. τί ἂν οὖν ἐγὼ παρὰ τοῦ νοσοῦντος οὕτως ἔσεσθαι προεῖπον ἴσως ἀκοῦσαι ποθεῖ τις, ᾧ τἀληθῆ ῥητέον
ἐστίν. ὡς εἴ μοί τις ἔδειξεν αὐτοῦ τὰ οὖρα, σαφῶς ἂν
ἀπεφηνάμην ὁποῖόν τι φρονῶ περὶ τοῦ κάμνοντος, ὅσον μὲν
γὰρ ἐπὶ τοῖς εἰρημένοις ὀλεθρίως εἶχεν. εἰ δὲ ἦν καὶ τὰ
οὖρα ἄριστα, σωθήσεσθαι μὲν, ὀξέως δὲ νοσῆσαι τὸν ἄνθρωπον ἀπεφηνάμην ἄν· εἰ δὲ ἦν καὶ τὰ οὖρα μοχθηρά,
διὰ ταχέων τεθνήξεσθαι. μέσον δὲ αὐτῶν, ὡς μήτ' ἐπαι-

VI.

*Homo ex laffitudinibus ab itinere, imbecillitas, gravitas
exfpuit, tuffiebat enim ex vertice. Febris acuta, manum fubmordens. Secundo die caput grave, lingua
exufta fuit, nares unguibus refciffae, fanguis non manavit; finifter lienis magnus et durus dolore infeftabatur.*

Quaenam huic aegroto acciderint, narravit Hippocrates; mortuusne fit an evaferit, quorum caufa reliqua omnia
fcripta funt, dicere praetermifit. At forfan quid ego de
aegro hoc futurum effe praedicerem quispiam audire defideret, cui vera hunc in modum dicenda funt. Si quis
ejus mihi urinam oftendiffet, clare fane quid de eo fen-
tirem attuliffem. Quantum enim ad dicta pertinet, perniciofe aegrotabat; at fi urina optima fuiffet, hominem
quidam evafurum, fed acute aegrotaturum effe praedixif-
fem; fin autem prava apparuiffet urina, brevi interiturum.
Si mediocris, ut neque laudanda effet, neque vituperanda,

νεῖσθαι μήτε ψέγεσθαι πλείονα χρόνον ζήσαντα τεθνήξεσθαι. τὰ μὲν οὖν ἄλλα συμπτώματα μεταξύ πως ἐστὶν
ὀλέθρου καὶ σωτηρίας, ἡ δὲ ὀνυχογραφηθεῖσα ῥὶς, εἶτα μὴ
μεθεῖσα τοῖ αἵματος, οὕτω γὰρ ἔγραψε Ζεῦξις, ῥὶς ὀνυχογραφηθεῖσα, οἰχ ἡμορράγησεν, ὀλέθριον μὲν καὶ οὕτως, ἧττον δὲ τοῦ μηδ᾽ ὅλως αἷμα μεθεῖναι. πρόδηλον δ᾽ ὅτι τῆς
χειρουργίας καλῶς γενομένης ὅμως οὐκ ἐρρύη τὸ αἷμα. τὴν
ἀρχὴν γὰρ οὐκ ἂν ἔγραψε κατὰ τὴν διήγησιν, ὀνυχογραφη-
θῆναι μὲν τὴν ῥῖνα, μὴ γενέσθαι δὲ τὴν αἱμορραγίαν, εἰ
περὶ τὴν χειρουργίαν τοῦτο συμβεβήκει. λέγουσι δὲ τοὺς
παλαιοὺς οὐ μόνον τοῖς ἰδίοις ὄνυξι τὴν ῥῖνα διαιρεῖν, ἀλλὰ
καὶ σιδήρῳ τινὶ πρὸς αὐτὸ τοῦτο παρεσκευασμένῳ, καὶ ἐοίκασι, κατά γε τὸ ἐν τῷ λόγῳ τῷδε προκείμενον, ἄρρωστον
διὰ τὴν καρηβαρίαν ἐπὶ τὴν διαίρεσιν αὐτῆς οἱ θεραπεύον-
τες τὸν ἄνθρωπον ἰατροὶ παραγενέσθαι· τὸ δ᾽ ἐπὶ τοῦ
σπληνὸς εἰρημένον, [550] ἀριστερὸς σπλὴν μέγας, οἱ μὲν

longiori tempori fuperftitem, tandem moriturum eſſe affir-
maſſem. Alia porro ſymptomata media quodam modo inter perniciem atque ſalutem ſunt. Illud vero, nares autem unguibus reſciſſae, deinde non effundentes ſanguinem:
ita enim ſcripſit Zeuxis, nares unguibus reſciſſae non
effuderunt ſanguinem, peſſimum ſignum eſt. Quod ſi
ſcriptum eſſet, quemadmodum et in pluribus exemplaribus ſcriptum reperitur, nares unguibus reſciſſae, ſanguis
non manavit, pernicioſum quidem et hoc eſſet, ſed minus quam nullo modo ſanguinem emittere. Patet autem
quod et manus opera rite adhibita, ſanguis tamen non
emanavit; neque enim ab initio hac in parte ſcripſiſſet,
unguibus quidem nares eſſe proſciſſas, neque tamen ſanguinis effluvium accidiſſe, ſi abſque manus opera id evenire potuiſſet. Referunt autem veteres medicos non propriis unguibus modo, ſed etiam ferramento quodam ad id
ipſum praeparato nares diſſecare ſolitos. Videnturque in
aegrotante, de quo nunc ſermo fit, ad ipſarum diſſectio-
nem propter capitis gravitatem curantes hominem medici
deveniſſe. Illud vero de liene dictum, ſiniſter lienis mag-

340 *ΙΠΠΟΚΡΑΤΟΥΣ ΕΠΙΔΗΜΙΩΝ ΣΤ*

Ed. Chart. IX. [550.]   Ed. Baf. V. (523.)

οὕτως προσκεῖσθαι νομίζουσιν ὡς τῷ γάλα τὸ λευκὸν ὃ
ποιητὴς προσέθηκε καὶ τῷ σύες τὸ χαμαιευνάδες, οὐκ ὄντος οὔτε γάλακτός τινος, ὃ μὴ λευκόν ἐστιν, οὔτε συῶν
* * *   αἳ   * * *   μὴ χαμαιευνάδες εἰσίν.
τάχα δὲ * * * ἐκούσης τῆς ῥήσεως τοῦ γέροντος
οὕτως ῥὶς ὀνυχογραφηθεῖσα οὐχ ἡμορράγησεν ἀριστερὴ ἐν
ἴσῳ τῇ τῶν ἀριστερῶν μυκτήρων καὶ κατ᾽ ἴξιν ἐστὶν οὗτος
τῷ σπληνὶ, καὶ πιθανὸν ἐπὶ τούτων ὁρμῆσαι τὸν χειρουρ-
γοῦντα. διαμαρτόντος δὲ πρώτου βιβλιογράφου συνέβη
φυλαχθῆναι τὸ ἁμάρτημα. ἐγκειμένου δὲ τῇ ῥήσει καὶ τοῦ
βήσσειν αὐτὸν ἐκ κορυφῆς ἐγένετο καὶ περὶ τούτου τοῖς
ἐξηγησαμένοις τὸ βιβλίον ἀμφισβήτησις, ἐνίων μὲν ἐκ τῆς
κεφαλῆς τὴν βῆχα γίνεσθαι λεγόντων, οὐχ ὡς εἴωθε πολλάκις ἐκ τοῦ θώρακός τε καὶ πνεύμονος καὶ τῆς τραχείας ἀρτηρίας, ὅταν ταῦτα πρῶτον πάθῃ. τινῶν δὲ τὸ ἐκ κορυφῆς κυρίως λελέχθαι νομιζόντων, ἵνα μὴ μόνον ἐκ τῆς κεφαλῆς κατάρρος τις αἴτιος εἶναι τῆς βηχὸς, ἀλλὰ καὶ κεφαλῆς αὐτῆς ἐκείνου τοῦ μέρους ὃ κορυφὴν ὀνομάζομεν.

nus, nonnulli ita additum effe finifter putant, ut lacti
album poëta adjecit et fuibus humi cubantes, quum nullum lac non album fit, nulli fues non humi cubantes
* * *   diffecta non erupit fanguis finiftra, tanquam
dixiffet, ex finiftra nare et ea lieni e regione oppofita eft
Atque verifimile eft medicum ad manus operam huic nari
adhibendam fuiffe permotum. Errante autem primo librario accidit, ut erratum remaneret. Praeterea, quum
in propofito fermone illud etiam fit, tuffire ipfum ex
vertice, de hoc etiam inter libri interpretes magna diffenfio eft orta, nonnullis quidem ex capite fieri tuffim
dicentibus, non, ficut crebrius fieri confuevit, ex pectore
et pulmone et afpera arteria, quando haec primo affecta
funt; aliquibus autem ex vertice proprie dictum effe putantibus, ut non folum ex capite deftillatio aliqua tuffis
caufa fit, fed etiam ab ipfius capitis parte illa, quam
verticem nominamus.

ζ'.

*Οἱ ὑπὸ τεταρταίου ἁλισκόμενοι ὑπὸ τῆς μεγάλης νόσου
οὐχ ἁλίσκονται, ἢν δ᾽ ἁλίσκωνται πρότερον καὶ ἐπιγίνηται τεταρταῖος, παύονται.*

Τὴν ἐπιληψίαν οἱ παλαιοὶ καὶ μεγάλην νόσον ἐκάλουν
καὶ πάθος παιδίων, ὥσπερ αὐτὸς ὁ Ἱπποκράτης ἐν τῷ περὶ
ὑδάτων καὶ ἀέρων καὶ τόπων, ἐπειδὴ κατὰ τὴν τῶν παίδων ἡλικίαν πλεονάζει, τινὲς δὲ Ἡρακλείαν αὐτὴν ἐκάλεσαν,
οὐχ ὡς ἐπιλήπτου τοῦ Ἡρακλέους ὄντος, ἀλλ᾽ ἐοίκασιν οὗτοι ἐπονομάζειν ἐλλογίμοις ὀνόμασιν αὐτήν, ὡσαύτως γε
γνόντες ἐνδεικτικὸν μεγέθους ὄνομα ποιῆσαι τὴν Ἡρακλείαν.
ἱερὰν δὲ νόσον ἔνιοι κατὰ ψευδῆ δόξαν ὠνόμασαν, ὡς κἂν
τῷ περὶ ἱερῆς νούσου συγγράμματι δεδήλωται. γίνεται μὲν
οὖν καὶ ἀπ᾽ ἄλλων μορίων πασχόντων ἐνίοτε τὸ πάθος
τοῦτο. τοῖς πλείστοις δὲ πρῶτος αὐτὸς ὁ ἐγκέφαλός ἐστιν
ὁ πάσχων οὐχ ἑτέρῳ συμπάσχων. αἴτιον δὲ τοῦ νοσήματος παχὺς καὶ ψυχρὸς χυμός, ἀθροιζόμενος μὲν ἐν ταῖς

VII.

*Quartana laborantes magno morbo non capiuntur. Si
prius autem capiantur et quartana fuperveniat, liberantur.*

Comitialem veteres et magnum morbum et affectum
puerilem adpellant, ut ipfe Hippocrates in libro de aquis
et aëre et locis, quoniam pueritia tempore abundat. Nonnulli et Herculeum ipfum vocaverunt, non quod Hercules
eo vexaretur, fed videntur illi, ficut alii etiam nominibus ejus faevitiam exprimere voluerunt, ita et nomen
hoc magnitudinem fignificans, herculeum fcilicet effinxiffe.
Alii facrum morbum, falfa opinione decepti, appellave-
runt, ficut in libro de facro morbo explicatum eft. Oritur fane et ab aliis affectis partibus nonnunquam vitium
hoc, fed in plurimis primum ipfum cerebrum afficitur,
non alio affecto confentiens. Morbi autem caufa frigidus
craffusque humor eft in cerebri finibus collectus, nervo-

κοιλίαις τοῦ ἐγκεφάλου, καταλαμβάνων δὲ καὶ τὰς ἐκφύσεις
καὶ μάλιστα τὴν πρώτην ἀρχὴν τοῦ νωτιαίου. τοῦτον οὖν
τὸν χυμὸν καὶ οἱ ἄλλοι μὲν ὠνήσασι πυρετοὶ, μάλιστα δὲ οἱ
χρόνιοι καὶ τούτων πάντων ὁ τεταρταῖος μάλιστα, καὶ αὐτοῦ τούτου πάλιν ὁ χρονιώτατός τε καὶ μετὰ ῥίγους (524)
παροξυνόμενος. αὐτό τε γὰρ τὸ ῥῖγος   * * * *
μοχλεῖς.   * * * *   τοῦ ἐγκεφάλου μὲν τὴν ἀρχὴν
τούτων ἐμφράττοντος χυμοῦ. ἡ δὲ τοῦ πυρετοῦ θερμασία
λεπτύνουσα ἔμπροσθεν καὶ διαφορεῖν αὐτόν ἐστιν ἱκανὴ καὶ
πρὸς τούτῳ τὴν κρᾶσιν ὅλην σφοδροῖς ῥίγεσι μεταβοῦσι
πυρειῶν παροξυσμοῖς βάλλειν τε καὶ ἀλλοιοῦν ἐπὶ τὸ θερμότερον ὑγρὰν καὶ ψυχράν. ταύτῃ γὰρ ἐπὶ ἐνίοτε ὁ φλε-
γματώδης γεννᾶται χυμός. ἀλλὰ καὶ τοῖς τὸ σῶμα κατὰ
ἐκκρίσεις ἕπονται διὰ μὲν τῶν ἱδρώτων, ὡς ἐπὶ τὸ πλεῖστον
[551] σπασμοὺς ἢ ἐμέτων ἢ γαστρὸς ἐπαγωγῆς, ὥστε καὶ
διὰ τούτων ἐκκαθαίρεται, ὃ πρὸς μὲν τοὺς ἀφορισμοὺς
ἔφη, πυρετὸν ἐπὶ σπασμῶν βέλτιον γενέσθαι ἢ καὶ ἐπὶ
πυρετῷ. σπασμὸς δ᾽ ἐστὶ καὶ ἡ ἐπιληψία παντὸς τοῦ σώ-

rumque origines ac praecipue dorſi medullae primum principium occupans. Huic humori igitur et aliae quidem
febres profunt, ſed maxime diuturnae et ex his omnibus
quartana potiſſimum, itemque ea ipſa quartana, quae
longiſſima ſit et cum rigore invadat, ipſe namque rigor.
* * * *   vectes   * * * *   cerebri quidem
initium hoc obſtruente humore, febris autem caliditas
prius attenuans et ipſum diſcutere apta eſt, praeterea et
totam temperaturam vehementibus rigoribus mutare et
humidam eam frigidamque ad calidius ſicciusque redigere.
Ab hac vero pituitoſus humor interdum procreatur in corpore, at excretiones ſequuntur convulſionem juvantes, per
ſudores quidem ſaepius, aut vomitum, aut alvi ſubductio-
nem, quare et per haec expurgatur materia juxta id quod
dixit in aphoriſmis, febrem convulſioni rectius accidere
quam convulſionem febri; comitialis autem eſt totius cor-

ΚΑΙ ΓΑΛΗΝΟΥ ΕΙΣ ΑΥΤΟ ΥΠΟΜΝΗΜΑ ΣΤ. 343

Ed. Chart. IX. [551.]   Ed. Baf. V. (524.)

ματος. ἐν δὲ πρώτῳ τῶν ἐπιδημιῶν οὕτως ἔγραψεν· ἀσφα-
λέστατος δὲ πάντων καὶ ῥήϊστος, μακρότατος ὁ τεταρταῖος.
οὐ γὰρ μόνος αὐτὸς ἀφ᾽ ἑαυτοῦ τοιοῦτός ἐστιν, ἀλλὰ καὶ
νοσημάτων ἑτέρων μεγάλων ῥύεται. πρόδηλον δ᾽ ὅτι τοῖς
ὑπὸ τεταρταίου πυρετοῦ φθάνουσιν ἐνοχλεῖσθαι, γενέσθαι
τὴν ἐπιληψίαν ἀδύνατον. ὅπου γὰρ καὶ οὖσαν ἤδη τεταρταῖος πυρετὸς εἴωθε παύειν, πολὺ δή που μᾶλλον οὐκ ἂν
ἐπιτρέπειν γενέσθαι τὴν μηδέπω πρόσθεν οὖσαν.

η'.

Ἀνθ᾽ οἵων αἱ νοῦσοι.

Τοῦτο τοῖς προγεγραμμένοις ἐπεφώνησε, δύναμιν ἔχον
τοιαύτην, ἀνθ᾽ οἵων νούσων οἷαι νοῦσοι γίνονται καλὸν ἐπίστασθαι. προσυπακοῦσαι γὰρ δεῖ τοιοῦτον ὥσπερ γὰρ ὁ
τεταρταῖος ἐπιληψίαν ἰᾶται καὶ πυρετὸς ὁστισοῦν σπασμὸν ἢ καὶ κατάῤῥουν καὶ ἄσθμα, κατὰ τὸν αὐτὸν τρόπον

poris convulfio. In primo quidem de morbis popularibus
ita fcripfit de quartana: tutiffima quidem omnium eft et
facillima, fed longiffima quartana; neque enim ipfa folum
per fe ipfa talis eft, fed etiam ab aliis ingentibus morbis
tutum praeftat. Id vero nulli dubium eft, quod prius
quartana febre laborantes comitialis morbus adoriri nequit, quandoquidem jam adortum fuperveniens quartana
difcutere confuevit; quocirca multo fane magis ipfum
nondum factum fieri non permittit.

VIII.

Pro quibus qui morbi.

Hoc fupra pofitis congruit, hanc fententiam intuens.
Pro quibus morbis qui morbi oriantur fcire bonum eft;
id vero fubaudire opus eft. Quemadmodum enim quartanam comitialem fanat et febris quaeque convulfionem
vel etiam deftillationem et fufpirium, eodem pacto ocu-

ὀφθαλμίαν μὲν διάῤῥοια, λειεντερίαν δὲ ὀξυρεγμία καὶ
πλευρῖτις περιπνευμονίαν, λήθαργον φρενῖτις. ἔμπαλιν δὲ
οὐκ ἐπ᾽ ἀγαθῷ φρενῖτις μὲν εἰς λήθαργον, πλευρῖτις δὲ εἰς
περιπνευμονίαν μεταπίπτει. καὶ μὴν καὶ μελαγχολίαν αἱμοῤῥοΐς ὤφθη πολλάκις ἀρχομένην γε κωλύουσα καὶ ἤδη γεγε-
νημένην ἰασαμένη καὶ σπλῆνα σκιῤῥούμενον, ἀλλὰ καὶ οἱ
κιρσοὶ τὰ αὐτὰ τοιαῦτα θεραπεύουσι, ποδάγρας τε καὶ ἀρθρίτιδας.

lorum phlegmonem, alvi profluvium, laevitatem inteſtinorum, acida eructatio et lateris phlegmone pulmonariam,
veternum phrenitis; contra vero non utiliter phrenitis in
veternum, phlegmone lateris in pulmonariam ſe convertunt. Quin etiam atram bilem haemorrhois plerumque
incipientem prohibuiſſe et jam affectam removiſſe, nec
non et duratum lienem ſanaviſſe, conſpecta eſt. At varices quoque hos ipſos morbos, podagras propterea et
articularios dolores diſcutiunt.

ΙΠΠΟΚΡΑΤΟΥΣ ΑΦΟΡΙΣΜΟΙ ΚΑΙ ΓΑΛΗΝΟΥ ΕΙΣ ΑΥΤΟΥΣ ΥΠΟΜΝΗΜΑΤΑ.

Ed. Chart. IX. [1.]   Ed. Baf. V. (219.)

α'.

[1] (220) Ὁ βίος βραχὺς, ἡ δὲ τέχνη μακρὴ, ὁ δὲ καιρὸς ὀξὺς, ἡ δὲ πεῖρα σφαλερὴ, ἡ δὲ κρίσις χαλεπή. δεῖ
δὲ οὐ μόνον ἑωυτὸν παρέχειν τὰ δέοντα ποιέοντα, ἀλλὰ
καὶ τὸν νοσέοντα καὶ τοὺς παρέοντας καὶ τὰ ἔξωθεν.

HIPPOCRATIS APHORISMI ET GALENI IN EOS COMMEN-TARII.

I.

*V*ita brevis, ars longa, occafio praeceps, experientia periculofa, judicium difficile. *At* medicum non folum fe
ipfum quae deceant obeuntem, fed et aegrotum et ad-
ftantes et externa praefto effe oportet.

Ed. Chart. IX. [1. 2.] Ed. Baf. V. (219.)

"Ότι μὲν οὖν οὗτος ὁ λόγος, εἴθ᾽ εἷς ἀφορισμός ἐστιν
εἴτε δύο, προοίμιον ὑπάρχει τοῦ παντὸς συγγράμματος ὁμο
λόγηται σχεδὸν ἅπασι τοῖς ἐξηγησαμένοις αὐτόν. τί δὲ βου
λόμενος ὁ Ἱπποκράτης ἐχρήσατο τοιούτῳ προοιμίῳ τῶν
ἀπορωτάτων ἐστί. τάχα δ᾽ ἂν [2] εὕροιμεν αὐτὸ, τὰ κατὰ
μέρος ἅπαντα τοῦ λόγου προδιασκεψάμενοι. τὸν μὲν βίον
ὅτι τῇ τέχνῃ παραβάλλων ἔφη βραχὺν ἅπασι σχεδὸν
τοῖς ἐξηγησαμένοις τὸ βιβλίον πρόδηλον· τὴν τέχνην δ᾽
αὐτὴν διὰ τοῦτο ὑπολαμβάνω ἡγεῖσθαι μακρὰν, ὅτι τόν τε
καιρὸν ὀλίγου δεῖν ἁπασῶν τῶν κατὰ μέρος ἐνεργειῶν ὀλι
γοχρόνιον ἔχει καὶ κατὰ τοῦτο δύσληπτον, ὡς μακρᾶς δεῖ
σθαι τριβῆς, τὸν διαγνωσόμενον αὐτήν. ὀργάνοιν τε δυοῖν
ὄντοιν ὑφ᾽ οἷν εὑρίσκεται τὰ κατὰ τὰς τέχνας τὸ μὲν ἕτε
ρον, ἡ πεῖρα, σφαλερόν ἐστι, τὸ δ᾽ ἕτερον, ἡ ἐκ λόγου κρί
σις, οὐκ εὐπετὲς, ἀλλ᾽ εἴπερ τι καὶ ἄλλο τῶν δυκολωτάτων.
ὁ μὲν οὖν καιρός ἐστιν ὀξὺς διὰ τὸ τῆς ὕλης ῥευστὸν, ἣν
ἡ τέχνη μεταχειρίζεται· εὐμετάβλητον γὰρ ἡμῶν τὸ σῶμα
καὶ ῥᾳδίως ἀλλοιούμενον οὐχ ὑπὸ τῶν ἔξωθεν αἰτίων μόνον,

Hanc orationem, five unus fit aphorifmus five duo,
prooemium effe totius operis ab omnibus prope ipfius interpretibus conceffum eft. Quid vero fibi Hippocrates
tali ufus prooemio velit dictu difficillimum eft. Fortaffis
autem id ipfum inveniemus, fi fingulas orationis partes
confideraverimus. Quod itaque *vitam brevem* dixerit artis comparatione, omnibus fere libri explicatoribus manifeftum eft; artem vero ipfam hac ratione *longam* ducere
conjicio, tum quod omnium fere operationum particularium occafionem habeat momentaneam, ob idque captu
difficilem, ut diuturna indigeat exercitatione ipfius dignotionem adepturus, tum quia, quum duo fint inftrumenta
ad res artium inveniendas neceffaria, experientia ac ex
ratione judicium, alterum quidem periculofum exiftit. alterum vero perarduum, imo fi quid aliud maximam fortitur difficultatem. Eft igitur *occafio praeceps*, ob materiae, circa quam ars verfatur, fluxum. Corpus enim noftrum mutationibus eft obnoxium, neque a caufis externis

ἀλλὰ καὶ ἐξ ἑαυτοῦ. σφαλερὰ δὲ ἡ πεῖρα, διὰ τὸ τῆς ὕλης
ἀξίωμα, οὐ γὰρ δὴ διὰ τὸ μεταβάλλειν ἑτοίμως, ἐν γὰρ τῷ
τοῦ καιροῦ βραχυχρονίῳ περιέχεται τοῦτο. τὴν κρίσιν δὲ,
εἰ μὲν, ὡς ἐγώ φημι, τὸν λόγον ἀκούει τις, εὔδηλον δή που
τὸ χαλεπώτατον αὐτοῦ μέχρι τήμερον ἔτ᾽ ἀμφισβητούμενον·
εἰ δ᾽, ὡς ἔνιοι τῶν ἐμπειρικῶν ὑπονοοῦσι, τὴν τῶν ἀποβαινόντων ἐκ πείρας ἐπίκρισιν καὶ οὕτως εὔδηλον τὸ δυσκα-
τόρθωτον αὐτῆς. ἀλλ᾽ ὅτι γε δογματικός ἐστιν ὁ γράψας
τὸ βιβλίον ἐν ὅλῳ τῷ συγγράμματι δειχθήσεται. τὸ μὲν
οὖν πρότερον αὐτοῦ μέρος τοῦ προοιμίου, κατὰ τουτὶ τε-
λευτᾷ· τὸ δὲ δεύτερον οὐχ ὡς ἀποφαινόμενος, ἀλλ᾽ ὡς
συμβουλεύων γράφει. δεῖ δ᾽ οὐ μόνον ἑαυτὸν παρέχειν τὰ
δέοντα ποιέοντα, ἀλλὰ καὶ τὸν (220) νοσέοντα καὶ τοὺς,
παρέοντας καὶ τὰ ἔξωθεν· δυνάμει τοῦτο λέγων, ὡς εἰ μέλλεις ἐξετάζειν τε καὶ βασανίζειν τῶν ἐν τῷδε τῷ βιβλίῳ
γεγραμμένων τὴν ἀλήθειαν, οὐ μόνον αὐτόν σε χρὴ τὸν ἰατρὸν ἅπαντα πράττειν προσηκόντως, ἀλλὰ καὶ τὸν νοσέοντα

dumtaxat, verum etiam ab internis, aut per fe, facile
alteratur. *Periculofa* vero *experientia*, propter materiae
dignitatem, non enim certe ob facilem ejus mutationem.
Haec namque in momentanea occafionis volubilitate continetur. Iudicium vero fi quis, ut ego affero, pro ratione
accipiat, conftat ipfam effe difficillimam, quum ad hunc
usque diem ea concertetur. Si vero quemadmodum empiricorum nonnulli augurantur, *per judicium intelligat
eorum quae experientia prodeunt dignotionem*, fic quoque
conftat ejus integrae adeptionem difficilem. Verum qui
hunc fcripfit librum, eum dogmaticum effe toto in opere
demonftrabitur. Atque ita prior prooemii pars huc usque
terminatur. Secundam autem fcribit non ut pronunciet,
fed ut confulat. *At non folum fe ipfum quae deceat obeuntem
fed et aegrotum et aftantes et externa praefto effe oportet.* Hujus pronunciati haec vis eft. Quod fi quae hoc
in libro fcribuntur, eorum veritatem exploraturus fis ac
diligenter examinaturus, non modo te ipfum medicum

348 ΙΠΠΟΚΡΑΤΟΥΣ ΑΦΟΡΙΣΜΟΙ

Ed. Chart. IX. [2.]　　　　　Ed. Baſ. V. (220.)

καὶ τοὺς ὑπηρετοῦντας αὐτῷ καὶ πρὸς τούτοις ἔτι, τὰ ἔξωθεν, ἀμέμπτως ἔχειν ἅπαντα. γενήσεται τοίνυν ὁ μὲν πρότερος λόγος, ἓν τόδε τὸ κεφάλαιον ἔχων, ὁ βίος βραχὺς, ἡ δὲ
τέχνη μακρά. τὰ γὰρ ἑξῆς ἅπαντα τοῦ μακρὰν εἶναι τὴν
τέχνην ἀποδείξειν ἔχει. μετὰ δὲ τοῦτον καὶ ὁ δεύτερος οἷον
συμβουλὴν ἢ συνθήκην τινὰ πρὸς τοὺς ἀναγνωσομένους τε
καὶ κρινοῦντας αὐτοῦ τὸ σύγγραμμα φέρων. τί δή ποτ'
οὖν αὐτῷ βούλεται τὸ προγράψαι ἐν ἀρχῇ τοῦ βιβλίου τὸ,
βραχὺν εἶναι τὸν βίον, ὡς πρὸς τὸ τῆς τέχνης μέγεθος; ἐξ
ἀρχῆς γὰρ ἡμῖν τοῦτο προὔκειτο. ἔνιοι μὲν οὖν βούλονται προτροπῇ ἕνεκεν τῶν ἀσκησόντων ἀξιολόγως τὴν τέχνην,
ἔνιοι δ' ἀποτροπῆς, ἔνιοι δ' οἷον ἀποπείρας τινὸς καὶ διακρίσεως, τῶν τε ἀσκησόντων ἀξιολόγως τὴν τέχνην καὶ τῶν
μή. ἔτι δὲ τὴν αἰτίαν ἀποδιδόναι φασὶν αὐτὸν ἐν τῷδε,
τοῦ δεῖν γράφειν συγγράμματα, τινὲς δὲ τοῦ ἀφοριστικά.
τινὲς δὲ οἴονται τοῦ στοχαστικοῦ τῆς τέχνης ἐν τούτῳ τῷ
λόγῳ τὰς αἰτίας αὐτὸν εἰρηκέναι, ἄλλοι δὲ παρ' ὅσας αἰ-

omnia decenter agere oportet, ſed et aegrotum ejusque
miniſtros, ac praeterea externa citra penuriam comparari
univerſa. Prior itaque ſententia hoc unum caput complectitur: *vita brevis, ars longa.* Nam quae cetera ſequuntur, artem longam eſſe demonſtrant. Atque huic
ſuccedens ſecunda ſententia, tanquam conſilium aut pa-
ctum quoddam tum librum lecturis tum de eo judicium
laturis adfert. Sed quid tandem ſibi vult dum ſtatim initio libri hoc ſcribit, brevem eſſe vitam, ſi cum artis magnitudine conferatur? Nam id nobis ab exordio erat
propoſitum. Nonnulli quidem arbitrantur exhortationis
gratia artem praeclare profeſſuris, nonnulli vero dehorta-
tionis, *id pronuntiaſſe.* Quidam autem ad explorationem
ac dijudicationem tum eorum qui gnaviter tum eorum qui
ſecus in arte eſſent verſaturi. Quidam etiamnum proferunt
ipſum cauſam tradidiſſe, ob quam oportuit commentarios
ſcribere; quidam addunt aphoriſticos. Quidam autem hoc
ſermone augurantur ipſum conjectatricis artis cauſas pro-

τίας, ἀποτυγχάνουσιν οἱ ἰατροί. οὗτοι μὲν οὖν, ἵν' ἀπὸ
τῶν ὑστάτων πρῶτον ἄρξωμαι, παντάπασί μοι δοκοῦσιν οὐδὲν πρὸς ἔπος ἀποφαίνεσθαι. τί γὰρ ἂν εἴη σοφὸν ἢ τῆς
[3] Ἱπποκράτους ἄξιον γνώμης, ἀρχόμενον εὐθὺς τοῦ
συγγράμματος, ἢ ὅτι στοχαστικὴ τίς ἐστιν ἡ τέχνη διδάσκειν ἢ ὅτι γε τοῦ τέλους ἁμαρτάνομεν, ἤτοι δι' ἡμᾶς αὐτοὺς ἢ διὰ τὸ τῆς τέχνης αὐτῆς μέγεθος; ἀλλὰ καὶ τό· δεῖ
δὲ οὐ μόνον ἑαυτὸν παρέχειν τὰ δέοντα ποιέοντα, ἀλλὰ καὶ
τὸν νοσέοντα καὶ τοὺς παρέοντας καὶ τὰ ἔξωθεν, τοὐναντίον
ἅπαν ἐνδείκνυται. πρέπει γὰρ ταῦτα πάντα γράφειν τῷ
πάντα ἐπαγγελλομένῳ, τὰ κατὰ τὸ βιβλίον ὑπάρχειν ἀληθῆ
μᾶλλον ἢ ὅστις ὁμολογεῖ διὰ πολλὰς αἰτίας ἁμαρτάνειν τοῦ
τέλους. οὐ γὰρ ἂν εἶπε δεῖ δέ· ἀλλὰ μετὰ τὸ γράψαι, ὁ
βίος βραχὺς, ἡ δὲ τέχνη μακρὰ, ὁ δὲ καιρὸς ὀξὺς, ἡ δὲ
πεῖρα σφαλερὰ, ἡ δὲ κρίσις χαλεπὴ, προσέθηκεν ἂν καὶ ὁ
ἰατρὸς δὲ καὶ αὐτὸς ἁμαρτάνει καὶ οἱ ὑπηρετοῦντες αὐτοῖς.
οὐ μὴν οὐδ' ὅσοι φασὶν ἀποτρέπειν αὐτὸν, ἐξ ὧν τὸν μὲν

tuliſſe; alii denique a quot cauſis medici ſuo fine fru-
ſtrentur. Hi igitur mihi, ut a poſtremis primum exordiar,
nihil prorſus orationi conſonum dicere videntur. Quid
enim eſſet doctrinae aut Hippocratis ſententia dignum,
ſtatim per operis initia docere, vel quod ars quaedam
conjectatrix ſit ars medica, vel quod ejus fruſtremur fine
aut nobis ipſis aut artis magnitudine? Sed et haec verba:
at non ſolum medicum ſe ipſum quae deceant obeuntem,
ſed et aegrotum et adſtantes et externa praeſto eſſe opor-
tet, contrarium omnino indicant. Haec enim omnia ſcribere magis eum decet, qui profiteatur omnia, quae hoc
libro continentur, eſſe vera quam qui multas ob cauſas
fateatur propoſitum finem non aſſequi. Non enim dixiſſet: *at non ſolum medicum oportet;* ſed poſt illa verba:
vita brevis, ars longa, occaſio praeceps, experientia pe-
riculoſa, judicium difficile, haec ſubjunxiſſet. Sed et medicus ipſe delinquit et aegri et eorum miniſtri. At ſane
neque illi, qui dicunt ipſum *candidatos* dehortari, ex

βίον εἶπε βραχὺν, τὴν δὲ τέχνην μακρὰν, οὐδ᾽ οὗτοί μοι
δοκοῦσι προσηκόντως λέγειν. ἐσχάτης γὰρ ἠλιθιότητος, ἅμα
τε γράφειν συγγράμματα καταλείποντα τοῖς μετ᾽ αὐτὸν ἀνθρώποις ὡς δή τι χρήσιμον, ἅμα τε κατὰ τὴν ἀρχὴν εὐθὺς ἀποτρέπειν, οὐκ ἀπὸ τῆς τοῦδε τοῦ συγγράμματος
ἀναγνώσεως ἢ μαθήσεως τῶν γεγραμμένων, ἀλλὰ καὶ τῆς
ὅλης τέχνης ἣν ἐπαγγέλλεται διδάσκειν. ὅσοι δὲ προτρέπειν
φασὶν αὐτὸν ἐπὶ τὸ φιλοπόνως ἀναλαμβάνειν τὴν τέχνην,
μὴ γὰρ ἂν ἄλλως αὐτὴν δυνηθῆναι γνωσθῆναι πᾶσαν, ἐν
βραχεῖ χρόνῳ, μακρὰν οὖσαν, εἰ καὶ ἀληθές τι λέγουσιν,
ἀλλ᾽ οὐκ ἄξιόν γέ μοι δοκοῦσι τὸ προοίμιον ἀποφαίνειν,
οὔτε τῆς γνώμης τἀνδρὸς οὔτε τῶν κατὰ βιβλίον εἰρημένων, ὥσπερ οὐδ᾽ οἱ πειραστικὸν εἶναι τῶν προσερχομένων
τῇ τέχνῃ τὸν λόγον ὑπειληφότες. ἔστι μὲν γὰρ ἀληθές,
ὥσπερ εἴρηται καὶ Πλάτωνι, τὸ πεῖραν οὕτω μάλιστα γίνεσθαι τῆς προαιρέσεως τῶν ἀναληψομένων ἡντιναοῦν
τέχνην, εἰ μεγάλην τε καὶ χαλεπὴν αὐτοῖς εἶναι τὴν διδασκαλίαν ἐπιδεικνύοιμεν, ἀλλ᾽ οὔτε διὰ βιβλίου τὸ τοιοῦτον,

quibus dicit vitam quidem effe brevem, artem vero longam decenter loqui mihi videntur. Nam extremae effet
dementiae et fimul opera pofteris hominibus tanquam quid
profuturum relinquere et fimul initio ftatim non folum
ab operis lectione et eorum quae in eo fcripta funt, doctrina dehortari, verum etiam ab arte univerfa, quam
difcendam effe denunciat. Qui vero proferunt ipfum ad
artem amico labore capeffendam exhortari, non enim aliter eam univerfam poffe brevi tempore, quum fit longa,
cognofci, ii etfi quid veri dicunt, non tamen mihi videntur prooemium, neque viri fententia dignum neque iis
quae hoc in libro fcribuntur, fatis congruens oftendere,
quemadmodum nec qui hunc fermonem, candidatorum ad
artem accedentium exploratorem effe arbitrati funt. Nam
etfi verum eft, quemadmodum a Platone eft dictum, hac
maxime via periculum eorum animi fieri, qui quamcunque
artem percepturi fint, fi magnam atque arduam illis effe
doctrinam oftenderimus; neque tamen id per librum, fed

ἀλλ' ἐν ταῖς συνουσίας γίνεται, οὔτε πρέπον μοι δοκεῖ εἶναι
ἐν τῷ παρόντι συγγράμματι. χρὴ γὰρ τὸ προοίμιον οἰκεῖον
εἶναι τῶν κατὰ τὸ βιβλίον εἰρησομένων, εἰ μὴ ἄρα πρώτους ἁπάντων ἀναγινώσκεσθαι βούλεται τοὺς ἀφορισμοὺς
καὶ διὰ τούτου κοινὸν ὅλης τῆς τέχνης ἐν τῷ προοιμίῳ τοῦ
συγγράμματος ἐποιήσατο τὸν λόγον ἐνδεικνύμενος διὰ τούτου, μὴ πάντων τῶν βουληθέντων εἶναι μάθημα τὴν ἰατρικὴν μακρὰν οὖσαν τέχνην, ἀλλὰ τῶν καὶ χρόνον ἱκανὸν
ἐχόντοιν ἐν ᾧ μαθήσονται καὶ φύσιν ἐπιτηδείαν. εἰ δ'
ὅλως πιθανὸν εἶναι δόξειε τὸ κοινὸν ἁπάσης τῆς τέχνης
αὐτὸν πεποιῆσθαι τὸ προοίμιον, οὐδ' ἐκείνους ἄν τις μέμ-
ψοιτο τοὺς φάσκοντας αἰτίαν ἀποδίδοσθαι τοῦ συγγράφειν.
ἐποιήσατο δὲ ἐν τῷ κατ' ἰητρεῖον ἁπασῶν τῶν ἀναγνώσεων
προοίμιον κοινὸν, ὡς ἐν τῇ κατ' ἐκεῖνο τὸ βιβλίον ἐξηγήσει
δείκνυται. ὅσοι τοίνυν ἢ τοῦ τρόπου τῆς διδασκαλίας ἢ
ὅλως τῆς χρείας τῶν συγγραμμάτων αἰτίαν ἀποδίδοσθαι
κατὰ τὸ προοίμιόν φασιν, οὗτοί μοι δοκοῦσιν ἄμεινόν τι
τῶν ἄλλων γινώσκειν. τό τε γὰρ ἀφοριστικὸν εἶδος τῆς δι-

multis colloquiis agitur, neque mihi praefenti commenta-
tioni congruere videtur, prooemium fi quidem oportet
iis quae in libro fcribenda funt confentaneum effe. Nifi
fortaffis decernat Hippocrates omnium primos legi aphorifmos, ob idque in operis prooemio communem fecerit
univerfae artis fermonem, quo oftendat non omnes poffe
pro arbitrio artem medicam, quod longa fit, edifcere, fed
illos dumtaxat et quibus abunde tempus ad difcendum
fuppetat et natura fit idonea. Quod fi probabile prorfus
effe appareat, hanc totius artis communem ipfum feciffe
praefationem, nemo illos reprehendet, qui ajunt Hippocratem operis fcribendi caufam reddidiffe Fecit autem
et in libro qui de medici officina infcribitur, omnium lectionum commune prooemium, quemadmodum in illius
libri explicatione demonftratum eft. Quicunque igitur aut
generis doctrinae aut in univerfum ufus operum caufam
in prooemio explicari proferunt, hi quid rectius ceteris
fentire videntur. Nam et genus doctrinae aphorifticum,

δασκαλίας, ὅπερ ἐστὶ τὸ διὰ βραχυτάτων ἅπαντα τὰ τοῦ
πράγματος ἰδίᾳ περιορίζειν, χρησιμώτατον τῷ βουλομένῳ
μακρὰν τέχνην διδάξαι ἐν [4] χρόνῳ βραχεῖ· τό τε ὅλως
διὰ τοῦτο συγγράφειν, ὅτι ὁ βίος βραχύς ἐστιν, ὡς πρὸς τὸ
τῆς τέχνης μέγεθος εὐλογώτατον. οὐδεὶς γὰρ ἡμῶν ἱκανός
ἐστι συστήσασθαί τε ἅμα καὶ τελειῶσαι τὴν τέχνην, ἀλλ'
ἀγαπητὸν εἰ πολλοῖς ἔτεσι τὰ τῶν ἔμπροσθεν οἱ μετέπειτα
παραλαμβάνοντες καί τι προστιθέντες αὐτοὶ συντελέσαιμέν
ποτε αὐτήν. ἤτοι γὰρ διὰ θάτερον τούτων ἢ δι' ἄμφω
δοκεῖ μοι τοιούτῳ τινὶ κεχρῆσθαι τῷ προοιμίῳ, ὡς εἰ καὶ
οὕτως ἔγραψεν· ἐπειδὴ τὸ ιῆς τέχνης μέγεθος ὑπὲρ τὸν
βίον ἐστὶ τὸν ἀνθρώπειον ὡς ἀδύνατον εἶναι, κἂν πάνυ τις
εἴη φιλόπονος, ἄρξασθαί τε ἅμα καὶ τοῦ τέλους τοῦ κατ'
αὐτὴν ἐφικέσθαι. διὰ τοῦτ' ἄριστόν ἐστιν, ὅσα τις ἔγνω
τοῖς μετέπειτα καταλιπεῖν ἐν συγγράμμασιν, ἀκριβῶς τε ἅμα
καὶ ταχέως καὶ σαφῶς ἅπασαν· τὴν τῶν διδασκομένων πραγμάτων φύσιν ἑρμηνεύοντα. τοῦ μέντοι τὴν τέχνην εἶναι μακρὰν
ἀπόδειξίς ἐστι τὰ ἐπιφερόμενα ταῦτα, ὁ δὲ καιρὸς ὀξύς, ἤ

quod omnes rei proprietates pauciſſimis verbis circumſcri-
bit, eſt utiliſſimum deſideranti brevi tempore longam artem docere et ob id omnino conſcribere quod vita ſit
brevis, prout ad artis amplitudinem conferatur, rationi
maxime conſentaneum. Nemo enim noſtrum poteſt artem
ſimul et conſtituere et abſolvere. Verum ſatis eſt ſi quae
multorum annorum ſpatio majores invenere, iis acceptis
aliquid addant poſteri nosque ipſi aliquando ipſam artem
profecerimus. Nam vel propter horum alterum vel utrumque mihi videtur quodam tali uſus eſſe prooemio, ac ſi
ita ſcripſiſſet. Quandoquidem artis amplitudo vitam
humanam exſuperat, adeo ut ab homine quantumvis ſedulo
ac laboris amico nequeat et inchoari et ad finem usque
perduci; propterea optimum eſt quaecunque quis noverit,
ea literis mandata poſteritati relinquere, quae rerum do-
cendarum naturam omnem et accurate et breviter et dilucide interpretentur. Artem ſane longam eſſe haec verba
ſubſequentia demonſtrant: *occaſio praeceps, experientia*

δὲ πεῖρα σφαλερὴ, ἡ δὲ κρίσις χαλεπή. ὡς εἰ καὶ οὕτως
ἔλεχεν, ὁ βίος βραχὺς, ἡ δὲ τεχνὴ μακρὰ, ὅτι ὁ καιρὸς
καὶ ἡ πεῖρα σφαλερὴ καὶ ἡ κρίσις χαλεπή. διὰ τοῦτο γὰρ
καὶ ἡ τέχνη μακρὰ, διότι καὶ ὁ τῶν πραττομένων καιρὸς
ἐν αὐτῇ ὀξύτατός ἐστι, τουτέστι στενότατός τε καὶ ὀλιγο-
χρονιώτατος καὶ πρὸς τούτοις τῶν ὀργάνων τῶν εὑρισκόν-
των τὰ βοηθήματα δυοῖν ὄντοιν, λόγου καὶ πείρας, ἐπισφα-
λὴς μὲν ἡ πεῖρα, χαλεπὸς δ' ὁ λόγος, τουτέστιν οὐ ῥᾴδιον
δυνάμενος γνωσθῆναι θατέρῳ. ὅτι δ' ἀληθές ἐστιν ἕκαστον
τῶν εἰρημένων, οὐ χαλεπὸν ἐπιδεῖξαι διὰ βραχέων. ὁ μὲν
γὰρ καιρὸς ὀξὺς διὰ τὴν τῆς τέχνης ὕλην, λέγω δὲ τὸ σῶμα ῥέον ἀεὶ καὶ μεταβαλλόμενον ἐν ἀκαριαίῳ χρόνῳ. ἐπι-
σφαλὴς δὲ ἡ πεῖρα καὶ αὐτὴ διὰ τὴν ὕλην. οὐ γὰρ πλίν-
θοι καὶ πηλὸς καὶ ξύλα καὶ λίθοι καὶ κέραμος καὶ σκύτη,
καθάπερ ἄλλων τεχνῶν ἡ ὕλη τῆς ἰατρικῆς ἐστιν, ἐν οἷς
ἄλυπον τὸ πειρᾶσθαι πολυειδῶς καὶ γυμνάζεσθαι παρὰ τὴν
ὕλην ἀσκοῦντα καὶ μελετῶντα τὰ θεωρήματα, καθάπερ ἐν
ξύλοις μὲν οἱ τέκτονες, ἐν δέρμασι ᵈ' οἱ σκυτοτόμοι. ξύλα

periculofa, judicium difficile. Ac fi ita dixerit: *vita brevis, ars longa,* quod occafio praeceps et experientia periculofa et judicium difficile. Propterea enim etiam ars
longa, quoniam occafio agendorum in ipfa eft maxime
praeceps, hoc eft anguftiffima et pauciffimi temporis. Ad
haec quoque quum duo fint remediorum inveniendorum
inftrumenta, ratio et experientia; experientia quidem periculofa eft, ratio vero difficilis, hoc eft quae cuicunque
innotefcere minime poteft. Vera autem effe fingula quae
dicuntur paucis oftendere non arduum eft. Occafio namque praeceps eft propter artis materiam; dico vero corpus quod continenter fluit et exili tempore mutatur. At
experientia periculofa eft ipfaque talis materiae ratione.
Non enim lateres, lutum, ligna, lapides, tegulae, coria,
medicinae ut ceterarum artium materia funt, in quibus
citra laefionem multis modis eum experiri et exerceri
decet, qui circa materiam verfetur et artis theoremata
meditetur, quod in lignis quidem lignarii fabri, in coriis

μὲν γὰρ καὶ σκῦτος διαφθεῖραι κακῶς μεταχειριζόμενον οὐδεὶς κίνδυνος· ἐπ᾽ ἀνθρωπείου δὲ σώματος πειρᾶσθαι τῶν
ἀπειράστων οὐκ ἀσφαλὲς, εἰς ὄλεθρον ὅλου τοῦ ζώου τῆς
κακῆς πείρας τελευτώσης. καὶ μὴν καὶ ἡ κρίσις, ὁ λόγος δ᾽
ἂν ἡ κρίσις εἴη, τῷ κρίνεσθαι (221) παρ᾽ αὐτοῦ τὰ ποιη-
τέα, χαλεπὸς καὶ δυσθήρατός ἐστιν ὅ γε ἀληθὴς, ὡς δηλοῖ
καὶ τὸ πλῆθος τῶν κατὰ τὴν ἰατρικὴν τέχνην αἱρέσεων.
οὐ γὰρ ἂν εἴπερ οἶόν τ᾽ ἦν ῥᾳδίως εὑρεθῆναι τὸ ἀληθὲς, εἰς
τοσοῦτον ἦκον ἀντιλογίας ἀλλήλοις οἱ ζητήσαντες αὐτὸ,
τοιοῦτοί τε καὶ τοσοῦτοι γενόμενοι. τοῖς δ᾽ ἐμπειρικοῖς
οὐχ ὁ λόγος εἰρῆσθαι δοκεῖ κρίσις, ἀλλ᾽ ἡ τῶν διὰ τῆς
πείρας εὑρισκομένων βοηθημάτων ἐπίκρισις. ὄντως γὰρ καὶ
τοῦτο χαλεπὸν καὶ δυσθήρατον, ὅταν πολλῶν ἰαμάτων τῷ
κάμνοντι γεγενημένων ἕν τι ἐξ αὐτῶν αἰτιᾶται τῆς ὠφελείας ἢ βλάβης. εἰ γὰρ οὕτως ἔτυχε κοιμηθέντος καλῶς
αὐτοῦ καὶ καταιωνηθέντος ἐφεξῆς καὶ καταπλασθέντος ἐπὶ
τούτῳ, κἄπειτα κλυσθέντος ἢ αὐτομάτως τῆς γαστρὸς ἐν-
δούσης, εἶτα καὶ τραφέντος τοιάσδε τινὰς τροφὰς, κἀπὶ

vero coriarii moliuntur. Ligna fiquidem et corium male
tractantem corrumpere nullum periculum eft, at in corpore humano inexperta experiri periculo non vacat, quum
prava experientia ad totius animantis jacturam procumbat.
Quin etiam et judicium, exftiterit autem ratio ipfa judicium, quod per eam facienda judicentur, arduum et captu
difficile eft; vera autem illa ratio, quod fectarum multitudo in arte medica declarat. Non enim fi veritas effet
inventu facilis, tot ac tanti viri in ea quaerenda occupati in tam pugnantes fibi invicem fententias deveniffent.
Verum empiricis non videtur ratio dici judicium, fed
eorum quae per experientiam inventa funt auxiliorum
delectus. Nam revera haec res et difficilis et inventu ardua
exiftit, quum multis remediis aegrotanti adhibitis quoddam
unum ex ipfis utilitatis aut laefionis caufa fit. Si namque
ita fors tulerit, ipfum recte dormiiffe, deinde fotu per-
fufum fuiffe, poftea emplaftrum admotum, deinde cly-
fterem injectum vel fpontaneam dejectionem habuiffe;

τούτοις ἅπασιν ὠφε- [5] ληθέντος ἢ βλαβέντος οὐ ῥᾴδιον
εἰπεῖν διὰ τί τῶν γεγενημένων συνέβη τὸν ἄῤῥωστον ὠφεληθῆναι ἢ βλαβῆναι. διὰ ταῦτ᾽ οὖν ἅπαντα ἡ κρίσις χαλεπή. συγκεφαλαιωσόμεθα γοῦν ἤδη τὸν λόγον. ἡ μὲν
τέχνη μακρὰ γίνεται, ἑνὸς ἀνθρώπου παραμετρουμένη βίῳ.
χρήσιμον δὲ τὸ καταλιπεῖν συγγράμματα καὶ μάλιστα τὰ
σύντομά τε καὶ ἀφοριστικά· εἴς τε γὰρ αὐτὴν τὴν πρώτην
μάθησιν καὶ εἰς τὴν ὧν ἔμαθέ τις ὠφεληθῆναι μνήμην καὶ
εἰς τὴν ὧν ἐπελάθετό τις μετὰ ταῦτα ἀνάμνησιν ὁ τοιοῦτος τρόπος τῆς διδασκαλίας ἐπιτήδειος. ὁμολογεῖ δὲ τούτοις καὶ τὸ ἐπιφερόμενον. ὡς γὰρ ὑπὲρ τοῦ συγγράμματος
αὐτοῦ καὶ τῶν κατ᾽ αὐτὸ λεχθησομένων προοιμίου γεγονότος
εἰκότως ἐπιφέρων ἐρεῖ· δεῖ δ᾽ οὐ μόνον ἑωυτὸν παρέχειν
τὰ δέοντα ποιέοντα, ἀλλὰ καὶ τὸν νοσέοντα καὶ τοὺς παρεόντας καὶ τὰ ἔξωθεν. εἰ μέλλοι τις κρῖναι, φησὶ, ποτὲ
τὰ κατὰ τὸ βιβλίον εἰς ὅσον ἀληθείας ἥκει, οὐ μόνον
ἑαυτὸν παρεκτέον ἐστὶ, τὰ δέοντα ποιέοντα καὶ μηδὲν τῶν

deinde tales cibos affumfiffe et poft haec omnia opem vel
noxam percepiffe, non facile dictu eft, quaenam rerum
geftarum aegrotum juviffe aut laefiffe contigerit. His igitur de caufis omnibus judicium difficile. Jam itaque orationem fummatim proferamus. Ars quidem longa eft, fi
eam unius hominis vita metiamur. Quare operae pretium
eft pofteris opera relinquere praefertim et concifa et apho-
riftica. Nam ejusmodi doctrinae genus et ad ipfam primam difciplinam et ad eorum quae quis didicerit memoriam
juvandam et eorum quae aliquis oblitus poftea fuerit, recordationem idoneum eft. Adftipulatur autem his quod
fubfequitur. Quum enim operi ipfi atque iis quae in eo
dicentur praefationem praetexuiffet confentaneam, orationi
claufulam addidit his verbis: *at non folum medicum fe
ipfum quae deceat obeuntem, fed et aegrotum et adftan-
tem et externa praefto effe oportet.* Si quis, inquit, aliquando dijudicaturus eft quae hoc in libro fcribuntur
quantum fortiantur veritatis, is non folum fe ipfum prae-

χρησίμων τῷ νοσοῦντι παραλείποντα, ἀλλὰ καὶ αὐτὸν ἐκεῖνον εὐπειθῆ τε ἅμα καὶ μηδὲν ἰδίᾳ χαριζόμενον ἡδονῇ πεφυκέναι, καὶ μέντοι καὶ τοὺς ὑπηρετοῦντας ἐπιτηδείους καὶ
δὴ καὶ τὰ ἔξωθεν ἅπαντα συμπαρεσκευασμένα. καὶ γὰρ δι'
ἐκεῖνα πολλάκις ἤτοι τὴν πρόγνωσιν ἢ τὴν θεραπείαν ἢ
ἄμφω συνέβη διακοπῆναι, τὰ δ' ἔξωθέν ἐστι, τά τε κατὰ
τὰς οἰκήσεις ἐπιτηδείους οὔσας ἢ καὶ ἐνοχλουμένας ἢ οὐκ
ἐνοχλουμένας, καὶ ἔτι τὰ προσαγγελλόμενα καὶ πραττόμενα
θυμὸν ἢ λύπην, ἤ τι τοιοῦτον ἕτερον ἐργαζόμενα τῷ νοσοῦντι καὶ προσέτι τὰ νύκτωρ αὐτῷ τὸν ὕπνον διακόπτον-
τα μυρία ἐπὶ μυρίοις ὄντα. εἰ οὖν, φησὶν, ἅπαντα ταῦτα
καλῶς καὶ ἀμέμπτως ἔχει τῶν κατὰ τοῦτο τὸ βιβλίον αὐτῷ
γεγραμμένων, οὐδὲν εὑρεθήσεται ψεῖδος.

β'.

Ἐν τῇσι ταραχῇσι τῆς κοιλίης καὶ τοῖσιν ἐμέτοισι τοῖσιν
αὐτομάτως γινομένοισιν ἢν μὲν οἷα δεῖ καθαίρεσθαι κα-

ftare oportet quae deceat obeuntem, nihilque quod aegro
profuturum fit praetermittere; immo et ipfum aegrum
fimul medico obfequi nec quidquam propriae voluptati in-
dulgere; miniftros etiam idoneos affidere oportet; ad haec
et externa omnia probe comparata. Etenim propter illa
plerumque vel praenotionem vel curationem vel utramque interrumpi contingit. Externa autem funt habitatio-
nes idoneae vel turbarum plenae vel turba vacantes; praeterea quae nuntiantur et aguntur, iram aut moerorem aut
aliquem ejusmodi alium affectum aegrotanti parturientia,
ad haec et alia quae noctu ipfi fomnum abrumpunt, quae
prope infinita funt. Si igitur, inquit, haec omnia probe
et citra errorem fe habuerint, nihil eorum quae hoc in
libro fcribuntur falfum effe comperietur.

II.

*In alvi perturbationibus et vomitionibus quae fponte obo-
riuntur, fi qualia purgari oporteat purgentur, confert*

θαίρωνται, ξυμφέρει τε καὶ εὐφόρως φέρουσιν, ἢν δὲ μή,
τοὐναντίον. οὕτω δὲ καὶ ἡ κενεαγγείη ἢν μὲν οἵην δεῖ
γίγνεσθαι, γίγνηται, ξυμφέρει τε καὶ εὐφόρως φέρουσιν,
ἢν δὲ μὴ τοὐναντίον. ἐπιβλέπειν οὖν δεῖ καὶ χώρην καὶ
ὥρην καὶ ἡλικίην καὶ νούσους ἐν ᾗσι δεῖ ἢ οὔ.

Οὐ περὶ ποσότητος αὐτῷ τῶν κενουμένων ἐστὶν ὁ λόγος, ὥς τινες ᾠήθησαν, ἀλλὰ περὶ τῆς [6] ποιότητος μόνης, ὡς δηλοῖ σαφῶς ἑκάτερον τῶν ὀνομάτων, τό τε οἷα καὶ
τὸ οἵη. ἐπὶ μὲν γὰρ τῶν αὐτομάτως γινομένων κενώσεων
προσεῖπεν ἢν μὲν οἷα δεῖ καθαίρεσθαι καθαίρωνται, ξυμφέρει τε καὶ εὐφόρως φέρουσιν· ἐπὶ δὲ τῶν ὑπὸ τοῦ ἰατροῦ, ἢν μὲν οἷα δεῖ γίγνεσθαι, γίγνηται. καίτοι δυνάμενος
εἰπεῖν, ἢν μὲν ὅσα δεῖ καθαίρεσθαι καθαίρηται, καὶ πάλιν
εἰ ἢν μὲν ὅσα δεῖ γίγνεσθαι γίγνηται. δηλοῦται δὲ τοῦτο
καὶ διὰ τοῦ καθαίρεσθαι ῥήματος. οὐ γὰρ ἁπλῶς εἶπεν
ἢν μὲν οἷα δεῖ κενοῦσθαι, ἀλλὰ ἢν μὲν οἷα δεῖ καθαίρε-

---

*et facile ferunt; fin minus, contra. Sic et vaforum
vacuatio, fi qualem fieri oportet fiat, et confert et facile ferunt; fin minus, contra. Itaque infpicere oportet et regionem et anni tempeftatem et aetatem et morbos, quibus vacuari aut non vacuari oporteat.*

Non de eorum quae vacuantur quantitate ipfi fermo
eft, ut nonnulli arbitrati funt, fed de fola qualitate, quod
dilucide prodit utcunque vocabulum, qualia et qualis.
Nam in iis quae fponte fiunt vacuationibus dixit. Si
qualia oportet purgari purgentur, confert et facile ferunt.
In iis vero quae a medico, fi qualis fieri debeat fiat vaforum vacuatio, licet potuiffet dicere, fi quanta purgari
oporteat purgentur et rurfus, fi quanta fieri debeat vaforum fiat vacuatio. Idem vero oftenditur et per verbum
purgari. Non enim fimpliciter dixit, fi qualia oporteat
vacuari; fed fi qualia oporteat purgari. Eft autem pur-

σθαι ἔφη. καθάρσις δέ ἐστιν ἡ τῶν λυπούντων κατὰ ποιότητα κένωσις. ἔν γε δὴ τούτοις ἁμαρτάνουσιν οἱ πλεῖστοι
τῶν ἐξηγητῶν, οὐ συνιέντες οὔτε τῶν φωνῶν οὔτε τῆς γνώμης τἀνδρός. ἔτι δὲ μᾶλλον ἐπειδὰν τὸ τῆς κενεαγγείας
ὄνομα τινὲς μὲν ἐπὶ τῆς ἀσιτίας, τινὲς δὲ ἐπὶ τῆς φλεβοτομίας ἀκούωσιν. ὁ γὰρ Ἱπποκράτης ἅπασαν κένωσιν ὀνομάζει κενεαγγείαν ἀπὸ τοῦ συμβεβηκότος, ἐπειδὴ κενὰ τὰ ἀγγεῖα συμβαίνει γίνεσθαι κατὰ πάσας τὰς κενώσεις. ὁ μὲν
δὴ λόγος αὐτῷ νῦν ἐστι περὶ ποιότητος τῶν κενουμένων.
ὥσπερ δὲ παρακελεύεται διὰ παντὸς ὅσα καλῶς ὑπὸ τῆς
φύσεως γίγνεται ταῦτα μιμεῖσθαι τὸν ἰατρὸν, οὕτω καὶ
νῦν ἐποίησε τῶν περὶ τῶν αὐτομάτων κενώσεων προτάξας
λόγον, ἐν αἷς ὅταν μὲν οἷα δεῖ κενῶνται, τουτέστι τὰ λυποῦντα ξυμφέρει τε καὶ εὐφόρως φέρουσιν. εἰ δὲ ἄλλων
τινῶν ἡ κένωσις γένηται καὶ μὴ τῶν λυπούντων, τὸ ἐναντίον οὔτε συμφέρει καὶ δυσφοροῦσιν οἱ κάμνοντες. οὕτως
οὖν εἰ καὶ ὑπὸ τοῦ ἰατροῦ κένωσίς τις ἐπιτηδεύοιτο, τῶν
λυπούντων αὕτη γιγνέσθω, καθάπερ καὶ ἐν ἄλλοις παρακε-

gatio humorum qualitate moleftorum vacuatio. In his
fane plurimi aberrant interpretes, qui neque verba, neque hominis mentem affequuntur. Tum vero magis pec-
cant, quum nonnulli depletionis vaforum nomen pro inedia, alii pro venae fectione accipiant. Hippocrates fi
quidem omnem vacuationem vaforum depletionem ab
eventu nominat, quoniam in omnibus vacuationibus vafa
depleri contingit. Itaque nunc ipfi fermo eft de qualitate
eorum quae vacuantur. Quemadmodum autem femper ad-
hortatur, quae probe a natura fiunt, ea medicum imitari,
fic et nunc agit a fpontaneis vacuationibus fuam exorfus
orationem, in quibus fi qualia oportet, hoc eft quae infeftant, vacuentur, et confert et leniter ferunt. Quodfi
aliorum quorundam fiat evacuatio et non eorum quae moleftant, contrarium obvenit, neque confert et graviter ferunt aegrotantes. Ita fane fi quam medicus moliatur humorum vacuationem, eorum quae moleftant ipfa efto,
quemadmodum et aliis in locis humorem noxium imperat,

ΚΑΙ ΓΑΛΗΝΟΥ ΕΙΣ ΑΥΤΟΥΣ ΥΠΟΜΝΗΜΑΤΑ. 359

Ed. Chart. IX. [6.]   Ed. Baf. V. (221.)

λεύεται τὸν λυποῦντα συμβουλεύων κενοῦν χυμὸν καὶ μὴ ἄλλον τινὰ πρὸ αὐτοῦ. φλέγματος μὲν οὖν πλεονάζοντος τοῦτο
κενωτέον ἂν εἴη παντὶ τρόπῳ. χολῆς δὲ ξανθῆς εἴτε μελ-
λαίνης ἐνοχλούσης ἀφεκτέον μὲν τοῦ φλέγματος, τὴν λυποῦ-
σαν δὲ χολὴν κενωτέον. οὕτω δὲ κἂν αἱματικὸν ᾖ τὸ
πλεονάζον, αἵματος τὸ ποιητέον τὴν κένωσιν καὶ δὴ καὶ
εἰ ὀρρὸς αἵματος ἐκείνου. τεκμαίρεσθαι δὲ δεῖ τὸν πλεονάζοντα χυμὸν τῇ χρόᾳ, πλὴν εἴ τινες ὑποχωρήσαιεν εἰς τὸ
βάθος τοῦ σώματος. τὸ γὰρ χρῶμα τῶν χυμῶν ἐοικὸς
ἀνθέων ὁκόσων μὴ ἄμπωτίς ἐστιν. ἐπὶ τούτων οὖν μάλιστα τῶν ὑπονοστησάντων καὶ μὴ κεχυμένων ὁμαλῶς εἰς ὅλον
τὸ σῶμα, προσεπιβλέπειν δεῖ ὥρην καὶ χώρην καὶ ἡλικίην
καὶ νούσους ἐν ᾗσι δεῖ ἢ οὔ· τουτέστιν ἐν αἷς προσῆκεν ἢ μὴ
τοιοῦδέ τινος ἢ τοιοῦδε χυμοῦ ποιεῖσθαι τὴν κένωσιν. ἔχει
μὲν γὰρ καὶ αὐτὸς ἕκαστος τῶν πλεοναζόντων ἐν τῷ σώματι
χυμῶν ἴδια γνωρίσματα, περὶ ὧν ἐπὶ πλέον ἐν τοῖς ἑξῆς
ἐροῦμεν, οὐ μὴν ἀλλὰ καὶ πρὸς τὴν τελείαν διάγνωσιν ἐπιβλέπειν χρὴ καὶ τὴν ἐνεστῶσαν ὥραν τοῦ ἔτους καὶ τὸ χω-

neque alterum quendam pro eo vacuari. Itaque pituita
exuberante, haec modis omnibus vacuanda eft, flava vero
bile aut atra infeftante, a pituita abftinendum et infeftans bilis vacuanda. Sic humor quoque fanguineus fi
exuberet, fanguinis vacuatio molienda et feri fanguinis,
fi illud redundet. At vero exuberantem humorem ex colore conjectari oportet, nifi quum quidam in corporis altum recefferint. Color enim fimilis efflorefcit humoribus,
nifi ipfi intro refluxerint. Atque in iis maxime qui intro
recefferunt, neque funt aequabiliter per totum corpus
diffufi, fpectanda eft anni tempeftas et regio et aetas et
morbi, quibus vacuari aut non vacuari oporteat, hoc eft
in quibus conveniat, necne hujus vel illius humoris vacuationem moliri. Quamquam enim habet humorum in
corpore exuberantium unusquisqne propria indicia, de
quibus deinceps plenius dicturi fumus, attamen ad perfectam rei cognitionem tum praefens anni tempeftas, tum

ρίον ἐν ᾧ νοσοῦσιν οἱ κάμνοντες καὶ τὴν ἡλικίαν αὐτῶν καὶ
τὴν ἰδέαν τῆς νόσου. ἔστω γὰρ, εἰ οὕτως ἔτυχε, χολῆς
ξανθῆς ἐν τῷ σώματι πλεονεκτούσης γνωρίσματα, συνεπι-
βλέπειν αὐτῇ δεήσει καὶ εἰ ὥρα θερινὴ καὶ εἰ τὸ χωρίον
θερμὸν καὶ εἰ ὁ κάμνων ἀκμάζων. οὕτω δὲ καὶ ἐπὶ τοῦ
φλέγματος, εἰ χειμὼν εἴη, εἰ τὸ χωρίον ψυχρὸν, εἰ πρεσβύ-
της ὁ ἄνθρωπος· ἀλλὰ καὶ πρὸς τούτοις ἅπασιν, αὐτὸ τὸ
εἶδος τῆς νόσου ἐπιβλεπτέον, οἷον ὅτι τριταῖος μὲν, εἰ οὕτως ἔτυχεν, ὑπὸ τῆς ξανθῆς χολῆς ἐπικρατούσης γίνεται,
[7] τεταρταῖος δ᾽ ὑπὸ τῆς μελαίνης, ἀμφημερινὸς δὲ ὑπὸ
τοῦ φλέγματος, καὶ καρκίνος μὲν ὑπὸ τῆς μελαίνης χολῆς,
ἐρυσίπελας δὲ ὑπὸ τῆς (222) ξανθῆς, τῶν τ᾽ ἄλλων νοσημάτων ὡσαύτως ἕκαστον. ἐὰν γὰρ ταῦτα πάντα διορισώ-
μεθα, βεβαιότερον ἐπὶ τὴν τοῦ λυποῦντος χυμοῦ κένωσιν
ἀφιξόμεθα. πάντων οὖν ἀτοπώτατοι τῶν ἐξηγητῶν εἰσιν
οἱ νομίζοντες τὸν λόγον αὐτῷ ὑπὲρ ἀσιτίας γίνεσθαι μόνης
τῆς ἐν τοῖς πυρετοῖς. οὔτε γὰρ αὐτὸς ὠνόμασε πυρετοὺς ὅ
τε λόγος ἐπὶ πάντων ἐστὶ καθόλου τῶν παρὰ φύσιν, ἐκδιδά-

regio in qua degunt aegrotantes, tum ipforum aetas, tum
denique morbi idea confideranda eft. Sint enim, fi ita
contigerit, flavae bilis in corpore redundantis indicia,
una cum ipfis infpiciendum erit an tempus aeftivum an
regio calida, an aeger aetate floreat. Ita vero et de pituita confiderandum eft an hiems adfit, an regio frigida, an homo fenex. Atque praeter haec omnia ipfam morbi fpeciem confiderare oportet, ut quod tertiana, fi ita
fors tulerit, fiat a flava bile modum excedente, quartana
ab atra, quotidiana a pituita, cancer ab atra bile, eryfipelas a flava, atque fingulae ceterorum morborum fpecies. Si enim haec omnia diftinxerimus, fecurius ad
noxii humoris vacuationem accedemus. Omnium igitur
interpretum abfurdiffimi funt qui ipfum de fola inedia,
quae in febribus imperatur, verba facere arbitrantur,
quum ipfe minime febres nominaverit, ac de omnibus in
univerfum habeatur fermo quae funt praeter naturam,

σκων ἡμῶν σκοποὺς, οἷς προσέχοντας εὑρίσκειν προσήκει
τὸ ποιὸν τῆς κενώσεως, οὐ τὸ ποσόν. ὁ γὰρ ἐφεξῆς ἀφορισμὸς ὑπὲρ τοῦ ποσοῦ διαλέγεται. κατὰ τίνα δὲ καιρὸν
τοῦ νοσήματος ἐπιχειρεῖν δεῖ τῇ κενώσει καὶ τίνι τρόπῳ
ποιητέον αὐτὴν ἐν ἄλλοις ἀφορισμοῖς ἑξῆς ἐρεῖ. ὅθεν οὐδ᾽
ἐμοὶ νῦν ἀναγκαῖόν ἐστι λέγειν περὶ αὐτῶν. οὕτω γὰρ ἂν
οὐδὲν μὲν εἴην σοφώτερος διδάσκων, εἰς μῆκος δὲ λόγων οὐκ
ἀναγκαῖον ἐκτείνων τὰ ὑπομνήματα.

γ'.

Ἐν τοῖσι γυμναστικοῖσιν αἱ ἐπ᾽ ἄκρον εὐεξίαι σφαλεραὶ,
ἢν ἐν τῷ ἐσχάτῳ ἔωσιν. οὐ γὰρ δύνανται μένειν ἐν τῷ
αὐτέῳ οὐδὲ ἀτρεμέειν. ἐπεὶ δὲ οὐκ ἀτρεμέουσιν, οὐδέ
τι δύνανται ἐπὶ τὸ βέλτιον ἐπιδιδόναι, λείπεται οὖν ἐπὶ
τὸ χεῖρον. τουτέων οὖν εἵνεκεν τὴν εὐεξίην λύειν ξυμφέρει μὴ βραδέως, ἵνα πάλιν ἀρχὴν ἀναθρέψιος λάβῃ τὸ
σῶμα. μηδὲ τὰς ξυμπτώσιας ἐς τὸ ἔσχατον ἄγειν, σφα-

quorum nos docet indicationes, quibus incumbentes non
quantitatem, ſed qualitatem vacuationis invenire convenit. Nam de quantitate ſequens digerit aphoriſmus. Quo
autem morbi tempore aggredienda ſit evacuatio et quomodo ipſa facienda, in aliis deinceps aphoriſmis explicabitur. Unde neque nunc mihi de his dicere neceſſarium
videtur. Sic enim noſtra doctrina non foret ſapientior et
commentarii ad immenſam minimeque neceſſariam prolixitatem devenirent.

III.

*Summae atheletarum euexiae ſi ad extremum proceſſerint,
periculoſae. Non enim eodem in ſtatu morari queunt,
neque confiſtere. Quum autem non confiſtant, neque
in melius poſſint provehi, ſupereſt ſane ut in deterius
labantur. Quas ob res ejusmodi euexias haud cunctan-
ter ſolvere confert, quo novae rurſum nutricationis corpus initum ſumat. Non tamen concidentium vaſorum*

Ed. Chart. IX. [7. 8.]　　　　　　　Ed. Baf. V. (222.)

λερὸν γὰρ, ἀλλ' ὁκοίη ἂν ἡ φύσις ᾖ τοῦ μέλλοντος ὑπομένειν, ἐς τοῦτο ἄγειν. ὡσαύτως δὲ καὶ αἱ κενώσεις αἱ ἐς
τὸ ἔσχατον ἄγουσαι σφαλεραί· καὶ πάλιν αἱ ἀναθρέψιες,
αἱ ἐν τῷ ἐσχάτῳ ἐοῦσαι σφαλεραί.

_____

Τὸν μὲν πρὸ τούτου λόγον αὐτῷ περὶ ποιότητος εἶναι
ἐδείξαμεν τῶν κενουμένων. ἐν τούτῳ δὲ καὶ τοῖς ἐφεξῆς
περὶ ποσότητος βούλεται διδάσκειν καὶ ἄρχεταί γε παρὰ τῆς
ἀμέτρου πληρώσεώς τε καὶ κενώσεως ἐν τῷδε τῷ νῦν ἡμῖν
προκειμένῳ ἀφορισμῷ, ὁμοίως τῷ πρόσθεν ὑποθέμενός τι
παράδειγμα καὶ πρὸς τοῦτο κατευθύνων τὸν λόγον, ὥσπερ
ἔθος αὐτῷ. τὸ παράδειγμα δὲ αὐτῷ ἐστιν ἡ γυμναστικὴ
εὐεξία. γυμναστικὴν δὲ εὐεξίαν ὀνομάζει τὴν τῶν αὐτὸ
τοῦτο ἔργον πεποιημένων, κατὰ τὸν βίον ἅπαντα διατριβὴν
ἐν γυμνασίοις, τοῦ κα- [8] ταβάλλειν ἑτέρους ἕνεκα, καθάπερ οἱ ἀθληταί. ἡ μὲν γὰρ ἁπλῶς εὐεξία λεγομένη ἦν
καὶ τῶν ἀγροίκων ἔχουσι πολλοί, σκάπτοντες καὶ θερίζοντες

_____

*vacuationes ad extremum ducendae. Eadem vero ra-
tione et quae ad extremum ducunt vacuationes periculoſae. Et viciſſim refectiones ad extremum appulſae
periculoſae.*

_____

Praecedentem hunc fermonem eſſe de eorum quae
vacuantur qualitate oftendimus. In hoc autem ac fequentibus vult de quantitate docere, et ab immoderata repletione et evacuatione exorditur. At in hoc praefenti aphorifmo nobis propofito peraeque ac fuperiore quoddam
exemplum fupponit, ad quod, quemadmodum ipfi mos
eft, orationem dirigat. Exemplum autem ipfi eft gymna-
ftica euexia. Gymnafticam autem euexiam nominat habitum in exercitiis adverfariorum profternendorum gratia
comparatum ab iis qui hanc ipfam functionem per totam
vitam ut athletae obierunt. Nam quae abfolute euexia
nominatur, quam multi agricolae terris fodiendis, fegeti-

καὶ ἄλλα ὅσα κατὰ τὸν βίον διαπονούμενοι οὐχ ἥκει μέχρι
πληρώσεως ἀμέτρου. τῆς δὲ τῶν ἀθλητῶν εὐεξίας οὐ μικρὸν τουτό ἐστιν ἔγκλημα τὸ περιβάλλεσθαι πειρᾶσθαι μέγεθος ὄγκου κατὰ τὸ σῶμα καὶ δηλονότι καὶ πλῆθος χυμῶν.
παρασκευαὶ γὰρ αὗται τῆς τοῦ παντός εἰσι σώματος θρέψεως καὶ οὐχ οἷά τε χωρὶς αὐτῶν ἑτοίμως παρεσκευασμένων εἰς ὄγκον ἀρθῆναι τοῦ δέοντος μείζονα τὰ σώματα,
διὸ καὶ σφαλερὰν ἀναγκαῖον εἶναι τὴν τοιαύτην διάθεσιν.
ὅταν γὰρ ὑπερπληρωθῇ τὰ ἀγγεῖα ποτῶν ἢ σιτίων, τοῦ
διαῤῥαγῆναι κίνδυνος αὐτοῖς ἢ καταπνιγῆναι ἢ καὶ σβεσθῆ-
ναι τὸ ἔμφυτον αὐτὸ θερμὸν, καθάπερ καὶ ἀπώλοντό τινες
ἐξαιφνίδιον ἤδη τῶν εἰς ἄκραν πλήρωσιν ἀφικομένων ἀθλητῶν. ἡ δ' εἰς τὰ κατὰ φύσιν ἔργα χρήσιμος εὐεξία τοιοῦτον οὐδένα κίνδυνον ἐφεδρεύοντα κέκτηται, τὸ μηδ' εἰς
ἄκρον ἥκειν ποτὲ τῆς πληρώσεως, ὅθεν οὐδὲ λύειν αὐτὴν
προσήκει, καθάπερ τὴν τῶν ἀθλητῶν, ὅταν εἰς ἄκρον ἥκῃ.
ταύτην γὰρ χρὴ λύειν μὴ βραδέως, ἀλλὰ φθάνειν δηλονότι

bus metendis et ceteris ad vitam elaborandis fortiuntur,
ad immoderatam repletionem non provehitur. At boni
athletarum habitus improbatio haec non levis eft, quid
fit carneae molis magnitudine corpus induere ac proinde
ipfi humorum copiam accumulare ftudeant. Hi enim apparatus funt ad totius corporis nutritionem, qui fi ipfi
praefto non adfint, fieri non poteft ut corpora in majorem quam deceat molem attollantur, quare ejusmodi affectum periculofum effe neceffe eft. Quum enim vafa cibis
ac potibus fuerint fupra modum repleta, periculum eft ne
aut ipfa rumpantur aut calor ipfe nativus fuffocetur, aut
etiam exftinguatur, quod athletis jam quibusdam accidit,
qui ad fummam repletionem deducti derepente interierunt.
Verum quae ad naturales functiones obeundas utilis eft euexia,
nullum eminens ejusmodi periculum attulit, quia nunquam ad
extremam venit repletionem, quare ipfam folvere non decet,
quemadmodum athleticam; quum ad extremum venerit. Hanc
enim folvere oportet haud cunctantes, fed antevertentes

τὸν κίνδυνον. τὴν αἰτίαν δὲ αὐτὸς τοῦ χρῆναι λύειν αὐτὴν
τοιαύτην ἔγραψεν· οὐ γὰρ δύνανται μένειν ἐν τῷ αὐτέῳ
οὐδ᾽ ἀιρεμέειν εἰπών· ἀεὶ γὰρ τῆς φύσεως τὴν πέψιν καὶ
τὴν ἀνάδοσιν καὶ τὴν ἐξαιμάτωσιν καὶ τὴν πρόσθεσιν καὶ
τὴν πρόσφυσιν καὶ τὴν ἐξομοίωσιν ἐργαζομένης, ὅταν μήτε
προσθεῖναί τι τοῖς στερεοῖς τοῦ σώματος μορίοις ἐγχωρεῖ
μήθ᾽ αἱ φλέβες ἔτι χώραν ἔχωσιν ὑποδέχεσθαι τὴν ἀναδι-
δομένην τροφὴν, ἀνάγκη κίνδυνον καταλαβεῖν ἢ ῥήξεως ἀγγείου τινὸς ἢ ἐξαιφνιδίου θανάτου. ἵνα οὖν ἔχῃ χώραν αὖθις ἀνατρέφεσθαι τὸ σῶμα, λύειν χρὴ μὴ βραδέως τὴν
εὐεξίαν. ἡ λύσις δ᾽ αὐτῆς κένωσίς ἐστι δηλονότι καὶ χρὴ
ταύτην οὐδ᾽ αὐτὴν ἀμέτρως ποιεῖσθαι. καὶ γὰρ καὶ τοῦτο
σφαλερὸν, οὐχ ἧττον ἀμέτρου πληρώσεως. σκοπὸς δὲ τοῦ
ποσοῦ τῆς κενώσεως οὐ τὸ πλεονάζον μόνον, ἀλλὰ καὶ ἡ
φύσις ἂν εἴη, τουτέστιν ἡ δύναμις τοῦ κενουμένου ἀνθρώπου.
ἄλλοι γὰρ ἄλλως εἰώθασι φέρειν μᾶλλον τὰς κενώσεις. ταῦτα
μὲν οὖν αὐτῷ περὶ τῆς ἀθλητικῆς εὐεξίας εἴρηται καὶ αὐτὰ μὲν καθ᾽ ἑαυτὰ χρήσιμα τοῖς βουλομένοις τὴν ἐπιτή-

folutione periculum. Quam ob caufam vero ipfam folvere
oporteat, eam ipfe his fcripfit verbis: *Neque enim eodem
in ftatu morari queunt, neque confiftere.* Quum enim
femper natura coctionem, diftributionem, fanguinis crea-
tionem, adjectionem, agglutinationem et affimilationem
moliatur, quumque nihil folidis corporis partibus poffit
adjici, neque venae etiamnum locum habeant, in quem
alimentum diftributum recipiant, tum neceffario aut ruptionis vafis alicujus, aut repentinae mortis periculum ad-
fertur. Ut igitur corpus habeat locum, quo rurfum nu-
nutriatur, euexia citra moram folvenda eft. Ipfius
autem folutio, ut liquet, evacuatio eft. Et haec quoque
vacuatio non ultra modum ducenda eft; immodica namque
vacuatio non minus quam immoderata repletis periculofa.
Vacuationis autem quantitatem non folum humor exuberans,
fed etiam natura, hoc eft hominis vacuandi vires indicave-
rint. Alii enim aliis magis vacuationes ferre confueverunt.
Haec itaque ipfi de athletica euexia dicta funt et haec

δευσιν ἐκείνην μετέρχεσθαι καὶ τοῖς ἰατροῖς δὲ ὡς παράδειγμα
τοῦ λόγου τοῦ μέλλοντος λεχθήσεσθαι. φησὶ γὰρ, ὡσαύτως δὲ
καὶ αἱ κενώσιες αἱ εἰς τὸ ἔσχατον ἄγουσαι σφαλεραὶ καὶ πάλιν
αἱ ἀναλήψιες αἱ ἐν τῷ ἐσχάτῳ ἐοῦσαι σφαλεραὶ, τοιοῦτόν
τι βουλόμενος ἐνδείξασθαι καθ᾽ ὅλον τὸν λόγον, ὡς ὅτι οὔτε
κενοῦν οὔτε πληροῦν ὑπερβαλλόντως προσήκει. μάθοιμεν
δ᾽ ἂν τοῦτο μάλιστα παρὰ τῆς ἀθλητικῆς εὐεξίας, ἧς καίτοι τἄλλα κεκτημένης οὐ μεμπτά. καὶ γὰρ καὶ εὔχυμοι καὶ
ἰσχυροὶ ταῖς δυνάμεσίν εἰσιν οἱ γυμναστικοὶ, ὅμως τοῦτό
γε αὐτὸ μέγιστόν ἐστιν αὐτοῖς κακὸν, τὸ εἰς ἄκρον ἥκειν
πληρώσεως. διὸ καὶ λύεσθαι δεῖται συντόμως, ὥσπερ αὖ
πάλιν οὐδ᾽ εἰς ἔσχατον ἄγειν χρὴ κενώσεως τοὺς τοιούτους·
οὕτως οὐδὲ τοὺς ἄλλης δεομένους ἡστινοσοῦν κενώσεως
ὑπερκενοῦν προσήκει. καθόλου γὰρ εἰπεῖν ἐν πάσῃ κενώσει στοχάζεσθαι προσήκει [9] τῆς δυνάμεως καὶ μέχρις
ἂν ἀντέχῃ καὶ μὴ κάμνῃ, πειρᾶσθαι τὸ περιττὸν ἀπάγειν,
καταλυομένης δὲ, κἂν ἔτι λείπηταί τι τῶν περιττῶν, φυλάτ-

quidem per fe utilia funt iis, qui illud inftitutum fectari
defiderant, medicis vero funt tanquam exemplum orationis quam dicturus eft. Dicit enim: *Eadem vero ratione
et quae ad extremum ducunt vacuationes, periculofae. Et
viciffim refectiones ad extremum ductae periculofae*, tale
quid toto eo fermone demonftrare volens, quod nimirum
neque vacuare neque replere praeter modum oporteat.
At id potiffimum ex athletica euexia didicerimus, quae
etiamfi et alia haud noxia habuerit, nam gymnastae et
bonis abundant humoribus et virium pollent robore, ipfis
tamen hoc ipfum malum eft maximum, quod ad extremam repletionem venerit, quapropter brevi eam folvere
oportet. Ac rurfus quemadmodum tali habitu praediti,
ad extremam vacuationem non funt perducendi, fic neque
qui alia quavis egent vacuatione non funt praeter modum evacuandi. Nam univerfe loquendo in omni evacuatione vires conjecturis fpectandae funt, ac donec per-
ferunt, neque deficiunt, exfuperantem humorem educere
ftudendum eft. At quum vires diffolvuntur, etiamfi refi-

τεσθαι χρὴ τὴν κένωσιν. τὸ δὲ καὶ πάλιν αἱ ἀναθρέψιες
αἱ ἐν τῷ ἐσχάτῳ ἐοῦσαι σφαλεραί, εἰ μὲν ἀνταποδώσειν
μέλλοι τις τῷ παραδείγματι τὸν λόγον, ὡς μὴ γενέσθαι κο-
λοβὸν, ἐπὶ τῆς ἐσχάτης πληρώσεως εἰρῆσθαι δόξει, παραι-
νοῦντος αὐτὴν φυλάττεσθαι καὶ μὴ μέχρι τοσοῦτον τὰς ἀναθρέψεις ποιεῖσθαι τῶν σωμάτων, μίχρις ἂν εἰς τὸ ἔσχατον
ἀφίξωνται τῆς πληρώσεως. εἰ δὲ τῷ τῆς λέξεως σχήματι
προσέχοις τὸν νοῦν, ὥσπερ ἔνιοι τῶν ἐξηγησαμένων τὸ βιβλίον περὶ τοῦ αὐτοῦ πράγματος, δὶς αὐτὸν ἐπινοήσειε λέγειν
ἑτέρως καὶ ἑτέρως. ὅταν μὲν οὖν εἴπῃ, ὡσαύτως καὶ αἱ
κενώσιες αἱ εἰς τὸ ἔσχατον ἄγουσαι σφαλεραί, κατ᾽ αὐτὸ
τοῦτο μόνον φεύγειν κελεύοντα τὰς ἀμέτρους κενώσεις, ὅτι
καὶ αἱ ἀναθρέψεις αἱ ἀπ᾽ αὐτῶν (223) οὐκ ἀσφαλεῖς εἰσιν, ὡς ἂν ἀσθενοῦς γεγενημένης τῆς φύσεως καὶ μήτε πέπτειν ἱκανῶς μήτ᾽ ἀναδιδόναι μήτ᾽ ἐξομοιοῦν δυναμένης,
παραλελείψεται δὴ φανερῶς, ἐὰν οὕτω τις δέξηται, θάτερον αὐτῷ μέρος τῆς διδασκαλίας, τὸ περὶ τῆς ἄκρας πλη-

duum fit aliquid, exuberantis humoris vacuatio cavenda
eft. Illud autem *et viciſſim refectiones ad extremum ap-
pulfae periculofae;* ſi quis debeat hunc fermonem ad extremum referre, ne ſit mutilus, de ultima repletione dictus videbitur, quam jubet vitari, neque eo uſque corpora
reficere, ut ad extremam repletionem veniant. Si vero
dicendi formae mentem adhibueris, ut nonnulli libri hujus
interpretes, de eadem re bis ipfum dicere, ſed aliter atque aliter cogitabis. Quum igitur dixerit, *eadem ratione
et quae ad extremum ducunt vacuationes, periculofae;* his-
ce verbis ipſis folum arbitraberis praecipere fugiendas effe
immodicas vacuationes, quod ſint admodum periculofae.
Quum vero fubnectens protulerit: *et viciſſim refectiones
quum extremae fuerint, periculofae;* ob id interdicere immoderatas vacuationes, quod et refectiones fequentes nequaquam fecurae exiftant, quod quum natura facta ſit imbecillis, jam nequeat probe fatis coquere, diftribuere, af-
fimilare. Verum ſi quis ita fermonem acceperit, altera
ipfi doctrinae pars de extrema repletione manifefte prae-

ρώσεως, καὶ μάτην ἔσται τῆς γυμναστικῆς εὐεξίας μεμνημένος. καὶ μὲν δὴ καὶ αὐτὸ τοῦτο τὸ προκείμενον ὄνομα
κατὰ τὴν λέξιν, τὸ πάλιν, ἐνδείκνυσθαί μοι δοκεῖ τὴν εἰρημένην γνώμην, εἰπόντος αὐτοῦ καὶ πάλιν αἱ ἀναθρέψιες αἱ
ἐν τῷ ἐσχάτῳ ἐοῦσαι σφαλεραί. ὥσπερ γὰρ ὑπὲρ ἄλλου
πράγματος τὸν λόγον ποιούμενος οὕτως ἐμνημόνευσε τὸ
καὶ πάλιν.

δ'.

Αἱ λεπταὶ καὶ ἀκριβέες δίαιται καὶ ἐν τοῖσι μακροῖσιν ἀεὶ
πάθεσι καὶ ἐν τοῖσιν ὀξέσιν, οὗ μὴ ἐπιδέχεται, σφαλεραί. καὶ πάλιν αἱ ἐς τὸ ἔσχατον λεπτότητος ἀφιγμέναι
δίαιται χαλεπαί. καὶ [10] γὰρ αἱ πληρώσιες αἱ ἐς τὸ
ἔσχατον ἀφιγμέναι χαλεπαί.

Ἐν τῷ πρόσθεν ἀφορισμῷ περὶ πάσης καθόλου δια-
λεχθεὶς ἀμέτρου πληρώσεώς τε καὶ κενώσεως, ἐν τούτῳ
περὶ τῆς τῶν νοσούντων διαίτης διεξέρχεται, κελεύων· ἡμᾶς

termittetur et fruftra gymnafticae euexiae meminerit.
Quin et hoc ipfum verbum, rurfus aut viciffim, toti orationi additum fententiam a nobis prolatam indicare videtur, quum diceret et rurfus refectiones, quum in extremo
fuerint, periculofae. Ut enim de re alia fermonem faciat,
ita id adpofuit et rurfus.

IV.

Tenuis et exquifitus victus cum in morbis longis femper,
　　tum in acutis, ubi non admittitur, periculofus. Ac
　　rurfum victus ad extremum tenuitatis progreffus mole-
　　ftus. Nam et repletiones ad extremum provectae mo-
　　leftae.

Quum fuperiore aphorifmo generatim de omni immoderata repletione et evacuatione loquutus fit, in hoc de
aegrotantium victu differit, nobis jubens in morbis qui-

ἐν μὲν τοῖς μακροῖς ἀεὶ πάθεσι φυλάττεσθαι τὰς λεπτὰς
διαίτας, ἐν δὲ τοῖς ὀξέσιν οὐκ ἀεί. φαίνεται γὰρ τὰ πλεῖστα τούτων λεπτῆς διαίτης δεόμενα, ἔνια δὲ αὐτῶν καὶ
τῆς ἐσχάτης λεπτῆς. εἴη δ᾽ ἂν ἐσχάτως μὲν λεπτὴ δίαιτα
ἡ δι᾽ ἀσιτίας μόνης ἢ μελικράτου μέχρι κρίσεως προϊοῦσα.
λεπτὴ δὲ δι᾽ ὀλίγων ἐδεσμάτων ἢ δι᾽ ὀλιγοτρόφων, οἷόν περ
καὶ ὁ τῆς πτισάνης ἐστὶ χυλός. ὅρος δ᾽ αὐτῆς ἡ τῆς δυνάμεώς ἐστι καθαίρεσις, ἧσπερ ἕνεκα καὶ τρέφομεν. ἐπὶ
μὲν οὖν τῶν ὑγιαινόντων ἀεὶ χρὴ τὴν ῥώμην τῆς δυνάμεως
φυλάττειν ἢ παραύξειν ταῖς τροφαῖς, οὐ καθαιρεῖν. καὶ
εἴη ἂν ἡ μὲν παραύξουσα τροφὴ ἀδρὰ, ἡ δὲ φυλάττουσα
σύμμετρος, ἡ δὲ καθαιροῦσα λεπτή. ταύτην μὲν οὖν φεύγειν χρὴ ἀεί. τῶν δ᾽ ἄλλων ὁποτέρας ἂν δέηται τὰ παρόντα, χρῆσθαι ταύτῃ. ἐπὶ δὲ τῶν νοσούντων σπάνιον μὲν
ἐνίοτε τὴν δύναμιν ἰσχυροτέραν ἧς παρελάβομεν ἐργάζεσθαι,
σπεύδομεν δὲ ὡς τὰ πολλὰ, φυλάττειν μὲν ἐν τοῖς χρονίοις
μετρίως δὲ καθαιρουμένην διασώζειν ἐν τοῖς ὀξέσιν. εἰ γὰρ
ἤτοι φυλάττειν αὐτὴν οἵαν παρελάβομεν ἐν τούτοις ἢ προσ-

dem longis femper victum tenuem vitandum effe, in acutis
vero non femper. Eorum en'm plurimi victu tenui, quidam
etiam eorum fumme tenui indigere videntur. Fuerit antem fumme tenuis victus qui fola inedia vel melicrato ad crifin ufque
procedit, tenuis vero qui paucis aut parum nutrientibus
eduliis, qualis eft ptifanae fuccus, *defcribitur*. Ejus autem
tenuis victus terminus eft virium imminutio, quarum gratia
etiam nutrimus. In fanis itaque femper virium robur fervare aut adaugere alimentis, non deminuere oportet. At
vires quidem auget cibus plenus; tuetur vero et confer-
vat commoderatus, imminuit denique tenuis. Hunc igitur
fecunda valetudine femper fugere oportet; at reliquorum
alterutro uti conveniet, prout praefens ftatus poftulaverit.
In aegrotontibus autem raro quidem quas vires deprehenderimus, eas robuftiores reddimus, fed faepenumero ftu-
demus diuturnis quidem in morbis ipfas tueri, in acutis
vero modice imminutas confervare. Nam fi quales in ae-

αὔξειν ἀεὶ σπείδουεν, αὐξήσομεν τὴν νόσον. τίνα δ᾽ ἐστὶν
ὀξέα νοσήματα, τὰ δεόμενα τῆς ἐσχάτως λεπτοτάτης διαίτης καὶ τίνα λεπτοτάτης μὲν, οὐ μὴν ἐσχάτως, καὶ τίνα τὰ
λεπτῆς, ἐπὶ πλέον μὲν ἐν τῷ περὶ διαίτης ὀξέων, ὃ καὶ περὶ
πτισάνης ἐπιγράφουσί τινες, ὁ Ἱπποκράτης ἐδίδαξε· καὶ
ἡμεῖς δὲ ἐν ταῖς εἰς ἐκεῖνο τὸ βιβλίον ἐξηγήσεσι τὸν ἅπαντα
λόγον ἐξειργασάμεθα. νυνὶ δὲ ἀρκεῖ τό γε τοσοῦτον εἰπεῖν,
ὡς ἐφ᾽ ὧν μὲν ἂν νοσημάτων ἡ ἀκμὴ καὶ ἡ κρίσις ἐν τῇ
πρώτῃ μέλλῃ γενέσθαι τετράδι, τῆς δυνάμεως ἰσχυρᾶς
ὑπαρχούσης ἐπὶ ἀσιτίας παντελοῦς τούτους φυλάξομεν, ὅπερ
ἐστὶν ἐσχάτως λεπτοτάτης διαίτης. ἐφ᾽ ὧν δὲ μὴ ἐξώτερον
τῆς πρώτης ἑβδομάδος, ἰσχυρᾶς οὔσης τῆς δυνάμεως, ἀρκέσει μελικράτῳ μόνῳ χρήσασθαι. λεπτοτάτη δ᾽ ἂν εἴη
καὶ αὕτη μόνη δίαιτα, οὐ μὴν ἐσχάτως γε· μὴ θαῤῥοῦντες
δὲ τῇ δυνάμει, πτισάνης χυλῷ χρησόμεθα, λεπτὴ δ᾽ ἂν
εἰκότως ἡ τοιαύτη δίαιτα καλοῖτο, καθάπερ ἡ διὰ τῆς κρι-
θώδους πτισάνης. οὐκέτι μὲν ἀκριβῶς λεπτὴ πλὴν εἰ μὴ

gris vires deprehenderimus, tales aut fervare aut adaugere
femper ftuduerimus, morbum augebimus. Qui vero fint acuti
morbi qui victum fumme tenuiffimum poftulent et qui tenuiffimum quidem, fed non fumme, et qui tenuem, in libro
de victus ratione in morbis acutis, quem de ptifana quidam infcribunt, pluribus Hippocrates docuit; ac nos noftris in eundem librum commentariis totum fermonem per-
fecimus. Nunc vero hoc tantum dixiffe fufficiat, quibus
in morbis intra primam tetrada vigor et judicatio futura
eft, in iis modo vires robuftae fint, aegros in perpetua
inedia continendos effe, qui victus eft in fummo tenuiffimus; in quibus autem crifis primam hebdomada non fu-
peratura fit, iis validis exiftentibus viribus, fola mulfa
uti fufficiet. Solus autem hic victus tenuiffimus fuerit,
non tamen fumme; quod fi viribus non fidamus, ptifanae
cremore utemur. Atque hic victus tenuis merito vocetur,
quemadmodum et qui ptifana conftat hordeacea. Non jam
quidem eft exquifite tenuis, nifi omnino pauca fumatur,

παντελῶς ὀλίγη λαμβάνοιτο, οὐ μὴν ἤδη γε καὶ ἀδρὰ, ὥσπερ
ἡ διὰ ὠῶν καὶ χόνδρου καὶ ἰχθύων καὶ ὅσα τοιαῦτα. τὸ
τοίνυν οὖ μὴ ἐπιδέχεται, προσκείμενον ἐν τῷ περὶ τῶν
ὀξέων λόγῳ, διὰ τὰ κατοξέα λέγεται, περὶ τούτων γὰρ αὐτὸς ἐρεῖ. ὅκου μὲν οὖν κατοξὺ τὸ νόσημα, αὐτίκα κα᾽ τοὺς
ἐσχάτους πόνους ἔχει καὶ τῇ ἐσχάτως λεπτοτάτῃ διαίτῃ
ἀναγκαῖον χρέεσθαι.

e'.

[11] Ἐν τῇσι λεπτῇσι διαίτῃσιν ἁμαρτάνουσιν οἱ νοσέοντες, διὸ μᾶλλον βλάπτονται. πᾶν γὰρ τὸ ἁμάρτημα ὃ
ἂν γίνηται μέγα γίνεται μᾶλλον ἢ ἐν τῇσιν, ἐν ᾗσι λεπτῇσι
ὀλίγον ἀδροτέρῃσι διαίτῃσι, διὰ τοῦτο καὶ τοῖσιν ὑγιαίνουσιν σφαλεραὶ αἱ πάνυ λεπταὶ καὶ καθεστηκυῖαι καὶ
ἀκριβέες δίαιται, ὅτι τὰ ἁμαρτανόμενα χαλεπώτερον φέρουσι. διὰ τοῦτο οὖν αἱ λεπταὶ καὶ ἀκριβέες δίαιται
σφαλεραὶ ἐς τὰ πλεῖστα, τῶν σμικρῶν ἀδροτέρων.

non tamen propterea jam plenus fuerit, qualis qui ovis
et alica et piſcibus et quibusvis hujusmodi perficitur.
Quod igitur additum eſt ſermoni de acutis, *in quibus non
conveniat*, id propter peracutos morbos dicitur: de his
enim ipſe dicet. Ubi igitur morbus peracutus eſt, protinus et extremi urgent dolores ac tunc ſumme tenuiſſimo
victu utendum eſt.

V.

*In tenui victu delinquunt aegrotantes proindeque magis
laeduntur. Quodcunque enim peccatum committitur,
majus in tenuii quam in pauco pleniore victu committitur. Propterea etiam ſanis ſumme tenuis et ſtatus et
exquiſitus victus periculoſus, quod errata gravius ferant. Eam igitur ob cauſam victus tenuis et accura-
tus plerumque paulo pleniore periculoſior eſt.*

Διχῶς γράφεται δὲ καὶ ἑτέρως ἡ ἀρχὴ τοῦδε τοῦ ἀφορισμοῦ κατὰ τόνδε τὸν τρόπον· ἐν τῇσι λεπτῇσι διαίτῃσι
τὰ πολλὰ ἁμαρτάνουσιν οἱ νοσέοντες, διὸ μᾶλλον βλάπτονται. καὶ τισιν ἀρέσκει μᾶλλον ἤδε τῆς ἑτέρας ἡγουμένοις
τοῦτο βούλεσθαι λέγειν τὸν Ἱπποκράτην, ὡς ἄρα ἐν ταῖς
λεπταῖς διαίταις ἁμαρτάνοντες οἱ νοσέοντες, διὸ μᾶλλον βλάπτονται. τρέφεσθαι γὰρ ἀναγκάζονται λάθρα τῶν ἰατρῶν
δι᾽ αὐτὸ τοῦτο, διότι λεπτῶς ὑπ᾽ αὐτῶν διαιτῶνται, κἀν-
τεῦθεν μειζόνως βλάπτονται ἢ εἰ μὴ διῃτῶντο λεπτῶς. ἔτι
δὲ ἁμαρτάνουσι δῆλον ὅτι καὶ ἐπ᾽ ἀσθενεῖ τῇ δυνάμει, ὡς
ἂν ἐν ταῖς ἐνδείαις προκεκμηκυίᾳ. ἀμείνων δὲ ἡ προτέρα
γραφή περιλαμβάνει γὰρ καὶ ταύτην καὶ γενικώτερον
ποιεῖται τὸν λόγον, ὑπὲρ ἁπάσης ἁμαρτίας ἐκδιδάσκουσα τῆς
ἀκουσίως τε καὶ ἑκουσίως συμπιπτούσης τοῖς νοσοῦσιν, ὡς
εἶναι τὸν λόγον τοιοῦτον· ὅ τι ἂν ἁμάρτημα συμπέσῃ τοῖς
λεπτῶς οὕτω διαιτωμένοις, σφαλερώτερον τοῦτο καθίσταται
παρόσον ἥ τε δύναμις ἄρρωστος ὑπὸ τῆς τοιαύτης διαίτης
γέγονεν ἥ τ᾽ ἐπ᾽ αὐτὴν μετάβασις ἀήθης. μαρτυρεῖ δὲ τῇ

Hujus aphorifmi exordium etiam aliter fcribitur hoc
modo: In tenui victu aegri plerumque duplici errore pec-
cant ob idque magis laeduntur. Atque nonnullis hoc exordium altero magis placet, per id arbitrantibus Hippocratem velle dicere quod in tenui victu bifariam aegri pec-
cent ob idque magis laedantur. Primo namque propterea
clam medicis cibari coguntur, quia tenius victus ab ipfis
imperatur indeque majus detrimentum fubeunt, quam fi tenui victu non uterentur. Deinde etiam delinquunt, quod
nimirum fractis fint viribus, ut quae fuperiori alimenti
penuria laboraverint. Melior tamen prior lectio cenfetur:
hanc enim quoque complectitur et generaliorem orationem
efficit de omni delicto intelligendam, five id volentibus,
five invitis aegrotantibus accidat, ut talis fit orationis
fententia. Quodcunque delictum tenui victu ita cibatis
acciderit, id gravius adfert periculum, tum quia vires a
tali diaeta debiles evaferunt, tum quia in eam infueta
mutatio facta eft. Praedictae lectioni fuffragantur ea quae

προειρημένη γραφῇ καὶ τὰ περὶ τῶν ὑγιαινόντων εἰρημένα.
σφαλερὰς γὰρ ἐπ᾽ αὐτῶν ἔφη τὰς λεπτὰς διαίτας ὑπάρχειν,
ὅτι τὰ ἁμαρτανόμενα χαλεπώτερον φέρουσιν, οὐχ ὅτι διὰ
τὸ λεπτὸν τῆς διαίτης ἁμαρτάνειν ἀναγκάζονται. τὰ δ᾽
ἐφεξῆς τοῦ ἀφορισμοῦ σαφῆ.

στ᾽.

Ἐς δὲ τὰ ἔσχατα νοσήματα αἱ ἔσχαται θεραπεῖαι ἐς ἀκρι-
βείην κράτισται

[12] Ἔσχατα νοσήματα κέκληκεν ὁ Ἱπποκράτης τὰ
μέγιστα, μεθ᾽ ἃ οὐκ ἔστιν ἄλλα. καὶ τοίνυν κελεύει τὴν
θεραπείαν ὅλην ἐπ᾽ αὐτῶν ἀκριβεστάτην εἶναι καὶ δηλονότι
καὶ τὴν δίαιταν λεπτοτάτην. εἴη δ᾽ ἂν πάντως ταῦτα κατόξεα καὶ διὰ τοῦτο ἐπιφέρων τὸν ἑξῆς ἀφορισμὸν ἐρεῖ·

ζ᾽.

Ὅκου μὲν οὖν κατοξὺ τὸ νόσημα, αὐτίκα καὶ τοὺς ἐσχάτους πόνους ἔχει καὶ τῇ ἐσχάτως λε- (224) πτοτάτῃ

de fanis pronuntiata funt, in quibus tenuem diaetam periculofam effe afferit, quod errata gravius ferant, non
quod propter diaeta tenuitatem cogantur delinquere. Ceterum quae in aphorifmo fequuntur manifefta funt.

VI.

Extremis morbis extrema ad integritatem remedia optima.

Extremos morbos vocavit Hippocrates maximos, ultra
quòs non funt alii. Quare univerfam curationem imperat accuratiffimam effe ac victum nimirum tenuiffimum.
Ejusmodi autem fuerint omnino morbi peracuti proptereaque huic fubnectens aphorifmum ait:

VII.

*Quum ergo morbus peracutus eft, ftatim et extremos for-
titur labores, ac tum fumme tenuiffimo victu uti neceffe*

διαίτῃ χρέεσθαι ἀναγκαῖον, ὅκου δὲ μὴ, ἀλλ᾽ ἐνδέχεται
ἁδροτέρων διαιτᾶν, τοσοῦτον ὑποκαταβαίνειν ὁκόσον ἂν
ἡ νοῦσος μαλθακωτέρη τῶν ἐσχάτων ᾖ.

Ὥσπερ ἔσχατα νοσήματα τὰ μέγιστα προσηγόρευσεν,
οὕτω καὶ νῦν ἐσχάτους πόνους τοὺς μεγίστους καλεῖ, πόνους δὲ ἤτοι τοὺς παροξυσμοὺς, ἢ ἁπλῶς ἅπαντα τὰ συμπτώματα. καὶ γὰρ τοὺς παροξυσμοὺς καὶ πάνθ᾽ ἁπλῶς τὰ
συμπτώματα μέγιστα κέκτηται τὸ κάτοξυ νόσημα καὶ τὰς
πρώτας ἡμέρας εὐθὺς τῆς νόσου. συνεμπίπτει γὰρ αὐταῖς
ἡ ἀκμὴ οὐδὲν ἄλλο οὖσα ἢ τὸ μέγιστον τοῦ νοσήματος, ὡς
ἐν συμπτώμασι. καὶ δὴ καὶ κάτοξυ νόσημα τοῦτο ἂν εἴη,
τὸ αὐτίκα ἀκμάζον. αὐτίκα δ᾽ ἀκουστέον περὶ τὴν πρώτην τετράδα ἢ μικρὸν ταύτης ἐξώτερον. προσήκει δὴ διὰ
τοῦτο διαιτᾶν ἐσχάτως λεπτῶς, εἴπερ γε χρὴ ἐν ταῖς ἀκμαῖς
τῶν νοσημάτων λεπτότατα διαιτᾶν, ὡς ἔν τε τῷ περὶ διαίτης ὀξέων ἐδίδαξεν καὶ κατ᾽ αὐτὸν τοῦτον τὸν ἀφορισμόν.
ἡ δ᾽ ἀκμὴ τοῦ κατόξεος νοσήματος εὐθὺς ἐν ταῖς πρώταις

---

*eſt. Ubi vero non, ſed pleniore victu alere conceditur,
tantum a ſumme tenuiſſimo victu decedendum, quantum
morbis ab extremis lenior receſſerit.*

Quemadmodum morbos extremos maximos appellavit,
ita et nunc extremos labores maximos vocat; labores autem aut paroxyſmos aut omnia abſolute ſymptomata. Etenim paroxyſmos atque omnia abſolute ſymptomata ſortitur morbus peracutus primis ſtatim diebus; nam in eos
ſtatim morbi vigor incidit, qui nihil aliud eſt quam ſymptomatum morbi maximum. Atqui peracutus morbus is
fuerit, qui ſtatim vigorem adeptus eſt. Per ſtatim autem
circiter primos quatuor dies aut paulo ulterius intelligendum. Idcirco autem ſumme tenuem victum praeſcribere
convenit, ſi modo tenuiſſimus victus in morbi vigore ſit
praeſcribendus, quemadmodum libro de ratione victus in
morbis acutis et hoc aphoriſmo docuit. At morbi per-

ἡμέραις ἐστίν. ὅτι δ᾽ εὔλογον ἐν ταῖς ἀκμαῖς λεπτοτάτως
διαιτᾷν, ἐπὶ πλέον μὲν ἐν ἑτέροις ἡμῖν δέδεικται. ἀρκέσει
δὲ τό γε νῦν τοσοῦτον εἰπεῖν, ὡς εἴ γε διὰ τὰς φλεγμονὰς
ἢ τοὺς πυρετοὺς τοὺς ἀχωρίστους τῶν ὀξέων νοσημάτων,
δέδιέ τις διδόναι τροφὰς ἀξιολόγους, ἐν ταῖς ἀκμαῖς τοῦτο
μᾶλλον ποιεῖν εὐλαβηθήσεται. μέγισται γὰρ δὴ αἱ φλεγμα-
σίαι τηνικαῦτά εἰσιν, ὡς αὐτὸς ἐν τῷ περὶ [13] διαίτης
ὀξέων ἔλεγε φλεγμασίας. εἴτ᾽ οὖν τὰς ἰδίως ὀνομαζομένας
φλεγμονὰς ἐθέλοι τις ἀκούειν εἴτε συμπεριλαμβάνειν αὐταῖς
καὶ τοὺς πυρετοὺς κατὰ τὸ παλαιὸν ἔθος τῆς λέξεως, ἔτι
τε πρὸς τούτοις ἄμεινον ἐπιτρέψαι τῇ φύσει, σχολάζειν τῇ
πέψει τῆς νόσου κατὰ τὰς ἀκμὰς καὶ μὴ περιέλκειν αὐτὴν εἰς τὴν τῶν ἄρτι ληφθέντων σιτίων κατεργασίαν.
διὰ ταῦτα μὲν δὴ κατὰ τὰς ἀκμὰς διαιτᾷν χρὴ λεπτότατα.
ἐπεὶ δὲ τοῦτο ὑπόκειται, τοὐντεῦθεν ἤδη τοῖς μὲν ἄλλοις
νοσήμασιν, ὅσα τὴν ἀκμὴν ἐς ὕστερον ἀπολήψεσθαι μέλλει
τὴν ἐσχάτως λεπτοτάτην δίαιταν, οὐχ οἷόν τε προσάγειν εὐθὺς ἀπ᾽ ἀρχῆς. φθάσει γὰρ οὕτως ἀποθανεῖν ὁ ἄνθρωπος,

acuti vigor primis ſtatim diebus conſiſtit. Quod autem
ſit rationi conſonum in morbi vigore tenuiſſimo uti victu,
alibi a nobis plenius demonſtratum eſt. Nunc hoc tantum dixiſſe ſat erit, quod ſi quis propter inflammationes
aut febres, ſemper acutorum morborum comites, vereatur
idoneum praebere alimentum, in vigore hoc agere magis
verebitur. Tunc enim maximae ſunt inflammationes,
quas ipſe in libro de ratione victus in morbis acutis phlegmaſias appellabat. Sive igitur aliquis per phlegmaſias velit proprie appellatas phlegmonas intelligere, ſive etiam
ipſis febres una complecti ſecundum veterem dictionis
acceptionem, ad haec etiam praeſtat naturam ſinere morbi
coctioni vacare per ejus vigorem, quam inde ipſam ad
cibos recenter aſſumptos conficiendos diſtrahere. His itaque de cauſis per morborum vigorem tenuiſſime alere
oportet. Hoc autem ſuppoſito hinc jam aliis in morbis
ſuum vigorem poſterius aſſecuturis ſtatim ab initio ſumme
tenuiſſimum victum imperare non licet: ſic enim prius

Ed. Chart. IX. [13.]   Ed. Baf. V. (224.)

πρὶν εἰς τὴν ἀκμὴν ἀφικέσθαι. ἐν οἷς δ᾽ ἂν αὐτίκα ἡ
ἀκμὴ, τουτέστι κατὰ τὴν πρώτην τετράδα μέλλει γίνεσθαι,
δυνατὸν ἐν τούτοις τῇ ἐσχάτως λεπτοτάτῃ διαίτῃ χρῆσθαι,
φερούσης τῆς δυνάμεως καὶ ἀσιτίαν παντελῆ καὶ μελικράτου
μόνου προσφορὰν καὶ χυλὸν πτισάνης ὀλίγον παντελῶς.
τοιαύτη μὲν οὖν τις ἡ λεπτοτάτη δίαιτα. ἡ δὲ ταύτης ἧσσον λεπτὴ, ἣν καὶ ἀδροτέραν ὠνόμασε, τῶν ἐξ ὑστέρου μελλόντων ἀπολήψεσθαι τὴν ἀκμὴν νοσημάτων ἐστὶν, ἐφ᾽ ὧν
τοσοῦτον ὑποκαταβαίνειν τοῦ λεπτοῦ τῆς διαίτης κελεύει,
ὅσον καὶ ἡ νοῦσος ἀπολείπεται τῶν ἐσχάτων, τουτέστι τῆς
ἀκμῆς. ἐγγὺς μὲν γὰρ οὔσης τῆς ἀκμῆς ὀλίγον ἀδρότερον
διαιτήσομεν, ἐξωτέρω δὲ αὐτῆς πλέον ἀδρότερον. καὶ ὅσῳ
ἂν πορρώτερον μᾶλλον τὴν ἀκμὴν ἔσεσθαι προσδοκήσωμεν,
τοσούτῳ καὶ τὸ τῆς διαίτης ὑπαλλάξομεν σχῆμα.

---

homo morietur, quam morbus ad vigorem perveniat. At
in quibus ftatim, hoc eft primis quatuor diebus morbi
vigor futurus eft, in iis fumme tenuiffimo victu uti poffumus, modo vires et inediam integram et folius mulfae
exhibitionem et ptifanae omnino paucum fuccum ferre
poffint. Ejusmodi quidem tenuiffimus eft victus. Qui
vero hoc minus eft tenuis, quem etiam pleniorem nominavit, eorum eft morborum qui pofterius fuum vigorem
adepturi funt; in quibus tantum a victus tenuitate decedere imperat, quantum morbus ab extremis, hoc eft a
vigore difcedit. Qui vigor fi prope adfit paulo plenius,
quam fi jam adeffet, nutriemus; fi vero longius abfit,
multo plenius. Denique quanto tardiorem aut celeriorem
fore morbi vigorem exfpectabimus, tanto et victus formam plus minus immutabimus.

η'.

Ὁκόταν δὲ ἀκμάζῃ τὸ νόσημα, τότε καὶ τῇ λεπτοτάτῃ διαίτῃ ἀναγκαῖον χρέεσθαι.

———

Μόριόν ἐστιν αὐτῷ καὶ οὗτος ὁ λόγος τῆς διαιτητικῆς
τέχνης, ὑπ' ἐνίων μὲν ἰδίᾳ γραφόμενος ἐν τῇ νῦν εἰρημένῃ
λέξει, προστιθέμενος δ' ὑφ' ἑτέρων τῷ πρόσθεν ἀφορισμῷ, καθότι προγέγραπται. διδάσκει δὲ ἡμᾶς, ὅπως ἂν ᾖ
γεγραμμένος ἕν τε καὶ ταὐτὸν θεώρημα κελεύοντος τοῦ παλαιοῦ τῷ λεπτοτάτῳ τῆς διαίτης ἐν τῷ τῆς ἀκμῆς χρῆσθαι
καιρῷ, διά τε τὸ μέγεθος δηλονότι τῶν συμπτωμάτων καὶ
τὴν πέψιν τοῦ νοσήματος. οὐ γὰρ χρὴ περιέλκειν τὴν φύσιν εἰς ἑτέραν πέψιν πρόσφατον ἐγκειμένην ἰσχυρῶς τῇ πέψει τῶν νοσοποιῶν χυμῶν ἐν ἐκείνῳ τῷ χρόνῳ καὶ μέλλου-
σάν γε ὅσον οὔπω κρατήσειν αὐτῶν. οὕτω γὰρ ἡμῖν ἐπιδέδεικται κἂν τῇ περὶ κρίσεων πραγματείᾳ κατ' [14]
ἐκεῖνα δηλονότι τὰ νοσήματα τοῦ λόγου παντὸς ἀνυομένου,
ἐφ' ὧν ὅλως ἐγχειροῦμεν διαίτῃ τε καὶ θεραπείᾳ. ταῦτα δ'

VIII.

*Quum morbus in vigore fuerit, tum et tenuiſſimo uti
victu neceſſe eſt.*

———

Hic quoque aphoriſmus ipſi pars eſt artis diaeteticae,
qui quidem a nonnullis per ſe ſcribitur in praeſenti dicta
oratione; ab aliis vero praecedenti aphoriſmo ſubnectitur,
quo loco ante ſcriptus eſt. Nos autem docet, utrubi
ſcriptus ſit, unum et idem praeceptum ſenis, vigoris tempore victu uti tenuiſſimo, imperantis nimirum tum propter ſymptomatum magnitudinem tum morbi coctionem.
Non enim natura ad alteram novam coctionem diſtrahenda
eſt, quum eo tempore humorum morbum procreantium
coctioni vehementer incumbat, ac propemodum ipſos ſit
ſuperatura; ſic enim a nobis in opere de criſibus demonſtratum eſt, ubi de iis nimirum morbis tota oratio
conſumitur, in quibus omnino et diaeta et curatione ni-

ἐστὶν ἐν οἷς τὴν ἀκμὴν ἐκδέχεται παρακμὴ, ὡς ἐφ᾽ ὧν γε
θάνατος ἀκμαζόντων ἀκολουθεῖ, τῷ προγνωστικῷ μέρει τῆς
τέχνης προσχρώμεθα μόνῳ, προλέγοντες τὸ γενησόμενον, ὅπως
ἀναίτιοι τῶν ἀποβησομένων εἴημεν. αὕτη μὲν οὖν σοι μία
περὶ τῶν καιρῶν τοῦ νοσήματος ἔνδειξις εἰς τὸ τῆς διαίτης
εἶδος· ἑτέρα δ᾽ ὑπὸ τῆς δυνάμεως ἦν κατὰ τὸν ἑξῆς ἀφορισμὸν διδάσκει.

θ'.

Συντεκμαίρεσθαι δὲ χρὴ καὶ τὸν νοσέοντα, εἰ ἐξαρκέσει τῇ
διαίτῃ πρὸς τὴν ἀκμὴν τῆς νούσου καὶ πότερον ἐκεῖνος
ἀπαυδήσει πρότερον καὶ οὐκ ἐξαρκέσει τῇ διαίτῃ ἢ ἡ
νοῦσος πρότερον ἀπαυδήσει καὶ ἀμβλυνεῖται.

Ἐπειδὴ κατὰ τὸν ἔμπροσθεν ἀφορισμὸν τοσοῦτον ὑποκαταβαίνειν ἐκέλευσε τῆς ἐσχάτως λεγομένης λεπτῆς διαίτης,
ὁπόσον ἂν χρόνον ἡ νόσος μαλακωτέρα τῆς ἀκμῆς ᾖ, νῦν

timur. Hi vero funt in quibus vigorem excipit declinatio.
Nam quorum vigorem mors fequitur, in his fola progno-
ftica artis parte utimur, quod futurum fit praedicentes,
ne rerum eventus noftro errori adfcribatur. Haec igitur
tibi fit una indicatio ad victus formam conftituendam ex
morbi temporibus fumta; altera vero ab aegrotantis viribus, quam fequenti docet aphorifmo.

IX.

Conjecturis autem aeger etiam explorandus eft, an victu
ad morbi ufque vigorem par fit futurus et utrum ille
prius fit defecturus, neque tali cum victu fatis effe potuerit, quam morbus cefferit ac obtundatur.

Quandoquidem fuperiore aphorifmo tantum ab extremo victu tenui diaeta decedendum effe imperaverat, quanto
tempore morbus ipfo vigore remiffior exftiterit, nunc hic

ἐνταῦθα προστίθησιν ἕτερον σκοπὸν εἰς ἀκρίβειαν τοῦ τὸ
ποσὸν λαβεῖν τῆς ὑποκαταβάσεως. ἔστι δὲ ὁ σκοπὸς οὗτος
ἡ δύναμις, ἧς ἕνεκα καὶ τρέφειν ἐστίν. οὐ γὰρ δὴ τοῦ
νοσήματος αὐτοῦ χάριν. ὅταν μὲν γὰρ οὕτως ἔχει ῥώμης
ὡς ἐλπίζειν ἡμᾶς ἐξαρκέσαι τῷ μεταξὺ χρόνῳ παντὶ μέχρι
τῆς ἀκμῆς, ἐπὶ τῷ τοιῷδε σχήματι τῆς διαίτης ἔχοιμεν ἂν
ἤδη τὸ ποσὸν ἀκριβῶς. ἂν δ᾽ ἀσθενεστέρα φαίνηται, προσθετέον τι τῇ διαίτῃ καὶ ἁδρότερον διαιτητέον εἰς τοσοῦτον εἰς ὅσον ἂν ἡ τῆς δυνάμεως ἀσθένεια κελεύῃ. διὰ
τοῦτο γοῦν ποτε καὶ κατ᾽ αὐτὴν τὴν ἀκμὴν ἐπιγενόμενον
συμπτώματος ἐκλυτικοῦ τῆς δυνάμεως ἀναγκαζόμεθα τρέφειν. μέρος δ᾽ ἂν εἴη καὶ οὗτος ὁ λόγος τοῦ περὶ διαίτης
παντὸς καὶ εἴ τις ἕνα τὸν σύμπαντα τουτόν τε καὶ τὸν
προειρημένον καὶ τὸν ἐφεξῆς μέλλοντα ῥηθήσεσθαι ποιή-
σειεν, οὐχ ἁμαρτήσεται. ἐγὼ δ᾽ εἰς μόρια τέμνων ἐξηγοῦ-
μαι εἰς ὅσον δύναμαι σαφηνείας ἕνεκα.

---

alteram addit indicationem, ut accuratius quantum de
extrema victus tenuitate decedendum fit percipiamus.
Haec autem indicatio ab aegrotantis viribus fumitur, quarum gratia licet alere; neque enim morbi ipfius caufa.
Quum enim virium robur ita fe habuerit, ut fperemus
nos ipfum poffe toto eo tempore quod ad ufque morbi
vigorem intercedit, tali victus forma fuppeditari, tum
quantum concedendum fit, accurate tenebimus. Quod fi
imbecillius appareat, aliquid victui adjiciendum eft, ac
tanto plenius alendum, quantum virium imbecillitas ex-
poftulat. Quocirca interdum in ipfo etiam morbi vigore,
eo oborto fymptomate quo vires exfolvuntur alere cogi-
mur. Atque haec quoque oratio pars totius eft, diaeteti-
ces, quae de victus ratione differit. Quod fi quis et hunc
totum et praecedentem atque fequentem explicandum
aphorifmum unum fecerit, non aberrabit. Ego vero partes qua potui facilitate divifas explicare malui.

ι.

[15] Ὁκόσοισι μὲν οὖν αὐτίκα ἡ ἀκμὴ, αὐτίκα λεπτῶς
διαιτᾷν. ὁκόσοισι δὲ ὕστερον ἡ ἀκμὴ ἐς ἐκεῖνο καὶ πρὸ
ἐκείνου σμικρὸν ἀφαιρετέον. ἔμπροσθεν δὲ πιωτέρως
διαιτᾷν ὡς ἂν ἐξαρκέσῃ ὁ νοσέων.

Καὶ οὗτος ὁ λόγος τῆς αὐτῆς ἔχεται γνώμης. εἴρηται
δὲ καθολικώτερον τοῦ προσθεν. ἔμπροσθεν μὲν γὰρ ἐπὶ
(225) κατοξέων τῶν νοσημάτων ἔλεγεν, ὡς αὐτίκα τῇ λεπτοτάτῃ διαίτῃ χρηστέον ἐπ᾽ αὐτῶν. ἐν ταύτῃ δὲ ἁπλως
ἀποφαίνεται περὶ πάντων τῶν νοσημάτων, ὧν αὐτίκα ἡ
ἀκμὴ, τουτέστιν οὐ μετὰ πολὺ τῆς πρώτης ἐσβολῆς, ταύτῃ
κελεύων λεπτῶς διαιτᾷν. τὰ δ᾽ ἐφεξῆς δῆλα τῆς αὐτῆς ἐχό-
μενα γνώμης.

ια΄.

Ἐν δὲ τοῖσι παροξυσμοῖσιν ὑποστέλλεσθαι χρή. τὸ προσ-

X.

*Quibus igitur flatim vigor eft, his flatim tenuis v᾽ tus ex-
hibendus. Quibus vero pofterius vigor futurus eft, iis
in ipfo et paulo ante ipfum cibus fubtrahendus. Antea
vero plenius alendum eft, quo perftet aegrotus.*

Atque haec oratio eandem habet fententiam, verum
generalior fuperiore elata eft. Supra namque in peracutis
morbis dicebat flatim in ipfis tenuiffimo victu utendum
effe; in hac vero abfolute de omnibus morbis pronunciat,
quorum flatim futurus eft vigor, hoc eft non multo poft
primum morbi infultum, jubens ob id tenui victu utendum effe Quae vero fequuntur, manifefta funt, ac eandem fententiam complectuntur.

XI.

In exacerbationibus cibum fubducere oportet, nam exhi-

Ed. Chart. IX: [15. 16.] Ed. Baf. V. (225.)
τιθέναι γὰρ βλάπτει. καὶ ὁκόσα κατὰ περιόδους παροξύνεται, ἐν τοῖσι παροξυσμοῖσιν ὑποστέλλεσθαι χρή.

Τὸ μὲν τῆς ὅλης διαίτης εἶδος ἐν ἑκάστῳ τῶν νοσημάτων ἀπὸ δυοῖν σκοποῖν ἐκέλευσεν ἡμᾶς λαμβάνειν, ἔκ τε
τῆς μελλούσης τοῦ ὅλου νοσήματος ἀκμῆς καὶ τῆς τοῦ κάμνοντος δυνάμεως. ὡς δ᾽ ἄν τις καὶ τὰς κατὰ μέρος προσφορὰς ποιοῖτο προσηκόντως ἐν τῷδε λόγῳ διδάσκει, τοὺς
παροξυσμοὺς ἀξιῶν φυλάττεσθαι. σαφέστερον δὲ αὐτὸς ἐν
τῷ περὶ διαίτης ὀξέων εἶπεν, ὡς ἂν μήτ᾽ ὄντων ἤδη μήτε
ὅσον οὔπω μελλόντων ἔσεσθαι τῶν παροξυσμῶν διδῶμεν
τροφὰς, ἀλλὰ δηλονότι δεῖ διδόναι παρακμαζόντων τε καὶ
παυομένων.

ιβ'.

[16] Τοὺς δὲ παροξυσμοὺς καὶ τὰς καταστάσιας δηλώσουσιν αἱ νοῦσοι καὶ αἱ ὧραι τοῦ ἔτεος καὶ αἱ τῶν περιό-

bere noxium. Et quibus per circuitus morbi exacerbantur, in ipſis paroxyſmis cibus prohibendus eſt.

Univerſae quidem diaetae formam in unoquoque morbo
a duabus indicationibus juſſit nos ſumere, ex futuro totius morbi vigore et ex aegrotantis viribus. In hac autem
oratione quomodo etiam aliquis ſigillatim. cibum decenter
exhibuerit docet, a cibis jubens caveri paroxyſmos. Verum dilucidius libro de ratione victus in morbis acutis
dixit, quod neque, quum jam adſunt paroxyſmi, neque
quum mox affuturi ſunt, alimenta praebeamus, ſed quum
declinant ceſſantque.

XII.

Morbi vero et anni tempeſtates ac ſuccedentes invicem
periodorum reciprocationes, ſive quotidie, ſive alternis

δων πρὸς ἀλλήλας ἀνταποδόσιες ἤν τε καθ' ἡμέρην ἤν
τε παρ' ἡμέρην ἤν τε καὶ διὰ πλείονος χρόνου γίγνων
ται. ἀτὰρ καὶ τοῖσιν ἐπιφαινομένοισιν, οἷον ἐν πλευριτι
κοῖσι πτύελον, ἤν αὐτίκα ἐπιφαίνηται ἀρχομένου, βραχὺν,
ἤν δ' ὕστερον ἐπιφαίνηται, μηκύνει· καὶ οὖρα καὶ ὑπο
χωρήματα καὶ ἱδρῶτες καὶ δύσκριτα καὶ εὔκριτα καὶ βρα
χέα καὶ μακρὰ τὰ νοσήματα ἐπιφαινόμενα δηλοῖ.

Εἰ τῶν ἔμπροσθεν εἰρημένων αὐτῷ περὶ διαίτης ἀνα
μνησθείημεν, ἐναργεστέρα ἡμῖν ἡ χρεία φανεῖται νῦν τῶν
λεγομένων. τὰ δὲ προειρημένα ταῦτά ἐστιν. τὸ μὲν τῆς ὅλης
διαίτης σχῆμα πρὸς δύο σκοποὺς ἀποβλέπων ἐποιεῖτο, τήν
τε δύναμιν τοῦ κάμνοντος καὶ τὴν κατάστασιν τοῦ νοσήμα
τος. τὸ γὰρ εἴτε κάτοξυ εἴτε ὀξὺ εἴτε χρόνιον ἔσοιτο τὸ
νόσημα καὶ ὁπηνίκα μάλιστα τὴν ἀκμὴν ἀπολήψοιτο, τὴν
κατάστασίν ἐστι τοῦ νοσήματος σκοπεῖν. τὰς δὲ κατὰ μέ
ρος προσφορὰς τῶν σιτίων τοῖς κατὰ μέρος παροξυσμοῖς

diebus, ſive etiam per majora intervalla fiant, paroxyſmos
et morborum conſtitutiones indicabunt. Sed et ſubapparentibus eadem indicantur, quale in pleuriticis ſputum, ſi ſtatim oboriente morbo ſubappareat, brevem
morbum; ſi vero poſterius ſubappareat, longum fore
denunciat. Urinae quoque et alvi excrementa et ſudores, ubi ſubapparuerint et facilis aut difficilis judicii et
breves aut longos fore morbos indicant.

Si quae prius ab eo de victus ratione dicta fuerunt
recordemur, quae nunc dicuntur eorum uſus nobis manifeſtior prodetur. Erant autem praedicta ejusmodi. Univerſae diaetae inſtituendae formam ad duos tendens ſcopos faciebat, tum aegrotantis vires tum morbi conſtitutionem. Nam an morbus ſit peracutus aut acutus aut
diuturnus futurus et quando maxime vigorem aſſequuturus ſit, morbi conſtitutionem eſt conſiderare. Particulares autem ciborum oblationes ex particularibus paroxyſ

382 ΙΠΠΟΚΡΑΤΟΥΣ ΑΦΟΡΙΣΜΟΙ

Ed. Chart. IX. [16. 17.]   Ed. Baf. V. (225.)

ἐτεκμαίρετο. τριῶν οὖν ὄντων σκοπῶν εἰς τὸ τελέως καὶ
ἀνελλιπῶς διαιτᾶν, πρώτου μὲν τῆς δυνάμεως τοῦ κάμνοντος, δευτέρου δὲ τῆς καταστάσεως τοῦ νοσήματος, ἐπ᾽ αὐτοῖς
δὲ τρίτου τῶν κατὰ μέρος παροξυσμῶν, τὴν μὲν δύναμιν
οἷόν τέ ἐστιν εὐθὺς εἰσελθόντα διαγινώσκειν, ἀπὸ τῶν σφυγμῶν δηλονότι καὶ τῶν ἄλλων, ἅπερ αὐτὸς ἐν τῷ προγνωστικῷ διῆλθεν. ὅθεν οὐδὲ ἀδύνατον ἔφησέ τις εἶναι διαγνῶναι μέγεθος δυνάμεως. ἀλλ᾽ εἰ καὶ μὴ [17] δυνατὸν
ἀκριβῶς αὐτῆς ἐξευρεῖν τὸ ποσὸν, τῷ τεχνικῷ γοῦν στο-
χασμῷ πλησίον ἀφικνεῖσθαι συγχωροῦσιν ἅπαντες. τὴν
δὲ τοῦ νοσήματος κατάστασιν ὁποία τις ἔσται καὶ τοὺς
κατὰ μέρος παροξυσμοὺς πολλοῖς τῶν ἰατρῶν ἀδύνατον
ἔδοξε διαγνῶναι, οὐ μὴν Ἱπποκράτει γε. ἀλλὰ κἀνταῦθα
καθάπερ ἐπὶ τῶν ἄλλων, πολλάκις μὲν ἀκριβῶς καὶ ὡς ἂν
εἴπῃ τις ἐπιστημονικῶς, πολλάκις δὲ στοχαστικῶς μὲν, ἀλλ᾽
οὐκ ἀτέχνως, οὐδὲ πόῤῥω τῆς ἀληθείας, ἀλλ᾽ ἐγγὺς καὶ
πλησίον ἀφιξόμεθα, τήν τε μέλλουσαν ἀκμὴν προγινώσκον-
τες καὶ τὰς ἀνταποδόσεις τῶν παροξυσμῶν. ἐπὶ πλέον μὲν

mis conjecturabatur. Quum igitur tres fint fcopi ad perfecte ac abfolute victum praefcribendum; primus quidem
vires aegrotantis, fecundus vero morbi conftitutio, tertius
denique praeter hos particulares paroxyfmi, vires quidem
primo ftatim ad aegrotum aditu dignofcere medicus poteft ex pulfibus nimirum et aliis, quae ipfe in prognoftico narravit. Unde nemo dixit virium magnitudinem
dignofci non poffe. At fi neque poffimus ipfarum quantitatem exquifite invenire, poffe tamen nos artificiofa conjectura ad eam proxime accedere omnes concedunt. Morbi
vero conftitutionem qualis fit futura et particulares paroxyfmos multis medicis vifum eft dignofci non poffe, non
tamen Hippocrati. Sed in his, quemadmodum et in aliis
faepe quidem accurate et ut quis dixerit certa fcientia,
faepe vero conjecturis quidem, non tamen citra artem
factis, neque procul a veritate aberimus, fed prope ac
proxime perveniemus ad praenofcendum futurum morbi
vigorem et paroxyfmorum viciffitudines. Verum haec la-

οὖν αὐτὰ διά τε τοῦ προγνωστικοῦ καὶ διὰ τῶν ἐπιδημιῶν
ἐκδιδάσκει καὶ ἡμεῖς κατὰ τὴν γνώμην τοῦ παλαιοῦ μετὰ
τῆς προσηκούσης ἐξηγήσεως τὰς ῥήσεις αὐτοῦ παρεθέμεθα
κατὰ τὸ πρῶτον περὶ κρίσεων, δεικνύντες ὅπως ἄν τις μάλιστα δύναιτο προγινώσκειν τὴν μέλλουσαν ἀκμήν. νυνὶ δὲ
διὰ κεφαλαίων αὐτοῦ τῷ Ἱπποκράτει λέλεκται τὸ πᾶν, ἡμεῖς
τε καθόσον οἷόν τε διὰ συντόμων αὐτὰ σαφηνιοῦμεν. οἷς
δὲ φροντὶς ἐπιμελῶς ἐκμαθεῖν ἅπασαν τὴν περὶ ταῦτα μάθησιν, ἐπὶ τὸ περὶ κρίσεων ὑφ' ἡμῶν γεγραμμένον πορευέ-
σθωσαν. αὗταί τε αἱ νόσοι καὶ τὰς τῶν παροξυσμῶν ἀνα-
λογίας δηλοίσουσι καὶ τὰς ἑαυτῶν δὲ καταστάσεις οὐδὲν
ἧττον. οἷον ἐν μὲν τοῖς διαλείπουσιν, ὅτι ὁ μὲν τριταῖος
ταχυκρίσιμος, ὁ δ' ἀμφημερινὸς ὅτι χρόνιος, ὁ δὲ τεταρταῖος ἔτι καὶ τοῦδε χρονιώτερος. ἐν δὲ τοῖς συνεχέσιν οἱ
μὲν καυσώδεις ὀξεῖς, οἱ δὲ τυφώδεις χρονιώτεροι, μέσοι δ'
ἀμφοῖν οἱ ἡμιτριταῖοι. ὡς δ' ἄν τις καὶ τούτους ἅπαντας
τοὺς πυρετοὺς εὐθὺς εἰσβάλλοντας γνωρίζοι, διὰ τοῦ δευτέρου τῶν περὶ κρίσεων ἐπὶ πλεῖστον εἴρηται. οὐκοῦν χρὴ

tius tum in prognoftico tum in epidemiis docuit, ac nos
ex mente fenis ipfis verba cum decenti explicatione in
libro primo de crifibus appofuimus, ubi quomodo quisquam futurum morbi vigorem praenofcere valeat demonftravimus. Nunc vero quidquid ab ipfo Hippocrate fummatim pronunciatum eft, id nos quoque fumus quam
fieri poterit breviffime declaraturi. Quibus vero curae
eft omnem de his difciplinam diligenter perdifcere, hi ad
librum de crifibus a nobis confcriptum fe conferant.
Morbi igitur ipfi tum ipfas paroxyfmorum proportiones,
tum fuas etiam conftitutiones nihil minus indicabunt,
exempli gratia inter febres intermittentes, tertianam, celerem quidem obtinere judicationem, diuturnam vero effe
quotidianam eaque diuturniorem quartanam. Inter con-
tinuas ardentes quidem acutas effe, typhodes vero fu-
mantes his diuturniores, inter utrasque medias effe femi-
tertianas. Ut vero quivis has omnes febres quum ftatim
invadunt dignofcat, fecundo libro de crifibus ampliffime

μεταφέρειν εἰς τόνδε τὸν λόγον, ὅσα καλῶς ἐν ἄλλοις φθά
νει ἤδη λελέχθαι, οὐδὲ πολλάκις ἐν πολλαῖς περὶ τῶν αὐ
τῶν πειρᾶσθαι λέγειν, ἀλλ᾿ ἀναμνῆσαι χρὴ μόνον, ὡς εἴπερ
οἷόν τ᾿ ἐστὶν ἐν ἀρχῇ γνωρίσαι τριταῖον εἰσβάλλοντα εὐθὺς
πυρετόν, ἔστι λαβεῖν ἀπ᾿ αὐτοῦ ὅτι τε ταχυκρίσιμος ὅτι
τε διὰ τρίτης οἱ παροξυσμοὶ, καὶ τοῦτ᾿ ἔστι τὸ λεγόμενον
ὑφ᾿ Ἱπποκράτους· τοὺς δὲ παροξυσμοὺς καὶ τὰς καταστά
σιας δηλώσουσιν αἱ νοῦσοι. τεταρταίων γοῦν πυρετῶν ἀρ
χὰς εὐθὺς ἐν τῇ πρώτῃ τῶν ἡμερῶν ἡμεῖς γνωρίσαντες
πολλάκις οὐδὲν ἔτι τῆς ἀνταποδόσεως δεηθέντες ἐξ ἀρχῆς
κατεστησάμεθα τὸ τῆς διαίτης εἶδος, ὡς πρὸς νόσημα μετὰ
πάμπολυν χρόνον ἤρχετο μέλλον λαβεῖν τὴν ἀκμήν. οὕτω
δὲ καὶ ἀμφημερινῶν καὶ τριταίων ἑκατέρων κατὰ τὴν οἰ
κείαν προθεσμίαν τῆς ἐσομένης ἀκμῆς. ὥσπερ δὲ ἐπὶ τῶν
πυρετῶν, οὕτω καὶ ἐπὶ τῶν ἄλλων νοσημάτων. πλευρῖτις
μὲν γὰρ καὶ περιπνευμονία καὶ φρενῖτις ὀξέα νοσήματα.
συνάγχη δὲ καὶ κυνάγχη καὶ χολέρα καὶ τέτανος κατόξεα.

narratum eſt. Quare hunc in librum transferenda non
ſunt quae recte aliis in locis prius jam ſunt prodita, neque crebro multis in libris de iisdem verba facere ſtudendum, ſed ſolum in memoriam revocandum, quomodo, ſi
poſſibile fuerit tertianam in inſultu ſtatim ab initio cognoſcere, ex ea comprehendere liceat tum citam ejus fore
criſin, tum tertio quoque die fieri acceſſiones, atque hoc
ipſum eſt, quod ab Hippocrate dicitur, *paroxyſmos et
morborum conſtitutiones indicabunt morbi.* Nos enim quum
ſaepe ſtatim primo die quartanarum febrium principia
cognoviſſemus, non exſpectata jam acceſſionis alternatione,
victus formam ab initio conſtituimus, prout morbo poſt
multum tempus ad ſuum vigorem perventuro conveniret.
Sic et in quotidiana et tertiana pro utriusque proprio
et ſtatuto futuro vigoris tempore. Quemadmodum autem
in febribus, ſic veteris in morbis ſe res habet. Pleuritis
et peripneumonia et phrenitis acuti ſunt morbi; ſynanche et cholera et tetanus peracuti; hydrops vero et me-

ἕδρος δὲ καὶ μελαγχολία καὶ ἐμπύημα καὶ φθόη χρόνια.
καὶ οἱ παροξυσμοὶ δὲ πλευρίτιδι μὲν καὶ φρενίτιδι διὰ τρίτης ὡς τὰ πολλὰ, τοῖς δὲ κατὰ γαστέρα καὶ καθ᾽ ἧπαρ
ἐμπυήμασί τε καὶ φθίσεσι καθ᾽ ἑκάστην ἡμέραν καὶ μᾶλλον εἰς νύκτα. τοῖς δ᾽ ἀπὸ σπληνὸς καὶ ὅλως μελαγχολικοῖς
διὰ τετάρτης. τὸ δὲ καὶ ὧραι τοῦ ἔτεος ἐφεξῆς εἰρημένων
αὐτῷ πρὸς τὰ εἰρημένα τὴν ἀναφορὰν ἔχει. καὶ γὰρ τὴν
κατάστασιν τοῦ νοσήματος καὶ τοὺς παροξυσμοὺς αἱ ὧραι
τοῦ ἔτεος ἅμα τῷ νοσήματι δύνανται δηλοῦν. οὐ γὰρ ἱκανὸν ὅτι τεταρταῖος εἰσέβαλλε κα- [18] τὰ τήνδε τὴν ἡμέραν ἐπίστασθαι μόνον, ὡς ἐξ ἀρχῆς προγνῶναι τὸ σχῆμα
τῆςδ ιαίτης, ὡς πρὸς χρόνιον νόσημα καταστήσασθαι, ἀλλὰ
καὶ εἴτε χειμῶνος, εἴτε ἔαρος, εἴτε θέρους, εἴτε φθινοπώρου συνέβη τὴν ἀρχὴν ταύτην γενέσθαι, προσεπισκοπεῖσθαι χρὴ γινώσκοντας ὅτι οἱ μὲν θερινοὶ τεταρταῖοι, (226)
ὡς τὰ πολλὰ γίνονται βραχέες, οἱ δὲ φθινοπωρινοὶ μακροὶ
καὶ μᾶλλον οἱ πρὸς τὸν χειμῶνα συνάπτοντες. ταῦτα γὰρ
ἐν τοῖς ἑξῆς αὐτὸς ἡμᾶς διδάξει, καὶ μὲν δὴ καὶ ὁ τρι-

lancholia et empyema et phthoe feu tabes diuturni.
Pleuritidi quidem et phrenitidi tertio quoque die plerumque acceſſiones fiunt, ventris autem et hepatis empyemati
et tabi quotidie magisque noctu. Splenicis vero et omnino melancholicis quarto quoque die. Quod autem additum eſt *et anni tempora*, ad praedicta relationem habet.
Etenim et morbi conſtitutiones et acceſſiones anni temporibus una cum morbo poſſunt indicari. Non enim hoc
tantum ſcire quartanam eo die invaſiſſe ſatis fuerit, ut ab
initio provideamus inſtituendam eſſe victus formam, tanquam adverſus morbum diuturnum, verum etiam an
hieme aut vere, an aeſtate vel autumno hanc febrem exordium feciſſe contigerit, eos proſpicere oportet qui no-
verint aeſtivas quartanas quidem ut plerumque breves eſſe,
autumnales vero longas et magis quae hiemem attingunt.
Haec enim in ſequentibus ipſe nos edocturus eſt. Quin

ταῖος πυρετός, ἔστι μὲν καὶ ἄλλως ταχυκρίσιμος, ἀλλ᾽ ἐν
θέρει πολὺ μᾶλλον ἤπερ ἐν τῷ χειμῶιι. καὶ τῶν ἄλλων
δὴ ἑκάστων νοσημάτων τάχος μὲν τὸ θέρος, βραδυτῆτά δὲ
ὁ χειμὼν προστίθησιν. ἀλλὰ καὶ οἱ παροξυσμοὶ διὰ τρίτης μὲν τοὐπίπαν ἐν θέρει, διὰ τετάρτης δ᾽ ἐν φθινοπώρῳ,
καθ᾽ ἑκάστην δ᾽ ἡμέραν ἢ νύκτα χειμῶνος. ὡς δ᾽ ἐπὶ τῶν
ὡρῶν, οὕτω καὶ ἐπὶ τῶν κράσεων ἀνάλογον ἔχει, περὶ ὧν
καὶ αὐτὸς ὁ Ἱπποκράτης διεξῆλθε πολλάκις, οὐ μὴν ἐνταῦ-
θά γε εἶπεν ἐπιτρέψας ἡμῖν, ἐξ ἑνὸς ἀναμνησθῆναι περὶ
τῶν ἄλλων. ἃ γὰρ ἡ θερινὴ ὥρα, ταῦτα καὶ ἡ κρᾶσις τοῦ
νοσοῦντος, εἰ φύσει θερμοτέρα καὶ ξηροτέρα ἢ καὶ ἡλικία
εἰ ἀκμάζουσα καὶ τὸ χωρίον, εἰ θερμὸν καὶ ξηρὸν συνεν-
δείξεται καὶ τὰ ἐπιτηδεύματα δηλονότι καὶ τὰ ἔθη τὰ ὁμοίων
ἔχοντα καὶ ἡ παροῦσα κατάστασις τοῦ περιέχοντος ἡμᾶς
ἀέρος, ὑπὲρ ὧν ἑξῆς διδάξει. οὕτως δὲ καὶ ὅσα περὶ φθινοπωρινῆς ὥρας εἴς τε κατάστασιν νοσήματος καὶ εἰς ἀν-
ταπόδοσιν παροξυσμῶν ἐλαμβάνετο, ταῦτα καὶ περὶ τῆς τοῦ

etiam tertiana febris, licet alioquin celeris fit judicationis,
aeftate tamen quam hieme celerioris eft. Atque ceteris
quibusque morbis aeftas celeritatem, hiems tarditatem addit. Sed et acceffionis tertio quoque die in univerfum
per aeftatem, quarto per autumnum, per hiemem fingulis
diebus aut noctibus fiunt. Quemadmodum autem in anni
tempeftatibus, fic et in temperamentis fimiliter fe res habet, de quibus et ipfe Hippocrates faepe differuit, non
tamen hic quidquam pronuntiavit, qui ex uno cetera re-
cordari nobis conceffterit. Quae enim aeftiva tempeftas,
eadem et aegrotantibus temperamentum, fi natura calidius
et ficcius exftiterit; eadem et aetas fi vigeat; eadem et
locus fi calidus fit et ficcus, fimul indicabunt. Vitae quoque inftituta et confuetudines eodem modo fe habentes et
praefens aëris nos circumftantis ftatus indicabunt, de quibus poftea docebit. Sic et quaecunque de autumnali tempeftate indicia tum ad morbi conftitutionem providendam,
tum ad acceffionum reciprocationem fumebantur; eadem

κάμνοντος ἡλικίας καὶ φύσεως ἐπιτηδευμάτων τε καὶ ἐθῶν
καὶ τῆς χώρας, ἐν ᾗ νοσεῖ, καὶ τῆς τοῦ περιέχοντος ἐπι-
δημούσης κράσεως οἷόν τέ ἐστι λαβεῖν. ἐκ μὲν δὴ τούτων
εὔδηλον ὅτι τήν τε κατάστασιν τοῦ νοσήματος καὶ τοὺς
παροξυσμοὺς γνωσόμεθα, τὴν μὲν κατάστασιν, εἰ κάτοξυ
εἴη τὸ νόσημα ἢ χρόνιον, ὅπερ καὶ εἰς τὴν τῆς ἀκμῆς
πρόγνωσιν ἀναγκαῖόν ἐστι, τοὺς δὲ παροξυσμοὺς, εἰ διὰ
τρίτης ἢ διὰ τετάρτης ἢ καθ᾽ ἑκάστην ἡμέραν ἤ τινι τῆς
ἡμέρας ἢ τῆς νυκτὸς εἰσβάλλουσιν ὥρᾳ. τὸ δ᾽ ἐπὶ τῇ τελευτῇ τοῦ ἀφορισμοῦ γεγραμμένον ἐφεξῆς ἴδωμεν, εἰ τῶν
αὐτῶν τούτων ὧν εἰρήκαμεν ἐπίδειξιν ποιεῖται. λέγει μὲν
γὰρ ὁ Ἱπποκράτης οὕτω. καὶ αἱ τῶν περιόδων πρὸς ἀλλήλας ἐπιδόσιες, ἤν τε καθ᾽ ἡμέρην ἤν τε παρ᾽ ἡμέρην, ἤν
τε καὶ διὰ πλείονος χρόνου γίγνωνται. εὔδηλον δ᾽ ὅτι ἐπι-
δόσεις τῶν περιόδων τὰς αὐξήσεις λέγει τῶν κατ᾽ αὐτὰς
παροξυσμῶν, αἵτινες ὅτι τόν τε χρόνον τῆς αὐξήσεως τοῦ
νοσήματος ἐπιδείκνυνται καὶ τὴν προθεσμίαν τῆς μελλούσης
ἀκμῆς· ἐνθάδε ἂν μάλιστα μάθοις, ἐπίδοσις δευτέρου

et de aegrotantis aetate atque natura, vitae inftitutis, confuetudinibus et regione, ubi aegrotat et praefenti aëris
ambientis temperatione fumere poffumus. Ex his igitur
conftat quod et morbi conftitutionem et accefliones cog-
nofcemus; conftitutionem quidem, fi morbus fuerit peracutus aut diuturnus, quod etiam ad vigoris providentiam
neceffarium eft, accefliones vero, an tertio aut quarto die
aut fingulis diebus aut qua diei aut noctis hora fint in-
vafurae. Quod autem ad aphorifmi finem fcriptum eft,
deinceps examinemus, an eorum ipforum quae diximus
faciat declarationem. Ita namque pronuntiavit Hippocrates: ac fuccedentes invicem periodorum reciprocationes,
five quotidie, five alternis diebus, five etiam per majora
intervalla fiant. Conftat autem ipfum per periodorum
reciprocationes, acceffionum quae in ipfis eveniunt incrementa intelligere, quae tum incrementa morbi tempus
tum futuri vigoris praefinitum diem oftendunt. Hinc autem praecipue didiceris, fecundae acceffionis ad priorem

παροξυσμού πρὸς τὸν πρότερον ἐν τρισὶ τούτοις ὁρᾶται, τῇ
ὥρᾳ τῇ παροξυντικῇ, τῷ μήκει τοῦ παροξυσμοῦ καὶ τῷ μεγέθει. διοίσει δ᾽ οὐδὲν, οὐδ᾽ εἰ σφοδρότητα λέγοις. ἄμφω
γὰρ συνήθη τοῖς ἰατροῖς ἐστι τὰ ὀνόματα καὶ κατὰ τοῦ
αὐτοῦ πράγματος ἐπιφέρουσιν αὐτὰ πολλάκις, ἐνίοτε μὲν
μείζονα φάσκοντες τὸν πυρετὸν γεγονέναι τοῦ πρόσθεν, ἐνίοτε
δὲ σφοδρότερον. ἐνδέχεται δὲ τὸν σφοδρότερον τοῦτον πυρετὸν ἤτοι [19] τὰς ἴσας τῷ πρόσθεν ὥρας κατασχεῖν ἢ
ἐλάσσους ἢ πλείους, ὅπερ οὐ μέγεθος ἢ σφοδρότης, ἀλλὰ
μῆκος ἔσται παροξυσμοῦ. παροξυσμὸν δὲ ἀκούειν σε χρὴ
νῦν τὸ χεῖρον μόριον τῆς ὅλης περιόδου τὸ ἀπὸ τῆς πρώτης εἰσβολῆς ἄχρι τῆς ἀκμῆς, ὥσπερ γε τὸ ὑπόλοιπον τὸ
τῆς παρακμῆς ἄμεινον. ἐπειδὰν οὖν ὁ παροξυσμὸς εἴτε διὰ
τρίτης ἢ διὰ τετάρτης, εἴτε καθ᾽ ἑκάστην ἡμέραν γινόμενος προλαμβάνῃ τὴν ἀναλογίαν καὶ προλαβὼν ἐπὶ πλείονα
χρόνον ἐκταθῇ, μετὰ τοῦ καὶ σφοδρότερον γενέσθαι, σαφὴς
μὲν ἡ αὔξησις τοῦ νοσήματος, εἰς ὁπόσον δὲ αὔξεται τὸ

incrementum his in tribus confpici, hora qua incepit acceffio, longitudine acceffionis et magnitudine. Nihil autem differt, fi in vehementia dixeris: ambo namque nomina ufitata funt medicis, qui et pro re eadem ipfa
multoties afferunt; quum majorem interdum febrem praecedente, interdum vehementiorem exftitiffe dicunt. Conceffum eft autem hanc febrem vehementiorem aut aequales horas cum praecedente obtinere aut pauciores aut
plures, quae longitudo erit paroxyfmi, non magnitudo
feu vehementia. Per acceffionem autem te nunc deteriorem univerfi circuitus partem intelligere oportet, quae a
primo infultu ufque ad vigorem extenditur, quemadmodum inde declinationem, reliquam periodi partem meliorem. Quum itaque paroxyfmus five tertio, five quarto
quoque die, five quotidie fiat, proportionem anticipaverit,
eaque anticipitata in longius tempus productus multoque
vehementior factus fuerit, tum manifeftum erit morbi incrementum, qui quantum increverit, quae fingula retuli-

καθ᾽ ἕκαστον τῶν εἰρημένων ἐνδείξεται. ὁ μὲν γὰρ πλείονά τε χρόνον προλαμβάνων καὶ πλείονα παροξύνων καὶ πολλῷ σφοδρότερον ἀξιόλογον μὲν ἐνδείξεται τὴν αὔξησιν, ταχεῖάν τε τοῦ νοσήματος τὴν κίνησιν, ἐγγὺς δὲ τὴν ἀκμήν. οὐ γὰρ ἐνδέχεται μεγάλας προσθήκας λαμβανόντων τῶν παροξυσμῶν μὴ οὐχ ὑπόγυον ἔσεσθαι τὴν ἀκμὴν, ὁ δ᾽ ἐναντίος παροξυσμὸς ὁ μικρὰς δηλονότι τὰς προσθήκας ποιούμενος ἑκάστου τῶν εἰρημένων, ὅσον ἐπὶ τούτῳ τὴν ἀκμὴν ἐπιδείξεται πορρωτέραν γενήσεσθαι. τοῦτο οὖν αὐτὸ διὰ τῆς τῶν περιόδων ἐπιδόσεως μαθησόμεθα τοῦ στοχάσασθαι μετὰ πόσον ἔσται χρόνον ἡ ἀκμὴ τοῦ νοσήματος, ἔτι τε τὴν ἀκριβῆ προθεσμίαν τῆς εἰσβολῆς τοῦ παροξυσμοῦ. χρήσιμον δὲ τὸ μὲν πρότερον εἰς τὸ καταστήσασθαι τὴν ἰδέαν τῆς καθόλου διαίτης, τὸ δὲ δεύτερον εἰς τοὺς κατὰ μέρος καιροὺς τῶν τροφῶν, ὧν ἐξ ἀρχῆς αὐτῷ προὔκειτο διδάξαι τοὺς σκοπούς. ὅτι δὲ περίοδον καλεῖ τὴν ἐπὶ τὸ αὐτὸ ὁμοίαν ἐπάνοδον εὔδηλον δή που παντί. ἀλλὰ καὶ τοῖσιν

mus, indicabunt. Qui namque paroxyfmus majori tempore anticipaverit ac diutius exacerbando duraverit multaque vehementius vexaverit, effatu dignum incrementum et celerem morbi motum eſſe et in proximo vigorem futurum demonſtrabit. Non enim probabile eſt magna incrementa fufcipientibus paroxyfmis proximum minime fore incrementum. Contrarius autem paroxyfmus, qui nimirum parva faciat incrementa, eorum quae diximus, quantum ad hoc attinet, longius abfore vigorem oſtendet. Hoc igitur ipfum ex circuituum incremento difcemus, conjecturam nimirum facere, quanto poſt tempore morbi fit futurus vigor, ac praeterea certam et praefinitam invaſionis paroxyfmi horam tenebimus. Conducit autem prima quidem cognitio ad univerfam victus rationis ideam conſtituendam; fecunda vero ad fingula ciborum exhibendorum tempora, quorum indicationes docere ab initio ipfi erat propoſitum. Quod autem periodum vocet eodem fimilem reditum cuivis fane innotefcit. Sed et ex poſtea fubappa-

ἐπιφαινομένοισίν φησι τεκμαίρεσθαι χρῆναι, περί τε τοῦ
παροξυσμοῦ καὶ τῆς καταστάσεως ὅλου τοῦ νοσήματος. εἴτε
δὲ συμπτώματα καλεῖν εἴτε σημεῖα βούλοιτο ταῦτα τὰ ἐπιφαινόμενα διήνεγκεν οὐδέν. ἀλλ' ἐκεῖνο γινώσκειν ὑπὲρ
ἁπάντων τῶν συμπτωμάτων τε καὶ σημείων ἄμεινον ὡς τὰ
μὲν αὐτῶν ἐστι παθογνωμονικά, τὰ δὲ συνεδρεύοντα, τὰ δὲ
κρίσιμα, τὰ δὲ πέψεως, ἔνια δὲ ἀπεψίας, καὶ τὰ μὲν σωτηρίας, ἄλλα δὲ ὀλέθρου δηλωτικά. τὰ μὲν οὖν παθογνωμονικὰ συνεισβάλλει τῷ νοσήματι, τὰ δὲ συνεδρεύοντα ποτὲ μὲν συνεισβάλλει, ποτὲ δ' ἐπιγίνεται, ποτὲ οὐδ' ὅλως
γίνεται· οὐ γὰρ ἀχώριστά ἐστι τοῦ νοσήματος, οὐδὲ τὴν
οὐσίαν αὐτοῦ συνίστησιν, ἀλλὰ τὰς οἰκείας ἐργάζεται διαφοράς. τὰ δὲ ὑφ' Ἱπποκράτους ὀνομαζόμενα κρίσιμα συμπτώματα τῇ μὲν ἀκριβῶς πρώτῃ τῶν νοσημάτων ἀρχῇ
συνεισβάλλειν οὐ πέφυκε, ταῖς δ' ἄλλαις δύο πέφυκε, περὶ
ὧν ὀλίγον ὕστερον ἐρῶ. πολλάκις δὲ οὐδ' ἐν ταύταις, ἀλλ'
ἐν ταῖς ἀναβάσεσιν ἢ ἀκμαῖς τῶν νοσήματων ἐπιφαίνεται.

rentibus ait conjecturandum effe tum de paroxyſmo tum
de totius morbi conftitutione. Sive autem aliquis ſymptomata, five figna velit haec mox ſubapparentia vocare,
nihil intererit. Sed illud de omnibus tum ſymptomatis
tum fignis ftatuere praeftiterit, eorum nonnulla quidem effe pathognomnoica i. e. affectus indicantia; quaedam
vero affidentia, alia decretoria, alia coctionis, nonnulla
cruditatis, illa et ſalutis, haec denique perniciei indica-
tiva. Enimvero pathognomonica quidem una cum morbo
invadunt; affidentia vero interdum fimul cum morbo invadunt, interdum ſuperveniunt, nonnunquam omnino
etiam abſunt: non enim a morbo ſunt inſeparabilia, neque ejus effentiam conftituunt, ſed proprias efficiunt differentias. Quae vero ab Hippocrate criſima et a Latinis
decretoria ſymptomata nominantur, plane quidem primo
morborum initio fimul invadere minime ſolent, ſed oum
duobus aliis conſueverunt, de quibus paululum poftea dicam. Saepe vero non in his, ſed morborum incrementis

τὰ δὲ τῆς πέψεως σημεῖα συνεισβάλλει μὲν οὐδὲ ταῦτα οὐδέποτε τῇ πρώτῃ τοῦ νοσήματος ἀρχῇ, περιορίζει δὲ τὴν
ὡς μέρος ἀρχὴν ὅλης τῆς νόσου. τὰ δὲ τῆς ἀπεψίας συνεισβάλλει μὲν τῇ πρώτῃ τοῦ νοσήματος ἀρχῇ καὶ μετὰ ταῦθ'
ὕστερόν ἐστιν ὅτε γίνεται, καθάπερ γε καὶ τὰ τοῦ θανάτου.
καὶ γὰρ καὶ τούτων ἡ γένεσις ἐξ ὑστέρου τῆς [20] τοῦ
νοσήματος ἀρχῆς. νοσήματος δὲ ἀρχὴν, ὡς ἐδιδάξαμεν ἐν
τοῖς περὶ κρίσεων ὑπομνήμασι, τήν τε πρώτην εἰσβολὴν
ἁπλάτη προσαγορεύομεν καὶ τὴν ὡς μέρος ὅλου τοῦ νοσήματος ὅταν εἰς ἀρχὴν, ἀνάβασίν τε καὶ ἀκμὴν καὶ παρακμὴν
τέμνηται καὶ τὴν ἄχρι τῆς τρίτης ἡμέρας ἐκτεινομένην. ἐδιδάξαμεν δὲ καὶ τὰς τῶν εἰρημένων ἁπάντων συμπτωμάτων
δυνάμεις ἐν ἐκείνῃ τῇ πραγματείᾳ, μετὰ τοῦ καὶ τὰς
ἀναγκαίας εἰς τοῦτο τῶν Ἱπποκράτους ἐξηγήσασθαι ῥήσεων,
ἀλλὰ καὶ νῦν ὡς ἐν ἐπιτομῇ λεχθήσεται καὶ περὶ αὐτῶν.
ὅστις δ' ἂν ἐθέλῃ περὶ ταῦτα τὴν ὅλην τέχνην Ἱπποκράτους ἐκμαθεῖν, ἐπ' ἐκείνην ἀφικνείσθω τὴν πραγματείαν.
τοῖς οὖν ἐπιφαινομένοις τεκμαίρεσθαι συμβουλεύει περὶ τῆς

aut vigoribus deinceps fubapparent. Signa vero coctionis
fimul quidem et haec nunquam primo morbi principio ad-
oriuntur, fed illud principium, quod pars eſt totius morbi,
terminant. Signa vero cruditatis cum primo morbi principio invadunt ac interdum poſtea tandem apparent, quemadmodum et mortis figna. Etenim et horum ortus morbi
principium fubfequitur; morbi autem principium, ut in
commentariis de criſibus docuimus, tum primum ejus infultum illatabilem appellamus, tum illud quod tanquam
totius morbi pars eſt, quum in principium, incrementum,
ſtatum et declinationem dividitur; tum illud quod ad tertium uſque diem extenditur. Sed et eodem in opere
omnium fymptomatum qualitates docuimus, cum interpretatione ad id neceſſariarum Hippocratis dictionum adjecta, verum nunc quoque tanquam pro compendio de
ipſis dicetur. Quicunque vero de his totam Hippocratis
artem perdifcere velit, is ad illam fe conferat tractatio-
nem. Confulit igitur ex fubapparentibus de univerfo morbi

ὅλης καταστάσεως τοῦ νοσήματος, εἴτ᾽ ἐξ αὐτῶν ἓν νόσημά τι προχειρισάμενος, φησὶν, οἷον ἐν πλευριτικοῖσιν πτύελον αὐτίκα ἢν ἐπιφαίνηται, ἀρχομένου μὲν βραχύνει, ἢν δ᾽
ὕστερον ἐπιφαίνηται, μηκύνει. μάθοις δ᾽ ἂν ὃ διδάσκει
σαφῶς, εἴ σοι παραγράψαιμι τὰ ἐκ τοῦ τρίτου τῶν ἐπιδημίων ἐπὶ Ἀναξίωνος εἰρημένα τοῦ πλευριτικοῦ, καὶ τοῦτον
δὲ αὐτὸν ἐξηγησάμην τὸν ἄῤῥωστον ἐν τῷ πρώτῳ περὶ
κρίσεων. ἔχει δὲ Ἱπποκράτους ἡ ῥῆσις ὧδε· (227) ἐν
Ἀβδήροισιν Ἀναξίωνα ὃς κατέκειτο περὶ τὰς θρηικίας πύ-
λας, πυρετὸς ὀξὺς ἔλαβε, πλευροῦ δεξιοῦ ὀδύνη συνεχὴς,
βὴξ ξηρὰ οὐδ᾽ ἔπινε τὰς πρώτας ἡμέρας, διψώδης, ἄγρυ-
πνος, οὖρα δὲ εὔχροα πολλὰ λεπτά. ἕκτῃ παράληρος· εἰς
δὲ τὰ θερμάσματα οὐδὲν ἐνεδίδου. ἑβδόμῃ ἐπιπόνως, ὅ τε
γὰρ πυρετὸς ἐπέτεινεν, οἵ τε πόνοι οὐ ξυνεδίδοσαν, αἵ τε
βῆχες ἠνώχλεον, δύσπνοός τε ἦν. ὀγδόῃ ἀγκῶνα ἔταμον,
ἐῤῥύε πολὺ οἷον ἔδει, ξυνέδωκαν οἱ πόνοι, αἱ μέντοι βῆχες
ξηραὶ παρείποντο. ἑνδεκάτῃ ξυνέδωκαν οἱ πυρετοὶ, σμικρὰ

ftatu conjecturam inire, deinde uno quodam morbo in
medium adducto, exempli gratia in pleuriticis, inquit, fi
per initia fputum ftatim appareat, morbum breviat; fi
vero pofterius fuperveniat, producit. Perfpicue vero quod
docet didiceris, fi tibi ex tertio epidemiorum huc trans-
tulerim, quae de Anaxione pleuritico prodidit Hippocrates, quem aegrotum in primo etiam de crifibus mea interpretatione illuftravi. Sic autem habet Hippocratis dictio. *Abderis Anaxionem, qui ad portas Thracias decum-
bebat, febris acuta invafit, lateris dextri dolor affiduus,
tuffis ficca, neque primis diebus exfcreabat; fiticulofus,
infomnis; urinae probe erant coloratae, copiofae, tenues.
Sexto die deliravit; ad fotus autem calentes nihil remi-
fit. Septimo die gravius habuit: tum enim febris inten-
debatur, nec dolores remittebant et tuffes infeftabant dif-
ficileque fpirabat. Octavo fecta in cubito vena, copiofus
fanguis, qualem decebat, effluxit; dolores quidem remiferunt, tuffes tamen aridae comitabantur. Undecimo remi-*

περὶ κεφαλὴν ἵδρωσεν. αἱ βῆχες καὶ τὰ ἀπὸ πνεύμονος
ὑγρά. ἑπτακαιδεκάτῃ ἤρξατο σμικρὰ πέπονα πτύειν. εἰκοστῇ ἵδρωσεν, ἀπύρετος ἐγένετο. μετὰ δὲ κρίσιν ἐκουφίσθη.
διψώδης τε ἦν καὶ τῶν ἀπὸ πνεύμονος οὐ χρησταὶ αἱ καθάρσιες. εἰκοστῇ καὶ ἑβδόμῃ ὁ πυρετὸς ὑπέστρεψεν, ἔβησ-
σεν, ἀνῆγε πέπονα πολλά. οὔροις δ᾽ ὑπόστασις πολλὴ λευκὴ, ἄδιψος ἐγένετο, εὔπνους ὑπνοῖ. τριακοστῇ τε τετάρτῃ
ἵδρωσε δι᾽ ὅλου, ἀπύρετος ἐκρίθη πάντῃ. οὗτος οὖν ὁ Ἀνα-
ξίων ἐξ ἀρχῆς μὲν ἦν πλευριτικός, οὐ μὴν ἐξ ἀρχῆς ἀπέ-
πτυεν, ἀλλὰ καὶ κατὰ τὴν ὀγδόην ἡμέραν ἔτι αἱ βῆχες αὐτῷ ξηραὶ παρείποντο, ὥς φησιν Ἱπποκράτης. ὅθεν εἰκότως καὶ ἡ τοῦ νοσήματος ὅλου λύσις εἰς τὴν λδ᾽ ἐξετάθη,
καίτοι τῶν γε πλευριτικῶν ὡς τὰ πολλὰ τὴν ιδ᾽ ὅρον ἐχόντων
τῆς κρίσεως, εἰ δὲ καὶ μὴ ταύτην, ἀλλὰ πάντως γε τὴν
εἰκοστήν. εἰ δὲ πρὸ τῆς γ᾽ ἡμέρας ἔπτυσεν, ἤτοι περὶ τὴν ζ᾽ ἢ
τὸν θ᾽ ἢ πάντως γε τὴν ια᾽ ἐκρίθη, κἂν εἰ κατ᾽ αὐτήν γε τὴν τρίτην ἤρξατο πτύειν, οὐκ ἂν ἐξωτέρω τῆς ιδ᾽ προὔβη. συμβαίνει

*ferunt febres; parum circa caput fudavit; tuffes et quae
a pulmone educebantur humida. Decimo feptimo coepit
pauca et concocta exfpuere; levatus eft. Vigefimo fudavit, febris expers factus. Poft crifin levatus eft, ac fiticulofus erat, nec probae a pulmone expurgationes. Septimo et vigefimo rediit febris, tuffivit, concocta multa
eduxit, urinis adfuit multum fedimentum album; fitis ceffa-
vit; facile fpiravit, fomnum cepit. Trigefimo quarto oborto per univerfum corpus fudore, prorfus folutus febre
judicatus eft.* Hic igitur Anaxion ab initio quidem pleu-
riticus erat, non tamen ab initio exfpuebat, fed etiamnum
octavo die tuffes ficcae contingebant, ut ait Hippocrates.
Quare decenti ratione etiam totius morbi folutio in trigefimum quartum diem producta eft, quum tamen ut plurimum pleuritis terminum crifeos habeat decimum quartum, quod fi non hunc, faltem omnino vicefimum. Quod
fi ante tertium diem exfpuiffet vel circa feptimum aut
nonum aut faltem undecimum diem crifis contigiffet;
etiamfi ipfo die tertio fpuere coepiffet, non ultra decimum

γὰρ ἐπὶ τῶν φλεγμονῶν ἁπασῶν, ὅσαι μὴ καλύπτονται σκε-
πάσματι πυκνῷ, καθάπερ αἱ κατὰ τὸ ἐκτὸς δέρμα, διϊ-
δροῦσθαί τινας ἰχῶρας, ἐν ἀρχῇ [21] μὲν λεπτοὺς, ἐς
ὕστερον δὲ, εἰ πέττοιντο καὶ πρὸς τὸ βέλτιον ἔρχοιντο, πα-
χυτέρους καὶ τούτων αὐτῶν τῶν παχυτέρων τοὺς μὲν ἧττον, τοὺς δὲ μᾶλλον πεπέφθαι. ταῦτα κἀπὶ τῶν κατὰ τὸ
στόμα φλεγμονῶν ἁπασῶν ἔστι θεάσασθαι κἀπὶ τῶν ὀφθαλμῶν. οὐχ ἥκιστα δὲ καὶ καθ' ἓν ὁτιοῦν ἄλλο μόριον, ὅταν
ἅμα τοῦ δέρματος ὅλου διαιρέσει, φλεγμαίνει τι τῶν ἔνδον.
καὶ γὰρ ἐκ τῶν τοιούτων ἑλκῶν ἰχῶρες ἀπορρέουσιν οἵους
εἶπον. ὅταν οὖν ποτε φλεγμονή τις ᾖ μετὰ τοσαύτης στε-
γνώσεως, ὡς μηδὲν ἔξω ἀποχεῖν, ἀνάγκη δύσπεπτόν τε καὶ
χρονίαν γενέσθαι ἐκείνην. κατὰ τοῦτον οὖν τὸν λόγον κἂν
ταῖς πλευρίτισιν, ἐπειδὴ καὶ τοῦτο τὸ νόσημα φλεγμονή τις
ὑπάρχει τῷ γένει, προσέχειν δεῖ τοῖς τῆς πέψεως σημείοις.
ἀπεπτοτάτη μὲν γὰρ ἐφ' ἧς ὅλως οὐδὲν πτύεται δευτέραν
δ' ἔχει τάξιν ἐφ' ἧς ἰχῶρες λεπτοὶ, τρίτην δ' ἐφ' ἧς πα-

quarlum diem proceſſiſſet. Accidit enim omnibus inflammationibus, quae denſo operimento non teguntur, ut quae
externam cutem obſident, quosdam exſudari ichores, initio
tenues, poſtea ſi coquantur et ad melius proficiant, craf-
ſiores et ex his ipſis craſſioribus quosdam magis, quosdam
minus concoqui. Atque haec in omnibus oris et oculorum
inflammationibus licet intueri, neque minus in quacunque
alia parte, quando pars aliqua interior ſimul cum cutis
diviſione patitur inflammationem. Etenim ex hujusmodi
ulceribus ichores tales profluunt quales protuli. Si
quando igitur aliqua fuerit inflammatio cum tanta meatuum coarctatione, ut nihil foras effundatur, illam tum
coctu difficilem tum diuturnam fore neceſſe eſt. Hac
igitur ratione et in pleuritide, quandoquidem et hic morbus phlegmonum quoddam genus eſt, ſigna coctionis ani-
madvertenda ſunt. Crudiſſima namque eſt, in qua nihil
omnino exſpuitur, ſecundum cruditatis ordinem obtinet,
in qua ichores tenues; tertium in qua craſſiores, et quar-

ΚΑΙ ΓΑΛΗΝΟΥ ΕΙΣ ΑΥΤΟΥΣ ΥΠΟΜΝΗΜΑΤΑ. 395

Ed. Chart. IX. [21.]   Ed. Baf. V. (227.)
χύτεροι καὶ τετάρτην ἐφ᾽ ἧς εἰς τέλος ἐπέφθησαν. ἀλλ᾽
οἶτοι μὲν εἰ περὶ τρίτην ἢ δ᾽ ἡμέραν ἐπιφανεῖεν, οὐκ ἐγχωρεῖ τῆς ἑβδόμης ἐξωτέρω προβῆναι τὸ νόσημα. τῶν δ᾽
ἄλλων ἕκαστον κατὰ τὸ τῆς πέψεως μέτρον ἀναγκαῖον ἀκολουθῆσαι τὸν χρόνον. ὥσπερ οὖν τελείας ἐστὶ γνώρισμα τὸ
πτύελον πέψεως, ὅταν ᾖ λευκόν τε καὶ λεῖον καὶ ὁμαλόν, τῇ
τε συστάσει μήθ᾽ ὑπέρυγρον μήθ᾽ ὑπέρπαχυ, κατὰ τὸν αὐτὸν τρόπον ἀπεψίαν ἐνδείκνυται παντελῆ τὸ μηδ᾽ ὅλως
πτυόμενον. εἰ δὲ πτύοιτο μὲν, ἀλλὰ καὶ λεπτὸν εἴη ἔτι,
πέψεως ἀμυδρᾶς ἐστι σημεῖον. εἰ δὲ ἄκρατον εἴη ἢ ξανθὸν ἢ πυῤῥὸν, οὐκ ἀγαθόν. εἰ δὲ καὶ πελιδνὸν ἢ ἰῶδες ἢ
μέλαν, ὀλεθριώτατον. διῃρημένων οὖν ἡμῖν τῶν τε τῆς πέψεως καὶ τῆς ἀπεψίας σημείων, ἔτι τε τρίτον ἐπ᾽ αὐτοῖς
τῶν ὀλεθρίων, ἰστέον ὅτι τὰ μὲν τῆς πέψεως σημεῖα διὰ
παντός ἐστιν ἀγαθὰ, λύσιν τοῦ νοσήματος ἐνδεικνύμενα ταχεῖαν, ὥσπερ γε καὶ τὸ τῶν ὀλεθρίων σημείων γένος, ὡς
ἐν τάχει τὴν ἀπώλειαν ἔσεσθαι τοῦ κάμνοντος προδηλοῖ.

tum in qua perfecte cocti apparuerint. At hi ſi circa
tertium aut quartum ſubapparuerint, non contingit morbum ultra ſeptimum diem progredi. In aliis vero morbis
ſingulis, pro coctionis modo temporis menſuram conſequi
neceſſe eſt. Quemadmodum igitur ſputum perfectae coctionis ſignum eſt, quum album, laeve et aequale, neque
conſiſtentia nimis humidum, neque nimis craſſum fuerit,
eodem modo integram cruditatem prodit, quod omnino
non exſpuitur. Quod ſi exſpuatur quidem, ſed adhuc
tenue ſit, imperfectae coctionis ſignum eſt. At ſi im-
permixtum fuerit vel flavum vel rufum, haud bonum
Quod ſi lividum fuerit aut aeruginoſum aut atrum, per-
nicioſiſſimum exiſtit. Quum itaque nobis diſtincta ſint
tum coctionis tum cruditatis ſigna ac praeterea tertium
exitialium genus, ſciendum eſt coctionis ſigna ſemper eſſe
bona, ut quae morbi ſolutionem fore celerem oſtendant,
quemadmodum et exitialium ſignorum genus aegrotantis
jacturam citam praenunciare. At cruditatis ſigna diutur-

Ed. Chart. IX. [21.]   Ed. Baf. V. (227.)

τὰ δὲ τῆς ἀπεψίας σημεῖα χρόνιον μὲν ἐξ ἀνάγκης προση-
μαίνει τὸ νόσημα, τεθνήξεσθαι δὲ ἢ σωθήσεσθαι τὸν ἄνθρωπον, ὅσον μὲν ἐφ᾽ ἑαυτοῖς, οὐ δηλοῖ. προλογιζομένῳ
δέ σοι τὴν ῥώμην τῆς δυνάμεως καὶ ταῦθ᾽ ὑπάρχει προγινώσκειν. ἄλλο δὲ γένος ἔστι σημείων, τῶν κρισίμων ὑπ᾽
αὐτοῦ προσαγορευομένων. ἱδρῶτές δ᾽ ἐστὶ ταῦτα, αἱμορρα-
γίαι τε καὶ ῥῖγος καὶ γαστὴρ καταρρήξασα πολλὰ καί τις
ἔμετος τοιοῦτος καὶ ἄλγημα κεφαλῆς ἐξαιφνίδιον ἢ δύσπνοια
παράλογός τε καὶ σφοδρὰ ἢ καρδιωγμὸς ἤ τις ὑποχονδρίου
σύντασις ἀνώδυνος, ἀγρυπνία τε σφοδρὰ καὶ παραφροσύνη
καὶ νὺξ ἀλόγως δύσφορος καὶ παροξυσμὸς προληπτικὸς, ἀλλὰ
καὶ δάκρυον ἀκούσιον ἐν ἀπαθέσιν ὀφθαλμοῖς ἄνευ λύπης,
ἔρευθός τε καὶ τὸ κάτω χεῖλος σειόμενον, ἐνηλιωμένα καὶ
σκοτεινὰ, ὀρφνώδη τε προφαινόμενα τῶν ὀφθαλμῶν ἢ μαρ-
μαρυγαί τινες ἢ μῆλον ἢ ῥὶς ἐξαίφνης ἐρυθρὰ γενόμενα καὶ
παρωτίδες ἢ ὅλως ἀποστήματος εἰς ἄρθρον τινὸς· γένεσις.
ταῦτά τε οὖν σύμπαντα καὶ πρὸς τούτοις ἄλλα πολλὰ τοι-

num quidem ex neceſſitate morbum portendunt, fed,
quantum ipſis ineſt, neque moriturum, neque evaſurum
hominem declarant. Tibi vero prius robur virium ex-
pendenti etiam iſta licet praecognoſcere. Aliud eſt ſignorum genus, quae decretoria ab ipſo nominantur. Haec
autem ſunt ſudores, haemorrhagiae, rigores, copioſum
alvi profluvium ac ſimilis vomitus et repentinus capitis
dolor aut ſpirandi difficultas inopinata ac vehemens aut
cardiogmus aut quaedam indolens in hypochondriis con-
tenſio, vigiliae vehementes et delirium, nox praeter rationem moleſta, paroxyſmus anticipans, imo et lacrymae
involuntariae in oculis minime affectis, citra moleſtiam
defluentes, rubor faciei et labrum inferius agitatum, lu-
cida aut obſcura et tenebricoſa ante oculos obverſantia
aut lucis micationes quaedam aut genae aut nares repente
rubeſcentes, parotides aut denique cujusdam abſceſſus in
articulum decumbentis generatio. Haec igitur univerſa
et praeter haec alia multa hujuscemodi quae ſecundum

αὗτα, κατὰ μὲν τὴν αὐτῶν ἰδίαν οὐσίαν ὀνομαζόμενα συμπτώματα, καθότι δὲ μεταβολὴν ὀξύῤῥοπον δηλοῖ, κρίσι-
[22] μα σημεῖα προσαγορευόμενα, διττὴν παρέξει σοι τὴν
πρόγνωσιν. εἰ μὲν ἐπὶ πεπεμμένῳ τῷ νοσήματι γίγνοιτο,
σωτηρίαν ὑπόγυον, εἰ δὲ ἐπὶ ἀπέπτῳ, κρίσιν οὐκ ἀγαθὴν,
ἤτοι γε εἰς ὄλεθρον ἄξουσαν ἢ εἰς χρόνου μῆκος. ὅτι δὲ
ἄλλη μέν ἐστιν ἡ φύσις ἡ τῶν κρισίμων τούτων σημείων,
ἄλλη δὲ ἡ τῶν τῆς πέψεως, ἐνθένδε μάλιστα μάθοις, ὡς
ἐν τῷ πρώτῳ τῶν ἐπιδημίων φησὶν Ἱπποκράτης· πεπασμοὶ
ταχύτητα κρίσεως καὶ ἀσφάλειαν ὑγιεινὴν σημαίνουσιν. ὠμὰ
δὲ καὶ ἄπεπτα καὶ εἰς κακὰς ἀποστάσεις τρεπόμενα, ἀκρισίας ἢ πόνους ἢ χρόνους ἢ θανάτους ἢ τῶν αὐτῶν ὑποστροφάς. οὕτω μὲν ἐπήνεσε καθόλου τὴν τοῦ νοσήματος
πέψιν. ἐν δὲ τῷ προγνωστικῷ κατὰ μέρος ὧδέ πως ἅμα
τῷ διδάσκειν αὐτῆς τὰ γνωρίσματα. οὖρον δὲ ἄριστον, ὅταν
ᾖ λευκὴ ἡ ὑπόστασις καὶ λείη καὶ ὁμαλὴ παρὰ πάντα τὸν
χρόνον, ἔς τ᾽ ἂν κριθῇ ἡ νοῦσος, σημαίνει τε γὰρ ἀσφάλειαν

propriam eorum fubftantiam fymptomata nominantur; quatenus vero fubitam mutationem fignificant figna decretoria
appellata, duplicem tibi praecognitionem praeftabunt. Si
morbo quidem concocto fupervenerint, propinquam falutem denuntiant; fi vero crudo, improbam crifin, quae
aut in perniciem aut temporis longitudinem actura fit.
Quod vero alia fit horum decretoriorum fignorum natura,
alia vero ipforum coctionis fignorum, ex iis maxime didiceris, quae primo epidemion pronuntiat Hippocrates:
*Coctiones crifis celeritatem fecuramque fanitatem fignifi-
cant. Cruda vero et incocta et quae in malos abfceffus
vertuntur, judicationum vacuitatem aut dolores aut diuturnitatem aut mortem aut eorundem reverfiones.* Ita quidem hic in univerfum morbi coctionem laudavit. In
prognoftico vero particulatim fignis ipfius fimul traditis
hoc modo: *urina autem optima eft, quum fedimentum album, laeve et aequale fuerit per omne tempus, donec
morbus crifi fit folutus. Tum enim falutis fecuritatem,*

ὑγιεινὴν καὶ τὸ νόσημα ὀλιγοχρόνιον ἔσεσθαι. οὕτως πάλιν
ἐπήνεσεν οὖρον ἐνδεικνύμενον πέψιν ἐν τῷ φλεβώδει γένει.
αὖθις δ᾽ ἐν τῷ λέγειν· διαχώρημα δὲ ἄριστόν ἐστι τὸ
μαλθακόν τε καὶ ξυνεστηκὸς καὶ κατὰ τὴν ὥρην ἥνπερ καὶ
ὑγιαίνοντι ὑπεχώρει, τὰ γνωρίσματα τῶν κατὰ γαστέρα πέψεων ἐπαινεῖ τε ἅμα καὶ διδάσκει. οὕτω δὲ καὶ τὴν ἐν
τοῖς ἀναπνευστικοῖς πέψιν ἐπαινῶν τε ἅμα καὶ διδάσκων
εἶπε. πτύελον δὲ χρὴ ἐπὶ πᾶσι τοῖσιν ἀλγήμασι τοῖς περὶ
τὸν πνεύμονά τε καὶ τὰς πλευρὰς, ταχέως τε ἀποπτύεσθαι
καὶ εὐπετῶς, συμμεμιγμένον τε φαίνεσθαι τὸ ξανθὸν ἰσχυρῶς, τῷ πτυέλῳ. τὰ μὲν τῆς πέψεως σημεῖα διὰ παντὸς
ἀγαθὰ, τὰ δὲ τῆς κρίσεως οὐκ ἔτι. φησὶν οὖν οὕτως τὰ
κρίσιμα μὴ κρίνοντα, τὰ μὲν θανατώδεα, τὰ δὲ δύσκριτα.
καὶ μέντοι κἂν τῷ λέγειν τὰ κρίνοντα ἐπὶ τὸ βέλτιον μὴ
αὐτίκα ἐπιφαίνεσθαι, τὴν αὐτὴν ἐνδείκνυται γνώμην. τὰ
γὰρ τῆς πέψεως σημεῖα, καθ᾽ ὃν ἂν ἐπιφαίνεσθαι χρόνον
ἀγαθά. διὰ παντὸς γάρ ἐστι τὸ γένος αὐτῶν ὅλον χρηστόν.

tum morbum paucioris fore temporis fignificat. Sic etiamnum laudavit urinam quae venofi generis coctionem indicat. Rurfum autem quum fic loquitur: *At alvi excrementum optimum eft, quod tum molle tum compactum
eft et qua hora bene valenti dejiciebatur excretum.* Co-
ctionum ventris fimul indicia tum laudat tum docet. Et
vero quum partium refpirationi infervientium coctionem
collaudaret ac doceret, fic loquutus eft: *Sputum in
omnibus pulmonis et coftarum doloribus celeriter ac facile
exfpui oportet, ac flavum admodum fputo commixtum apparere.* Coctionis quidem figna femper bona funt; crifeos
vero figna non item. Sic ergo inquit: *Signa decretoria
quae non decernunt, partim lethalia funt, partim indicatu
difficilia.* Enimvero quum ait: *quae in melius decernunt
figna, ea non ftatim apparere;* eandem fententiam indicat: nam coctionis figna quocunque tempore apparuerint,
bona funt; femper enim totum ipforum genus bonum exiftit. Non ergo ifta pugnant cum eo quod nunc dictum

οὔκουν μάχεται τῷ νῦν εἰρημένῳ τῷ ἐν πλευριτικοῖσι πτύελον αὐτίκα ἢν ἐπιφαίνηται. τὰ μὲν γὰρ κρίσιμά ποτε γίνεται κακὰ, πέψεως δὲ σημεῖον οὐδὲν οὐδέποτε μοχθηρὸν,
ἀλλ᾽ ἀεὶ πάντα χρηστὰ καὶ τοσούτῳ θᾶττον ὑγιασθήσεσθαι
δηλοῖ τὸν ἄνθρω- (228) πον, ὅσῳπερ ἂν ἐπιφαίνηται θᾶττον. ἀρκεῖ τοσαῦτα πρός γε παρὸν, ὡς ἐν ἐπιτομῇ λελέχθαι.
τὴν δ᾽ ὅλην ὑπὲρ αὐτῶν γνώμην τοῦ παλαιοῦ διὰ τῆς περὶ
κρίσεων ἐδήλωσα πραγματείας. ἵνα δέ μοι τέλειος ὁ κατὰ
τὴν διαίρεσιν, ὃν ἀρτίως εἶπον, ὑπάρχῃ λόγος ὅπως τῶν εἰρημένων διαφέρει τά τε παθογνωμονικὰ καὶ τὰ συνεδρεύοντα καλούμενα δίειμι, προχειρισάμενος ὡς ἐν παραδείγματι,
πάθος ἕν αὐτὸ δὴ τοῦτο πρὸς Ἱπποκράτους ὠνομασμένον.
ἐπὶ τοίνυν τῆς πλευρίτιδος ὁ μὲν ὀξὺς πυρετὸς ἅμα τῇ
δυσπνοίᾳ καὶ τῇ βηχὶ καὶ τῷ κατὰ τὴν πλευρὰν ἀλγήματι
νυγματώδει, παθογνωμονικὰ σημεῖά εἰσι. τὸ δ᾽ ἤτοι πρὸς
ὑποχόνδριον ἢ πρὸς τὴν κλεῖν ἐξήκειν τὴν ὀδύνην, συνεδρεύοντα, καθάπερ γε καὶ τοῦτο ῥᾷον ἐπὶ τοῦ πεπονθότος

eſt, in pleuriticis, ſi ſputum ſtatim appareat. Nam ſigna
decretoria nonnunquam mala ſunt; ſignum vero coctionis
nullum unquam pravum fuit, ſed omnia ſemper optima
tantoque celerius hominem convaliturum declarant, quanto
celerius apparuerint. Haec ad praeſentem aphoriſmum
tanquam compendio dixiſſe ſufficiunt. Totam vero de
iſtis ſenis mentem in opere de criſibus aperuimus. Quo
vero de ſignorum diviſione ſermo quem modo propoſui,
abſolutus exiſtat, quomodo a ſuperioribus differant, tum
pathognomonica, tum quae aſſidentia vocantur, libet com-
memorare, unico exempli gratia in medium adducto
morbo, hoc ſane ipſum qui ab Hippocrate nominatus eſt.
Igitur in pleuritide acuta quidem febris una cum ſpirandi
difficultate tuſſique et lateris dolore punctorio ſigna ſunt
pathognomonica. Dolorem autem aut ad hypochondrium
aut ad claviculam procedere quemadmodum et facilius in
latus affectum, quam in latus alterum ſanum ferre decubitum, ſigna ſunt aſſidentia. At de aſſiſtentibus quidem

Ed. Chart. IX. [22. 23.]   Ed. Baf. V. (228.)

ἢ θατέρου κατακλίνεσθαι πλευροῦ. γέγραπται δὲ καὶ Πραξα-
γόρᾳ τῷ Νικάνδρου, [23] δύο μὲν τῶν συνεδρευόντων βιβλία, τῶν δ' ἐπιγενομένων ἓν ἕτερον, ὡς εἰ καὶ ἐπιφαινομένων ,ἐπεγέγραπτο. ταῦτα οὖν τὰ ἐπιφαινόμενα, φησὶν ὁ
Ἱπποκράτης, εὔκριτά τε καὶ δύσκριτα καὶ βραχέα καὶ μακρὰ τὰ νοσήματα ἐπιφαινόμενα δηλοῦν. ἐμνημόνευσε δὲ οὐ
μόνον πτυέλων, ἀλλὰ καὶ οὔρων καὶ διαχωρημάτων καὶ ἱδρώτων, ἐν παραδείγματι δηλονότι τῶν ἐν τῷ προγνωστικῷ γεγραμμένων ἀναμιμνήσκων ἡμᾶς, ἃ νῦν ἐνταῦθα μεταφέρειν
περιττόν. ἔν τε γὰρ τοῖς περὶ κρίσεων εἴρηται κἂν τοῖς
εἰς τὸ προγνωστικὸν ὑπομνήμασιν, ἐν οἷς ἔτι καὶ μᾶλλον
ὑπὲρ αὐτῶν ἐξηγησάμεθα τὴν γνώμην τοῦ παλαιοῦ.

ιγ'.

Γέροντες εὐφορώτατα νηστείην φέρουσι, δεύτερον οἱ καθεστηκότες, ἥκιστα μειράκια πάντων δὲ μάλιστα παιδία.
τούτων δὲ αὐτέων, ἅπερ ἂν τύχῃ αὐτὰ ἑωυτῶν προθυμότερα ἐόντα.

fignis duos libros fcripfit Praxagoras, Nicandri filius; de
fupervenientibus vero fignis unum alium, ac fi de fubapparentibus infcriberetur. Haec igitur fubapparentia, inquit Hippocrates, tum morbos judicatu faciles aut difficci-
les, tum breves aut longos quum apparuerint declarant.
Meminit autem non folum fputorum, fed et urinarum et
dejectionum et fudorum, qui nimirum in prognoftico confcripta nobis exemplo fubjicit, quae huc transferre foret
fupervacaneum: nam de his cum in libro de crifibus diximus, tum in commentariis in prognofticum, in quibus
etiamnum magis fenis fententiam explanavimus.

XIII.

*Senes primum facillime jejunium ferunt, deinde conftan-
tes, minus adolefcentes, minime omnium pueri, atque
inter hos ipfos qui ad actiones omnino ceteris promtius
feruntur.*

Καὶ ἡ τῶν ἡλικιῶν διαφορὰ συμβάλλεταί τι πρὸς τὰ
διαιτήματα. γέροντες μὲν γὰρ εὐφόρως ἀσιτοῦσι, παῖδες
δὲ δυσφόρως. ἔστι δὲ τὸ μὲν εὐφόρως κατά τε τὸ μὴ
ὀρέγεσθαι καὶ μὴ βλάπτεσθαι, τὸ δὲ δυσφόρως κατὰ τὰ
ἐναντία. καὶ γὰρ ὀρέγονται καὶ βλάπτονται μᾶλλον οἱ παῖδες ἐν ταῖς μακραῖς ἀσιτίαις. αἱ δὲ μεταξὺ ἡλικίαι τῆς
τε τῶν παίδων καὶ τῆς τῶν γερόντων ἐφ' ὅσον ἂν ἐγγυτέρω τῆς ἑτέρας αὐτῶν ἥκωσιν, ἐπὶ τοσοῦτον ἢ μᾶλλον ἢ ἧττον ἀνιῶνται καὶ βλάπτονται κατὰ τὰς μακρὰς ἀσιτίας.
τούτου δὲ τοῦ ἀφορισμοῦ τὴν αἰτίαν αὐτὸς ἐν τῷ ἐφεξῆς
διδάσκει, οὗ ἡ ἀρχὴ, τὰ αὐξανόμενα σώματα πλεῖστον ἔχει
τὸ ἔμφυτον θερμὸν, ὥστε κἂν εἰ συνάπτειν τις αὐτὸν βούλοιτο καὶ μετὰ τοῦ γὰρ ἐκφέρειν συνδέσμου, γένοιτ' ἂν ὁ
λόγος εἷς τε ἅμα καὶ σαφὴς, οὕτως ἔχων, γέροντες εὐφορώτατα νηστείην φέρουσι, δεύτερον οἱ καθεστηκότες, ἥκιστα
μειράκια καὶ μάλιστα πάντων παιδία. τὰ γὰρ αὐξανόμενα
πλεῖστον ἔχει τὸ ἔμφυτον θερμόν. καθεστηκότας δὲ λέγει

Aetatum quoque difcrimen ad victus rationem infti-
tuendam aliquid confert. Senes fiquidem inediam facile
ferunt, pueri vero difficile. Haec autem inediae ferendae
facilitas fpectatur, quod fenes neque appetant, neque
inde oblaedantur. Difficultas autem in contrariis exiftit.
Etenim pueri magis appetunt ac longis inediis magis oblaeduntur. Qui vero inediam inter fenes et pueros aetatem agunt, quanto proprius ad alterutram ipfarum aetatum
accedunt, tanto ex longis inediis aut minus aut magis
moleftantur laedunturque. Hujus autem aphorifmi caufam
in fequenti docet, cujus eft initium: *Quae crefcunt corpora, calidum innatum habent plurimum.* Quare et fi
quis ipfum priori copulare velit et cum *enim* conjunctione
efferre, una eademque fiet ac manifefta hoc modo fe habens oratio: *Senes facillime jejunium ferunt, deinde con-
fiantes, minus adolefcentes; minime omnium pueri. Qui
namque crefcunt, innati calidi plurimum fortiuntur.* Aetate vero conftantes eos appellat, qui nimirum inter ju-

δηλονότι τοὺς τὴν μέσην ἔχοντας ἡλικίαν, ἀκμῆς τε καὶ
γήρως, ὡς παύεσθαι μὲν ἤδη τὰ τῆς ἀκμῆς, μηδέπω δὲ
μηδεμίαν αἴσθησιν σαφῆ γήρως ἔχειν. οὕτω δὲ καὶ Θουκυδίδης εἶπε τοὺς ἐν τῇ καθεστηκυίᾳ ἡλικίᾳ. μεταξὺ δὲ
ταύτης τε καὶ τῆς τῶν μειρακίων ἡλικίας ἑτέρα τίς ἐστιν
ὥσπερ καὶ τῇ τάξει μέση τούτων, οὕτω καὶ κατὰ τὴν εὐφορίαν τε καὶ δυσφορίαν, ὡς μήτ᾽ εὐφόρως ἡμᾶς δύνασθαι
φέρειν τὴν ἀσιτίαν, καθάπερ οἱ καθεστηκότες καὶ γέροντες,
μήτε δυσφόρως, ὡς τὰ μειράκιά τε καὶ οἱ παῖδες. ἀλλ᾽ οὐκ
[24] ἐμνημόνευσεν αὐτῆς ὁ Ἱπποκράτης, ὡς νοεῖσθαι δυναμένης ἐξ ὧν εἶπεν. ἐν γὰρ τῷ φάναι, τούτων δὲ αὐτέων
ἃ ἂν τύχῃ, αὐτὰ ἑωυτῶν προθυμότερα ἐόντα, τὰς φυσικὰς
ἐνεφάνισε διαφοράς. ὅσα γὰρ τῶν παιδίων τὸ θερμὸν τὸ
ἔμφυτον ἔχει πολὺ, ταῦτα καὶ προθυμότερα τῶν ἄλλων
ἐστὶ περὶ τὰς τῶν σιτίων προσφορὰς καὶ κρατεῖν μᾶλλον
αὐτῶν δύνανται καὶ μὴ λαμβάνοντα μᾶλλον βλάπτεται.
τοιοῦτος μὲν ὁ Ἱπποκράτους λόγος· δεῖται μέντοι καὶ βραχείας τινὸς ἔτι προσθήκης εἰς τὸ τέλειον. ἐπὶ μὲν γὰρ
τῶν ἐν ἀρχῇ τῆς γεροντικῆς ἡλικίας ὀρθῶς εἴρηται τὸ γέ-

venes ac fenes mediam aetatem fubeunt, ut aut jam ab
aetate quidem vigente decedant, necdum tamen ullum
manifeftum fenectutis fenfum confequantur. Sic autem et
Thucydides conftantes appellavit qui conftantem aetatem
agerent. Verum inter hanc et adolefcentium aetatem alia
quaedam intercedit aetas, quae ut ordine, fic inediae
quoque ferendae facilitate ac difficultate media eft, ita ut
per eam aetatem neque nos facile inediam ferre poffimus,
quemadmodum aetate conftantes ac fenes, neque difficile,
ut adolefcentes et pueri. Verum ejus aetatis non meminit Hippocrates, quae ex pronunciatis poffit intelligi.
Quum enim diceret: atque inter hos ipfos qui ad actiones
omnino ceteris promtius feruntur, naturarum differentias
manifeftavit. Talis quidem eft Hippocratis oratio, quae
quo fit perfectior, concifa tamen etiamnum additione quadam indiget. De iis etenim quae in fenilis aetatis princi-

ροντες εὐφορώτατα νηστείην φέρουσιν· ἐπὶ δὲ τῶν ἐσχα-
τον ἡκόντων γῆρας οὐκ ἔτι ὀρθῶς, ὅτι μηδὲ φέρουσιν
ἐκεῖνοι τὰς μακρὰς ἀσιτίας. ἢ τοίνυν προσθετέον ἐστὶ τῷ
ἀφορισμῷ βραχύ τε καὶ κατὰ τόνδε τὸν τρόπον αὐτὸν λεκτέον, γέροντες εὐφορώτατα νηστείην φέρουσι, πλὴν τῶν
ἐσχατογήρων, δεύτερον οἱ καθεστηκότες. ἢ τὴν νηστείην
ὄνομα μεταθετέον εἰς ὀλιγοσιτίην, καὶ οὕτως ῥητέον. γέροντες εὐφορώτερον ὀλιγοσιτίην φέρουσιν, δεύτερον οἱ καθεστηκότες. εὑρεθήσονται γὰρ καὶ οἱ ἐν ἐσχάτῳ γήρᾳ, εἰ
καὶ μὴ φέροντες τὴν μακρὰν ἀσιτίαν, ὀλιγοσιτίας γοῦν δεόμενοι. παραπλήσιον γάρ τοι πάσχουσι τοῖς ἀποσβεννυμέ-
νοις λύχνοις, οἳ καὶ συνεχεστέρας μὲν δέονται χορηγίας,
ἀθρόας δὲ ἅμα καὶ πολλῆς οὐ δέονται. καὶ δὴ καὶ προσήκει τοῖς τοιούτοις διδόναι τὸ σύμπαν πλῆθος ὀλίγον, μερί-
ζοντας δὲ καὶ αὐτὸ τοῦτο τὸ ὀλίγον εἰς πλείω μέρη καὶ μὴ
μίαν ἀσιτίαν ἐπιφέρειν μακρὰν αὐτοῖς.

pio funt recte quidem dictum eft, *fenes facillime jejunium ferunt;* de iis vero qui ad extremam fenectutem
pervenerunt non item recte, quod hi longas inedias
ferre nequeant. Aut igitur aphorifmo quiddam exiguum
addendum eft, ipfumque hoc modo pronunciandum: *Senes
facillime jejunium ferunt,* exceptis primum extremo fenio
confectis, deinde aetate conflantibus, aut vocabulum jejunium in ciborum paucitatem commutandum eft, atque ita
dicendum: *fenes ciborum paucitatem facilius ferunt;* fecundo loco qui conftantem aetatem agunt. Etenim qui
extremam agunt fenectutem, etiamfi longam inediam non
ferant, paucis tamen cibis comperientur indigere. Ipfi
namque quiddam patiuntur fimile, quod lucernis quae ex-
ftinguuntur accidit, quae etfi crebram olei fuppeditationem
defiderant, copiofam tamen ac confertam non poftulant.
Sic fane et fenio confectis conducit tum univerfam ciborum copiam paulatim exhibere, tum eam ipfam in plures portiones paucitate partiri, non unam ipfis longam
inediam imperare.

ιδ'.

Τὰ αὐξανόμενα πλεῖστον ἔχει τὸ ἔμφυτον θερμόν· πλείστης
οὖν δεῖται τροφῆς, εἰ δὲ μὴ, τὸ σῶμα ἀναλίσκεται. γέρουσι δὲ ὀλίγον τὸ θερμὸν, διὰ τοῦτο ἄρα ὀλίγων ὑπεκκαυμάτων δέονται, ὑπὸ πολλῶν γὰρ ἀποσβέννυνται. διὰ
τοῦτο καὶ οἱ πυρετοὶ τοῖσι γέρουσι οὐχ ὁμοίως ὀξέες,
ψυχρὸν γὰρ τὸ σῶμα.

_____

Εἴρηται ἡμῖν κἂν τοῖς περὶ κράσεων ὑπομνήμασιν ἐπὶ
πλέον ὅπως οἱ ἀκμάζοντες ἐνίοις μὲν τῶν ἰατρῶν, ἐνίοις δὲ
οἱ παῖδες ἔδοξαν εἶναι θερμότεροι. [25] ἔχουσι γὰρ οἱ
μὲν δριμύτερον τὸ θερμὸν, οἱ δὲ πλέον. ἀνάγκη δὲ καὶ νῦν
εἰπεῖν, ὅσον εἰς τὰ παρόντα χρήσιμον, ἐν ὀλίγοις ὡς οἷόν
τε μακροὺς περιλαμβάνοντας λόγους. τὸ τοίνυν ὄνομα τουτὶ
τὸ θερμὸν ἐνίοτε μὲν ἐπὶ τὴν ποιότητα φέρομεν, ἧς ἴδιον
ὄνομα θερμότης ἐστίν· ἐνίοτε δὲ παρωνύμως ἀπὸ τῆς ποιότητος, ὅλον τὸ σῶμα θερμὸν προσαγορεύομεν καί ἐστιν ἡ

XIV.

*Qui creſcunt, calidum innatum copioſiſſimum habent, ita-
que copioſiſſimo indigent alimento; alioqui corpus abſu-
mitur. Senibus autem paucus calor eſt, propterea ſane
pauciſſimis egent fomitibus: a copioſis namque exſtinguitur. Eandem ob cauſam neque ſenibus febres peraeque acutae oboriuntur, frigidum enim eorum corpus.*

_____

Qua ratione juventutis vigorem adepti ceteris calidiores nonnullis medicis viſi ſint et qua quibusdam pueri
plenius in commentariis de temperamentis dictum eſt. Illi
enim acriorem, hi copioſiorem calorem obtinent. Nunc
vero etiam neceſſarium eſt dicere, quod ad praeſentem
aphoriſmum conducit, longos ſermones, quoad fieri queat,
paucis complectentes. Hoc igitur vocabulum, *calidum*,
interdum pro qualitate cujus proprium nomen calor eſt,
accipimus; interdum vero ab ea qualitate denominantes,
totum corpus calidum appellamus. Atque haec loquendi

Ed. Chart. IX. [25.]   Ed. Baf. V. (228. 229.)

χρῆσις ἥδε πολλὴ κατὰ τὸν βίον ἅπαντα καὶ παρὰ τοῖς παλαιοῖς, ὡς καὶ Θεόφραστος ἐδήλωσεν ἐν τῷ περὶ θερμοῦ
καὶ ψυχροῦ γράμματι. τῆς γὰρ τῶν σωμάτων οὐσίας δε-
χομένης ἐν μέρει τὰς ἐναντίας ταύτας ποιότητας, θερμότητά τε καὶ ψυχρότητα καὶ ξηρότητα καὶ ὑγρότητα, κατὰ
μὲν τὴν δεδεγμένην οὐσίαν, ὅταν ὀνομάζωμεν θερμὸν, τὸ σῶμα λέγομεν, ὀλίγον τε ἢ πολὺ φαμὲν ὑπάρχειν τὸ θερμὸν,
τῷ ποσῷ τῆς οὐσίας προσέχοντες τὸν νοῦν, καὶ τοῦτο ποιοῦμεν διττῶς. ἕνα μὲν γὰρ τρόπον ἐπὶ τῶν (229) ἀμίκτων
οὐσιῶν, ἕτερον δ᾽ ἐπὶ τῶν μεμιγμένων. ἐπὶ μὲν τῶν ἀμίκτων, ὡς ἂν εἰ καὶ δυοῖν ἐχόντοιν ὕδωρ ὁμοίως θερμὸν ἐν
δεξαμεναῖς ἀνίσοις περιεχόμενον, τὸν μὲν ἕτερον πλέον ἔχειν
λέγομεν τὸ θερμὸν, ᾧ μείζων ἡ δεξαμενὴ, τὸν ἕτερον ἔλαττον. ἐπὶ δὲ τῶν μεμιγμένων ὡς ἂν ἴσων μὲν ἀλλήλαις οὐσῶν, ἀνίσῳ δὲ μέτρῳ κεκραμένων, ἐξ ὕδατός τε καὶ οἴνου
τὴν μὲν ἑτέραν αὐτῶν τὸν οἶνον ἔχειν πλείονα, τὴν δ᾽ ἑτέραν τὸ ὕδωρ φαμέν. ὅσπερ τρόπος ἐστὶ, κἂν ἀνίσους ὑπο-
θώμεθα τὰς δεξαμενὰς εἶναι κατὰ τὴν αὐτὴν ἀναλογίαν

confuetudo cum in omni vita tum apud prifcos vulgaris
fuit, ut Theophraftus in libro qui de calido et frigido
inferibitur declaravit. Quum enim corporum fubftantia
hafce contrarias qualitates, calorem, frigus, humorem, ficcitatem viciffim recipiat, quum fecundum fubftantiam, quae
calorem recepit, calidum nominamus, corpus dicimus,
multumque aut paucum dicimus effe calidum quantitati
fubftantiae animum advertentes, idque duobus facimus
modis: uno quidem in fubftantiis non mixtis, altero vero
in mixtis. In non mixtis quidem, ut quum duo habeant
aquam aequaliter calidam duobus in labris inaequalibus
contentam, alterum cui majus eft labrum plus calidi,
alterum minus habere diceremus. In mixtis vero, ut fi
paribus inter fe labris, fed inaequali menfura, ex vino
et aqua fiat permixtio, alterum ipforum plus vini, alterum plus aquae continere diceremus. Qui modus etiam
exiftit, fi inaequalia labra fupponamus eadem effe pro-

κεκραμένας. ἐνίοτε δὲ οὐ πρὸς τὸ πλῆθος ἀναφέροντες τῆς
οὐσίας τὸν λόγον, ἀλλὰ πρὸς τὴν ποιότητα μόνην, τῷ μέν
τινι πλέον εἶναι φαμέν, τῷ δ᾽ ἧττον τὸ θερμὸν, ὡς καὶ
δυοῖν δεξαμεναῖν ἴσαιν ἀκριβῶς τὸ μέγεθος, τῆς μὲν θερμοτέρας πλέον εἶναι τὸ θερμὸν λέγομεν, τῆς δὲ ψυχροτέρας ἧττον, οὐκέτι κυρίως ἐνταῦθα τὸ πλέον ἐπιφέροντες.
ἄμεινον γὰρ τὸ μᾶλλόν τε καὶ ἧττον καὶ σφοδρότερον καὶ
ἀμυδρότερον καὶ πάνθ᾽ ὅσα τοιαῦτα ταῖς ποιότησιν ἀναφέ-
ρειν ὀνόματα, τὸ δ᾽ ὀλίγον καὶ πολὺ κατὰ τοῦ ποσοῦ μόνον τῆς οὐσίας φυλάττειν· ἀλλὰ γὰρ οὐκ ἐνταῦθα μόνον
αἱ τοιαῦται καταχρήσεις εἰσὶ τῶν ὀνομάτων, ἀλλὰ καὶ κατ᾽
ἄλλα πάμπολλα τῶν κατὰ τὸν βίον, οὐχ ἥκιστα δὲ καὶ κατὰ
τὴν ἰατρικὴν αὐτήν. ἀπάσας γοῦν τὰς νόσους ὀνομάζουσι
μεγάλας τε καὶ μικρὰς, καίτοι γε οὐκ οὔσας οὐσίας, πυρετὸν μέγαν, πυρετὸν μικρὸν, ἀποπληξίαν μεγάλην, ἀποπληξίαν μικρὰν, ὡσαύτως δὲ πλευρῖτιν καὶ φρενῖτιν καὶ περιπνευμονίαν, ἀπάσας τε τὰς ἄλλας. προσέχειν οὖν χρὴ ταῖς
ὁμωνυμίαις καὶ σκοπεῖσθαι τί ποθ᾽ ἡ σύμπασα λέξις ἑκά-

portione temperata. Nonnunquam vero non ad fubftantiae copiam, fed ad folam qualitatem orationem referen-
tes, illi quidem plus calidi, huic vero minus effe dicimus,
ut fi ex duobus labris magnitudine omnino paribus, calidius quidem plus calidi, frigidius vero minus obtinere
dixerimus, nequaquam hic vocabulum *plus* ufurpemus.
Praeftat enim et magis et minus et vehementius et re-
miffius et quaecunque funt ejusmodi vocabula qualitatibus
accepta referre, paucum vero et multum in fola fubftantiae quantitate fervare. Enimvero non hic dumtaxat, fed
cum in aliis permultis, quae dicuntur in vita, tum maxime
in arte medendi, hujusmodi nominum funt abufus. Omnes
fiquidem morbos magnos aut parvos nominant, quamvis
fubftantiae non fint, febrem magnam, febrem parvam;
apoplexiam magnam, apoplexiam parvam; fic et pleuritidem et phrenitidem et peripneumoniam et ceteros omnes
morbos *magnos aut parvos* appellitant. Advertendae igitur
funt aequivocationes et confiderandum quid paffim fibi

στοτε βούλεται τοῦ λέγοντος. εἰ γὰρ ἐκείνου καθ' ἑτέρου
σημαινομένου τοὔνομα φέροντος ἡμεῖς καθ' ἕτερόν τι δεξάμενοι τὸν λόγον εὐθύνομεν, οὐ τὸν εἰρηκότα δή που κατά
γε τὴν ἀλήθειαν αὐτὴν ἐξελέγξομεν, ἀλλὰ τὴν ἡμετέραν
ὑπόληψιν, ὥσπερ ἀμέλει κἀνταῦθα ποιοῦσιν ἔνιοι τῶν πρὸς
Ἱπποκράτους σπευδόντων ἀντιλέγειν. ἐπὶ γὰρ τὴν ποιότητα
μεταφέροντες τοὔνομα τοῦ θερμοῦ, πειρῶνται δεικνύναι
σφοδροτέραν ὑπάρχουσαν αὐτὴν τοῖς ἀκμάζουσιν. ἀλλ' Ἱπποκράτης οὐκ ἐπὶ ταύτην, ἀλλ' ἐπὶ τὴν οὐσίαν ἀναφέρει
τοὔνομα κατὰ τὸν ἐνεστῶτα λόγον. ἡ γὰρ οὐσία τοῦ ἐμφύτου θερμοῦ ἀερώδης καὶ ὑδατώδης ὑπάρχει, ὡς ἐκ τοῦ
σπέρματος ἔνεστι τεκμήρα- [26] σθαι, παντάπασι μὲν
ὀλίγης γεώδους οὐσίας μετέχοντος, τὸ πλεῖστον δ' ἐν αὐτῷ
περιέχοντος ἀέρος θερμοῦ τε καὶ ὑγροῦ, ὡς κἂν τοῖς περὶ
σπέρματος ὑπομνήμασι δεδήλωται. καὶ μὴν καὶ ἡ ἑτέρα
τῆς γενέσεως ἡμῶν ἀρχὴ, τὸ καταμήνιον, ὑγρὸν δήπου τὴν
φύσιν ἐστίν. ὅταν οὖν ἐπὶ τὸ γεωδέστερον μεταβάλλῃ τὸ
σῶμα τοῦ ζώου, μεταβάλλει δὲ καθ' ἑκάστην ἡμέραν αὐξα-

velit univerfa loquentis oratio. Is namque fi alio figni-
ficato nomen quoddam protulerit, nos vero alio accipiamus, orationem redarguimus, non jam illum qui protulit
reipfa, fed noftram potius exiftimationem prodimus, quod
hoc loco nonnulli moliuntur, qui ftudent Hippocrati con-
tradicere. Hi enim ad qualitatem calidi nomen transfe-
runt ipfamque aetate florentibus vehementiorem ineffe
demonftrare nituntur. Verum Hippocrates non ad qualitatem, fed ad fubftantiam praefenti orationem id nomen
refert. Nam innati caloris fubftantia aërea eft et aquea,
ut ex femine licet conjectari, quod paucam omnino ter-
renam fubftantiam participat, plurimum autem aëris calidi
humidique in fe ipfo continet, quemadmodum in noftris
de femine commentariis declaratum eft. Jam vero et alterum noftrae generationis principium fanguis menftruus,
humidum natura eft. Quum igitur in terreum magis immutatur animalis corpus, immutatur autem quotidiano

νόμενον, τηνικαῦτα κἂν πάνυ σφόδρα θερμὸν ᾖ καὶ πυρῶδες, ἀλλὰ τήν γε οὐσίαν τοῦ ἐμφύτου θερμοῦ ὀλιγίστην
ἔχει, ἐπεὶ οὕτως ἂν καὶ τοὺς πυρέττοντας εἴπομεν πλεῖστον ἔχειν τὸ ἔμφυτον θερμὸν, οἵτινες οὐχ ὅπως πλέον,
ἀλλ' οὐδὲ τῷ πρόσθεν ἴσον ἔχουσιν. εὔκρατος μὲν οὖν ἐστιν
ἡ οὐσία τοῦ ἐμφύτου θερμοῦ, πυρώδης δὲ ἡ τοῦ ἐπικτήτου.
καὶ δὴ καὶ αἱ δι' ὅλου τοῦ σώματος ἡμῶν ἀπόῤῥοιαι ἕπονται καπνώδεις μὲν καὶ λιγνυώδεις καὶ ξηραὶ καὶ δριμεῖαι
τῷ ἐπικτήτῳ θερμῷ, ἀτμώδεις δὲ καὶ ἡδεῖαι καὶ εὔκρατοι
τῷ κατὰ φύσιν, καίτοι διὰ τῆς ἁφῆς ἔνεστι διαγινώσκειν
ταῦτα. τὸ μὲν γὰρ τῶν ὑγιαινόντων θερμὸν ἀτμῶδές ἐστι
καὶ ἡδὺ καὶ οἰκεῖον τῇ ἁφῇ, μηδὲν ἀνιαρὸν, μηδὲ ταχὺ,
μηδὲ δακνῶδες ἔχον. τὸ δὲ τῶν πυρεττόντων καὶ μάλιστα
τοὺς ἑκτικοὺς πυρετοὺς ἢ τοὺς ἐπὶ σήψει χυμῶν δριμὺ καὶ
ἀηδὲς καὶ δάκνον καὶ διαβιβρῶσκον ἡμῶν τὴν ἁφήν. ἀκρι-
βοῦται δὲ ἡ ὑγιεινὴ ποιότης αὐτοῦ ἐν τοῖς παισὶν, ὡς τῶν
γε ἀκμαζόντων τοὺς πλείστους ἔστιν εὑρεῖν δακνῶδες ἤδη
τὸ θερμὸν ἔχοντας καὶ οὐκ ἔθ' ὑγρὸν οὐδὲ ἀτμῶδες οὐδὲ

incremento, tum licet admodum vehementer calidum et
igneum exiſtat, innati tamen calidi ſubſtantiam habet
pauciſſimam; alioqui febricitantes diceremus plurimum habere nativum calorem, qui nedum plus, ſed nec priori
aequalem habent. Probe namque temperata eſt caloris
nativi ſubſtantia, ignea autem adventitii. Quin et effluvia
quae ex univerſo fiunt noſtro corpore ſumida quidem
fuliginoſa, arida et acria adventitium; vaporoſa vero
ſuavia ac temperata nativum ac ſecundum naturam calorem conſequuntur. Haecque tibi tactu licet dignoſcere:
ſanorum enim calor vaporoſus eſt, blandus et tactui familiaris, nihil moleſtum, nihil aſperum, nihil mordax
prae ſe ferens; contra febricitantium calor, praeſertimque
hecticis febribus aut ex humorum ortis putredine, acris
eſt, inſuavis ac mordax noſtrumque exedens tactum. Salu-
bris vero caloris nativi qualitas in pueris exquiſita habetur,
ut aetate florentes quam plurimos invenire contingit, qui
nativum calorem mordacem habent, non autem amplius

ἀερῶδες. καὶ οὐδὲν θαυμαστόν· ὁμοίαν γὰρ εἶναι τὴν ἀπόῤ-
ῥοιαν δεῖ τῇ ὑποκειμένῃ οὐσίᾳ· ἡνίκα μὲν ὑγρὰ καὶ ἀερώδης ἐστὶν ἡ οὐσία, καὶ τὸ ἀποῤῥέον ἀυτῆς ἀτμῶδές ἐστι καὶ
ἡδύ· ἡνίκα δὲ γεώδης καὶ ξηρὰ, τηνικαῦτα καὶ τὸ ἀποῤῥέον καπνῶδες γίνεται καὶ λιγνυῶδες καὶ δριμὺ, ὥσπερ γε
κἀπὶ τῶν ἐκτὸς αἱ μὲν ἐξ ὕδατος ἀναθυμιάσεις γλυκέος τε
καὶ θερμοῦ χρησταὶ καὶ ἀτμώδεις εἰσὶν, αἱ δὲ ἔκ τινος
τῶν στερεῶν σωμάτων καιομένου καπνώδεις τε καὶ δριμεῖαι.
διττῶν οὖν οὐσιῶν οὐσῶν, καὶ τῆς μὲν ἡδεῖαν ἐχούσης θερμότητα, τῆς δὲ ἀνιαρὰν, τὴν μὲν ἑτέραν πλείστην ἔχει τὰ
παιδία, τὴν δ᾽ ἑτέραν οἱ ἀκμάζοντες ὡς πρὸς τὴν ὅλην
τοῦ σώματος ἀναλογίαν δηλονότι. ἵνα δὲ καὶ φυσικώτερον
ἔτι τὸν λόγον ἀναγαγὼν ἐπὶ τὰ στοιχεῖα τὸ πᾶν διέξειμι,
τεττάρων ὄντων στοιχείων ἐξ ὧν τὰ πάντα σώματα κέκρα-
ται, τὸ μὲν τῶν παιδίων ἥκιστα μετέχει τοῦ γεώδους, πλεῖ-
σιον ἐν ἑαυτῷ κεκτημένον τό τ᾽ ἀερῶδες καὶ ὑδατῶδες.
τὸ δὲ τῶν ἀκμαζόντων ἔμπαλιν ὑπὸ ξηρότητος ἐπικρατεῖται

humidum, neque vaporofum, neque aëreum. Nihilque
mirum; effluvium namque fubjectae fubftantiae fimile fit
oportet, ut quum humida atque aërea fubftantia exfiftit,
tum ex ea quod effluit, vaporofum eft atque fuave; quum
vero terrea atque arida, tum et quod effluit, fumeum,
fuliginofum eft et acre, quemadmodum externis in rebus
confpicitur. Nam aquae dulcis et calentis halitus optimi
funt et vaporofi; folidi vero cujusdam corporis incenfi
fumofi funt et acres. Quum itaque duae fint fubftantiae
ac illi quidem fuavis fit calor, huic vero moleftus; alteram
plurimam habent pueri, alteram aetate florentes, pro totius nimirum corporis proportione. Sed quo phyfice magis etiamnum altius orationem repetam, rem totam ad
elementa traducam. Quum quatuor fint elementa ex quibus omnia corpora temperata funt, puerorum quidem
corpus in fe terrenae fubftantiae minimum continet, aëreae
vero et aquofae plurimum. Contra vero aetate florentium
corpus terrea ficcitate praevalefcit, fed aquea ipfi et aërea

γεώδους. ἐνδεῖ δ᾽ ἡ ὑδατώδης αὐτοῦ καὶ ἀερώδης οὐσία,
ὥστ᾽ εἰ καὶ τὸ τέταρτον τὸ στοιχεῖον ἴσον πῦρ ἐν ἀμφοῖν
θείημεν, ὡς ὁμοίως αὐτὰ λέγειν εἶναι θερμὰ, ἀλλ᾽ οὐ πα-
ραπλησίαν γε τὴν θερμὴν οὐσίαν ἐν ἀμφοτέροις αὐτοῖς
ὑπάρχειν ἐροῦμεν, τῆς μὲν τῶν παίδων ὑγρᾶς οὔσης, τῆς
δὲ τῶν ἀκμαζόντων ξηρᾶς. ἡ μὲν γὰρ ὑγρὰ κατὰ τὸ ἔμφυτον θερμὸν μάλιστα, ἐξ ὑγροῦ γὰρ ἡ γένεσις ἡμῖν, ἡ δὲ
ξηρὰ κατὰ τὸ ἐπίκτητον. οὕτως οὖν οἱ μὲν ἄρτι γεγενη-
μένοι παῖδες, οὐσίας θερμῆς ὑδατώδους τε καὶ ἀερώδους
πλείστης μετέχοντες, πλεῖστον ἂν ἔχειν λέγονται τὸ ἔμφυτον θερμὸν, οἱ δ᾽ ἀκμάζοντές τε καὶ παρακμάζοντες, εἰς
ὅσον αὗται μὲν ἐνθέουσι, [27] περιττεύει δὲ ἡ γεώδης εἰς
τοσοῦτον καὶ τὴν οὐσίαν ἔχουσιν ἐλάττονα τοῦ ἐμφύτου
θερμοῦ. ὅτι δ᾽ ἀπορρεῖν ἀναγκαῖόν ἐστι τῆς ὑγρᾶς καὶ
ἀερώδους οὐσίας πλέον ἤπερ τῆς γεώδους, κἂν ὁμοίως ἀμφότεραι θερμαὶ τυγχάνωσιν οὖσαι κατὰ τὴν ποιότητα, πρόδηλον παντί. θεάσασθαι γοῦν σοι τοῦτο κἀπὶ τῶν ἐκτὸς
ἐναργῶς ὑπάρχει. τῶν γὰρ εἰς τὴν ὁμοίαν ἡκόντων θερ-

deeft fubftantia. Quare fi ignem quartum in utrisque elementum pari portione pofuerimus, ita ut ipfa corpora
fimiliter calida effe dicantur, non tamen fimilem fubftantiam calidam utrisque ineffe dixerimus, quum puerorum
quidem fubftantia humida, juvenum vero ficca fit. Humida namque pro caloris nativi ratione potiffimum eft,
nam ex humido nofter ortus conftat, ficca vero per adventitium calorem. Quare recens nati pueri fubftantiam
calidam, aqueam et aëream plurimum participantes, innati
calidi plurimum habere dicuntur. Qui vero aetate tum
vigent tum declinant, quanto ipfae deficiant, terreftris
vero exuberat, tanto pauciorem habent nativi caloris fubftantiam. Quod vero plus aquae et aëreae fubftantiae,
quam terrenae defluere, etiamfi ambae fint peraeque calidae, fecundum qualitatem cuique innotefcit. Hoc quoque externis in rebus manifefte licet intueri. Nam ex
corporibus fimili calore praeditis par aequalisque materia

μότητα σωμάτων οὐκ ἴσον ἀποῤῥεῖν φαίνεται, ἀλλὰ τῶν μὲν
ξηρῶν ἐλάχιστον, τῶν δ᾽ ὑγρῶν πλεῖστον· αὐτίκα γοῦν ὕδατος μὲν καὶ ἐλαίου θερμῶν μετρίως γενομένων πλεῖστον
ἀποῤῥεῖ καὶ διαφορεῖται, σιδήρου δὲ καὶ χαλκοῦ καὶ λίθων
ἐλάχιστον, ὥστε καὶ εἰ καταθεῖναι βουληθείης εἰς ἥλιον
θερμότατον ὕδωρ, εἰ οὕτως ἔτυχε, καὶ σίδηρον ἴσα τῷ σταθμῷ ποιήσας, εἶτα διελθούσης ὅλης τῆς ἡμέρας ἄμφω στῆ-
σαι, τὸ μὲν ὕδωρ εὑρήσεις ἔλαττον ἑαυτοῦ παραπολὺ γεγενημένον, τὸν δὲ σίδηρον ἴσον. οὕτως δὲ καὶ ἔλαιον εἰ θέλεις [παραβάλλειν χαλκῷ καὶ σιδήρῳ καὶ λίθῳ, τὸ μὲν ἐκδα-
πανώμενον εὑρήσεις, τὰ δ᾽ ὑπομένοντα κατὰ τὸν ὄγκον τῆς
οὐσίας. ἐντεῦθεν δὲ μεταβαίνων ἐπὶ κηρόν τε καὶ πίτταν,
ἄσφαλτόν τε καὶ ῥητίνην, ὅσα τ᾽ ἄλλα πλείστης ὑγρᾶς οὐσίας
μετέχει, θεάσῃ καὶ ταῦτα ἐν ἡλίῳ θερμῷ πολὺ πλέον δα-
πανώμενα καὶ ἀποῤῥέοντα ἤπερ τοῦ (230) λίθου τε καὶ
χαλκοῦ καὶ σιδήρου καὶ τῶν ἄλλων τῶν οὕτω ξηρῶν. ὥστ᾽
εἴπερ ἡ χρεία τῆς τροφῆς ἀναπλήρωσίς ἐστι τῶν ἀποῤ-
ῥεόντων ἐκ τοῦ σώματος, ἀποῤῥεῖ δὲ τῶν ὑγροτέρων τε

effluere videtur, fed ex ficcis minima, ex humidis plurima. Exempli gratia ex aqua et oleo modice calefactis
materiae plurimum defluit atque difcutitur; ex ferro autem, aëre et lapidibus minimum, proindeque fi ad folem
calidiffimum aquam, fi ita fors tulerit, et ferrum aequo
pondere volueris exponere, ac deinde transacto die toto
utrumque perpendas, aquam profecto fe ipfa multo pauciorem factam, ferrum vero fibi par comperies. Ita quoque fi oleum aëri, ferro et lapidi comparare velis, illud
quidem abfumi, haec vero eadem fubftantiae mole permanere deprehendes. Hinc autem fi ad ceram, picem,
bitumen et refinam emigres et quaecunque cetera humidam fubftantiam plurimam fortiuntur, tum haec fole fub
ardenti multo uberius abfumi ac effluere, lapidem quam
aes et ferrum et cetera hoc modo ficca corpora confpicies.
Quare fi ufus alimenti fit eorum quae e corpore effluxe-
rint inftauratio, ex humidioribus vero et aëreae fubftan-

καὶ ἀερωδεσ'τέρων πλέον, ἀναγκαῖον καὶ τροφῆς πλείονος δεῖσθαι τὰ τοιαῦτα. τὸ δὲ τῶν παίδων σῶμα τοιοῦτόν ἐστιν,
ὑγρᾶς καὶ ἀερώδους οὐσίας πλέον μετέχον, οὐχ ὡς τοῦ τῶν
ἀκμαζόντων καὶ παρακμαζόντων καὶ γερόντων, ξηρᾶς καὶ
γεώδους. ὁ τοίνυν Ἱπποκράτης ἐπειδὴ προὔκειτο κατὰ τόδε
τὸ βιβλίον αὐτῷ σύντομόν τε καὶ ἀφοριστικὴν ποιεῖσθαι τὴν
διδασκαλίαν, οὐχ οὕτως διῆλθεν τὸν λόγον ὡς ἐγὼ νῦν, ἀλλ'
ἀντὶ τοῦ φάναι τὰ αὐξανόμενα, κἂν ἴσον ἐν αὐτοῖς ἔχῃ
θερμῆς οὐσίας καὶ πυρώδους τοῖς ἀκμάζουσιν, ἀλλὰ τῆς γε
ὑδατώδους καὶ ἀερώδους οὐσίας πλέον ἔχει τὰ αὐξανόμενα,
πλεῖστον εἶπεν ἔχειν τὸ ἔμφυτον θερμὸν, ἅμα μὲν ἀναμιμνήσκων ἡμᾶς τῆς οὐσίας αὐτῶν, ἅμα δὲ τὸ προκείμενον
ἀποδεικνύς. ἐπειδὴ γὰρ ὑγρὰν καὶ θερμὴν ἔχει τὴν οὐσίαν
τὰ αὐξανόμενα, διὰ τοῦτο πλεῖστον ἀπορρεῖν αὐτῶν ἀναγκαῖόν ἐστι, πλείστης τε δεῖται τροφῆς. εἰ δὲ μὴ, τὸ σῶμα
ἀναλίσκεσθαί φησιν εὐλόγως. ἔνθα γὰρ τὸ μὲν ἀπορρέον
πλεῖστον, τὸ δ' ἐπιρρέον ὀλίγον, ἐνταῦθα ἀναγκαῖον δια-

tiae plus habentibus liberalius id effluat, ejusmodi quoque corpora copiofiore egeant alimento neceffe eft. At
ejusmodi puerorum corpus uberioris humidae et aëreae
fubftantiae eft particeps, non ut juvenum, declinantium
atque fenum ficcae terrenaeque. Quum igitur Hippocrati
propofitum effet aphorifticam hoc libro et compendiofam
doctrinam adftruere, non quomodo feci fententiam explicavit, fed pro eo quod dicere poterat, *qui crefcunt*, pa-
rem licet cum juvenibus fubftantiam habeant calidam et
igneam, ut aquofae certe et aëreae fubftantiae plus habere
fatendum, ita is dixit, *qui crefcunt, calidi innati* habent
plurimum, eadem opera nobis in memoriam eorum fubftantiam redigens et propofitum demonftrans. Nam quia
humidam et calidam habent fubftantiam qui adolefcunt,
propterea ex ipfis plurimum effluere plurimoque indigere
alimento neceffe eft, alioqui corpus, inquit, abfumitur
probaque ratione. Ubi enim quod effluat plurimum eft,
quod vero influat, paucum, hic fubjectam corrumpi fub-

φθείρεσθαι την υποκειμένην οὐσίαν. γέρουσι δ᾽ ὀλίγον τὸ
θερμὸν, τούτοις μέν γε κατ᾽ ἄμφω τὰ σημαινόμενα τῆς
προσηγορίας ὀλίγον ὑπάρχει τὸ θερμὸν, εἴτ᾽ ἐπὶ τὴν ποιότητά τις ἀναφέρει τὸν λόγον εἴτ᾽ ἐπὶ τὴν οὐσίαν. καὶ γὰρ
καὶ ἡ ποιότης ἀμυδρὰ καὶ ἡ οὐσία ἐλαχίστη, εἴπερ τι μεμνήμεθα τῶν προειρημένων. διὰ τοῦτ᾽ ἄρα, φησὶν, ὀλίγων
ὑπεκκαυμάτων δέονται· ὑπεκκαύματα τὰς τροφὰς ὠνόμασεν,
ἑπόμενος τῷ ἑαυτοῦ δόγματι καὶ σχεδὸν ἁπάντων τῶν ἐνδο-
ξοτάτων φιλοσόφων, οἵτινες τῶν συντιθέντων στοιχείων
τὰ ζῶα τὸ θερμὸν αἰτιώτατον ἐνόμιζον εἶναι τῆς ζωῆς.
ὥσπερ γὰρ αἱ λυχνιαῖοι φλόγες, καίτοι τροφὴν ἔχουσαι τοὔ-
λαιον, ὅμως ἐὰν ἀθρόως τις ἐπιχέῃ, σβέννυνται μᾶλλον ἢ
τρέφονται, κατὰ τὸν αὐτὸν δὴ τρόπον καὶ τὸ ἐν τοῖς γέρουσι θερμὸν ὑπέκκαυμα μὲν ἔχει τὰς [28] τροφὰς, εἰ
δὲ πολλαῖς καὶ ἀθρόαις ἐπισωρεύσεσι καταπνίγοιτο, σβεσθῆ-
ναι κίνδυνος αὐτὸ, καθάπερ εἰ καὶ σμικρῷ σπινθῆρι πυρὸς,
πλῆθος ἐπισωρεύσαις ξύλων. καὶ διὰ τοῦτο καὶ οἱ πυρετοὶ
τοῖς γέρουσιν οὐχ ὁμοίως ὀξέες, τὸ δ᾽ ἐπιφερόμενον τεκμή-

ſtantiam neceſſe eſt. Senibus vero paucum ineſt calidum,
his ſane ex utraque appellationis ſignificatione paucum
ineſt calidum, ſive quis ad qualitatem orationem referat,
ſive ad ſubſtantiam. Nam et qualitas imbecilla et ſubſtantia minima eſt, ſi cujusdam praedictorum meminerimus,
propterea, inquit, *paucis indigent fomitibus*. Nam ſomi-
tes cibos nominavit ſuam ſequutus ac prope omnium cele-
berrimorum philoſophorum ſententiam, qui inter elementa
animantes conſtituentia calorem primarium auctorem eſſe
arbitrantur. Quemadmodum enim lucernarum flammae,
quamvis oleum pro pabulo habeant, ſi quis tamen id confertim affundat, exſtinguuntur potius quam aluntur, eodem ſane modo et in ſenibus calidum pro fomite quidem
habet cibos, ſed ſi copioſis confertisque eorum cumulis
opprimatur, ne ipſum exſtinguatur periculum eſt, peraeque ac ſi exili ignis ſcintillae ingentem lignorum ſtruem
aggeras. Quod autem ſubſequitur: *eandemque ob cauſam
neque ſenibus peraeque febres acutae oboriuntur*, certum

ριον ουτως ἐστὶν καὶ αὐτὸ τοῖ ψυχρὸν εἶναι τὸ τῶν γερόντων σῶμα καὶ ὅτι μάλιστα τροπῇ τῆς ἐμφύτου θερμότητος ἐπὶ τὸ πυρῶδες ὁ πυρετὸς γίνεται. ἀλλά τοι τηλικαύτην τροπὴν συμβῆναι τοῖς γέρουσιν, ὡς εἰς ἴσον ἀφικέσθαι τῇ τῶν νεωτέρων, οὐ πάνυ τι δυνατόν, τὸ μὲν γὰρ
πολὺ θερμὸν ἑτοίμως ἐπὶ μήκιστον αἴρεται, τὸ δ᾽ ὀλίγον
οὐ ῥᾳδίως, ἀλλὰ μεγίστης δεῖται τῆς βιαζομένης αἰτίας
αὐτό. διὰ τοῦτο οὖν οὔτε πυρέττουσιν οἱ γέροντες, ὁμοίως
τοῖς νέοις ὀξεῖς πυρετοὺς ὡς τὰ πολλὰ καὶ εἴ που σπανίως
γένοιτό τις ὁποῖος ἐν νέῳ, πάντως οὗτος εἰς ὄλεθρον τοῦ
κάμνοντος τελευτᾷ. ἐνδείκνυται γὰρ ἐξαίσιόν τι μέγεθος τῆς
ἐργαζομένης αὐτὸν αἰτίας. ταῦτα ἀρκεῖ τοῖς κατὰ φύσιν
ἔχουσιν εἰς νόησίν τε καὶ πίστιν ὧν Ἱπποκράτης ἔγραψεν·
ὅσοι δὲ οὐκ ὀρθῶς ἐνεκάλεσαν αὐτῷ, καθάπερ καὶ Λύκος,
ἓν ὅλον πρὸς ἐκείνους ὑπ᾽ ἐμοῦ γέγραπται βιβλίον ἀπολο-
γούμενον ὑπὲρ ὧν ἐπηρεάζουσιν τὸν ἀφορισμόν. ἐπιγέγρα-
πται δὲ τὸ βιβλίον πρὸς Λύκον, ὅτι μηδὲν ἡμάρτηται κατὰ

profecto eſt indicium, tum quod frigidum ſit ſenum corpus
tum quod nativi caloris maxime in igneum facta mutatione
febris accendatur. Verum tantam evenire ſenibus caloris
converſionem, ut ad aequales juniorum gradus accedat,
vix prorſus fieri poteſt. Copioſus namque calor prompte
in immenſum attollitur, paucum vero non facile, ſed
maximam ad hoc quae cogat cauſam deſiderat. Quamobrem neque ſenes ut plurimum peraeque ac juvenes acuta
febre febricitant, etſi quando ſeni, quod rarum eſt, qualis juveni, oboriatur febris, haec prorſus in aegrotantis
perniciem finitur. Immenſam enim quandam cauſae febrem efficientis magnitudinem prodit. Haec ſecundum
naturam ſe habentibus ad eorum quae ſcripſit Hippocrates tum intelligentiam tum fidem ſufficiunt. Qui vero
ipſum improbe reprehenderunt, qualis fuit Lycus, adverſus eos unus a nobis liber ſcriptus eſt integer, qui ea
diluit, quibus ipſi aphoriſmum oppugnant. Liber autem
inſcriptus eſt adverſus Lycum, quod nihil erratum ſit in

τὸν ἀφορισμὸν οὗ ἡ ἀρχὴ, τὰ αὐξανόμενα πλεῖστον ἔχει τὸ
ἔμφυτον θερμόν. ἐδόθη δέ μοι τὸ τοῦ Λύκου βιβλίον ἤδη
γεγραμμένων τῶν ὑπ' ἐμοῦ ὑπομνημάτων. ὅθεν αὐτὸς μὲν
τούτοις ἐνέθηκα τήνδε τὴν ῥῆσιν οὐκ οὖσαν ἐν τοῖς προεκ-
δοθεῖσιν· ἰδίᾳ δὲ καθ' ἕτερον βιβλίον ἀπελογησάμην ὑπὲρ
ὧν ἐνεκάλεσεν Ἱπποκράτει.

ιε'.

Αἱ κοιλίαι χειμῶνος καὶ ἦρος θερμόταται φύσει καὶ ὕπνοι
μακρότατοι. ἐν ταύτῃσιν οὖν τῇσιν ὥρῃσι καὶ τὰ προσάρματα πλείω δοτέον. καὶ γὰρ τὸ ἔμφυτον θερμὸν πλεῖον
ἔχουσι, τροφῆς οὖν πλείονος δέονται. σημεῖον αἱ ἡλικίαι καὶ ἀθληταί.

Αἱ ὧραι τοῦ ἔτεος συντελοῦσιν εἰς τὴν δίαιταν οὐκ
ὀλίγον. ἐν μὲν γὰρ τῷ χειμῶνι καὶ ὀρέγονται πλειόνων οἱ

aphorifmo cujus exordium eſt: *Qui crefcunt, calidum innatum habent plurimum.* Datus autem mihi eſt liber
Lyci, fcriptis jam a me hiſce commentariis, unde his
ipſe haec verba fubjunxi, quae in commentariis prius
editis non exiſtunt. Separatim autem alio in libro quae
Hippocrati Lycus objecerat ea refutavi.

XV.

*Ventres hieme ac vere natura calidiſſimi funt fomnique
longiſſimi. Per eas igitur anni tempeſtates copioſiora
cibaria exhibenda. Etenim nativum calorem copioſiorem
fortiuntur, proindeque copioſiore alimento indigent, quorum aetates et athletae figna funt.*

Tempeſtates anni ad victus rationem inſtituendam non
parum conferunt. Hieme ſiquidem uberiores cibos homi-

ἄνθρωποι καὶ πίπτουσι ῥᾷον αὐτὰ, κατὰ δὲ τὸ θέρος ἔμπαλιν. τὴν δὲ αἰτίαν αὐτὸς ὁ Ἱπποκράτης εἶπεν ἀποφηνάμενος, τὰς κοιλίας χειμῶνος καὶ ἦρος θερμοτάτας εἶναι.
[29] τί δέ ἐστιν αὐτὸ τὸ φύσει καὶ ὅτι οὐ μάτην αὐτῷ
προσέθηκεν ἐν τῷδε τῷ ἀφορισμῷ ὀλίγον ὕστερον ἐξηγήσατο, φάμενος, καὶ γὰρ τὸ ἔμφυτον θερμὸν πολὺ πλείστης
οὖν τροφῆς δεῖται. αἱ γοῦν κοιλίαι χειμῶνος καὶ ἦρος
θερμόταται οὐχ ἁπλῶς, ἀλλὰ τῷ φυσικῷ θερμῷ θερμόταται, οὗ τὴν οἰσίαν ἔμπροσθεν ἐδήλωσα διὰ τί δὲ τοῦ χειμῶνος αὐξάνεται τοῦτο καὶ Ἀριστοτέλης εἶπεν, ὑποφεύγει
γὰρ διὰ τὸ περιϊστάμενον ἔξωθεν κρύος, ὥσπερ αὖ πάλιν
ἐν τῷ θέρει πρὸς τὸ συγγενὲς ἀποτείνεται. καὶ οὕτω
συμβαίνει διαφορεῖσθαι μὲν αὐτοῦ καὶ σκεδάννυσθαι τὴν
οὐσίαν ἐν τῷ θέρει, συνέχεσθαι δὲ καὶ σφίγγεσθαι καὶ εἰς
βάθος ὑποχωρεῖν ἐν τῷ χειμῶνι. διὰ τοῦτο οὖν καὶ αἱ
πέψεις καὶ αἱ ἐξαιματώσεις καὶ αἱ θρέψεις ἀμείνους εἰσὶν
ἐν ταῖσδε ταῖς ὥραις. προσέθηκε δὲ καὶ ἄλλο τι συμβεβηκὸς αὐτοῖς τὸ καὶ τοὺς ὕπνους μακροτάτους γίνεσθαι, διὰ

nes tum appetunt tum concoquunt; contra per aeftatem.
At caufam ipfe Hippocrates profert, quum ventres hieme
et vere natura calidiffimos effe pronunciat. Quid autem
id fit vocabulum *natura*, quodque non temere id ipfe hoc
in aphorifmo adjecerit, paulo poft explicavit hifce verbis: etenim innatus calor copiofus eft, plurimo itaque indiget alimento. Ventres itaque hieme et vere funt calidiffimi, non fimpliciter, fed calore naturali, cujus fubftantiam antea declaravimus. Sed cur is calor hieme augeatur etiam Ariftoteles explicuit, qua in profuńdum extrinfecus circumftante frigore refugiat, quemadmodum
contra aeftate ad congenerem calorem externum protendi-
tur. Atque ita contingit difcuti quidem ac diffipari ejus
fubftantiam per aeftatem; contineri vero et coërceri ac
in profundum fecedere per hiemem. Propterea igitur et
coctiones et fanguificationes et nutritionibus hifce tempeftatibus funt meliores. Addidit autem et aliud quoddam
accidens, longiffimos nimirum fomnos fieri, ob noctium

τὸ μῆκος δηλονότι τῶν νυκτῶν, οὐ σμικρὸν οὐδ᾽ αὐτὸ συντελοῦν εἰς τὰς φυσικὰς ἐνεργείας. τὸ δ᾽ ἐπὶ τέλει προσκείμενον σημεῖον, αἱ ἡλικίαι καὶ οἱ ἀθληταὶ τοῦ δεῖσθαι τροφῆς, ἔνθα πλεονάζει τὸ θερμὸν ἀξιόλογον τεκμήριόν ἐστιν.
οἵ τε γὰρ παῖδες διότι τὸ θερμὸν ἔχουσι πλεῖστον, διὰ
τοῦτο καὶ δέονται πλειόνων καὶ περιγίνονται· οἵ τε ἀθληταὶ διότι τοῖς γυμνασίοις αὐξάνουσι τὴν ἔμφυτον θερμασίαν,
διὰ τοῦτο καὶ τροφῶν ἀπολαύειν δύνανται πλειόνων. τὰ
μὲν οὖν εἰρημένα κατὰ τὸν ἀφορισμὸν αὐτάρκως ἐξηγησά-
μεθα· περὶ δὲ τῆς ἐν αὐτοῖς ἀληθείας εἴ τις σκοποῖτο, μὴ
κατὰ πάντων ἐκτεινέτω τῶν ζώων τὸν λόγον, ἀλλ᾽ ἀποχω-
ριζέτω τὰ φωλεύοντα. ταυτὶ γὰρ οὐ δεῖται πλείονος τροφῆς ἐν τῷ φωλεύειν· εἴ γε καὶ μηδ᾽ ὅλως ἐσθίοντα διαρκεῖ
καὶ καθ᾽ ὑπόθεσιν προσηνέγκατο τοσαύτην ὅσην πρὶν φω-
λεύειν ἐχρῆτο, κακῶς ἂν αὐτὴν ἔπεψεν. ὁποῖον γάρ τι
κατὰ τὰς ψυχρολουσίας συμβαίνει τοῖς ἀνθρώποις, τοιοῦτον τοῖς ζώοις ἐν τῷ χειμῶνι. συμβαίνει δὲ τοῖς ἐν ψυχρῷ
λουομένοις, οἷς μὲν ἀσθενές ἐστι τὸ σῶμα, ψύχεσθαί τε

videlicet longitudinem, quae res etiam non parum ad
naturales functiones confert. Quod vero in fine adjici-
tur, indicia funt aetates et athletae, cibi indigentiae, ubi
calor exuberat, praeclarum indicium eft. Etenim pueri,
quia calorem plurimum habent, propterea et pluribus indigent alimentis et plura concoquunt. Athletae quoque,
quia exercitiis calorem nativum augent, ideo multis frui
poffunt alimentis. Quae igitur in aphorifmo dicuntur,
fatis explicuimus. Si quis vero ipforum veritatem explo-
ret, non ad omnia animalia extendat, fed ea excludat,
quae fubterraneis in latibulis degunt. Haec enim quam-
diu fub terra fe recondunt, copiofiore non egent alimento;
quandoquidem non omnino comedentia perdurant. Atque
ex fuppofitione, fi ea tanto utantur cibo, quanto, antequam reconderentur, male ipfum concoquerent. Quod
enim hominibus contingit aqua frigida lotis, idem etiam
animalibus accidit hieme. Contingit autem illis frigida
lotis, quibus imbecillum quidem corpus eft, tum refrige-

Ed. Chart. IX. [29.]   Ed. Baf. V. (230. 231.)

καὶ βλάπτεσθαι, οἷς δὲ ἰσχυρὸν ἐν μὲν τῷ παραχρῆμα τὴν
θερμασίαν εἰς τὸ βάθος ὑποφεύγουσαν ἀθροίζεσθαι, μετὰ
δὲ ταῦτα πρὸς τὴν ἐκτὸς ἐπιφάνειαν ἐπανέχεσθαι καὶ πολὺ
πλείονα τῆς ἔμπροσθεν ὑπαρχούσης αὐτῆς. οὕτω δὲ καὶ
τῶγ ζώων ὅσα μέν ἐστι ψυχρότερα φύσει, νικᾶται τούτων
ὑπὸ τοῦ κατὰ τὸν χειμῶνα κρύους, τὸ ἔμφυτον θερμὸν ὡς
ὀλίγου δεῖν (231) αὐτὸ ἀποσβέννυσθαι καὶ διὰ τοῦτ᾽ αὐτῶν
τὰ πλεῖστα παραπλήσια νεκροῖς ἔστιν ἰδεῖ, ἀναίσθητά τε
ἅμα καὶ ἀκίνητα κατὰ τοὺς φωλεοὺς κείμενα. τινὰ δὲ καὶ
παντάπασιν ἐν τῷ τοιούτῳ πάθει διαφθείρεται. τὰ δὲ πο-
λυαιμότερα καὶ θερμότερα τῶν ζώων ὅμοιόν τι πάσχει κατὰ
τὸν χειμῶνα τῷ συμβαίνοντι τοῖς ἰσχυροῖς σώμασιν ἐπὶ
τοῖς ψυχροτέροις λουτροῖς. ἀθροίζεται γὰρ αὐτῶν ἐν τῷ
βάθει τὸ θερμόν, οὐ μὰ Δία τῶν σαρκῶν ἀποφευγουσῶν
εἰς τοῦτο καὶ καταλιπούσης ἑκάστης ἣν ἐξ ἀρχῆς εἴληφε
χώραν, ἀλλὰ τοῦ πνεύματος ἅμα τῷ αἵματι. τρία δ᾽ ἦν
ταῦτα σώματα τὰ τὴν ἀρχέγονον ἡμῶν οὐσίαν συμπλη-
ροῦντα, πνεῦμα καὶ αἷμα καὶ ἡ ὀῤῥώδης ὑγρότης, ἐξ ἧς

rari, tum laedi; quibus vero robuſtum, quamprimum fane
calorem in altum refugere ac colligi; poſtea vero ad externam fuperficiem remeare eumque multo quam antea
ampliorem evadere. Sic et animalium omnium natura
frigidiorum calor innatus ab hiberno frigore vincitur,
adeo ut propemodo exſtinguatur, unde ipforum plurima
mortuis fimilia confpicere licet fine fenfu ac fine motu
in latebris jacere; quaedam etiam prorfus hoc in ipfo
affectu moriuntur. Quibus vero animalibus copiofior eſt
tum fanguis tum calor, huic fimile quiddam hieme patiuntur, quod corporibus robuſtis frigidiore balneo lotis
accidit. Nam eorum calor in profundum cogitur, non,
per Jovem, carnibus illuc fugientibus et unaquaque locum, quem ab initio fortiebatur, deferente, fed cum fanguine, fpiritu. Tria autem erant haec corpora quae primigeniam noſtri fubſtantiam compleverunt, fpiritus, fanguis et fpermaticus humor, ex quo in primis quidem, ut

κατ᾿ ἀρχὰς μὲν, ὡς ἐν τοῖς περὶ σπέρματος ἐδιδάξαμεν, ἡ
γένεσις τοῖς στερεοῖς τοῦ ζώου μορίοις, ὕστερον δὲ ἡ αὔ-
ξησίς τε καὶ θρέψις ἐν τούτοις προσέρχεται. ὅτι μὲν οὖν
ἄμεινον ἐν τῷ χειμῶνι πέπτομεν, τοῦ αἵματος εἴσω καὶ τοῦ
πνεύματος εἰς [30] τὸ βάθος ὑποκεχωρηκότων, εὔδηλον
παντί. λέγει γοῦν οὐ τοῦτο μόνον ὁ Ἱπποκράτης, ἀλλ᾿ ὅτι
καὶ συμφέρει πλείω λαμβάνειν. ἐν ταύτῃσι γὰρ, φησὶ, τῇσιν ὥρῃσι, τοῦτ᾿ ἔστι χειμῶνος καὶ ἦρος, καὶ τὰ προσάρματα πλείω δοτέον. καὶ μὴν εἴπερ γε ὀλίγον ἀποῤῥεῖ καὶ
διαπνεῖται χειμῶνος εἰς τοὐκτὸς, οὐ δεῖται τὰ σώματα πολλοῦ τοῦ θρέψοντος, ἀναπλήρωσις γάρ ἐστι τοῦ κενωθέντος
ἡ θρέψις. ἀνάλογον οὖν εἶναι χρὴ τὸ ποσὸν τῆς τροφῆς
τῷ ποσῷ τῆς διαπνοῆς. ὅτι μὲν οὖν ἐστιν ἀληθὲς τὸ μὴ
μόνον ἐν χειμῶνι πέττειν ἡμᾶς ἄμεινον, ἀλλὰ καὶ λαμβάνον-
τας ὀλίγα, καταψύχεσθαί τε καὶ διὰ τοῦτο βλάπτεσθαι,
προσφερομένους δὲ πλείονα μηδενὶ τῶν πληθωρικῶν ἁλίσκεσθαι νοσημάτων αὐτὸ τὸ γενόμενον ἐναργῶς μαρτυρεῖ.
τῆς δὲ αἰτίας ἡ ζήτησις ἐν κοινῷ προκείσθω· οὐ γὰρ δὴ

in libris de femine docuimus, folidis animantis partibus
ortus eft, poftea vero auctio et nutritio his accedunt.
Quod igitur melius hieme cibos concoquamus, intro fanguine ac fpiritu in profundum corporis fecedentibus, omnibus innotefcit. Dicit itaque non id folum Hippocrates,
fed etiam quod cibos copiofiores capere conferat. Hifce
namque tempeftatibus, inquit, hoc eft hieme et vere, copiofiora cibaria exhibenda. At certe fi paucum effluat ac
foras per hiemem exhalet, corpora copiofis non egent
alimentis, nutritio fiquidem eft evacuati inftauratio.
Quantitas igitur alimenti perfpirationis quantitati refpon-
deat oportet. Quod itaque verum fit nos hieme non folum melius cibos concoquere, fed etiam paucis affumtis
tum perfrigerari tum propterea oblaedi, pluribus autem
affumtis in nullos plethoricos incedere morbos, ipfe rei
eventus manifefte teftatur. Caufae vero inquifitio in vulgus proponatur: non enim haec quaeftio foli Hippocrati,

Ἱπποκράτει γε μόνῳ μάχεται τὸ προβεβλημένον, ἀλλὰ καὶ
τοῖς ἄλλοις ἅπασιν. οὐδεὶς οὖν ἐστιν ὃς οὔ φησι διαπνεῖσθαι τὰ τῶν ζώων σώματα τῇ διὰ τῶν ἀδήλων αἰσθήσει
διαπνοῇ πόρων. φανερὸν γὰρ τῷ εἰς χρείαν ἥκειν τροφῆς
ὅτι κενοῦται, ὡς εἴ γε μηδὲν ἡμῶν ἀπέρρει, διὰ παντὸς δ'
ἐφυλάττετο τῆς οὐσίας ὁ ἀρχαῖος ὄγκος, οὐκ ἂν οὐδὲ τροφῆς ἐδεόμεθα. σκόπει τοίνυν εἰ κἀνταῦθα τοῖς μὲν ἄλλοις
ἅπασιν ἄπορος ὁ λόγος Ἱπποκράτει δὲ καὶ τοῖς ἀπ' αὐτοῦ
μόνοις εὔπορος. οὐ γὰρ ἄλλο τι τὸ διαπλάσαν ἐξ ἀρχῆς τὸ
ζῶον, ὥσπερ οὐδ' αὖθις αὔξησαν, ἢ μέχρι τελευτῆς τρέφον,
ὅτι μὴ τὸ θερμὸν τοῦτο τὸ ἔμφυτον, ὑπὲρ οὗ νῦν ὁ λόγος
ἐστὶν αὐτῷ. τοιγαροῦν τοῦτο πάντων τῶν φυσικῶν ἔργων
αἴτιον ὑπάρχον, ἐπειδὴ πλεῖόν ἐστιν ἐν τῷ χειμῶνι καὶ τὰς
ὀρέξεις ἐπιτείνει καὶ τὰς πέψεις αὐξάνει καὶ πλέον ἀθροίζει
τὸ αἷμα καὶ παχύνει τὸ σῶμα καὶ τοῦ κενοῦν τὰ περιττώματα προνοεῖται. τὸ μὲν γὰρ πέριξ θάλπος οὐ τὰ περιττὰ μόνον, ἀλλὰ καὶ πάνθ' ὁμοτίμως ἐκκενοῖ διαφοροῦν

fed et ceteris omnibus reluctatur. Nullus enim eſt, qui
animalium corpora, ea quae per abditos fenſibus meatus
fit, perſpiratione difflari ac diſſipari non fateatur. Hinc
enim conſtat ad alimenti penuriam ea venire, quod evacuentur, ita ut ſi nihil noſtrum efflueret, ſed priſtina
ſubſtantiae moles perpetuo ſervaretur, nulla prorſus alimenti foret neceſſitas. Verum animadverte, num hic ceteris quidem omnibus haec quaeſtio fit inexplicabilis; Hippocrati vero ſolisque ejus ſectatoribus explicabilis. Neque enim aliud quidquam animal efformavit, ut neque
rurſum adauxit aut aduſque mortem aluit, praeterquam
calor nativus, de quo nunc ipſi oratio eſt. Hic igitur
quum fit omnium functionum naturalium cauſa, quia hieme
copioſior, propterea cibi appetentiam vehementius excitat,
coctiones auget, plus ſanguinis accumulat, craſſius corpus efficit et ut excrementa vacuentur providet. At nos
undique circumſtans calor non modo ſuperfluitates, verum
etiam aequaliter omnia tum quae ſimul cum ſuperfluita-

ἅμα τοῖς περιττοῖς τῶν ἐν τῷ ζώῳ καὶ τὰ κατὰ φύσιν ἐν
αὐτῷ περιεχόμενα κατὰ τὴν ὑπὸ τῶν ἰατρῶν ὀνομαζομένην
ἄδηλον διαπνοὴν, ἔμφυτον ἐργάζεται θερμόν. οὐ γὰρ δὴ
ἄλλο τι τοῖς ζώοις ἡ φύσις ἐστὶν ἢ τοῦτο κατὰ τὸν Ἱπποκράτους λόγον. δέδεικται δ᾿ ὑφ᾿ ἡμῶν ἐν τοῖς περὶ φυσικῶν δυνάμεων οὐ μόνον ὀρεγομένη καὶ κατεργαζομένη καὶ
προσφύουσα τοῖς μορίοις ἡ φύσις ἑκάστῳ τὴν οἰκείαν τροφὴν, ἀλλὰ καὶ διαφοροῦσα τὰ περιττώματα ταύτης καὶ ὅσῳ
περ ἂν ᾖ ῥωμαλεώτερον τὸ ἔμφυτον θερμὸν, τοσοῦτο μᾶλλον
ἐκφεύγει τὴν αἴσθησιν ἡ διαπνοὴ καὶ διὰ τοῦτο παρα
φύσιν εἶναι τοὺς ἱδρῶτας ὁ Διοκλῆς εἶπεν, ὅτι καλῶς ἁπάντων διοικουμένων τῶν κατὰ τὸ σῶμα, κρατουμένης τῆς τροφῆς ὑπὸ φύσεως, οὐκ ἄν ποτε αἰσθητὴ διὰ τοῦ δέρματος
ὑγρότης ἐκκριθείη. ὅσα γὰρ ἐν βαλανείοις ἢ γυμναζομένοις
σφοδρῶς ἢ διὰ θερινὸν θάλπος ἱδροῦσιν ἄνθρωποι, βιαίων
αἰτίων εἰσὶν ἔγγονα. καλῶς οὖν ἐν τῷ χειμῶνι διοικεῖται
πάντα τὰ κατὰ τὸ ζῶον, ὅταν γε μέτριος ὑπάρχῃ δηλονότι.

tibus in animali funt, tum quae in eo fecundum naturam
continentur, difcutiendo evacuat ea evacuatione, quae a
medicis abdita perfpiratio nominatur, quam calor nativus
molitur. Non enim aliud quidquam eft praeter hunc calorem animalium natura ex Hippocratis fententia. Demonftratum autem eft a nobis in libris de facultatibus
naturalibus, naturam non folum appetere et conficere et
agglutinare fuum cuique parti familiare ac proprium alimentum, fed hujus quoque recrementa difcutere, quanto-
que fortior exftiterit calor infitus, tanto magis fenfum
effugit perfpiratio, ideoque fudores praeter naturam effe
dicebat Diocles, quod probe omnibus in corpore difpen-
fatis ac cibis a natura fubactis et coctis, nequaquam qui
fub fenfum cadat humor excerneretur. Sudores enim
quibus homines per balnea aut vehementes exercitationes
aut aeftivos ardores manant, violentarum caufarum funt
effectus. Recte igitur omnia hieme in animali admini-
ftrantur, quum ea nimirum moderata exiftit. Nam im-

τὰς γὰρ ἀμέτρους δυσκρασίας καὶ αὐτὸς ὁ Ἱπποκράτης ἐν
τοῖς ἐφεξῆς μέμφεται. γνωρίσματα δὲ οὐ σμικρὰ τοῦ καλῶς διοικεῖσθαι πάντα τὰ κατὰ τὸ ζῶον ἐν τῷ χειμῶνι τῶν
κατὰ φύσιν ἔργων ἡ ῥώμη. πέττεται μὲν γὰρ ἐν τῇ γαστρὶ τὰ σιτία, διότι πλεῖστόν ἐστι τὸ κατὰ φύσιν [31]
θερμὸν, ὕπνοις τε ἅμα μακροτέροις ἐκκαθαίρεται τὰ περιττώματα τοῦ σώματος, ὅσα μὲν ἀκριβῶς λελέπτυνται διὰ τοῦ
δέρματος, ὅσα δὲ ἀτμώδη, διὰ τῆς ἐκπνοῆς, ὅσα δ᾽ ἱκανῶς
παχέα, διὰ τῶν οὔρων. ὑφίσταται γὰρ αὐτοῖς πολὺ πλέον
ἢ κατὰ τὸ θέρος πρὸς τῷ καὶ τὸ πλῆθος τῶν οὔρων ὅλων
ἱκανῶς αὐξάνεσθαι κατὰ τὸν χειμῶνα. καὶ μὴν καὶ τρέφεται μὲν καὶ σαρκοῦται τὰ σώματα μᾶλλον ἐν τῷ χειμῶνι
καὶ πλῆθος αἵματος ἀθροίζει χρηστοῦ, τοῖς γε μὴ παντάπασι μοχθηρῶς διαιτωμένοις. εἰ γὰρ ἐννοήσεις ὡς ὀλίγαι-
μόν τε καὶ ἰσχνὸν τὸ σῶμα ἡμῶν παρὰ τοῦ φθινοπώρου
διαδεχόμενος ὁ χειμὼν εὔχυμόν τε καὶ παχύτερον ἀπεργάζεται, γνωρίσεις, οἶμαι, τὴν ῥώμην τῆς διοικούσης ἡμᾶς
δυνάμεως, ἥτις ἐστὶ τὸ ἔμφυτον θερμόν. ἀλλ᾽ εἰ μὴ τροφῆς

moderatas intemperaturas et ipfe Hippocrates in fequentibus damnat. Quod autem in animali hieme belle omnia
adminiftrentur, naturalium functionum robur, non levia
funt indicia. Nam belle cibi in ventriculo concoquuntur,
quoniam naturalis calor copiofiffimus eft et una corporis
excrementa longioribus fomnis expurgantur, tum quae
exquifite extenuata funt per cutim tum quae halituofa,
per exfpirationem; quae vero craffiora funt, per urinas.
His enim plus ineft fedimenti quam per aeftatem, praeterea etiam univerfarum urinarum copia per hiemem admodum augetur. Jam vero liberalius aluntur et carnofa
magis evadunt hieme corpora bonique fanguinis copiam
accumulant, iis tamen exceptis quae pravo utuntur victu.
Nam fi confideraveris, ut per autumnum noftra corpora
tum pauco praedita fanguine, tum extenuata excipiens
hiberna tempeftas et bonis implet humoribus et craffiora
efficit, noveris, arbitror, nos gubernantis robur facultatis,
qui calor nativus eft. Verum nifi hic copiofo fruatur

ἀπολαύσει δαψιλοῦς τοῦτο, νικηθήσεται μὲν αὐτὸ πρῶτον
ὑπὸ τοῦ περιέχοντος κρύους, ἔξωθέν τε προσπίπτοντος καὶ
διὰ τῆς εἰσπνοῆς ἑλκομένου, συναρρωστήσει δ᾿ αὐτῷ καὶ
πέψις σιτίων καὶ γένεσις αἵματος χρηστοῦ καὶ θρέψις τῶν
τοῦ ζώου μορίων καὶ περιττωμάτων κένωσις. εἰ δ᾿ ὅσον
κρατεῖν δύναται σιτίων, ἀπολαύει τούτων δαψιλῶς, αὐτό τ᾿
ἂν αὐξηθείη καὶ πάνθ᾿ ὅσα προείρηται, διαπράξεται περὶ
τὸ ζῶον. ὅτι δ᾿ ἐκ τοῦ προσφέρεσθαι πλείω σιτία καὶ κατεργάζεσθαι καλῶς, οὐκ ἐν τῇ γαστρὶ μόνον, ἀλλὰ κἂν ταῖς
φλεψὶ καὶ παντὶ τῷ τοῦ ζώου μορίῳ, πολὺ μὲν εὐσαρκότε-
ρον ἕκαστον ἑαυτοῦ γίνεται καὶ πολὺ εὐαιμότερον, ἱκανῶς
ἐνδείκνυται καὶ τὸ διὰ τῆς πείρας ἐγνωσμένον τοῖς ἀνθρώποις, οὐκ ἐφ᾿ ἑαυτῶν μόνων, ἀλλὰ καὶ τῶν ὑποζυγίων. πρὶν
γὰρ ἄρξασθαι τὸ θέρος ἐν τοῖς τελευταίοις τοῦ ἦρος, αἵματος ἀφαιροῦσιν ἑαυτῶν τε κἀκείνων, ἀναμιμνησκόμενοι
τῶν καταλαμβανόντων αὐτοὺς νοσημάτων, ὅταν ἐξαίφνης
ἐπιγίνηται θέρος θερμόν. ἐκτείνει γὰρ ἐπὶ πλεῖον τοῦτο
καὶ χεῖ τὸ αἷμα καὶ ὥσπερ τινὰ ζέσιν αὐτοῦ κατασκευάζει,

alimento, primum ipfe ab ambiente frigore fuperabitur,
cum ab eo qui extrinfecus ingruit, tum ab illo qui per
infpirationem attrahitur; cum ipfo vero et ciborum coctio
debilitatur et boni fanguinis generatio et partium animalis nutritio et excrementorum evacuatio. Si vero quantum eduliorum conficere et coquere poteft, his copiofe
fruatur, tum is augebitur et quae prius omnia enarrata
funt perficiet. Quod autem ex liberalioribus cibis affumtis, ac probe non in ventriculo folum, verum etiam in
venis ac omni animalis parte confectis, unumquodque
multopere fe ipfo carnofius reddatur et copiofiore eoque
probo fcateat fanguine, fatis demonftrat et quod hominibus non in fe folis, fed et veterinis animalibus experientia compertum eft. Ipfi namque fub veris finem, priusquam aeftas incipiat, tum fibi, tum illis fanguinem detrahunt, in memoriam revocantes morbos quibus corripiatur, quum aeftas calida repente fuccefferit. Haec enim
latius fanguinem extendit funditque ac tanquam ejus

ὡς μηκέτ᾽ ἐν ταῖς φλεψὶ στέγεσθαι τὸ τέως σύμμετρον,
ἀλλ᾽ ἤτοι ῥηγνύειν αὐτὰς ἢ ἀναβιβρώσκειν· καὶ ὅταν ἀμετρότερον ἐφ᾽ ἕν τε μόριον, ὅπερ ἂν ἁπάντων ἀσθενέστερον,
ᾖ, ῥυῇ, φλεγμονὴν ἢ ἐρυσίπελας, ἤ τι τοιοῦτον ἕτερον ἐν τούτῳ νόσημα ἐργάζεται. πολὺ γὰρ πλείω τε καὶ μείζω τῶν
πληθωρικῶν νοσημάτων ἐκ τῆς τῶν χυμῶν γίνεται χύσεως.
ἅπαντα οὖν ταῦτα μαρτυρεῖ τοῖς ἄλλοις, ὅσα κατὰ τὸν προκείμενον ἀφορισμὸν ὁ Ἱπποκράτης ἐδίδαξε, καὶ τὸ μὴ μόνον
δύνασθαι πέττειν πλείω σιτία κατὰ τὴν ὥραν ἐκείνην, ἀλλὰ
καὶ δεῖσθαι πλειόνων. ἀνάλογον γὰρ ἀεὶ χρὴ εἶναι τὰ σιτία τῷ πλήθει τῆς ἐμφύτου θερμασίας, πλὴν εἴ ποτε, ὡς
ἔφην, ἐκ τῆς τοῦ περιέχοντος θερμασίας ἀσθενὴς γενομένη
ἡ φύσις ἀφαιρεῖν ἀναγκάζει. διὸ καὶ περὶ τοῦ ἦρος,
ἀδιοριστότερον εἰπόντος Ἱπποκράτους ἐγὼ διοριοῦμαι, πρῶτον μὲν ὅτι κατὰ τὴν ἀρχὴν ὅμοιόν ἐστι μᾶλλον κράσει χειμῶνος ἢ θέρους, ἐπὶ δὲ τῆς τελευτῆς ἔμπαλιν. εἶθ᾽ ὅτι
πολλάκις (232) μὲν οἷον χειμῶνος γίνεται ψυχρὸν, ἐνίοτε

fervorem molitur, adeo ut non amplius in venis hactenus commoderatus tegatur, fed aut ipfas rumpat aut ero-
dat et quum immoderatius in aliquam partem, quae ceteris fit imbecillior, fluxerit, in ea aut inflammationem
aut eryfipelas aut aliquod aliud morbi genus efficiat. Nam
multo et plures et graviores morbi pleuritici ex humorum
fufione procreantur.   Haec igitur omnia tum ceteris adftipulantur, quae in praefenti aphorifmo Hippocrates docuit, tum probant calorem non folum poffe per id tempus plures cibos concoquere, verum etiam pluribus indigere.   Semper enim cibaria caloris nativi copiae proportione refpondeant oportet, nifi aliquando, ut dixi, natura
ambientis aëris calore imbecilla facta cogat fubducere.
Quamobrem quum et de vere Hippocrates fermonem in-
diftinctius habuerit, ipfe diftinguam.   Ac primum veris
initium hiemis fimile magis effe temperamento quam
aeftatis finem contra.   Deinde faepenumero vernam tempeftatem qualis hiberna, frigidam exiftere, interdum vero,

δὲ οἷόν περ θέρος θερμόν, ἐν μὲν οὖν τοις πρώτοις αὐτοῦ
μέρεσι κἄπειδὰν γένηταί ποτε ψυχρὸν, ὁμοίαν τῇ χειμερινῇ
ποιησόμεθα τὴν δίαιταν· ἐν δὲ τοῖς ὑστέροις μέρεσιν ἐπειδὰν γένηταί ποτε θερμότερον, ὁμοίαν τῇ [32] θεαινῇ, μέσου δ᾽ ὄντος τῇ κράσει καὶ τὴν δίαιταν ἀνάλογον τῇ κράσει ποιησόμεθα. ταῦτα μὲν οὖν πάντα περὶ τῆς τῶν ὑγιαινόντων εἴρηται διαίτης· ἑξῆς δὲ περὶ τῆς τῶν νοσούντων
λέγει.

———

ιστ'.

Ὑγραὶ πᾶσαι δίαιται τοῖσι πυρεταίνουσι ξυμφέρουσι, μάλιστα δὲ παιδίοισι καὶ τοῖσιν ἄλλοισι τοῖσιν οὕτως εἰ-
θισμένοισι διαιτᾶσθαι.

———

Ἐν μὲν τοῖς ἔμπροσθεν ἀφορισμοῖς περὶ τοῦ κατὰ
τὴν δίαιταν ποσοῦ τὴν διδασκαλίαν ἐποιήσατο, νυνὶ δὲ περὶ
τοῦ ποιοῦ διεξέρχεται, πολλὰ καὶ χρήσιμα τῶν κατὰ τὴν

qualis aeftiva eft, calidam. Primis igitur veris partibus,
fi quando id calidum fuerit, hibernae fimilem victu rationem inftituemus; poftremis vero, fi quando calidius
fuerit, aeftivae fimilem; fi autem media fit temperie,
diaetam illi temperiei analogam praefcribemus. Atque
haec omnia de fanorum diaeta dicta funt, deinceps autem
de aegrotantium victu differit.

———

XVI.

*Victus humidus tum febricitantibus omnibus, tum maxime
pueris ceterisque ejusmodi uti victu confuetis confert.*

———

Superioribus aphorifmis de victus quantitate doctrinam inftituit; nunc vero de qualitate differit, multa ad
artem conferentia breviffima oratione docens. Primum

Ed. Chart. IX. [32.]   Ed. Baf. V. (232.)

τέχνην ἐν βραχυτάτῳ διδάσκων λόγῳ. πρῶτον μὲν ὅπως
χρὴ διαιτᾶν τοὺς πυρέττοντας, εἶθ᾽ ὅτι τὰς ἐνδείξεις τῶν
ὑγιεινῶν διαιτημάτων ἐπὶ μὲν τῶν παρὰ φύσιν ἐναντίας,
ἐπὶ δὲ τῶν κατὰ φύσιν ὁμοίας χρὴ ποιεῖσθαι. τῷ μὲν
γὰρ πυρετῷ, διότι θερμὸν καὶ ξηρον ὑπάρχει πάθος (ἔστι
γὰρ τροπὴ τῆς ἐμφύτου θερμασίας ἐπὶ τὸ πυρῶδες) ὑγρὰν
δίαιταν συμβουλεύει. ταῖς δ᾽ ὑγροτέραις φύσεσιν, εἴτε δι᾽
ἡλικίαν εἴτε δι᾽ ἔθος, οὐ τὴν ἐναντίαν, ἀλλὰ τὴν οἰκείαν.
φυλάττεσθαι γὰρ αὐτῶν δεῖ διὰ τῶν ὑγρῶν τὴν φύσιν οὐκ
ἀνασκευάζεσθαι, καθάπερ τὰ νοσήματα. ὅσοι δὲ τοὺς ἅμα
πυρετοῖς ὑδέρους προχειριζόμενοι τῷ λόγῳ διαβάλλειν
οἴονται τὸν ἀφορισμόν, ὡς οὐ χρὴ ἐκείνων ζώντων ὑγρᾶς,
ἀλλὰ ξηρᾶς διαίτης, ἀγνοοῦσιν ἀναγκαιότατόν τε τῆς θεραπευτικῆς μεθόδου κεφάλαιον, ὅπερ ἡμεῖς ἐπὶ πλέον ἐν ἐκείνῃ
τῇ πραγματείᾳ διεληλύθαμεν, ὡς ἕκαστον μὲν τῶν ἁπλῶν
παθῶν ἰδίας δεῖται θεραπείας, ἐπιπλεκομένων δ᾽ ἀλλήλοις
εἰς ὅσον ἂν ἐπιπλέκηται, εἰς τοσοῦτον ἔξει κοινὴν καὶ τὴν
τῆς θεραπείας ἔνδειξιν, ἤτοι πρὸς τὸ κατεπεῖγον ἡμῶν

quomodo victus febricitantibus fit praefcribendus; deinde
falubris victus indicationes in iis quidem quae praeter
naturam funt contrarias, in iis vero quae fecundum naturam fimiles ducendas effe. Febri namque, quia calidus
ac ficcus eft morbus, eft enim nativi caloris in eum converfio, humidum victum confulit; humidioribus vero naturis, five aetatis, five confuetudinis ratione non contrarium, fed familiarem. Eorum enim naturam tueri oportet per humida, non quemadmodum morbos per contraria
demoliri. Qui vero cum febribus hydropes pro ratione
proferentes Hippocratis aphorifmum improbare ftudent,
quod impliciti hi morbi non humidum victum, fed ficcum poftulent, ii perneceffarium methodi medendi caput
ignorant, quod nos eo in opere fufius explicuimus, unum-
quemque fcilicet morbum fimplicem propria curatione indigere; implicitos vero, quatenus inter fe complicantur,
eatenus communem etiam curationis indicationem habitu-
ros; nobis aut eum qui magis urgeat coërcentibus, non

ἰσταμένων, μετὰ τοῦ μηδὲ ἑτέρων παντάπασιν ἀμελεῖν ἢ
ὁμοτίμως ἅπασι βοηθούντων. τὸ δὲ τῶν πυρεσσόντων ὑδρω-
πικῶν μεμνῆσθαι τοιοῦτόν ἐστιν οἷον καὶ τὸ τῶν αἷμα
πτυόντωον πλευριτικῶν. καὶ γὰρ ἐπὶ τούτων ἐναντίας μὲν
δεῖται θεραπείας τὰ πάθη, αἵματος ἀναγωγὴ καὶ πλευρῖ-
τις· ἀλλ᾽ εἴπερ ἅμα συμβαίη τινὶ πρὸς τὸ κατεπεῖγον,
ἵστασθαι μᾶλλον ἐν αὐτοῖς χρὴ, μὴ ἀμελοῖντας μηδὲ τοῦ
ἑτέρου. οὕτως οὖν εἰ πυρέττει τις ἅμα καὶ ὑδρωπικὴν ἔχει
διάθεσιν, εἰς ἄμφω τὰ πάθη βλέποντες ἐναντίας θεραπείας
δεόμενα, πρὸς ἑκάτερον αὐτῶν τῶν παθῶν εὐμηχάνως ἱστά-
μεθα, καθάπερ ἐν τοῖς ἄλλοις ἅπασι τοῖς οὕτως ἐπιπλεκο-
μένοις. οὔκουν τοιοῦτον οὐδὲν οὔθ᾽ ἡμεῖς ἐροῦμεν οὔθ᾽ ἑτέρου λέγοντος προσοισόμεθα. καὶ εἴ τι μὴ ῥητῶς ὠνόμασται
κατὰ τὸν ἀφορισμὸν, ἐκ τῆς αὐτῆς ὑπάρχον τῆς εἰρημένης
[33] κρίσεως καὶ τοῦθ᾽ ἡγητέον εἰρῆσθαι δυνάμει, ἡλικίας
μὲν γὰρ ἐμνημόνευσε καὶ ἔθους· σὺ δ᾽ ἂν καὶ τῆς φυσικῆς
κράσεως καὶ ὥρας καὶ χώρας εὐλόγως μνημονεύσεις, ἅπερ
ἐνίοτε καὶ αὐτὸς μὲν Ἱπποκράτης προστίθησιν, ἐνίοτε δ᾽
ἑνὸς ἢ δυοῖν μνημονεύσας τὰ λοιπὰ τῶν ἐκ τῆς αὐτῆς
συστοιχίας παραλείπει. γίνονται δὲ καὶ ἀπὸ τούτων ἐνδεί-

tamen omnino alterius curatione neglecta; itaque eodem
modo fi quis fimul febricitet et hydropico affectu laboret,
ad utrumque affectum contrarias curationes poftulantem
refpicientes, utrique eorum affectuum folerter obfiftimus,
ut et ceteris omnibus pari modo implicitis. Non igitur
tale quidquam dixerimus, neque alterum talia dicentem
admiferimus, et fi quid nominatim in aphorifmo pronun-
tiatum non eft, quod ex eodem cum praedictis judicio
prodeat, id quoque poteftate dictum fuiffe augurandum eft.
Aetatis enim meminit et confuetudinis, tu vero et naturalis temperamenti et tempeftatis anni et regionis proba
ratione memineris, quae interdum et ipfe Hippocrates adjicit; interdum autem unius aut duorum mentione facta,
quae cetera funt ejusdem naturae atque ordinis praeter-

Ed. Chart. IX. [33.]   Ed. Baf. V. (232.)
ξεις, ὥσπερ ἔμπροσθεν ἀπό τε τῆς ἡλικίας ἐῤῥέθη καὶ τοῦ
νοσήματος· ὅσα μὲν ἄμεμπτα φυλαττόντων ἡμῶν αὐτὰ τοῖς
ὁμοίοις τῇ κράσει διαιτήμασιν, ὅσα δὲ μεμπτὰ τοῖς ἐναντίοις
ἐπανορθουμένων. εἴρηται δὲ τελεώτερον περὶ πασῶν ἐν-
δείξεων ἐν τοῖς τῆς θεραπευτικῆς μεθόδου γράμμασι.

ιζ'.

Καὶ οἷσιν ἅπαξ ἢ δὶς καὶ πλείω ἢ ἐλάσσω καὶ κατὰ μέρος.
δοτέον δέ τι καὶ τῇ ὥρῃ καὶ τῇ χώρῃ, τῇ ἡλικίῃ καὶ
τῷ ἔθει.

Ἐπειδὴ τὸν περὶ τῆς ποσότητος καὶ ποιότητος ἐποιήσατο λόγον, ἑξῆς ἡμᾶς διδάσκει περὶ τοῦ τρόπου τῶν προσ-
φερομένων. οὐ γὰρ ἱκανὸν αὐτὸ τοῦτο μόνον, ὅτι τῷδε
πλέον ἢ ἔλαττον δοτέον γινώσκειν ἢ ὅτι ξηραινούσῃ χρη-

mittit. Sumuntur et ab his indicationes, quemadmodum
fupra et ab aetate et a morbo peti diximus, quae incul-
pata funt nobis ea victu temperamento fimili fervantibus;
quae vero culpata funt, contrario emendantibus. At de
omnibus indicationibus in methodi medendi libris plenius
loquuti fumus.

XVII.

*Quibus etiam femel aut bis et copiofior aut paucior; aut
per partes cibus exhibendus fit, fpectandum eft. Aliquid autem anni tempeftati, regioni, aetati et confuetudini concedendum.*

Quandoquidem de quantitate et qualitate victus fententiam protulit, nos deinceps ejusdem exhibendi modum
edocet. Non enim fatis eft id ipfum dumtaxat noffe,
quod huic liberalius aut parcius fit exhibendum; aut quod

στέον ἢ ὑγραινοίσῃ τροφῇ, ἀλλ' εἰ καὶ ἅπαξ ἢ καὶ πλεονάκις ἑκάστης ἡμέρας ἢ νυκτὸς εὔλογόν ἐστι προσφέρειν τὰς
τροφὰς, ἀναγκαιότατα σκέπτεσθαι καὶ πρὸς ταῦτ' οὖν ἀπό
τε τῆς ὥρας καὶ τῆς ἡλικίας καὶ τοῦ ἔθους ἔνδειξιν λαμβάνειν, καθάπερ ἐπὶ τοῦ ποσοῦ καὶ τοῦ ποίου. πρῶτοι
μὲν γὰρ σκοποὶ καὶ πρὸς ταῦτα, τά τε νοσήματα αὐτὰ καὶ
ἡ τοῦ κάμνοντος δύναμις, ἔτι τε ἡλικία καὶ ἡ ὥρα καὶ
ἔθος, ἴσα τ' ἄλλα τούτοις ἀνάλογα. καὶ διὰ τοῦτο καὶ αὐτὸς ὁ Ἱπποκράτης προσέθηκεν τὸ δοτέον δέ τι καὶ τῇ ὥρῃ
καὶ τῇ χώρῃ καὶ τῇ ἡλικίῃ καὶ τῷ ἔθει. σαφῶς δηλῶν διὰ
τῆς, δοτέον δέ τι φωνῆς, ὡς οὔτε τὸ πᾶν οὔτε τὸ μέγιστον
ἀπὸ τῶν τοιούτων λαμβάνει. τὸ γὰρ εἴτε πολλάκις εἴτ'
ὀλιγάκις εἴθ' ὅλως χρὴ τρέφειν, ἀπό τε τοῦ νοσήματος καὶ
τῆς δυνάμεως πρῶτον μάλιστα λαμβάνεται. μετὰ ταῦτα δὲ
καὶ ἀπὸ τῆς ὥρας καὶ τῆς ἡλικίας καὶ τῶν τοιούτων. εἰ
μὲν γὰρ ἤτε δύναμις εἴη τοῦ κάμνοντος ἀσθενὴς καὶ ἡ κατὰ
τὸ σῶμα διάθεσις, ἤτοι κατὰ διαφθορὰν ἢ κατ' ἔνδειαν,

victu exsiccante vel humectante utendum sit, sed semel-
ne aut saepius quoque die vel nocte cibos exhibere deceat considerare maxime necessarium est, ac praeterea ab
anni tempestate, tum ab aetate, tum a consuetudine indicationem sumere, quemadmodum in qualitate et quantitate sumebatur. Primi namque scopi unde petuntur indicationes sunt tum morbi ipsi tum aegrotantis vires;
deinde etiam aetas et anni tempestas et consuetudo et regio et quae his cetera proportione respondent, proptereaque ipse Hippocrates illud addidit: *dandum vero aliquid
tempestati, regioni, aetati et consuetudini*; perspicue de-
clarans hac oratione, dandum vero aliquid, se neque totum, neque maximum ab ejusmodi rebus sumere. Nam
sive saepius, sive raro, sive omnino alere oporteat, tum
a morbo, tum a viribus primum ac praecipue sumitur;
postea vero ab anni tempestate et aetate et talibus. Nam
si aegri vires infirmae fuerint et affectus corporis aut ex
humorum corruptione aut defectu sit ortus, paucum ali-

ὀλίγην τροφὴν πολλάκις τοῖς τοιούτοις δώσομεν, ὀλίγην μὲν
ὅτι μὴ δύναται φέρειν εἰσάπαξ ἀθρόον πλῆθος ἄῤῥωστος
δύναμις, πολλάκις δὲ ὅτι πολλῶν ἡ διάθεσις δεῖται. καὶ
γὰρ ἡ ἔνδεια τῆς προσθέσεως δεῖται καὶ ἡ διαφθορὰ τῆς
ἐπικράσεως. εἰ δ᾽ ἀσθενούσης τῆς δυνάμεως μήτ᾽ ἔνδειά
τις συνυπάρχει μήτε διαφθορά, [34] συμμετρία δὲ τῶν
κατὰ φύσιν εἴη χυμῶν ἢ καὶ πλῆθος, ὀλιγάκις τε καὶ ὀλίγα τούτοις δώσομεν, ἔτι δὲ μᾶλλον εἰ τῆς δυνάμεως ἰσχυρᾶς ὑπαρχούσης πλῆθος χυμῶν εἴη. εἰ δὲ μετ᾽ ἐνδείας ἢ
διαφθορᾶς ἡ δύναμις ἐῤῥωμένη τύχοι, καὶ πολλὰ καὶ πολλάκις σιτία τοῖς οὕτω κάμνουσι δώσομεν, ὡς ἂν καὶ τῆς διαθέσεως δεομένης πολλῶν καὶ τῆς δυνάμεως κρατεῖν αὐτῶν
δυναμένης. μὴ συγχωρούντων δὲ τῶν παροξυσμῶν, μηδὲ
πολλοὺς τῆς τροφῆς ἡμῖν καιροὺς παρεχόντων, ὀλιγάκις δώσομεν τὰ πολλά· τῆς μέντοι δυνάμεως ἰσχυρᾶς οὔσης μετὰ
πληθωρικῆς διαθέσεως, ὀλιγάκις ὀλίγα δώσομεν. εἰ γὰρ καὶ
τὸ κατεργαζόμενον ἔχοιμεν εὔρωστον, ἀλλὰ τῆς γε διαθέσεως

menti ita laborantibus faepius dabimus: paucum quidem
quod virium imbecillitas confertam alimenti copiam omnino ferre nequeat; faepius autem quod copiofis affectus
indigeat.   Adjectionem enim penuria, contemperationem
corruptio poftulat.   Si vero proftratis imbecillitate viribus, neque humorum quaedam fimul adfit penuria, neque
depravatio; humorum autem fymmetria et commoderatio
aut etiam plenitudo fecundum naturam exftiterit, his tum
paucies tum pauca dabimus; multo etiamnum magis, fi
cum humorum copia virium robur adfit.   Si vero cum
humorum penuria aut depravatione virium robur fuerit,
tum multos tum multoties cibos ita laborantibus dabimus, multos nimirum affectu poftulante et ipfos facultate
evincere et concoquere potente.   At paroxyfmis multas
alimenti exhibendi occafiones non concedentibus, neque
praebentibus, paucies multa cibaria dabimus.   Verum fi
cum plethorica affectione vires validae fuerint, paucies
pauca dabimus.   Nam etiamfi facultatem cibi coctricem

μὴ δεομένης πολλῶν, εὔλογον ὀλίγα προσφέρειν. οὕτω μὲν
ἀπό τε τοῦ νοσήματος καὶ τῆς δυνάμεως εἰς τὰ προκείμενα
τὰς ἐνδείξεις ληπτέον, ἀπὸ δὲ τῆς ὥρας καὶ τῆς ἡλικίας
καὶ τοῦ ἔθους καὶ ὅσα τἄλλα τούτοις ἀνάλογα ὧδε. κατὰ
μὲν τὴν θερινὴν ὥραν, ὅσον ἐπ' αὐτῇ τῇ ὥρᾳ, πολλάκις
ὀλίγα δοτέον, ὅτι καὶ δέονται προσθήκης πλείονος, ὡς ἂν
καὶ διαφορούμενοι καὶ ὅτι ἡ δύναμις αὐτῶν ἐστιν ἀσθενής.
κατὰ δὲ τὴν χειμερινὴν πολλὰ μὲν διὰ τὴν ῥώμην τῆς δυνάμεως, οὐ πολλάκις δέ. οὐ γὰρ δέονται πάνυ πολλῆς προσθήκης οἱ κάμνοντες, ἅτε μηδὲ (233) πολλὰ κενούμενοι.
τοὺς γὰρ ὑγιαίνοντας ἔμπροσθεν ἐδείξαμεν ἱκανῶς κενουμένους ἐν χειμῶνι, διότι πλέον ἔχουσι τὸ ἔμφυτον θερμόν.
κατὰ δὲ τὸ μέσον ἔτι τὸ ἔαρ, ἔτι δὲ καὶ μᾶλλον, ὅταν ἐγγὺς
ᾖ τοῦ θέρους, ὀλίγοις τε καὶ διὰ πολλοῦ θρέψομεν. κινδυνεύει γὰρ ἥδε ὥρα πληθωρικῆς εἶναι διαθέσεως ἐγγὺς,
διὰ τὴν τῶν ἐν χειμῶνι πεπηγότων χύσιν. ὥσπερ οὖν ἐν

robuſtam habeamus, affectu tamen cibariis multis non in-
digente, pauca exhibere rationi conſentaneum fuerit. Ita
ſane tum a morbo tum a viribus ad propoſitas indicationes ſumendae ſunt. Ac tempeſtate vere, aetate, conſuetudine et ceteris his ſimilibus ſic indicationes erunt pe-
tendae. Aeſtiva quidem tempeſtate pro ratione ipſius
tempeſtatis multoties pauca exhibenda ſunt, quod et majore alimenti acceſſione indigeant et quod tunc exhaurian-
tur et quod ipſorum vires ſint imbecilles. Per hiemem
vero multa quidem ob virium robur, ſed raro exhibenda:
non enim admodum multa egent adjectione laborantes, ut
qui non multum evacuentur. Nam ſanitate fruentes ſatis
quidem abunde per hiemem evacuari ſupra demonſtravimus, quod nativum calorem copioſiorem habeant; vere
autem etiamnum medio atque adhuc aeſtati viciniore paucis eduliis et ex longo intervallo nutriemus. Haec enim
tempeſtas periculum prope affert plethoricae affectionis
propter humorum per hiemem denſatorum fuſionem. Quem-

ταῖς πληθωρικαῖς διαθέσεσιν, ὅταν ἡ δύναμις ἰσχύῃ, τὴν
τροφὴν ὀλίγην τε καὶ διὰ πολλοῦ χρόνου δίδομεν, οὕτω καὶ
κατὰ τὴν ἐαρινὴν ὥραν ποιητέον ἐπὶ τῶν πυρεσσόντων μάλιστα, ὑπὲρ ὧν ὁ λόγος οὗτός ἐστι τῷ Ἱπποκράτει. τὴν
γὰρ τῶν ὑγιαινόντων δίαιταν ἔμπροσθεν ἐδίδαξε. τὸ δὲ
φθινόπωρον τοῖς κατὰ διαφθορὰν ἐνοχλοῦσι νοσήμασιν ἔοικε, διὸ καὶ τῆς χρηστοῦ προσθέσεως συνεχοῦς οἱ τότε
πυρέσσοντες δέονται, κᾶν ἡ δύναμις ἰσχυρὰ εἴη, πολλάκις
καὶ πολλὰ δώσομεν αὐτοῖς· εἰ δ' ἀσθενής, ὀλίγα πολλάκις.
παραπλησίως δ' ἄν τις καὶ ἀπὸ τῶν ἡλικιῶν καὶ τῶν ἀπὸ
ἐτῶν καὶ ἀπὸ τῶν χωρῶν λαμβάνῃ τὰς ἐνδείξεις, εἰς τοὺς
πρώτους δύο σκοποῖς ἀνάγων αὐτάς. ἕκαστον γὰρ τῶν εἰρημένων ἤτοι ἰσχυρὰν ἢ ἀσθενῆ τὴν δύναμιν ἐργάζεται
καὶ ἤτοι πληθωρικὸν ἢ ἐνδεὲς ἢ κακόχυμον τὸ σῶμα.

ιη'.

[35] Θέρεος καὶ φθινοπώρου σιτία δυσφορώτατα φέρουσι,
χειμῶνος ῥήϊστα, ἦρος δεύτερον.

admodum ergo in plethoricis affectibus, quum validae vires fuerint, paucum cibum et ex longo temporis intervallo damus. Sic et verna tempeftate faciendum eft, praefertim in febricitantibus, de quibus hic fermo eft Hippocrati; fanorum enim victum antea docuit. Autumnus
denique morbis ex corruptione ortis eft fimilis. Quapropter qui tunc febricitant, affidua probi alimenti adjectione
indigent et fi validae vires exfliterint, multoties et multa;
fin imbecilles, pauca et multoties ipfis dabimus; fimili
modo fi quis et ab aetatibus et a confuetudinibus et a
regionibus fumat indicationes, ad duos illos primos fco-
pos ea adducet. Nam quae fingula diximus aut validas
aut imbecillas vires efficiunt vel etiam plethoricum aut
exinanitum aut cacochymum corpus reddunt.

XVIII.

*deftate et autumno cibos difficillime ferunt, hieme facil-
lime; vere minus.*

Οὐ δὶς ὑπὲρ τῶν αὐτῶν, ὡς ἄν τις οἰηθείη, διῆλθεν,
ἔμπροσθεν μὲν γράψας τὸν ἀφορισμὸν ἐκεῖνον, οὗ ἡ ἀρχὴ
αἱ κοιλίαι χειμῶνος καὶ ἦρος θερμόταται φύσει. νυνὶ δὲ
πάλιν, ὡς θέρεος καὶ φθινοπώρου σιτία δυσφορώτατα φέρουσι, χειμῶνος ῥήϊστα, ἦρος δεύτερον. ἀλλ' ἐπειδὴ πρός
τε τὸ ποσὸν τῆς διαίτης καὶ πρὸς τὸν τρόπον χρήσεως τῶν
σιτίων, ἐπί τε τῶν ὑγιαινόντων καὶ τῶν νοσούντων ἀπὸ
τῶν ὡρῶν ἔνδειξίν τινα λαμβάνει, δεόντως ἐν ἀμφοτέροις
ἐμνημόνευσεν, ἐκεῖ μὲν δείξας ὡς τὰ προσάρματα τοῖς
ὑγιαίνουσι πλείω διδόναι χειμῶνος· διότι τὸ ἔμφυτον θερμὸν πλεῖον καὶ τρέφεσθαι δεῖται. νυνὶ δὲ ὅτι κἂν ἅπαξ
αὐτοῖς πολλὰ δοίης οὐ βλάψεις. εὐφόρως μὲν γὰρ φέρουσιν
ἅπαντες πλῆθος σιτίων ἐν χειμῶνι, δυσφόρως δ' ἐν θέρει.
κατὰ τοῦτο ἐν χειμῶνι μὲν ὀλιγάκις τε καὶ πολλὰ προσφέρεσθαι σιτία συγχωρητέον, ἐν θέρει δ' ἐπειδὴ δυσκόλως
φέρουσι τὰ σιτία, διότι τὸ πέττον αὐτὰ καὶ κατεργαζόμενον
τὸ ἔμφυτον θερμὸν ὀλίγον ὑπάρχει, τὸ μὲν ἀθρόον διδόναι
ἅπαντι τρόπῳ φευκτέον, ἐπιχειρητέον δὲ συνεχέστερον ὀλίγα

Non bis, ut fortaffis quidam auguratus fit, de iisdem
differuit Hippocrates, fcripto fuperius illo aphorifmo, cujus
principium eft: *ventres hieme et vere natura calidiffimi;*
nunc autem rurfus; quod, *aeftate et autumno cibos difficillime ferunt, hieme facillime, vere minus.* Verum quoniam et ad victus quantitatem et ad modum ufus ciborum
tam in fanis quam in aegris quandam fumit ab anni
tempeftatibus indicationem; decenter eorum in utrisque
meminit: illic quidem plures cibos fanis hieme exhiben-
dos effe demonftrans, quod calidum innatum tum copiofius copiofiore alimento foveri debeat; hic autem quod
etiamfi femel ipfis cibi multum dederis, non eos tamen
laeferis. Omnes enim hieme ciborum copiam facile ferunt, aeftate vero difficile. Quapropter hieme quidem et
raro et multos cibos exhiberi concedendum eft; aeftate
vero, quia cibos difficile ferunt, quod qui calor nativus
eos concoquit ac conficit, paucus exiftat, confertim ac
fimul cibos dare modis omnibus cavendum, fed frequen-

προσφέρειν. ἡ γὰρ τοῦ σώματος διάθεσις ὁμοία τοῖς κατ'
ἔνδειαν οὖσι νοσήμασιν προσθήκης δεῖται. χειμῶνος μὲν
οὖν καὶ θέρους οὕτως ἔχουσι, τῶν δ' ἄλλων δυοῖν ὡρῶν
τὸ μὲν φθινόπωρον ἐφεξῆς θέρει, τὸ δ' ἔαρ χειμῶνι καὶ ἡ
αἰτία πρόδηλος. ἐμψύχεσθαι μὲν γὰρ ἄρχεται καὶ συνάγεσθαι καὶ πυκνοῦσθαι τὰ σώματα τῷ φθινοπώρῳ, χαλᾶσθαι δὲ καὶ ἀραιοῦσθαι τῷ ἦρι. διά γε οὖν ταῦτα δὶς
οὐκ εἴρηται ταυτὸν ὑπὲρ τῶν ὡρῶν παράγγελμα ἢ καὶ ὅτι
κατ' ἐκεῖνον τὸν ἀφορισμὸν ὑπὲρ τῶν ὑγιαινόντων ὁ λόγος
ἦν αὐτῷ.

ιθ'.

[36]　τοῖσιν ἐν τῇσι περιόδοισι παροξυνομένοισι μηδὲν
διδόναι μηδ' ἀναγκάζειν, ἀλλ' ἀφαιρέειν τῶν προσθέσιων
πρὸ τῶν κρίσιων.

tius paucos exhibere ſtudendum eſt. Nam corporis affectus morbis ex humorum penuria ortis conſimilis, adjectionem poſtulat. Hieme itaque atque aeſtate ita ſe habent; ex ceteris vero duabus anni tempeſtatibus, aeſtatem
autumnus, hiemem ver ſubſequitur, cujus rei cauſa etiam
manifeſta eſt. Refrigerari namque corpora cogi ac den-
ſari autumno; laxari vero et rara fieri vere incipiunt.
Quas ob res non idem bis de anni tempeſtatibus praeceptum tradidit, aut quod etiam in altero aphoriſmo de
ſanis ipſi fuerit ſermo.

XIX.

*Quibus per ſlatos circuitus paroxyſmi oboriuntur, nihil
dare, neque cogere oportet, ſed ante criſes cibi exhibitionem adimere.*

Τριῶν οὖν ὄντων κεφαλαίων διαιτητικῶν, τοῦ ποσοῦ
τῶν σιτίων καὶ τοῦ ποιοῦ καὶ τοῦ τρόπου τῆς χρήσεως αὐτῶν, εἰς μὲν τὰ πρότερα δύο κεφάλαια παρὰ τῶν παροξυσμῶν οὐδὲν ἡμῖν ἐγένετο λυσιτελὲς, εἰς δὲ τὸ τρίτον ἔστι
τί γε κἀκ τῶν παροξυσμῶν λαβεῖν. διόντως οὖν καὶ ὁ Ἱπποκράτης ἐμνημόνευσεν αὐτῶν ἐν τῷ τρίτῳ κεφαλαίῳ. τοὺς
καιροὺς γὰρ τῶν κατὰ μέρος τροφῶν οἱ παροξυσμοὶ μάλιστα διδάσκουσιν, ἐν οἷς γε νοσήμασι τεταγμένως ἀπαντῶσι,
τουτέστι κατὰ περίοδον, καὶ διὰ τοῦτο καὶ αὐτὸς Ἱπποκράτης εἶπε τοῖσιν ἐν τῇσι περιόδοισι παροξυνομένοισι μηδὲν
διδόναι, εἰδὼς ὅτι καὶ ἄλλοι τινές εἰσιν, οἳ παροξύνονται
μὲν ἐν νόσοις, οὐ μὴν κατὰ περιόδους, τουτέστιν οὐ τεταγμένως. ἐπ᾽ ἐκείνων μὲν οὖν οὐδὲ δυνατόν ἐστιν ἀκριβῶς
ἐξευρεῖν τὸν καιρὸν τῆς προσφορᾶς. ἐφ᾽ ὧν δὲ τὰ τῶν παροξυσμῶν τέτακται, φυλακτέον ἐστὶ τὰς ἀρχὰς αὐτῶν, τουτέστιν ὅπως μήτ᾽ ἤδη γεγονότος μήθ᾽ ὅσον οὔπω γενησομένου
τρέφωμεν. τὸ δὲ πρὸ τῶν κρίσεων, ἤτοι πρὸ τῶν παροξυσμῶν ἁπάντων ἁπλῶς ἢ πρὸ τῶν κυρίως λεγομένων κρίσεων,

Cum itaque tria fint victus inftituendi fumma capita,
ciborum quantitas, qualitas ac ipfis utendi modus, ad duo
quidem priora capita ex acceflionibus nihil nobis utile
oboritur, ad tertium autem ab acceflionibus utilitatis aliquid fumere licet. Quare opportune Hippocrates earum
in tertio capite meminit. Particularium enim ciborum
exhibendorum occafionem maxime docent accefliones, quibus tamen in morbis, ftato tempore, hoc eft per circuitus hae redeunt. Propterea ipfe quoque Hippocrates fcribit: quibus per ftatos circuitus paroxyfmi oboriuntur, nihil dare oportet, doctus alios quosdam effe morbos, quibus paroxyfmi repetunt, non tamen per circuitus, hoc
eft non ftato tempore. In his profecto accurata cibi exhibendi occafio inveniri non poteft. In quibus vero paroxyfmorum ordo fervatur, eorum cibo praebendo principia vitanda funt, hoc eft ne jam facto aut non multo
poft futuro paroxyfmo aegrotum alamus. Hic vero textus
ante crifes aut ante quosvis paroxyfmos fimpliciter aut

Ed. Chart. IX. [36. 37.]　　　　　Ed. Baf. V. (233.)
ἀκουστέον ἐστὶν ἢ πρὸ τῶν ἀκμῶν. ἀληθῆ γὰρ τὰ τρία.
μᾶλλον δ᾽ ἂν δόξειεν ἁρμόττειν ἐν τοῖς προκειμένοις τὸ
πρὸ τῶν παροξυσμῶν ἁπλῶς. περὶ γὰρ τῆς ἀκμῆς ἔμπροσθεν εἴρηται καὶ περὶ ἐκείνης δηλονότι καὶ περὶ τῆς κρίσεως. ἐν ταῖς ἀκμαῖς γὰρ τοὐπίπαν αἱ κρίσεις.

κ΄.

Τὰ κρινόμενα καὶ τὰ κεκριμένα ἀρτίως μὴ κινεῖν μηδὲ
νεωτεροποιέειν μήτε φαρμακίῃσι μήτ᾽ ἄλλοισιν ἐρεθιμοῖσι
χρῆσθαι, ἀλλ᾽ ἐᾶν.

[37] Τὸν περὶ διαίτης συμπληρώσας λόγον ἐφ᾽ ἕτερον μεταβαίνει κεφάλαιον, ἐν ᾧ διδάσκει πότε μὲν ἐπιτρεπτέον ἐστὶ τῇ φύσει τὸ πᾶν αὐτῇ περὶ τὸν νοσοῦντα δια-
πράττεσθαι, μηδὲν ἡμῶν ἄλλο διαπραγματευομένων, ὅ τι μὴ
τὸ κατὰ τὴν δίαιταν, πότε δὲ οὐ μόνον τῇ φύσει τὸ πᾶν

ante morbi vigores aut ante nominatas judicationes intelligendus eſt. Vera ſiquidem haec tria ſunt, magis tamen
ad propoſitum convenire videntur, ſi ante paroxyſmos
plane intelligamus, nam de morbi vigore ſupra dictum
eſt. Quod ſi de hoc nimirum intelligatur, etiam de criſi
intelligetur. In vigoribus enim maximam partem criſes
oriuntur.

XX.

Quae judicantur aut perfecte judicata ſunt, ea neque medicamentis movenda, neque aliis irritamentis innovanda,
ſed finenda ſunt.

Completa de diaeta oratione jam ad alterum caput
tranſit, in quo docet interdum quidem quae in aegrotante
perficienda ſunt, omnia ipſi naturae committenda eſſe, nihil aliud nobis quam quod diaetae ſit negotiantibus; interdum vero non ſolum naturae omnia · committenda, ve-

ἐπιτρεπτέον, ἀλλά τι καὶ αὐτοὺς πραγματεύεσθαι. ἔνθα μὲν
οὖν, φησὶν, ἤτοι γέγονεν ἤδη τελεία ἡ κρίσις ἢ γίνεται, τῇ
φύσει τὸ πᾶν ἐπιτρέπειν χρὴ καὶ μηδὲν αὐτοὺς νεωτεροποιεῖν, ἔνθα δ᾽ ἐλλιπῶς κρίνεται, τὸ λεῖπον αὐτοὺς προστιθέναι. τοῦτο δ᾽ ἔλεγε κἂν τῷ περὶ χυμῶν κατὰ τήνδε
τὴν λέξιν. τὰ κρινόμενα ἀπαρτὶ μὴ κινεῖν μήτε φαρμακίῃσι μήτε ἄλλοισιν ἐρεθισμοῖσι νεωτεροποιεῖν. ὅπερ γὰρ
ἀρτίως ἐν τοῖς ἀφορισμοῖς ἔφη, τοῦτο ἐν ἐκείνῳ τῷ βιβλίῳ
μεταβαλὼν ἀπαρτὶ ὠνόμασεν. ἔστι δὲ καὶ παρὰ τοῖς ἄλλοις παλαιοῖς τοὔνομα τὸ ἀπαρτὶ κατὰ τούτου τοῦ σημαινομένου τοῦ ἀπηρτισμένως καὶ ὁλοκλήρως καὶ ἀνελλιπῶς,
ὅπερ αὐτὸ καὶ τὸ ἀπαρτίως νῦν σημαίνει. οὐ γὰρ δὴ τό
γε ἐν ἀρτίαις ἡμέραις, ψεῦδος γὰρ δὴ τοῦτο ἐναργῶς, εἴ
τις ἐν ἀρτίαις ἡμέραις ἢ ἐκρίθη ἢ κρίνεται, μηδὲν ἐπὶ τούτων νεωτεροποιεῖν. οὐ μὴν οὐδὲ τὸ πρὸ ὀλίγου δηλοῖ τὸ
ἀρτίως ἐν ταύτῃ τῇ ῥήσει. δῆλον δὲ μάλιστα μὲν ἐκ τοῦ
ῥητοῦ τοῦ ἐπιφερομένου, οὐ γὰρ εἶπεν ἁπλῶς τὰ κεκριμένα

rum etiam aliquid nobis ipſis agendum eſſe. Ubi igitur,
inquit, vel perfecta criſis jam facta eſt vel adhuc fit, totum opus naturae committere nihilque nos innovare oportet; ubi vero imperfecta criſis eſt, quod deeſt, id nos
decet addere. Hoc autem et ipſe in libro de humoribus
his verbis dicebat: *quae perfecte judicantur, ea non movenda, neque medicamentis, neque aliis irritamentis innovanda eſſe.* Nam quod ἀρτίως in aphoriſmis dixit, hoc
eſt *integre*, id illo in libro ἀπαρτὶ, hoc eſt *perfecte* nominavit. Eſt autem id vocabulum ἀπαρτὶ, apud alios
quoque veteres hac ſignificatione, perfecte integre nec
imperfecte, quod et idem ἀπαρτίως etiamnum ſiguificat.
Non enim ſane pro diebus paribus intelligendum, hoc
enim profecto manifeſte falſum eſt, ſi quis diebus paribus
aut judicatus ſit aut judicetur, nihil his innovandum eſſe.
Jam vero neque ἀρτίως hoc in textu *nuper* ſignificat,
quod maxime ſubſequenti verbo declaratur. Non enim
ſimpliciter ἀρτίως, quod eſt nuper, enuntiavit, *judicata*

Ed. Chart. IX. [37.]   Ed. Baf. V. (233. 234.)
ἀρτίως, ἀλλὰ τὰ κρινόμενα καὶ τὰ κεκριμένα. τούτων δὲ
τὰ κεκριμένα τάχα ἂν ὁμολογήσειε τῷ ἀρτίως. τὰ δὲ κρινόμενα κατ᾽ οὐδένα τρόπον, ἀλλὰ κἂξ αὐτῆς τῶν πραγμάτων
τῆς ἀληθείας δῆλον. οὐ δήπου γὰρ εἴτε τι πρὸ ὀλίγου
κέκριται, τοῦτο οὐ χρὴ νεωτεροποιεῖν, ἀλλ᾽ εἰ μὲν τελέως
τε καὶ ἀνελλιπῶς καὶ ὁλοκλήρως, ἀληθὲς ἂν εἴη τὸ λεγόμενον, εἰ δ᾽ ἐλλιπῶς κατά τι, τὸ λεῖπον αὐτῶν χρὴ προσθεῖναι. τὰ γὰρ μετὰ (234) κρίσιν ὑπολειπόμενα ὑποστροφὰς
ποιεῖ. τίς οὖν ἐστιν ἡ τελεία καὶ ἀνελλιπὴς κρίσις, ἢ δῆλον ὅτι καθ᾽ ἣν πάντα καλῶς γίγνεται καὶ μηδὲ εἷς ἀριθμὸς
ἐλλείπεται τῶν κριτικῶν; πρῶτον μὲν γὰρ ἀμείνων ἡ κατὰ
κένωσιν τῆς κατ᾽ ἀπόστημα, εἶτα ἡ κατὰ τὸν λυποῦντα
καὶ πλεονάζοντα χυμὸν τῆς ἄλλον τινὰ κενούσης, καὶ τρίτον
ἡ κατ᾽ ἴξιν τῆς μή. κατ᾽ ἴξιν δὲ αὐτὸς ὀνομάζει τὸ κατ᾽
εὐθυωρίαν. ἐπὶ ταύταις ἡ μετ᾽ εὐφορίας, εἶθ᾽ ἡ μετὰ πέψεως ἐν ἡμέρᾳ κρισίμῳ. ταῦτα γὰρ πάντα χρὴ παρεῖναι

funt; fed quae judicantur et judicata funt; quorum alteri
quidem judicata, adverbium ἀρτίως, hoc eft nuper, poffet
convenire; alteri vero judicantur nullo modo. Imo et
ex ipfa rerum veritate liquet: non enim fi quid paulo
antea fit judicatum, id non innovandum eft, fed fi perfecte abfolute ac integre, tunc verum fuerit quod dicitur. Si quid vero ad crifin defit, id quod deeft oportet
adjungere; nam quae poft crifin relinquuntur, recidivas
efficiunt. Quaenam igitur perfecta eft integra crifis? an
in qua nimirum probe omnia procefferint nullusque judi-
catorius numerus defuerit? Primum enim melior crifis
exiftit quae vacuatione quam quae abfceffu fit. Deinde
quae humorem noxium ac redundantem quam quae alium
quempiam vacuat. Tertio quae e directo quam quae
aliter fit. Vocat autem ipfe e directo vacuationem quae
vaforum rectitudine procedit. Quarto deinceps quae euphoriam habet, quaeve facile toleratur. Quinto quae cum
coctione ac die critico oboritur. Haec enim omnia, per-

τῇ τελείᾳ κρίσει. ἀπόντος δ᾽ αὐτῶν τινος ἢ καὶ πλειόνων,
οὐκ ἀκριβὴς οὐδ᾽ ἀπηρτισμένη κρίσις ἂν εἴη.

___

κα΄.

[38] ῍Α δεῖ ἄγειν, ταύτῃ ἄγειν ὅκου ἂν μάλιστα ῥέπῃ ἡ
φύσις, διὰ τῶν ξυμφερόντων χωρίων.

___

Τίνα δή ποτε ἃ δεῖ ἄγειν; δηλονότι τὰ μήτε κρινόμενα
μήτε κεκριμένα ἀρτίως. ταῦτα οὖν διὰ τίνος ἐκκενοῦν χρὴ
μορίου διδάσκει, σκοπὸν ἡμῖν διδοὺς διττὸν, αὐτήν τε τοῦ
μορίου τὴν φύσιν καὶ τὴν ῥοπὴν τοῦ χυμοῦ. ὅπως γὰρ
ἂν, φησὶ, ῥέπῃ διὰ τῶν ξυμφερόντων χωρίων, ταύτῃ ἄγειν.
ξυμφέροντα δ᾽ ἐστὶ χωρία κενώσεσιν, ἔντερά τε καὶ γαστὴρ
καὶ κύστις καὶ μήτρα καὶ σύμπαν τὸ δέρμα, τῆς πρὸς τούτοις αἵ θ᾽ ὑπερῶαί τε καὶ ῥῖνες, ὅταν ἤτοι τὸν ἐγκέφαλον
ἐκκαθαίρωμεν ἢ καθ᾽ αἱμοῤῥαγίαν ἡ κρίσις γίνεται καὶ μάλιστα εἰ κατ᾽ ἴξιν, ὅπερ ἐστὶ κατ᾽ εὐθὺ τοῦ πεπονθότος

fectae crifi adeffe oportet. Quod fi unum aut etiam plura
abfuerint, neque exquifita crifis, neque integra fuerit.

___

XXI.

*Quae ducere oportet, quo maxime propendet natura, ea
per loca conferentia ducenda funt.*

Quaenam ea funt quae ducere oporteat? nimirum
quae neque judicantur, neque perfecte judicata funt. Haec
igitur per quam partem funt evacuanda docet fcopum
geminum tradens, tum ipfam partis naturam, tum humoris propenfionem. Quo namque locorum conferentium
vergit, eo ducere convenit. At vacuationibus commoda
loca funt, inteftina, venter, vefica, uterus, cutis univerfa;
ad haec palatum et nares, cum aut cerebrum expurgamus
aut per fanguinis profluvium fit crifis, ac maxime fi κατ᾽
ἴξιν, quod eft e directo partis affectae, procedat. Nam

μορίου. τὰ γὰρ ἀνάπαλιν αἱμοῤῥαγέοντα κακὸν, ὡς ἀσύμ-
φορα δὲ χωρία αἱ ῥοπαὶ τῶν λυπούντων χυμῶν γίνονται,
ὅταν ἤτοι κύρια ταῦτα τὴν φύσιν ὑπάρχει καὶ μείζων ἡ ἐξ
αὐτῶν ἔσεσθαι βλάβη μέλλει, τῆς τοῦ κρινομένου νοσήματος ἀξίας ἢ ὅταν μηδεμίαν ἔκκρισιν ἔχῃ. παραδείγματος
δ᾽ ἕνεκα τῶν καθ᾽ ἧπαρ λυπούντων χυμῶν ἐκκενοῦσθαι
χρῃζόντων ἐπιτήδειοι ῥοπαὶ διτταὶ, ἡ μὲν ἑτέρα κατὰ τὴν
γαστέρα καὶ ταύτης αὐτῆς βελτίων ἡ κάτω τῆς δι᾽ ἐμέτων,
ἡ δ᾽ ἑτέρα τῶν κατὰ νεφρούς τε καὶ κύστιν, οὐ μὴν ἥ γε
εἰς πνεύμονα καὶ θώρακα καὶ καρδίαν ἀγαθή προσέχειν
οὖν χρὴ τὸν ἰατρὸν τῇ ῥοπῇ τῆς φύσεως, εἶτ᾽ ἐπιτηδείως
μὲν γενομένης ὑπηρετεῖν τε ἅμα καὶ συνεργεῖν εἶτ᾽ ἐναντίως τε ἅμα καὶ βλαβερῶς γίγνοιτο, κωλύειν τε ἅμα καὶ
μετάγειν καὶ ἀντισπᾶν.

---

quae contra fiunt fanguinis profluvia, mala funt. Infeftantium vero humorum in loca minime confona propendent
impetus, quum ea vel principalia funt natura et major
ex ipfis noxa fubfequutura eft, quam morbi qui judicatur dignitas poftulet; vel quum nullam excretionem fortiuntur. Exempli gratia noxiorum in hepate humorum
vacuationem poftulantium idoneae propenfiones funt gemi-
nae; altera quidem per ventrem, cujus illa opportunior
eft, quae per inferiora, quam quae per vomitus agit;
altera vero quae per renes et veficam ducit. At fane
quae in pulmonem, thoracem et cor vergit, nequaquam
proba eft. Medicum itaque oportet naturae motum ac
propenfionem obfervare, quae fi idonea fuerit, tum ipfi
fubminiftrare, tum auxiliari; fi vero contrario modo fimul
et noxie fiat, ipfam prohibere fimulque revocare atque
revellere oportet.

ΚΑΙ ΓΑΛΗΝΟΥ ΕΙΣ ΑΥΤΟΥΣ ΥΠΟΜΝΗΜΑΤΑ. 441

Ed. Chart. IX. [38. 39.]　　　　　Ed. Baf. V. (234.)

κβ'.

Πέπονα φαρμακεύειν καὶ κινέειν μὴ ὠμὰ, μηδ᾽ ἐν ἀρχῆσιν,
ἢν μὴ ὀργᾷ· τὰ δὲ πολλὰ οὐκ ὀργᾷ.

[39] Τὸ μὲν φαρμακεύειν ἔθος ἐστὶν αὐτῷ λέγειν
ἀντὶ τοῦ χρῆσθαι φαρμάκῳ καθαίροντι, τὸ δ᾽ ὀργᾶν ἀπὸ
τῶν ὀργώντων ζώων μετενήνοχεν ἐπὶ τοὺς χυμούς. καθ᾽
ὃν γὰρ τρόπον ἐκεῖνα ἡσυχάζειν οὐ δύνανται γαργαλιζό-
μενά πως καὶ κινούμενα καὶ διανιστάμενα πρὸς τοῦ πάθους,
οὕτω καὶ οἱ χυμοὶ πολλάκις ἐν κινήσει σφοδροτέρᾳ καὶ με-
ταῤῥύσει μορίων εἰς μόρια, κατὰ τὴν ἀρχὴν τοῦ νοσήματος
ἐνοχλοῦσι τὸν ἄνθρωπον, κινοῦντες καὶ γαργαλίζοντες καὶ
ἡσυχάζειν οὐκ ἐπιτρέποντες, ἀλλ᾽ αὐτοί τε κινούμενοι καὶ
μεταῤῥέοντες, ἐνοχλοῦντές τε τῇ τοσαύτῃ φορᾷ τὸν κάμνοντα.
τοὺς μὲν δὴ τοιούτους ἐκκενοῦν προσήκει, τουτέστι τοὺς ἐν
κινήσει καὶ φορᾷ καὶ ῥύσει, τοὺς δ᾽ ἤδη καθ᾽ ἕν τι μόριον ἐστηριγμένους οὔτ᾽ ἄλλῳ τινὶ βοηθήματι χρὴ κινεῖν

XXII.

Concocta medicamentis educenda ac movenda funt, non
cruda, neque per initia, nifi turgeant; fed plerumque
non turgent.

Φαρμακεύειν medicari quidem ipfi confuetudo eft pro
medicamento uti purgante pronunciandi. Ὀργᾶν vero,
turgere, ab animantibus venere percitis ad humores translatum eft　Quemadmodum enim illa animalia, quum eo
affectu titillantur, impelluntur et concitantur, quiefcere
nequeunt: fic et humores plerumque in motu vehementiore atque a partibus in partes transfluxu, per initium
morbi hominem infeftant concitantes, titillantes et quiefcere non concedentes, imo et ipfi concitantur, trans-
fluunt, titillantur fuoque impetu aegrum moleftant. Hosce
igitur humores evacuare decet, hoc eft qui funt in motu,
latione ac fluxu. Qui vero jam aliqua in corporis parte
firmati decumbunt, eos neque ullo alio auxilio movere

οὔτε φαρμακεύειν πρὶν πεφθῆναι. τηνικαῦτα γὰρ ἤδη καὶ
τὴν φύσιν ἔχομεν βοηθοῦσαν τῇ κενώσει. φαίνεται γάρ τοι
καὶ αὕτη μετὰ τὰς πέψεις διακρίνουσά τε τοὺς χυμοὺς, ἄπω
θουμένη τε καὶ περιττὸν, ἐν ᾧ δὴ καιρῷ καὶ αἱ κρίσεις γίνονται. ἀλλὰ τελέως μὲν αὐτῆς κινουμένης οὐδενὸς δεῖ
φαρμάκου. μετριώτερον δὲ καὶ ἀσθενέστερον ἐνεργούσης τὸ
λεῖπον αὐτοὺς χρὴ προστιθέναι φαρμακεύοντας, ἵν᾽ ἐξ ἀμφοῖν ἢ τοῦ λυποῦντος χυμοῦ γίνηται κένωσις, ἀπωθουμέ-
νης μὲν τῆς φύσεως, ἕλκοντος δὲ τοῦ φαρμάκου. δέδεικται
γὰρ ἡμῖν ἐν τοῖς περὶ φυσικῶν δυνάμεων ὑπομνήμασιν ἡ
μὲν φύσις ἑκάστου τῶν μορίων τέτταρσι δυνάμεσι χρωμένη,
ἑλκτικῇ τε τοῦ οἰκείου καὶ καθεκτικῇ τοῦ αὐτοῦ καὶ πρὸς
ταύτῃ πεπτικῇ καὶ τετάρτῃ τῶν ἀλλοτρίων ἀποκριτικῇ,
ἕκαστον δὲ τῶν φαρμάκων τὸν οἰκεῖον ἑαυτῷ χυμὸν ἐπι-
σπώμενόν ἐστι. καλῶς δὲ προσέθηκε τῷ λόγῳ, τὰ δὲ πολλὰ οὐκ ὀργᾷ. καὶ χρὴ τοῦτο διδαχθῆναι παρὰ τῆς ἐμπειρίας, ὡς αἱ μεταρρύσεις ἄλλοι᾽ εἰς ἄλλο μόριον τῶν χυμῶν
ὀλιγάκις γίνονται. τὰ πλείω δ᾽ ἡσυχάζει καὶ μένει καθ᾽ ἕν

oportet, neque ante coctionem medicari. Tunc enim jam
naturam quoque habemus evacuationis auxiliatricem; ipfa
namque poft coctiones tum humores fecernere tum quod
fupervacaneum eft, quo tempore etiam fiunt crifes, ex-
pellere confpicitur. Verum quum ipfa perfecte movet,
nullo opus eft medicamento; quum vero moderatius ac
imbecillius agit quod deeft, id medicamentis nobis ad-
jioiendum eft, quo ab utroque vexantis humoris fiat eva-
ouatio, natura quidem expellente, medicamento vero at-
trahente. Demonftratum enim a nobis eft in commentariis de naturalibus facultatibus fingularum partium naturam quatuor uti facultatibus, familiaris alimenti attractrice
ejusdemque retentrice, praeterea coctrice et quarta alienorum expultrice. Singula vero medicamenta proprium
ac familiarem fibi humorem attrahunt. Recte autem textus addidit: *Sed plerumque non turgent*, idque ab experientia difcendum, humorum transfluxus ab alia in aliam
partem raro contingere, fed quadam in parte frequentius

τι μόριον, ἐν ᾧ καὶ πέττονται παρ᾽ ὅλον τοῦ νοσήματος
χρόνον ἄχρι λύσεως. χρὴ δὲ γινώσκειν ὅτι ἔν τισι τῶν ἀντιγράφων ὁ ἀφορισμὸς οὗτος οὐ γέγραπται, κατὰ μέντοι τὸ
περὶ χυμῶν ἐν ἅπασι γέγραπται.

κγ΄.

Τὰ χωρέοντα μὴ τῷ πλήθει τεκμαίρεσθαι, ἀλλ᾽ ὡς ἂν χω-
ρέῃ οἷα δεῖ καὶ φέρει εὐφόρως καὶ ὅκου δεῖ μέχρι λει-
ποθυμίης ἄγειν καὶ τοῦτο ποιεῖν, ἢν ἐξαρκέσῃ ὁ νοσέων.

[40] Εἶθ᾽ ὑπὸ φύσεως εἶθ᾽ ὑφ᾽ ἡμῶν ἡ κένωσις
γίνοιτο, χρὴ πάντως ὡρίσθαι τι μέτρον αὐτῆς· ὡς γὰρ τὴν
ποιότητα κατὰ τὸν λυποῦντα χρὴ κενοῦσθαι χυμὸν, οὕτω
δηλονότι καὶ τὴν ποσότητα τῷ πλήθει τοῦ λυποῦντος ἁρμόττειν. ἀλλὰ τῆς μὲν ποιότητος τὰς διαγνώσεις ἔμπροσθεν
εἴπομεν, ἡνίκα τὸν ἀφορισμὸν ἐξηγούμεθα, οὗ ἡ ἀρχὴ, ἐν
τῇσι ταραχῇσι τῆς κοιλίας καὶ τοῖσιν ἐμέτοισι. ποσότητος

immorari ac confiftere, in qua etiam toto morbi tempore
adufque ejus folutionem ipfi concoquuntur, fcire vero
oportet quibusdam in exemplaribus hunc aphorifmum fcriptum non effe; in libro autem de humoribus paffim fcriptum inveniri.

XXIII.

*Quae vacuantur, copia conjectanda non funt; fed fi qua-
lia oportet prodeant ac aeger facile ferat. Atque ubi
ad animi defectionem ufque educendum eft, id moliendum.*

Sive a natura five a nobis vacuatio fiat, quandam
ipfius menfuram omnino praefcripfiffe oportet. Quemadmodum enim moleftus humor pro qualitatis ratione va-
cuandus eft, fic profecto vacuationis quantitas vexantis
humoris copiae congruat oportet. Verum qualitatis quidem dignotiones fupra diximus, quum aphorifmum inter-
pretaremur, cujus eft initium: *In alvi perturbationibus*

Ed. Chart. IX. [40.]   Ed. Baf. V. (234.)
δ᾽ οὐδὲν τοιοῦτον ἔχομεν εἰπεῖν γνώρισμα. διὰ τοῦτ᾽ οὖν
ἐπ᾽ αὐτῆς ἔδωκεν ὁ Ἱπποκράτης ἡμῖν κριτήριον τὴν εὐφορίαν. εἰ μὲν γὰρ τὸ πλεονάζειν ἐκκενοῖτο, κουφότερον ἑαυτοῦ τὸν κάμνοντα καὶ εὐφορώτερον ἀνάγκη γίνεσθαι. εἰ δέ
τι καὶ τῶν κατὰ φύσιν ἐκκρίνοιτο, καταλύεσθαί τε καὶ ἀρρωστεῖν αὐτοῦ τὴν δύναμιν αἰσθάνεσθαί τε δυσφορίας, ὥστε μὴ τῇ προχείρῳ φαντασίᾳ τῆς ποσότητος τῶν κενουμένων προσέχειν τὸν νοῦν, ἀλλὰ τοῖς εἰρημένοις δύο γνωρί-
σμασιν, εἰ οἷα δεῖ κενοῦνται καὶ εἰ μετ᾽ εὐφορίας. τὸ δ᾽
ἐφεξῆς εἰρημένον ὑπ᾽ αὐτοῦ, τὸ καὶ ὅκου δεῖ ἄγειν μέχρι
λειποθυμίας, ὀρθῶς μὲν λέλεκται. προσγεγράφθαι δὲ χρὴ
τὰ γνωρίσματα τῆς χρήσεως. ἐπεὶ τοίνυν ἐκεῖνος οὐκ εἶπεν
ἡμεῖς ἐξ ὧν αὐτῇ τε τῇ πείρᾳ καὶ τῷ λόγῳ δοκοῦμεν εὑρηκέναι τὰς διαθέσεις, ἐφ᾽ ὧν ἁρμόττει τὸ μέχρι τῆς λειποθυμίας κενοῦν ἐροῦμεν. καὶ πρῶτόν γε τὸ μέχρι ποίας
λειποθυμίας εἴρηται ὑπ᾽ αὐτοῦ διορίσασθαι δίκαιον. οὐ

et vomitionibus. Quantitatis vero nullum tale, quod dici
debeat, indicium habemus. Quare de ipfa quantitate euphoriam ferendive facilitatem certum indicium, ſtatuit
deditque Hippocrates: nam ſi humor redundans vacuetur,
tum levius tum facilius aegrotantem habere neceſſe eſt.
Quod ſi quis etiam ex iis qui ſecundum naturam ſunt excernatur, tunc aegrotantis vires diſſolvi ac debilitari,
ipſamque ferendi difficultatem ſentire oportet. Quare non
temerariae vacuandorum quantitatis phantaſiae mens adhibenda eſt, ſed duobus commemoratis indiciis, *ſi qualia
oportet et cum euphoria vacuentur.* Quod autem deinceps
ab ipſo dicitur, *atque ubi aduſque lipothymiam ducendum
eſt*, recte quidem pronunciatum eſt, ſed ejus uſus adſcri-
benda ſunt indicia. Quae quum ille non protulerit, nos
ex quibus tum ipſa experientia tum ratione videmur
affectus inveniſſe, in quibus aduſque lipothymiam vacuare
conveniat, docebimus. Ac primum ad qualem uſque lipothymiam ab ipſo dictum fuerit diſtinguere oportet. Ne-

γὰρ δὴ τάς γε τοιαύτας λέγει λειποθυμίας, ὅσαι φοβηθέν-
των ἐνίοτε τῶν καμνόντων ἢ τὴν τῆς φλεβὸς διαίρεσιν, ἤ τι
τοιοῦτον ἄλλο βοήθημα γίνονται. οὐ μὴν οὐδ᾽ ὅταν ἐν τῷ
στόματι τῆς γαστρὸς ὑπάρχωσι δακνώδεις χυμοί τινες,
ἤτοι πρότερον ἠθροισμένοι κατ᾽ αὐτὴν ἢ κατὰ τὴν τοῦ
βοηθήματος χρῆσιν συῤῥυέντες λειποθυμίαι παρέσχον. λειπο-
θυμοῦσι μὲν γὰρ καὶ τότε, οὐ μὴν ἱκανόν γε μέτρον κενώσεως ἡ τοιαύτη λειποθυμία, πρὸ τοῦ δέοντος ἐνίο- (235)
τε γινομένη, καθάπερ καὶ ἐπὶ αὐτοῦ τοῦ διαναστῆναί τε
καὶ καθίσαι πολλάκις ἐλειποθύμησάν τινες τῶν πυρεττόντων, διὸ δὴ καὶ κατακειμένους αὐτοὺς φλεβοτομοῦμεν. ἡ
τοίνυν κατὰ τὸν λόγον τῆς κενώσεως ἐπιγεγνομένη λειποθυμία νῦν εἴρηται πρὸς Ἱπποκράτους μέτρον γινομένη τῆς
κενώσεως, ἐπί τε μεγίστων φλεγμονῶν καὶ πυρετῶν διακαε-
στάτων καὶ ἀλγημάτων σφοδροτάτων. χρὴ δὲ, ὡς καὶ αὐτὸς
εἶπεν, ἐῤῥωμένης τῆς δυνάμεως ἐπιχειρεῖν ἐπὶ τοσοῦτον κενοῦν καὶ ἡμεῖς πάνυ πολλάκις πεπειράμεθα τῶν τοιούτων
κενώσεων ἰσχυρῶς ὠφελουσῶν. ἔν τε γὰρ τοῖς θερμοτάτοις

que enim fane eas dicit lipothymias, quae metuentibus
interdum aegris aut venae fectionem aut aliud ejusmodi
auxilium oboriuntur; neque etiam quum in ore ventriculi
quidam humores mordaces fuerint vel prius in ipfo col-
lecti vel qui in eo remedii ufu in ipfum confluxerint,
lipothymiam excitant, tum enim et in lipothymiam ruunt,
non tamen hujusmodi lipothymia fatis idoneus eft vacuationis modus, quae nonnunquam priusquam deceat oboritur, veluti quibusdam febricitantibus, qui et inter affur-
gendum et defidendum in lipothymiam multoties procide-
runt, propterea ipfis refupinis jacentibus venam fecamus.
Ea igitur quae vacuationis ratione fuccedit lipothymia, nunc
ab Hippocrate fancita eft menfura vacuationis, in maximis inflammationibus, in febribus ardentiffimis et vehe-
mentiffimis doloribus. Verum, ut et ipfe docet, conftantibus ac firmis viribus ad tantam vacuationem ftudio pro-
cedendum eft nosque faepius hujusmodi vacuationes prodeffe
plurimum experientia didicimus. In ardentiffimis fiquidem

Ed. Chart. IX. [40. 41.]   Ed. Baf. V. (235.)

πυρετοῖς ἡ μέχρι λειποθυμίας φλεβοτομία κατάψυξίν τε
παραχρῆμα τῆς ὅλης ἕξεως ἐργάζεται καὶ σβέννυσι τὸν
πυρετόν. καὶ δὴ καὶ ἡ γαστὴρ διαχωρεῖ τοῖς πλείστοις καὶ
ἰδρῶτες προχέονται, καί τινες αὐτῶν ἐπὶ τούτων ἐπαύσαντο
τελέως. ἄλλοι δὲ μεγάλως ὠφεληθέντες ἐνέκοψαν τὸ σφοδρὸν τοῦ [41] νοσήματος. ἔν τε ταῖς μεγίσταις φλεγμοναῖς
καὶ ταῖς ἰσχυροτάταις ὀδύναις οὐδὲν οἶδα μεῖζον βοήθημα
τοῦ μέχρι λειποθυμίας ἐκκενῶσαι, διορισάμενος εἴτε φλεβοτομεῖν εἴτε καθαίρειν ἄχρι λειποθυμίας προσήκει, καθότι
δεδήλωται ἐν τοῖς περὶ φλεβοτομίας ὑπομνήμασιν.

κδ'.

Ἐν τοῖσιν ὀξέσι πάθεσιν ὀλιγάκις καὶ ἐν ἀρχῇσι τῇσι φαρμακείῃσι χρέεσθαι καὶ τοῦτο προεξευκρινήσαντας ποιέειν.

Ὀλίγον ἔμπροσθεν εἴρηκε, πέπονα φαρμακεύειν καὶ
κινέειν μὴ ὠμὰ, μηδὲ ἐν ἀρχῇσιν, ἢν μὴ ὀργᾷ, τὰ δὲ πολλὰ

febribus ad lipothymiam ufque phlebotomia illico tum
univerſum corporis habitum refrigerat tum febrem exſtinguit; quamplurimis etiam alvus dejicit et ſudores pro-
fuſe manant, quas ob res eorum nonnulli febre omnino
ſunt liberati, alii magnopere adjuti, morbi vehementiam
reſciderunt. In maximis etiam inflammationibus et vehementiſſimis doloribus nullum majus novi remedium aduſque lipothymiam vacuatione; prodita tamen diſtinctione
an aduſque lipothymiam ſanguinem detrahere, an vero
purgare deceat, quemadmodum in commentariis de venae
fectione declaratum eſt.

XXIV.

*In morbis acutis raro et per initia purgantibus medica-
mentis utendum idque circumfpectantibus faciendum eſt.*

Paulo ante dixit: *concocta medicamentis educenda ac
movenda funt, non cruda, neque per initia, nifi turgeqnt,*

οὐκ ὀργᾷ. νῦν οὖν καὶ ὅτι κατὰ τὰς ἀρχὰς μόνων τῶν
ὀξέων νοσημάτων ἐγχωρεῖ ποτε κάθαρσιν ποιήσασθαι συμ-
φέρουσαν ἐδίδαξεν ἡμᾶς. ἐν μὲν γὰρ τοῖς χρονίοις ἀεὶ
χρὴ τὸν πεπασμὸν ἀναμένειν· ἐν δὲ τοῖς ὀξέσιν, ὅταν ὀργᾷ
καὶ κατ᾽ ἀρχὴν οἷόν τε φαρμακεύειν καὶ τοῦτο αὐτὸ πρᾶξαι
μετὰ πολλῆς εὐλαβείας καὶ περισκέψεως. ὅθεν μοι δοκεῖ ὁ
Ἱπποκράτης καλῶς προσθεῖναι καὶ τοῦτο προεξευκρινήσαντας ποιέειν. εἴτε γὰρ προδιασκεψάμενος ἐπιμελῶς, εἴτε
προπαρασκευάσας τὸν ἄρρωστον, εἴτε τὴν ἐνδεχομένην εὐ-
κρίνειαν ἀναμείνας, εἴτε καί τινα τούτων, εἴτε καὶ πάντα
σημαίνει τοὔνομα, τὴν εὐλάβειαν αὐτοῦ τὴν περὶ τὰς τοιαύτας καθάρσεις ἐνδείκνυται σαφῶς. κίνδυνος γὰρ οὐ μικρὸς
ἐν ὀξεῖ νοσήματι κακῶς φαρμακεῦσαι, τῷ πάντα μὲν τὰ
καθαίροντα φάρμακα θερμὰ ταῖς δυνάμεσιν εἶναι, δεῖσθαι
δὲ τὸν πυρετὸν, ἢ πυρετός ἐστι κατὰ τὸν ἑαυτοῦ λόγον,
οὐχ ὅπως τῶν θερμαινόντων καὶ ξηραινόντων, ἀλλὰ τῶν
ἐναντιωτάτων αὐτοῖς, τουτέστι τῶν ὑγραινόντων τε καὶ ψυ-

fed plerumque non turgent. Nunc autem et per initia
morborum acutorum dumtaxat poſſe nonnunquam nos purgationem quae conferat moliri docet. Nam in diuturnis
morbis ſemper morbi coctionem expectare oportet; in
acutis vero quum turgent, etiam in principio purgare fas
eſt et hoc ipſum cum cautione et circumſpectione facere.
Unde mihi videtur Hippocrates recte adjeciſſe: *idque cir-
cumſpectantibus faciendum.* Sive enim accuratam prae-
meditationem prius factam, ſive aegroti praeparationem,
ſive recti, prout conceditur, judicii expectationem, ſivé
ex his aliqua, ſive etiam omnia id vocabulum ſignificet,
ſummam ipſius cautionem in ejusmodi purgationibus manifeſte prodit. Periculum enim non leve eſt in acuto
morbo male purgatione medicari, quod omnia purgantia
medicamenta facultatibus ſint calida; febris vero, quatenus febris eſt et ſui ratione, non calefacientibus atque
exſiccantibus, ſed his maxime contrariis, hoc eſt hume-
ctantibus et refrigerantibus indigeat. Non igitur ob

χόντων. ούκοῦν ούδ᾽ αὐτῆς ἕνεκα τῆς πυρώδους θερμασίας
ἡ κάθαρσις ἡμῖν παραλαμβάνεται. ταύτην γὰρ ἴσμεν ὅσον
ἐφ᾽ ἑαυτῇ βλαπτομένην, ἀλλὰ τῶν ἐργαζομένων αὐτὴν ἕνεκα
χυμῶν. χρὴ τοίνυν μείζονα τὴν ὠφέλειαν ἐκ τῆς τῶν λυπούντων χυμῶν κενώσεως γίγνεσθαι τῆς βλάβης, ἢν ἐξ ἀνάγκης λαμβάνεται τὸ σῶμα πρὸς τῶν καθαιρόντων φαρμάκων. ἔστι δὲ ἡ ὠφέλεια μείζων, ἐὰν ἀλύπως τε καὶ πᾶς ὁ
βλάπτων καὶ λυπῶν ἐκκενωθῇ χυμός. ἵνα δὲ τοῦτο γένηται, πρῶτον μὲν δεῖ προσκέψασθαι εἰ ἐπιτηδείως ὁ κάμνων
ἔχει πρὸς τὴν τοιαύτην κάθαρσιν. οἱ γὰρ ἐξ ἀπεψιῶν πολλῶν ἢ γλίσχρων ἢ παχέων ἐδεσμάτων, ὡσαύτως δὲ οἷς καὶ
ὑποχόνδρια διατεταμένα πεφύσηται ἢ [42] ὑπερβαλλόντως
ἐστὶ θερμὰ καὶ πυρρώδη τὰ οὖρα, καί τις αὐτόθι τῶν
σπλάγχνων φλεγμονή, πάντες οὗτοι πρὸς τὰς καθάρσεις
ἀνεπιτήδειοι. χρὴ τοίνυν ἀπεῖναί τε ταῦτα καὶ τοὺς χυμοὺς ὡς ἔνι μάλιστα τοῦ κάμνοντος εὐρουστάτους εἶναι,
τουτέστι λεπτοὺς καὶ ἥκιστα μετέχοντας γλισχρότητός τινος,
ἀναπεπταμένους τε τοὺς πόρους, δι᾽ ὧν ἡ κάθαρσις μέλλει

igneum febris calorem purgatio nobis inftituitur, hanc
enim fcimus pro fui facultate nocere, fed propter humores febrem efficientes. Quare majorem ex infeftantium
humorum vacuatione utilitatem confequi oportet quam
fit laefio aut noxa, quam ex purgantibus medicamentis
neceffario corpus accipit. Major autem eft utilitas, fi et
citra moleftiam et totus humor noxius et infeftans vacuatus fuerit. Quo vero hoc fiat, primo confiderandum eft,
an aegrotus ad hujusmodi purgationem idoneus exiftat.
Qui namque cruditatibus ex multis aut lentis aut craffis
eduliis laborant, quibus itidem flatibus hypochondria diftenta funt aut urinae fupra modum calidae et igneae
aut hic aliqua vifcerum inflammatio, hi omnes ad purgationes inepti funt. Haec itaque abeffe oportet; aegrotantis quoque humores quam poteft fieri maxime fluxi-
les, hoc eft tenues minimeque lentoris participes, apertos
denique referatosque effe docet meatus, per quos pur-

γενέσθαι καὶ μηδεμίαν ἔμφραξιν ἔχοντας. ταῦτα γὰρ καὶ
ἡμεῖς προπαρασκευάζομεν, ἐπειδὰν μέλλωμεν καθαιρειν
τινὰ καὶ τουτό ἐστιν αὐτὸ τὸ ὑφ' Ἱπποκράτους εἰρημένον ἐν ἐκείνῳ τῷ ἀφορισμῷ· τὰ σώματα χρὴ ὅκου τις
βούλεται καθαίρειν, εὔροα ποιέειν. ἀλλ' ἔν γε τοῖς ὀξέσι
νοσήμασι 'κατ' ἀρχὰς εὐθὺς, ἤτοι περὶ τὴν πρώτην ἡμέραν ἢ οὐκ ἔξω τῆς δευτέρας μελλόντων· ἡμῶν χρῆσθαι ταῖς
καθάρσεσιν, ὅταν ὀργᾷ, τὴν τοιαύτην παρασκευὴν οὐκ
ἐγχωρεῖ γενέσθαι, πλὴν εἰ μὴ ἄρα τις σχοίη καιρὸν, μελι-
κρατον δοῦναι πιεῖν, ἐναφεψήσας ὑσσώπου τι ἢ ὀριγάνου,
ἢ τραγοριγάνου ἢ θύμου ἢ γλήχωνος, ἤ τινος τῶν οὕτως λεπτυνόντων χυμοὺς, ὥστ' εὐλόγως εἶπεν ὀλιγάκις ἐν
τοῖς ὀξέσι νοσήμασι κατ' ἀρχὰς ἔσεσθαι χρείαν ἡμῖν φαρμακείας, τῷ μήτε πολλάκις ὀργᾶν ἐν ἀρχῇ τοὺς λυποῦντας
χυμοὺς μήτ', εἰ καί τι τούτων ὑπάρχει, τοῦ νοσοῦντος ἐπιτηδείου πρὸς τὴν κάθαρσιν ἔχοντος, ἀλλὰ μηδὲ καιρὸν ἡμῖν
παρέχοντος τοῦ νοσήματος, ἐπιτήδειον αὐτὸν παρασκευάσαι.

---

gatio fieri debeat, omnique obftructione liberos. Nam
ita nos quoque antea praeparamus, quum aliquem fumus
purgaturi. Atque id ipfum eft quod illo in aphorifmo ab
Hippocrate pronunciatur: *corpora quum quis purgare ve-*
lit, ea meabilia faciat oportet. Verum in acutis morbis
per initia ftatim vel circa primum diem aut non ultra
fecundum, fi purgantibus medicamentis ufuri fimus, tur-
gente ad excretionem materia, ipfam praeparationem
fieri non conceditur, nifi quis furtaffis melicrati propinandi occafionem nancifcatur, in quo hyffopi nonnihil
aut origani aut tragorigani aut thymi aut pulegii aut
hujusmodi humores attenuantium aliquid incoxerit. Quare
non citra rationem effatus eft raro in morbis acutis per
initia purgantis medicamenti nobis ufum fore; tum quod
neque vexantes humores per initia crebro turgeant, tum
quod etiam fi quid horum exftet, aeger tamen ad purgationem ineptus habeatur, imo neque morbus occafionem
nobis ad idoneam aegrotantis praeparationem praebeat.

κέ.

Ἤν οἶα δεῖ καθαίρεσθαι καθαίρωνται, ξυμφέρει τε καὶ εὐφόρως φέρουσι, τὰ δ' ἐναντία δυσχερῶς.

Φανερῶς οὗτος ὁ ἀφορισμὸς ἐν ἐκείνῳ περιέχεται καθ'
ὃν ἔλεγεν· ἐν τῇσι ταραχῇσι τῆς κοιλίης καὶ τοῖσιν ἐμέτοισι
τοῖσιν αὐτομάτως γινομένοισιν, ἢν μὲν οἶα δεῖ καθαίρεσθαι
καθαίρωνται, ξυμφέρει τε καὶ εὐφόρως φέρουσι, ἢν δὲ μὴ,
τἀναντία. ἀλλ' ἐπειδὴ κατὰ τοῦτο τὸ χωρίον τοῦ βιβλίου
περὶ τῶν ὑπὸ τοῦ ἰατροῦ γινομένων διελέγετο καθάρσεων
καὶ σχεδὸν ἅπαντας εἴρηκε τοὺς ἀναγκαίους διορισμούς, οὐκ
ὤκνησεν οὐδὲ τοῦτον προσθεῖναι τὸν ἀφορισμὸν, οὐδὲν μὲν
διδάσκοντα νεώτερον, ἀναμιμνήσκοντα δὲ ὧν ἔμπροσθεν ἐν
ἑτέρῳ χωρίῳ τοῦ βιβλίου, περὶ τῶν αὐτομάτων κενώσεων
προείρηκει, πρὸς. τῶν κἀνταῦθα συμπεπληρῶσθαι τὸν περὶ
τῶν καθάρσεων ἅπαντα λόγον.

XXV.

Si quae purgari decent purgentur, tum confert, tum
aegri facile ferunt; fi vero contraria, difficile.

Hic aphorifmus in illo plane continetur, in quo dicebat: *In alvi perturbationibus et vomitionibus quae fponte*
oboriuntur, fi qualia purgari oportet purgentur, confert
et facile ferunt; fin minus, contra. Verum quum hac
in libri parte de purgationibus a medico inftituendis dif-
fereret ac propemodum omnes ad id neceffarias diftinctiones recenfuiffet, non piguit ipfum hunc quoque aphorifmum addere, qui fane nihil magis novum edocet, fed
ad memoriam revocat ea quae prius in alia libri parte
de fpontaneis vacuationibus enunciaverat, ut hoc etiam
in loco totus fermo de purgationibus effet abfolutus.

ΙΠΠΟΚΡΑΤΟΥΣ ΑΦΟΡΙΣΜΟΙ ΚΑΙ ΓΑΛΗΝΟΥ ΕΙΣ ΑΥΤΟΥΣ ΥΠΟΜΝΗΜΑΤΑ.

α΄.

[43] (236) Ἐν ᾧ νοσήματι ὕπνος πόνον ποιέει, θανάσιμον, ἢν δὲ ὕπνος ὠφελέῃ, οὐ θανάσιμον.

Ὅτι μὲν ὁ πόνος αὐτῷ βλάβην σημαίνει νῦν εὔδηλον ἐκ τῆς ἀντιθέσεως. φησὶ γὰρ, ἢν δ᾽ ὕπνος ὠφελέῃ, οὐ θανάσιμον. οὔσης δὲ διττῆς τῆς ἐξ ὕπνου βλάβης τῆς

HIPPOCRATIS APHORISMI ET GALENI IN EOS COMMEN- TARII.

I.

Quo in morbo fomnus laborem facit, letale; fi vero juvat fomnus, non letale, et de utriusque caufis et affectibus.

Quod fane labor ipfi nunc laefionem fignificet ex antithefi conftat. Ait enim: *fi vero fomnus juvet, non letale.* Quum autem duplex fit ex fomno laefio, altera

452	ΙΠΠΟΚΡΑΤΟΥΣ ΑΦΟΡΙΣΜΟΙ

Ed. Chart. IX. [43. 44.]	Ed. Baf. V. (236.)

μὲν κοινῆς, ὅταν ἐν ταῖς ἀρχαῖς τῶν παροξυσμῶν, ἃς ἐπισημασίας ὀνομάζουσιν, οἱ κά- [44] μνοντες κοιμηθῶσι,
τῆς δ᾽ ἰδίας, ὡς ἐπί τινων νοσημάτων, ὅταν ἐν ἄλλῳ τινὶ
καιρῷ, περὶ ταύτης αὐτὸν ἡγετέον λέγειν. ἐκείνη γὰρ οὔτε
θάνατον οὔτ᾽ ἄλλο τι σημαίνει δεινὸν, ἑπομένη τῇ φύσει
τοῦ καιροῦ. συννενουσι γὰρ εἰς τὸ βάθος τοῦ σώματος ἐν
ταῖς τῶν παροξυσμῶν ἀρχαῖς, ἤτοι θερμασία πᾶσα καὶ οἱ
χυμοὶ, καθάπερ αὐτὸς ἐδίδαξε, καὶ μᾶλλον ἐφ᾽ ὧν ἤτοι φρίκη τις ἢ ῥῖγος ἢ ψύξις τῶν ἔξω μερῶν ἰσχυρὰ γίνεται.
καὶ διὰ τοῦτο αὐτοῖς χρονίζει τὰ συμπτώματα κοιμηθεῖσιν
ἐν ταῖς ἀρχαῖς καὶ μόγις ἐπὶ τὴν ἀκμὴν οἱ πυρετοὶ παρα-
γίνονται. καὶ εἰ δή τις εἴη φλεγμονὴ περὶ σπλάγχνων, εἰκότως αὔξεται· καὶ εἰ χυμοί τινες εἰς τὴν γαστέρα συρ-
ῥέουσιν, οὐχ ὁμοίως πέττονται, καθάπερ ἐν τοῖς ἄλλοις
ὕπνοις, ἀλλὰ πολλῷ πλείους γίνονται, διαμενοντες ἄπεπτοι.
διὰ ταῦτά τοι καὶ παρακελευόμεθα τοῖς κείμνουσιν ἐγρηγορέναι τηνικαῦτα τὴν ὑπὸ τῆς ἐγρηγόρσεως ἐπὶ τὰ ἐκτὸς
φορὰν τοῦ πνεύματος καὶ τοῦ αἵματος καὶ τῆς ἐν αὐτοῖς

communis, quum in principiis acceſſionum, quas epiſema-
ſias nominant, aegroti dormierint; altera propria, ut in
quibusdam morbis, quum in alio tempore *de poſteriore
laeſione* ipſum loqui augurandum eſt. Prior namque illa
neque mortem, neque quidquam aliud metuendum ſignificat, quum temporis naturam ſequatur. In principiis
ſiquidem acceſſionum tum calor univerſus, tum humores
in profundum corporis coguntur, quemadmodum ipſe docuit, et magis in quibus aut horror quidam aut rigor aut
vehemens partium exteriorum refrigeratio contingit; ipſis-
que propterea, ſi in acceſſionum principiis dormierint,
ſymptomata diuturniora fiunt et vix febres ad vigorem
perveniunt. Et ſane ſi qua ſubſit viſcerum inflammatio,
ipſam augeri par eſt et in ventrem ſi qui humores con-
fluant, non peraeque ac per alios ſomnos concoquuntur,
ſed plures cumulantur crudi ac incocti permanentes Quas
ob res etiam tum aegrotantibus imperamus ut vigilent,
motum qui per vigiliam foras fit, ſpiritus ſanguinis et

θερμασίας, ἀντιτάττοντες ὡς μέγιστον ἴαμα τῇ κατὰ τὰς
ἐπισημασίας ἐπιγινομένῃ πρὸς τὸ βάθος αὐτῶν φορᾷ. διὸ
καὶ φαίη ἄν τις οὐκ ἀλόγως μὲν αὐτὰς τὰς βλάβας ἐν τούτῳ τῷ καιρῷ γίγνεσθαι τῇ φύσει τοῦ παροξυσμοῦ, κω-
λυομένας δὲ ὑπὸ τῆς ἐγρηγόρσεως, ἐπειδὰν δὲ καὶ ταύτης
στερηθῶσιν οἱ κάμνοντες, ἐναργεστέραν ἴσχειν τὴν βλάβην,
οὐχὶ τῷ προσέρχεσθαί τινα διὰ τὸν ὕπνον ἑτέραν βλάβην,
ἀλλὰ τῷ τὴν ἐκ τῆς ἐγρηγόρσεως ὠφέλειαν ἀπογίνεσθαι.
οὗτος μὲν οὖν ὁ λόγος ἐπιδείκνυσι μηδεμίαν ἐν ταῖς ἀρχαῖς
τῶν παροξυσμῶν βλάβην ἐξ ὕπνου γινομένην, ἀλλ' αὐτὸ δὴ
τοῦτο μόνον, ἀπουσίαν ὠφελείας· ὁ δ' ἕτερος λόγος ὁ καὶ
τοίοις ὕπνοις συγχωρῶν ἐν τούτῳ τῷ καιρῷ βλάβην ἐργάζεσθαι τὴν διδασκαλίαν φησὶ γίνεσθαι νῦν Ἱπποκράτει
περὶ τῶν ἐν ἄλλοις καιροῖς ὑπνούντων, οἷς ἀκολουθεῖ τοὐπίπαν ἐναργής τις ὠφέλεια καὶ μάλιστα ὅταν ἐν ταῖς παρακμαῖς γεννηθῶσιν. ὠφελοῦσι μὲν γὰρ ἐναργῶς ἐνίοτε καὶ
κατ' αὐτὰς τὰς ἀκμὰς γινόμενοι, καί ποτε κἂν τοῖς τῶν
ἀναβάσεων τῶν γινομένων ἐν τοῖς ἐσχάτοις, ὅσαι συνά-

inſiti ipſis caloris tanquam maximum praeſidium ei mo-
tioni opponentes, quae eorundem intro aut in altum per
acceſſionum accedit initia. Quare non citra rationem dixerit quiſpiam ipſas laeſiones per id tempus ex acceſſionis quidem natura accidere, ſed vigilia prohiberi. Quum
autem hac quoque privati fuerint aegroti, laeſionem ſentiunt manifeſtiorem, non quod altera per ſomnum accedat laeſio, ſed quod abſit quae ex vigilia oboritur, utilitas. Haec itaque ratio nullam oſtendit fieri in acceſſionum
principiis ex ſomno laeſionem, ſed hoc ipſum dumtaxat
utilitatis abſentiam. Altera vero ratio quae concedit ex
ſomno fieri hoc tempore laeſionem, aſſerit nunc Hippo-
craticam doctrinam de iis eſſe qui aliis temporibus dor-
miunt, quos omnino comitatur manifeſta quaedam utilitas
ac maxime quum in declinationibus contigerit: nam interdum in ipſo etiam vigore obrepens ſomnus manifeſte
juvat; nonnunquam etiam in incrementi poſtremo quod
vigori copulatur. Verum omnium utilitatum manifeſtiſſima

πτονται ταῖς ἀκμαῖς, ἀλλ' ἢ πασῶν ἐναργεσιάτη τῶν ὠφε-
λειῶν ἐν ταῖς παρακμαῖς γίνεται. καὶ τοίνυν καὶ βλάπτον-
τες ἧττον μὲν ὀλέθριοι, κατά γε τὴν ἀκμήν εἰσι καὶ τὴν
αὔξησιν τοῦ παροξυσμοῦ, μάλιστα δ' ἐν ταῖς παρακμαῖς
ὀλέθριοι γίνονται. ἐν ᾧ γὰρ ἕκαστον τὸ ὠφελιμώτατόν
ἐστιν, ἐὰν πρὸς τῷ μηδὲν ὠφελεῖν ἔτι καὶ βλάπτῃ, θάνατον εἰκότως δηλώσει. βλάβαι δ' ἐξ ὕπνων εἰσὶν αἱ ταῖς
ὠφελείαις ἐναντίαι, παραδείγματος χάριν τό τε τὸν πυρετὸν ἢ μὴ λύεσθαι πρὸς αὐτῶν ἢ καὶ παροξύνεσθαι καὶ τὸ
τὰς ὀδύνας ἐπιτείνεσθαι καὶ τὰ ῥεύματα πλείω γίνεσθαι καὶ
τὰς φλεγμονὰς αὐξάνεσθαι. τινὲς δὲ καὶ κατ' αὐτοὺς τοὺς
ὕπνους φθέγγονται παρακοπτικῶς καὶ ἢν ἐξεγείρωνται, μέχρι
πολλοῦ παρανοοῦσιν. ἐνίοις δὲ ἀρχὴ κώματος ἐν τῷ ὕπνῳ
γίνεται καὶ μόγις ἀνίστανται νυττόμενοι. συμβαίνει δὲ
ταῦτα πάντα διὰ τὴν τῶν χυμῶν κακοήθειαν, οὕς, ὅταν μὲν
ἰσχυρότερον ᾖ τὸ ἔμφυτον θερμὸν ἡμῶν, ἐκπέττει κατὰ τοὺς
ὕπνους· ὅταν δὲ ἀσθενέστερον, ἐνικήθη μὲν ὑπ' [45] ἐκείνων, βαρύνεται δ' ὑπ' αὐτῶν τὰ σπλάγχνα καὶ τοῖς εἰρημένοις ἁλίσκεταί παθήμασιν ὁ ἄνθρωπος. αὐτὸς γάρ τοι

eſt quae in declinationibus oboritur Proindeque quum
fomni laedant, in vigore et. acceſſionis incremento minus
quidem exitiales ſunt, maxime vero in declinationibus
pernicioſi. Nam quo tempore quidquam utiliſſimum eſt,
ſi praeterquam quod nihil prodeſt, etiam laedat mortem
ratione portendit. Ortae vero ex ſomno laeſiones, ejusdem utilitatibus ſunt contrariae. Exempli gratia, ſomno
febres ſi non ſolvantur aut etiam exacerbentur et dolores
intendantur et fluxiones multiplicentur et inflammationes
augeantur. Nonnulli vero inter dormiendum etiam delira
loquuntur, qui expergefacti diu in delirio perſeverant.
Quibusdam etiam initium comatis in ſomno fit, qui puncti
vix excitantur. Haec autem omnia propter humorum
malignitatem contingunt, quos quum noſter calor nativus
validior exſtiterit, per ſomnos concoquit; quum vero imbecillior, ab illis evincitur ab iisque viſcera graveſcunt et
enarratis affectibus homo corripitur. Ipſe namque Hip-

ὁ Ἱπποκράτης βούλεται τὸν μὲν ἐγρηγορότα ἔξωθεν θερμότερον εἶναι, τὸν δὲ καθεύδοντα ἐναντίον, διδάσκων ἡμᾶς ὅπερ καὶ ἄλλοις τισὶ τῶν φυσικῶν ἔδοξε, κατὰ τὰς ῥοπὰς τῆς ἐμφύτου θερμασίας ἐγρήγορσίν τε καὶ ὕπνον γίνεσθαι. καὶ τοίνυν εἰκότως, ἐπειδὰν ἐν τοῖς σπλάγχνοις ἀθροισθὲν τοῦτο μὴ περιγίνηται τῶν νοσοποιῶν αἰτιῶν, ὄλεθρον σημαίνει. περιγινόμενον μέντοι οὐδέπω βεβαίας ἐστὶν ἀσφαλείας σημεῖον, πλὴν εἴ τις ὅσον ἐπὶ τούτῳ τῷ πάθει φάσκοι σωθήσεσθαι τὸν κάμνοντα, καθ᾽ ἑτέραν διάθεσιν ἀπολέσθαι δυνάμενον. εἰ γὰρ δὴ φθάνοι φλεγμονή τις εἶναι καθ᾽ ὁτιοῦν τῶν κυρίων δύσλυτος, ἐγχωρεῖ τὸν οὕτως ἔχοντα τεθνήξεσθαι· ὥστ᾽ ἀσφαλέστερον μὲν εἰπεῖν, ὅταν ἐξ ὕπνου γίνηταί τις βλάβη, θανάσιμον εἶναι τὸ σημεῖον, ὅταν δ᾽ ὠφέλεια, οὐ θανάσιμον. ὅτι δ᾽ ἐξ ὕπνων γίνονταί τινες βλάβαι κἂν τοῖς τῶν ἐπιδημιῶν αὐτὸς ἐδήλωσεν εἰπών· ἐν τούτοις πολλοὶ κωματώδεες ἦσαν καὶ παράφοροι, οἱ δὲ ἐξ ὕπνου τοιοῦτοι ἐγίνοντο.

pocrates vult vigilantem hominem extrinfecus effe calidiorem, dormientem vero contrario modo fe habere, intrinfecus nimirum incalefcere: id nos edocens, quod et aliis quibusdam phyficis vifum eft, pro nativi caloris intro forasve motionibus fomnum atque vigiliam fieri. Merito igitur ubi calor in vifceribus collectus caufas morbificas nequit evincere, perniciem fignificat. Si tamen evicerit, nondum certae falutis fignum eft, nifi quispiam dicat, quantum ad hunc affectum attinet, aegrotum fofpitem evafurum, ex alio tamen affectu interire poffe. Etenim fi qua inflammatio folutu difficilis aliquam partium principum occupaverit, contingit aegrum qui ita fe habeat interire. Quare fecurius pronunciandum eft, quum ex fomno laefio quaedam oboritur, letale fignum effe; quum utilitas, non letale. Quod vero ex fomnis quaedam oboriuntur laefiones, ipfi in libris epidemiorum hifce verbis declaravimus, in his multi erant foporati et mente turbati, hi vero ex fomno tales evadebant.

β'.

Οκου παραφροσύνην ὕπνος παύει, ἀγαθόν.

*Ἐὰν ἐφεξῆς ἀλλήλων εἴπωμεν ἀμφοτέρους τοὺς ἀφορισμοὺς,
τοῦτόν τε καὶ τὸν προειρημένον, ὅλος ὁ λόγος γενήσεται τοιοῦτος·
ἐν ᾧ νοσήματι ὕπνος πόνον ποιεῖ, θανάσιμον, ἢν δ' ὕπνος ὠφελέῃ, οὐ θανάσιμον. ὅκου γοῦν παραφροσύνην ὕπνος παύει, ἀγαθόν. ἵνα δ' οἷον παράδειγμά τι τῶν κατὰ μέρος ἓν ἐπιφέρηται
τῷ προειρημένῳ λόγῳ τῷ καθόλου, ὡς εἰ καὶ οὕτως εἶπεν·
ὅκου ὀδύνην ὕπνος παύει ἀγαθόν.　ὅκου πυρετὸν ὕπνος,
ἀγαθόν.　ἀλλ' ἠρκέσθη τὸ κινδυνωδέστερον εἰπεῖν, νόσημα
μόνον.　ἐναργέστερον γὰρ ἡ τῶν καθόλου λόγων ἀλήθεια
διὰ τῶν τοιούτων ἐπιδείκνυται παραδειγμάτων.*

γ'.

*Ὕπνος, ἀγρυπνίη, ἀμφότερα μᾶλλον τοῦ μετρίου γινόμενα
κακόν.*

II.

Ubi fomnus delirium fedat, bonum.

Si utcunque aphorifmum tum hunc tum fuperiorem
inter fe jungi ordine pronunciaverimus, tota ejusmodi
procedet oratio: *Quo in morbo fomnus laborem facit,
letale; fi vero fomnus jubet, non letale. Ubi igitur
fomnus* delirium fedat, bonum. Ut unum quoddam tanquam exemplum particulare antecedenti orationi univerfaliter enunciatae fubjungeret, ac fi ita diceret: Ubi dolorem fomnus fedat, bonum. Ubi febrem fomnus fedat,
bonum. Ubi igitur inflammationem fedat fomnus, bonum.
Verum fatis fuit periculofiorem morbum dumtaxat nominare. Univerfalium namque verborum veritas talibus
exemplis magis elucet.

III.

Somnus et vigilia modum fi excefferint, malum.

'Ενίοις τῶν ἰατρῶν ἔδοξεν ἡ μὲν ἀγρυπνία μᾶλλον τοῦ
μετρίου γιγνομένη κακὸν εἶναι καὶ σημεῖον καὶ αἴτιον,
[46] οὐ μήν γε ὕπνος. ἀεὶ γὰρ τοῦτον ἀγαθὸν εἶναι καὶ
μηδὲ γίνεσθαί ποτε μᾶλλον τοῦ μετρίου, τοὺς πολλοὺς δ'
ἐξηπατῆσθαι, τὰς κωματώδεις διαθέσεις ἀρχομένας, νομί-
ζοντας εἶναι ὕπνον μακρόν. ἀλλὰ μαθόντες οὗτοι παρ' ἡμῶν
ὡς πρὸ τοῦ τὸ δυσδιέγερτον ἔχειν, οὔπω κῶμα προσαγορεύεσθαι συγχωρείτωσαν ὕπνον ὀρθῶς ὀνομάζεσθαι μακρὸν,
ὅταν τῷ χρόνῳ μόνῳ ὑπερβάλλῃ τὴν κατὰ φύσιν συμμετρίαν, οὐδέπω τὸ δυσδιέγερτον ἔχων. γίγνεται δὲ ὁ τοιοῦτος ὕπνος ἐπὶ ψύξει τοῦ πρώτου αἰσθητικοῦ, τουτέστι τοῦ
ἐγκεφάλου, ἥτις ψύξις, ὅταν ἰσχυρὰ γενηθῇ, μετὰ μὲν
ὑγρότητος μιχθεῖσα τὰ ληθαργικὰ πάθη ποιεῖ, μετὰ δὲ
ξηρότητος τὰς καλουμένας καταλήψεις. οὕτω δὲ καὶ ἀγρυπνίαι γίνονται μὲν διὰ (237) θερμασίαν τοῦ πρώτου μορίου τῶν αἰσθητικῶν, ἀλλ' ἤτοι κατὰ δυσκρασίαν μόνην ἢ
καὶ χυμοῦ χολώδους πλεονάσαντος. αἱ δ' ἀποδείξεις ἁπάντων τῶν τοιούτων ἐν ταῖς ἡμετέραις εἴρηνται πραγματείαις.

Nonnullis medicis vigilia modum excedens malum
effe et fignum et caufa vifa eft, non tamen fomnus. Hunc
enim femper bonum effe et nunquam fieri fomnum modum excedentem; plerosque decipi qui comatofos affectus
incipientes longum effe fomnum arbitrantur. Verum hi
a nobis edocti nondum prius coma nominandum quam
difficilem habuerit expergefactionem, concedant fomnum
longum recte appellari, quum folo tempore naturalem fymmetriam commoderationemve exciperet ac nondum difficilem habeat expergefactionem. Talis autem fit fomnus primi
fenfifici, hoc eft cerebri refrigeratione; quae refrigeratio
quum vehemens fuerit, mixtae quidem humiditati lethar-
gicae affectiones, ficcitati vero catalepfes feu detentiones
vocantur. Sic et vigiliae fiunt propter principis partis
fenfificae calorem aut fola intemperie aut humore biliofo
exuberante obortum. At horum omnium demonftratio-
nes noftris in operibus confcriptae funt; nunc fufficiat

νυνὶ δὲ ἀρκεῖ μόνα αὐτῶν λελέχθαι τὰ κεφάλαια. καθάπερ
δὲ μόνον τὸν ὕπνον διὰ παντὸς οἴονται ἔνιοι σύμμετρον
γίγνεσθαι καὶ μηδέποθ' ὑπάρχειν ὕπνον ἄμετρον, οὕτως
ἔνιοι πάλιν φασὶν ἀγρυπνίαν μηδέποτε γίγνεσθαι μετρίαν,
ἀλλ' εἶναι τοὔνομα μόνης ἀμετρίας δηλωτικὸν, ἐπιλελησμένοι
τῆς τοῦ βίου συνηθείας, ὅτι καὶ κατὰ μέτρια λέγομεν, ἐνίοτε
τοῖς μεγάλοις ἀντιθέντες. οὕτω γοῦν καὶ ἀγρυπνίαν ἀκούειν
χρὴ μετρίαν ἐν ἴσῳ τῷ μικράν.

δ'.

Οὐ πλησμονὴ, οὐ λιμὸς, οὐδ' ἄλλο οὐδὲν ἀγαθὸν ὅ τι ἂν
μᾶλλον τῆς φύσιως ᾖ.

Πάλιν οὗτος ὁ λόγος, ὥσπερ ὁ προγεγραμμένος ἀφορισμὸς, ἐπὶ μιᾶς ὕλης ὁ αὐτὸς καὶ ἐπὶ πασῶν ἀποφαίνεται. τῆς γὰρ ὑγείας συμμετρίας οὔσης ἀνάγκη πάσας τὰς
ἀμετρίας, ὅσαι μὲν ἐπὶ πλεῖστον ἀποκεχωρήκασι τῆς συμμε-

fola eorum capita tetigiſſe. Quemadmodum autem nonnulli fomnum femper fieri commoderatum arbitrantur, nec
unquam incommoderatum: fic rurfus quidam vigiliam
nunquam eſſe commoderatam proferunt, verum eo nomine
folam immoderationem fignificari; immemores vulgaris
vitae confuetudinis, qua et mala magnis interdum malis
oppofita moderata dicimus. Sic igitur et moderatam vigiliam peraeque ac parvam audire nos oportet.

IV.

*Non fatietas, non fames, neque quidquam aliud quod
naturae modum excedat bonum.*

Hic rurfus fermo, quemadmodum qui praeceſſit aphorifmus, in una materia idem et in omnibus enunciatur.
Quum enim fanitas fymmetria fit, omnes immoderationes,
quae plurimum a commoderatione receſſerunt, jam mor-

τρίας, ἤδη νοσήματα ὑπάρχειν, ὅσαι δ᾽ οὐδέπω τὸ μέχρι
πλείστου κέκτηνται νοσημάτων ἐνδείκνυσθαι γένεσιν.

έ

Κόποι αὐτόματοι φράζουσι νούσους.

Οὐ τῆς ἐκ τῶν κινήσεων ἀμετρίας ὄνομά ἐστιν ὁ κόπος, ἀλλὰ τῆς ἐγγινομένης διαθέσεως ἐν τοῖς [47] τῶν
ζώων σώμασιν· οὐ γινομένων γὰρ μνημονεύει κόπων, ἀλλὰ
τῶν αὐτομάτων· ὅταν οὖν ἄνευ κινήσεως τοιαύτη γένηται
διάθεσις, οὐ κόπος ἁπλῶς, ἀλλὰ κόπος αὐτόματος ὀνομάζεται. τριῶν οὖν ὄντων κόπων, ὡς ἐν τοῖς ὑγιεινοῖς ἐδείξαμεν, ἑλκώδους, τονώδους καὶ φλεγμονώδους τοῦ ἐκ τούτων
συντιθεμένου, ὁ μὲν πρῶτος αὐτῶν ἀπὸ κακοχυμίας, ὁ δὲ
δεύτερος ὑπὸ πλησμονῆς, ὁ δὲ τρίτος ὑπ᾽ ἀμφοτέρων ἅμα
συνελθόντων πέφυκε γίνεσθαι. ἐδείχθη γὰρ οὕτω καὶ περὶ
τούτων ἐν τῇ τῶν ὑγιεινῶν πραγματείᾳ. εἰκότως οὖν οἱ
αὐτόματοι κόποι νόσους ἀπαγγέλλουσιν.

bos eſſe, quae vero quod plurimum eſt nondum obti-
nuerunt, morborum generationem indicare neceſſe eſt.

V.

Spontaneae laſſitudines morbos denunciant.

Non ex motionibus immoderatis nomen eſt laſſitudo,
fed obortae animalium corporibus affectionis.　Non enim
adventitias, fed fpontaneas laſſitudines commemorat. Quum
igitur abſque motu hujusmodi oboriatur affectio, non fimpliciter laſſitudo, fed laſſitudo fpontanea nominatur. Quum
autem tres ſint laſſitudines, ut libris de fanitate tuenda
declaravimus, ulcerofa, tenſiva et inflammatoria ex his
compoſita, ipſarum quidem prima ex cacochymia, altera
ex plenitudine, tertia ex utraque una coeunte ortum habet. Sic enim et de his in opere de fanitate tuenda demonſtratum eſt. Quare merito fpotaneae laſſitudines morbos denunciant.

στ'.

Ὁκόσοι πονέοντές τι τοῦ σώματος τὰ πολλὰ τῶν πόνων
μὴ αἰσθάνονται, τουτέοισι ἡ γνώμη νοσέει.

Πόνους εἴωθεν ὀνομάζειν ἐνίοτε τὰς διαθέσεις αὐτὰς,
ἐν αἷς ὀδυνώμεθα. κατὰ τοῦτο γοῦν ἔλεγεν ἐν ταῖς ἐπιδημίαις, ἐν Κρανῶνι αἱ μὲν παλαιαὶ ὀδῖναι ψυχραὶ, αἱ δὲ
νεαραὶ θερμαί· οὐκ αὐτὰς δήπου τὰς ὀδύνας θερμὰς καὶ
ψυχρὰς ὀνομάζων, ἀλλὰ τὰς διαθέσεις ἐφ' αἷς γίνονται. καὶ
νῦν οὖν ὡσαύτως εἴρηκε πόνους αὐτὰς τὰς διαθέσεις, ὅσαι
μετ' ὀδύνης γίνεσθαι πεφύκασιν, ἐρυσίπελας δηλονότι καὶ
φλεγμονὴν καὶ τραῦμα καὶ θλάσμα καὶ ῥῆγμα καὶ σπάσμα
καὶ πᾶν εἴ τι τοιοῦτον. ὧν ἐάν τινος ὑπάρχοντος ὁ κάμνων ἀναίσθητος ᾖ, τὴν γνώμην νοσέει, γνωμὴν δὲ λέγειν
ἢ διάνοιαν οὐδὲ εἰς τὰ παρόντα διοίσει.

VI.

*Qui aliqua corporis parte dolentes frequentius dolorem
non fentiunt, iis mens aegrotat.*

Dolores interdum ipfas affectiones nominare confuevit, in quibus dolemus. Quo fenfu in epidemiis loquebatur: *Cranoni vetufti dolores, frigidi, recentes, calidi;*
non re ipfa dolores calidos frigidosve, fed morbos, quibus dolores concitantur, ita nominans. Atque nunc eodem modo dolores ipfas affectiones nominavit, quaecunque cum doloribus fieri confuevere, quemadmodum eryfipelas, phlegmonem, vulnus, fracturam, rupturam, vulfionem et quidquid eft ejusmodi; quorum fi quod quum
adeft aegrotus non fentiat, ejus mens aegrotat. Mentem
autem dicere aut intelligentiam nihil in praefentia refert.

ζ'.

*Τὰ ἐν πολλῷ χρόνῳ λεπτυνόμενα σώματα νωθρῶς ἐπανα-
τρέφειν δεῖ, τὰ δ' ἐν ὀλίγῳ ὀλίγως.*

Τὰ μὲν γὰρ ἐν ὀλίγῳ χρόνῳ λεπτυνόμενα σώματα κενώσει τῶν ὑγρῶν καὶ τῶν πνευμάτων, οἱ συντήξει τῶν στερεῶν πέπονθε τοῦτο. τοῖς δ' ἐν πλείονι χρόνῳ λεπτυνθεῖ-
σιν ἐκτήκονται μὲν αἱ σάρκες, ἰσχνὰ δὲ γίνονται καὶ τὰ
ἄλλα, δι' ὧν ἥ τε πέψις τῶν ζώων ἐπιτε- [48] λεῖται καὶ
ἡ ἀνάδοσις καὶ ἡ ἐξαιμάτωσις καὶ ἡ θρέψις, ὥστε οὐ
δυνήσεται τοσαύτην κατεργάσασθαι τροφὴν, ὅσης δεῖται τὸ
σῶμα. διὰ τοῦτ' οὖν ἐν χρόνῳ πλείονι χρὴ τὰ τοιαῦτα
ἀνατρέφειν καὶ λεπτῶς, ὅπερ ὠνόμασε νωθρῶς. ἐφ' ὧν δὲ
μόνα ἐκενώθη τὰ ὑγρὰ καὶ τὰ πνεύματα, ἐπὶ τούτων διὰ
ταχέων ἀνατρέφειν ἐγχωρεῖ καὶ ἄκρως, εὐθαῤῥοῦντας τῇ τῶν
στερεῶν εὐρωστίᾳ. τὸ δ' ἐπὶ τῇ τελευτῇ τοῦ ἀφορισμοῦ
διχῶς γέγραπται καὶ σημαίνει ταυτὸν, ἄν τε ὀλίγῳ κατὰ δο-

VII.

*Quae diuturno tempore attenuatur corpora, fenfim refi-
cere oportet; quae pauco, paucies.*

Equidem quae pauco tempore extenuantur corporum,
id humorum et fpirituum evacuatione, non folidarum partium colliquatione perpeffa funt. Extenuatis autem longo
tempore corporibus carnes tabefcunt, emaciantur etiam
aliae partes, per quae et concoctio in animalibus et diftributio et fanguificatio atque nutritio perficitur, quare
tantum non poterit alimentum concoqui, quanto corpus
indiget Quamobrem ejusmodi corpora longiore tempore
reficere oportet, atque tenuiter, quod fenfim nominavit.
At quibus foli humores et fpiritus evacuati funt, ea nos
celeriter ac plenius decet reficere certam folidarum partium robori fiduciam adhibentes. Quod autem aphorifmi

462 ΙΠΠΟΚΡΑΤΟΥΣ ΑΦΟΡΙΣΜΟΥ

Ed. Chart. IX. [48.]   Ed. Baf. V. (236.)
τικὴν πτῶσιν γεγραμμένον ᾖ, ἄν τ᾽ ἐπιῤῥηματικῶς, ὀλίγως
μετὰ τοῦ σ᾽.

η᾽.

Ἦν ἐκ νούσου τροφὴν λαμβάνων τις μὴ ἰσχύῃ, σημαίνει
ὅτι πλείονι τροφῇ τὸ σῶμα χρέεται· ἢν δὲ τροφὴν μὴ
λαμβάνοντος τοῦτο γίνηται, χρὴ εἰδέναι ὅτι κενώσεως
δεῖται.

Διὰ βραχυλογίαν καὶ συνήθειάν τινα λέξεως, ὁποῖα καὶ
νῦν ἔτι παρ᾽ ἡμῖν ἐστιν ἐν πολλαῖς τῶν κατὰ τὴν Ἀσίαν
πόλεων, ἀσαφὴς ὁ ἀφορισμὸς ἐγένετο. λέγειν γὰρ ἡμῖν
ἔθος ἐστὶ μὴ λαμβάνειν μὲν τροφὴν τοὺς ἀνορέκτους, λαμβάνειν δὲ τοὺς ὀρεγομένους τε καὶ τρεφομένους ἄχρι κόρου.
ὅσοι μὲν οὖν ὀρεγόμενοι καὶ τροφὴν δαψιλῆ προσφερόμε-
νοι τὴν ὑγιεινὴν ἰσχὺν ἀδυνατοῦσιν ἀνακτήσασθαι, βαρύ-

---

fini bis additum eſt et idem ſignificat, ſive pauco, caſu
ablativo, ſive paucies adverbialiter ſcriptum ſit.

VIII.

*Si quis a morbo cibum capiens non roboretur, copioſiore
corpus uti alimento ſignificat. Si vero alimentum copioſius non aſſumenti id contingat, evacuatione indigere
ſciendum eſt.*

    Propter brevitatem et quandam loquendi conſuetudi-
nem, quae apud nos etiamnum multis in civitatibus Aſiae
perteritur, hic aphoriſmus obſcurus factus eſt. Conſuetudo namque nobis eſt dicendi, cibum eos non aſſumere,
qui cibum faſtidiunt, eos vero cibum capere qui appetunt et aduſque ſatietatem epulantur. Quicunque igitur
appetunt copioſumque alimentum aſſumunt et priſtinum
ſanitatis robur recuperare nequeunt, gravantur potius,

νοντιι μᾶλλον, οὐ τρέφονται πρὸς αὐτῆς. ὅσοι δ᾽ οὐδὲ
λαμβάνειν αὐτάρκως δύνανται, μοχθηροὺς ἔχουσι χυμούς,
οὓς εἰ μὴ κενωθεῖεν, ἀδύνατον αὐτοῖς ἐστι νῦν ὑγιεινὴν
ἰσχὺν ἀναλαβεῖν. ὁ δ᾽ Ἱπποκράτης οὐ νῦν μόνον, ἀλλὰ
κἂν τοῖς ἄλλοις αὐτοῦ συγγράμμασιν, ὅταν μὲν ἀναλόγως
ἀλλήλοις αὐξηθῶσιν οἱ χυμοὶ πάντες, αἵματος ἀφαιρέσει
ποιεῖται τὴν βοήθειαν ὅταν δ᾽ εἷς τις ἐξ αὐτῶν πλεονάσῃ,
καθαρτικὸν ἐκείνῳ δίδωσι φάρμακον. ἅτε οὖν ταῦτα γινώσκων τε καὶ πολλάκις ἐν τοῖς ἑαυτοῦ συγγράμμασιν εἰρηκὼς, ὀρθῶς ἐπάγει τοὺς ἑξῆς ἀφορισμοὺς δύο, περὶ τῆς
αὐτῆς ἔτι διαθέσεως διδάσκων, περὶ ἧς καὶ κατὰ τὸν προκείμενον ἀφορισμὸν ἐδίδαξεν εἰπών· ἢν δὲ μὴ λαμβάνοντος
τοῦτο γίγνηται, εἰδέναι ὅτι κενώσεως δεῖται· καὶ τήν γε
τάξιν τῶν ἐφεξῆς δυοῖν ἀφορισμῶν πεπλημμελῆσθαι νομίζω
κατὰ τὰ πλεῖστα τῶν ἄλλων ἀντιγράφων. καὶ κάλλιον ἐν
ἐκείνοις γέγραπται, καθ᾽ ἃ ὁ πρότερος ἀφορισμὸς ἐξ αὐτῶν γέγραπται οὕτω. τὰ μὴ καθαρὰ σώματα ὁκόσῳ ἂν
θρέψῃς, μᾶλλον βλάψεις, ἵν᾽ οὖν ὁ πᾶς λόγος ᾖ τοιοῦτος,

non ab eo nutriuntur. Qui vero neque quod fatis fit
poffunt affumere, vitiofis fcatent humoribus, quos nifi
evacuarint, ut priftinas fanitatis vires recipiant fieri non
poteft. At Hippocrates non hic tantum, fed et in ceteris
fuis libris, quum proportione inter fe fervata humores
omnes adaucti funt, fanguinis auxilium adfert; quum vero
unus quidam ex ipfis redundat, ipfi purgans medicamentum exhibet. Quum itaque haec et noverit et multoties
fuis in operibus eadem tradiderit, recte fequentes duos
aphorifmos fubjungit, in quibus eandem etiamnum docet
affectionem, de qua etiam hoc in praefenti aphorifmo
hifce verbis docuit: *fi vero copiofius non affumenti hoc*
accidat, ipfum evacuatione indigere fciendum eft; ac fane
duorum fequentium aphorifmorum ordinem in plurimis
aliorum exemplaribus depravatum effe auguror; ac rectius
in illis fcriptum eft, in quibus prior aphorifmus ita fcriptis eft proditus: *impura corpora quo plus alueris, eo*
magis laeferis; ut tota fit ejusmodi oratio: *quod fi cibum*

Ed. Chart. IX. [48. 49.]　　　　　Ed. Baf. V. (236. 237.)
ἦν δὲ μὴ λαμβάνοντος τοῦτο γίνηται, σημαίνει ὅτι κενώσεως
δεῖται. τὰ γὰρ μὴ καθαρὰ σώματα, ὁκόσῳ ἂν θρέψῃς,
μᾶλλον [49] βλάψεις. ἀλλ' ἡμεῖς τῇ κατὰ τὰ πλεῖστα τῶν
ἀντιγράφων ἑπόμενοι τάξει τὴν ἐξήγησιν αὐτῶν οὕτω ποιησόμεθα.

———

θ'.

Τὰ σώματα χρὴ ὅκου ἄν τις βούληται καθαίρειν, εὔροα
ποιέειν.

Οἱ μὲν οὖν πολλοὶ βούλονται εὔροα γίγνεσθαι τὰ σώματα τῶν μὲν ἐμετηρίων φαρμάκων μελλόντων κενοῦσθαι
διὰ τοῦ τῶν ἐμετηρίων ἐρεθισμοῦ, τῶν δ' ὑπηλάτων διὰ
τοῦ συνεχῶς ὑπάγεσθαι τὴν γαστέρα. καὶ διὰ τοῦτο τὴν
(238) διάθεσιν πᾶσαν ἑκατέροις τοῖς μὲν εἰς ὑπαγωγὴν
γαστρὸς ἐπιτήδειον παρασκευάζουσι, τοῖς δὲ εἰς ἐμέτους.
ἐγὼ δ' ἡγοῦμαι τὸν Ἱπποκράτην διδάσκειν ἡμᾶς νῦν οὐ

———

non affumenti hoc accidat, quod evacuatione indigeat,
fciendum eft; impura namque corpora quanto plus nutries,
tanto magis laedes. Verum nos maximae exemplarium
partis ordinem fequuti, ipforum interpretationem ita facturi fumus.

———

IX:

Quum quis corpora purgare velit, ea meabilia faciat
oportet.

———

Multi profecto volunt corpora fluida ac meabilia fieri,
quae vomitoriis quidem medicamentis vacuanda funt, vo-
mitoriorum irritamento; quae vero dejectoriis, medicamentis affidue alvum fubducentibus. Ac propterea totum
corporis habitum utrisque, his quidem ad alvi fubductionem, his vero ad vomitum praeparant. Ego vero Hippocratem arbitror non id pufillam, fed quid praeftantius

τουτί τὸ σμικρὸν, ἀλλά τι μεῖζον ἕτερον, ὃ διὰ μακρᾶς πείρας ἡμεῖς ἐδιδάξαμεν οὕτως ἔχον εἰ γάρ τις λεπτύνοι
καὶ τέμνοι τοῦτο, παχεῖς καὶ γλίσχρους χυμοὺς ἐν τῷ σώματι καὶ τοὺς πόρους, δι᾽ ὧν οὗτοι μεταλαμβάνονταί τε
καὶ ἕλκονται πρὸς τῶν καθαρτικῶν φαρμάκων, ἀναστομώ-
σειεν, ἡ κάθαρσις ἀρίστη γίνεται κατὰ πάντα. τοῖς δὲ
τούτων μὲν ἀμελήσασιν, ἐμέτων δὲ καὶ γαστρὸς ὑπαγωγῆς
προνοήσασιν αἱ καθάρσεις δυσχερῶς ἀπαντῶσι μετὰ στρό-
φων ἐνίοτε καὶ τινων ἰλίγγων, ἄσης τέ τινος πολλῆς καὶ
κακοσφυξίας, ἐκλύσεώς τε καὶ δυσκολίας. ἀλλ᾽ ἡμεῖς γε τῇ
λεπτυνούσῃ χρώμεθα ἀγωγῇ, περὶ ἧς ὅλον ἕν ἐστιν ὑπόμνημα γεγραμμένον ἡμῖν καὶ οὐδὲν οὔτε τούτων εἴωθε συμβαίνειν αἵ τε κινώσεις ἁπάντων τῶν παρὰ φύσιν ἀλυπό-
ταται καὶ τάχισται γίνονται. διὰ τοῦτο τὸν Ἱπποκράτην
φαμὲν τῷ λόγῳ προστεθεικέναι τὸ, ὅκου τις ἂν βούληται
καθαίρειν, τὰ σώματα εὔροα ποιέειν, ὡσεὶ καὶ οὕτως εἶπεν,
εἴτε καὶ δι᾽ ἐμέτων εἴτε καὶ δι᾽ ὑπαγωγῆς γαστρὸς ἐθέλοις
καθαίρειν, εὔρουν ὅλον ἐργασάμενος τὸ σῶμα, κάλλιστα ἂν

aliud in praefentia nos docere, quod nos. longa experientia didicimus ita fe habere. Si quis enim craffos lentos-
que corporis humores tenuarit ac inciderit, atque meatus
per quos hi purgantibus medicamentis traducuntur tra-
hunturque, referarit, tum in omnibus optima purgatio
procedit. Qui vero his neglectis et vomitus et alvi fubductionem procuraverint, iis aegre molefteque purgationes
fuccedunt cum torminibus interdum et quibusdam vertiginibus et multa quadam jactatione, pulfus pravitate, virium exfolutione et difficultate. Nobis autem tenuante
victu, de quo unum integrum librum fcripfimus, utentibus nihil horum contingere confuevit, fed omnium quae
in corpore praeter naturam continentur evacuationes citra
ullam moleftiam ac celerrime fiunt; idcirco Hippocratem
dicimus fuae orationi hoc adjeciffe: *quum quis purgare
velit, corpora fluida ac meabilia faciat oportet;* ac fi ita
dixiffet: five per vomitus, five per alvi fubductionem
purgare velis, ubi fluidum ac meabile corpus totum effe-

Ed. Chart. IX. [49. 50.]   Ed. Baf. V. (238.)
οὕτω καθάρῃς· εὔρουν δ᾽, ὡς εἴπομεν, ἔσται, τῶν μὲν πόρων ἁπάντων ἀναστομωθέντων, τῶν δ᾽ ὑγρῶν τμηθέντων
καὶ λεπτυνθέντων, εἴ πού τι παχὺ καὶ γλίσχρον ὑγρὸν ᾖ
κατὰ τὸ σῶμα.

ι.

Τὰ μὴ καθαρὰ τῶν σωμάτων ὁκόσον ἂν θρέψῃς, μᾶλλον
βλάψεις.

[50] Συνδιαφθείρεται γὰρ ἡ ἐπεισιοῦσα τροφὴ τῇ
προϋπαρχούσῃ κατὰ τὸ σῶμα κακοχυμίᾳ, ὥστ᾽ αὐξάνεσθαι
μὲν αὐτῆς τὴν ποσότητα, φυλάττεσθαι δὲ τὴν ποιότητα.
καὶ μάλιστα γίγνεται τοῦτο, ὅταν ἡ γαστὴρ ἀναπεπλησμένη
μοχθηρῶν χυμῶν ᾖ τινων, ὑφ᾽ ὧν καὶ τὸ μικρὸν ἔμπροσθεν
εἰρημένον σύμπτωμα τοῖς ἀνακομιζομένοις ἐκ τῶν νοσημάτων συμβαίνει, τὸ μὴ δύνασθαι λαμβάνειν τροφάς.

ceris, fic demum belliffime purgaveris. Erit autem fluidum ac meabile, ut diximus, omnibus meatibus referatis
et humoribus incifis atque tenuatis, fi quis humor in
corpore craffus ac lentus extiterit.

X.

Impura corpora quo liberalius alueris, eo magis laeferis.

Corrumpitur enim accedens alimentum praecedenti
corporis cocochymia, ita ut ipfius quantitas augeatur,
qualitas vero fervetur. Atque hoc fit maxime quum venter pravis quibusdam humoribus refertus extiterit, a quibus et fymptoma paulo ante commemoratum ex morbo
convalefcentibus accidit; id autem eft cibum affumere
non poffe.

ΚΑΙ ΓΑΛΗΝΟΥ ΕΙΣ ΑΥΤΟΥΣ ΥΠΟΜΝΗΜΑΤΑ. 467

Ed. Chart. IX. [0.]　　　　　　　　Ed. Baf. V. (238.)

ια΄.

'Ράον πληρούσθαι ποτού ἢ σιτίου.

'Επειδὴ περὶ τῶν ἀναιρέψεως δεομένων ὁ λόγος αἰτῷ
προείρητο, διὰ τοῦτο τὸ νῦν ἔγραψε τὰς διαφορὰς τῶν ὑλῶν,
ὑφ' ὧν ἀναιρέφονται. γέγραπται δὲ καὶ ἐν τῷ περὶ τροφῆς ὡδί· ὁκόσοι ταχίστης προσθέσεως δέονται, ὑγρὸν ἴημα
εἰς ἀνάληψιν δυνάμεως ἄριστον· ὅκου δὲ ἔτι ταχυτέρης δεῖ
ὀσφρήσεως. ἀκούειν δ' οὐχ ἁπλῶς χρὴ καθ' ἑκάτερον βιβλίον οὔτ' ἐκεῖ τὸ ὑγρὸν οὔτ' ἐνταῦθα τὸ ποιὸν, ἀλλ' ἐπὶ
τῶν πεφυκότων τρέφειν ὑγρῶν καὶ ποιῶν. εἰ γὰρ μὴ ὁμοίως
ταῦτα τοῖς στερεωτέροις τρέφει, πλεονεκτήσει τῷ πάχει,
καθάπερ οἱ παχύτεροι τῶν οἴνων. οἱ μὲν γὰρ ὑδατώδεις,
ὀνομάζουσι δ' οὕτως τοὺς λευκοὺς καὶ λεπτοὺς, ἐγγὺς ὕδατος ὥσπερ τὴν ἰδέαν εἰσὶν, οὕτω καὶ τὴν δύναμιν, ὅθεν οὔρησιν μὲν κενοῦσιν, ἥκιστα δὲ τρέφουσιν. ὅσοι δὲ παχεῖς
τε ἅμα καὶ τὴν χρόαν ἐρυθροὶ, τροφιμώτατοι πάντων οἵ-

XI.

Potu quam cibo refici facilius eſt.

Quia ſermo ipſi de refectionis indigentibus praeceſſit, propterea nunc materiarum, quibus convaleſcentes
reficiuntur recreanturque, differentias ſcripſit. Sic autem
eo in libro de alimento ſcriptum eſt: *Qui celerrima alimenti appoſitione indigent, iis humidum ad virium inſtau-
rationem remedium optimum eſt; ubi vero etiamnum cele-
riore opus fuerit odoribus.* At neutro in libro neque in
illo humorem, neque in hoc potum abſolute, ſed pro liquidis ac poculentis quae alere queant, accipere oportet.
Nam ſi haec liquida peraeque ad ſolidiora nutriunt, diftributionis tamen celeritate ſuperant, quemadmodum vina
craſſiora. Nam aquoſa, ſic autem alba et tenuia nominant, ut prope aquae ideam, ſic et facultatem conſequuntur, unde urinas quidem promovent, ſed minimum nutriunt. Quae vero craſſa ſunt ac ſimul colore rubra,

νων εἰσὶν, ὑπάρχει δὲ τούτοις καὶ τὸ τάχιστα πληροῦν τὰ
κεκενωμένα σώματα καὶ διὰ τοῦτο προσθέσεως δεόμενα.
ὅτι δ᾽ ὑγρὰ τροφὴ, καὶ μάλισθ᾽ ὅταν φύσει θερμὴ ᾖ, ῥᾷον
ἀναιρέφει πρόδηλον τοῖς ἐγνωκόσιν ὅπως ἀνάδοσίς τε καὶ
πέψις γίνεται.

ιβ΄.

Τὰ ἐγκαταλιμπανόμενα ἐν τῇσι νούσοισι μετὰ κρίσιν ὑποστροφὰς ποιέειν εἴωθεν.

[51] Καὶ οὗτος ὁ ἀφορισμὸς συνέζευκται τοῖς προει-
ρημένοις· εἰρηκὼς γὰρ ὁ Ἱπποκράτης, ἢν ἐκ νόσου τις τροφὴν λαμβάνων μὴ ἰσχίῃ, σημαίνει ὅτι τὸ σῶμα πλείονι
τροφῇ χρέεται· ἢν δὲ τροφὴν μὴ λαμβάνοντος τοῦτο γίγνεται, σημεῖον ὅτι κενώσεως δεῖται. καὶ διὰ τοῦτο περὶ
τῶν κενώσεων ἐφεξῆς διελθὼν ἀπέδωκε νῦν τὴν αἰτίαν τοῦ
δεῖσθαι κενώσεως τοὺς ἀνορέκτους μετὰ νόσον, ὡσεὶ καὶ

omnium vinorum maxime nutriunt. His autem ineſt corpora evacuata, proindeque acceſſionis alimenti indigentia,
celerrime replere. Quod autem humidum alimentum ac
maxime quum natura calidum fuerit facilius reficiat, iis
apertum eſt, qui norunt quomodo tum coctio tum diftributio fiat.

XII.

*Quae per morbos poſt criſin reſidua immorantur morbo-
rum reverſiones facere conſueverunt.*

Hic etiam aphorifmus fuperioribus connectitur. Quum
enim Hippocrates dixerit: *Si quis a morbo cibum aſſu-
mens non roboretur, copioſiore corpus uti alimento ſignificat; ſi vero alimentum non aſſumenti id contingat, evacuatione ipſum indigere ſciendum eſt;* atque eam ob caufam quum deinceps de vacuationibus differuiſſet, nunc
caufam prodit, qua qui poſt morborum cibos faſtidiunt,

Ed. Chart. IX. [51.]   Ed. Baf. V. (238.)

οὕτως ὁ πᾶς εἴρηται λόγος αὐτῷ· ἦν δὲ μὴ λαμβάνοντος
τοῦτο γίνεται, σημαίνει ὅτι δεῖται κενώσεως. τὰ γὰρ ἐγκαταλιμπανόμενα μετὰ κρίσιν, ὑποστροφώδεα δηλονότι τὰ λεί-
ψανα τῶν μοχθηρῶν χυμῶν ἐγκαταλιμπανόμενα κέκληκεν,
ἅπερ ἀνάγκη σηπόμενα τῷ χρόνῳ πυρετοὺς ἀνάπτειν. ἐπειδὴ πᾶν ὑγρὸν ἀλλότριον τῆς τοῦ περιέχοντος αὐτὸ σώματος φύσεως, οὔτε τρέφειν ἐκεῖνο πέφυκε καὶ λοιπὸν ἐξ ἀνάγκης ἔχει τὴν εἰς σηπεδόνα μεταβολήν. ὅταν δὲ καὶ θερμὸν ᾖ τὸ χωρίον, ἐν ᾧπερ ἂν ἠθροισμένον ὑπάρχῃ, τότε
δὴ μάλιστά τε καὶ τάχιστα σήπεται.

ιγ΄.

Ὁκόσοισι ἡ κρίσις γίνεται, τουτέοισιν ἡ νὺξ δύσφορος ἡ
πρὸ τοῦ παροξυσμοῦ, ἡ δ᾽ ἐπιοῦσα εὐφορωτέρη ὡς ἐπὶ
τὸ πολύ.

vacuatione indigeant; ac fi tota ipfi hunc in modum pro-
ceffiffet oratio: *quod fi copiofiorem cibum non affumenti
hoc accidat, ipfum vacuatione indigere fignificat.* Nam
quae poft crifin relinquuntur, recidivas facere confueverunt. Patet per ea quae relinquuntur in morbis pravorum humorum reliquias ipfum vocaffe, quas tempore pu-
trefcentes febres redaccendere neceffe eft. Quandoquidem
omnis humor alienus a corporis ipfum continentis natura
illud alere non poteft, ac in pofterum neceffariam habet
ad putredinem mutationem. Quum autem et locus calidus exiflat in quo collectus eft humor, tum demuni et
maxime et celerrime putrefcit.

XIII.

*Quibus crifis oboritur, iis nox praecedens accefſionem mo-
lefte fertur; quae vero fubfequitur, plerumque levior
toleratur.*

Ἡ μὲν κρίσις ὀξύῤῥοπός ἐστιν ἐν νόσῳ μεταβολὴ
πρὸς ὑγείαν ἢ θάνατον· γίγνεται δὲ τῆς φύσεως διακρινού-
σης ἀπὸ τῶν χρηστῶν τὰ μοχθηρὰ καὶ παρασκευαζούσης
πρὸς τὴν ἔκκρισιν. εἰκότως οὖν ἐπὶ τῇ τοιαύτῃ ταραχῇ
δυσφοροῦσι καὶ μᾶλλον κατάφωρος ἡ δυσφορία γίνεται κατὰ
τὰς νύκτας, ἐν ταύταις γὰρ ἡμῖν ἔθος ἐστὶ κοιμᾶσθαι.
διακοπτομένων οὖν τῶν ὕπνων ὑπὸ τῆς ταραχῆς ἐναργῶς
ἡ δυσφορία διαγινώσκεται, καίτοι τῆς ἡμέρας ὁμοίαν ἐχούσης ταραχὴν, ἐπειδὰν ἡ μετ' αὐτὴν νὺξ ἔχῃ τὴν κρίσιν.
τὸ δὲ ἐπὶ τέλει τοῦ ἀφορισμοῦ γεγραμμένον, ἡ δ' ἐπιοῦσα
εὐφορωτέρη ὡς ἐπὶ τὸ πολὺ κατὰ τὰ πολλὰ τῶν ἀντιγράφων οὐ φέρεται. βούλεται δ' ἡμᾶς διδάσκειν ὡς ἡ μετὰ
τὴν κρίσιν νὺξ εὐφορωτέρα τῆς προηγησαμένης ἐστὶν ὡς
ἐπὶ τὸ πολὺ, διὰ τὸ τῶν κρίσεων τὰς πλείους εἰς ἀγαθὸν
τελευτᾶν. ἴσμεν γὰρ ὡς τῶν νοσούντων οἱ σωζόμενοι πλείους
εἰσὶ ἀποθνησκόντων, πλὴν εἰ μή ποτε λοιμώδης ἢ κατάστασις γενηθείη.

Crisis fubita eſt in morbo ad falutem aut mortem
mutatio. Fit autem criſis natura a bonis et utilibus prava
et inutilia fecernente et ad excretionem praeparante. Merito itaque in tali turbatione jactantur aegri, jactatioque
noctu magis deprehenditur: noctu namque dormiendi nobis eſt confuetudo. Somno igitur a turbatione interrupto,
manifeſte jactatio dignofcitur, etiamſi dies ſimilem turba-
tionem fortiatur, quum proxima nox criſin exceptura ſit.
Quod autem in aphoriſmi fine fcriptum eſt: quae vero
fubfequitur, plerumque levior ac toleratu facilior exiſtit,
multis in exemplaribus non continetur. Vult autem nos
docere noctem quae criſin fubfequitur, praecedente plerumque leviorem exiſtere.

ιδ'.

[52] *Εν τῆσι τῆς κοιλίης ῥύσεσιν αἱ μεταβολαὶ τῶν
διαχωρημάτων ὠφελέουσιν, ἢν μὴ ἐς τὰ πονηρὰ μεταβάλλῃ.*

Αἱ μεταβολαὶ τῶν διαχωρημάτων πολλὰς ἰδέας ἐκκε-
νοῦσαι χυμῶν ἀκριβέστερον ἐκκαθαίρουσι τὸ σῶμα, πλήν εἰ
μὴ συντήξεως καὶ σηπεδόνος ἔχοιεν σημεῖα. περὶ ὧν ἐν τῷ
προγνωστικῷ διῆλθεν αὐτὸς, ἔνθα καὶ λιπαρῶν καὶ δυσωδῶν ἐμνημόνευσε καὶ κακόσμων.

ιε'.

(239) *Ὅκου φάρυγξ νοσέει ἢ φύματα ἐν τῷ σώματι ἐκ-
φύεται, σκέπτεσθαι χρὴ τὰς ἐκκρίσιας. ἢν γὰρ χολώδεες ἔωσι, τὸ σῶμα ξυννοσέει· ἢν δὲ ὅμοιαι τοῖσιν ὑγιαίνουσι γίνωνται, ἀσφαλὲς τὸ σῶμα τρέφειν.*

Δύο λόγους ἀλλήλοις ἀντιτιθεὶς, ἐν ἑκατέρῳ παραλέλειπται τὸ συνεμφαινόμενον τῷ λόγῳ· ὥστε τοῦ λείποντος

XIV.

*In alvi fluxionibus dejectionum mutationes, nifi in pravas
mutentur, juvant.*

Quae mutationes excrementorum multas humorum
fpecies prae fe ferunt, corpus exploratius repurgant, nifi
colliquationis aut putredinis habeant figna, de quibus ipfe
in prognoftico differuit, ubi et pinguium et vitioforum
et graviter olentium excrementorum meminit.

XV.

*Ubi fauces aegrotant aut in corpore tubercula exoriuntur,
excretiones fpectandae funt. Si namque biliofae fint,
corpus fimul aegrotat. At fi fanorum excretionibus
fimiles exftiterint, fecure corpus nutriendum eft.*

Quum duos aphorifmos inter fe oppofuiffet, utrobi-
que quod manifefte confequebatur, praetermifit. Quare fi

ἑκατέρῳ προστεθέντος ἡ σύμπασα λέξις ἐστὶ τοιαύτη, ὅπου
φάρυγξ νοσέει ἢ φύματα ἐν τῷ σώματι γίνεται, σκέπτέσθαι
χρὴ τὰς ἐκκρίσιας. ἢν γὰρ χολώδεες ἔωσι, τὸ σῶμα συννοσέει
καὶ οὐκ ἀσφαλὲς τρέφειν αὐτό. ἐξ ὧν δέ μοι δοκεῖ πείσας ἑαυτὸν ὁ Ἱπποκράτης οὕτως ἀποφήνασθαι καὶ δὴ φράσω. τῶν
ζώων ἡ φύσις ἐστὶν, ὅτε τοὺς ἐν τοῖς κυρίοις μέρεσι μοχθηροὺς χυμοὺς ἐκκενοῦσα τινὰς μὲν δι' οὔρων ἢ ἐμέτων ἢ
τῆς κάτω γαστρὸς ἐκκρίνειν, τινὰς δ' ἐξωθεῖν μὲν ὡς ἐπὶ
τὸ δέρμα, κενῶσαι δ' οὐ δυναμένη διὰ τὸ πάχος ἀποτίθεται ταύτῃ φύματά τε ἐν τῷ σώματι οὕτω γίνεται. πολλάκις δὲ ἥ τε φάρυγξ ὑποδεχομένη τοὺς ἐκ τῆς κεφαλῆς κα-
ταῤῥέοντας χυμοὺς ἐνοχλεῖται. σκεπτέον οὖν ἐστι τηνικαῦτα καὶ διοριστέον εἴτε σύμπαν ἤδη τὸ περιττὸν ἡ φύσις ἐναποτίθεται τοῖς πεπονθύσι μορίοις εἴτ' ἐστὶν ἔτι
καθ' ὅλον τοῦ ζώου τὸ [53] σῶμα μοχθηρῶν χυμῶν πε-
ριουσία, δῆλον δ' ἔσται τοῦτο ταῖς ἐκκρίσεσιν. εἰ γὰρ ὅλως

utrique quod deeſt adjungatur, ejusmodi univerſa erit
oratio: Ubi fauces aegrotant aut in corpore tubercula
enaſcuntur, excretiones ſpectandae ſunt. Si namque bilioſae fuerint, una corpus aegrotat, neque tutum eſt ipſum
alere. Si vero ſanorum ſimiles fuerint, corpus una non
aegrotat ac ipſum alere tutum eſt. Quibus autem rationibus mihi videtur Hippocrates ſibi ipſi perſuadens ita
pronuntiaſſe jamjam dicturus ſum. Animantium naturae
eſt interdum pravos principum partium humores evacuando
alios per urinas aut vomitus aut alvum excernere, alios
ad cutim protrudere, quos ſi propter craſſitiem vacuare
nequeat, eo loci ipſos deponit atque ſic in corpore tubercula naſcuntur; ſaepe etiam exceptis e capite defluen-
tibus humoribus fauces infeſtantur. Tunc igitur conſide-
randum eſt ac diſtinguendum, utrum quidquid redundans
erat humoris natura jam in affectas partes depoſuerit au
adhuc reſtet in toto animantis corpore pravorum humorum copia; id autem excrementis patebit. Nam ſi omnino

Ed. Chart. IX. [53.]   Ed. Baf. V. (239.)
ἡ φύσις ὥρμησεν ἐκκαθαίρειν τὸ σῶμα, χολώδεις αὗται
φανοῦνται. διότι καὶ τὰ ᾇματα θερμανθέντος αἵματος
ὑπὸ τοῦ πικροχόλου χυμοῦ γίγνεσθαι πέφυκε καὶ δηλονότι
πρότερον καθᾶραι, οὐ τρέφειν χρὴ τὰ τοιαῦτα σώματα.
τὰ γὰρ μὴ καθαρὰ σώματα ὁκόσῳ ἂν μᾶλλον τρέφῃς μᾶλλον βλάψεις. εἰ δ᾽ ὅμοιαι τοῖς τῶν ὑγιαινόντων αἱ ἐκκρίσεις εἶεν, ὑγιαῖνον ἐνδείκνυνται τὸ ὅλον σῶμα καὶ κίνδυνος
οὐδείς ἐστι τρέφειν αὐτό.

_____

ιστ᾽.

Ὅκου λιμὸς, οὐ δεῖ πονέειν.

_____

Λιμώττειν ἐκείνους φαμὲν, ὅσοι δι᾽ ἀπορίαν σιτίων εἰς
ἄκρον ἥκουσι πείνης. οὕτως οὖν καὶ Ἱπποκράτης αὐτὸς ἐν
τῷ δευτέρῳ τῶν ἐπιδημιῶν εἶπεν, ἐν Αἴνῳ ὀσπριοφαγέοντες
ἐν λιμῷ, σκελέων ἀκρατέες ἐγένοντο. καὶ μέντοι καὶ πᾶσαν
τὴν σφοδρὰν ἔνδειαν τῶν σιτίων, εἰ καὶ χωρὶς ἀπορίας
κατὰ προαίρεσιν ἢ πρόσταγμα γένοιτο, λιμὸν ὀνομάζειν

_____

natura ad corpus expurgandum concitata fit, ipfa biliofa
confpicientur, quod et tubercula calefacto fanguine a biliofo humore fieri confueverint patetque prius purganda
quam nutrienda effe hujusmodi corpora. *Impura namque
corpora quanto plus nutries, tanto magis laedes.* Si vero
excrementa fanorum fint fimilia, totum corpus bene va-
lere ipfumque citra ullum periculum nutriri poffe indicant.

_____

XVI.
Ubi fames, minime laborandum eſt.

_____

Famelicos eos effe dicimus, qui ob ciborum inopiam
ad famis extremum deveniunt. Sic Hippocrates ipfe fecundo epidemiorum libro loquutus eft. Aeni Thraciae
qui ob famem leguminibus vefcebantur, ii cruribus imbecilles evaferunt. Quin etiam omnem vehementem ciborum
penuriam etiamfi non inopia, fed voluntario aut imperato

Ed. Chart. IX. [53.]   Ed. Baf. V. (239.)

εἴωθεν. ὅταν οὖν εἴπῃ, τοῖσιν ὑγρὰς ἔχουσι τὰς σάρκας,
λιμὸν ἐμποιέειν, λιμὸς γὰρ τὸ σῶμα ξηραίνει. καὶ ἐπειδὰν
ἐν τῷ προγνωστικῷ φησι ἐπανερέσθαι χρὴ μὴ ἠγρύπνηκεν
ὁ ἄνθρωπος ἢ τὰ τῆς κοιλίας ἐξυγρασμένα εἴη ἰσχυρῶς ἢ
λιμῶδές τι ἔχει αὐτὸν, ἐπὶ τῆς τῶν σιτίων ἐνδείας φέρει
τοὔνομα. καὶ νῦν δὴ οὕτως εἴρηκεν, ὅκου λιμὸς οὐ δεῖ
πονέειν, ὡσεὶ καὶ οὕτως εἴρηκε, τοῖς μὴ μέλλουσιν ἐσθίειν
μηδὲ πόνον τινὰ προσφέρειν ἐν ἐκείνῃ τῇ ἡμέρᾳ. πόνον δὲ
νῦν ἀκούειν χρὴ τὴν σφοδρὰν κίνησιν, ἥνπερ καὶ γυμνάσιον
ὀνομάζουσιν. οὕτω γοῦν ἔλεγεν αὐτὸς, πόνοι σιτίων ἡγεί-
σθωσαν ἔστιν οὖν ὁ λόγος αὐτῷ κοινὸς ὑγιαινόντων τε
καὶ νοσούντων. ὑγιαίνουσί τε γὰρ οὐ χρὴ προστάττειν γυμνάσια ἅμα ταῖς ἀσιτίαις; ἐπί τε τῶν νοσούντων μηδεμίαν σφοδρὰν κίνησιν ἐπάγειν τῷ σώματι σὺν ἀσιτίᾳ, μήτε
φλεβοτομοῦντα μήτε καθαίροντα μήτε ἐμέτοις κενοῦντα,
μήτε τρίψει χρώμενον πολλῇ μήθ᾽ ὅλως ἰσχυρᾷ κινήσει ἢ
ἀλλοιώσει τοῦ σώματος. ἐπὶ γὰρ ταῖς τοιαύταις κινήσεσιν

fiat, famem appellare confuevit. Quum enim diceret carnes humidas habentibus famem inducendum effe, fames
enim corpus exficcat. Et quum in prognoftico praecipit
percunctandum num homo vigilaverit aut alvi admodum
perhumida excrementa fuerint aut fames ipfum obfederit,
pro ciborum penuria famis vocabulum accepit; fic etiam
nunc dixit: *ubi fames, labori haud incumbendum eft*; ac
fi ita dixiffet: non comefuris eo die nullus labor inferen-
dus eft. Hic aurem per laborem motus vehemens eft intelligendus, quem exercitium nominant. Eo fiquidem
fenfu ipfe dicebat: *labores cibum praecedant*. Eft igitur
ipfi fermo tum fanis tum aegrotantibus communis. Neque enim fanis cum inedia fimul exercitia imperanda funt;
neque aegrotantibus motus ullus corpori vehemens una
cum inedia inducendus, non fanguinis miffione, non purgatione, non per vomitum vacuatione, non multae fri-
ctionis ufu, non denique vehementi ulla corporis com-
motione aut corporis·alteratione. Hifce namque motibus

ἁπάσαις, ὅταν ἄνευ τροφῆς γίνωνται, καταλύεσθαι πέφυκεν
ἡ δύναμις, ἄν τε ὑγιαίνωσιν ἄν τε νοσῶσιν οἱ ἄνθρωποι.
πεφρόντικε δ᾽ ἀεὶ μεγάλως ὁ Ἱπποκράτης τοῦ φυλάττειν
ἐῤῥωμένην τὴν τὰ ζῶα διοικοῦσαν δύναμιν. ἐάν τε οὖν
κατὰ τὸν ἑνικὸν ἀριθμὸν εἴπωμεν δύναμιν ἄν τε κατὰ τὸν
πληθυντικὸν δυνάμεις οὐ διοίσει. καὶ τοῦτο κατὰ τὸ περὶ
τῆς τροφῆς αὐτὸς εἶπε, δύναμις μία καὶ οἱ μία, κατὰ μὲν
τὸ γένος δηλονότι ἐμφαίνων μίαν εἶναι τὴν δύναμιν, ἰδέας
δὲ πλείους ἔχειν.

ιζ΄.

[54] Ὅκου ἂν τροφὴ παρὰ φύσιν πλείων εἰσέλθῃ, τοῦτο
νόσον ποιέει, δηλοῖ δὲ καὶ ἡ ἴησις.

Ὁ καθ᾽ ἕτερον ἀφορισμὸν ἔφη καθόλου, τοῦτο νῦν ἐφ᾽
ἑνὸς εἴδους διδάσκει. καθόλου μὲν γάρ ἐστιν ὁ τοιοῦτος
λόγος, οὐ πλησμονὴ, οὐ λιμὸς, οὐδ᾽ ἄλλο οὐδὲν ἀγαθὸν
ὅ τι ἂν μᾶλλον τῆς φύσεως ᾖ. ὁ δὲ νῦν ἡμῖν προκείμενος

---

omnibus, quum citra cibum fiant, vires diffolvi accidit;
five fani vivent, five aegrotent homines. At vero Hippocrates moderatricem animalium vim aut potentiam perpetuo tueri magnopere ftuduit. Sive igitur fingulari numero aut potentiam five plurali vires dixerimus nihil
retulerit. Atque id libro de alimento ipfe dicebat, vis aut
potentia una et non una; unam quidem geuere potentiam
effe eamque plures habere fpecies.

XVII.

Ubi cibus praeter naturam copiofior ingeftus fuerit, id
morbum creat, quod et prodit fanatio.

Quod altero in aphorifmo univerfaliter protulit, id
nunc in una fpecie docet. Univerfalis enim eft hic fermo: non fatietas, non fames, neque aliud quidquam quod
naturae modum exceferit, bonum. At praefens nunc

ἀφορισμὸς ὑπὲρ ἑνὸς ἀποφαίνεται πράγματος, τῆς πλησμονῆς. ἡ γὰρ πλείων τροφὴ τῆς τοῦ σώματος φύσεως ὀνομάζεται πλησμονή. πρὸς τὶ μὲν οὖν ἀεὶ τὸ πλέον, ἀλλ᾿ ἔν γε
τοῖς ἡμετέροις σώμασι διττόν· ἓν μὲν ὡς πρὸς τὴν τῶν
ἀγγείων εὐρυχωρίαν, ἕτερον δὲ ὡς πρὸς τὴν διοικοῦσαν
ἡμᾶς φύσιν. ὑπὲρ οὗ νῦν διδάσκων ἡμᾶς ὁ Ἱπποκράτης
ἔφη τὴν πλείονα τροφὴν εἶναι παρὰ φύσιν, ἵνα μήτε τοὺς
ἐμπεπλησμένους εἰς τοσοῦτον σιτίων ὡς διατετάσθαι τὴν
γαστέρα, πάντως ὑπολαμβάνομεν ἐκ τούτου βλαβήσεσθαι,
μήτε τοὺς ἐνδεῶς ἔχοντας αὐτῆς τὸ κύτος, ὀλίγα δὲ προσε-
νηνέχθαι καὶ πάντως πέψαι καλῶς αὐτά. καὶ γὰρ τοὺς
προτέρους ἐγχωρεῖ πέψαι τὰ πεπληρωκότα τὴν κοιλίαν, εἰ
ῥώμην αὐτὴν ἡ φύσις ἔχει καὶ τοὺς δευτέρους ἀπεπτῆσαι,
δι᾿ ἀῤῥωστίαν καὶ μάλισθ᾿ ὅταν εὔπεπτα μὲν οἱ πρότεροι,
δύσπεπτα δ᾿ οἱ δεύτεροι τὰ σιτία προσενηνεγμένοι τύχωσιν.
οὕτω δὲ κἀπὶ τῆς ἀναδοθείσης τροφῆς ἡ αἱματοῦσα δύναμις ἀνάλογον τῇ πεπτούσῃ κατὰ τὴν γαστέρα ποτὲ μὲν

aphorifmus de una re, fcilicet fatietate, pronunciat. Copiofior fiquidem quam pro corporis natura cibus affumtus fatietas appellatur. Quod igitur copiofius eft, id femper ad
aliquid dicitur. Verum id copiofius noftris in corporibus
duplex eft; unum prout ad vaforum capacitatem, alterum
prout ad naturam nos gubernantem refertur. De pofteriore nunc nos docens Hippocrates copiofius alimentum
praeter naturam effe pronunciavit, ne eos qui tantam ciborum copiam ingurgitarunt, ut ipfis venter diftendatur,
ac inde omnino laefionem percepturos aut eos quibus ad
ventris explendam capacitatem cibi aliquid deeft, pauca
affumfiffe eaque belle omnino concocturos arbitremur.
Etenim priores cibaria ventriculum implentia concoquere
contingit, fi ipfo naturae robore polleant; pofteriore ob
imbecillitatem concoquere non poffe, tum maxime quum
illi quidem cibos concoctu faciles, hi vero concoctu difficiles affumferint. Sic vero et in alimenti diftributione
facultas fanguifica coctrici ventriculi facultati proportione

ὑπ᾽ ἀῤῥωσίᾳ, οὐκ ἀλλοιώσει τὸν εἰς τὰς φλέβας ἀναδο-
θέντα χυμὸν, κἂν εἰ σύμμετρος εἶναι δοκεῖ, ποιὲ δὲ τὸν
τούτου πολλαπλάσιον ἑτοίμως αἱματώσει, διά τε τὴν ἑαυτῆς
ῥαῴμην καὶ τὴν ἐπιτηδειότητα τοῦ χυμοῦ. κατὰ δὲ τὸν αὐτὸν τρόπον καὶ ἡ τρίτη τροφὴ, ἥνπερ δὴ καὶ κυριώτατα
λέγομεν τροφὴν, ἡ προστιθεμένη τοῖς τοῦ ζώων μορίοις, ὡς
πρὸς τὴν δύναμιν, ἤτοι πλείων ἢ οὐ πλείων εἶναι λεχθήσεται, καὶ ἤτοι πεφθήσεται καλῶς καὶ θρέψει ἢ οὔ. καὶ κατὰ
τοῦτο ἤτοι κρατηθήσεται πρὸς αὐτῶν ἢ μὴ κρατουμένη
διαφθαρήσεται καὶ νόσον γεννήσει. μία μὲν οὖν ἐξήγησις
αὕτη τὸ πλέον ὡς πρὸς τὴν διοικοῦσαν δύναμιν τὰ ζῶα
ἀκουόντων ἡμῶν. ἑτέρα δὲ τὸ κατὰ ποιότητα παρὰ φύσιν
ἀληθὴς καὶ αὕτη. τρέφεται γὰρ ἕκαστον μόριον ἐξ οἰκείας
αὐτῷ τροφῆς, ἣν ὀρθῶς ἂν εἴποιμεν εἶναι κατὰ φύσιν ἑαυτῷ.
ἐὰν οὖν ποτε εἰς αὐτὸ παραγίνηται χυμός τις, ἑτέρῳ [55]
μὲν μορίῳ κατὰ φύσιν, ἀλλότριος δὲ καὶ παρὰ φύσιν ἐκείνῳ, μοχθηρὸν μὲν τὸ τοιοῦτον, οὐ μὴν πάντως γε καὶ νό-

refpondens, interdum ob imbecillitatem, humorem ad venas diſtributum alterabit, etiamſi commoderatus eſſe videatur; interdum commoderato multo copioſiorem promte
in ſanguinem transmutabit, tum propter proprium ipſius
robur tum propter idoneam humoris naturam. Eodem
plane modo tertium etiam alimentum, quod profecto maxime proprium alimentum dicimus, quod animantis partibus apponitur, pro naturae viribus aut copioſius aut
parcius dicetur ipſumque aut belle concoquetur et alet aut
non; atque ita aut a natura vincetur aut minime evictus
corrumpetur morbumque creabit. Una igitur aphoriſmi
ipſa eſt expoſitio qua nos copioſiorem cibum ad facultatem animantium moderatricem relatione intelligimus. Altera ſit qua cibus qualitate praeter naturam eſt, vera et
ipſa. Aliter enim quaeque pars ex familiari ſibi alimento,
quod illi recte ſecundum naturam eſſe dixerimus. Itaque
ſi quis humor interdum ad eam accedat, qui alteri quidem parti ſit ſecundum naturam, ſed huic alienus et praeter naturam, malum quidem hoc exiſtit, non tamen ne-

σος ἀκολουθήσει, βραχείας αὐτῷ ὑπαρχυίσης ποσότητος·
ὅπου γὰρ οὐδὲ τὰ διαφθείρειν ἡμῶν τὸ σῶμα δυνάμενα
φάρμακα, μανδραγόρας καὶ μήκων, κώνειον, ἄνευ ποσότητος
οἷά τε βλάπτειν ἐστὶν, ἤ πού γε τοιοῦτος χυμὸς, ὃς πρὸς
τῷ μὴ διαφθείρειν ἔτι καὶ τρέφειν ἕτερα μόρια δύνανται.
τὴν ἀρχὴν γὰρ οὐκ ἂν (240) ὠνόμασε τροφὴν αὐτὸν, εἰ μὴ
τοιοῦτος ἦν. ὥσπερ οὖν εἰ πνεύματος μέν τι βραχὺ διὰ
τοῦ στομάχου κατενεχθὲν εἰς τὴν γαστέρα τύχοι, τῆς δὲ
πινομένης ὑγρότητος ὀλίγιστον μὲν εἰς τὸν πνεύμονα διὰ
τῆς τραχείας ἀρτηρίας, οὔτ᾽ ἂν ἡ γαστὴρ, ὅσον ἐπὶ τούτῳ
νοσήσῃ, οὔτε ὁ πνεύμων οὕτως ἔχει καὶ ἐπὶ τῆς κατὰ τὰ
λοιπὰ μόρια τροφῆς. καὶ μὲν δὴ καὶ τρίτη τις ἐξήγησις
εἴρηται πρός τινων ἀκούειν ἡμᾶς ἀξιούντων τὸ παρὰ φύσιν
ἀντὶ τοῦ μεγάλως καὶ ὑπερβαλλόντως, ὡς εἰ καὶ οὕτως εἶ-
πεν· ὅκου ἂν τροφὴ πλείων ὑπερβαλλόντως εἰσέλθῃ, τοῦτο
νόσον ποιεῖ. τὴν γὰρ ὀλίγον ὑπερβάλλουσαν τοῦ συμμέτρου
μηδέπω δύνασθαι νόσον ποιεῖν, ἀλλ᾽ ἔτι φυλάττειν τὸ σῶμα

ceffario fequetur morbus, quum exigua portio fuerit.
Quum enim medicamenta haec mandragoras, papaver atque cicuta, quae corpus noftrum corrumpere poffunt, citra quantitatem oblaedere nequeant, multo minus hujuscemodi humor qui praeter id quod non corrumpat, alias
etiam partes alere poteſt; alioquin neque alimentum ipfum
per initia vocaffet, nifi tali effet facultate praeditus.
Quemadmodum enim fi quid exiguum fpiritus per gulam
in ventriculum delatum fuerit aut epoti liquoris pauxillum in pulmonem per afperam arteriam deerraverit, neque
ventriculus propterea, neque pulmo aegrotabit; fic quoque
fe res habet in aliarum partium alimento. Jam vero et
tertia quaedam a nonnullis invecta eſt interpretatio nos
praeter naturam pro magnopere ac fupra modum accipere imperantibus, ac fi ita dixiffet: *Ubi copiofior cibus
exfuperanter ingeſtus fuerit, id morbum creat.* Nam qui
paululum commoderationem exfuperat, hunc morbum nondum creare, fed intra fanitatis latitudinem corpus tueri,

κατὰ γε τῆς ὑγιείας πλάτος, ἀληθές μὲν οὖν καὶ τοῦτο·
χρὴ γὰρ τὴν μέλλουσαν ἐργάσασθαι νόσον τροφὴν, οὐ μικρῷ τινι τῆς ἀκριβοῦς συμμετρίας ὑπερέχειν. ἀλλ᾽ οὐκ
ἔστιν ἔθος τούτου ἕνεκα διορίζεσθαι τὸν λόγον. εἰώθασι
γὰρ αὐτὸ μόνον ἀποφαίνεσθαι τὸ γένος, ἔγκαυσιν ἢ ψύξιν
ἢ κόπον, ἀπεψίαν τε καὶ φθορὰν χυμῶν, ὅσα τ᾽ ἄλλα τοιαῦτα νοσοποιεῖν φάσκοντες, ὡς ἡμῶν ἑκάστῳ τῶν εἰρημένων
συνεπινοούντων ἀξιόλογον ποσότητα. κατὰ τὸν αὐτὸν οὖν
τρόπον καὶ τὴν πλείονα τροφὴν νοσοποιεῖν λέγουσιν, ἄνευ
τοῦ προσθεῖναι τὸ πολλῷ, γινωσκόντων ἡμῶν ὡς ἐὰν δρα-
χμῆς μοῖρα ιε΄ τὸ πλεῖον ἢ τοῦ συμμέτρου νόσον οὐδέπω
δύναται κατασκευάζειν, ἀλλὰ πολλαπλασιαζομένη τε καὶ
αὕτη ποτὲ ποιήσει νόσον. ἐκ γὰρ τοῦ γένους ἐστὶ μία τῶν
κατεργαζομένων αἰτίων τὰς νόσους. κατὰ ταῦτα μὲν ουν ἡ
τρίτη τῶν ἐξηγήσεων, εἰ καὶ ὅτι μάλιστα ἀληθής ἐστι, πε-
ριεργοτέρα μοι δοκεῖ τοῦ τῶν παλαιῶν ἔθους ὑπάρχειν,
μετὰ καὶ τοῦ βιαίως ἐξηγήσασθαι τῆς παρὰ φύσιν φωνῆς

vera quidem haec eſt ſententia. Cibus namque morbum
facturus exquiſitam commoderationem non exigua quadam
portione excedat oportet. Verum hujus rei gratia medicis conſuetudo non eſt orationem diſtinguendi. Conſueverunt enim ipſum ſolum genus morbi cauſam pronunciare, ut aeſtum, frigus, fatigalionem, cruditatem, humorum corruptelam et quaecunque hujusmodi cetera affirmantes morbos facere, nobis ſcilicet in quoque horum
inſignem quantilatem ſubaudientibus. Eodem igitur modo
qui copioſiorem cibum morbum facere dicunt, multo non
adjiciunt. Nobis innoteſcit, ſi quinta decima drachmae
pars commoderatam portionem excelſerit, eam nondum
poſſe morbum exſtruere; verum ſi eadem multiplicetur,
interdum etiam morbum efficiat. De genere ſiquidem cauſarum morbos procreantium una eſt. His igitur tertia
interprelatio, etſi quam maxime vera exiſtit, mihi tamen
veterum interpretandi conſuetudine accuralior eſſe videtur, cum eo quod violentius vocis praeter naturam ſigni-

τὸ σημαινόμενον. ἡ δ' ἐπὶ τέλει τοῦ ἀφορισμοῦ προσγε-
γραμμένη λέξις, ἔνθα φησὶ, δηλοῖ δὲ ἡ ἴησις, ἄμεινον ἂν
εἶχε μετὰ τοῦ καὶ συνδέσμου γεγραμμένη κατὰ τόνδε τὸν
τρόπον, δηλοῖ δὲ καὶ ἡ ἴησις. οὐ γὰρ δὴ μόνον γε ἡ ἴησις
δηλοῖ τὸ τὴν τροφὴν, ἔνθα ἂν εἰσέλθῃ, πλείω νοσοποιεῖν,
ἀλλὰ καὶ ἡ τοῦ πράγματος φύσις συνενδείκνυνται συνεπι-
μαρτυρούσης αὐτῇ καὶ τῆς ἰάσεως. ἐν ἁπάσαις γὰρ ταῖς
τέχναις τοῖς καλῶς ἐπινοουμένοις καὶ ἡ ἀπὸ τῆς ἐκβάσεως
μαρτυρία προσέρχεται. τίς οὖν ἐστιν αὕτη κατὰ τὸν προκείμενον λόγον; ἡ ἐπὶ ταῖς κενώσεσιν ἴασις τῶν λυπούντων
χυμῶν, ἥν τινα καὶ Ἡρόφιλος 'ἐν τῇ τριχρόνῳ καλουμένῃ
σημειώσει παρέλαβεν. εἰ γάρ τις ἐσθίων μὲν πλείω τῶν
συνήθων, ἤτοι δ' ἴσα τοῖς ἔμπροσθεν ἢ ἐλάσσω γυμναζό-
μενος, βαρυνθείη τε τὸ [56] σῶμα καὶ σὺν ἐρεύθει καὶ
ὄγκῳ τῶν φλεβῶν ἄρξηται πυρέττειν, οὐκ ἂν ἀλόγως τις
αὐτὸν ὑπὸ πλήθους νοσῆσαι νομίζῃ. εἰ τοίνυν καὶ κενω-
θεὶς ὠφεληθείη, βεβαίωσις καὶ παραχρῆμα τῆς περὶ τοῦ
πλήθους γενήσεται δόξης, θάρσος τε πρὸς τὸ πάλιν ἐπὶ

ficatum explicet. Quae autem verba in aphorifmi fine
adfcribuntur, ubi ait: indicat autem fanatio; melius haberet cum conjunctione et confcriptus hoc modo: indicat
autem et fanatio. Non enim quoties cibus praeter naturam copiofior ingeftus fuerit, ipfum morbum creare fola
prodit fanatio, fed et fimul rei natura indicat, una ipfi
adftipulante ratione. Nam quae omnibus in artibus recte
conftituta funt, iis etiam ab eventu teftimonium accedit.
Quodnam igitur eft in. praefenti oratione? ea quae noxiorum humorum vacuationes fequitur fanatio, quod etiam
teftimonium Herophilus in tritemporea fignificatione vocata affumfit. Si quis enim copiofiora quam pro confuetudine comederit, aequabili autem prioribus aut etiam
pauciori utatur exercitio et corpus gravari ac opprimi fentiat et cum faciei rubore et venarum tumore febricitare
incipiat, non citra rationem omnes illum ob plenitudinem
febricitare exiftimaverint. Si igitur evacuatus juvetur,
quam primum etiam accedet opinioni de plenitudine con-

τῶν αὐτῶν παραγενήσεται ὡσαύτως κενῶσαι, μὴ περιμεί-
νοντας τὴν τῶν ἐμπειρικῶν τήρησιν, ἥν αὐτοὶ τῶν πλειστάκις ἐπὶ τοῖς αὐτοῖς ὡσαύτως ἀποβαινόντων εἶναί φασιν.
ἴσως μὲν οὖν καὶ προσέκειτο κατὰ τὸν ἀφορισμὸν ὁ καί
σύνδεσμος, εἶτά τις ὡς περιττὸν ἀφεῖλεν αὐτόν. ἴσως δὲ
καὶ ἐξ ἀρχῆς αὐτὸς ὁ Ἱπποκράτης ἁπλῶς ἔγραψε χωρὶς τοῦ
καί συνδέσμου, δηλοῖ δὲ ἡ ἴησις, ὡς εἰ καὶ οὕτως εἰρήκει,
τοῖς γὰρ προειρημένοις οὕτως ἔχουσιν ὡς εἴρηται, τουτέστι
τροφῆς πλείονος παρὰ φύσιν ἐν τῷ σώματι περιεχομένης,
ἐπειδὰν κενώσεως προσαχθείσης, ὁ κάμνων ὠφεληθείη, δῆλόν ἐστιν ὡς εἰς νόσον ἥκει διὰ τὸ πλῆθος τῆς τροφῆς. ὅτι
δὲ κένωσιν μὲν ἁπλῶς εἴωθε λέγειν ὁ Ἱπποκράτης, ὅταν
ὁμοτίμως ἅπαντες οἱ χυμοὶ κενῶνται, κάθαρσιν δὲ ὅταν οἱ
μοχθηροὶ κατὰ ποιότητα, μεμνῆσθαι χρή, καὶ ὅτι ἡ νῦν
ἴασις ὑπὸ κενώσεως, οὐ καθάρσεώς ἐστι γινομένη μαρτυρεῖ τῇ περὶ τοῦ πλήθους δόξῃ. κένωσις δ᾽ ὁμοτίμως ἁπάντων τῶν χυμῶν ἡ μὲν ἀκριβεστάτη διὰ φλεβοτομίας ἐστὶν

firmatio, atque in pofterum in iisdem fimiliter aderit vacuandi fiducia, non expectata empiricorum obfervatione,
quam ipfi jactitant eorum effe quae faepiffime in iisdem
eodem modo contigerunt. Verum addita fortaffis in aphorifmo fuerat et copula, quam poftea tamquam fupervaca-
neam aliquis fuftulit. Fortaffis autem et ipfe Hippocrates
ab initio abfolute citra et conjunctionem fcripfit, *indicat
autem fanatio;* ac fi ita dixiffet: praedictis enim ita fe
habentibus, ut dictum eft, copiofiore cibo praeter naturam in corpore contento, ubi vacuatione adhibita aegrotus juvabitur, eum in morbum ob cibi copiam incidiffe
conftabit. Quod autem Hippocrates vacuationem abfolute
pronunciare confueverit, quum aequabiliter omnes humores vacuantur, purgationem autem quum qualitate pec-
cantes et pravi educuntur, meminiffe oportet, quodque
fanatio, de qua nunc agitur, vacuatione, non purgatione
celebrata opinionem de plenitudine confirmat. Jam vero
aequabilis omnium humorum vacuatio, quae exquifitiffima
eft, venae fectione fit. Huic autem proxima, quemadmo-

ἐγγὺς δ᾽ αὐτῆς ἥ τε ἀποσχαζομένων τῶν σφυρῶν, ὥσπερ
ἡμῖν εὔθισται, καὶ ἡ διὰ γυμνασίων ἢ τρίψεων ἢ λουτρῶν
καὶ προσέτι κατὰ συμβεβηκὸς ἡ διὰ ἀσιτίας. κατὰ συμβεβηκὸς δ᾽ εἶπον, ὅτι μὴ δι᾽ ἑαυτῆς ἡ ἀσιτία κενοῖ, καθάπερ ἕκαστον τῶν προειρημένων. ἀλλ᾽ ἡ μὲν κένωσις γίνεται τῷ φυσικῷ τρόπῳ τῆς διαπνοῆς, μηδεμιᾶς δὲ ἀντὶ τῶν
κενωθέντων εἰσενεχθείσης τροφῆς, ἐναργῶς τηνικαῦτα φαίνεται ἡ πρότερον λανθάνουσα. ταυτὶ μὲν οὖν αὐτάρκη πρός
γε τὴν ἐξήγησιν τοῦ ἀφορισμοῦ. ὅστις δὲ βούλεται τὸν
περὶ πλήθους λόγον ἀκριβῶς ἀναλέξασθαι, βιβλίον ἔχει γεγραμμένον ὑφ᾽ ἡμῶν ἓν ὅλον, ὃ δὴ καὶ περὶ πλήθους ἐπι-
γέγραπται. νυνὶ δ᾽ ἀρκεῖ τό γε τοσοῦτον ἔτι προσθεῖναι
τοῖς εἰρημένοις, ὡς ἄρξασθαι μὲν δύναται τὸ πρὸς τὴν δύναμιν πλῆθος, ἄνευ τοῦ διαφθάρθαι, μεῖναι δ᾽ οὐ δύναται
χρηστόν. ἀνάγκη γὰρ πᾶσα μεταβάλλειν αὐτὸ κατὰ ποιότητα, διαφθείρεσθαι τοῦ χρόνου προϊόντος· ἀλλὰ κἂν τοῦτο
γένηται, μέχρι τοσούτου πλῆθος αὐτὸ καλέσομεν, μέχρι περ

dum nobis confuetum eft, fcarificatis fit malleolis; et quae
exercitiis et quae frictionibus et quae balneis ac denique
quae inedia per accidens fit evacuatio. Per accidens autem dixi, quoniam non per fe vacuat inedia, quemadmodum fuperiorum unumquodque. Verum naturali quidem
perfpirationis modo vacuatio quidem fit, quae nullo accedente alimento in locum ejus quod fuit evacuatum, tunc
fenfu manifefte deprehenditur quae prius latuerat. Haec
igitur ad aphorifmi explicationem fufficiant. Qui vero
vult de plenitudine difputationem accurate perlegere, integrum librum unum habet a nobis confcriptum, cui titu-
lus eft de plenitudine. Nunc vero hoc tantum fatis erit
fuperioribus addidiffe, poffe quidem abfque corruptela
cepiffe plenitudinem eam quae ad vires relatione intelligitur; fed quae utilis ac benigna permanere nequeat.
Nam omnino neceffe eft ipfam fecundum qualitatem transmutari et progreffu temporis corrumpi. Verum etiamfi
hoc accidat, tamdiu tamen plenitudinem ipfam nominabi-

ΚΑΙ ΓΑΛΗΝΟΤ ΕΙΣ ΑΤΤΟΤΣ ΤΠΟΜΝΗΜΑΤΑ. 483

Ed. Chart. IX. [56. 57.]   Ed. Baf. V. (240.)

ἂν ἐπὶ τῇ κενώσει τοῦ περιττοῦ τὸ λοιπὸν δύνηται γίνεσθαι
χρηστόν. ὁποῖον γὰρ κατὰ τοὺς ὀξυνομένους οἴνους συμβέβηκε, τοιοῦτόν τι καὶ κατὰ τὴν ἀλλοίωσιν τοῦ αἵματος.
ἔστι δὲ τὸ συμβαῖνον ἐπὶ τῶν οἴνων τοιόνδε. τελέως μὲν
ὀξεῖς γενηθέντες οὐκέτ᾽ εἰς τὴν τοῦ οἴνου φύσιν ἐπανέρ-
χονται, βραχεῖαν δέ τινα ποιησάμενοι ῥοπὴν ὡς ὀξύνεσθαι
μὲν, ὄξος δ᾽ οὐδέπω γεγονέναι, πολλοὶ πολλάκις ἀνεκτήσαντο
τὴν πρότερον φύσιν. οὕτως ἔχει κἀπὶ τοῦ αἵματος· καὶ
γὰρ καὶ τοῦτο μεγάλης μὲν τῆς διαφθορᾶς γενομένης
οὐκέτ᾽ ἐπανέρχεται πρὸς τὸ κατὰ φύσιν, ἐπὶ βραχὺ δὲ
συμβάσης, ἐπειδὰν τὸ περιττὸν ἀποκενωθῇ τὸ κατάλοιπον
ἀνακτᾶται τὴν ἑαυτοῦ φύσιν, καὶ δὴ καὶ καλεῖν ἔθος ἐστὶ
τὴν τοιαύτην [57] διάθεσιν οὐ διαφθορὰν, ἀλλὰ πλῆθος,
ἐκείνης, ὡς ἔφην, μόνης ὀνομαζομένης διαφθορᾶς, ἥτις ἂν
οὕτως ἀξιόλογον ἔχῃ τὴν τὸ παρὰ φύσιν ἐκτροπὴν, ὡς
μηκέθ᾽ ὑπὸ φύσεως δύνασθαι πεττομένης χρηστὸς γίνεσθαι
χυμός.

---

mus, donec ex fupervacanei vacuatione refiduum benignum
ac utile fieri poſſit. Quod enim vinis accidit acefcenti-
bus, tale quiddam et in fanguinis alteratione contingit.
Quod autem in vinis accidit tale eſt. Ubi vina plane
facta funt acida, non rurfum ad vini naturam redeunt;
verum ſi levem quandam mutationem fecerint, fed nondum acetum ſint, ex iis multa multoties priſtinam naturam recuperant. Sic in fanguine fe res habet. Etenim
magna ipſius facta corruptione, is non amplius ad naturalem ſtatum redit; ſi vero pauca contigerit, vacuato fu-
pervacaneo, refiduum ad fuam naturam reſtituitur. Et
fane hujusmodi fanguinis affectionem non corruptelam,
fed plenitudinem vocare confuetum eſt, quum illa, ut dixi,
fola corruptela nominetur, quae tam inſignem habet in ſtatum, qui praeter naturam eſt, everſionem, ut iterum a
naturae coctione humor utilis ac laudabilis fieri nequeat.

ιη΄.

*Τῶν τρεφόντων ἀθρόως καὶ ταχέως ταχεῖαι καὶ αἱ δια-
χωρήσιες γίνονται.*

*Ταχέως μὲν τρέφειν ἀκουστέον εἰρῆσθαι πρὸς αὐτοῦ
τὰ μετ᾽ ὀλίγον χρόνον τῆς προσφορᾶς εὐθέως τρέφοντα
κατά γε τὴν ἑαυτῶν φύσιν. ἐξετάζεται δ᾽ αὕτη κατά γε
τοὺς ἀμέμπτως ὑγιαίνοντας. ἀθρόως δὲ τὰ μετὰ τὸ ἄρξασθαι τρέφειν ἐν ὀλίγῳ χρόνῳ πᾶσαν τὴν ἐξ αὐτῶν τροφὴν
δίδονται τῷ σώματι. τὰ τοιαῦτα οὖν, ὅσον ἐπὶ τοῦτο μόνον τῷ τρέφειν ἀθρόως καὶ διαχωρηθήσεται ταχέως. εἰ
δ᾽ ἤτοι δριμύτης τις αὐτοῖς ἐρεθίζουσα πρὸς ἀπόκρισιν
ἢ γλισχρότης ὑπάρχει, δι᾽ ἢν ἐπὶ πλέον κατέχεται, τὰ μὲν
θᾶττον κατὰ τὴν διαχώρησιν ὁρμήσει, τὰ δὲ βραδύτερον.
τάχιστα μὲν οὖν καὶ ἀθρούτατα οἶνος τρέφει, βραδύτατα
δὲ καὶ κατὰ βραχὺ βόειον κρέας καὶ κοχλίαι καὶ σπόνδυλοι
θαλάττιοι καὶ ἀκρίδες καὶ κάραβοι καὶ ἀστακοὶ, καὶ συνελόντι*

XVIII.

*Quae confertim ac celeriter alunt, eorum quoque celeres
excretiones fiunt.*

Celeriter quidem alere ab ipfo dici intelligenda funt
quae pauco poſt aſſumtionem tempore ſtatim nutriunt ſuae
naturae ratione. Ipſa vero in corporibus illaeſa ſanitate
fruentibus explorantur. Confertim vero, quae poſtquam
alere coeperunt exiguo tempore totum ex ſe corpori alimentum impertiunt. Quae itaque funt ejusmodi, quatenus confertim et cumulate nutriunt, eatenus celeriter ex-
cernentur. Si qua vero ipſis adſit acrimonia quae ad excretionem excitet aut lentor exiſtat, quo diutius retinean-
tur; illa quidem celerius ad excretionem prorumpent;
haec vero tardius. Celerrime igitur et confertiſſime vinum alit; tardiſſime autem et paulatim caro bubula et
cochleae, ſpondyli marini, locuſtae, carabi, gammari, et ut

φάναι πάντα τα σκληρόσαρκα της αυτής εστι (241) τούτοις
φύσεως. και σκληροι τυροι και τα τεταριχευμένα των κρέων
και φακοι και βολβοι και τα μέχρι του σκληρωθήναι των
ωών άφεψημένα. ταυτι γαρ πάντα μετα πολυν χρόνον του
προσαχθήναι τρέφει κατα βραχύ. σημείον δ' έστω σοι του
τρέφειν ήδη το προσενηγμένον εν μεν τοις σφυγμοις ή τε
σφοδρότης και το μέγεθος, εν δε ταις καθ' όρμην κινήσεσιν ή προστιθεμένη τοις τεθραμμένοις ρώμη. μάλιστα
δ' εξετάζειν αυτην προσήκον επι των εκλελυμένων δια κέ-
νωσίν τινα αισθηιην ή δια κάματον ή δι' ασιτίαν. επι
μεν ουν των προειρημένων απάντων αι κατα την γαστέρα
διαχωρήσεις βραδείαι γίνονται, τουτ' έστι μετα πολυν της
προσφοράς χρόνον, επι δε των εναντίων ταχείαι, μάλιστα δ'
εναντίος απάντων αυτοις εστιν ο οίνος ως είρηται, τάχιστα
τρέφων, εφεξής δ' αυτώ κατα στοίχον άλλα περι ων ερώ,
πρώτόν γε περι των οίνων αυτών διερχόμενος. οι μεν γαρ
ιδατώδεις αυτών ελαχίστην τροφην τω σώματι διδόασιν.
εισι δε ούτοι λευκοι μεν την χρόαν, λεπτοι δε την σύστα-

fummatim comprehendam, quaecunque dura carne conftant, ejusdem cum his naturae funt. Ad haec duri ca-
fei, falitae carnes, lentes, bulbi et ova quoufque indu-
ruerint elixa. Haec enim omnia multo poft affumtionem
tempore paulatim nutriunt. Indicium autem tibi fit cibum affumtum jam nutrire tum pulfuum quidem vehementia et magnitudo, tum motuum voluntariorum robur
nutritis partibus conciliatum. Ipfum autem potiffimum
decet explorare in illis qui aut propter vacuationem quandam fenfibilem aut propter laborem aut propter inediam
viribus exfoluti funt. In praedictis igitur omnibus tardae
fiunt per alvum excretiones, hoc eft longo poft affumtionem tempore; in contrariis vero celeres. Maxime autem
omnium ipfis vinum contrarium eft, celerrime, ut diximus, nutriens. Poft ipfum vero fuo ordine cetera fubfe-
quentur, de quibus dicturus fum, quum primum de vinis
ipfis differuero. Etenim aquofa vina pauciffimum corpori
dant alimentum. Sunt autem haec colore quidem alba,

σιν, οἱ δὲ παχεῖς καὶ κιρ- [58] ῥοὶ πολὺ μὲν πλείονα
τὴν τροφὴν τούτων διδόασι τῷ σώματι, ἀπολείπονται δὲ
τῶν μελάνων ἐς τοσοῦτον τροφῆς, ὅσον πλεονεκτοῦσιν εἰς
τὸ ταχέως καὶ ἀθρόως τρέφειν. ὅσοι δὲ λευκοὶ μὲν, ἀλλὰ
παχεῖς εἰσιν ἀτροφώτεροι μὲν τοσοῦτον ὑπάρχουσιν, τροφι-
μώτεροι δὲ τῶν λεπτῶν τε καὶ λευκῶν, ἀλλ' οὔτε τάχεως
οὔτε ἀθρόως τρέφουσιν. εἰς ὅσον δὲ ἐν τούτοις διαφέρουσιν, εἰς τοσοῦτον καὶ κατὰ τὴν διαχώρησιν. οἱ μὲν γὰρ
ὑδατώδεις κατ' οὖρα διαχωροῖσι τάχιστα, διὰ τὸ φθάνειν
τάχιστα σχεδὸν ἀναλαμβάνεσθαι ὅλοι, τῶν δ' ἄλλων πάντων ὅσον ὑπέρχεταί τι κατὰ τὴν γαστέρα σαφὲς, ἀνάλογον τῷ χρόνῳ τῆς θρέψεως ἔχει τὴν διαχώρησιν. οὕτω δὲ
κἀπὶ τῶν ἄλλων ἁπάντων συμβέβηκεν. ὁ μὲν γὰρ τῆς πτισάνης χυλὸς οὐ μετὰ πολὺν χρόνον τῆς προσφορᾶς φαίνεται τρέφων, οὐ μὴν πολλὴν τροφὴν διδοὺς τῷ σώματι καὶ
ταύτην ἐν ὀλίγῳ χρόνῳ παρέχων ἀθρόαν. ὁ χόνδρος δὲ
οὔτ' ὀλίγην οὔτ' ἀθρόαν, ἀλλ' ἐν πολλῷ τε χρόνῳ καὶ πολλὴν παρέχει τροφήν. ὡσαύτως δὲ δηλονότι προσήκει τῇ

fubſtantia vero tenuia. Craſſa vero et ſulva his multo
quidem copioſius corpori alimentum impertiunt, ſed tanto
nigris in copioſe alendo cedunt, quanto in celeriter ac
confertim alendo praecellunt. Quae vero alba quidem
ſunt, ſed craſſa, parcius quidem quam nigra, liberalius
autem quam tenuia et alba nutriunt, ſed neque celeriter,
neque confertim alunt. Quanto vero in hiſce differunt,
tanto et in excretione. Aquoſa namque celerrime per
urinas excernuntur, quia propemodum tota celerrime jacturam rependi praevertunt. Ex aliis vero omnibus quantum qui manifeſte per ventrem ſubierit proportionalem
nutritionis tempori habet excretionem. Sic et in aliis
omnibus accidit. Nam ptiſanae cremor non multo poſt
aſſumtionem tempore videtur alere, non tamen copioſum
corpori praebet alimentum idque pauco tempore confertum. Alica vero neque paucum, neque confertum, ſed
et multo tempore et multum praebet alimentum. At profecto quae inter ſe comparantur ſimilem habere conſiſten-

συστάσει ἔχειν τὰ παραβαλλόμενα καὶ μὴ τὸ μὲν ἀκριβῶς
εἶναι ὑγρόν, τὸ δὲ ἄκρως ξηρόν. ἐπὶ μὲν οὖν τῆς πτισάνης καὶ χόνδρου καὶ πάντων τῶν τοιούτων, ὅσα σκευάζουσιν
ἐκ κέγχρων ἢ κυάμων, ἤ τινων ἄλλων καρπῶν, ὁμοίως ἐχέτω
τὰ παραβαλλόμενα, κατὰ τὸ ποιὸν τῆς συστάσεως. ἐπὶ δὲ
τῶν κρεῶν ἰδίᾳ μὲν ἡ σύστασις ἑκάστου. παραβάλλεσθαι
δὲ αὐτὰ χρὴ κατὰ τὸ ποιὸν τῆς σκευασίας ἢ ὠπτωμένων
ἀμφοῖν ἢ ἑψημένων ὡσαύτως. ἀφαιρείσθωσαν δὲ κατὰ τὴν
σκευασίαν καὶ οἱ δακνώδεις χυμοὶ, καθάπερ ἐπὶ κράμβης
τε καὶ ὀσπρίων, εἰ μέλλεις ἀκριβῆ βάσανον αὐτῆς τῆς τρεφούσης οὐσίας λαβεῖν. ἡ δ᾽ ἀφαίρεσις τῶν χυμῶν ἐκ τοῦ
μετατίθεσθαι κατὰ τὴν ἕψησιν εἰς ἕτερον ὕδωρ ἐξ ἑτέρου
γίγνεται. ἐὰν οὖν ἅπαντα ταῦτα διορισάμενος ἐξετάσῃς
ἀκριβῶς, εὑρήσεις ὅσα μὲν ὀλίγῳ χρόνῳ τρέφει, τοῦτο δέ
ἐστι τὸ ἀθρόως καὶ μετ᾽ ὀλίγον χρόνον τῆς προσφορᾶς,
τοῦτο γάρ ἐστι τὸ ταχέως, τούτων καὶ τὴν διαχώρησιν ἐν
τάχει γινομένην, ὅταν γε ὡσαύτως ἔχουσιν ἀνθρώποις δίδο-

tiam oportet, neque vinum hoc quidem exquifite humidum effe, alterum vero fumme ficcum. In ptifana igitur
et alica et hujuscemodi omnibus quaecunque homines ex
miliis aut fabis aut aliis quibusdam fructibus parant, eodem modo fe habeant quae comparantur fecundum confiftentiae qualitatem. Carnibus autem propria quidem eft
uniuscujusque confiftentia. Sed comparare ipfas oportet
in apparatus modo, utrisque aut affis aut eodem modo
elixis. Auferantur autem per apparatum etiam mordaces
fucci, quemadmodum in braffica ac in leguminibus, fi
certam alentis fubftantiae probationem fis adepturus. Mordacium autem fuccorum fiet fublatio, fi quae incoquuntur
per elixationem ex una aqua in alteram transfundantur.
Si igitur haec omnia cum diftinctione diligenter explora-
veris, invenies quae quidem pauco tempore nutriunt, hoc
enim eft confertim, et pauco poft affumtionem tempore:
hoc enim eft celeriter etiam celerem habere excretionem,
quum hominibus eodem modo affectis exhibentur; haec

ται. καὶ γὰρ καὶ τοῦτο ἐπὶ πάντων τοιούτων χρὴ προσδιο-
ρίσασθαι. τὰ δ᾽ ἐναντίως ἔχοντα βραδέως ὑποχωρεῖν. τὴν
δ᾽ αἰτίαν τῶν γινομένων μάθοις ἂν ἐκ τῶν ἀποδεδειγμένων ἐν
τοῖς τῶν φυσικῶν δυνάμεων ὑπομνήμασιν. ἡ γὰρ τοι γαστὴρ ἀπολαύειν ἐνεδείκνυτο τῶν σιτίων αὐτὴ πρώτως τὸν
οἰκεῖον ἐξ αὐτῶν ἕλκουσα χυμὸν, ἐναποτιθεμένη τε τοῖς
ἑαυτῆς χιτῶσιν, εἶτ᾽ ἐπειδὰν τούτου κορεσθῇ, τηνικαῦτα
ἐκπέμπειν αὐτὰ πρὸς τὴν διαχώρησιν. ἐν τούτῳ δὲ τῷ
χρόνῳ καὶ τὸ ἧπαρ ἐκ τῶν σιτίων ἕλκειν ἐδείκνυτο, ἐπειδὰν
ἐνδεῶς ἔχῃ τροφῆς. εἰ δὲ μὴ, χρήσεται τῇ προϋπαρχούσῃ.
κατὰ δὲ τὸν αὐτὸν λόγον ἕλκειν αὖθις ἐκ τοῦ ἥπατος ὅλον
τὸ σῶμα, καθ᾽ ὃν ἂν χρόνον καὶ τοῦτο ἀπορεῖ τροφῆς.
ὅθεν ἐφ᾽ ὧν ὅλον τὸ σῶμα κενόν ἐστι, μάλιστα ἄν τις λάβῃ
τὴν πεῖραν τῶν ἀθρόως τε καὶ ταχέως τρεφόντων, οἷσπερ,
ὡς ἔφαμεν, ὑπάρχει καὶ τὸ πρὸς τὴν διαχώρησιν ἰέναι θᾶττον, ὅσον ἐπὶ τῷδε. τινὲς μέντοι τὴν ἐξ ὅλου τοῦ σώματος
ἔφασαν κένωσιν εἰρῆσθαι διαχώρησιν, [59] ἵνα ταυτὸν ᾖ
τὸ νῦν διδασκόμενον τῷ λελεγμένῳ κατὰ τὸ περὶ τροφῆς

etenim in ejusmodi omnibus adhibenda eſt diſtinctio; quae
vero contrariam naturam ſortiuntur, tarde excerni. Horum autem cauſam didiceris ex iis quae noſtris in commentariis de facultatibus naturalibus demonſtrata ſunt,
ventriculum prius cibis frui, familiari cibi ſucco ex illis
attracto et ſuis appoſito tunicis et mox eo ſatiatum tunc
ipſos ad excretionem emittere demonſtravimus. Hoc autem tempore et hepar demonſtrabatur ex cibis attrahere,
ubi alimento indigeret; nam ſi non egeat, illo quod prius
aderat frui. Eodem quoque modo trahere rurſus ex hepate totum corpus, quo tempore et ipſum indiget alimento.
Unde in quibus totum corpus vacuum eſt, quispiam maxime poſſit experiri, qui cibi et confertim et celeriter
nutriant; quibus, ut diximus, ineſt celerius ad excretionem
accedere, quantum ad id ſpectat. Verum quidam dixerunt eam quae ex univerſo fit corpore vacuationem, ab
ipſo excretionem nominari, ut idem fit quod nunc docetur ei quod in libro de alimento protulit, ubi inquit

ΚΑΙ ΓΑΛΗΝΟΥ ΕΙΣ ΑΥΤΟΥΣ ΥΠΟΜΝΗΜΑΤΑ. 489

Ed. Chart. IX. [59.]　　　　　　　　Ed. Baf. V. (241.)

βιβλίον, ἔνϑα φησίν· ἡ δυσυλλοίωτος δυσεξανάλωτος, ἡ εὐ-
πρόσϑετος εὐεξανάλωτος, ὅπερ ἀληϑέστατον μέν ἐστιν, οὐ
μὴν οἰκείως ἀκούσεσϑαί τε δοκεῖ τῇ τῆς διαχωρήσεως προσηγορίᾳ. λέγεται γὰρ αὐτὴ μᾶλλον ἐπὶ τῆς κατὰ γαστέρα
μόνον, δυνατόν γε μὴν κἀπὶ τῶν καϑ' ὅλον ἀκούειν αὐτὴν
τὸ σῶμα. διαφέρει γὰρ ἢ ὑποχώρησιν ἢ διαχώρησιν εἰπεῖν. ἡ μὲν οὖν ὑποχώρησις ἐπὶ · τῶν κατὰ τὴν γαστέρα
μόνον λέγεται, κοινὸν δ' ἀμφοῖν τὸ τῆς διαχωρήσεως ὑπάρχειν ἐγχωρεῖ ὄνομα. τὰ μὲν οὖν χοίρεια κρέα καὶ ὅσα γλίσχρους καὶ παχεῖς ἔχει τοὺς χυμούς, ἐν χρόνῳ ποιεῖται
τὴν ἐξ ὅλου τοῦ σώματος διαπνοήν· λάχανα δὲ καὶ τῶν
ἰχϑύων οἱ πετραῖοι καὶ ἁπλῶς ὅσα λεπτὸν ἔχει τὸν ἀνα-
διδόμενον χυμόν, ἐν μὲν τῷ τάχει τῆς ἀναδόσεως καὶ τῆς
προσϑέσεως πλεονεκτεῖ, μόνιμον δ' · οὐκ ἔχει τὴν φύσιν,
ἀλλὰ διαπνεῖται ῥᾳδίως.

---

quod alimentum difficile alteratur aut immutatur, difficile
abfumitur; quod facile apponitur, facile abfumitur. Quod
dictum veriffimum quidem eft, non tamen proprie videtur accipi fub excretionis appellatione; nam ipfa magis
proprie dicitur de ea quae per ventrem folum, forfan et
de ea, quae ex toto fit corpore, intelligere poffibile eft.
Differt enim et excretionem et fubductionem dicere. Sub-
ductio namque de iis folis dicitur quae per alvum dejiciuntur; contingit autem excretionis vocabulum utrisque
effe commune. Carnes itaque fuillae et quaecunque lentos ac craffos humores habent, diuturno tempore ex toto
corpore per transfpirationem difcutiuntur; olera vero et
pifces fexatiles et fimpliciter quaecunque tenuem habent
fuccum diftribuendum, diftributionis quidem atque appo-
fitionis celeritate exfuperant, ftabilem vero naturam non
habent, fed facile digeruntur ac perfpiratione evanefcunt.

490　　*ΙΠΠΟΚΡΑΤΟΥΣ ΑΦΟΡΙΣΜΟΙ*

Ed. Chart. IX. [59.]　　　　　Ed. Baf. V. (241.)
ιϑ'.

*Τῶν ὀξέων νοσημάτων οὐ πάμπαν ἀσφαλέες αἱ προσαγο
ρεύσιες οὔτε τοῦ θανάτου οὔτε τῆς ὑγείας.*

---

*Τὰ ὀξέα νοσήματα πρὸς τὸ κρίνεσθαι ταχέως εὐθέως
καὶ μέγεθος ἔχει· τοὺς γὰρ ἐφημέρους πυρετοὺς καίτοι
ταχέως παυομένους οὐ καλοῦσιν ὀξέα νοσήματα. διττὴ δέ
ἐστιν ἡ τῶν ὀξέων νοσημάτων φύσις· ἢ γὰρ ἐπὶ χυμοῖς μό
νοις θερμοῖς οὐδένα τόπον ἐγκατειληφόσιν, ἀλλ' ὁμοτίμως
ἐν ἅπασι τοῦ ζώου τοῖς μέρεσι γίγνεσθαι πεφυκόσιν ἢ τό
που τινὸς πεπονθότος, ὡς ἐν πλευρίτιδι καὶ περιπνευμονίᾳ
καὶ κυνάγχῃ. καὶ οἵ γε πυρετοὶ τοὐπίπαν οἷον συνεχεῖς
εἰσιν ἐν τοῖς ὀξέσι νοσήμασι. σπάνια γὰρ τὰ χωρὶς πυρε
τῶν, ὁποία ἐστὶ καὶ ἡ ἀποπληξία. τὰ δὲ χρόνια νοσήματα
διὰ χυμοὺς γίνεται παχεῖς καὶ γλίσχρους καὶ ψυχρούς, οὔτε
πεφθῆναι ῥᾳδίως δυναμένους, ἐμπλαττομένους τε καὶ σφη
νουμένους ἐν τοῖς πεπονθόσι μορίοις, ὥστε καὶ σκιρρώδεις*

XIX.

*Acutorum morborum non omnino certae funt praedictiones,
neque mortis, neque fanitatis.*

Acuti morbi praeterquam quod celeriter judicentur,
ſtatim etiam vehementiam habent. Licet enim diariae febres celeriter finiantur, eas tamen acutos morbos minime
vocitant. Duplex autem eſt acutorum morborum natura;
aut enim ſolis in humoribus calidis nullum certum locum
intercipientibus, ſed aequabiliter in omnibus animalis partibus; aut affecta quadam parte, ut pleuritide, peripneumonia et cynanche procreari conſueverunt. Sed et febres
ut plurimum in acutis morbis ſunt continuae. Pauci namque ſunt citra febres, qualis apoplexia. Diuturni vero
morbi ob craſſos, lentos ac frigidos humores oboriuntur,
qui facile concoqui nequeunt, ſed affectis partibus ita
impacti atque incuneati ſunt, ut eorum affectus ſcirrhos

αὐτῶν μᾶλλον ἢ φλεγμονώδεις εἶναι τὰς διαθέσεις.
ὀλίγα δ᾽ ἐξ αὐτῶν γίγνεται τὰ κατὰ συμπάθειαν καὶ χωρὶς τίπου
πεπονθότος, ἐν οἷς ὁμοτίμως ἁπασῶν τῶν φλεβῶν, ἤτοι μελαγχολικοὺς ἢ φλεγματώδεις χυμοὺς ἐχουσῶν σηπομένους.
ἐπὶ μὲν τούτων ἁπάντων ἔοικεν ὁ Ἱπποκράτης θαῤῥεῖν
ταῖς προγνώσεσιν, ἐπὶ δὲ τῶν ὀξέων οὐχ ἁπάντων, ἀλλ᾽
ἔστιν ὅτε καὶ διαμαρτάνεσθαι τὴν πρόγνωσιν ὁμολογεῖ. τοιοῦτον γάρ ἐστι τὸ οὐ πάμπαν, ἀπόφασις ὄν. τὸ γὰρ οὐ
πάμπαν τῷ οὐ παντελῶς ταὐτὸν σημαίνει. καὶ ἔστι τὸ
οὐ πάμπαν ἴσον τῷ οὐκ ἐπὶ πάντων, ὅπερ ὅταν ὀλίγα τῶν
πάντων ἐξαιρῶσιν ὀνομάζειν εἰώθασιν. οἷον οὐ πάντες ἄνθρωποι κακοί. δηλοῖ γὰρ ὁ τοῦτ᾽ εἰπὼν ὀλιγοστοὺς εἶναι
τοὺς ἀγαθούς. οὕ- [60] τω γοῦν καὶ νῦν ὁ Ἱπποκράτης
ἐμφαίνει λέγων, (242) οὐ πάμπαν ἀσφαλεῖς εἶναι τὰς προσα-
γορεύσεις ἐπὶ τῶν ὀξέων ὡς ὀλιγάκις ποτὲ καὶ σφαλλομένου
τοῦ ἀρίστου ἰατροῦ. συμβαίνει δ᾽ αὐτὸ τοῦτο διά τε τὴν
ὀξύῤῥοπον ἐν κρίσει μεταβολὴν, ἥτις ἔπεται τῶν ἐργαζομέ-

magis quam phlegmonas aemulentur. Pauci vero ex ipſis
fiunt per conſenſum et citra partem affectam; in quibus
aequaliter omnes venae, putreſcentes humores vel melancholicos vel pituitoſos habeant, quorum omnium praeno-
tionibus niti et confidere videtur Hippocrates; acutorum
vero non omnium, ſed in ipſis falli etiam interdum praenotionem fatetur. Id namque tale ſignificat, *non omnino*,
negatio quum ſit. *Non omnino* enim idem quod non
prorſus ſignificat, eſtque *omnino* peraeque ac non in omnibus, quod ſermonis genus uſurpare conſueverunt, quum
pauca de omnibus eximunt, ut quum dicunt, non omnes
homines mali. Qui enim hoc profert, pauciſſimos eſſe
bonos declarat. Sic igitur et nunc Hippocrates his verbis oſtendit non omnino certas in morbis acutis eſſe
praedictiones, quum raro interdum optimus medicus aber-
ret. Hoc autem ipſum accidit tum propter repentinam
in criſi permutationem, quae humorum morbos efficientium naturam ſequitur, tum propter eum qui fit inter-

νων αὐτὰ χυμῶν τῇ φύσει καὶ διὰ τὸ μεταῤῥεῖν ἐνίοτε τὸν
λυποῦντα χυμὸν ἐξ ἑτέρων εἰς ἕτερα.

κ'.

Ὁκόσοισι νέοισιν ἐοῦσιν αἱ κοιλίαι ὑγραί εἰσι, τουτέοισιν
ἀπογηράσκουσι ξηραίνονται. ὁκόσοισι δὲ νέοισιν ἐοῦσιν
αἱ κοιλίαι ξηραί εἰσι, τουτέοισιν ἀπογηράσκουσιν ὑγραίνονται.

Ὅτι μὲν ὡς τὸ πολὺ τοῦτο γίνεται καὶ οὐ διὰ παντὸς
ἐδήλωσεν αὐτὸς ἐν τοῖς κατωτέρω γράψας τόνδε τὸν ἀφορισμὸν, ὁκόσοι τὰς κοιλίας ὑγρὰς ἔχουσι νέοι μὲν ἐόντες
βέλτιον ἀπαλλάσσουσι τῶν ξηρὰς ἐχόντων, εἰς δὲ τὸ γῆρος
χεῖρον ἀπαλλάσουσι. ξηραίνονται γὰρ ὡς ἐπὶ πολὺ τοῖσιν
ἀπογηράσκουσιν. ἀκουστέον δέ ἐστι ξηρᾶς καὶ ὑγρᾶς κοιλίας οὐχ ἁπλῶς, ἀλλ' ἐπὶ τοῖς αὐτοῖς διαιτήμασιν. εἰ γὰρ

dum peccantis humoris ex altero in alterum locum trans-
fluxum.

XX.

Quibus per juventutem alvi funt humidae, iis fenefcentibus exficcantur. Quibus vero in juventute alvi ficcae
funt, iis fenioribus factis humectantur.

Quod id quidem faepenumero et non femper oboriatur, in fequentibus hunc quem fcripfit aphorifmum ipfe
declaravit: Quicunque alvos habent humidas, fi juvenes
quidem fuerint, falubrius degunt quam qui ficcas habent;
at in fenectute deterius ea defunguntur: ipfis namque fenefcentibus plerumque reficcantur. Oportet autem humidas
et ficcas alvos intelligere non fimpliciter, fed eadem victus
ratione fervata. Si quis enim in juventute Alexandrino-

τις ἐν μὲν τῇ νεότητι τῇ τῶν Ἀλεξανδρέων χρῆται διαίτῃ,
ταρίχῃ τε καὶ πράσα ἐσθίων, ἐπιπίνων τε ζυθὸν, ἐν δὲ τῷ
γήρᾳ μηδὲν τούτων προσφέρηται, φακὴν δὲ ἐσθίει καὶ οἶνον αὐστηρὸν ἔτι πίνει, πῶς ἂν φαίημεν ὑπηλλάχθαι τούτῳ τὰ διαχωρήματα τῷ λόγῳ τῆς ἡλικίας; οὕτω δὲ καὶ ὁ
μὲν κατὰ τὴν νεότητα φακὴν ἐσθίων καὶ μέσπιλα καὶ οἶνον αὐστηρὸν πίνων, ἐπὶ δὲ τοῦ γήρως τῇ τῶν Ἀλεξανδρέων
χρώμενος διαίτῃ, συμμεταβάλλει ταῖς διαίταις τὴν κατὰ
τὴν διαχώρησιν, οὐκ ὀρθῶς ποιησόμεθα κρίσιν. ἀλλ᾽ ὅταν
ἁπάντων τῶν ἄλλων, οὐ μόνον τῶν κατὰ τὴν τροφὴν, ὁμοίως
πραττομένων ὑπηλλάχθαι τὰ κατὰ τὰς διαχωρήσεις, ἡ κρίσις ὀρθὴ γενήσεται τῶν ὑφ᾽ Ἱπποκράτους εἰρημένων· ὑπαλ-
λαχθήσεται δὲ τὰ κατὰ τὰς διαχωρήσεις, ὅσον ἐπὶ τῇ φύσει τῶν ἡλικιῶν κατὰ τὰς ἐν τῷ σώματι διαθέσεις ἀλλατ-
τομένας, ὑφ᾽ ὧν ἡ γαστὴρ ὑγροτέρα τε καὶ ξηροτέρα γίνεται. τίνες δὲ εἰσιν αὗται τῶν ἐζητημένων ἐστὶ καὶ οὕτω
γε μακρὸν ἔσεσθαί μοι νομίζω τὸν λόγον, εἰ σὺν ταῖς οἰκείαις ἀποδείξεσι γράφειν αὐτὸν ἐπιχειρήσαιμι, ὥσθ᾽ ἑνὸς

rum victu uteretur et falfamenta et porra comederel,
zythumque fuperbiberet, in fenectute vero nihil horum
quidquam affumeret, fed lentem efitaret et vinum aufte-
rum infuper biberet, quomodo diceremus huic dejectiones
aetatis ratione fuiffe permutatas? Sic etiam fi quis per
juventutem lentibus et mefpilis vefceretur vinumque au-
fterum potaret, per fenectutem vero Alexandrinorum victu
uteretur, atque ita cum victu dejectiones mutaret, non
recte judicium fecerimus. Verum quum ceteris omnibus
non folis ad alimoniam fimili modo paratis dejectiones
immutatae fuerint, tum rectum de iis quae ab Hippocrate
in aphorifmo dicta funt, dabitur judicium. Immutabun-
tur autem dejectiones, quod ad aetatum naturam attinet,
prout corporis affectiones immutantur, a quibus alvus et
humidior et ficcior redditur. At quaenam hae fint affectiones eorum, quae quaeruntur, unum eft, atque adeo
longam mihi fore orationem auguror, fi cum propriis de-
monftrationibus ipfum fcriptis prodere ftuduero, ut uno

ἄλου δεήσεσθαι βιβλίου. τοῦτο μὲν οὖν αὖθις ἔσται ποτέ,
νῦν δὲ διὰ βραχέων ἐρῶ τὰ κεφάλαια, συγχρησάμενος οἷς
ἔν γε τοῖς τῶν φυσικῶν δυνάμεων ἀπέδειξα ὑπομνήμασι καὶ
τοῖς τῶν συμπτωμάτων αἰτίοις· ὑγροτέρα τοῦ συμμέτρου
γίνεται ἡ γαστὴρ, ὅταν ἡ χυλωθεῖσα τροφὴ κατ᾽ αὐτὴν
ἐνδιέ- [61] τερον ἀναδίδοται, ξηροτέρα δὲ πάλιν τῆς κατ᾽
αὐτὴν ὑγρότητος ἁπάσης εἰς τὸ ἧπαρ ἀναφερομένης. ἀλλὰ
τὸ μὲν ἐνδιέστερον ἀναδίδοσθαι γίνεται μέν ποτε πλείονα
τροφὴν λαμβανόντων ἢ ὅσης δεῖται τὸ ἧπαρ, ἔστι δ᾽ ὅτε
θᾶττον ἐπὶ τὴν διαχώρησιν ἰούσης αὐτῆς. τῆς μὲν γὰρ
πλείονος ἀπολείπεται τὸ περιττὸν, ἐπειδὰν ἑλκύσῃ τὸ ἧπαρ,
ὅσης δεῖται. τῆς δὲ ταχέως διεξιούσης οὐ φθάνει τοσοῦτον ἕλκειν τὸ ἧπαρ ὅσου δεῖται. θᾶττον δὲ ὑπέρχεται τὰ
διαχωρούμενα, ποτὲ μὲν διὰ τὸ πλῆθος τῆς καταῤῥεούσης
εἰς τὴν γαστέρα χολῆς ἐρεθιζούσης αὐτὴν εἰς ἀπόκρισιν,
ἐνίοτε δὲ τῆς μὲν ἐν αὐτῇ τῇ γαστρὶ καθεκτικῆς δυνάμεως,
ἀῤῥωστοτέρας γινομένης, τῆς δὲ ἀποκριτικῆς ἐν ταύτῃ γε
καὶ τοῖς ἐντέροις ἰσχυρᾶς ὑπαρχούσης. πλειόνων μὲν οὖν

integro libro fit opus. Id igitur alias fortaffis praeftabi-
tur; nunc vero paucis capita proferam, atque iis utar,
quae in commentariis tum de naturalibus facultatibus tum
de fymptomatum caufis demonftravi. Alvus jufto fit humidior quum cibus in chylum commutatus ex ea parcius
diftribuitur; contra vero ficcior, quum omnis humor in
ipfa contentus ad hepar fertur. Quamobrem autem parcius diftribuatur eft interdum quidem copiofior cibus quam
quo hepar indigeat affumtus, interdum etiam quia celerius
ipfe ad dejectionem fertur quam hepar attrahat. Copio-
fioris enim cibi, quum hepar quantum opus erat attraxe-
rit, plures fuperfunt reliquiae; celerius vero ad exitum
permeantis cibi, tantum hepar quanto egeat attrahere non
poteft. Celerius autem fubeunt alvi excrementa, interdum quidem ob bilis in alvum defluentis et ipfam ad
excretionem proritantis copiam; interdum vero propter
facultatis retentricis ventriculi partam imbecillitatem et
excretricis ipfius et inteftinorum robur. Copiofiores igi-

ὀριγόμεθα τοῦ στόματος τῆς γαστρὸς, ἐνταῦθα γὰρ μάλιστα ἡ ὄρεξίς ἐστι, ψυχροτέρου τὴν κρᾶσιν ὑπάρχοντος.
οὕτω δὲ καὶ τὸ ἧπαρ ἧττον ἕλκει διὰ ψυχρότητα· τὴν δὲ
καθεκτικὴν ἡ γαστὴρ δύναμιν ἀσθενεστέραν ἔχει δι' ὑγρότητα, καθάπερ δὴ καὶ τὴν προωστικὴν ἰσχυροτέραν διὰ
ξηρότητα. γερόντων οὖν ἐπειδὰν ψυχρότερον γένηται τὸ
σῶμα, τὴν ἐν τῷ στόματι τῆς κοιλίας ὑγρότητα συμβαίνει
γίνεσθαι ψυχρὰν ἐς τοσοῦτον, ὡς μεταπίπτειν εἰς ἀνορεξίαν,
καὶ οὕτω ξηραίνεσθαι τὴν διαχώρησιν, ἐνδείᾳ τῶν προσφε-
ρομένων, ὡς πρὸς τὴν ἀνάδοσιν. οὕτω δὲ καὶ ὅσοι διὰ τὸ
πλῆθος ἢ τὴν φύσιν τοῦ πικροχόλου χυμοῦ τὴν κοιλίαν
ὑγραίνονται, πρὸς τοὐναντίον μεταπίπτουσι, μηκέτι ἐν τῷ
γήρᾳ τοῦ τοιούτου χυμοῦ πολλοῦ γενομένου. τοῖς μέντοι δι'
ἀρρωστίαν τῆς καθεκτικῆς δυνάμεως ὑγραινομένοις τὴν κοιλίαν οὐχ ἅπασιν ἡ μετάπτωσις ἔσται, ἀλλὰ παρὰ τὸ ποσὸν
τῆς συνεζευγμένης αὐτῇ θερμασίας. εἰ μὲν γὰρ εὐθὺς ἐξ
ἀρχῆς εἴη ψυχροτέρα τὴν κρᾶσιν ἡ γαστὴρ, εἰς ἀμετρίαν

tur cibos appetimus, quum os ventriculi, in eo enim
maxime fita eft cibi appetentia, frigidiore eft temperamento. Quemadmodum autem hepar propter frigiditatem
minus attrahit, fic quoque ventriculus propter humiditatem retentricem facultatem imbecilliorem obtinet, ut et
fane expultricem robuftiorem propter ficcitatem. Senum
itaque corpus quum frigidius evaferit, humiditatem tantopere frigidam in ore ventriculi fieri contingit, ut in
anorexiam, hoc eft inappetentiam, excidat atque ita dejectiones alvi ficcari accidat cibariorum penuria, quod ad
diftributionem attinet. Sic vero et quicunque ob copiam
aut naturam humoris biliofi alvum humectatam habent,
in contrarium mutantur, quum hic humor non amplius
in fenectute copiofius generetur. Quibus vero facultatis retentricis imbecillitatem alvus humectatur, non
omnibus, fed pro caloris ipfi conjuncti quantitate mutatio oboritur. Si namque ftatim ab ortu alvus frigidiore
donata temperamento, in fenectute ad immoderatam frigi-

496   ΙΠΠΟΚΡΑΤΟΥΣ ΑΦΟΡΙΣΜΟΙ

Ed. Chart. IX. [61.]   Ed. Baf. V. (242.)

τῆς κατὰ ψυχρότητα δυσκρασίας ἐν τῷ γήρᾳ παραγινομένη
τὴν καθεκτικὴν δύναμιν ὁμοίως ἄῤῥωστον ἕξει, διὰ τὸ πᾶσαν ἄμετρον δυσκρασίαν ἐκλύειν τὰς ἐνεργείας. εἰ δ᾽ ἀκριβῶς εἴη θερμὴ μέχρι πλείστου τῆς ἡλικίας ἰσχυρὰν ἕξει τὴν
καθεκτικὴν ἐνέργειαν, ὡς ἂν μηδ᾽ ἑτέραν ἔχουσα τῶν δυσκρασιῶν ἀκριβῶς, μηδὲ τὴν κατὰ ξηρότητα, φύσει γὰρ ἦν
ὑγροτέρα πάντως· ἢ οὐκ ἂν ἄῤῥωστον εἶχε τὴν καθεκτικὴν
δύναμιν μήτε κατὰ θερμότητα. τοῦτο γὰρ ὑπέκειτο. δῆλον
οὖν ὡς ὀλίγου δεῖν ἅπασιν, οἷς ὑγρότεραι φύσεις γαστρὸς
εἰσιν, εἰς τοὐναντίον ἡ μετάπτωσις γίνεται γηράσκουσιν.
οἷς δὲ ξηρότεραι, τούτοις ὑγρότεραι γενήσονται γηρῶσι, διὰ
τὰς ἐναντίας κράσεις· ἤτοι γὰρ ὅταν ἐλάττονα τροφὴν
προσφέρωνται τῆς κατὰ τὸ ἧπαρ δυνάμεως ἢ δι᾽ ἐξίκμωσιν
ἢ τὸ συῤῥέειν τῆς χολῆς εἰς τὴν κοιλίαν ὀλίγαν ἢ δι᾽ εὐ-
ρωστίαν τῆς καθεκτικῆς δυνάμεως ἡ διαχώρησις ἔσται ξηροτέρα. τούτων δὲ τὸ μὲν ἧττον ὀρέγεσθαι καὶ θᾶττον
ἐμπίπλασθαι διὰ τὴν θερμότητα γίνεται τῶν ὀρεκτικῶν μο-

ditatis intemperiem accedens, facultatem retentricem fimiliter imbecillam fortietur, quia omnis immoderata intemperies functiones debilitat laeditque. Quod fi ad ufque
longiffimum aetatis proceffum exquifite calida fuerit, ro-
buftam functionem retentricem habitura eft, ut quae neu-
tram habeat exquifite intemperiem, neque eam quae in
ficcitate confiftit, alvus enim erat prorfus humidior natura,
alioqui retentricem facultatem imbecillam non habuiffet,
neque eam quae in calore verfatur; hoc enim fupponeba-
tur. Quare prope omnibus innotefcit, quibus alvus natura humidior eft, iis fenefcentibus fieri mutationem; quibus vero ficcior, iis per fenectutem humidior propter
contraria temperamenta futura eft. Aut enim quia parcius affumitur alimenti quam hepatis facultati congruat,
aut propter exficcationem aut quia bilis paucum in alvum
confluit aut propter facultatis retentricis robur aridior
erit dejectio. Ex his autem quod minus appetant ac
celerius impleantur, fit propter partium appetentium ca-

ρίων. τὸ δ᾽ ἐξικμάζεσθαι τὴν τροφὴν ἤτοι συμμέτρως
ἔχοντος ἐν τῇ κράσει τοῦ ἥπατος ἢ καὶ βραχεῖ τινι θερμοτέρου τὴν κράσιν ὑπάρχοντος. τὸ [62] δ᾽ ὀλίγην συῤῥεῖν εἰς τὴν γαστέρα χολὴν, ὡς ἂν δηλονότι καὶ γενομένης
ὀλίγης, ἐπὶ τῇ ψυχρότητι τοῦ σπλάγχνου συμβαίνει. ῥωμαλέα δ᾽ ἡ καθεκτικὴ δύναμις γίνεται τοῖς νέοις ἐπὶ τὸ ξηρότερον τῇ κράσει ῥέπουσιν. εἰκότως οὖν γερόντων ἁπάντων
τῶν προειρημένων εἰς τἀναντία μετάπτωσις ἔσται. οἵ τε
γὰρ ἀνόρεκτοι διὰ θερμότητα προηκούσης τῆς ἡλικίας
ὀρεχθήσονται πλειόνων ἢ ὅσων δύναται κρατήσειν τὸ ἧπαρ.
ὅσοις τε διὰ ξηρότητα σύμφυτον ἡ καθεκτικὴ δύναμις ἦν
ἰσχυροτέρα, τούτοις γηρῶσιν ἀῤῥωστοτέρα γενήσεται τῇ
τῆς ξηρότητος ἀμετρίᾳ. καὶ διὰ τοῦθ᾽ ἡ διαχώρησις ὑγραν-
θήσεται, τῷ ταχύνειν τὴν διέξοδον τῶν σιτίων. ὅσοις δὲ
διὰ τὴν ἔνδειαν τῆς χολῆς ἡ διαχώρησις βραδύνουσα, τῷ
πολυχρονίῳ τῆς διεξόδου τὸ πολὺ τῆς ὑγρότητος ἐξικμάζε-
ται, δυνατὸν μὲν ἔτι μεῖναι αὐτὴν διάθεσιν. ἐγχωρεῖ δὲ
καὶ διὰ ψύξιν ἄμετρον τοῦ ἥπατος εἰς ἀῤῥωστίαν ἱκανὴν

lorem. Quod vero exfuctus cibus ficcior evadat, id oboritur aut quum jecur commoderatum temperamentum
fortitur aut etiam quum paulo calidius fit temperamento.
Quod pauco bilis in alvum confluat, ut quae nimirum
pauca procreetur, ob vifceris frigiditatem accidit. Fortis
autem juvenibus inest retentrix facultas, quum ad ficcius
temperamentum vergunt. Jure igitur omnibus praedictis
fenefcentibus in contraria fiet mutatio. Nam qui anorexia
laborant aut non appetunt, ob caliditatem aetatis progreffu plus etiam appetent quam poffit hepar evincere.
Et quibus ob congenitam ficcitatem retentrix facultas fortior extiterat, iis fenefcentibus fiet imbecillior ob ficcitatis ametriam, eaque ratione propter citatiorem cibariorum tranfitum humida evadet dejectio. Quibus vero propter bilis penuriam moratur dejectio et ob diuturnum
tranfitum multum humoris abfumitur, idem etiamnum
affectus permanere potest. Fieri tamen potest, ut propter

τῆς ἀναδύσεως ἀφικομένης ὑγρὰ γίνεσθαι τὰ διαχωρήματα.
ταῦτ᾽ ἐν τῷ παρόντι περὶ τῆς αἰτίας εἰρήσθω μοι τῶν ἐν
ταῖς ἡλικίαις μεταβολῶν, ὅσα ἴσχουσι διὰ ξηρότητα καὶ
ὑγρότητα γαστρὸς, ἀσαφῆ διὰ βραχυλογίαν ἐσόμενα τοῖς μὴ
προγεγυμνασμένοις ἐν οἷς ὑπομνήμασιν· ἀλλ᾽ ὕστερόν ποτε
δι᾽ ἑνὸς ὅλου βιβλίου σαφέστερον ὑπὲρ τῶν αὐτῶν εἰρήσεται πρὸς μέντοι τὴν ἐν τῇ τέχνῃ χρείαν ἱκανὸν καὶ τοῦτο
μόνον ἐπίστασθαι, τὸ πρὸς Ἱπποκράτους εἰρημένον ἄνευ
τοῦ προσκεῖσθαι τὴν αἰτίαν.

κα΄.

(243) Λιμὸν θώρηξις λύει.

Θώρηξιν οἴνου πόσιν αὐτὸς εἴωθεν ὀνομάζειν. ἐν γοῦν
τῷ περὶ φύσεως ἀνθρώπου καὶ διαίτης ὧδέ πως ἔγραψε·
φανερὸν γὰρ δὴ ὅτι τὰ διαιτήματα ἑκάστου ἡμῶν οὐκ αἴ-
τιά ἐστιν. ὅτι δ᾽ ἅπτεται πάντων ἡ νοῦσος ἑξῆς καὶ τῶν

immoderatam jecoris frigiditatem, diftributione ad ingentem imbecillitatem accedente, humidae dejectiones oboriantur. Haec in praefenti de mutationum per aetates
contingentium et alvi ficciᴌatem et frigiditatem fequentium
caufis dicta funt, quae propter breviloquentiam iis erunt
obfcura qui praedictis commentariis prius exercitati non
funt. Verum aliquando poftea libro uno integro de his
dilucidius difteretur. Quod ad artis ufum fpectat, hoc
folum fcire fufficit, quod citra caufarum adjectionem ab
Hippocrate fuit pronunciatum.

XXI.

Famem vini potio folvit.

Thorexin vini potionem ipfe confuevit nominare.
In libro fiquidem de natura hominis et de victus ratione
hoc modo fcripfit: conftat enim profecto cujusque noftrum
victus rationem caufam non effe, qua univerfi juvenes et

νεωτέρων καὶ πρεσβυτέρων καὶ γυναικῶν καὶ ἀνδρῶν, ὁμοίως
καὶ τῶν θωρησσομένων καὶ τῶν ὑδροποτεόντων. ἐκ τοῦ
τοίνυν ἀντιθεῖναι τοῖς ὑδροποιέουσι τοὺς θωρησσομένους
ἐδήλωσεν, ὅτι τοὺς οἰνοποτοῦντας ὀνομάζει θωρησσομένους,
ὥστε καὶ θώρηξις ἡ τοῦ οἴνου πόσις ὑπ᾽ αὐτοῦ λέγεται,
ταύτην οὖν φησι λύειν λιμὸν, οὐ μὰ Δία ἅπασαν ἔνδειαν
ὀνομάζων λιμὸν, ὥς τινες ὑπολαμβάνουσιν. οὐ μὴν οὐδὲ
τὴν μετ᾽ ὀρέξεως, ἀλλὰ τὴν ἐπ᾽ αὐτῶν δὴ τοῦτο πάθημα
ἐχόντων ὄρεξιν σφοδρὰν καὶ ἄπαυστον σιτίων, ἣν ἔνιοι τῶν
ἰατρῶν ὀνομάζουσι κυνώδη. τούτου γάρ τοι τοῦ λιμοῦ ἢ
τοῦ οἴνου θώρηξις ἴαμά ἐστιν, οὐχ ὅστις ἂν ἤτοι διὰ μακρὰν ἀσιτίαν ἢ ῥύσιν γαστρὸς ἢ αἱμοῤῥαγίαν ἤ τινα ἑτέραν κένωσιν ἢ γεγενημένος. οἱ μέντοι διά τι τῶν τοιούτων
[63] ἐνδεεῖς οὐχ ὅπως ἀγαθόν τι τῆς οἰνοποσίας ἀπολαύ-
ουσι, ἀλλὰ καὶ μέγιστα βλάπτονται, σπασμοῖς καὶ παρα-
φροσύναις ἁλισκόμενοι διὰ ταχέων, εἰ πρὸ τοῦ σιτία προσενέγκασθαι θωρηχθεῖεν. οἷς δέ ἐστι πάθος ὁ λιμὸς, ἴαμα
τούτοις ἐστὶν ἡ τοῦ οἴνου πόσις, οὐ τροφῆς πλῆθος. ἐγὼ

fenes, viri et mulieres, _fimiliterque thoreſſomeni et hydro-
potae promiſcue morbo corripiantur._ Quum ergo thoreſ-
fomenis hydropotas opponat, per thoreſſomenos vini po-
tores fe prodit intelligere. Quare et thorexis vini potus
ab ipſo dicitur, quem dicit famem folvere. Non, per
Jovem, quamcunque cibi penuriam famem nominans, ut
nonnulli arbitrantur, fed neque illam, quae non cibi appetentia fit, fed eam quam habent qui hoc morbo laborant vehementem, nec ceſſantem ciborum appetentiam,
quam nonnulli medici _caninam_ appellitant. Hujus enim
famis vini potus remedium eſt, non ejus quae aut longae
inediae aut alvi profluvio aut fanguinis eruptioni aut
cuidam alteri vacuationi fucceſſit. Enimvero ob ejusmodi
cauſarum aliquam famelici tantum abeſt ut aliquod ex
vini potu emolumentum percipiant, quin imo plurimum
oblaeduntur, qui nimirum derepente convulſionibus ac de-
liriis corripiuntur, fi cibis affumtis praebiberint. At quibus fames morbus eſt, iis vini potus, non cibi copia

γοῦν οὕτως ἰασάμην ἐνίους τῶν ἀπαύστως λιμωττόντων,
οἶνον πίνειν διδοὺς δαψιλῆ τῶν ἱκανῶς θερμαινόντων. οὐ
γὰρ δὴ οἱ στρυφνοὶ τῶν οἴνων ἰῶνται τὸν τοιοῦτον λιμὸν,
ὅτι μηδὲ θερμαίνουσιν. ἀλλ᾽ ὅσοι γε κιῤῥοὶ τὴν χρόαν ἢ
ἐρυθροὶ χωρὶς τοῦ στύφειν, οὗτοι μέγιστον ἴαμα τῶν τὴν
κυνώδη καλουμένην ὄρεξιν ἐχόντων εἰσί. χρὴ γὰρ αὐτοῖς
ὅταν ἐπὶ τὸ ἄριστον ἀφίκωνται, πρῶτον μὲν διδόναι λιπαρὰ
καὶ ὡς ἂν εἴπῃ τις ἐλαιώδη τῶν ἐδεσμάτων καὶ τἆλλα δὲ
πάντα, ἃ δι᾽ ἐλαίου πολλοῦ σκευάζονται. μάλιστα δὲ μηδὲν
αὐστηρὸν ἢ στρυφνὸν ἔσω. μετὰ δὲ ταῦτα τῶν εἰρημένων
οἴνων τινὰ, κἂν μηδέπω διψῶσι, κελεύειν προσφέρεσθαι.
πραΰνεται μὲν γὰρ αὐτοῖς εὐθέως ὁ λιμὸς ἐπὶ τῇ τοιαύτῃ
διαίτῃ. ἐν πλείονι δὲ χρόνῳ πρατιόντων οὕτω παύεται.
καί μοι δοκεῖ τοῦτο μᾶλλον ὁ Ἱπποκράτης ἐνδείκνυσθαι
κατὰ τὸν προκείμενον ἀφορισμόν. ἐπειδὴ γὰρ αἱ κυνώδεις
ὀρέξεις ἤτοι διὰ δυσκρασίαν μόνην τὴν ἐπὶ τὸ ψυχρότερον
ἢ διά τινας χυμοὺς ὀξεῖς γίνεσθαι πεφύκασιν ἐναποθέντας
εἰς αὐτὸ τὸ στόμα τῆς γαστρὸς, ἄμφω δ᾽ ἰᾶσθαι ταῦτα

remedium eſt. Equidem nonnullos aſſidua fame vexatos
ita curavi, vino ex iis quae vehementer calefaciunt, ipſis
copioſe propinato. Non enim ſane acerba vina ejusmodi
famem ſanant, quod minime calefaciant, ſed quae citra
adſtrictionem colore fulva aut rubra ſunt, haec canina
vocata appetentia laborantibus maximum auxilium adve-
hunt. His enim ad prandium accedentibus edulia pinguia
primum atque, ut ita dixerit quis, oleoſa et quaecunque
cetera ex copioſo oleo parantur, exhibenda ſunt, maxime
vero nihil quidquam auſterum aut acerbum offeratur Poſtea ex enarratis vinis quoddam etiamſi nondum ſitierint,
offerre imperandum eſt. Protinus enim ipſis tali victu
fames mitigatur et ita diuturniori tempore agendo ſedatur,
atque hoc mihi magis in praeſenti aphoriſmo Hippocrates
docere videtur. Quum enim appetentiae aut propter ſolam intemperiem frigidiorem aut propter quosdam humores acidos os ventriculi imbuentes fieri conſueverint et
haec ambo vitia ſanare poſſit vinum, merito caninas ap-

πέφυκεν ὁ εἰρημένος οἶνος, εἰκότως παύει τὰς κυνώδεις ὀρέξεις. ὅσοι δ᾽ ἡγοῦνται τὸν καλούμενον βούλιμον εἰρῆσθαι
λιμὸν νῦν ὑφ᾽ Ἱπποκράτους, ἀλογώτερόν μοι δοκοῦσιν
ἀκούειν τοῦ λόγου, πρῶτον μὲν ἀντὶ γενικοῦ τε καὶ καθόλου ποιοῦντες εἰδικόν τε καὶ κατὰ μέρος, εἶτα καὶ ψευδό-
μενοι. κατάπτωσις γάρ ἐστι δυνάμεως ὑπὸ τῆς ἔξωθεν
ψύξεως ὁ βούλιμος, ἀρξάμενος μὲν ἀπὸ πείνης, οὐκ ἔτι δ᾽
ἔχων αὐτὴν συνοῦσαν.

κβ'.

Ἀπὸ πλησμονῆς ὁκόσα ἂν νοσήματα γένηται, κένωσις ἰῆ-
ται καὶ ὁκόσα ἀπὸ κενώσιος πλησμονὴ καὶ τῶν ἄλλων
ἡ ὑπεναντίωσις.

Οὐκ εἴ τι γινόμενον ὑπὸ πλησμονῆς οὐδὲ οὐκέτι οὔσης
αὐτῆς, εἴ τι μένοι, τοῦτο ἰάσεται κένωσις. ἀλλ᾽ ὅσα κατὰ
τὸν αὐτὸν γίνεται χρόνον ἐπιχειροῦμεν ἰᾶσθαι, κενώσεως

petentias fedaverit. Qui vero augurantur bulimum vocatum famem ab Hippocrate dictum effe, hi mihi abfur-
dius ejus verba exaudire videntur; primum quod pro ge-
nerali atque univerfali oratione particularem efficiant;
deinde quod falfum etiam proferant. Nam bulimus facultatis eft proftratio ab externo frigore profecta, qui ab
efurie quidem ortum duxit, famem vero amplius conjunctam non habet.

XXII.

*Quibuscunque morbis ex repletione fubolefcentibus medetur
vacuatio, morbisque a vacuatione obortis repletio, ceterisque contrarietas.*

Neque, fi quid a repletione fiat, neque ipfa non
amplius exiftente, fi quid remaneat, id curabit vacuatio;
fed quaecunque eo ipfo quo fiunt tempore aggredimur,

χρήζει. ὅτι μὲν οὖν πλῆθος ἐργάζεται νόσον ἔμπροσθεν
εἴρηται, ὅτι δὲ ἡ ἴασις αὐτοῦ κένωσίς ἐστιν οὐδὲ λόγου
δεῖται, καθάπερ οὐδ' ὅτι πάντων τῶν ποιούντων τὰς νόσους
ἡ ἐναντίωσις. οὐδὲ γὰρ ἐπινοῆσαι δυνατὸν ἄλλο τι παρὰ
τοὐναντίον τῶν ποιούντων τὰς νόσους αἰ- [64] τίων, ὡς
ἐπί γε τῶν νόσων αὐτῶν ἤδη γεγενημένων αὖθις ἐπισκεψόμεθα, καθάπερ γε κἀπὶ τῶν ἐξ ἀνάγκης ἑπομένων αὐτοῖς
συμπτωμάτων. ἀλλὰ νῦν γε περὶ τῶν ἔτι γινομένων ὁ λόγος ἐστὶ νοσημάτων. εὔδηλον οὖν ὡς ἅμα τοῖς ποιοῦσιν
αἰτίοις ἀναιρουμένοις ἀναγκαῖόν ἐστι καὶ αὐτὰ συναναιρεῖ-
σθαι. τῶν ποιούντων δ' αἰτίων ἡ ἀναίρεσις ἀπὸ τῶν ἐναντίων γίνεται. εἰ μὲν γὰρ τῷ ψύχειν τι νόσον ἐργάζοιτο,
διὰ τοῦ θερμαίνοντος ἡ ἴασις, εἰ δὲ τῷ θερμαίνειν, διὰ
τοῦ ψύχοντος. οὕτω δὲ καὶ εἰ διὰ πλησμονὴν νόσος συνίσταται, τὸ τηνικαῦτα κενῶσαι χρὴ τὴν πλησμονὴν, ὥσπερ
γε καὶ εἰ ὑπὸ κενώσεως ἀνατρέφειν ὅτι τάχιστα προσήκει.
καίτοι δοκεῖ τισιν ὡς οὐδέποτε ἐργάζεται κένωσις νόσον.

vacuatione indigent. Quod igitur plenitudo morbum efficiat antea dictum eſt. Quod autem vacuatio ſit ejus curatio, dicere non opus eſt, ut nec quod omnium cauſarum
morbos efficientium curatio ſit contrarium remedium. Neque enim quidquam aliud praeter remedium cauſis morbos
efficientibus contrarium excogitari poteſt, quemadmodum
tum in morbis ipſis jam factis rurſus, tum in ſymptomatis eos morbos neceſſario comitantibus exploraturi ſumus. Sed nunc de morbis etiamnum oborientibus habetur oratio. Perſpicuum igitur eſt cauſarum morbos efficientium ſublatione ſimul etiam morbos ipſos neceſſario
tolli. At cauſarum morbos efficientium fit ablatio per
contraria. Si quid enim refrigerando morbum efficiat,
calefacientibus fiet curatio; ſi vero calefaciendo, refrigerantibus; ita quoque ſi propter repletionem morbus con-
ſtituatur, tunc temporis repletio vacuanda eſt, quemadmodum et ſi ob vacuationem corpus aegrotet, id cibo quamprimum reficere convenit, etiamſi quibusdam placeat nun-

ἡγοῦνται δ᾽, ὡς ἔοικεν, οἱ τοιοῦτοι μόνον τὸν πυρετὸν εἶναι
νόσον. ὡς εἴ γε ἔγνωσαν ὡς ἅπασα διάθεσις ἐνέργειαν
βλάπτουσα νόσος ἐστὶ καὶ ὡς αἱ σφοδραὶ δυσκρασίαι τὰς
ἐνεργείας βλάπτουσιν, οὐκ ἠμφισβήτουν περὶ τοῦ τὰς ἰσχυρὰς κενώσεις αἰτίας γίνεσθαι νόσων. αἷμα μὲν γὰρ ἄν τε
διὰ μήτρας ἄν τε δι᾽ αἱμορροΐδος ἄν τ᾽ ἐξ ἕλκους ῥυῇ
δαψιλὲς ἢ πάσας ἢ τάς γε πλείσιας ἐνεργείας, οἱ οὕτω παθόντες βλάπτονται τινὲς δ᾽ ἐξ αὐτῶν οὐ μόνον ταῦτα πάσχουσιν, ἀλλὰ καὶ ὑδέροις ἁλίσκονται. μακραὶ δ᾽ ἀσιτίαι
τοῖς φύσει πυρετωδέστερον ἔχουσι τὸ θερμὸν οὐ μόνον τὰς
ἄλλας βλάβας, ἀλλὰ καὶ πυιὸν ἐπιφέρουσιν. ὅσον μὲν οὖν
ἀληθὲς ἅμα ἐστὶ καὶ χρήσιμον εἴρηται. προσθῶμεν δὲ αὐτῷ τι καὶ διὰ τοὺς ληροῦντας, οἵυιπερ νεώτεροί εἰσι τῶν
ἰατρῶν, ὑπὲρ ὀνομύων μὲν ἐρίζοντες, οἰόμενοι δὲ περὶ τῶν
πραγμάτων αὐτῶν ποιεῖσθαι τοὺς λόγους οὗτοι τοίνυν εἰσὶν οἱ λέγοντες οὐκ εἶναι θεραπείαν τὴν ἀναίρεσιν τῶν
ποιούντων τὰς νόσους αἰτίων, ἀλλὰ καὶ προφυλακὴν, οἷς
πρῶτον μὲν ἐπιδεικτέον ἐστὶν ὡς περὶ ὀνόματος ἐρίζουσιν.

quam morbum vacuatione fieri. At ii, ut apparet, folam
febrem effe morbum arbitrantur. Quod fi omnem affectum
actionem laedentem morbum effe et omnem infignem intemperiem actiones laedere didiciffent, nequaquam ea de
re vehementes vacuationes morborum caufas exiftere non
dubitaffent. Enimvero fanguis quum copiofe aut ex utero
aut ex haemorrhoide aut vulnere profluit, ita affectis aut
omnes aut plurimae functiones oblaeduntur. Quidam vero
ipforum non modo haec patiuntur, verum etiam hyderis
corripiuntur. Longae autem inediae calorem natura fer-
ventiorem habentibus, non modo ceteras laefiones, verum
etiam febrem adferunt. Quidquid igitur verum fimul eft
ac utile diximus; his tamen addamus aliquid etiam propter garrulos, quales funt recentiores quidam medici, qui
de nominibus altercantes autumant fe de rebus ipfis orationem habere. Hi funt igitur qui caufarum morbos efficientium everfionem curationem non effe proferunt, fed
praefervationem; quibus primum de nomine litigare, deinde

εἶθ᾽ ὅτι μηδὲ περὶ τούτου καλῶς· ἔνθα μὲν γὰρ οὐκ ἔστι
τὸ ποιῆσαν αἴτιον τὴν νόσον, ἐνταῦθα ἴασις μόνη τῶν γε-
γονότων ὑπολείπεται, ἔνθα δὲ οὐδέπω ποιεῖ τὸ ἐνυπάρχον
αἴτιον τῷ σώματι, καθάπερ ἡ πληθώρα, τοῦτο προφυλακτικοῦ μέρους τῆς τέχνης ἐστὶν ἡ τῶν τοιούτων αἰτίων ἀναίρεσις. ὁπότε δ᾽ ἤδη ποιεῖ, μικτόν πώς ἐστι τὸ τοιοῦτον
ἔκ τε προφυλακῆς καὶ θεραπείας. ὅσον γὰρ ἔμελλε ποιή-
σειν ἐκωλύθη γενέσθαι καὶ τοῦτό ἐστι τοῦ προφυλακτικοῦ
τῆς τέχνης. ὅσον δ᾽ ἤδη γέγονεν τῆς νόσου, δεῖται θεραπείας ἰδίας. ὅθεν ἐπειδὴ μικτὰ τὰ τοιαῦτά ἐστιν ἔκ τε
προφυλακῆς καὶ θεραπείας, ἴδιον οὐκ ἔχομεν ὄνομα καὶ διὰ
τοῦτο ἄλλοτε ἄλλως αὐτὸ προσαγορεύουσιν οἱ ἰατροί, ποτὲ
μὲν προφυλάττεσθαι λέγοντες, ὡς μὴ τελειωθῆναι τὴν ὑπηρ-
γμένην ἤδη γεννᾶσθαι νόσον, ἔστι δ᾽ ὅτε ἰᾶσθαι λέγοντες,
ὡς ἐπὶ τῶν ὑπὸ λυττῶντος κυνὸς δεδηγμένων. ὅσα γὰρ ἐπ᾽
αὐτῶν προσφέρεται φάρμακα, διττῶς ὀνομάζουσι, ποτὲ μὲν
ἰάματα λύττης, ὡς εἰ καὶ τῆς γεννώσης αὐτὴν διαθέσεως

id quidem recte facere demonftrandum eft. Ubi namque
caufa non adeft, quae morbum effecerit, ibi fola effectuum
curatio relinquitur, ubi vero quae ineft corpori caufa
nondum aliquid efficit, ut plethora, ad prophylacticen
feu praefervatricem artis partem attinet hujusmodi caufarum everfio. Quum vero jam morbum efficit, id opus
quodammodo ex praefervatione et curatione mixtum eft.
Quantum enim effecturae erant caufae fieri prohibitum
eft, idque artis prophylactices munus eft; quantum vero
jam morbi factum eft, propriam curationem poftulat.
Unde quoniam ifta ex praefervatione ac curatione mixta
funt, proprio caremus nomine; propterea alias aliter medici appellitant, qui interdum quidem praecaveri dicunt,
ne morbus qui jam procreari coepit, adolefcat; interdum
vero curari, quemadmodum in rabiofo cane demorfis.
Quae fiquidem ab ipfis adhibentur medicamenta, duobus
ipfi modis appellant, nonnunquam adverfus rabiem remedia, ac fi ad affectionem rabiem procreantem dicerent;

ἐλέγοντο. ἐνίοτε δὲ οὐκ ἰάματα προσαγορεύουσιν, ἀλλὰ προ-
φυλακτικὰ τῆς μελλούσης ἔσεσθαι λύττης.

κγ'.

[65] Τὰ ὀξέα τῶν νοσημάτων κρίνεται ἐν τεσσαρεσκαίδεκα ἡμέρῃσι.

Τὰ ὀξέα νοσήματα μεγάλα τέ ἐστι καὶ πρὸς τὴν ἀκμὴν
ἐπειγόμενα διὰ ταχέων. εἰκότως οὖν ἐν ὀλίγῳ χρόνῳ καὶ
(244) τὰς μεταβολὰς ποιεῖται μεγάλας, ὅπερ ταὐτόν ἐστι
τῷ κρίνεσθαι. τὰς γοῦν τοιαύτας μεταβολὰς, ὅταν ἀθρόως
ἐν νόσῳ γενηθῶσιν, αὐτὸς ὁ Ἱπποκράτης ὀνομάζει κρίσεις,
ἐνίοτε μὲν ἀθρόως ὑγιαζομένων τῶν νοσούντων ἢ ἀποθνησκόντων, ἐνίοτε δὲ μεταβολήν τινα μεγάλην ποιησαμένων
ἐπὶ σωτηρίαν ἢ ὄλεθρον, οἱ μὴν παραχρῆμά γε σωθέντων
ἢ ἀποθανόντων, ὥστ' εἶναι δ' τὰς ὀξυῤῥόπους ἐν αὐτοῖς

nonnunquam vero non remedia, fed rabie futura praefer-
vantia vocitant.

XXIII.
Acuti morbi quatuordecim diebus judicantur.

Acuti morbi tum magni funt tum celeriter ad vigorem properant. Jure igitur pauco tempore et magnas
mutationes faciunt, quod idem eft quod judicari. Ipfe
fiquidem Hippocrates hujuscemodi mutationes, quum derepente in morbo fiunt, crifes, judicationes appellat, interdum quidem aegrotantibus fanitatem illico recipientibus
aut intereuntibus; interdum vero quandam magnam ad
falutem aut ad mortem mutationem fubeuntibus, qui tamen non ex tempore fofpites evadant aut intereant, ita
ut quatuor fint in ipfis repentinae mutationes, quas ipfe

μεταβολάς, άς αυτός έδίδαξεν έν τῷ πρώτῳ τῶν ἐπιδημιῶν
εἰπών· ἐπὶ σωτηρίην ἢ ὄλεθρον ἢ ῥοπὴν ἐπὶ τὸ ἄμεινον ἢ
τὸ χεῖρον. ὅτι δ᾽ ἀνάγκη διὰ τὸ μέγεθος τῶν νοσημάτων
καὶ τὴν σφοδρότητα τῶν συμπτωμάτων ἢ νικηθῆναι διὰ ια-
χέων τὴν δύναμιν, ὥστ᾽ ἀπολέσθαι τὸν ἄνθρωπον, ἢ πρὸς
τὴν τῶν λυπούντων ἔκκρισιν ὁρμήσασαν, εἰ μὲν κρατήσειεν
ὧν προΰθετο, κρίσιν ἀγαθὴν, εἰ δὲ κρατηθείη, κακὴν ἐργάσασθαι, πρόδηλον παντί. διὰ τοῦτ᾽ οὖν ἀδύνατον εἰς μακρὸν χρόνον ἐκπεσεῖν τὴν κρίσιν ἐν τοῖς ὀξέσι νοσήμασιν.
ὅρον οὖν ἐπὶ τῶν· τοιούτων ἁπάντων ὁ Ἱπποκράτης ἔθετο,
τὸν τοῖν δυοῖν ἑβδομάδοιν χρόνον, ὡς ἐξώτερον μὲν οὐδενὸς
προϊόντος· ἔμπροσθεν δὲ τῆς ιδ´ πολλῶν κρίνεσθαι δυναμένων. καὶ γὰρ ἡ ια´ καὶ ζ´ καὶ ἡ έ πολλοὺς φαίνονται κε-
κρικυῖαι κατὰ τὰ τῶν ἐπιδημιῶν βιβλία. κρίνει δὲ καὶ
ἡ στ´ τινὰς, ἀλλ᾽ οὐκ ἀγαθῶς, ὡς κἂν τοῖς περὶ κρισίμων
ἡμερῶν ὑπομνήμασιν ἐπὶ πλέον ἐδείξαμεν, ἐν οἷς ἀξιοῦμεν
τὸν μέλλοντα γεγυμνάσθαι παρακολουθήσειν οἷς Ἱπποκράτης διὰ βραχέων ἔγραψεν. ὅσαι δὲ τῶν κρίσεων οἷον ἡμόρ-

primo epidemion his verbis docuit: *Ad falutem aut mortem aut definentem in melius aut deterius impetum.* Quod
vero necelfarium fit morborum magnitudine ac fymptomatum vehementia vel cito vires adeo profterni, ut homo
moriatur; vel ad noxiorum humorum excretionem excitari;
ac tum fi modo quos invaferint exfuperent, bonam; fin
aut exfuperentur, malam crifin fore omnibus notum eft.
Quas ob res in morbis acutis crifin in longum tempus
excidere nefas. Hifce igitur in omnibus Hippocrates terminum ftatuit duarum feptimanarum tempus, quod nullus
ulterius progrediatur, licet ante decimum quartum diem
multi poffint judicari. Etenim undecimus, nonus, feptimus et quintus multos in libris epidemiorum manifefte
indicarunt. Indicat autem et fextus nonnullos, fed non
profpere, quemadmodum in commentariis libris de diebus
judicatoriis latius demonftravimus, in quibus exercitatum
effe volumus eum qui ea fit affequuturus, quae Hippocrates paucis confcripfit. Quibuscunque vero judicationibus

ῥοποι γίνονται, ταύταις τὸ τέλος ἄλλη τις τῶν ἑξῆς ἡμερῶν
ἐπιτίθησιν, ἃς αὐτὸς ἐδίδαξεν, ὁποῖαί τινές εἰσιν ἐν τῷ
προγνωστικῷ· διδάξει δέ τι κἀνταῦθα κατὰ τὸν ἑξῆς ἀφορισμὸν ὑπὲρ αὐτῶν. ἔστι δέ τις καὶ τούτων τῶν ἡμιῤῥό-
πων κρίσεων ὅρος ἄλλος ἐξώτερον, μεθ᾽ ὃν οὐκέτι προέρχε-
σθαι πέφυκεν ἡ μʹ τῶν ἡμερῶν. ὅσα μὲν οὖν ἐν τῇ τεσσαρεσκαιδεκάτῃ ἐκρίθη τελέως, ταῦθ᾽ ἁπλῶς ὁ Ἱπποκράτης
εἴωθε προσαγορεύειν ὀξέα, ὅσα δὲ ἡμιῤῥόπως κριθέντα
τῶν ἐφεξῆς τινα κρισίμων ἡμερῶν ἄχρι τῆς μʹ ἐφυλάχθη,
ταῦτα οὐκέτι ἁπλῶς προσαγορεύειν ὀξέα εἴωθεν, ἀλλ᾽ ἐν
συνθέτῳ προσηγορίᾳ, δι᾽ ὅλης τῆς λέξεως, ὀξέα τὰ ἐν μʹ
ἡμέραις κρινόμενα σαφεστέρᾳ δ᾽ [66] αὐτὰ λέξει δηλοῦ-
σιν οἱ προσαγορεύοντες ἐκ μεταπτώσεως ὀξέα. περὶ τούτων μὲν οὖν ἐν τῷ προγνωστικῷ τάδε γράφει· εὔπνοιαν
δὲ χρὴ νομίζειν κάρτα μεγάλην δύναμιν ἔχειν εἰς σωτηρίην
ἐν ἅπασι τοῖσιν ὀξέσι νοσήμασιν, ὁκόσα ξὺν πυρετοῖς μὲν

veluti hemirrhopis imperfectis aliorum deinceps dierum
fequentium aliquis perfectionem ac finem imponet, quos
ipfe et quales fint in prognoftico docuit; hic etiam aliquid de ipfis fequenti aphorifmo traditurus eft. Eft autem et harum hemirrhoparum imperfectorumve indicatio-
num terminus quidam alius exterior, ultra quem non
amplius progredi liceat diem quadragefimum. Quicunque
igitur morbi intra quartum decimum diem integre judicantur, hos Hippocrates acutos abfolute nominare confuevit. Quicunque vero aliquo fubfequentium dierum judicatoriorum hemirrhopos imperfecte judicati adufque quadragefimum diem durarunt, hos non abfolute acutos
nominare confuevit, fed oratione ex his omnibus dictio-
nibus compofita acutos morbos quadraginta diebus judicatos. Verum dilucidiore oratione declarant qui acutos
morbos ex decidentia vocitant. Quapropter hanc in prognoftico fcribit fententiam: *fpirandi vero facilitatem exi-*
ftimare oportet permagnam vim ad falutem habere in
omnibus acutis morbis, qui febres fortiuntur comites et

εἰσιν καὶ ἐν τεσσαράκοντα ἡμέρῃσι κρίνεται. νυνὶ δὲ ἐν
τοῖς ἀφορισμοῖς περὶ τῶν ἁπλῶς ὀξέων ἀποφαινόμενος ιδ'
φησὶ κρίνεσθαι αὐτὰ ἡμέραις, οὐ μὰ Δία τοῦτο λέγων, ὡς
τινες ὑπέλαβον, ὅτι ιδ' τὸν ἀριθμόν εἰσιν αἱ τὴν κρίσιν ἐπὶ
τούτων τῶν νοσημάτων ἐργαζόμεναι. κατὰ τοῦτον γὰρ τὸν
λόγον καὶ τὰ μεταπτώσεως ὀξέα τὰς κρινούσας ἡμέρας μ'
τὸν ἀριθμὸν εἶναι φήσομεν, ὡς ἡ αὐτή γε λέξις ἐπ' ἀμφοῖν
ἐστιν, ἐνταυθοῖ μὲν εἰπόντος αὐτοῦ, ἐν ταῖς ιδ' ἡμέραις
κρίνεσθαι τὰ ὀξέα τῶν νοσημάτων, ἐν δὲ τῷ προγνωστικῷ,
ὁκόσα σὺν πυρετοῖς ἐστι καὶ ἐν ταῖς μ' κρίνεται ἡμέραις.
ἀλλ' οὗτοι μὲν οὐχ εὑρίσκοντες ὅπως ἀλλήλοις ἐπιδείξωσιν
ὁμολογοῦντας τοὺς λόγους, τήν τε ἐν τοῖς ἀφορισμοῖς καὶ
τὸν ἐν τῷ προγνωστικῷ γεγραμμένον ἀλλόκοτον ταύτην
ἐπενόησαν ἐξήγησιν. οὐδὲ γὰρ εἰς τὴν ιδ' μέχρι τῆς μ'
αἱ κρίσιμοι, ἀλλὰ μετὰ μὲν τῶν ἐκ μεταπτώσεως πλείους,
ἄνευ δὲ ἐκείνων ἐλάττους, ὡς ἡ περὶ κρίσεως ἡμερῶν ἐδί-

quadraginta diebus judicantur. Nunc vero ubi inter
aphorifmos de fimpliciter acutis loquitur, eos quatuordecim diebus judicari pronunciat, non per Jovem, hoc
proferens, quod quidam autumarunt, effe quatuordecim
numero dies qui his morbis judicationem faciant. Hac
enim explicatione etiam dies illos qui morbos acutos ex
decidentia aut degeneratione nominatos judicant, numero
quadraginta effe dicemus, quod eadem in utrisque fit oratio; hic quidem quum ait ipfe: *morbos acutos quadraginta
diebus judicari;* in prognoftico vero quum dicit: *quicunque acuti morbi febres habent comites, quadraginta judicantur.* Verum quum hi non invenirent, quomodo de-
monftraturi effent utrosque fermones, tum hunc in aphorifmis, tum illum qui in prognoftico confcriptus eft, inter
fe confentire, hanc abfurdam interpretationem excogita-
verunt. Neque enim quatuordecim funt ad quadragefimum
ufque dies judicatorii, fed cum intercidentibus quidem
plures, abfque illis vero pauciores, quemadmodum in no-

δαξε πραγματεία σαφῶς. αὐτὴ δὲ ἡ τῶν πραγμάτων φύσις
μαρτυρεῖ τῷ λογισμῷ τῷ φάσκοντι τὰ ὀξέα τῶν νοσημάτων
ὅρον ἔχειν τῆς κρίσεως τὴν ιδ΄ ἡμέραν. οὐδὲν γὰρ οὐδέποτ' ὤφθη κινούμενον ἀπ' ἀρχῆς ὀξέως ὑπερβὰν τοῦτον τὸν
ὅρον, ἄνευ τοῦ δέξασθαί τινα τῶν εἰρημένων τεσσάρων κρίσεων μίαν, ὡς ἔνιά γε καὶ βληχρὰ καὶ μικρὰ κατὰ τὰς
πρώτας ἡμέρας ὄντα περὶ τὴν δ΄ ἢ τὴν ε΄ ἡμέραν ἀρξάμενα
τῆς ὀξύτητος εἰς τὴν ι΄ ἐτελεύτησεν. ἄλλα δὲ ἐπὶ τῆς
στ΄ ἢ ζ΄ ἡμέρας ἀρξάμενα τῆς ὀξύτητος εἰς τὴν κ΄ ἐτελεύτησεν. ὥστε μηδέποτε ὀξύτητα νοσήματος συνεχοῦς
πλείους ἡμέρας δύνασθαι κατασχεῖν τῶν ιδ΄. τῶν δ' ἀνωμάλους ἐχόντων τὰς κινήσεις ἐκτείνεται πολλὰ πρός τινα
τῶν ἐξωτέρων προθεσμιῶν. λέγω δ' ἀνωμάλους ἐχόντων
τὰς κινήσεις, ὅσαι τισὶν ἡμέραις σφυδρωθέντα μετὰ ταῦτα
ἀσήμως ἐρρωστώνησαν, εἶτ' αὖθις ἐξαυξηθέντα τὴν συνέχειαν ἔλαβεν. ἐὰν οὖν τις, ὡς εἴρηκα, τὴν τήρησιν ἐπὶ
τῶν ἀρρώστων ποιεῖται, πάντα εὑρήσει τὰ δι' ὅλων τοῖν

ftro de diebus judicatoriis tractatu aperte demonftratur.
Ipfa etiam rerum natura eam rationem teftatur, quae dicit acutos morbos judicationis terminum habere quartum
decimum diem. Nullus enim unquam morbus, qui ab
initio celeriter moveretur, hunc fuperaffe terminum inventus eft, qui aliquam ex quatuor jam dictis judicationibus unam non fubierit, adeo ut nonnulli primis diebus
imbecilles ac parvi exiftentes, quarto aut quinto die acumen exorfi decimo feptimo die terminati fint. Alii vero
ad fextum aut feptimum diem acumen exorfi vigefimo
ceffarint. Quare morbi continui acies plures quam quatuordecim dies confequi nequaquam poteft. Eorum vero
qui motus habent inaequales multi ad aliquod ufque tempus ulterius praefinitum extenduntur. Dico autem inaequales habere motus eos qui quibusdam diebus vehementiores fuere, poftea fine aliqua fignificatione remiferunt,
deinde rurfus adaucti continuitatem acceperunt. Si quis
igitur, ut dixi, in aegrotantibus obfervationem faciat, omnes

δυοῖν ἑβδομάδοιν ὀξέως κινηθέντα, μηδέπω ἐξωτέρω προερ-
χόμενα.

—————

κδ'.

[67] Τῶν ἑπτὰ ἡ τετάρτη ἐπίδηλος, ἑτέρης ἑβδομάδος
ἡ ὀγδόη ἀρχὴ, Θεωρητὴ δὲ ἡ ἑνδεκάτη. αὕτη γὰρ ἐστι
τετάρτη τῆς δευτέρης ἑβδομάδος. Θεωρητὴ δὲ πάλιν ἡ
ἑπτακαιδεκάτη, αὕτη γάρ ἐστι τετάρτη μὲν ἀπὸ τῆς
τεσσαρεσκαιδεκάτης, ἑβδόμη δὲ ἀπὸ τῆς ἑνδεκάτης.

Ἐπιδήλους καὶ θεωρητὰς εἴωθεν ὁ Ἱπποκράτης ὀνομάζειν ἡμέρας, ἐν αἷς τι σημεῖον φαίνεται δηλωτικὸν τῆς
ἐσομένης κρίσεως ἐν ἑτέρᾳ τινὶ τῶν κρινουσῶν ἡμερῶν, ἅσ-
τινας αὐτὸς ἐν τῷ προγνωστικῷ κατὰ τετράδα ἐποιήσατο
τέμνων ἑκάστην τῶν ἑβδομάδων δίχα. τὴν μὲν οὖν πρώτην
τετράδα τῆς ζ' ἡμέρας ἐπίδηλον εἶναί φησι τὴν ἀπὸ τῆς
ἀρχῆς. ἑνδεκάτην δὲ τῆς ιδ', ὅτι καὶ αὐτὴ δίχα τμηθεῖσα

—————

inveniet qui per duas integras feptimanas celeriter moventur, nunquam ad ulteriorem progredi terminum.

—————

XXIV.

Septenariorum index quartus. Secundae feptimanae octa-
vus principium. Undecimus quoque fpectandus dies.
Is enim fecundae feptimanae quartus eſt. Rurfus vero
fpectandus decimus feptimus: is namque a decimo quarto
quartus eſt et ab undecimo feptimus.

—————

Indices et fpectabiles dies nominare confuevit Hippocrates, in quibus fignum aliquod apparet futurae indicationis indicativum, in alio quodam judicantium dierum,
quos ipfe in prognoftico fingulis feptimanis bipartito fectis
quaternarios digeſſit. Primum itaque quaternarium feptimi
diei a principio inita fupputatione indicem eſſe ait. Undecimum autem decimi quarti ſtatuit indicem, quod et hic

τῆς δευτέρας ἑβδομάδος ἐγένετο. κατὰ δὲ τὸν αὐτὸν λόγον
ἡ ιζ' τῆς κ' ἐστὶν ἐπίδηλος ἐκ τοῦ τμηθῆναι τὴν γ', ἑβδομάδα δίχα γενομένην, πλὴν ὅτι ταύτην ἑβδομάδα συνάπτει
τῇ β', καίτοι τὴν δευτέραν ἀποχωρίσας τῆς α', ἀρχὴν γὰρ
αὐτῆς ἔφησεν εἶναι τὴν η' ἡμέραν, οὐ μήν γε τῆς γ' τὴν ιε',
ὡς τινες τῶν μετ' αὐτὸν ὑπέλαβον· ὅτι μηδὲ τὴν κα' τὸ
πέρας, ἀλλ' ἀρχὴν μὲν τῆς γ' ἑβδομάδος τὴν ιδ' ἡμέραν,
τελευτὴν δὲ καὶ πέρας τὴν κ'. διὰ τί δὲ τὰς πρώτας μὲν
ἑβδομάδας κατὰ διάζευξιν ἀλλήλων ἔταξε, τὴν τρίτην δὲ τῇ
δευτέρᾳ κατὰ συνέχειαν, ἐν τῇ περὶ κρισίμων ἡμερῶν πραγματείᾳ λέλεκται. κατὰ δὲ τὸ παρὸν ἀρκεῖ καὶ χωρὶς τῆς
αἰτίας ἐπίστασθαι τὸ διὰ τῆς πείρας μαρτυρούμενον. καὶ
αὐτὸς δὲ ὁ Ἱπποκράτης παμπόλλους ἀῤῥώστους κατὰ τὴν
τοιαύτην τάξιν τῶν κρισίμων ἐν τοῖς περὶ τῶν ἐπιδημιῶν
βιβλίοις ἔγραψεν κεκριμένους. λέγω δὲ τοιαύτην τάξιν,
ὥστε τὰς πρώτας ἑβδομάδας τρεῖς εἰς τὴν κ' ἡμέραν περιά-

bipartito divifus fecundae feptimanae fit index. Eadem
ratione et decimus feptimus vigefimi eft index ex divifione tertiae feptimanae in duas partes facta. Illud tamen intereft, quod hanc tertiam feptimanam fecundae
conjungat, quamvis primam a fecunda feparaverit. Secundae namque principium diem octavum effe dixit, non
tamen tertiae decimum quintum, quemadmodum nonnulli
poft ipfum exiftimarunt, quod neque vicefimum primum
terminum ftatuerit, fed principium quidem tertiae feptimanae quartum decimum, finem autem et terminum vicefimum. Cur autem duas primas feptimanas per difjun-
ctionem a fe invicem ftatuerit, tertiam vero fecundae per
copulationem, in opere de diebus judicatoriis docuimus.
In praefentia vero fufficit etiam citra caufam noviffe
quod experientia comprobat. Nam ipfe Hippocrates per-
multos aegros fecundum talem judicatoriorum dierum ordinem in libris epidemiorum fcripfit fuiffe judicatos. Dico
autem talem effe ordinem, ut primae tres feptimanae ad

γεσθαι, τὰς δ' ἐφεξῆς αὐταῖς τρεῖς εἰς τὴν μί. οὕτω δὲ
καὶ τὴν ξ καὶ τὴν π' ἕξομεν κρισίμους μεμαρτυρημένας
καὶ αὐτὰς τῇ πείρα, καθότι κἂν τοῖς περὶ κρισίμων ἀπεδείξαμεν, παραγράψαντες τοὺς ἐν τοῖς τῶν ἐπιδημιῶν κεκριμένους κατὰ τὴν εἰρημένην τάξιν τῶν ἡμερῶν. ἐκείνους
μὲν οὖν τοὺς ἀῤῥώστους ἐνταῦθα περιγράφειν μακρὸν, ἀρκέσει δὲ μόνον (245) τὴν ἐκ τοῦ προγνωστικοῦ παραγρά-
ψαι ῥῆσιν, τόνδε τὸν τρόπον ἔχουσαν. οἱ πυρετοὶ κρίνονται ἐν τῇσιν αὐτέῃσιν ἡμέρῃσι τὸν ἀριθμὸν, ἐξ ὧν τε πε-
ριγίνονται οἱ ἄνθρωποι καὶ ἐξ ὧν ἀπόλλυνται. οἵ τε γὰρ
εὐηθέστατοι τῶν πυρετῶν καὶ ἐπὶ [68] σημείων ἀσφαλε-
στάτων βεβῶτες, τεταρταῖοι παύονται ἢ πρόσθεν. οἵ τε
κακοηθέστατοι καὶ ἐπὶ σημείων δεινοτάτοι γινόμενοι τεταρταῖοι κτείνουσιν ἢ πρόσθεν. ἡ μὲν οὖν πρώτη ἔφοδος
αὐτέων οὕτω τελευτᾷ· ἡ δὲ δευτέρη εἰς τὴν ἑβδόμην πε-
ριάγεται, ἡ δὲ τρίτη εἰς τὴν ἑνδεκάτην, ἡ δὲ τετάρτη εἰς τὴν τεσσαρισκαιδεκάτην, ἡ δὲ πέμπτη εἰς τὴν
ἑπτακαιδεκάτην, ἡ δὲ ἕκτη εἰς τὴν εἰκοστήν. αὗται
μὲν οὖν διὰ τεσσάρων ἐκ τῶν ὀξέων εἰς τὰς εἴκοσιν ἐκ

vigefimum diem, tres fequentes ad quadragefimum perdu-
cantur. Sic enim et fexagefimum et octogefimum diem
indicatorios habebimus et ipfos experientia confirmatos,
quemadmodum in libris de diebus judicatoriis demonftravimus, illos qui in libris epidemiorum notantur, judicati
funt fecundum talem dierum ordinem defcribentes. At
illos aegrotos quoniam longum effet hic defcribere, fatis
fuerit folam ex prognoftico fententiam hoc modo fe habentem fubfcribere: *febres iisdem numero diebus judicantur, tum quibus homines liberantur, tum quibus intereunt.
Nam et mitiffimae febres et quae tutiffimis cum fignis in-
cedunt, quarto die aut etiam ante definunt. At maxime
malignae febres et quae cum graviffimis fignis oboriuntur,
die quarto aut prius interimunt. Primus itaque ipfarum
infultus ita terminatur; fecundus vero ad feptimum ducitur; tertius ad undecimum; quartus ad quartum decimum;
fextus ad vigefimum. Atque ii infultus ex acutis per qua-*

προσθέσεως τελευτῶσιν. αὕτη σαφῶς ἡ ῥῆσις ἐδίδαξεν ὅτι
τὴν τρίτην ἑβδομάδα κατὰ συνάφειαν ἀριθμεῖ τῇ δευτέρᾳ
καὶ ὅτι τὴν ιζ´ ἐπίδηλον ποιεῖται τῆς κ´.

κέ.

Οἱ θερινοὶ τεταρταῖοι τὰ πολλὰ γίνονται βραχέες. οἱ δὲ
φθινοπωρινοὶ μακροὶ καὶ μάλιστα οἱ πρὸς τὸν χειμῶνα
συνάπτοντες.

Οὐ μόνον τεταρταῖοι βραχεῖς γίνονται τοῦ θέρους, ἀλλὰ καὶ τἆλλα νοσήματα διὰ τὸ χεῖσθαι περιττοὺς χυμοὺς
καὶ πάντη τοῦ σώματος φέρεσθαι καὶ διαπνεῖσθαι. ἐφ᾽ ὧν
μὲν οὖν ἡ δύναμις εἴη ῥωμαλέα κενωθέντων τῶν λυπούντων
αἱ νοῦσοι παύονται. ἐφ᾽ ὧν δ᾽ ἀσθενὴς ἅμα τοῖς λυποῦσι
χυμοῖς κενουμένοις καὶ αὕτη διαλύεται ὥστ᾽ εἰκότως οὐδὲν
τῶν θερινῶν χρονίζει νοσημάτων. ὁ δ᾽ Ἱπποκράτης ἐπὶ

tuor ad viginti ex adjectione terminantur   Haec fententia
manifefte docet quod tertiam feptimanam per fecundae
copulationem numeret et quod diem decimum feptimum
vicefimi faciat indicem.

XXV.

*Aeftivae quartanae plerumque breves exiftunt; autumnales
vero longe ac praefertim quae ad hiemem contingunt.*

Non folum quartanae breves aeftate fiunt, fed et ceteri morbi, quod redundantes humores fundantur ac per
univerfum corpus ferantur, atque per cutim difcutiantur.
In quibus itaque vires validae funt, noxiis humoribus
evacuatis morbi ceffant; in quibus vero funt imbecilles,
dum noxii humores vacuantur una et ipfae diffolvuntur.
Quare merito nulli aeftivi morbi diuturni funt. Hippocrates vero de folo morbo longiffimo fecit mentionem,

τοῦ χρονιωτάτου μόνου τὸν λόγον ἐποιήσατο, καθάπερ ἐπὶ
παραδείγματος, ἐνδεικνύμενος ἐκ τούτου περὶ τῶν ἄλλων.
ὥσπερ δ᾽ ἐν τῷ θέρει καὶ τοὺς χυμοὺς διαφορεῖσθαι καὶ
τὴν δύναμιν διαλύεσθαι συμβέβηκεν, οὕτως ἐν τῷ χειμῶνι
τἀναντία καὶ τοὺς χυμοὺς ἔνδον μένειν, ὥσπερ φωλεύοντας
καὶ τὴν δύναμιν ἐρρωμένην διαμένειν. οὔτ᾽ οὖν λύεται τὰ
νοσήματα, μενόντων τῶν ποιούντων αὐτὰ χυμῶν, οὔτ᾽ ἀποθνήσκουσιν οἱ κάμνοντες, ἐξαρκούσης αὐτῶν τῆς δυνάμεως.

***

κστ'.

Πυρετὸν ἐπὶ σπασμῷ βέλτιον γίνεσθαι ἢ σπασμὸν ἐπὶ πυ-
ρετῷ.

***

Αὐτὸς ὁ Ἱπποκράτης ἐν τοῖς ἑξῆς ἀφορισμοῖς ἐρεῖ τὸν
σπασμὸν ἐπὶ πληρώσει γίνεσθαι καὶ [69] κενώσει. ὅταν
οὖν τινα τῶν ὑγιαινόντων ἐξαίφνης συμβῇ σπασθῆναι, τὸν
τοιοῦτον σπασμὸν ἀναγκαῖον ἐπὶ πληρώσεως γεγονέναι. καὶ

tanquam per exemplum de aliis loqui omnibus ifto indicans. Quemadmodum autem aeftate et humores difcuti et
vires diffolvi contingit, fic et hieme contraria eveniunt,
tum humores intus manere tanquam in latibulis delite-
fcentes et vires fervari ac permanere robuftas. Quare
neque morbi folvuntur permanentibus eorum efficientibus
caufis humoribus, neque aegroti moriuntur, viribus ipforum abunde fuffragantibus.

***

XXVI.

Febrem convulfioni fuccedere praeftat, quam febri con-
vulfionem.

***

Ipfe Hippocrates in fequentibus aphorifmis convulfionem a repletione et vacuatione fieri dicturus eft. Quum
igitur aliquem fanitate fruentem derepente convelli contigerit, talem a repletione fieri convulfionem neceffe eft.

τοίνυν πληροῦνται τὰ νεῦρα γλίσχρων καὶ ψυχρῶν χυμῶν,
οἷσπερ καὶ τρέφεται, ὥστε σπασμὸν ὑπομένειν. τούτοις οὖν
ὁ πυρετὸς ἐπιγινόμενος εἴωθεν ὡς τὰ πολλὰ θερμαίνειν θ'
ἅμα λεπτύνειν καὶ διαφορεῖν. εἰ δ' ἐκ πυρετῶν διακαῶν
ξηρανθῇ τὸ ὅλον σῶμα καὶ τὰ νεῦρα, κἄπειτα διὰ τὴν ξηρότητα σπασθείη, μέγιστόν τε τοῦτο κακόν ἐστι καὶ σχεδὸν
ἀνίατον. ἐπειδὴ χρόνου μὲν δεῖται μακροῦ τὰ νεῦρα πρὸς
τὴν ξηρότητος ἴασιν οὐκ ἀναμένει δὲ χρόνον ἡ συντονία
τοῦ νοσήματος, ἀλλ' ἐν τάχει καταλύει μὲν τὴν δύναμιν,
ὀξὺν δὲ θάνατον ἐπιφέρει.

_____

κζ'.

Τοῖσι μὴ κατὰ λόγον κουφίζουσιν οὐ δεῖ πιστεύειν, οὐδὲ
φοβεῖσθαι λίην τὰ μοχθηρὰ γινόμενά παρὰ λόγον. τὰ
γὰρ πολλὰ τῶν τοιουτέων ἐστὶν ἀβέβαια καὶ οὐ πάνυ τοι
διαμένειν οὐδὲ χρονίζειν εἴωθεν.

_____

Replentur autem nervi frigidis et glutinofis humoribus,
quibus etiam aluntur, unde convulfionem patiuntur. His
igitur febris fuperveniens plerumque et calefacere et te-
nuare et difcutere confuevit. Verum fi febribus ardentibus univerfum corpus et nervi exficcentur, deinde ob
ficcitatem convellantur, tum id maximum ac propemodum
immedicabile malum evadit, quoniam longum quidem temporis ad ficcitatis curationem nervi poftulant, morbi autem vehementia tempus non exfpectat, fed vires ftatim
dejicit et citum affert interitum.

XXVII.

Non fecundum rationem levantibus· fidendum minime eft,
   neque admodum metuendum mala quae praeter rationem
   oboriuntur.   Eorum namque multa incerta funt, neque
   multum perdurare, neque diutius morari confueverunt.

K k 2

Ὅλος μὲν ὁ λόγος ὑπὲρ τῶν τοιούτων ἁπάντων ἐν τοῖς
περὶ κρίσεων εἴρηται. νυνὶ δὲ ὅσον εἰς ἐξήγησιν προκειμέ-
νων ἱκανόν ἐστι λέγειν, λεχθήσεται. ὅταν εἰσβάλλῃ νόσημα
σφοδρὸν, εἶτ᾽ ἐξαίφνης ῥᾳστωνήσει, μήτε δι᾽ ἱδρῶτος ἢ
ἐμέτων ἢ διαχωρημάτων ἢ αἱμοῤῥαγίας κενωθέντος τοῦ σώματος, ἀλλὰ μηδὲ πέψεως φανέντων σημείων, ἄπιστον ἡγεῖται εἶναι τὴν τοιαύτην ῥᾳστώνην, ὥστ᾽ εἰ καὶ δυσπνοήσειεν
ἀλόγως ἢ παραφρονήσειεν ἢ πυρέξειεν σφοδρώτερον ἢ καὶ
μεγάλῳ ῥίγει καταληφθείη. καὶ γὰρ καὶ ταῦτά ἐστιν ἀβέβαια καὶ τοσοῦτον δεῖ χαλεπόν τι σημαίνειν, ὥστ᾽ ἐνίοτε
κρίσιν ἀγαθὴν, ὅσον οὔπω γενησομένην καταγγέλλεται· ὅπως
δὲ ταῦτα χρὴ διαγινώσκειν τε καὶ προγινώσκειν ἐν τοῖς περὶ
κρίσεων εἴρηται.

κη'.

[70] Τῶν πυρεσσόντων μὴ παντάπασιν ἐπιπολαίως τὸ
διαμένειν καὶ μηδὲν ἐνδιδόναι τὸ σῶμα ἢ καὶ συντήκε-

Omnis quidem oratio de his omnibus in libris de
crifibus pronunciata eft. Nunc vero quantum ad propofitorum explicationem fatis eft a nobis dicetur. Quum
morbus invadit vehemens, qui poftea derepente remittat,
non evacuato per fudorem aut vomitum aut dejectiones
aut fanguinis profluvium corpore, imo nec apparentibus
coctionis fignis talem remiffionem infidum effe fignum au-
tumat Hippocrates, quemadmodum etiam fi quis praeter
rationem difficile fpiraverit aut deliraverit aut vehementius febricitaverit aut magno rigore correptus fuerit; haec
etenim incerta quoque funt tantumque abeft, ut quid
moleftum ac periculofum fignificent, ut interdum bonam
indicationem quam primum futuram enuntient. Quomodo
vero haec et dignofcere et praenofcere oporteat in libris
de crifibus enarratum eft.

XXVIII.

Febricitantium non omnino leviter, idem permanere nihilque concedere corpus, aut etiam magis quam ratio po-

σθαι μᾶλλον τοῦ κατὰ λόγον μοχθηρόν· τὸ μὲν γὰρ μῆκος νούσου σημαίνει, τὸ δὲ ἀσθένειαν.

Τὸ μὴ παντάπασιν ἐπιπολαίως διορισμοῦ χάριν ὁ Ἱπποκράτης προσέθηκε. εἰ γὰρ ἁπλῶς εἴρητο, τῶν πυρεσσόντων τὸ διαμένειν καὶ μηδὲν ἐνδιδόναι τὸ σῶμα, μοχθηρὸν ὑπάρχειν, οὐκ ἂν ἦν ἀληθὴς ὁ λόγος. ἐγχωρεῖ γοῦν ἐν
καταστάσει ψυχρᾷ διὰ πλῆθός τινα νοσοῦντα μὴ συμπίπτειν τὸ σῶμα, μηδ᾽ ἰσχνοῦσθαι, μικρῶν γινομένων αὐτῶν
τῶν πυρετῶν, ἀλλ᾽ ὅταν γε μείζους ὦσι, πάμπολύ τι πλῆθος ἐνδείκνυται. τὸ δὲ συντήκεσθαι μᾶλλον τοῦ κατὰ λόγον
μοχθηρόν ἐστι καὶ χωρὶς τοῦ προστεθεικέναι, τὸ μὴ πάν-
τάπασιν ἐπιπολαίως. ἄν τε γὰρ ἐπιπολαίως πυρέττωσιν ἄν
τε καὶ μὴ, σημεῖον ἀσθενείας ἐστὶν ἡ παράλογος ἰσχνότης.
οὐ γὰρ δὴ τὸ λεγόμενον κυρίως συντήκεσθαι νῦν εἰρῆσθαι
πρὸς αὐτοῦ νομιστέον ἐστὶν, ἀλλὰ καταχρῆσθαι μᾶλλον αὐτὸν τῷ ῥήματι ἀντὶ τοῦ ἰσχνοῦσθαι. κάλλιστα δ᾽ εἶπεν

ftulat colliquefcere pravum. Illud enim morbi diuturnitatem, hoc vero imbecillitatem fignificat.

Ifta verba _non omnino leviter_ diftinctionis gratia appofuit Hippocrates. Si namque fimpliciter dixiffet: _febri-
citantium corpus permanere nihilque decedere pravum,_
vera non fuiffet ejus fententia. Contingit enim frigido
caeli ftatu cuiquam ob plenitudinem aegrotanti corpus
non concedere, neque extenuari, quum febris parva fuerit; fed quum vehementior extiterit, multam ineffe plenitudinem fignificat. At magis quam ratio poftulat colliquefcere pravum eft, etiamfi non adjiciatur, _non omnino
leviter._ Sive enim leviter febricitent five non, fignum
eft imbecillitatis facta praeter rationem macies vel extenuatio. Non enim certe quod proprie dicitur συντήκεσθαι,
colliquefcere, feu contabefcere et abfumi, nunc ab ipfo acceptum effe exiftimandum, fed potius ipfum hoc verbo
abufum fuiffe pro ἰσχνοῦσθαι, id eft attenuari ac imminui.

Ed. Chart. IX. [70.]   Ed. Baf. V. (245. 246.)
ἐν τῷ δευτέρῳ μέρει τοῦ ἀφορισμοῦ τὸ μᾶλλον τοῦ κατὰ
λόγον, καὶ βέλτιον εἰρῆσθαι νομίζειν αὐτὸν κατὰ τοῦ προτέρου μέρους, ὥσθ' ὅλον τὸν λόγον γενέσθαι τοιοῦτον· τῶν
πυρεσσόντων μὴ παντάπασιν ἐπιπολαίως τὸ διαμένειν τὸ
σῶμα καὶ συντήκεσθαι μᾶλλον τοῦ κατὰ λόγον μοχθηρόν.
ἵν' ἀμφοῖν ἢ κοινῇ κατηγορούμενον τὸ μᾶλλον τοῦ κατὰ
λόγον. ἄν τε γὰρ διαμένωσι μᾶλλον τοῦ κατὰ λόγον, ἄν τε
ἰσχνοὶ γίνονται μοχθηρόν. αὐτὸ δὲ τὸ μᾶλλον τοῦ κατὰ
λόγον ἄμεινον μὲν ἦν εἰρῆσθαι πρὸς αὐτοῦ, τίσι κρίνεται
σκοποῖς. ἐπεὶ δ' ἀφοριστικόν ἐστι τὸ τῆς διδασκαλίας εἶδος ἐνταῦθα καὶ κατὰ βραχυλογίαν ἄκραν γινόμενον, ἡμεῖς
ἐξηγούμενοι τὸ κατὰ λόγον, ἀνοίσομεν εἰς τὸ μέγεθος τοῦ
πυρετοῦ καὶ τὸν χρόνον τῆς νόσου καὶ τὴν ἡλικίαν καὶ τὴν
χώραν καὶ τὴν ὥραν καὶ τήν ποτε ὑπάρχουσαν κατάστασιν,
ἔτι τε τὰς αἰσθητὰς κενώσεις, ἀγρυπνίας τε καὶ φροντίδας
καὶ ἀσιτίας καὶ κινήσεις πλείονας. οἱ μὲν γὰρ μεί- (246)
ζους τῶν πυρετῶν θᾶττόν τε καὶ μᾶλλον ἰσχνοὺς ἀποφαι-

Perbelle autem in fecunda aphorifmi parte dixit, *magis
quam ratio poftulat;* meliusque dicendum eft ipfum haec
verba priori aphorifmi parti connectere, ita ut ejus tota
fit ejusmodi oratio: Febricitantium non omnino leviter
permanere corpus magis *quam ratio poftulat.* Aut colliquefcere magis quam ratio poftulat malum; ut communiter de utroque praedicetur magis quam ratio poftulat.
Sive enim febricitantium corpora permaneant magis quam
ratio poftulat five extenuentur malum eft. Praeftiterit
autem haec verba *magis quam ratio poftulat* ab eo quibus fcopis explicentur judicenturque aperiri. Verum quoniam hic aphorifticum doctrinae genus eft fummaque dicendi brevitate circumfcriptum, nos haec verba, *quam
ratio poftulat,* explicantes ad febris magnitudinem, morbi
tempus, aetatem, regionem, anni tempeftatem, praefentem caeli ftatum, manifeftas etiam vacuationes, vigilias,
curas, inedias et plures tum animi tum corporis motus
referemus. Majores fiquidem febres tum celerius tum ma-

νουσι τους κάμνοντας, ώσπερ γε και το της νόσου μηκος
και ηλικιών, ή τε των παίδων και ή των εν εσχάτω γήρᾳ,
καθ᾽ έτερον εκάτερα λόγον. επι μεν γαρ των παίδων διά
τε την υγρότητα και την θερμασίαν πλείστον αποῤῥεῖ και
κενοῦνται σώματα, επι δε των εν εσχάτω γήρᾳ δια την της
δυνάμεως αῤῥωστίαν. ωρῶν δε και χωρῶν και κατακασιώ-
σεων αι μεν θερμαι και [71] ξηραι μᾶλλον κενοῖσιν, αι
δ᾽ υγραι και ψυχραι μᾶλλον σφίγγουσι το σῶμα και κωλύουσι διαπνεῖσθαι τε και κενοῦσθαι. περι δε των αι-
σθητῶν κενώσεων τι δεῖ λέγειν; ουδένα γαρ αγνοεῖν οἶμαι
περι του δι᾽ αιμοῤῥαγίαν ή δι᾽ ιδρῶτας πολλους ή ούρου
πλῆθος ή εμέτων ή διαχωρημάτων, ωστ᾽ εικότως εν τάχει
λεπτύνεσθαι. παράκειται δε τοῖς ειρημένοις αιτίοις και ή
ασιτία, και μεν δη και αγρυπνία και φροντις ικανῶς λε-
πτύνουσιν, ώσπερ γε και κινήσεις πλείονες· αλλ᾽ αὗται μεν
ολιγάκις επι των πυρετῶν γίνονται, κατάκεινται γαρ ως τα
πολλα ησυχάζοντες. συμβαίνει γε μην έστιν ότε και καθ᾽

gis aegrotantes macilentos efficiunt, quemadmodam et
morbi diuturnitas et aetas, tum puerorum, tum ultimam
fenectutem degentium, altera ac diverfa ambae ratione.
In pueris enim propter et humiditatem et caliditatem plurimum effluunt et exhauriuntur corpora; in fumma vero
fenectute propter virium imbecillitatem. Ex anni autem
tempeftatibus et regionibus et conftitutionibus calida quidem ac ficca magis evacuant et extenuant, humidae vero
ac frigidae magis conftringunt ac difflari extenuarique
corpora prohibent. De manifeftis ac fub fenfum caden-
tibus vacuationibus quid dicendum eft? Neminem enim
ignorare arbitror fanguinis profluvio aut fudorum copia
aut urinarum multitudine aut vomitionibus aut dejectionibus, vix ratione corpora quam primum extenuari. Dictis autem caufis accedit et inedia atque etiam vigiliae
et curae, quae corpus exficcant, quemadmodum et plures
quoque motus, fed hi in febribus raro fiunt; aegri namque
quiefcentes plerumque jacent. Verum tamen accidit inter-

Ed. Chart. IX. [71.]   Ed. Baf. V. (246.)

ὁδοιπορίαν ἀρξαμένου τἀνθρώπου πυρέττειν, ἤτοι δι᾽ ἀνάγκην ἢ διὰ τὸ σπεύδειν οἴκαδε καταλύσαντες αὐτὴν κα-
ταλύσασθαι, ἀλλὰ καὶ διὰ παραφροσύνην ἀνιστάμενοι συνεχῶς ἔνιοι τῶν νοσούντων ἢ κατακείμενοι μὲν, ἀεὶ δὲ κι-
νοῦντές τι μόριον ἢ καὶ φθεγγόμενοί τι κατὰ λόγον, ἐν
ὀλίγαις ἡμέραις ἰσχνοὶ γίνονται. ταυτὶ μὲν οὖν ἅπαντα τοὺς
κάμνοντας ἰσχνοὺς ἐργάζεται, καθάπερ γε τἀναντία τούτων
ἐν ὄγκῳ μείζονι τὸ σῶμα φυλάττει. σημεῖον δὲ οὐδέν ἐστιν
αὐτῶν ἀσθενοῦς δυνάμεως, ἀλλὰ μόνον αἴτιον ἕκαστον. ἐπ᾽
αὐτῶν γὰρ ὥσπερ τὸ σῶμα λεπτύνεται κατὰ λόγον, οὕτω
καὶ ἡ δύναμις καθαιρεῖται. τὸ δ᾽ ἄνευ τῶν εἰρημένων λεπτύνεσθαι τὸ σῶμα παρὰ λόγον ἀσθενοῦς δυνάμεως εἶναί
φησι σημεῖον ὁ Ἱπποκράτης, ἥντινα κἀπὶ τῶν πάνυ γερόντων αἰτιώμενοι ταχέως αὐτῶν ἐφάσκομεν ἰσχνοῦσθαι
τὸ σῶμα καὶ οὐδὲν θαυμαστὸν, ἐπὶ τῶν οὕτως ἐχόντων τὴν
μὲν ἀσθένειαν αἰτίαν γίνεσθαι τῆς ἰσχνότητος, τὴν δ᾽ ἰσχνότητα τῆς ἀσθενείας σημεῖον. οὕτως ἐπὶ πάντων ἔχει τῶν

dum etiam nonnullos homines in itinere conficiendo quum
febricitare coeperint vel urgente neceſſitate vel domum
ſtudio revertendi, in ea commorentur; ſed et ob delirium
aegrotantium nonnullos aſſidue exſurgentes aut decumbentes quidem, ſed perpetuo partem aliquam moventes aut
etiam quidquam a ratione alienum proferentes, paucis
diebus extenuari. Haec igitur omnia aegrotos macilentos
reddunt, ut et his contraria corpus majore in mole tuen-
tur. Ipſorum autem nullum virium imbecillium ſignum
eſt, ſed quodque cauſa tantum exiſtit. Nam quemadmodum in iis corpus ratione extenuatur, ſic et vires ever-
tuntur. Absque his autem commemoratis corpus praeter
rationem extenuari imbecillitatis virium ſignum eſſe pronunciat Hippocrates, quam et in valde ſenibus cauſam
ſtatuentes, ipſorum corpus cito emaciari dicebamus. Nihilque mirum eſt ita ſe habentium imbecillitatem quidem
extenuationis cauſam eſſe, extenuationem vero ſignum
imbecillitatis. Sic enim in omnibus ſe res habet tum

ποιούντων καὶ ποιουμένων. αὕτη μὲν ἡ τοῦ Ἱπποκράτους
γνώμη διὰ παντὸς ἡγουμένου τὴν παρὰ λόγον ἰσχνότητα
σημεῖον ἀσθενείας ὑπάρχειν. ἡμεῖς δὲ προσθῶμεν αὐτοῦ
τῷ λόγῳ καὶ ἄλλην διάθεσιν, ὡς αἰτίαν ἰσχνότητος ἐν πυρετοῖς γινομένην. ἔστι δ᾽ αὕτη λεπτότης μὲν τῶν χυμῶν,
ἀραιότης δὲ τοῦ σώματος. ὅταν γὰρ ἄμφω ταῦτα συνέλθῃ,
τάχιστα κενοῦται τὰ σώματα κατὰ τὴν ἄδηλον καλουμένην
διαπνοήν, ὥσπερ γε κἀπὶ τῆς ἐναντίας τῷ πάχει τῶν χυμῶν καὶ τῇ πυκνώσει τοῦ σώματος, οὔθ᾽ ἡ κένωσις γίνεται τῶν χυμῶν καὶ τὸ διαμένειν καὶ μηδὲν ἐνδιδόναι τὸν
ὄγκον αὐτοῦ τηνικαῦτα συμβαίνει. ταύτην μὲν οὖν τὴν
διάθεσιν ἐδήλωσεν ὁ Ἱπποκράτης ἐν τῷ πρώτῳ μέρει τοῦ
ἀφορισμοῦ διὰ τοῦ φάναι μῆκος νόσου σημαίνεσθαι. τὴν
δ᾽ ἀντικειμένην αὐτῷ παρέλειπεν· ἀλλ᾽ ἡμεῖς μέν γε κἀκεί-
νην προσθένιες ὁλόκληρον ἤδη τὸν λόγον εἴπωμεν, εἰς ὅσον
οἷόν τε διὰ βραχέων τῶν πυρισσόντων μὴ παντάπασιν
ἐπιπολαίως, τὸ διαμένειν καὶ μηδὲν ἐνδιδόναι τὸ σῶμα ἢ
καὶ συνήκεσθαι μᾶλλον τοῦ κατὰ λόγον μοχθηρόν. τὸ μὲν

caufis efficientibus tum effectibus. Haec ipfa quidem eſt
Hippocratis fententia, femper autumantis factam absque
ratione extenuationem imbecillitatis fignum effe. Nos
vero adjiciamus ejus orationi et aliam affectionem tanquam caufam extenuationis in febribus obortam. Eſt autem haec humorum quidem tenuitas, corporis vero raritas. His enim duobus concurrentibus, celerrime corpora
per occultam vocatam perfpirationem vacuantur extenuan-
turque, quemadmodum in contrario affectu, humorum
craffitie et corporis denfitate, neque fit humorum vacuatio et idem permanere corpus, nihilque de ipfius mole
decidere contingit. Hunc itaque affectum in ultima aphorifmi parte his verbis Hippocrates declaravit: *morbi diuturnitatem fignificare.* Oppofitum autem huic affectum
praetermifit, quem nos fi addiderimus, jam integram orationem quam fieri poteſt, pauciffimis verbis proferemus:
*febricitantium non omnino leviter idem permanere corpus
nihilque decidere aut etiam magis quam ratio poſtulat col-*

γὰρ ἐπιμένειν ἐπὶ τῇ πυκνώσει τοῦ δέρματος γίνεται καὶ
τῷ πάχει χυμῶν καὶ διὰ τοῦτο μῆκος νόσου σημαίνει, τὸ
δὲ συντήκεσθαι ποτὲ μὲν διὰ λεπτότητα χυμῶν καὶ μανό-
τητα τοῦ δέρματος, ἔστι δ᾽ ὅτε καὶ διὰ μόνην ἀσθένειαν
δυνάμεως.

κθ'.

[72] Ἀρχομένων τῶν νούσων ἤν τι δοκέῃ κινεῖν, κίνει.
ἀκμαζυυσῶν δὲ ἡσυχίην ἄγειν βέλτιόν ἐστι.

Διὰ τί τοῦτο συνεβούλευσεν ὁ Ἱπποκράτης ἐδήλωσε
κατὰ τὸν ἑξῆς ἀφορισμὸν, ὃν ἐὰν συνάψῃ τις τῷ προειρημένῳ, τὸν ὅλον λόγον ποιήσει τοιοῦτον. ἀρχομένων τῶν
νούσων ἤν τι δοκέῃ κινέειν, κίνει. ἀκμαζουσῶν δὲ ἡσυχίαν
ἔχειν βέλτιόν ἐστι. περὶ γὰρ τὰς ἀρχὰς καὶ τὰ τέλη πάντα ἀσθενέστερα, περὶ δὲ τὰς ἀκμὰς ἰσχυρότερα. προσθεῖναι δ᾽ αὐτῷ χρὴ πάντα τὰ συμπτώματα· περὶ γὰρ τούτων

liquefcere malum. Nam idem permanere tum ob cutis
denfitatem, tum ob humorum craffitudinem accidit, propterea et morbi longitudo fignificatur. Colliquefcere vero
nonnunquam ob humorum tenuitatem et cutis raritatem
contingit. Contingit autem interdum ob folam virium
imbecillitatem.

XXIX.

Incipientibus morbis, fi quid movendum videatur, move;
vigentibus autem quietem agere praeftat.

Cur hoc confulat Hippocrates, fequenti indicat aphorifmo, quem fi quis praedicto copulaverit, totam ejusmodi
orationem efficiet: incipientibus morbis, fi quid movendum
videatur, move; vigentibus autem quietem agere praeftat.
Nam circa principia ac fines omnia imbecilliora funt,
circa vigores autem vehementiora. At huic dictioni,
omnia, fymptomata addere oportet; de his enim vocem

ΚΑΙ ΓΑΛΗΝΟΥ ΕΙΣ ΑΥΤΟΥΣ ΥΠΟΜΝΗΜΑΤΑ. 523

Ed. Chart. IX. [72.]　　　　　　　　Ed. Bas. V. (246.)

εἴρηκε τὸ πάντα· ὡς ἥ γε διάθεσις ἡ ταῦτα γεννῶσα, ἣν
δὴ καὶ νόσον ὀνομάζομεν, οὐκ ἐξ ἅπαντος ἐν ταῖς ἀκμαῖς
ἐστιν ἰσχυροτέρα, ἀλλ᾽ ἐπί γε τῶν σωθήσεσθαι μελλόντων
πολλῷ βελτίων ἢ ἐν ἀρχῇ τοῦ νοσήματος, ἐφ᾽ ὧν καὶ συμβουλεύει νῦν Ἱπποκράτης, ἡσυχίαν ἔχειν ἀρχομένων τῶν
νούσων, ἤν τε δοκέῃ κινοῦντας. τῶν γὰρ ὀλεθρίων νοσημάτων οὐ μόνον ἐγγὺς τῆς ἀκμῆς οὐδὲν δεῖ κινεῖν, ἀλλὰ
κἂν τοῖς ἔμπροσθεν ταύτης καιροῖς μεμνημένον, αἷς οὐ χρὴ
κεκρατημένοις ἐγχειρεῖν, ἀλλ᾽ ἀφίστασθαι δηλονότι προσα-
γορεύσαντα μόνον ἐς ὅ τι τελευτήσει τὸ νόσημα. κατὰ δὲ
τὰς ἀρχὰς ἐκείνων τῶν νοσημάτων, ἐν οἷς ἐλπίζει σωθήσεσθαι τὸν κάμνοντα, πειρᾶσθαι χρὴ τὰ μείζω βοηθήματα
προσφέρειν, ὑπὲρ ὧν εἶπεν ὁ Ἱπποκράτης, ἤν τι δοκέῃ κινέειν, κίνει. ἔστι δὲ ταῦτα μὲν μάλιστα φλεβοτομία, ἐνίοτε
δὲ καὶ ἡ κάθαρσις, ὧν οὐδέτερον ἐν τῇ ἀκμῇ χρὴ παρα-
λαμβάνειν. ὡς γὰρ ἐν τῷ περὶ κρίσεων ἐδείξαμεν, αἱ πέψεις τῶν νοσημάτων τηνικαῦτα γίνονται μάλιστα. πρὸς

omnia pronunciavit. Affectus ſiquidem qui haec ſymptomata procreat, quem et morbum nominamus, non
omnino in vigoribus eſt vehementior, verum in ſoſpitibus
evaſuris multo melior, quam in morbi principio, in quibus etiam Hippocrates quietem agere nunc conſulit nobis
in morborum principiis, ſi quid videntur, moventibus:
non enim ſolum prope exitialium morborum vigorem, ſed
nec aliis etiam temporibus ipſum vigorem praecedentibus
quidquam nos movere oportet, memores deploratorum
curationem ſuſcipiendum non eſſe, ſed ab iis pronunciato
tantum morbi exitu diſcedendum. Per initia vero illorum
morborum, in quibus ſit ſpes aegrotum convaliturum,
tentandum eſt majora adhibere remedia, de quibus Hippocrates pronunciavit, *ſi quid videatur movendum, move.*
Sunt autem haec quidem maxime venae ſectio, nonnunquam vero et purgatio, quorum neutrum in vigore venit
uſurpandum. Nam ut in opere de criſibus oſtendimus,
tunc temporis maxime fiunt morborum coctiones. Quo

μὲν οὖν τὸ γίνεσθαι θᾶττον αὐτὰς ἄμεινον ἐν ἀρχῇ κενοῦν
ὅπως ἐλάττονα τὴν ὕλην γινομένην ῥᾷον ἡ φύσις δυνηθῇ
πέψαι, κατὰ δὲ τὰς ἀκμὰς, ὁπότ᾽ ἤδη πέττει, περιττὸν τὸ
κενοῦν, διὰ τά τ᾽ ἄλλα καὶ τῆς ψυχικῆς δυνάμεως κεκμη-
κυίας τοὐπίπαν ἐν ταῖς ἀκμαῖς, εἰ καὶ ὅτι μάλιστα κατ᾽
ἐκεῖνον τὸν χρόνον ἡ ζωτική τε καὶ φυσικὴ δύναμις ἰσχυραὶ διαμένοιεν.

λ΄.
[73] *Περὶ τὰς ἀρχὰς καὶ τὰ τέλη πάντα ἀσθενέστερα,
περὶ δὲ τὰς ἀκμὰς ἰσχυρότερα.*

Τὰ συμπτώματα πάντα περὶ τὰς ἀρχὰς καὶ τὰ τέλη
φησὶν ὑπάρχειν ἀσθενέστερα, τοὺς παροξυσμοὺς δηλονότι
τῶν πυρετῶν καὶ τὰς ἀγρυπνίας καὶ τὰ ἀλγήματα καὶ τὴν
ἄσην καὶ τὸ δίψος, ὡς τάς γε διαθέσεις αὐτὰς, ἐφ᾽ αἷς
ταῦτα γίνεται κατὰ τὰς ἀκμὰς ἀναγκαῖον εἶναι βελτίους ἐπὶ
τῶν σωθήσεσθαι μελλόντων.

igitur hae celerius fiant, in principiis vacuare praeſtat,
quo parciorem factam materiam facilius natura poſſit concoquere. At in vigore, quo tempore jam natura concoquit, vacuare ſupervacaneum fuerit, cum propter alia,
tum quia facultas animalis omnino per vigorem fatigata
laborat, licet quam maxime eo tempore facultas tum
vitalis tum naturalis fortes permaneant.

XXX.
*Circa morborum principia ac fines omnia imbecilliora;
at circa vigores vehementiora ſunt.*

Symptomata omnia circa principia ac fines ait eſſe
imbecilliora, febrium nimirum acceſſiones aut exacerba-
tiones, vigilias, dolores, jactationes et ſitim, ut et ipſos
affectus in quibus haec per vigores fiunt, neceſſe eſt eſſe
meliores in iis qui ſalvi ac ſani evaſuri ſunt.

λα'.

Τῷ ἐξ ἀῤῥωστίης εὐσιτέοντι μηδὲν ἐπιδιδόναι τὸ σῶμα μοχθηρόν.

"Εδει καὶ τοῦτον τὸν ἀφορισμὸν καὶ τὸν ἑξῆς αὐτοῦ γεγραμμένον ἐζεῦχθαι τοῖς ἀνωτέρω γεγραμμένοις, ἡνίκα ἔλεγεν ἣν ἐκ νόσου τροφὴν λαμβάνων τις μὴ ἰσχύῃ. κατ' ἐκεῖνον μὲν οὖν τὸν ἀφορισμὸν ἀντὶ τῆς νῦν εἰρημένης λέξεως τῆς εὐσιτέοντι τροφὴν λαμβάνειν εἰπὼν, ἐδίδαξέ τι περὶ συμπτώματος τοῦ μὴ ἰσχύειν. ἐνταυθοῖ δὲ τὸ μὲν λαμβάνειν τὰ σιτία τὸ κοινὸν ἀμφοῖν ἐφύλαξε, τὸ σύμπτωμα δ' ὑπήλλαξεν, ἀνάλογον ἐκείνῳ τι γράψας. τὸ γὰρ μηδὲν ἰσχύειν τῷ μηδὲν ἐπιδιδόναι τὸ σῶμα παραπλήσιόν πώς ἐστιν· ἐκεῖνο μὲν γὰρ τῆς δυνάμεως τῆς διοικούσης τὸ σῶμα· τοῦτο δ' αὐτοῦ τοῦ σώματός ἐστι πάθημα καὶ γίνεται δηλονότι τὸ μηδὲν εἰς εὐτροφίαν ἐπιδιδόναι τὸ σῶμα,

XXXI.

A morbo belle epulanti nihil proficere corpus malum.

Oportebat et hunc aphorifmum et fubfcriptum ipfius comitem fuperioribus editis copulari, ubi dicebat: *fi quis a morbo cibum affumens vires non recipiat.* In illo enim aphorifmo pro nunc enunciata dictione: *εὐσιτέοντι belle epulanti, τροφὴν λαμβάνειν, cibum affumere,* dicens, aliquid de fymptomate docuit, quod eft vires non recipere feu non roborari. Hic vero illud cibos affumere, utrisque commune fervavit, fed fymptomata nonnihil immutavit, fcripto quodam illi confimili. Nam illa oratio, vires non recipere, huic nihil proficere corpus, quodammodo eft confimilis. Illa fiquidem facultatis corpus moderantis, haec autem ipfius corporis affectio eft. Atque profecto nihil in euphoriam probamve fui nutricationem corpus, proficere interdum quidem ob facultatis ipfum nutrientis im-

Ed. Chart. IX. [73. 74.]   Ed. Baf. V. (246. 247.)
ποτὲ μὲν διὰ τὴν τῆς τρεφούσης αὐτὸ δυνάμεως ἀῤῥωστίαν,
ἔστι δ᾽ ὅτε καὶ διὰ μοχθηρῶν χυμῶν περιουσίαν.

λβ΄.

[74] (247) Ὡς τὰ πολλὰ πάντες οἱ φαύλως ἔχοντες
κατ᾽ ἀρχὰς μὲν εὐσιτέοντες καὶ μηδὲν ἐπιδιδόντες, πρὸς
τῷ τέλει πάλιν ἀσιτέουσιν. οἱ δὲ κατ᾽ ἀρχὰς μὲν ἀσι-
τέοντες ἰσχυρῶς, ὕστερον δὲ εὐσιτέοντες, βέλτιον ἀπαλ-
λάσσουσιν.

Ἔοικεν ἔτι καὶ οὗτος ὁ ἀφορισμὸς εἰρῆσθαι παρὰ τῶν
ἀνακομιζομένων ἐκ νόσου. τὸ γὰρ μηδὲν ἐπιδιδόναι κατὰ
τούτων εἰώθασι λέγειν οἵ τ᾽ ἄλλοι καὶ αὐτὸς ὁ Ἱπποκράτης. ἐὰν οὖν τις εὐσιτῶν ἐν ἀρχῇ μὴ ἀναιρέφηται, δι᾽ ἣν
αἰτίαν τοῦτο πάσχει, διὰ ταύτην αὖθις ἔσται κακόσιτος.
αἰτία δ᾽ ἐστὶ τοῦ κατ᾽ ἀρχὰς εὐσιτοῦντος μηδὲν ἐπιδιδόναι μοχθηρία μὲν ὅλου τοῦ σώματος, εὐρωστία δὲ τῶν

becillitatem, interdum etiam ob pravorum humorum redundantiam accidit.

XXXII.

*Qui male fe habentes per initia quidem laute epulantur,
neque quidquam proficiunt, ii rurfus plerumque omnes
in afitiam incidunt; qui vero per initia quidem vehementer cibum faftidiunt, poftea vero laute epulantur,
melius convalefcunt.*

Hic etiamnum aphorifmus de convalefcentibus ex
morbo dici videtur. Nihil namque proficere de his loqui
confueverunt cum alii, tum ipfe Hippocrates. Si quis
igitur in principio laute epulatus non reficiatur, qua caufa
id accidat, eadem poftea cibum male appetet. Caufa vero
qua per initia laute cibatus nihil proficiat, totius corporis
eft pravitas feu vitium et partium appetentium robur. Ve-

Ed. Chart. IX. [74.]   Ed. Baf. V. (247.)

ὀρεκτικῶν μορίων. ἀλλ᾽ ἐν τῷ χρόνῳ διὰ τὸ πλῆθος τῆς
τροφῆς αὐξηθείσης τῆς ἐν ὅλῳ τῷ σώματι μοχθηρίας βλα-
βήσεταί τι καὶ τὸ τῆς ὀρέξεως ὄργανον, ὥστ᾽ ἀνορέκτους
γενέσθαι τοὺς πρότερον ὀρεγομένους. καλῶς οὖν εὐσι-
τιόντας ὠνόμασεν. εἰρήκει δὲ κἂν τοῖς ἔμπροσθεν ἀφορισμοῖς αὐτὸ τοῦτο κατὰ τοῦτον τὸν τρόπον. ἢν δὲ τροφὴν
μὴ λαμβάνοντι γίγνηται, εἰδέναι ὅτι κενώσεως δεῖται. τοὺς
μέντοι κατ᾽ ἀρχὰς μὲν ἀποσίτους ἰσχυρῶς γενηθέντας, ὡς
παντάπασιν ὀλίγον λαμβάνειν, ὕστερον δ᾽ εἰς τοὐναντίον
μεταβάντας ἄμεινον ἀπαλλάττειν φησί. συμβαίνει δὲ τοῦτο
εἰς τοὐναντίον πεψάσης τῆς φύσεως ἐν ἐκείνῳ τῷ χρόνῳ,
καθ᾽ ὃν ἂν ἐνδεῶς διῃτῶντο τὴν αἰτίαν τῆς ἀποσιτίας
διάθεσιν.

λγ΄.

Ἐν πάσῃ νούσῳ τὸ ἐῤῥῶσθαι τὴν διάνοιαν καὶ εὖ ἔχειν
πρὸς τὰς προσφορὰς ἀγαθὸν, τὸ δ᾽ ἐναντίον κακόν.

---

rum proceſſu temporis ob alimentorum copiam aucto in
toto corpore vitio ipſum etiam appetentiae inſtrumentum
nonnihil oblaedetur, quare inappetentes fient qui prius
cibos appetebant, quos prius appetentes nominavit. Hoc
autem ipſum in praecedentibus aphorifmis hoc modo pronunciaverat. Quod fi cibum non aſſumenti iſtud contingat, eum vacuatione indigere fciendum eſt. Qui vero per
initia tam vehementer cibos averfantur, ut paucum omnino aſſumant, poſtea vero in contrarium acti appetant,
eos in melius permutari ac convalefcere profert. Ejusmodi autem in contrarium facta eſt mutatio, quum natura quo tempore parce ac tenuiter vivebant, affectionem
inappetentiae caufam concoxit.

XXXIII.

In omni morbo mente conſtare ac bene ad ea quae offe-
runtur ſe habere, bonum; contrarium vero malum.

Οὔθ' ὅταν ἀγαθόν τι εἴπῃ τῶν κατὰ τὸ σῶμα, πάντως ἡγητέον ἐπ' αὐτῷ σωθήσεσθαι τὸν ἄνθρωπον, οὔθ'
ὅταν κακὸν, τεθνήξεσθαι πάντως. καὶ [75] γὰρ ἀγαθὸν
σημεῖον ὑπὸ μείζονος κακοῦ νικηθῆναι δυνατὸν καὶ κακὸν
ὑπὸ μείζονος ἀγαθοῦ. κατὰ τὰς τοιαύτας οὖν ἀποφάσεις
ἀκουστέον ἐστὶν ἐκείνου μόνου τοῦ λεγομένου. λέγεται δ'
ὅτι σημεῖον ἀγαθόν ἐστιν, ὅσον ἐφ' ἑαυτῷ τόδε τι, κᾆτα
σημεῖον κακὸν, ὅσον ἐφ' ἑαυτῷ τόδε τι, περὶ δὲ σωθήσεσθαι τὸν ἄνθρωπον ἢ τεθνήξεσθαι, πάντων τῶν σημείων
τὰς δυνάμεις ἐκλογισαμένων οὕτω χρὴ ποιεῖσθαι τὴν ἀπόφασιν. ὡς κᾂν τῷ προγνωστικῷ συνεβούλευσεν αὐτός. οὕτως οὖν καὶ νῦν τύ τ' ἐῤῥῶσθαι τὴν διάνοιαν καὶ τὸ τὴν
ὄρεξιν διαμένειν ἀγαθὰ σημεῖα κατὰ πάσας τὰς νόσους.
ἔνια γὰρ οὐκ ἐν ἁπάσαις ἐστὶν ἀγαθὰ, καθάπερ καὶ αὐτὸς
εἴωθεν ἐπισημαίνεσθαι λέγων, εὔπνοιαν δὲ χρὴ νομίζειν
κάρτα μεγάλην δύναμιν ἔχειν ἐς σωτηρίην, ἐν πᾶσι τοῖς
ὀξέσι νοσήμασιν. ὅτι δὲ τὸ τὴν διάνοιαν ἐῤῥῶσθαι σημεῖον
ἀγαθόν ἐστιν ἐντεῦθεν γνώσῃ. τὰ περὶ τὸν ἐγκέφαλόν τε

Neque quum bonum quoddam dixerit eorum quae ad
corpus fpectant, hominem propterea falvum prorfus evafurum augurandum eft, neque quum malum, protinus
interiturum. Etenim bonum fignum a majore malo vinci
poteft et malum a majore bono. Quare ejusmodi nuncia-
tiones de eo folo quod dicitur intelligendae funt. Hoc
autem dicitur, quantum in fe eft, bonum fignum effe,
illud vero, quantum in fe eft, malum fignum effe. De
hominis autem falute aut morte, perpenfis omnibus fignorum viribus, pronunciatio ita ferenda eft, quemadmodum
et ipfe in prognoftico confulebat. Sic fane et nunc mentem conftare et appetentiam permanere, bona figna in
omnibus morbis ftatuit. Quaedam enim non in omnibus
morbis bona funt, ut ipfe nobis his verbis fignificare confuevit: *in morbis acutis fpirandi facilitatem permagnam
ad falutem vim habere credendum.* Quod autem mente
conftare bonum fit fignum hinc cognofces. Cerebrum

καὶ τοὺς μήνιγγας, ἔτι δὲ νωτιαῖον μυελὸν καὶ διάφραγμα
καὶ ὅλως τὰ νευρώδη μόρια καὶ μάλισθ᾽ ὅσα πλησίον ἐγκεφάλου ἐστὶ, πάντως ὑγιεινὰ σημαίνεται τῆς διανοίας ἐρρω-
μένης. ὥσπερ γε καὶ τὰ κατὰ γαστέρα τε καὶ ἧπαρ αὐτήν
τε τὴν καρδίαν, ὅταν ἕτοιμοι πρὸς τὰς τῶν σιτίων ὦσι
προσφοράς. πάντων δὲ τούτων ἐρρωμένων οὐ μικρὰ τῷ
κάμνοντι τῆς σωτηρίας ἐλπίς.

λδ'.

Ἐν τῇσι νούσοισιν ἧσσον κινδυνεύουσιν, οἷσιν ἂν οἰκείη
τῆς φύσιος καὶ τῆς ἡλικίης καὶ τῆς ἕξιος καὶ τῆς ὥρης
ἡ νοῦσος ᾖ μᾶλλον ἢ οἷσιν ἂν μὴ οἰκειότατά τι τουτέων.

Τῆς φύσεως πολλαχῶς λεγομένης ἀκουστέον νῦν ἐστιν
αὐτῆς κατ᾽ ἐκεῖνο τὸ σημαινόμενον, ᾧ κέχρηται αὐτός, ἐν
ἑτέροις πολλοῖς καὶ καθ᾽ ὅλον γε τὸ περὶ φύσεως ἀνθρώπου
βιβλίον, ἐν ᾧ τὴν ἐκ τῶν πρώτων στοιχείων κρᾶσιν ὀνο-

ipfumque inveftientes meningas dorfique medullam et
feptum transverfum, partes denique nervofas ac maxime
cerebro viciniores prorfus fanas effe teftatur mentis conftantia, quemadmodum et partes ad ventrem et jecur et
cor ipfum attinentes aegri, quum ad cibos oblatos promti
feruntur. His autem omnibus fanis ac robuftis non
parva falutis fpes laborantibus conceditur.

XXXIV.

In morbis parcius periclitantur, quorum naturae, aetati,
habitui et anni tempeftati morbus confentaneus ac proprius fuerit, quam quibus in horum aliquo minime
cognatus fit.

Quum natura multis modis dicatur, in eo nunc fignificatu accipienda eft, quo faepe cum multis aliis in locis tum in toto de natura hominis libro ufus eft, in quo
ortum ex primis elementis temperamentum naturam no-

μάζει φύσιν, ὡς εἰ καὶ οὕτως ἔφη, ἐν τῇσι νούσοισιν ἧσσον κινδυνεύουσιν οἷς ἂν οἰκεία τῆς πρώτης τοῦ σώματος
κράσεως καὶ τῆς νῦν διὰ τὴν ἡλικίαν ἢ τὴν ἕξιν ἢ τὴν ὥραν
προσγεγενημένης ἡ νόσος ᾖ μᾶλλον, ἢ οἷς ἂν μὴ οἰκεία κατά
τι τούτων ᾖ. τῇ μὲν γὰρ θερμῇ φύσει καὶ ἡλικίᾳ καὶ ἕξει
καὶ ὥρᾳ δηλονότι καὶ καταπτάσει καὶ χώρᾳ τὰ θερμότερα
τῶν νοσημάτων ἐστὶν οἰκεῖα, ταῖς δὲ ψυχροτέραις τὰ ψυχρότερα. κατὰ δὲ τὸν αὐτὸν λόγον καὶ ταῖς μὲν ξηρότεραις
τὰ ξηρότερα, ταῖς δ᾽ ὑγροτέραις τὰ ὑγρότερα. τὸ δ᾽
ἐναντίον ὑπὸ Διοκλέους εἴρηται κἂν τῷ περὶ ἑβδομάδων,
ὑπολαβόντων, ὡς εἴρηται, τῶν γραψάντων ἀνδρῶν αὐτά,
παροξύνεσθαι μὲν ὑπὸ τῶν ὁμοίων τὰ νο- [76] σήματα,
λίεσθαι δὲ ὑπὸ τῶν ἐναντίων, ἐπειδὴ καὶ πρὸς αὐτοῦ τοῦ
Ἱπποκράτους εἴρηται, τὰ ἐναντία τῶν ἐναντίων ἰάματα.
νομίζουσιν οὖν ἐν χειμῶνι συστάντα καῦσον εὐϊατότερον
εἶναι τοῦ κατὰ τὸ θέρος, οὐκέτ᾽ ἐννοοῦντες ὡς ἐπὶ μεγίστῃ
διαθέσει γίνεται καῦσος ἐν χειμῶνι, μηδὲ γὰρ ἂν συστῆ-
σαι τὴν ἀρχὴν αὐτὸν ἑτέρως, εἰ μὴ διὰ τὴν τῆς αἰτίας

minat; ac fi ita diceret, in morbis ii minus periclitantur, quibus primario corporis temperamento aut praefenti ab aetate aut habitu aut anni tempeftate oborto
magis familiaris eft morbus quam quibus horum nulli affi-
nis congruit. Calidae namque naturae et aetati et habitui
et anni tempeftati et coeli conftitutioni et regioni morbi
calidiores funt familiares; frigidioribus vero frigidiores;
eadem ratione et ficcioribus ficciores et humidioribus humidiores. Contrarium autem a Diocle dictum eft. Item
libro de feptimanis, conjicientibus, ut narratur, viris
rerum ipfarum auctoribus et fimilibus quidem morbos
exacerbari; folvi vero a contrariis, quoniam et ab ipfo
Hippocrate pronunciatum eft, *contraria contrariorum effe*
remedia. Caufum igitur hieme contractum curatu facilio-
rem effe autumant; non utique mente concipientes ab
affectione maxima caufum hieme fieri; neque enim ipfe
aliter initio contractus fuiffet, nifi hiemalis tempeftatis

ἰσχὺν ἐνίκησε τὴν ἐκ τῆς ὥρας ἐναντίωσιν. ὁπότ᾽ οὖν οὐ
κατέσχεν ἡ ὥρα τὸ μέγεθος τῆς αἰτίας, καίτοι βοηθὸν ἔχουσα τὴν ὑγίειαν, ἢ πού γ᾽ ἂν ἐν τῇ νόσῳ κινήσειεν αὐτὴν,
μηδὲ τῆς ὑγιεινῆς ἰσχύος ἔτι παρούσης. ἀλλὰ καὶ δι᾽ αὐτῆς τῆς πείρας ἐναργῶς φαίνεται τοῦτο. τῶν γὰρ ἴσων τὸ
μέγεθος καυσων ὀλεθριώτερός ἐστιν ὁ ἐν χειμῶνι συνιστάμενος, ὅταν γε συστῇ μὲν ἐν θερμοτέρᾳ καταστάσει, μεταβολὴ δ᾽ ἐξαιφνίδιος εἰς ψυχρότερα γένηται, μεγάλως ὁ τοιοῦτος καῦσος ὑπὸ τῆς τοῦ περιέχοντος ὀνίναται ψύξεως,
ἀμφοτέρων αὐτῷ γινομένων ἀγαθῶν. τῆς μὲν προτέρας
καταστάσεως, ἐν ᾗ τὴν γένεσιν ἔσχεν ὡς σημείου, τῆς δ᾽
ἑτέρας ἐν ᾗ τὴν λύσιν, ὡς αἰτίου. ταῦτ᾽ οὖν ἅπαντα μαρτυρεῖ μᾶλλον καὶ οὐ μάχεται τῇ κατὰ τὸν ἀφορισμὸν γνώμῃ.
καθάπερ οὐδὲ τὸ βράγχους καὶ κορύζας τοῖς σφόδρα πρεσ-
βυτέροις μὴ πεπαίνεσθαι, καίτοι γε οἰκεῖα παθήματα τῆς
τῶν γερόντων ἡλικίας ὄντα. πρῶτον μὲν γὰρ οὐ ταυτόν
ἐστι τῷ μὴ πεπαίνεσθαι τὸ κινδυνῶδες ὑπάρχειν. εἶτα

contrarietatem caufae vehementia fuperaffet. Quum igitur
anni tempeftas caufae magnitudinem prohibere ac repri-
mere non potuerit, adjutricem licet fanitatem haberet,
multo minus ipfam in morbo fuperaverit, quod non amplius fit integrum fanitatis robur. Sed id quoque ipfa
experientia perfpicue proditur. Nam duorum cauforum
magnitudine parium qui hieme ortum habet perniciofior
exiftit. Calidior enim e coeli flatu fi fit genitus et repentina fiat in frigidiorem flatum mutatio, ejusmodi cau-
fus a circumftantis aëris frigore magnopere juvatur, utroque ipfi auxiliante flatu; priore quidem flatu, in quo
ortum habuit, ut figno; pofteriore vero, in quo folutionem, ut caufa. Haec igitur omnia aphorifmum magis
probare quam cum ejus fententia pugnare videntur. Quemadmodum neque illud: *raucedines et gravedines in valde
fenibus concoctionem non admittere*; etiamfi fenili aetati
proprii ac familiares fint affectus. Primum etenim non
idem eft coctionem non admittere et periculofum effe.

532   *ΙΠΠΟΚΡΑΤΟΥΣ ΑΦΟΡΙΣΜΟΙ*

Ed. Chart. IX. [76.]   Ed. Baf. V. (247.)

καὶ τὸ μηδ᾽ ἁπλῶς εἰρῆσθαι τοὺς πρεσβυτέρους, ἀλλὰ μετὰ
τοῦ σφόδρα, πάντα γὰρ ἐκείνοις ἐστὶ κινδυνώδη διὰ τὴν
ἀσθένειαν τῆς δυνάμεως. οὐ μὴν οὐδὲ τὸ κατὰ τὸ πρῶτον τῶν ἐπιδημιῶν γεγραμμένον, καὶ μάλιστα ἔθνησκον οἷς
ἔρρεπεν ἡ φύσις ἐπὶ τὸ φθινῶδες, ἐναντιοῦται τοῖς εἰρημένοις. οὐ γὰρ τὴν ἐκ τῶν στοιχείων κρᾶσιν εἴρηκε νῦν,
ἀλλὰ τὴν τοῦ σώματος ἰδέαν. ἔστιν ὅτε γὰρ ὀνομάζουσι
φύσιν καὶ ταύτην. καὶ ὥσπερ ἀληθές ἐστι τὴν θερμὴν
κρᾶσιν ἧττον ἐν τοῖς θερμοῖς κινδυνεύειν νοσήμασιν, οὕτως
καὶ τοὺς στενοθώρακας οὐ μόνον μᾶλλον ἁλίσκεσθαι ὑπὸ
φθίσεως, ἀλλὰ καὶ κινδυνεύειν ἁλόντας. ἔνιοι μέντοι τῶν
ἐξηγησαμένων τοὺς ἀφορισμοὺς, ὑπὸ τῶν τοιούτων πιθανῶν
ἀπατηθέντες, οἰκεῖον νόσημά τι τῇ τοῦ κάμνοντος φύσει τὸ
κατὰ τὴν κρᾶσιν ἐναντίον ἔφασαν, ὡς εἰ καὶ ἐπιτήδειον εἴρηται, πάμπολυ καὶ τῆς τῶν πραγμάτων ἀληθείας καὶ τῆς
Ἱπποκράτους γνώμης ἁμαρτάνοντες, ὡς δέδεικται.

Deinde quod non abfolute fenes, fed addita particula,
valde, dixerit: illis enim omnia ob virium imbecillitatem
periculofa funt. Sed neque illud fupra dictis adverfatur,
quod primo epidemiorum fcriptum eft: *et maxime moriebantur quibus ad tabem natura propendebat.* Non enim
tum quod ex elementis conflatur temperamentum, fed
corporis ideam formamve intellexit; fiquidem hanc etiam
interdum naturam nominavit. Et quemadmodum verum
eft qui calido funt temperamento, eos calidis morbis minus periclitari, fic etiam qui angufto funt pectore, eos
ftenothoracas non folum promtius corripi, fed correptos
magis etiam periclitari. Nonnulli tamen eorum qui aphorifmos explanarunt, ejusmodi probabilibus decepti familia-
rum aegrotantis naturae morbum dixerunt, qui fit temperamento contrarius, ac fi idoneus diceretur, multopere,
quemadmodum demonftratum eft, etiam a rerum veritate
et Hippocratis fententia aberrantes.

λε΄.

[77] (248) Ἐν πάσῃσι νούσοισι τὰ περὶ τὸν ὀμφαλὸν
καὶ τὸ ἦτρον πάχος ἔχειν βέλτιόν ἐστι τὸ δὲ σφόδρα
λεπτὸν καὶ ἐκτετηκὸς μοχθηρόν. ἐπισφαλὲς δὲ τὸ τοιοῦτον καὶ πρὸς τὰς κάτω καθάρσιας.

Ὅτι μὲν ἔξω εἶναι χρὴ πάσης διαθέσεως τῆς παρὰ
φύσιν ἅπαντα τὰ κατ᾽ ἐπιγάστριον χωρία πρόδηλόν ἐστι.
καὶ λέλεκται κατὰ τὸ προγνωστικὸν, ἔνθα φησὶν ὑποχόνδριον
ἄριστον μὲν ἀνώδυνόν τε εἶναι καὶ μαλθακὸν καὶ ὁμαλόν.
ἀλλὰ καὶ τούτων αὐτῶν ἐστι τὰ μὲν ἰσχνότερα, τὰ δὲ παχύτερα, περὶ ὧν νῦν τὸν λόγον ποιεῖται, ὅσα μὲν παχύτερα, βελτίω ταῦτ᾽ εἶναι λέγων, ὅσα δὲ ἰσχνὰ, μοχθηρὰ καὶ
ὡς σημεῖα δηλονότι καὶ ὡς αἴτια. ὡς σημεῖα μὲν γὰρ εἰσι
τῆς ἐν τοῖς ἐκτετηκόσι μορίοις ἀσθενείας, ὡς αἴτια δὲ τοῦ
μηδὲ πέττεσθαι καλῶς ἐν τῇ γαστρὶ τὰ σιτία, μηδ᾽ αἱμα-
τοῦσθαι κατὰ τὸ ἧπαρ. ἄμφω γὰρ ταῦτα πάντα τὰ μόρια

XXXV.

*In omnibus morbis partes ad umbilicum et imum ventrem
poſitas craſſitudinem habere praeſtat. Valde autem
tenues eſſe et tabefactas pravum. Ad inferiores autem
purgationes id quoque periculoſum.*

Quod extra omnem affectum praeter naturam eſſe
oporteat univerſam abdominis regionem apertum eſt. Atque id in prognoſtico hiſce verbis pronunciatum eſt:
*hypochondrium optimum quidem eſſe decet indolens, molle
et aequale.* Verum harum ipſarum partium quaedam ſunt
macilentiores, quaedam craſſiores, de quibus nunc verba
facit: quae craſſiores ſunt, eas meliores; quae macilentiores ſunt, ipſas pravas eſſe et ut ſigna et ut cauſas
affirmat. Signa ſiquidem ſunt imbecillitatis partium eli-
quatarum. Cauſae vero quod et in ventriculo cibaria
non probe concoquantur, neque in jecore in ſanguinem
commutentur. Has enim ambas partes omnino dictorum

πρὸς τοῦ πάχους τῶν εἰρημένων σωμάτων ὠφελεῖται θαλ-
πόμενα. τοσούτων οὖν εἰκός ἐστιν ἐκτακέντων αὐτῶν βλάπτεσθαι τὰς ἐνεργείας, ὅσον ὑγιαινόντων ὠφελοῦνται. ὅτι
δὲ ἡ λεπτότης τῶν εἰρημένων μερῶν καὶ πρὸς τὰς κάτω
καθάρσεις ἐπισφαλής ἐστι πρόδηλον. ἰσχυρὰ γὰρ δεῖ εἶναι
πάντα τὰ κάτω τοῦ θώρακος μόρια πρὸς τῷ καλῶς ὑπηρετεῖν ταῖς καθάρσεσιν· εἰ δὲ μὴ, μεγάλαις περιπίπτειν βλά
βαις. διὰ τί δὲ μόνας εἶπε τὰς κάτω καθάρσεις ἄξιον ζητῆσαι. καὶ γὰρ αἱ ἄνω, τουτέστιν αἱ δι' ἐμέτων, ἐπισφα-
λεῖς εἰσι τοῖς οὕτω διακειμένοις. ἢ ταύτας μὲν ὡς σαφεῖς
παρέλιπεν, ἐκείνων δ' ὡς ἀσαφεστέρων ἐμνημόνευσεν; ἧτρον
δὲ ἰδίως ὀνομάζει τὸ κάτω χωρίον τῆς γαστρός, ὅσον ἐστὶ
μεταξὺ τοῦ αἰδοίου καὶ τοῦ ὀμφαλοῦ. ὡς εἰς τρία ταῦτα
διαιρεῖσθαι τὸ σύμπαν ἐπιγάστριον, ὑποχόνδριον, τὰ περὶ
τὸν ὀμφαλὸν καὶ τὸ ἧτρον.

---

corporum craſſitudo fovenda. Ipſis itaque macie confectis
par eſt tantum earum actiones laedi, quantum integris
illis per ſanitatem juvabantur. Quod autem dictarum
partium extenuatio aut macies ad inferas purgationes ſit
periculoſa manifeſtum eſt. Partes enim infra thoracem
omnes robuſtas eſſe oportet, quo belle purgationibus au-
xilientur; alioqui magnas in laeſiones incidunt. Cur autem de ſolis inferis purgationibus mentionem fecerit, dignum eſt quaerere. Etenim ſuperae purgationes, hoc eſt
quae vomitionibus fiunt, tali macie affectis periculoſae
ſunt. An has tanquam manifeſtas praetermiſit, illarum
autem tanquam obſcuriorum mentionem fecit? Imum autem ventrem etrum proprie nominat, inferiorem ventris
regionem quae pudenda ac umbilicum interjacet, ut in
haec tria totum abdomem dividatur, in hypochondrium,
umbilicalem regionem et imum ventrem ſeu hypogaſtrium.

λστ'.

[78] Οἱ ὑγιεινῶς ἔχοντες τὰ σώματα ἐν τῆσιν φαρμακείῃσι καθαιρόμενοι ἐκλύονται ταχέως οἱ πονηρᾷ τροφῇ
χρεόμενοι.

Οἱ μὲν ὑγιεινῶς ἔχοντες τὰ σώματα δεόντως ἐν ταῖς
φαρμακείαις ἐκλύονται ταχέως· συντήκονται γὰρ, οὐ καθαί-
ρονται. οἱ πονηρᾷ δὲ τροφῇ χρώμενοι διὰ τὴν περιουσίαν
τῶν μοχθηρῶν χυμῶν ἐκλύονται ῥᾳδίως ἐπὶ ταῖς καθάρσεσιν. εἴτε δὲ τὴν ἔξωθεν εἰσφερομένην τροφὴν τῷ σώματι,
εἴτε τὴν ἐν αὐτῷ περισχομένην εἴρηκε μοχθηρίαν, ἑκάτερος
ἀληθὴς ὁ λόγος, ἐπειδὴ καὶ τὰ μοχθηρὰ σιτία μοχθηρὸν
εἴωθεν αἷμα γεννᾷν. οὕτως οὖν καὶ λέγεται μοχθηρὰ τῆς
ἀναφορᾶς γενομένης, ἐπὶ τὸ γεννηθησόμενον ἐξ αὐτοῦ αἷμα.

XXXVI.

*Qui fanis corporibus donati medicamentis purgantibus
purgantur celeriter exfolvuntur, quippe pravo alimento
utuntur.*

Qui fanis funt corporibus, ii jure optimo cito in
purgationibus medicamento factis exfolvuntur: collique-
fiunt enim, non purgantur. Qui vero pravo utuntur alimento ob pravorum humorum redundantiam purgationibus facile exfolvuntur. Sive autem quod corpori exterius
oblatum affumitur, five quod in ipfo continetur, id pravum alimentum nominet, utraque vera eft oratio, quandoquidem prout alimenta prava pravum fanguinem procreare
confueverunt, fic ergo prava aut vitiofa edulia etiam dicuntur, ducta ad fanguinem cui ex ipfis procreandum
relatione.

λζ´.

Οἱ εὖ τὰ σώματα ἔχοντες φαρμακεύεσθαι ἐργώδεες.

Οἳ τοὺς ὁτιοῦν φάρμακον προσφερομένους φαρμακεύεσθαι λέγειν εἴωθεν ὁ Ἱπποκράτης, ἀλλ᾽ ἐπὶ μόνων τῶν
καθαιρόντων τούτῳ χρῆται τῷ ῥήματι. ὁ μὲν οὖν προγεγραμμένος ἀφορισμὸς ἓν τῶν προσγινομένων αὐτοῖς ἐδήλωσε
σύμπτωμα. ἐκλύεσθαι γὰρ ἔφη ταχέως ἐν ταῖς καθάρσεσι
τοὺς ὑγιεινῶς ἔχοντας. ἐν τῇ δὲ γενικωτέρᾳ λέξει περὶ τῶν
αὐτῶν ἀπεφήνατο, λέγων αὐτοὺς ἐργῶδες εἶναι φαρμακεύεσθαι καὶ γὰρ ἰλιγγιῶσι καὶ στροφοῦνται καὶ δυσχερῶς αὐτοῖς ἡ κάθαρσις προχωρεῖ καὶ πρὸς τούτοις ἔτι ταχέως
ἐκλύονται. γίνεται δὲ ταῦτα πάντα καθαρτικοῦ φαρμάκου
τὸν οἰκεῖον μὲν ἕλκειν χυμὸν ἐφιεμένου, ἤτοι τὴν ξανθὴν
ἢ τὴν μέλαιναν χολὴν ἢ τὸ φλέγμα ἢ τὸ ὑδατῶδες περιτ-

XXXVII.

*Qui corporibus bene fe habent, eos purgare medicamentis,
opus moleftum eft.*

Non qui quodcunque medicamentum affumunt, eos
medicari pro confuetudine dicit Hippocrates, verum in
folis purgantibus medicamentis hoc vocabulum ufurpavit.
Superior itaque fcriptus aphorifmus fuccedentium ipfis
fymptomatum unicum declaravit. Eos namque celeriter
exfolvi ac deficere dicebat in purgationibus, qui fecunda
valetudine fruuntur. In hoc autem orationem de iisdem
generalius extulit, ipfos affirmans aegre molefteque ferre
purgationes. Etenim vertigenes incurrunt, torminibus
vexantur, molefte his purgatio procedit, praetereaque celeriter exfolvuntur. Haec autem omnia purgante medicamento quum proprium quidem humorem aut flavam bilem
aut atram aut pituitam aut aquofum excrementum pro-
lectione nitatur, quo deftitutum fanguinem colliquit et

ΚΑΙ ΓΑΛΗΝΟΤ ΕΙΣ ΑΤΤΟΤΣ ΤΠΟΜΝΗΜΑΤΑ. 537

Ed. Chart. IX. [78. 79.]　　　　　Ed. Baf. V. (248.)
τωμα. τῷ δ' ἀπορεῖν αὐτοῦ τὸ αἷμα καὶ τὰς σάρκας συν
τήκει, ἵν' ἐξ ἐκείνων ἕλξῃ τὸ οἰκεῖον.

λη'.

[79] Τὸ σμικρῷ χεῖρον καὶ πόμα καὶ σιτίον, ἥδιον δὲ
τῶν βελτιόνων μὲν, ἀηδεστέρων δὲ μᾶλλον αἱρετέον.

Οὐ διὰ τὸ κεχαρισμένον μόνον τῷ κάμνοντι τοῦτο
ποιητέον, ἀλλὰ καὶ ὡς ὠφελιμώτερον αὐτῷ γενησόμενον. ὅσα
γὰρ ἂν ἡδέως προσενεγκώμεθα, περιστέλλεσθαι τούτοις ἡ
γαστὴρ εἴωθε καὶ πέττειν μᾶλλον αὐτὰ ῥᾳδίως. ἀποχωρεῖν
δὲ ἀπὸ τῶν ἀηδῶν ὡς ἤτοι ναυτίας ἐπιφέρειν ἢ πνευματώ
σεις ἢ κλύδωνας. ὅπερ οὖν ἐπὶ τῶν πλείστων καὶ εὐχύμων
ὄντων γίνεται, ὅταν ᾖ μικρῷ χεῖρον, ἐπὶ τῶν ἡδέως λαμβα
νόντων οὐ μόνον οὐκέτι χεῖρον, ἀλλ' ἐνίοτε καὶ βέλτιον γί
νεται.

---

carnes, quo ex ipfis quod fibi proprium ac familiare eft
attrahat.

XXXVIII.

Paulo deterior, fed fuavior tum potus tum cibus, melioribus quidem, fed minus gratis praeferendus.

Non id gratiam folum aegrotantis, fed ad majorem
quoque ipfius utilitatem faciendum eft. Nam quaecunque
cum oblectatione affumimus, ea ventriculus avidius complecti ac facilius concoquere confuevit; infuavia vero ac
ingrata naufeas aut inflationes aut fluctuationes concitantia refpuere. Quae quidem quum in plurimis iisque
euchymis cibariis oboriantur, paulo pejor cibus non folum deterior amplius non eft ipfum cum voluptate affumentibus, verum etiam interdum melior redditur.

λθ'.

Οἱ πρεσβῦται τῶν νέων τὰ μὲν πολλὰ νοσέουσιν ἧσσον,
ὁκόσα δ' ἂν αὐτέοισι χρόνια νοσήματα γένηται, τὰ πολλὰ ξυναποθνήσκουσιν.

Οἱ πρεσβῦται τῶν νέων οὐ πάντες ἧσσον νοσοῦσιν, οὐδὲ γὰρ ἅπαντες ἐγκρατέστερον διαιτῶνται. ὅσοις δ' οὐχ
ὑπάρχει τοῦτο, μᾶλλον νοσοῦσιν ἀσθενέστεροι τῶν νέων ὄντες. ὅτι δ' αὐτοῖς πάμπολλα τῶν χρονίων νοσημάτων συναποθνήσκει πρόδηλον, εἴ γε καὶ ἡ δύναμις ἀσθενής, ὡς μήτε
πέττειν ἔτι δύνασθαι ῥᾳδίως τὰς νόσους καὶ ψυχρὰ πάντα
ἐστὶ τὰ χρόνια νοσήματα, διὸ καὶ μᾶλλον γέρουσιν ἢ νεωτέροις γίνεται. τοῖς γὰρ οἰκείοις νοσήμασιν ἑαλωτότεροι
πάντες.

μ'.

[80] Βράγχοι καὶ κόρυζαι τοῖσι σφόδρα πρεσβύτῃσιν οὐ
πεπαίνονται.

XXXIX.

*Senes juvenibus quidem plerumque minus aegrotant. Qui-
cunque vero illis morbi diuturni oboriuntur, cum iis
frequentius ſimul intereunt.*

Senes non omnibus juvenibus minus aegrotant; neque enim omnes temperatiore victus ratione continentur.
Quibus vero id non eſt, ii magis aegrotant, quod juvenibus ſint imbecilliores. Diuturnos autem morbos com-
plures ipſis ſenibus commori manifeſtum eſt: ipſis ſiquidem vires adeo ſunt imbecillae, ut facile morbos coquere
nequeant frigidique ſint diuturni morbi omnes, proindeque
magis ſenibus quam juvenibus accidant. Familiaribus
ſiquidem morbis omnes promtius corripiuntur.

XL.

*Raucedines et gravedines in valde ſenibus coctionem non
admittunt.*

'Εὰν συνάψωμεν ἀλλήλοις τοὺς ἀφορισμοὺς, ἑκατέρου
ὁ λόγος ἔσται τοιοῦτος. οἱ πρεσβύτεροι τῶν νέων τὰ μὲν
πλεῖστα νοσοῦσιν ἧττον, ὅσα δ᾽ αὐτοῖς χρόνια νοσήματα
γίνεται, τὰ πολλὰ συναποθνήσκει. βράγχοι γοῦν καὶ κόρυζαι
τοῖσι σφόδρα πρεσβύτῃσιν οὐ πεπαίνονται, ὥστε οἷόν τι
παράδειγμα τὸν ἀφορισμὸν εἶναι τοῦτον τοῦ προγεγραμμένου. συναποθνήσκει γὰρ οὐ ταῦτα μόνον τοῖς πρεσβυτέ-
ροις, ἀλλὰ καὶ νεφρῖτις καὶ ποδάγρα καὶ ἀρθρῖτις καὶ
ἰσχιὰς, αἵ τε περὶ κῶλον ἢ σπλῆνα διαθέσεις ψυχραὶ καὶ
πρὸς ταύταις ἄσθματα, βῆχες, κυρτώσεις, λορδώσεις, σκολιώσεις, ὅσα τ᾽ ἄλλα διὰ τοὺς ψυχροὺς γεννᾶται χυμοὺς,
οὓς καὶ τῶν ἀκμαζόντων τισὶ, μὴ ὅτι πρεσβύταις χαλεπὸν
ἐκπεφθῆναι.

μα'.

Οἱ ἐκλυόμενοι πολλάκις καὶ ἰσχυρῶς ἄνευ φανερῆς προφάσιος ἐξαπίνης τελευτῶσιν.

Si hos inter fe aphorifmos copulaverimus, talis erit
utriusque fententia: *Senes juvenibus minus quidem aegrotant. Qui vero illis morbi diuturni oboriuntur, cum iis
frequentius fimul intereunt. Raucedines fiquidem atque
gravedines in valde fenibus coctionem non admittunt.* Ita
ut hic aphorifmus fit velut quoddam praecedentis exemplum. Neque enim hi foli morbi fenes adufque mortem
comitantur, fed nephritis quoque, podagra, arthritis,
ifchias atque coli ac lienis affectus frigidi; ad haec afthmata, tuffes, cyrtofes, lordofes, fcoliofes, denique quicunque ceteri morbi ex frigidis humoribus procreantur,
qui in quibusdam juvenibus, nedum in fenibus difficile
coquuntur.

XLI.

*Qui multoties ac vehementer citra manifeftam caufam
animo linquuntur, derepente intereunt.*

540 *ΙΠΠΟΚΡΑΤΟΥΣ ΑΦΟΡΙΣΜΟΙ*

Ed. Chart. IX. [80. 81.]　　　　Ed. Baf. V. (248. 249.)

Οὐ πάντες οἱ ἐκλυόμενοι ἐξαίφνης τελευτῶσιν, ἀλλ᾽ εἰ
προσθείης αὐτοῖς διορισμοὺς τρεῖς, ἕνα μὲν καὶ πρῶτον, ἵνα
πολλάκις τοῦτο πάσχωσι, δεύτερον δὲ ἵνα ἰσχυρῶς καὶ τρίτον ἄνευ φανερᾶς αἰτίας. ἐπεὶ γυνή τις ἐπὶ πλεῖστον ἐν
τῷ (249) βαλανείῳ διατρίβουσα χρόνον συνεχῶς ἐξελύετο,
διὰ τὸ μῆκος τοῦ χρόνου καὶ ὅτι τὸ βαλανεῖον ὡς τὰ πολλὰ
μοχθηροῖς ὑπεκαίετο ξύλοις. ἀλλ᾽ οὐ νοσήματός που τοῦτο
σημεῖον, ἐπὶ φανερᾷ προφάσει γινόμενον. ἑτέρα δὲ καὶ
ὑστερικοῖς ἐνοχλουμένη παθήμασιν ἔπασχε τοῦτο· καί τις
ἄλλος εἰ ἐπὶ πλέον ἀσιτήσας ἔτυχεν, ἐξελύετο λουμένη. ἄλλος
δὲ εἰ μὴ προὔλαβεν ἄρτου τι, τοῦτ᾽ ἔπασχεν, εἰ καὶ καθ᾽
ὥραν ἐλούετο. τοῖς τοιούτοις μὲν οὖν ἢ ἀσθενὲς ἢ αἰσθητικὸν ἱκανῶς ἐστι τὸ τῆς γαστρὸς στόμα. ὅσαι δὲ διὰ μηδὲν τούτων ἐκλύονται πολλάκις καὶ ἰσχυρῶς, [81] οὗτοι
δι᾽ ἀῤῥωστίαν τῆς ψυχικῆς δυνάμεως τοῦτο πάσχουσιν,
ὥσπερ κἀκεῖνος, ᾧ μετὰ τῆς ἐκλύσεως παλμὸς ἐγένετο τῆς

Non omnes qui animo deficiunt derepente moriuntur,
fed, fi tres ipfis diftinctiones adjeceris, unam quidem ac
primam, ut faepe; fecundam, ut vehementer; tertiam, ut
fine caufa manifefta, id patiantur. Nam mulier quaedam
plurimum in balneo tempus commorata frequenter exfolvebatur, tum ob temporis diuturnitatem, tum quia malis
plerumque lignis balneum fuccendebatur. Verum non
erat hoc morbi fignum quum caufam haberet manifeftam.
Altera vero uterinis affectibus vexata id patiebatur. Quidam quoque alius fi diutius inediam toleraffet, dum lavaretur, exfolvebatur. Alteri etiamfi per horam lavaretur,
idem accidebat, nifi panis pauxillum praefumfiffet. His
itaque adde quod aut imbecillum aut admodum fenfibile
os erat ventriculi. Qui vero ob nullam ipfarum caufarum
faepe ac vehementer exfolvuntur, ii ob facultatis animalis imbecillitatem id patiuntur; quemadmodum et is, cui
cum exfolutione vehemens cordis palpitatio acciderat,
derepente fatis conceffit; quemadmodum ii qui acutiffimis

καρδίας ἰσχυρὸς, ἀπέθανεν ἐξαίφνης ὥσπερ οἱ ταῖς ὀξυτά-
ταις ἁλισκόμενοι καρδιακαῖς συγκοπαῖς.

μβ'.

Ἀποπληξίην ἰσχυρὴν λύειν μὲν ἀδύνατον, ἀσθενέα δὲ οὐ
ῥηΐδιον.

Ἐν ταῖς ἀποπληξίαις ἐξαίφνης ἀναίσθητοί τε καὶ ἀκί-
νητοι γίνονται πᾶν τὸ σῶμα, πλὴν μόνης τῆς ἀναπνοῆς, ὡς
εἴ γε καὶ αὕτη κωλυθῇ, ἡ μεγίστη τέ ἐστιν ἥδε καὶ ὀξυτά-
τη τῶν ἀποπληξιῶν. ὅσοι δ᾽ ἀναπνέουσι μὲν, ἀλλὰ μετὰ
βίας σφοδροτάτης, ἰσχυρὰ τούτοις ἐστὶν ἡ ἀποπληξία.
ἰσχυρὰ δὲ καὶ τοῖς τοιούτοις, ἀλλ᾽ ἧττον ὅσοι χωρὶς μὲν
συντονίας καὶ βίας ἀνώμαλόν τε καὶ ἄτακτον, ἔτι δὲ διαλεί-
πουσαν ἔχουσιν τὴν ἀναπνοήν. ὡς ἐφ᾽ ὧν γε διασώζει τινὰ
τάξιν, ἀσθενὴς ἡ τοιαύτη, καὶ πράττων ἃ χρὴ πάντα, τάχα
ἂν αὐτὴν ἰάσαιο. πᾶσαι μὲν οὖν αἱ ἀποπληξίαι γίνονται

animi deliquiis, quas cardiacas fyncopas vocitant, corripiuntur.

XLII.

*Vehementem quidem apoplexiam folvere impoffibile, debi-
lem vero non facile.*

Qui apoplexia percelluntur, ii totius corporis fenfu
motuque derepente privantur, fola refpiratione excepta;
quod fi etiam ipfa prohibeatur, apoplexiarum haec maxima eft et acutiffima. Qui vero refpirant quidem, fed
magna cum vehementia, his vehemens eft apoplexia. Vehemens autem et illis adeft, fed minus qui citra contentionem et violentiam, inaequalem atque inordinatam, ac
praeterea intermittentem habent refpirationem; quemadmodum in quibus aliquem fervat ordinem, ejusmodi debilis exiftit, cui ipfi fortaffis medeberis, fi quae deceant
omnia confeceris. Omnes autem apoplexiae fiunt animali

τῆς ψυχικῆς δυνάμεως ἐπιῤῥεῖν ἀδυνατούσης τοῖς κάτω τῆς
κεφαλῆς, ἤτοι διὰ φλεγμονώδη τινὰ διάθεσιν ἐν αὐτῷ τῷ
ἐγκεφάλῳ συστᾶσαν ἢ τῶν κοιλιῶν αὐτοῦ ἐμπιπλαμένων
ὑγρότητος φλεγματώδους. ἀλλὰ τῷ μεγέθει τῆς αἰτίας καὶ
τὸ τοῦ πάθους ἕπεται μέγεθος. ἀνίατον δ᾽ ἐστὶν ὡς τὰ
πολλὰ διὰ τὴν βλάβην τῆς ἀναπνοῆς. καὶ θαυμάσαι γέ
ἐστιν ὅπως τῶν ἄλλων μυῶν ἁπάντων ἀκινήτων ἐν ταῖς
ἀποπληξίαις γινομένων οἱ τὸν θώρακα διαστέλλοντες, εἰ
καὶ μόγις, ἀλλὰ κινοῦνταί γε πολλάκις. ἔοικε δὲ γίνεσθαι
τοῦτο διὰ τὴν χρείαν τῆς ἀναπνοῆς, ἐπεγειρούσης αὐτὴν
τὴν ἐν τοῖς νεύροις δύναμιν ἐπὶ τὴν ἐνέργειαν. καὶ δι᾽ αὐτό
γε τοὐπίπαν ἅπαντες οἱ μύες ἐπὶ τῶν ἀποπλήκτων ἐνερ-
γοῦσιν, οἱ κινοῦντες τὸν θώρακα, καίτοι πρόσθεν ὀλιγάκις
ἐνεργοῦντες ἅπαντες, ὥσπερ ἐν ταῖς σφοδροτάταις γυμνα-
σίαις, ἐπειδὴ πλείστης τῆς ἀναπνοῆς ἐστι χρεία κατὰ ταῦτα.
ἀλλὰ τοῖς ἀποπλήκτοις οὐ τῷ τὴν χρείαν ηὐξῆσθαι τῆς
ἀναπνοῆς, ἀλλὰ διὰ τὴν ἀῤῥωστίαν τῆς δυνάμεως συνεργεῖν ἀναγκάζονται πάντες οἱ τοῦ θώρακος μύες. ὥσπερ

facultate nequeunte ad partes capite inferiores influere
aut propter aliquam affectionem inflammatoriam ipſo in
cerebro confiſtentem aut propter oppletos pituitoſo humore ejus ventriculos. Verum cauſae magnitudinem etiam
affectus ipſius vehementia conſequitur, qui plerumque ob
reſpirationis laeſionem eſt incurabilis. Atque mirari licet
quomodo aliis muſculis omnibus immotis ſtupentibus in
apoplexiis, qui thoracem attollunt, etſi vix, ſaepe tamen
moveantur. Id autem propter reſpirationis neceſſitatem
facultatem nervis inſitam ad functionem excitantis fieri
videtur. Ob eamque cauſam omnino muſculi omnes thoracem moventes in apoplecticis agunt, etiamſi raro ante
omnes agerent, quemadmodum in vehementiſſimis exercitationibus, in quibus plurima reſpiratione opus eſt. Verum in apoplecticis non propterea, quia reſpirationis ad-
aucta eſt neceſſitas, ſed ob facultatis imbecillitatem omnes thoracis muſculi ſimul agere coguntur, quemadmodum

ΚΑΙ ΓΑΛΗΝΟΤ ΕΙΣ ΑΥΤΟΥΣ ΥΠΟΜΝΗΜΑΤΑ. 543

Ed. Chart. IX. [81. 82.] Ed. Baf. V. (249.)

καὶ τῶν ἄλλως ἐν πυρετῷ ἀσθενῆ τὴν δύναμιν ἐχόντων
δι᾽ αὐτό γε τοῦτο καὶ κινεῖν ἀναγκάζονται πάντες ἑαυτοὺς
εἰς ἓν ἀξιόλογον κεφάλαιον, τὴν ἐξ ἁπάντων ἐνέργειαν ἀθροί-
ζοντες.

μγ΄.

Τῶν ἀπαγχομένων καὶ καταλυομένων, μήπω δὲ τεθνηκότων
οὐκ ἀναφέρουσιν οἷσιν ἂν ἀφρὸς ᾖ περὶ τὸ στόμα.

Πᾶσα μὲν ἀφροῦ γένεσις ἐκ μίξεως ἀποτελεῖται δυοῖν
οὐσιῶν, τῆς μὲν ἑτέρας πνευματικῆς, ὑγρᾶς δὲ τῆς ἑτέρας.
γίνεται δ᾽ ἡ μίξις αὐτῶν εἰς πολλὰ θραυσθείσης ἑκατέρας
καὶ πολλὰς ἐν τῇ συμπλοκῇ σμικρὰς πομφόλυγας ἐργαζομένων. ὅταν δὲ ᾖ γλίσχρον τῇ συστάσει τὸ καταθραυσθὲν
ὑγρὸν, οὗ περιπλεκομένου τῷ πνεύματι τὰς πομφόλυγας
γεννηθῆναι συμβῇ, δύσλυτός τε καὶ μόνιμος ὁ ἀφρὸς γίνεται, οἷον μάλιστα τοῖς δραμοῦσιν ἵπποις ἢ τοῖς θυμωθεῖσι

alioqui in iis etiam, qui per febrem vires habent imbecillas, fefe eadem de caufa omnes movere coguntur, omnium actiones in fummam unam infignem colligentes.

XLIII.

*Qui ftrangulantur ac diffolvuntur, nondum tamen mortui
funt, ex iis non convalefcunt quibus circum os fpuma
oborta fuerit.*

Omnis fpumae generatio ex duplicis fubftantiae mixtione conficitur, alterius quidem fpirituofae, alterius vero
humidae. Fit autem earum mixtio fractis in multas partes utrisque multasque mutua collifione parvas bullas efficientium. Quum vero effractus humor, quo fpiritum com-
plicante bullas generari contigit, vifcidus fuerit, tum fo-
luta difficilis, tum ftabilis fpuma redditur, qualis maxime
currentibus equis aut apris ira percitis circa os colligitur.

κάπροις ἀθροίζεται περὶ τὸ στόμα. τὴν δ᾽ ἑκατέρων τῶν
οὐσιῶν θραῦσίν τε καὶ μίξιν ἐνίοτε μὲν ἐργάζεται βιαία
κίνησις ἤτοι γ᾽ ἀμφοῖν ἢ μόνης τῆς ἑτέρας, ἐνίοτε δὲ ἰσχυρὰ θερμότης, εἰ μὴ ἄρα καὶ ταύτην τῇ κινήσει τις λέγοι
τὸν ἀφρὸν ἐργάζεσθαι. ἀλλὰ τῷ γε τοῖς ἐναργῶς φαινομένοις ἑπομένῳ διττὴν ἀσφαλέστερόν ἐστι φάναι τὴν γένεσιν
εἶναι, κατὰ μὲν τοὺς σφοδροὺς ἀνέμους ἐμπίπτοντας τῇ
θαλάττῃ διὰ πληγὴν ἰσχυρὰν, ἐπὶ δὲ τῶν λεβήτων διὰ
τὴν θερμασίαν. οὕτω δὲ κἂν τοῖς τῶν ζώων σώμασιν ἐν
μὲν τοῖς ἐπληπτικοῖς σπασμοῖς ἡ συντονία τῶν κινήσεων
τὸν ἀφρὸν εἴωθε γεννᾷν, ἐπὶ δὲ τῶν κάπρων ἡ θερμασία,
κατὰ δὲ τοὺς δρόμους τῶν ἵππων ἄμφω φαίνεται σύντονα.
συνεχῶς γὰρ εἴσω καὶ ἔξω τοῦ κατὰ τὰς ἀναπνοὰς ἀέρος
φερομένου τό τε σίελον αὐτοῖς λεπτύνεται καί τι κἀκ τοῦ
πνεύμονος ἀτμοειδῶς ἀναφερόμενον, ἐπιμίγνυταί τε καὶ συμ-
πλέκεται τῷ σιέλῳ τοῦ γενομένου τὴν οὐσίαν ἀφροῦ συναύ-
ξον. ὅσοι δ᾽ ἡγοῦνται τὸν ἀφρὸν τοῦτον ἐκ τῆς κοιλίας
ἀναφέρεσθαι διαμαρτάνουσιν. οὔτε γὰρ ἀθρόως αὐτὸν ἐκεῖ-

At utriusque fubstantiae confractum ac mixtionem interdum quidem efficit motus violentus vel utriusque vel alterius tantum; nonnunquam vero et vehemens calor, nisi
quis fortassis et hunc fuo motu spumam excitare dixerit.
Verum apertam rei evidentiam sequenti tutius est dicere
duplicem esse spumae generationem; unam quidem in mari
ventis vehementius ingruentibus jactato ob fragoris vehementiam; alteram vero in lebetibus effervescentibus ob
calorem. Sic quoque et animalium corporibus per epilepticas convulsiones vehemens motuum contentio spumam
generare confuevit; in apris vero calor; in equorum autem cursibus utriusque caufae vehementia editur. Quum
enim per refpirationes aër intro ac foras continenter feratur, tum saliva ipsis tenuatur, tum etiam ex pulmone
quiddam vaporis inftar effertur quod falivae permifcetur
et complicatur, gignendae spumae fubftantiam fimul augens. Qui vero hanc spumam e ventriculo prodire arbitrantur, aberrant. Neque enim confertim ipfam illinc

Ed. Chart. IX. [82. 83.]   Ed. Baf. V. (249.)

θεν ἥκειν ἐγχωρεῖ, μήτε ἐμοῦντος τοῦ ζώου τηνικαῦτα μήθ'
ὅλως ναυτιῶντος, ὧν συμπτωμάτων χωρὶς οὐχ οἷόν τέ
ἐστιν ἐκ τῆς γαστρὸς ἀνενεχθῆναί τι, καὶ πολὺ δὴ μᾶλλον
ἀδύνατον ἀναφέρεσθαί τινα ἀτμὸν ὁμοίως τῷ κατὰ τὰς
ἀναπνοὰς, μηδεμιᾶς τοιαύτης ἐκ τῆς γαστρὸς ἀναφερομένης
οὐσίας, οἵαν ὁ πνεύμων ἀναπνεῖ. καὶ γάρ τοι καὶ τὸ αἷμα
τὸ μὲν ἐκ τοῦ πνεύμονος ἀναγόμενον ἀφρῶδες ὁμοίως ἐστὶ
τῷ σπλάγχνῳ. τὸ δ' ἐκ τῆς γαστρὸς οὐδ' ἐγγὺς τῷ τοιούτῳ, ἀλλ' ὁ μὲν ἅμα τῷ αἵματι ἐκ τοῦ πνεύμονος συνανα-
φερόμενος ἀφρὸς ἀθρόως τε καὶ μετὰ βηχὸς ἀνάγεται, ὁ
δ' ἐκ τοῦ τοιούτου χυμοῦ [83] κατ' ὀλίγον ἐκπνεόμενος
ἀτμὸς οὐ κινεῖ βῆχας. περιβληθείσης γε μὴν ἀγχόνης τῷ
τραχήλῳ δεῖται μὲν ἡ καρδία καὶ ὁ πνεύμων ἐκπνεῦσαι τὸ
λιγνυῶδες περίττωμα· δέδεικται γὰρ τοῦτο ἡμῖν ἐν τῷ
περὶ χρείας ἀναπνοῆς γράμματι· κωλυόμενον δὲ διὰ τὴν
ἀγχόνην βιαίως ὠθεῖ πᾶν αὐτὸ, κἂν τούτῳ καὶ τῆς οἰκείας
ὑγρότητός τι συνεκβάλλει, καθάπερ κἂν ταῖς τοῦ αἵματος

fpumam procedere conceditur, quum animans tunc temporis neque vomat, neque prorfus naufeet, citra quae
fymptomata nihil quidquam e ventriculo efferri queat,
multoque magis fane fieri non poteft ut vapor ullus eodem modo, quo in exfpirationibus efferatur; quum nulla
ejusmodi e ventriculo fubftantia educatur, qualem pulmo
inter refpirandum exhalat. Etenim qui fanguis quidem e
pulmone educitur, fpumofus exiftit vifceri fimilis; qui
vero e ventriculo effertur, nullam cum eo habet affinita-
tem, fed quae una cum fanguine e pulmone fpuma educitur, ea confertim et cum tuffi educitur. Qui vero paulatim ex tali humore vapor efflatur, tuffes non excitat.
Injecto itaque cervici ftrangulante laqueo, tum cor tum
pulmonem fuliginofum excrementum efflare neceffe eft:
id enim a nobis libro de refpirationis ufu demonftratum
eft. Sed pulmo laqueo prohibitus totum ad exitum violenter impellit fimulque cum eo proprii humoris partem
expellit, quemadmodum in fanguinis fit eductionibus.

ἀναγωγαῖς. ὀλέθριον οὖν τοῦτο τὸ σημεῖόν ἐστιν, ἐπειδὴ
τῆς βίας τοῦ πνεύμονός ἐστι δηλωτικὸν, ἣν πάσχει πνιγομένου τοῦ ζώου. μάλιστα δ᾽ εἰκὸς αὐτῷ γίνεσθαι τοῦτο διὰ
τὴν ἐκ τῆς καρδίας εἰς αὐτὸν ὠθουμένην θερμασίαν, ὥστε
καὶ τῇ ζέσει τοῦ θερμοῦ καὶ τῇ τοῦ πνεύματος βιαίᾳ κινήσει καὶ τῇ σφοδρᾷ τοῦ πνεύμονος συντονίᾳ, τῆς ἀναγωγῆς
γενομένης τοῦ ἀφροῦ, θανατῶδες τὸ σημεῖον. ἔνιοί γε μὴν
ἐν τῷ σπανίῳ τῶν ἀπαγχομένων ἀπήνεγκαν, ἀφροῦ φανέν-
τος περὶ τὸ στόμα· καὶ ἴσως ὁ Ἱπποκράτης οὐχ ὡς διὰ
παντὸς ἀπολλυμένων, ἀλλ᾽ ὅτι τοὐναντίον σπανιώτατα, οὕτως ἀπεφήνατο, καθάπερ ὀλίγον ἔμπροσθεν ἐδείκνυτο, ἔνθα
φησὶ κατὰ τὸν ἀφορισμόν· ὁκόσοισι νέοισιν αἱ κοιλίαι ὑγραὶ
εἰσι, τουτέοισιν ἀπογηράσκουσι ξηραίνονται. τὸ γὰρ ὡς τὸ
πολὺ παρέλιπεν ἐνταῦθα εἰπεῖν, ἐν τοῖς κατωτέρω προσθεὶς αὐτὸ, ἔνθα φησὶν, ὁκόσοι τὰς κοιλίας ὑγρὰς ἔχουσι,
νέοι μὲν ὄντες βέλτιον ἀπαλλάσσουσι τῶν ξηρὰς ἐχόντων,
ἐς δὲ τὸ γῆρας χεῖρον ἀπαλλάσσουσι· ξηραίνονται γὰρ ὡς
ἐπὶ τὸ πολὺ τοῖσιν ἀπογηράσκουσιν.

Exitiale itaque hoc fignum eft, quoniam pulmonis violentiam fignificat, quam patitur dum animal fuffocatur. Praecipue vero ipfi accidere confentaneum eft, propter calorem e corde ad ipfum propulfum. Quare quum caloris
fervore et violento fpiritus motu et vehementi pulmonis
contentione fpumae fit eductio, letale fignum eft. Nonnulli tamen, quamvis id raro accidat, convaluerunt, quibus ftrangulatis fpuma circa os apparuerat, ac fortaffis
Hippocrates non quod femper intereant, fed quod contrarium rariffime eveniat, ita pronunciavit, quemadmodum et paulo antea in altero aphorifmo hifce verbis de-
claraverat: *Quibus juvenibus alvi funt humidae, iis fenefcentibus exficcantur.* Nam illic particulam, *plerumque,*
dicere praetermifit, quam tamen in fequentibus his verbis addidit: *Quicunque alvos humidas habent, fi juvenes
quidem fuerint, melius degunt quam qui ficcas habent,
in fenectute vero deterius; nam fenefcentibus plerumque
exficcantur.*

μδ΄.

(250) *Οἱ παχέες σφόδρα κατὰ φύσιν ταχυθάνατοι μᾶλλον γίνονται τῶν ἰσχνῶν.*

Τοὺς ἐκ τῆς πρώτης ἡλικίας παχεῖς καὶ ἰσχνοὺς ἀλλήλοις παραβάλλων ἀποφαίνεται περὶ τῶν παχέων, ὡς εἰσὶ
ταχυθάνατοι μᾶλλον τῶν ἰσχνῶν. ἄριστον μὲν γὰρ εὔσαρ-
κον φῦναι, τουτέστι σίμμετρον, ὥστε μήτε παχὺν εἶναι
μήτ᾽ ἰσχνόν, οὕτω γὰρ ἂν δυνατὸν καὶ εἰς μακρὸν ἀφικέσθαι γῆρας. εἰ δ᾽ ὑπερβάλλοι τὸ σύμμετρον, ἀμείνων μὲν
ἰσχνότης, μοχθηρὰ δὲ ἡ εἰς πάχος ὑπερβολή. στεναὶ γάρ
εἰσι τούτων αἱ ἀρτηρίαι καὶ αἱ φλέβες καὶ διὰ τοῦτο καὶ
αἷμα καὶ πνεῦμα παντελῶς ὀλίγον ἔχουσιν, ὥστ᾽ ἐπειδὰν
προέρχωνται κατὰ τὴν ἡλικίαν, ταχέως αὐτοῖς ἐπὶ μικρᾷ
προφάσει ἡ ἔμφυτος θερμασία διαφθείρεται. οἱ δ᾽ ἰσχνοὶ
ταύτῃ μὲν οὐ κινδυνεύουσι, τῷ δὲ διαχεῖσθαι τὰ κύρια
μόρια μηδὲν ἔχοντα πρόβλημα, πρὸς τῶν ἔξωθεν αἰτίων
ἑτοίμως βλάπτονται. ὅσοι μέντοι ἦσαν σύμμετροι, διαίτῃ

XLIV.

Natura admodum craffi celerius quam graciles intereunt.

Craffos a prima aetate et graciles inter fe comparans
craffos celerius quam graciles emori pronunciat. Optimum fiquidem eft bene carnofum nafci, hoc eft ita commoderatum ut neque adfit craffitudo neque gracilitas.
Tales enim poffunt ad longam fenectutem pervenire. Si
vero a commoderatione recedatur, praeftantior quidem
gracilitas, deterior vero craffitudinis exceffus eft. Angu-
ftae enim funt horum arteriae ac venae, proindeque paucum omnino fanguinem et fpiritum continent, adeo ut
ipfis aetate provectis levi occafione calor nativus celeriter
deftruatur. Graciles autem hac quidem ratione non periclitantur. Quia vero partes in his principes ita affectae
funt, ut nullum habeant propugnaculum, ab externis
caufis promte laeduntur. Qui autem natura quidem fym-

δ᾽ ἀγροτέρᾳ χρησάμενοι παχεῖς ἐγένοντο, τούτοις, εἰ καὶ
σαρ- [84] κὸς καὶ πιμελῆς ἐπετράφη πλῆθος, ἀλλ᾽ εὐρεῖαι
αἵ τε φλέβες εἰσὶ καὶ αἱ ἀρτηρίαι καὶ διὰ τοῦτο μείζονα
ἔχουσι τὴν ἔμφυτον θερμασίαν, ἧττον εὔσβεστον.

μέ.

Τῶν ἐπιληπτικῶν τοῖσι νέοισι ἀπαλλαγὴν αἱ μεταβολαὶ τῆς
ἡλικίης καὶ τῶν χωρίων καὶ τῶν βίων ποιέουσιν.

Ἐγγὺς πῶς ἐστιν ἀποπληξίας τὸ τῆς ἐπιληψίας πάθος, ὡς ἂν τὸν πάσχοντα τόπον ἐχόντων ἀμφοῖν τὸν αὐτὸν
καὶ τὸν ποιοῦντα χυμόν. ἀλλ᾽ ἡ μὲν ἀποπληξία διὰ παντελῆ στέρησιν τῆς ἐπιῤῥεούσης δυνάμεως τοῖς νεύροις, ἡ δ᾽
ἐπιληψία διὰ πλημμελῆ κίνησιν γίνεται. ψυχρὸς δ᾽ ἐστὶν
ἀμφοῖν καὶ παχὺς χυμός. καὶ διὰ τοῦθ᾽ ἡ τῶν νεανίσκων
ἡλικία ξηρὰ καὶ θερμὴ τὴν κρᾶσιν ὑπάρχουσα μέγιστον
βοήθημα γίνεται τῶν ἐπιληπτικῶν διαθέσεων, οὕτω δὲ καὶ

metri aut commoderati erant, hoc eſt corpulenti, ſed pleniore victu et otioſa vita uſi poſtmodum craſſi evaſerunt,
iis etiamſi carnis et adipis copia acceſſerit, venae tamen
atque arteriae latae ſunt, atque idcirco in ipſis calor nativus minus exſtinctioni obnoxius major eſt.

XLV.

*Epilepticis juvenibus mutationes potiſſimum aetatis et re-
gionum et victuum liberationem efficiunt.*

Epilepſia affectus eſt apoplexiae quodammodo vicinus,
quod utraque eundem locum affectum et eundem humorem
cauſam efficientem ſortiatur. Verum apoplexia quidem
univerſam motricis facultatis ad nervos influentis privationem, epilepſia vero ob inconcinnum ac depravatum
motum generatur. Frigidus autem et craſſus humor utriusque cauſa eſt. Atque idcirco juvenum aetas temperamento
calida et ſicca maximum epilepticis remedium eſt. Sic

τῶν χωρίων αἱ ἀνάλογοι μεταβολαί. λέγω δ᾽ ἀνάλογον, ὅταν
εἰς ξηρότητά τε καὶ θερμότητα μεθιστῶνται. κατὰ ταὐτὰ
δὲ καὶ τῶν βίων. οὐδὲ γὰρ αἱ τούτων μεταβολαὶ πᾶσαι
λύουσι τὴν ἐπιληψίαν, ἀλλ᾽ ὅσαι θερμοτέραν καὶ ξηροτέραν
ἐργάζονται τὴν τοῦ σώματος ἕξιν. ἐγχωρεῖ δὲ καὶ ἁπλῶς
ἀκοῦσαι τὴν μεταβολὴν τοῦ βίου τὰς ἐπιληψίας ὠφελεῖν.
ἐπειδὴ τοὐπίπαν ἡ μοχθηρὰ δίαιτα γεννᾷ τὸ πάθος, ὥσθ᾽
ἡ μεταβολὴ πάνυ ἐπὶ τὸ βέλτιον ἄγει.

_____

μστ΄.

Δύο πόνων ἅμα γιγνομένων μὴ κατὰ τὸν αὐτὸν τόπον ὁ
σφοδρότερος ἀμαυροῖ τὸν ἕτερον.

_____

Εἰ μὲν ἀκριβῶς ἀκούει τις τὸν αὐτὸν τόπον, οὐδέποτε
δύο δύνανται πόνοι γίνεσθαι κατὰ τὸν αὐτόν. εἰ δ᾽ ἐν
πλάτει, δυνατόν. λέγω δ᾽ ἐν πλάτει περὶ μόριον μεῖζον,
οἷον ἢ περὶ βραχίονα ἢ πῆχυν ἢ μη- [85] ρὸν ἢ κνήμην.
ἀλλ᾽ οὗτοί γε οἱ πόνοι συναύξουσιν ἀλλήλοις τὴν ἀνίαν τοῦ

et proportionales regionum mutationes. Dico autem proportionales, quum hae in caliditatem ac ficcitatem migrant. Eodem modo et victus; neque enim omnis victus
mutatio epilepfiam folvit, fed quae calidiorem et ficcio-
rem corporis habitum efficit. Contingit autem fimpliciter
etiam exaudire vitae mutationem epilepfiae prodeffe, quandoquidem victus depravatus hunc affectum plerumque ge-
nerat. Quare et victus mutatio prorfus ad melius agit.

_____

XLVI.

Duorum dolorum fimul non eodem in loco oborientium al-
terum vehementior obfcurat.

Si quis angufte quidem locum eundem intelligat, nunquam duo poffunt eodem in loco fieri dolores; fi quis vero
late interpretetur, poffunt. Dico autem late in parte
majore, ut brachio aut cubito aut femore aut tibia. Verum hi duo dolores loci moleftiam fimul augent, quum neu-

μορίου, μηδ' ἑτέρου τὸν κάμνοντα διαλανθάνοντος. εἰ δ'
ἐν διαφόροις τόποις εἶεν, ὁ μὲν εἰ τύχῃ κατὰ τὸν πῆχυν,
ὁ ἐν τῇ κνήμῃ. συμβαίνει τηνικαῦτα πρὸς τοῦ σφοδροτέ-
ρου τὸν ἕτερον ἀμαυροῦσθαι, τῆς αἰσθητικῆς δυνάμεως
ὅλης ἐπὶ τὸ σφοδρότερον ἀπαγομένης τε καὶ περιελκομένης.
τοῦτο γὰρ ἡμῖν καὶ κατὰ τὰς λύπας εἴωθε συμβαίνειν, οὔσας καὶ αὐτὰς οἷον ἀλγήματά τινα τῆς ψυχῆς ἄνευ τοῦ
σώματος. κατακρύπτουσι γὰρ οὖν ἐν αὐταῖς αἱ σφοδρότε-
ραι τὰς ἐλάσσους, ὅταν γε μὴ περὶ ἑνὸς γίνονται πράγμα-
τος· εἰ δὲ μή γε, ἀλλήλας κἀκεῖναι συναύξουσιν.

μζ'.

Περὶ τὰς γενέσιας τοῦ πύου, οἱ πόνοι καὶ οἱ πυρετοὶ ξυμβαίνουσι μᾶλλον ἢ γενομένου.

Τὸ πῦον ἐξ αἵματος γίνεται, μεταβάλλοντος εἰς ἡμι-
μόχθηρον, ὡς ἂν εἴπῃ τις μεταβολήν. ἡ μὲν γὰρ ἁπλῶς

ter lateat aegrotantem. Si vero diverfis locis infideant,
alter quidem, fi ita contigerit, in cubito, alter vero in
tibia, tunc a vehementiore alterum obtundi contingit,
fenfitrice facultate tota ad vehementiorem ducta ac di-
ftracta. Idem enim et nobis per moerores accidere confuevit, qui et ipfi citra corpus velut quidam animi dolores ac morbi funt. Quare et ex iis qui funt vehementiores, minores occultant, quum praefertim ab una eademque re ortum non habeant; alias et illi mutuum fibi
dant incrementum.

XLVII.

Dum pus procreatur, fimul dolores ac febres magis quam
eo procreato oboriuntur.

Pus ex fanguine fit, in femipravam, fi cui ita loqui
liceat, mutationem degenerante. Nam prava abfolute

μοχθηρὰ μετὰ σηπεδόνος ἀποτελεῖται δυσώδους, ὥσπερ
καὶ ἡ ἁπλῶς χρηστὴ θρέψις ἐστὶ τῶν τοῦ ζώου μορίων·
ἡ δὲ τὸ πῦον ἐργαζομένη μεταξὺ τούτων ἐστὶν, οὔθ᾽ ὑπὸ
τῆς παρὰ φύσιν μόνης οὔθ᾽ ὑπὸ τῆς ἐμφύτου θερμασίας
γινομένη. μικτὴ γάρ πως ἐξ ἀμφοῖν ἐστιν ἡ τῆς φλεγμονῆς.
πόνος μὲν γίνεται τεινομένου τε ἅμα καὶ θερμαινομένου
παρὰ φύσιν τοῦ φλεγμαίνοντος μορίου. πυρετοὶ δ᾽ ἕπονται
καὶ ἀρχῆς συνεκθερμανθείσης καὶ ταῦτ᾽ ἄμφω συμβαίνει,
κατὰ τὴν οἷον ζέσιν τε καὶ καῦσιν τοῦ αἵματος. ἐπειδὰν
δὲ τελέως καυθῇ τὸ λείψανον αὐτοῦ, πῦον γίνεται, καθάπερ
ἐπὶ τῶν καυθέντων ξύλων ἡ τέφρα. καὶ διὰ τοῦτο κατ᾽
ἐκεῖνον τὸν χρόνον οἵ τε πόνοι καὶ οἱ πυρετοὶ λωφῶσι καὶ
μάλισθ᾽ ὅταν ἐκκριθῇ τὸ πῦον, ὡς ἂν ἤδη δεδαπανημένης
μὲν τῆς ὕλης, ἐσβεσμένης δὲ τῆς φλογώδους θερμασίας.

---

fanguinis mutatio, grave plente putredine perficitur, quemadmodum abfolute bona partium animalis nutritio eft;
at quae pus procreat, inter has exiftat media, quae neque a folo praeter naturam calore, neque a folo fecundum naturam peragitur.   Mixtus enim quodammodo ex
utrisque calor eft inflammationis.   Dolor autem excitatur
qnum pars inflammata praeter naturam tum tenditur, tum
incalefcit.   Febres vero accenfum fimul vitae principium
fequuntur et haec ambo ex quodam veluti fervore atque
incendio fanguinis oriuntur.   Quum autem fanguis plane
exuftus fuerit, ejus refiduum pus efformatur, quemadmodum in lignis combuftis cinis.   Quare per id tempus tum
febres ceflant, praefertim quum pus excretum fuerit, utpote jam materia confumta et inflammatorio calore
exftincto.

μή.
[86] Ἐν πάσῃ κινήσει τοῦ σώματος, ὅταν ἄρχηται πονέειν, τὸ διαναπαύειν εὐθὺς ἄκοπον.

Τὸ πονεῖν σημαίνει μὲν καὶ τὸ ἀλγεῖν, σημαίνει δὲ καὶ
τὸ κάμνειν καὶ καθ' ἑκάτερόν γε ὁ λόγος αὐτῶν ἀληθής
ἐστιν. ἐάν τε γὰρ ἀλγῶσιν ἤδη τὰ μόρια διὰ τὰς πλείονας κινήσεις, ἐάν τε καὶ κάμνωσιν, ὡς ἐνεργεῖν ἔτι μόγις
δύνασθαι, τὸ διαναπαύειν εὐθύς ἐστιν ἄκοπον.

μθ'.
Οἱ εἰθισμένοι τοὺς συνήθεας πόνους φέρειν, κᾂν ὦσιν ἀσθενέες ἢ γέροντες, τῶν ἀσυνήθων ἰσχυρῶν τε καὶ νέων
ῥᾷον φέρουσι.

Ἄλλος ἄλλῳ συνήθης πόνος ἐστί, τῷ μὲν δρόμος, ἤ τις
ἑτέρα κίνησις διὰ τῶν σκελῶν, τῷ δὲ τὸ χειρονομεῖν, ἤ τις
ἄλλη διὰ τῶν χειρῶν ἐνέργειαν, τοῖς δὲ τὸ σκάπτειν ἢ ἐρέσ-

XLVIII.
In omni corporis motu, quum id laborare coeperit, quies
ſtatim laſſitudinem levat.

Laborare verbum dolere ſignificat, ſignificat et defati-
gari, atque utroque ſignificatu ſententia vera eſt; ſive
enim partes jam doleant propter plures motus, ſive etiam
ita ſint defeſſae, ut vix jam ſuas functiones obire queant,
requieſcere ſtatim laſſitudinem ſolvit.

XLIX.
Qui ſolitos labores ferre conſueverunt, etiamſi invalidi
ſint aut ſenes, eos facilius ferunt quam non aſſueti,
tum robuſti, tum juvenes.

Alter alteri labor conſuetus eſt; huic quidem curſus
aut quidam alius motus cruribus obeundus; illi vero chi-
ronomia aut alia quaedam manuum functio. Alii terram

σειν ἢ ἀροῦν ἢ ἁπλῶς ὁτιοῦν ἄλλο. διαφορὰ δ᾽ ἐν ἅπασι
τοῖς τοιούτοις ἐστὶ πόνοις, παρά τε τὸ πλείοσιν ἢ ἐλάσσοσιν
ἐνέρεῖν μορίοις καὶ παρὰ τὸ αὐτοῖς ἢ μᾶλλον ἢ ἧττον. ἀλλὰ
τό γε κοινὸν ἐπὶ πᾶσιν, εὐτονώτερα τῶν ἄλλων γίνεσθαι
τὰ γυμναζόμενα μόρια, καὶ διὰ τοῦτο ῥᾷον ὑπομένει τοὺς
συνήθεις πόνους.

ν᾽.

[87] Τὰ ἐκ πολλοῦ χρόνου συνήθεα, κἂν ᾖ χείρω τῶν
ἀσυνήθων, ἧσσον ἐνοχλεῖν εἴωθε. δεῖ οὖν καὶ εἰς τὰ
ἀσυνήθεα μεταβάλλειν.

Οὐ περὶ τῶν γυμνασιῶν ἐστι μόνον ὡς ὁ πρόσθεν,
ἀλλὰ περὶ πάντων ἁπλῶς ἀποφαίνεται τῶν συνήθων ὁ ἀφο-
(251) ρισμὸς οὗτος, ἐδεσμάτων, πομάτων, λουτρῶν, ἀλουσίας, ἀγρυπνίας, ὕπνου, θάλψεως, ψύξεως, φροντίδων.
ἧττον γὰρ ἕκαστον αὐτῶν βλάπτει σύνηθες γινόμενον τοῦ

fodere aut remigare aut arare aut fimpliciter quodvis
aliud agere confueverunt; differunt autem omnes ifti labores, quia vel plures vel pauciores partes operantur et
quia vel vehementius vel levius laborant. Hoc tamen
omnibus commune exiftit, quod exercitatae partes fiant
robuftiores, proindeque labores confuetos facilius ferant.

L.

Confueta longo tempore, etiamfi deteriora fint, infuetis
molefta minus effe folent. Quare ad infueta etiam mu-
tatio facienda.

Non de folis exercitationibus, ut fuperior, verum
abfolute de omnibus confuetis hic aphorifmus enunciat,
efculentis, poculentis, balneis, illotionibus, vigiliis, fomno,
calefactione, refrigeratione, curis ac ftudiis. Haec enim
fingula quae confueta funt minus iis nocent, quae fua

φύσει μὲν ἀβλαβεστέρου, μηδέποτε δὲ εἰς ἔθος ἀφιγμένον.
τὸ μὲν οὖν ἐπὶ τῶν γυμνασιῶν οὕτως ἔχειν εἰς τὴν εὐρω-
στίαν τῶν ἐνεργούντων μορίων ἀναφέρεται, καθ᾽ ὅ τι προείρηται, τὸ δ᾽ ἐπὶ τῶν ἄλλων ὅπως γίνεται νῦν ἐροῦμεν.
ἐδέσματα μὲν καὶ πώματα φύσιν ἐπίκτητον ἐργάζεται, μάλιστα μὲν ἐν τῇ γαστρί, σὺν ἐκείνῃ δέ πως ἤδη καὶ κατὰ
τἄλλα μόρια. καὶ γὰρ εἰ καὶ ὅτι μάλιστα κρατοῖτο καὶ
μεταβάλλοιτο πρὸς τοῦ σώματος, ἀλλά τοι καὶ αὐτὰ διατί-
θησί πως αὐτό, κατὰ τὴν ἑαυτῶν φύσιν, ὥστ᾽ ἐν τῷ χρόνῳ πολλὴν γενέσθαι τὴν ἐναλλαγὴν καὶ τὴν ὁμοίωσιν τοῖς
τρεφομένοις συστῆναι πρὸς τὰ τρέφοντα. ἐπιδέδεικται γὰρ
τοῦτο ἡμῖν ἐν τῷ περὶ ἐθῶν βιβλίῳ. δέδεικται δὲ καὶ ὅτι
πρὸς τῶν ὁμοίων ἕκαστον θᾶττον ἀλλοιοῦται. διὰ τοῦτ᾽
οὖν, ὅταν ὁμοιότερον γένηται τῷ μεταβαλλομένῳ τὸ μετα-
βάλλον, ἀλλοιοῖ θᾶττον αὐτό. καὶ μὲν δὴ καὶ πρὸς τῶν
ἄλλων ἁπάντων, οἷς ὁμιλεῖ τὸ σῶμα, διατίθεταί πως οἷον
ἐν ἀέρι ψυχρῷ καὶ θερμῷ, πυκνούμενον μὲν ὑπὸ τοῦ ψυχροῦ, ἀραιούμενον δ᾽ ὑπὸ τοῦ θερμοῦ, καὶ διὰ τοῦτο ἀνέ-

quidem natura innocentiora, nunquam in confuetudinem
pervenerunt. Quod igitur ita fe res habeat in exercitationibus ad partium agentium robur refertur, prout ante
dictum eſt; in reliquis vero quomodo fiat jam dicemus.
Cibi ac potus cum aliis in partibus tum maxime in ventriculo adfcititiam naturam efficiunt. Etenim etiamſi a
corpore quam maxime vincantur et transmutentur, ipfam
tamen quodammodo pro fui natura ita afficiunt, ut proceffu temporis multa fiat immutatio atque nutriendis cum
nutrientibus fimilitudo concilietur. Id enim a nobis in
libro de confuetudinibus demonſtratum eſt. Demonſtratum
vero eſt etiam unumquodque a fimilibus promtius alterari
ac immutari. Ea re igitur quum fimilius immutando corpori immutans fuerit, celerius ipfum alterat ac immutat.
Et fane ab aliis omnibus, in quibus verfatur et adhaeret
corpus, quadamtenus afficitur, veluti in aëre frigido vel
calido; a frigido quidem denfatur, a calido vero laxatur;

ΚΑΙ ΓΑΛΗΝΟΥ ΕΙΣ ΑΥΤΟΥΣ ΥΠΟΜΝΗΜΑΤΑ. 555

Ed. Chart. IX. [87. 88.]   Ed. Baf. V. (251.)

χονται μὲν τῶν συνήθων μᾶλλον, ἐνοχλεῖται δ᾽ ὑπὸ τῶν
ἀήθων. εἰ γὰρ ἀραιῷ σώματι διὰ τὴν πρὸς τὸ θερμὸν
ὁμιλίαν ἐξαίφνης προσπέσοι τὸ ψυχρὸν, εἴς τε τὸ βάθος
αὐτοῦ διαδύεται παραχρῆμα καὶ βλάπτει μεγάλως. ἡ μὲν
οὖν αἰτία καθ᾽ ἕκαστον τῶν συνήθων ἐν τῷ περὶ ἔθους
λέγεται γράμματι. τὸ δ᾽ ἐκ τῆς πείρας ἐγνωσμένον ἤδη
γινώσκομεν, ὃ μόνον ἔγραψεν ὁ Ἱπποκράτης, οὐκ ἀξιώσας
προσγράψαι τὴν αἰτίαν. ἀλλ᾽ ἡμεῖς καὶ πρὸς τὴν αὐτῆς
εὕρεσιν ἀφορμάς τινας δεδώκαμεν. ταῦτα μὲν οὖν ἱκανὰ
πρός γε τὸ πρότερον μέρος τοῦ κατὰ τὸν ἀφορισμὸν λόγου.
τὸ δ᾽ ἐπὶ τῇ τελευτῇ γεγραμμένον, ἐν ᾧ συμβουλεύει μεταβάλλειν πως εἰς τὰ μὴ συνήθη, χάριν ἀσφαλείας ὑγιεινῆς
εἴρηται. σφαλερὸν γάρ ἐστι πᾶν ἔθος μονοειδὲς, ἀδοκήτοις
τύχαις πραγμάτων ὑποπεπτωκο- [88] των ἁπάντων ἀνθρώπων. ἵν᾽ οὖν μή ποτ᾽ ἐξαίφνης περιπεσόντες ἀήθεσι
πράγμασι μεγάλως βλαβῶμεν, ἄμεινον εἶναί φησιν ἁπάντων πεπειρᾶσθαι. γένοιτο δ᾽ ἂν τοῦτο, μὴ μενόντων ἡμῶν

atque ideo confueta facilius perfert, ab infuetis vero lae-
ditur. Si enim caloris vicinia rarefacto corpori derepente
frigus occurrerit, ejus altum quam primum permeat laeditque magnopere. Caufa itaque cujusque rerum confue-
tarum in libro de confuetudinibus declarata eft. Quod
vero experientia notum eft jam nofcimus; quod folum
fcripfit Hippocrates, qui ejus caufam adfcribere non cenfuit. Nos vero hujus inventionem quasdam anfas et
occafiones dedimus. Haec igitur ad prioris partis aphorifmi explicationem fufficiunt. Quod vero ad finem fcriptum eft, ubi confulit ad infueta quodammodo faciendam
effe mutationem, id fanitatis fecurius tuendae gratia additum eft. Omnis enim uniformis confuetudo periculofa
eft; quum omnes homines inopinatis rerum cafibus fub-
jiciantur. Ne igitur quandoque ex improvifo in res in-
fuetas illapfi graviter oblaedamur, fatius effe inquit omnia
tentare. Id autem fiet, fi iisdem in rebus affuetis non

ἐπὶ τοῖς συνήθεσι διὰ παντός, ἀλλὰ ποτὲ μὲν καὶ τῶν ἐναντίων ἀποπωρωμένων.

ναʹ.

Τὸ κατὰ πολὺ καὶ ἐξαπίνης κενοῦν ἢ πληροῦν ἢ θερμαίνειν
ἢ ψύχειν ἢ ἄλλως ὁκωσοῦν τὸ σῶμα κινεῖν σφαλερόν.
καὶ γὰρ πᾶν τὸ πολὺ τῇ φύσει πολέμιον. τὸ δὲ κατ'
ὀλίγον ἀσφαλὲς καὶ ἄλλως ἦν καί τις ἐξ ἑτέρου μετα-
βαίνῃ ἐφ' ἕτερον.

Διὰ τί τὸ κατὰ πολὺ καὶ ἐξαπίνης πληροῦν ἢ κενοῦν
ἢ θερμαίνειν ἢ ψύχειν ἢ ἄλλως ὁπωσοῦν κινεῖν τὸ σῶμα
σφαλερόν ἐστιν αὐτὸς ἐδήλωσεν εἰπὼν ἅπαν εἶναι τὸ πολὺ
τῇ φύσει πολέμιον. ἔστι γὰρ ἡ φύσις ἐν συμμετρίᾳ τῶν
στοιχείων ἔχουσα τὴν οὐσίαν. εἰκότως οὖν τὸ πολὺ πᾶν,
ὡς ἂν φθεῖρον, τὴν συμμετρίαν διαλυτικόν ἐστι τῆς τοῦ
ζώου συστάσεως. τὸ δὲ κατὰ μικρὸν, φησὶ, πληροῦν ἢ κε-

femper immoremur, fed infolitas quoque interdum et
contrarias experiamur.

LI.

Confertim ac repente vacuare vel replere, calefacere vel
refrigerare aut alio quocunque modo corpus movere,
periculofum. Omne fiquidem nimium naturae inimicum.
Quod autem paulatim fit, fecurum eft cum alias tum
maxime fi quis ab altero ad alterum tranfierit.

Cur confertim ac repente implere aut vacuare, calefacere vel refrigerare aut alio quocunque modo corpus
movere periculofum fit, ipfe declaravit, quum nimium
omne naturae inimicum effe pronunciaret. Nam in ele-
mentorum commoderatione natura fuam habet fubftantiam;
quare ratione nimium omne, ut quod deftruat commoderationem, animalis conftitutionem diffolvit. Paulatim vero,

νοῦν δηλονότι καὶ τἄλλα ὅσα τούτοις ἑξῆς εἶπεν ἀσφαλὲς
ἄλλοτε γινόμενον καὶ μάλιςθ' ὅταν ἐξ ἑτέρου τινὸς τῶν ἐν
ἔθει τὴν μεταβολὴν εἰς ἕτερον ποιώμεθα. συνεβούλευσε
γὰρ ἐν τῷ πρὸ τούτου ἀφορισμῷ καὶ ἐς τὰ ἀσυνήθη μεταβαίνειν. ἐν ταῖς τοιαύταις οὖν μεταβάσεσι τὸ μὲν κατὰ
πολὺ καὶ ἐξαπίνης σφαλερὸν ἱκανῶς ἐστι, τὸ δὲ κατὰ μικρὸν ἀσφαλές.

_____

νβ'.

Πάντα κατὰ λόγον ποιέοντι, μὴ γινομένων τῶν κατὰ λόγον,
μὴ μεταβαίνειν ἐφ' ἕτερον, μένοντος τοῦ δόξαντος ἐξ
ἀρχῆς.

_____

Οὐ σμικρᾶς ἐπιστήμης ἔργον ἐστὶ τὸ μὴ μεταβαίνειν
ἀπὸ τῶν ὀρθῶς δοξάντων, εἰ καὶ μηδέπω φαίνηται σαφὴς
ἡ ὠφέλεια, τοῖς οὕτω γινομένοις ἑπομέ- [89] νη. καθάπερ
γὰρ ἐπὶ τοῦ πλήττοντος τὴν ὑποκειμένην πέτραν σταλαγμοῦ

inquit, implere nimirum aut vacuare et quae cetera deinceps commemorat facere, cum alias tum maxime quum
a re quadam confueta ad alteram mutationem facimus.
Nam in praecedente aphorifmo confulebat etiam ad infueta transeundum effe. In hifce igitur mutationibus
quod univerfim ac repente fit admodum periculofum eft,
quod vero paulatim tutum.

_____

LII.

Omnia pro ratione molienti, fi ex ratione non fuccedant,
non ad aliud progrediendum eft, decreto ab initio
conftante.

Non parvae fcientiae munus eft a rectis decretis non
difcedere, etfi nondum manifefta proditur utilitas, res ita
factas fequuta. Quemadmodum enim gutta fubjectam pe-
tram cadendo feriente vix longiffimo tempore fenfibilem

παμπόλλῳ χρόνῳ μόγις αἰσθητὸν γίνεται τὸ τοῦ λίθου
πάθος, οὕτω συμβαίνει κἀπὶ τῶν δυσπέπτων διαθέσεων,
ἐφ᾽ ὧν ὁ κατὰ λόγον ὀρθὸν εἰρηκὼς τὸ συμφέρον οὐκ ἀφίσταται τοῦ δόξαντος ἐξ ἀρχῆς, οὐδ᾽ ἂν μηδὲν φαίνηται
σαφὲς ἐπὶ τῇ χρήσει γεγενημένον.

νγ´.

Ὁκόσοι τὰς κοιλίας ὑγρὰς ἔχουσι, νέοι μὲν ὄντες βέλτιον
ἀπαλλάσσουσι τῶν τὰς ξηρὰς ἐχόντων, ἐς δὲ καὶ τὸ γῆρας χεῖρον ἀπαλλάσσουσι. ξηραίνονται γὰρ ὡς ἐπὶ τὸ
πολὺ τοῖσιν ἀπογηράσκουσιν.

Καὶ σαφής ἐστιν ὁ ἀφορισμὸς καὶ ὅσα χρὴ λεχθῆναι
περὶ αὐτοῦ, πρόσθεν ε ρηται κατ᾽ ἐκεῖνον τὸν ἀφορισμὸν
οὗ ἡ ἀρχὴ, ὁκόσοισι νέοισιν ἐοῦσιν αἱ κοιλίαι ὑγραί εἰσι,
τουτέοισιν ἀπογηράσκουσι ξηραίνονται.

lapidi laeſionem adferre deprehenditur, ſic etiam in dyſ-
pepſiis crudisque affectibus ſe res habet, in quibus qui
recta ratione quod conducat invenerit, ab eo non diſce-
dit, quod ab exordio faciendum exiſtimavit, etiamſi nihil
certum ex illius uſu ſubſequutum appareat.

LIII.

Quicunque alvos humidas ſortiuntur, ii quidem ſi juvenes
ſint, melius degunt quam qui ſiccas habent; at in ſe-
nectute deterius ea defunguntur. Ipſis namque ſeneſcentibus plerumque exſiccantur.

Manifeſtus eſt tum hic aphoriſmus, tum patent quae
de eo dicenda ſunt ſuperius prodita eo aphoriſmo, cujus
principium eſt: Quibus juvenibus alvi ſunt humidae, iis
ſeneſcentibus exſiccantur.

νδ'.

Μεγέθει δὲ σώματος ἐννεάσαι μὲν ἐλευθέριον καὶ οὐκ ἀηδές ἐστιν. ἐγγηράσαι δὲ εἰ δύσχρηστον καὶ χεῖρον τῶν ἐλασσόνων.

Μέγεθος σώματος κυρίως μὲν ὀνομάζεται τὸ κατὰ μῆκος καὶ βάθος καὶ πλάτος ὑπὲρ τὸ σύμμετρον ηὐξημένον, ἤδη δὲ καὶ τὸ κατὰ μῆκος μόνον ἐπὶ πλέον ηὐξημένων σῶμα προσαγορεύομεν ἐνίοτε μέγα, καίτοι τό γε κύριον ὄνομα τούτου τὸ μακρόν ἐστιν. ὀνομάζουσι γὰρ ἐνίοτε καὶ τὸ κατὰ πλάτος τε [90] καὶ βάθος, ὑπὲρ τὴν ἀναλογίαν ηὐξημένον σῶμα μέγα, καίτοι καὶ τοῦτο παχὺ λέγεται κυρίως ὀνομαζόμενον. εἰ μὲν οὖν μέγεθος σώματος εἴρηκεν ὁ Ἱπποκράτης τὸ κυρίως λεγόμενον, οὐδὲν μᾶλλον τοῦ μικροτέρου χεῖρον ἐν γήρᾳ, εἰ δὲ τὸ μακρὸν ἢ παχὺ δηλοῖ, χείρω καὶ δυσχρηστότερα ταῦτα γερόντων γίνεται. ἀλλὰ τῷ γε πάγει οὐδ' ἐννεάσαι καλὸν οὐδ' ἐλευθέριον. ἐπὶ τοίνυν

LIV.

Magnitudo corporis juventutem obeunti ingenua nec indecora; Jenectutem vero degenti incommoda parvitateque deterior eſt.

Magnitudo corporis proprie quidem appellatur, quae longitudine, latitudine et profunditate commoderationem exſuperat. Jam vero et quod longitudine ſola amplius auctum eſt corpus, id magnum appellamus, quamvis huic proprium nomen ſit longum. Nam et interdum quod latitudine ac profunditate ultra modum corpus auctum eſt, magnum eſſe proferunt, quamvis et id craſſum proprie nominetur. Si igitur magnitudinem corporis quae proprie dicitur Hippocrates intellexerit, nihilo ipſa deterior eſt ſenectuti quam parvitas. Si vero corporis longitudinem vel craſſitudinem intellexerit, hae deteriores atque ſeneſcentibus moleſtiores ſunt. Verum juventuti craſſitudo neque decora neque liberalis eſt. De ſola ergo longitu-

μόνου τοῦ μακροῦ τὸ ἐννεάσαι μὲν ἐλευθέριον, ἐγγηράσαι δὲ
δύσχρηστον ἀληθῶς λέγοιτο· κυφοῦται γὰρ τούτων γηρών-
των καὶ μόγις δύνανται βαστάζειν, ὅπερ εἶπεν ὁ Ἱπποκράτης δύσφορον.

dine, quod fit juventuti liberalis, fenectuti vero gravis et
incommoda vere diceretur.   Haec enim fenefcentibus in-
curvefcit, qui vix grave id onus perferre queunt, quod
Hippocrates dyfphorum moleftumque dixit.

ΙΠΠΟΚΡΑΤΟΥΣ ΑΦΟΡΙΣΜΟΙ ΚΑΙ ΓΑΛΗΝΟΥ ΕΙΣ ΑΥΤΟΥΣ ΥΠΟΜΝΗΜΑΤΑ.

Ed. Chart. IX. [91. 92.]　　　　Ed. Baf. V. (252.)

[91] (252) Προοίμιον Γαληνοῦ. Ἐν τῷ τρίτῳ τῶν εἰς τοὺς ἀφορισμοὺς ὑπομνημάτων τῷδε περὶ τῶν κατὰ τὰς ὥρας τε καὶ ἡλικίας Ἱπποκράτει γεγραμμένων ἐξηγησόμεθα. μάλιστα μὲν οὖν ὅσον ἐν αὐτοῖς ἀ- [92] σαφές ἐστι σαφηνίζοντες, ἔργον γὰρ τοῦτο ἴδιον ἐξηγήσεως, οὐ μὴν ἀλλὰ καὶ τὴν ἀπόδειξιν ἑκάστου τῶν ὀρθῶς εἰρημένων προστιθέντες, ἐπειδὴ καὶ τοῦτ᾽ ἔστιν ἔθος ἐν τοῖς ὑπομνή-

---

HIPPOCRATIS APHORISMI ET GALENI IN EOS COMMENTARII.

Praefatio Galeni. Hocce tertio in aphorifmos commentario, quae tum de anni temporibus, tum aetatibus ab Hippocrate fcriptis prodita funt, explicabimus, ea maxime declarantes quaecunque in ipfis obfcura delitefcunt, hoc enim proprium eft explicationis opus, appofita tamen fingulorum quae recte dicta fuerint demonftratione, quoniam hoc quoque in commentariis fieri confue-

μασιν γίνεσθαι. θαυμάζω δὲ κἀνταῦθα τὴν ἀνωμαλίαν τοῦ
Λύκου γράφοντος μὲν, ὥς φησιν, ἐξηγήσεις Κοΐντου τοῦ δι-
δασκάλου, μηδενὶ δὲ τῶν κατὰ τὰς ὥρας καὶ ἡλικίας εἰρημένων προσθέντος πίστιν ἀποδεικτικὴν, ἀλλ᾽ εἰς ἐμπειρίαν
καὶ τήρησιν ἀναπέμψαντος ἅπαντα, καίτοι γ᾽ ἄλλους πολλοὺς ἀφορισμοὺς ἐξηγούμενος αὐτὸς ἐπισκέπτεται λογικῶς
ὑπὲρ τῆς ἐν αὐτοῖς ἀληθείας, οὐκ ἀρκούμενος μόνῃ τῇ πείρᾳ.
ὅτι δ᾽ οὐ δυνατόν ἐστι μόνῃ τῇ πείρᾳ τοιαύτην ἀθροῖσαι
θεωρίαν Ἱπποκράτης τε αὐτὸς ἐνδείκνυται τοῦτο καὶ προϊόντος ἐπιδειχθήσεται τοῦ λόγου.

α᾽.

Αἱ μεταβολαὶ τῶν ὡρέων μάλιστα τίκτουσι νοσήματα καὶ
ἐν τῇσιν ὥρησιν αἱ μεγάλαι μεταβολαὶ ἢ ψύξιος ἢ θάλψιος καὶ τἄλλα κατὰ λόγον οὕτως.

---

vit. Miror autem hic Lyci inconftantiam, qui quidem, ut
ipfe ait, Quinti praeceptoris interpretationes fcribat, nec
eorum quae de anni tempeftatibus et aetatibus dicta funt
demonftrativam ullam probationem adjiciat, fed ad experientiam et obfervationem omnia referat, etiamfi ipfe alios
multos aphorifmos interpretando, rationalem de contenta
in ipfis veritate fpeculationem adhibeat, non fola experientia contentus. Quod vero fola experientia talem contemplationem colligere nequeat, id et ipfe oftendit Hippocrates et in orationis proceffu demonftrabitur.

I.

Tempeſtatum anni mutationes morbos potiſſimum pariunt
et in ipſis anni tempeſtatibus magnae mutationes aut
frigoris aut caloris et ita pro ratione cetera.

*Μεταβολὰς ὡρῶν ἔνιοι νομίζουσι λέγεσθαι καθ᾽ ἃς εἰς
ἀλλήλας μεταβάλλουσιν, ὡς εἰ καὶ διαδοχὰς τὰς μεταβολὰς
εἴρηκει.* χειμῶνος μὲν γὰρ εἰς ἔαρ μεταβάλλοντος ἡ γένεσίς ἐστι τῶν εἰρημένων νοσημάτων, ὑπὲρ ὧν αὐτὸς ἐφεξῆς
ἐρεῖ. τοῦ μὲν γὰρ ἦρος τὰ πανικὰ καὶ τὰ μελαγχολικὰ καὶ
τὰ ἐπιληπτικά. τοῦ δ᾽ ἦρος πάλιν εἰς θέρος μεταβάλλοντος, ὅπερ ἐστὶν ἀρχομένου θέρους, πυρετοὶ συνεχεῖς, φησὶ,
καὶ τριταῖοι καὶ καῦσοι καὶ τἄλλα ὅσα τούτοις ἐφεξῆς
κατέλεξε. καὶ περὶ φθινοπώρου δὲ καὶ χειμῶνος ὁμοίως
ἔγραψεν, ὥς φασιν οἱ τὰς μεταβολὰς ἐν ἴσῳ τῷ διαδοχὰς
ἡγούμενοι λέγεσθαι. ἀλλὰ τὸ μάλιστα προκείμενον ἐν τῇ
λέξει τοῦ ἀφορισμοῦ τὴν ἐξήγησιν ταίτην οὐ προσίεται.
μεταβαλλουσῶν γὰρ ἐνίοτε εἰς ἀλλήλας τῶν ὡρῶν, ὥσπερ
ἔνια συνίσταται νοσήματα, κατὰ τὸν αὐτὸν τρόπον καὶ λύεται. καὶ τοῦτο αὐτὸς εἴρηκεν ὁ Ἱπποκράτης· ὥστε οὐδὲν
μᾶλλον αἱ διαδοχαὶ τῶν ὡρῶν τίκτουσι νοσήματα, ἀλλὰ καὶ
τὸ μάλιστα προσέθηκεν. ἄμεινον τοίνυν ἐστὶ διὰ τὴν προσ

Mutationes temporum nonnulli autumant dici, quibus
invicem commutantur, quaſi ſucceſſiones mutationes diceret. Nam hieme ad ver transeunte fit dictorum morborum generatio, de quibus ipſe deinceps loquetur. Vere
namque maniae, melancholiae et epilepſiae. Veris autem
rurſum in aeſtatem mutatione, quod aeſtatis eſt initio,
febres continuae, inquit, et tertianae et ardentes, ceteri-
que deinceps morbi quos connumeraverit. Atque de autumno ac hieme ſimiliter ſcripſit, ut inquiunt illi qui
pro eodem mutationes et ſucceſſiones accipi augurantur.
Sed vox potiſſimum aphoriſmi textui addita hanc explicationem non admittit. Nam quemadmodum interdum in
mutuis tempeſtatum anni commutationibus quidam morbi
generantur, eodem etiam modo ſolvuntur et hoc ipſe
Hippocrates pronunciavit. Quare nihilo magis ſucceſſiones
tempeſtatum morbos pariunt quam ſolvunt. Quomodo
igitur non ſat fuit ipſi dicere: mutationes temporum morbos pariunt, ſed et potiſſimum addidit? Melius itaque

ϑήκην τήν τε μεταβολὰς ἀκούειν τὰς κατὰ τὴν κρᾶσιν
αὐτῶν ἀλλοιώσεις. αὗται γὰρ εἰσιν αἱ μάλιστα τίκτουσαι
νόσους, ὅταν ἐφεξῆς ἀλλοιώσεις ὦσι πλείους, ὡς ἐν ταῖς ἐπιδημίαις ἔγραψε καὶ νῦν δ᾽ ὀλίγον ὕστερον ἐρεῖ. ἡ δὲ μιᾶς
ὥρας ἀλλοίωσις μόνης [93] ἐργάζεται μὲν νόσους τινὰς,
ἀλλ᾽ οὐ μάλιστα. πότ᾽ οὖν μάλιστα νόσοι γίνονται κατὰ
μίαν ὥραν ἀλλοιωθεῖσαν; ὅταν συμβῇ μεγάλην ἔσεσθαι τὴν
μεταβολὴν καὶ διὰ τοῦτ᾽ αὐτὸς εἶπεν ὁ Ἱπποκράτης· καὶ
ἐν τῇσιν ὥρῃσιν αἱ μεγάλαι μεταβολαὶ ἢ ψύξιος ἢ θάλψιος
ἢ τινος τῶν ἄλλων, οἷον ὑγρότητος ἢ ξηρότητος ἢ πνευμάτων ἢ ἀπνοιῶν. αὕτη μὲν οὖν ἡ ἐξήγησις ὀρθῶς εἴρηται
τῆς προκειμένης γραφῆς. ἔστι δέ τις καὶ ἄλλη γραφὴ
τοιάδε· αἱ μεταβολαὶ τῶν ὡρέων τίκτουσι νοσήματα μέγιστα. μάλιστα δὲ καὶ ἐν τῇσιν ὥρῃσιν αἱ μεγάλαι μεταβολαί. καθ᾽ ἣν οὐδέν ἐστιν ἀσαφὲς καὶ μάλιστα τοῖς ἀκη-
κοόσιν ὧν ἄρτι πέπαυμαι λέγων. εἰσὶ δὲ καὶ ἄλλαι τινὲς

fuerit propter hanc additionem, eas tempeftatum mutationes intelligere, quae pro ipfarum temperamento fiunt
alterationes. Hae fiquidem funt quae potiffimum morbos
pariunt, quum plures alia poft aliam alterationes oboriuntur, quemadmodum in epidemiis fcripfit et nunc etiam
paulo poft dicturus eft. At vero unius temporis folius
alteratio morbos quidem nonnullos efficit, non tamen potiffimum. Quando igitur fiunt morbi potiffimum ex unius
tempeftatis alteratione? Quum magnam alterationem effe
contigerit, propterea namque dicebat et in ipfis tempeftatibus magnae mutationes aut caloris aut frigoris aut alterius cujusdam humiditatis aut ficcitatis, ventorum horumve
filentii. Ipfa igitur eft praefentis textus explicatio recte
prodita. Eft et alter quidam ejusmodi textus: mutationes
temporum pariunt morbos maximos, potiffimum autem et
in quibusdam temporibus magnae mutationes, in quo nihil obfcurum exiftit, iis praefertim qui ea audierunt, quae
a me ftatim antea dicta fuerunt. Sunt denique quaedam

γραφαὶ τῆς αὐτῆς ῥήσεως, ἃς καὶ νοήσεις καὶ δοκιμάσεις,
ἐξ ὧν εἶπον ὁρμώμενος.

β'.

Τῶν φυσίων αἱ μὲν πρὸς θέρος, αἱ δὲ πρὸς χειμῶνα εὖ
ἢ κακῶς πεφύκασιν.

Φύσεις εἴρηκε νῦν ὁ Ἱπποκράτης κατὰ τὸ κυριώτατόν
τε καὶ πρῶτον σημαινόμενον, ὃ καθ' αὐτὴν μάλιστα τὴν
οὐσίαν ἐστὶ τῆς φύσεως. ἐλέγομεν δ' ἐν τοῖς ἔμπροσθεν
αὐτὴν κρᾶσιν εἶναι τῶν τεσσάρων στοιχείων, ὑγροῦ καὶ ξηροῦ καὶ θερμοῦ καὶ ψυχροῦ. καὶ μέντοι καὶ δέδεικται πρὸς
ἡμῶν ἐν τοῖς περὶ κράσεων μία μὲν κρᾶσις ἡ εὔκρατός τε
καὶ ἀρίστη, δύσκρατοι δὲ καὶ μοχθηραὶ τὸν ἀριθμὸν
ὀκτώ, τέσσαρες μὲν κατὰ μίαν ἐπικρατοῦσαν ποιότητα,
τέσσαρες δ' ἄλλαι κατὰ δύο· κατὰ μίαν μὲν ἡ θερμὴ καὶ
ψυχρὰ καὶ ξηρὰ καὶ ὑγρὰ, κατὰ δύο δὲ ἡ θερμὴ καὶ ξηρὰ

---

et aliae hujus textus lectiones, quas iis quae diximus
concitatus intellexeris atque probaveris.

II.

*Naturarum quaedam ad aeftatem, aliae ad hiemem bene
aut male fe habent.*

Naturas hic appellavit Hippocrates in maxime propria ac primaria fignificatione, quae fecundum ipfam maxime fubftantiam naturae eft. Dicebamus autem in praecedentibus ipfam effe temperamentum ex quatuor elementis, humido, ficco, calido et frigido. In libris quoque
de temperamentis demonftratum eft unum quidem effe
temperamentum eucratum, temperatum, idque optimum;
dyfcrata vero, intemperata eaque prava, octo numero;
quatuor quidem unica praedominante qualitate; quatuor
vero alia duabus qualitatibus. Atque una quidem praedominante calida, frigida, ficca, humida; duabus vero

Ed. Chart. IX. [93. 94.]   Ed. Baf. V. (253.)
καὶ ὑγρὰ καὶ θερμὴ καὶ ψυχρὰ καὶ ὑγρὰ καὶ ψυχρὰ καὶ
ξηρά. πρὸς μὲν δὴ τὸ θέρος αἱ ψυχραὶ καὶ ὑγραὶ φύσεις
ἄριστα διάκεινται, πρὸς χειμῶνα δὲ αἱ θερμαὶ καὶ ξηραί.
καθάπερ γε καὶ κακῶς αἱ μὲν θερμαὶ καὶ ξηραὶ πρὸς θέρος, αἱ δὲ ψυχραὶ καὶ ὑγραὶ πρὸς χειμῶνα. τελειότατα
μὲν οὖν αἱ φύσεις αὗται πρὸς τὰς εἰρημένας ὥρας ἄριστά
τε καὶ χείριστα διάκεινται, μετρίως δὲ αἱ καθ' ὁτιοῦν ἢ
ὠφελούμεναι πρὸς τὰς ὥρας ἢ βλαπτόμεναι, καθάπερ ἡ
ὑγρὰ καὶ θερμὴ θέρους καὶ χειμῶνος, ἐπειδὴ κατὰ τὸ θέρος μὲν ὡς ὑγρὰ βέλτιον διατίθεται, κατὰ δὲ τὸν χειμῶνα πάλιν ὡς θερμή.

γ'.

[94] Τῶν νούσων ἄλλα πρὸς τὰς ἄλλας εὖ ἢ κακῶς πεφύκασι. καὶ ἡλικίαι τινὲς πρὸς ὥρας καὶ χώρας καὶ
διαίτας.

Ἀτακτότερον ἡρμηνευκέναι μοι δοκεῖ τὸν ἀφορισμὸν
τοῦτον ὁ Ἱπποκράτης. ἄμεινον γὰρ ἂν οὕτως εἴρητο, τῶν

fuperantibus calida et ficca, calida et humida, frigida et
humida, frigida et ficca. Ad aeftatem itaque frigidae et
humidae naturae optime afficiuntur; ad hiemem vero calidae et ficcae, quemadmodum calidae et ficcae per aeftatem, frigidae et humidae per hiemem male afficiuntur.
Perfectiffime igitur hae naturae ad dicta tempora optime
ac peffime afficiuntur; mediocriter afficiuntur quae aliquo
modo a temporibus aut juvantur aut laeduntur, ficuti
humida et calida, aeftate et hieme, quoniam aeftate quidem ut humida, hieme vero ut calida melius afficitur.

III.

*Morborum alii et alia bene vel male fe habere confueve-
runt et quaedam aetates ad tempeftates et regiones et
victus rationes.*

Inordinatius hunc aphorifmum extuliffe mihi videtur
Hippocrates; melius enim utique ita dixiffet: morbi et

ΚΑΙ ΓΑΛΗΝΟΥ ΕΙΣ ΑΥΤΟΥΣ ΥΠΟΜΝΗΜΑΤΑ. 567

Ed. Chart. IX. [94.]   Ed. Baf. V. (252.)

νούσων καὶ τῶν ἡλικιῶν, ἄλλαι πρὸς ἄλλας ὥρας καὶ χώρας
καὶ διαίτας εὖ καὶ κακῶς πεφύκασι. νόσοι μὲν οὖν εὖ
πεφύκασι πρὸς ὥρας, ὡς μὲν πρὸς γένεσιν αἱ ὅμοιαι, ὡς
δὲ πρὸς λύσιν αἱ ἐναντίαι. διώρισται γὰρ ἡμῖν ὑπὲρ τοῦδε
πρόσθεν ἡνίκα ἐξηγούμεθα τὸν ἀφορισμὸν, οὗ ἡ ἀρχὴ, ἐν
τῇσι νούσοισιν ἧσσον κινδυνεύουσιν, οἷς ἂν οἰκείη τῆς φύσεως. ἡλικίαι δὲ ὥσπερ καὶ φύσεις αἱ ψυχραὶ μὲν πρὸς
θερμὰς, αἱ δὲ θερμαὶ πρὸς ψυχράς. ἡ μὲν τῶν γερόντων
πρὸς θέρος, ἡ δὲ τῶν ἀκμαζόντων πρὸς χειμῶνα. κατὰ
δὲ τὸν αὐτὸν λόγον καὶ πρὸς τὰς χώρας οὐχ αἱ νοῦσοι
μόνον, ἀλλὰ καὶ αἱ ἡλικίαι διάκεινται. γεννῶνται γὰρ μᾶλλον ἐν ταῖς θερμοτέραις χώραις αἱ θερμαὶ νοῦσοι καὶ ἧσ-
σόν εἰσι κινδυνώδεις. ὑγιαίνουσί τε μᾶλλον ἐν ταῖς ψυχροτέραις χώραις αἱ θερμότεραι τῶν ἡλικιῶν, ἐπί τε τῶν ἄλλων ἀνάλογον. οὕτω δὲ καὶ πρὸς διαίτας ἄλλαι πρὸς ἄλλας εὖ καὶ κακῶς διάκεινται νοῦσοί τε καὶ ἡλικίαι. αἱ μὲν
γὰρ θερμότεραι πρὸς τὰς ψυχροτέρας, αἱ δὲ ψυχρότεραι
πρὸς τὰς θερμοτέρας. καὶ αἱ μὲν ξηρότεραι πρὸς τὰς ὑγρο-

aetates, alii ad alia tempora et loca et victus genera bene
maleve fe habent. Morbi igitur bene fe habent ad tempora quod ad fui quidem generationem attinet, fimiles,
quod ad folutionem vero, contrarii. Id enim a nobis
fuperius definitum eft, quum aphorifmum illum explica-
remus, cujus initium eft: *In morbis parcius periclitantur,
quorum naturae proprius.* Aetates autem quemadmodum
et naturae frigidae quidem ad calida, calidae vero ad
frigida tempora bene fe habent. Senum quidem aetas ad
aeftatem, juvenum vero ad hiemem habent melius. Eadem ratione a locis quoque non morbi tantum, fed etiam
aetates afficiuntur. Nam morbi calidi in locis calidioribus magis procreantur minusque periculofi funt, falubrius-
que degunt in frigidis regionibus aetates calidiores et in
aliis ad proportionem. Sic vero et ad victus genus, alii
ad aliud bene maleve fe habent tum morbi tum aetates.
Nam calidiores ad frigidiorem victum, frigidiores ad calidiorem, et ficciores ad humidiorem, humidiores ad ficcio-

Ed. Chart. IX. [94. 95.] Ed. Baf. V. (253.)

τέρας, αἱ δὲ ὑγρότεραι πρὸς τὰς ξηροτέρας εὖ διάκεινται,
καὶ ἁπλῶς εἰπεῖν αἱ μὲν ἐναντίαι πρὸς τὰς ἐναντίας καλῶς, κακῶς δὲ αἱ ὅμοιαι πρὸς τὰς ὁμοίας. πλὴν εἰ ἡ
σύμμετρος ἡλικία συμμέτρῳ παραβάλλοιτο διαίτῃ τε καὶ
ὥρᾳ καὶ χώρᾳ. μόνον γὰρ οὕτως ὑπὸ τῶν ὁμοίων αἱ ὅ-
μοιαι καλῶς διακείσονται. ταῖς δ᾽ ἀμετρότερον ἐχούσαις
ἡλικίαις κατὰ τὴν κρᾶσιν αἱ ἐναντίαι (253) χῶραι καὶ
ὧραι καὶ δίαιται συμφορώτεραι. τῶν νόσων δ᾽ ἀμετριῶν
οὐσῶν ἁπάντων ἡ γένεσις μὲν ἐν ταῖς ὁμοίαις ὥραις καὶ
χώραις, ἡ λύσις δ᾽ ὑπὸ τῶν ἐναντίων γίνεται.

δ᾽.

[95] Ἐν τῆσιν ὥρῃσιν, ὅταν τῆς αὐτῆς ἡμέρας ὁτὲ μὲν
θάλπος, ὁτὲ δὲ ψῦχος ποιέει, φθινοπωρινὰ τὰ νοσήματα
προσδέχεσθαι χρή.

Δεόντως, οὐ γὰρ αἱ προσηγορίαι τῶν ὡρῶν αἴτιαι τῶν
νοσημάτων, ἀλλ᾽ αἱ κράσεις εἰσίν. ὅταν οὖν αὗται μετα-

rem bene fe habent. Et ut fimpliciter dixerim, contrarii
quidem ad contrarium victum, fimiles autem ad fimiles
male habent; praeterquam fi aetas commoderata et victui
et regioni et loco temperatiori comparetur: hoc enim folo
modo fimiles a fimilibus bene afficientur. Quae vero immoderatius a temperie recefferint aetates, iis temperamento
contraria loca, tempora et victus genera magis conferunt.
Quum vero omnes morbi ametriae quaedam fint, eorum
quidem a fimilibus locis ac temporibus ortus eft, a contrariis vero folutio.

IV.

*Quum per anni tempeftates eodem in die modo calor,
modo frigus oboriatur, autumnales morbi exfpectandi
funt.*

Merito fane; non enim tempeftatum appellationes,
fed temperaturae morborum caufae funt. Quum itaque

πέσωσιν, ἀναγκαῖόν ἐστι συμμεταπίπτειν καὶ τὰ νοσήματα.

_____

ε'.

Νότοι βαρυήκοοι, ἀχλυώδεες, καρηβαρικοὶ, νωθροὶ, διαλυτικοί. ὁκόταν οὗτος δυναστεύῃ, τοιαῦτα ἐν τῇσιν ἀῤῥωστίῃσι πάσχουσι. ἢν δὲ βόρειον ᾖ, βῆχες, φάρυγγες, κοιλίαι σκληραὶ, δυσουρίαι, φρικώδεες, ὀδύναι πλευρέων,
στηθέων. ὁκόταν οὗτος δυναστεύῃ, τοιαῦτα ἐν τῇσι ἀῤῥωστίῃσι προσδέχεσθαι χρή.

_____

Τὸ μὲν οὖν γινόμενον ἐδήλωσεν εἰπὼν ὅτι νότοι βαρυήκοοι, ἀχλυώδεις, καρηβαρικοὶ, νωθροὶ, διαλυτικοί. τὴν
δ' αἰτίαν προσγράψας, ὅταν οὗτος δυναστεύῃ, τοιαῦτα ἐν
τῇσιν ἀῤῥωστίῃσι πάσχουσιν. ἀεὶ γὰρ χρὴ τὸν ἰατρὸν ἀπο-
χωρίζειν τε καὶ διακρίνειν τὸ διά τι τῶν ἔξωθεν, οὐ διὰ

_____

ipfae diverfe immutantur, morbos quoque diverfos partu-
rire neceffe eft.

_____

V.

_Auftri auditus hebetudinem, vifus caliginem, capitis gra-
vitatem, torporem ac refolutionem excitant; quum hi
imperium habuerint, ifta in morbis patiuntur. At fi
aquilonia tempeftas fuerit, tuffes, faucium afperitates,
alvi durae, urinae ftillicidia, horrores, laterum et pectoris dolores oboriuntur. Hoc itaque dominante talia
in morbis exfpectanda funt._

_____

Rei quidem effectum declaravit his verbis, quod auftri auditus hebetudinem, vifus caliginem, capitis gravitatem, torporem ac refolutionem excitant; caufam vero
his adfcriptis indicavit: quum hi imperium habuerint,
in morbis talia patiuntur. Semper enim medicum id di-
ftinguere ac feparare oportet, quod propter externam ali-

Ed. Chart. IX. [95. 96.]   Ed. Baf. V. (253.)
τὰς νόσους γεγονός, ἵνα καὶ τὰς προγνώσεις ἀκριβέστερον
ποιῆται. τὴν δ᾽ αἰτίαν δι᾽ ἣν οἱ νότοι βαρυηκοΐαν ποιοῦσι καὶ ἀχλυώδη τὴν ὄψιν, οὐ χαλεπὸν ἐκ τῆς κράσεως αὐτοῦ κατανοῆσαι, θερμοῦ καὶ ὑγροῦ τὴν φύσιν ὑπάρχοντος.
πάντα γὰρ τὰ τοιαῦτα πληρωτικὰ τῆς κεφαλῆς εἰσι, διὰ
τοῦτ᾽ οὖν τά τε τῶν αἰσθήσεων ὄργανα μετὰ πολλῆς ὑγρότητος ἀποφαίνουσι καὶ καρηβαρίας ἐργάζονται. τῆς δ᾽ ἀρχῆς τῶν νεύρων ὑγρασμένης, ἀναγκαῖόν ἐστι καὶ περὶ τὰς
καθ᾽ ὁρμὴν ἐνεργείας γίνεσθαι νωθρότητα καὶ ὥσπερ δια-
λελυμένον ἐν ἑαυτῷ φαίνεσθαι τὸν ἄνθρωπον. ἐξ ὑπεναντίου δὲ πάλιν ἐν τοῖς βορείοις, ὡς αὐτὸς ἐρεῖ κατω- [96]
τέρω, συνίσταται τὰ σώματα καὶ εὔτονα, εὐκίνητα καὶ
εὐηκοώτερα γίνεται. νυνὶ δὲ οὐκ ἀνέθηκε ταῦτα τοῖς ὑπὸ
τοῦ νότου περὶ τὸ σῶμα συμβαίνουσιν, ἐπειδὴ κατὰ τὸν
ἀφορισμὸν τοῦτον αὐτῷ περὶ τῆς ἐξ ἑκατέρων τῶν ἀνέμων
βλάβης διελθεῖν, προὔκειτο μόνον, ἵν᾽ εἰδότες ταῦτα ἀποχω-
ρίζωμεν ὅσα διὰ τὰς νόσους συμβαίνει· ἐν τοῖς βορείοις
οὖν, φησὶ, γίνονται βῆχες διὰ δυσκρασίαν δηλονότι τῶν

quam caufam, non ratione morborum accidit, ut accuratius praenotiones moliatur. Quam vero ob caufam auftri
graviorem auditum et vifum caliginofum efficiant, difficile
non eft ex ipfius temperamento intelligere, quum calida
et humida fit natura. Etenim ejusmodi omnia caput re-
plent, proindeque fenfuum inftrumenta plurima implent
humiditate et capitis gravitatem efficiunt. Humefacto autem nervorum principio neceffe eft et circa voluntarios
motus ftuporem evenire, ac veluti in fe ipfo languidum
folutumque hominem confpici. Contra vero in aquiloniis,
ut ipfe dicturus eft inferius, corpora coguntur, robufta,
vegeta, ad motus promtiora et auditu valentiora redduntur. Nunc vero haec non oppofuit ab auftro corpori oborientibus, quoniam hoc aphorifmo de laefione tantummodo quae ex utroque accidit vento, differere propofuit,
ut his cognitis, quae ex morbis accidunt, feparemus. In
aquiloniis igitur, inquit, tuffes oboriuntur propter vide-

ἀναπνευστικῶν ὀργάνων καὶ διὰ τὴν τραχύτητα τῆς φάρυγ
γος, ὑπὲρ ἧς ἐνεδείξατο προσθεὶς τὸ φάρυγγες, ἵνα προσυ
πακούσωμεν τὸ πάσχουσι. καὶ γὰρ καὶ οὕτως εἴωθεν ἑρ
μηνεύειν ἐνίοτε· μετ᾽ ὀλίγα οὖν ἐρεῖ τοῦ μὲν φθινοπώρου
καὶ θερινῶν τὰ πολλὰ, πυρετοὶ τεταρταῖοι καὶ πλάνητες
καὶ σπλῆνες. ἔνεστι δὲ καὶ συνάπτοντας ἀναγινώσκειν ἅμα
τὰ δύο. φάρυγγες, κοιλίαι σκληραὶ, καθάπερ ἔνιοι τῶν ἐξη
γητῶν ἠξίωσαν. αἵ τε γὰρ φάρυγγες ἐν ταῖς βορείαις κα
ταστάσεσι γίνονται σκληραὶ διὰ τὸ ξηραίνεσθαί τε καὶ ψύ
χεσθαι καὶ ἡ γαστὴρ ἡ κάτω σκληρὰ διαχωρεῖ διά τε
τὴν κρᾶσιν τῆς καταστάσεως ἐπὶ ξηρότερον ῥέπουσαν, ὅλου
τοῦ σώματος ξηραινομένου καὶ μᾶλλον ἕλκοντος εἰς ἑαυτὸ
τὰς ἐκ τῶν σιτίων ὑγρότητας. οὐ μὴν ἀλλὰ καὶ διό τε
χρόνῳ πλείονι μένοντα καὶ μὴ διαχωρούμενα πάντα ἐξικμά
ζεται. καὶ αἱ δυσουρίαι δὲ γίνονται τῆς κύστεως βλαπτο
μένης ἐν τῷ βορρᾷ διὰ τὴν ψύξιν· ἄναιμός τε γάρ ἐστι
ψυχρὰ καὶ διὰ ταῦτα πλέον ἢ τἄλλα μόρια τοῖς ψυχροῖς
αἰτίοις εἰάλωτα. ἡ αὐτὴ δὲ τοῦ βορρᾶ ψυχρότης καὶ τὰς

licet inſtrumentorum reſpirationi ſervientium intemperiem
et propter faucium aſperitatem, de qua nobis ſe loqui
oſtendit, quum *fauces* addidit, ut inde ſubintelligeremus,
patiuntur. Nam interdum hoc modo loqui conſuevit.
Paulo poſt enim dicet: autumno aeſtivi multi morbi et
febres quartanae et erraticae et lienum tumores. Poſſumus et conjunctim iſta legere, fauces, alvi durae, ut
nonnulli augurantur interpretes. Faucis enim aquiloniis
conſtitutionibus durae fiunt, quoniam tum exſiccantur,
tum refrigerantur, venterque inferior dura dejicit, tum
propter temporis conſtitutionem ad ſiccius temperamentum
vergentem, toto ſiccefcente corpore et avidius ad ſe obortas ex cibis humiditates trahente; tum etiam quia longiori tempore retenta excrementa nec permeantia tota ex
ſucta arefcunt. Dyſuriae etiam accidunt, laeſa aquilonis
frigore veſica; eſt enim tum exſanguis tum frigida, proptereaque cauſis frigidis patens plus quam ceterae partes
ab ipſis afficitur. Idem boreale frigus etiam thoracis tum

τοῦ θώρακος ὀδύνας ἐργάζεται τῇ κοινῇ πρὸς τἆλλα μόρια
βλάβῃ καὶ τὴν ἐκ τῆς ἀναπνοῆς αὐτοῦ προσειληφότος, ἥ-
τις οὐχ ὁμοίως ἅπτεται πνεύμονός τε καὶ καρδίας, διὰ τὸ
πλῆθος τῆς ἐν αὐτοῖς θερμασίας. τὸ δὲ φρικώδεις γίνεσθαι τοὺς ἀνθρώπους ἐν ταῖς βορείαις καταστάσεσι, πρόδηλον ὡς διὰ τὴν τοῦ περιέχοντος ἀκόλουθον κρᾶσιν.

στ'.
Ὁκόταν θέρος γένηται ἦρι ὅμοιον, ἐν τοῖσι πυρετοῖσιν ἱδρῶτας πολλοὺς προσδέχεσθαι χρή.

Ὥσπερ ὀλίγοι ἔμπροσθεν ἔλεγεν, ὅταν τῆς αὐτῆς ἡμέρης ὁτὲ μὲν θάλπος, ὁτὲ δὲ ψῦχος ποιέῃ, φθινοπωρινὰ
τὰ νοσήματα δεῖ προσδέχεσθαι, οὕτω νῦν πάλιν, ὅταν θέρος ὅμοιον γένηται ἦρι, τουτέστι σύμμετρον τῇ κράσει,
προδέχεσθαί φησι χρῆναι πολλοὺς ἱδρῶτας ἐν τοῖς πυρε-
τοῖς· εἰκότως. οὔτε γὰρ ἄνευ τοῦ θερμὸν εἶναι τὸ περιέχον
ἱδρῶτες δύνανται γίνεσθαι πολλοὶ οὔτ' ἄνευ τοῦ περιέχε-

dolores efficit communi aliis partibus laeſione, tum proprium ipſius partis dolorem conſequutae, qui non peraeque pulmonem et cor attingit ob caloris ipſarum partium
copiam. Homines vero ab aquilonio flatu horridos fieri
produnt conſentaneae ambientis aëris temperaturae.

VI.

*Quum aeſtas veri fimilis fuerit, in febribus copioſi ſudo-
res exſpectandi ſunt.*

Quemadmodum paulo ante dicebat, quum eodem die
modo calor, modo frigus accidit, morbos autumnales exſpectare oportet; ſic nunc rurſus: quum aeſtas ſit veri
ſimilis, hoc eſt temperamento commoderata, exſpectare,
inquit, oportet multos ſudores in febribus, ratione
optima. Nam ſine aëris nos ambientis calore et niſi ali-

σθαί τινα ύγρότητα περιττήν ἐν τῷ σώματι. τούτων δὲ
τὸ μὲν ἕτερόν ἐστιν ἐν τῷ θέρει, τὸ δ᾽ ἕτερον ἐν τῷ χει-
[97] μῶνι. κατὰ δὲ τὸ φθινόπωρον οὐδέιτερον, ἄμφω δ᾽
ἐν τῷ ἦρι. δεόντως οὖν τὸ μὲν αὐχμηρὸν ἱκανῶς θέρος
δαπανᾷ τε καὶ διαφορεῖ τὴν ὑγρότητα, τὸ δ᾽ ὅμοιον ἦρι
διὰ μὲν τὴν θερμασίαν ἕλκει πρὸς τὸ δέρμα, διὰ δὲ τὴν
ὑγρότητα διαφορεῖν ἀτμοειδῶς οὐ δύναται. ἀθρόως οὖν ἐν
ταῖς τῶν νούσων κρίσεσι τὸ ὑγρὸν ἅπαν ἐκκρινόμενον, ἱδρῶτας πολλοὺς ἐργάζεται.

ζ'.

Ἐν τοῖσιν αὐχμοῖσι πυρετοὶ ὀξέες γίνονται, καὶ ἢν μὲν ἐπὶ
πλέον ᾖ τὸ ἔτος τοιοῦτον ἐόν, ὁκοίην καὶ τὴν κατάστασιν
ἐποίησεν, ὡς ἐπὶ τὸ πολὺ καὶ τὰ νοσήματα τοιαῦτα δεῖ
προσδέχεσθαι.

Οὐ πολλοὺς πυρετοὺς ἐν τοῖς αὐχμοῖς γίνεσθαί φησιν,
ἀλλ᾽ ὀξεῖς, ἐπεί τοί γε μετ᾽ ὀλίγον ἐρεῖ· τῶν δὲ καταστά-

qua redundans humiditas in corpore contineatur, multi
fudores fieri nequeunt. Horum primum aeftate, alterum
hieme, neutrum autumno, utrumque vere oboritur. Decenter igitur aeftas quae fit arida fatis humiditatem abfumit difcutitque. Similis autem veri per calorem quidem
ad cutim attrahit, fed prae humiditate in vaporis fpeciem
difcutere non poteft. Morborum itaque crifibus dum tota
humiditas affatim excernitur, multos fudores efficit.

VII.

*Per fqualores febres acutae fiunt. Quod fi annus magna
ex parte talis extiterit, qualem temporis ftatum effecerit, tales plerumque morbos exfpectare oportet.*

Non multas ait oboriri febres ficcitatibus, fed acutas,
quoniam paulo poft dicturus eft: *ex anni conftitutionibus*

Ed. Chart. IX. [97.]　　　　Ed. Baf. V. (253. 254.)
σεων τοῦ ἐνιαυτοῦ τὸ μὲν ὅλον οἱ αὐχμοὶ τῶν ἐπομβρίων
μᾶλλόν εἰσιν ὑγιεινότεροι καὶ ἧσσον θανατώδεες καὶ τοῦτο
ἐφεξῆς συνάπτων πάλιν ἐρεῖ· νοσήματα δὲ ἐν μὲν τῇσιν
ἐπομβρίῃσιν ὡς τὰ πολλὰ γίνονται, πυρετοί τε μακροὶ δεόντως. ἡ μὲν γὰρ ὑγρότης τοῦ περιέχοντος τούς τε φλεγματώδεις ἀθροίζει χυμοὺς καὶ τῶν ὑδατωδῶν περιττωμάτων
οὐκ ὀλίγα, ἡ δὲ ξηρότης ἐνδεεστέρους μὲν τῷ πλήθει τοὺς
χυμοὺς ἐργάζεται, χολωδεστέρους δὲ τῇ ποιότητι καὶ διὰ
τοῦτο οἱ πυρετοὶ τὸν ἀριθμὸν μέν εἰσιν ἐλάττους τῶν ἐν
ταῖς ἐπομβρίαις, ὀξύτεροι δὲ γίνονται. τὰ δ᾽ ἑξῆς τούτων εἰρημένα κατὰ τὸν ἀφορισμὸν εὔδηλα.

η'.

(254) Ἐν τοῖσι καθεστεῶσι καιροῖσι, ἢν ὡραίως τὰ
ὡραῖα ἀποδίδωσιν, εὐσταθέες καὶ εὐκρινέστατοι γίνονται
αἱ νοῦσοι. ἐν δὲ τοῖσιν ἀκαταστάτοισιν ἀκατάστατοι
καὶ δύσκριτοι.

in univerfum dixerim ficcitates imbribus longe falubriores
minusque letales. Rurfum illud deinceps conjungens pro-
nunciabit: per affiduos imbres morbi plerumque generantur et febres longae, decenter profecto: nam ambientis
humiditatis pituitofos humores congerit, neque aquofa
excrementa pauca accumulat; ficcitas vero copia quidem
pauciores humores, fed qualitate biliofiores efficit, ac
proinde febres numero quidem iis funt pauciores, quae
per affiduos imbres oboriuntur, fed acutiores. Quae vero
deinceps in aphorifmo dicuntur, manifefta funt.

VIII.

Si ftatis temporibus tempeftive anni tempeftates fuccedant,
　morbi bene morati et iudicatu faciles oriuntur. Male
　vero conftitutis, male morati ac intempeftivi difficilis-
　que judicii.

Ed. Chart. IX. [97. 98.]　　　　　　Ed. Baf. V. (254.)

Καθεστῶτας καλεῖται καιροὺς τὰς ὥρας τὰς ἐν τάξει
τὴν οἰκείαν κρᾶσιν ἀπειληφυίας. τίνα δὲ καθεσιῶτα [98]
καλεῖ τῶν ἐτῶν ἔνεστί σοι μαθεῖν παρ' αὐτοῦ λέγοντος ἐν τοῖς
περὶ ὑδάτων καὶ τόπων καὶ ἀέρων ὧδε· ἦν μὲν κατὰ λόγον
γένηται τὰ σημεῖα ταῦτ' ἐπὶ τοῖσι ἄστροις δύνουσί τε καὶ
ἐπιτέλλουσι, ἔν τε τῷ μετοπώρῳ, ἢν ὕδατα γένηται καὶ ὁ
χειμὼν μέτριος καὶ μήτε λίαν εὔδιος, μήτε ὑπερβάλλων τὸν
καιρὸν τῷ ψύχει, ἔν τε τῷ ἦρι γένηται ὕδατα ὡραῖα καὶ
ἐν τῷ θέρει, οὕτω τὸ ἔτος ὑγιεινότατον εἰκὸς ὑπάρχειν. ὁπότ'
οὖν ἤδη μεμάθηκας ὁποῖόν τι τὸ καθεστὸς ἔτος εἶναι βούλεται, ῥᾷστόν σοι νοῆσαι τὸ ἀκατάστατον. ἅπαντα γὰρ
ὅσα μὴ φυλάττῃ κατά τι τὴν τοῦ καθεστῶτος ἔτους ἀγωγὴν, αὐτά τε καλεῖ νῦν καὶ Ἱπποκράτης ἀκατάστατα καὶ τὰς
ἐν αὐτοῖς νόσους ὁμοίως προσαγορεύει. φησὶ δ' αὐτὰς καὶ
δυσκρίτους εἶναι, τουτέστι κακοκρίτους. ἡ γὰρ μετὰ κινδυ-
νωδῶν συμπτωμάτων αἱ κρίσεις γίνονται τοῖς τοιούτοις νοσήμασιν ἢ αὐτίκα ὀλέθριοι ἢ πάντως ὑποτροπιάζουσιν.

Stata tempora vocitant anni tempeſtates ordinatim
proprium temperamentum ſortitas. Quem vero ſtatum
annum appellet, ab ipſo tibi licet diſcere in libro de
aëre, locis et aquis ita pronunciante: ſi ſane in ſiderum
ortu et occaſu rationi conſona ſigna appareant, ſi autumni
poſtremo imbres fiant, ſi hiems moderata ſit, neque nimis tepens, neque frigore tempus legitimum excedens, ſi
vere et aeſtate imbres tempeſtivi decidant, ſic annum fore
ſaluberrimum par eſt. Quum itaque jam didiceris, quem
ſtatum annum aut conſtantem eſſe velit, facile eſt etiam
inſtabilem et inconſtantem intelligere. Nam quaecunque
tempora aliqua ex parte ſtati anni moderationem non ſer-
varint, ea nunc Hippocrates inſtabilia et intempeſtiva vo-
citat et qui in ipſis oboriuntur morbi, eos ſimiliter inſta-
biles et intempeſtivos appellat. Ait autem ipſos difficilis,
hoc eſt pravi eſſe judicii. Aut enim cum periculoſis ſymptomatibus criſes in morbis eveniunt aut quam primum
pernicioſi ſunt, aut omnino revertuntur.

ϑ'.

Ἐν φϑινοπώρῳ ὀξύταται αἱ νοῦσοι καὶ ϑανατωδέστατοι ὡς
ἐπίπαν. ἦρ δὲ ὑγιεινότατον καὶ ἥκιστα ϑανατῶδες.

Ὁπόταν αἱ ὧραι τὴν προσήκουσαν ἅπασαν φυλάττωσι
κρᾶσιν, ὑγιεινότατον μὲν ἐν αὐταῖς ἔσται τὸ ἔαρ, ὡς ἂν εὔκρατον ὄν. ὀξυτάτας δὲ νόσους καὶ ϑανατώδεις, ὡς ἐν
ὧραις, οἴσει τὸ φϑινόπωρον, ἐπειδὴ τὸ μὲν ἔαρ εὔκρατόν
ἐστι, τὸ δὲ φϑινοπώρῳ πρῶτον μὲν ὑπάρχει, τὸ τῆς αὐτῆς ἡμέρας, ὁτὲ μὲν ϑάλπος, ὁτὲ δὲ ψῦχος ἴσχει. εἶτα
διαδέχεται τὴν ϑερινὴν ὧραν, ἐν ᾗ πολλοῖς μὲν οἱ χυμοὶ
κατωπτήϑησαν, ἐνίοις δὲ καὶ ἡ δύναμις ἔκαμεν. οὐ μόνον
δὲ κατὰ τοῦτο μοχϑηρόν ἐστι τὸ φϑινόπωρον, ἀλλὰ καὶ ὅτι
πρῶτον μὲν οἱ χυμοὶ τὴν ὑπὸ τὸ δέρμα κίνησιν ἐκινοῦντο
καὶ διεπνέοντο. κατὰ δὲ τὸ φϑινόπωρον εἰς τὸ βάθος, ὑπὸ
τῆς τοῦ περιέχοντος ψύξεως, ὠϑοῦνταί τε καὶ συνελαύνον-
ται. ταῦτα μὲν οὖν ἅπασιν ἀνϑρώποις κοινά, τοῖς δ' οὐκ
ὀρϑῶς διαιτωμένοις ἐξ ἐπιμέτρου προσέρχεται τὸ κατα

IX.

*Autumno in univerfum morbi acutiffimi et maxime letales;
ver autem faluberrimum et minime exitiale.*

Quum anni tempeftates confentaneum fervant totum
temperamentum, ver quidem earum erit faluberrimum
prout temperatum exiftit, morbos autem acutiffimos atque
letales pro tempeftatum ratione autumnus advecturus eft,
quoniam ver quidem probe temperatum eft, autumno vero
hoc in primis ineft mali, quod eodem die modo calorem,
modo frigus proferat; deinde quod aeftivam tempeftatem
excipiat, in qua plerisque humores quidem affati fuerunt,
quibusdam vero etiam vires proftratae. At non folum
hac ratione autumnus pravus eft, verum etiam quod qui
prius ad cutim humores movebantur atque perfpiratu dif-
cutiebantur, per autumnum ab ambientis aëris frigore in
altum propellantur coganturque. Atque haec omnibus
hominibus funt communia. Sed pravo victu utentibus

τὰς ὀπώρας, ὧν ἀφθόνως ἐμπιπλάμενοι κακοχυμίας πληροῦνται.

ι'.

[99] Τὸ φθινόπωρον τοῖσι φθίνουσι κακόν.

Ἐμέμφετο μὲν καὶ ἄλλως τὸ φθινόπωρον ἐν τῷ πρόσθεν ἀφορισμῷ, νυνὶ δ᾽ ὡς ἐξαιρέτως αὐτοὺς βλάπτον τοὺς
φθίνοντας αὖθις μέμφεται. πότερον δὲ τοὺς φθόην νοσοῦντας μόνους ὀνομάζει φθίνοντας, οἷς ἥλκωται δηλονότι
ὁ πνεύμων, ἢ πάντας τοὺς ὁπωσοῦν συνιηκομένους, οὐχ
οἷόν τε ἀμφιβάλλειν. ὅτι δ᾽ ἀμφοτέροις κακὸν τὸ φθινόπωρον εὔδηλον, ἐπειδὴ ξηρόν τέ ἐστι ἅμα καὶ ψυχρὸν καὶ
ἀνώμαλον.

ια'.

Περὶ δὲ τῶν ὡρέων, ἢν μὲν ὁ χειμὼν αὐχμηρὸς καὶ βόρειος γένηται, τὸ δὲ ἔαρ ἔπομβρον καὶ νότιον, ἀνάγκη τοῦ

amplius accedunt autumnales fructus, quibus copiofius
impleti pravorum humorum copiam accumulant.

X.

Autumnus tabidis malum.

Superiore quidem aphorifmo alias autumnum, nunc
autem ut ipfis tabidis noxium rurfum vituperat. Utrum
vero phthoe laborantes folos tabidos nominet, quibus nimirum pulmo exulceratus eft, an omnes quomodocunque
colliquefactos, conjicere non poffumus. Autumnum autem
utrisque malum effe, quum fimul ficcus ac frigidus et inaequalis exiftat, apertum eft.

XI.

Inter anni tempeftates, fi hiems ficca quidem et aquilonia
fuerit; ver autem pluviofum et auftrinum, febres acu-

Ed. Chart. IX. [99.] Ed. Baf. V. (254.)
θέρεος πυρετούς ὀξέας καὶ ὀφθαλμίας καὶ δυσεντερίας
γίνεσθαι, μάλιστα δὲ τῇσι γυναιξὶ καὶ ἀνδράσι τοῖσιν
ὑγρὰς ἔχουσι τὰς φύσιας.

Περὶ τῆς ἐν ταῖς ὥραις ἀλλοιώσεως ἐν τούτοις διδάσκει, τὴν ἀρχὴν ἀπὸ χειμῶνος αὐχμηροῦ καὶ βορείου ποιησάμενος, ἦρος δ᾽ ἐπόμβρου καὶ νοτίου. μικραὶ μὲν οὖν αἱ
τοιαῦται μεταβολαὶ, παρὰ φύσιν δ᾽ ὅμως εἰσί· διὸ καὶ εἰς
τὸ θέρος ἔσεσθαί φησι νοσήματα, πυρετοὺς ὀξεῖς καὶ ὀφθαλμίας καὶ δυσεντερίας. τὴν δ᾽ αἰτίαν τοῦ πλεονάζειν ἐπὶ τῇ
προειρημένῃ καταστάσει τοιαῦτα νοσήματα διῆλθεν αὐτὸς
ἐν τῷ περὶ ὑδάτων τόπων καὶ ἀέρων. ἔχει δ᾽ ἡ ῥῆσις
ὧδε· ἢν δὲ ὁ μὲν χειμὼν αὐχμηρὸς καὶ βόρειος γένηται,
τὸ δ᾽ ἔαρ ἔπομβρον καὶ νότιον, ἀνάγκη τὸ θέρος πυρετῶδες εἶναι καὶ ὀφθαλμίας ἐγγίνεσθαι. ὅταν γὰρ τοῦ θέρους
ἐπιγίνεται, πνῖγος ἐξαίφνης τῆς τε γῆς ὑγρᾶς οὔσης ὑπὸ
τῶν ὀμβρίων τῶν ἠρινῶν καὶ ὑπὸ τοῦ νότου, ἀνάγκη δι-
πλοῦν τὸ καῦμα εἶναι, ἀπό τε τῆς γῆς διαβρόχου οὔσης

tas, lippitudines et dyfenterias ad aeftatem oboriri neceffe eft, praefertim vero mulieribus ac viris humidiore
natura praeditis.

De tempeftatum anni variatione ac mutatione agit
hic aphorifmus, ab hieme quidem ficca et aquilonia et
vere pluviofo ac auftrali ducto exordio. Ejusmodi autem
mutationes quamquam parvae exiftunt, funt tamen praeter naturam, quare et adventante aeftate morbos fore
praedicit, febres acutas, opththalmias, dyfenterias. Caufam vero qua poft talem praedictum ftatum hujuscemodi
exuberent morbi, ipfe explicuit in libro de aëre, locis
et aquis. Sic autem fe habet textus: *fi hiems quidem
ficca et aquilonia, ver autem pluvium et auftrinum fuerit,
aeftatem febribus abundarè et ophthalmias et dyfenterias
oboriri neceffe eft. Quum enim vernis imbribus et auftro
madefacta et humectata terra, aeftatis derepente aeftus
intervenerit, tum a terra permadefcente et calida, tum a*

καὶ θερμῆς καὶ ὑπὸ τοῦ ἡλίου καίοντος, τῶν τε κοιλιῶν
[100] μὴ συνεστηκυιῶν τοῖς ἀνθρώποις, μήτε τοῦ ἐγκεφάλου ἀνεξηραμμένου. οὐ γὰρ οἷόν τε τοῦ ἦρος τοιούτου
ἐόντος μὴ συντήκεσθαι τὸ σῶμα καὶ τὴν σάρκα, ὥστε τοὺς
πυρετοὺς συνεμπίπτειν ὀξυτάτους τοῖσιν ἅπασι, μάλιστα δὲ
τοῖσι φλεγματίαισι. τὰς δὲ δυσεντερίας εἰκὸς γενέσθαι τῆσι γυναιξὶ καὶ τοῖσιν ἀνδράσι τοῖσιν ὑγροτέροισιν. ταῦτα
μὲν οὖν ὁ Ἱπποκράτης εἴρηκεν ἐν τῷ περὶ ὑδάτων καὶ τόπων καὶ ἀέρων. ἡμεῖς δὲ ἐπὶ πλέον ἐξειργασάμεθα τὸν λόγον αὐτοῦ καὶ πρῶτόν γε διὰ τί μήτ᾽ ἐν αὐτῷ τῷ χειμῶνι
μήτ᾽ ἐν τῷ ἦρι κατὰ τὴν τοιαύτην κατάστασιν ἐπιδημεῖν
φησι νοσήματα. καίτοι γε ἐν τῷ δευτέρῳ τῶν ἐπιδημιῶν
κατ᾽ αὐτὴν τὴν βεβλαμμένην ὥραν, ἐν Κρανῶνι λέγων γενέσθαι τοὺς ἄνθρακας. ἔχει δ᾽ ἡ ῥῆσις οὕτως· ἄνθρακες ἐν
Κρανῶνι θερινοί, ὖεν ἐν καύμασιν ὕδατι λάβρῳ δι᾽ ὅλου.
ἐγίνοντο δὲ μᾶλλον νότῳ. δῆλον τοίνυν ἐξ ὧν εἶπε καὶ ἡ
αἰτία τοῦ κατὰ τὸ θέρος ἐν Κρανῶνι γενέσθαι τοὺς ἄν-
θρακας· οὐ γὰρ ἐπὶ βραχὺ μετέστη τῆς κατὰ φύσιν κρά-

*fole adurente geminari ardorem neceffe eft, hominum pro-
pterea neque conftantibus, fed potius laxatis ventribus,
neque reficcato cerebro. Neque enim fieri poteft, quin
ubi ver ejusmodi praeceffit, corpus et caro colliquefiant,
fimulque tum omnibus acutiffimae febres, tum maxime pituitofis eveniant. Mulieribus vero par eft, dyfenterias
fieri et viris natura humidioribus. Haec in libro de aëre,
locis et aquis protulit Hippocrates. Nos vero latius ejus
orationem explanabimus, ac primo quidem quamobrem
neque ipfa hieme, neque vere per ejusmodi ftatum morbos vulgus adoriri dixerit, quamvis fecundo epidemiorum
ipfa laefa tempeftate Cranone carbunculos ortos fuiffe
prodiderit. Sic autem fe habet ejus dictio: Cranone an-
thraces aeftivi; ubique per aeftus imbre largo pluebat
iique auftro magis fiebant. Patet igitur ex ejus dictis
etiam caufa, cur Cranone per aeftatem facti fint carbun-
culi. Non enim parum naturale temperamentum mutave-*

σεως, ἀλλ᾽ εἰς τοιαύτην κατάστασιν ἧκον, ἐν ᾗ σήπεται ῥᾳδίως, ὅσα σήπεσθαι φύσιν ἔχει· ἱκαναὶ μὲν γὰρ ὑγρότητες
ἄμετροι γενηθεῖσαι σήπειν, ὥσπερ αὐτὸς ἐρεῖ. νοσήματα
δὲ ἐν μὲν ταῖς ἐπομβρίαις ὡς τὰ πολλὰ γίνεται πυρετοί γε
μακροὶ καὶ κοιλίης ῥύσιες καὶ σηπεδόνες, ἔτι δὲ μᾶλλον
αὐτῶν αἱ θερμότητες. ἐς ταυτὸν δ᾽ ἀμφοῖν ἀφικομένων
οὕτως ἰσχυρῶν τε καὶ ἀμέτρων ὡς ἐν Κρανῶνι. δευτέραν
ὥραν οὐκ ἀναμένει τὸ σῶμα, φθάνον ἐν αὐτῇ τῇ πρώτῃ
μέγιστα βλάπτεσθαι. κατὰ δὲ τὸν αὐχμηρὸν καὶ βόρειον
χειμῶνα λυπηθείη μὲν ἄν τι τὰ σώματα τοιοῦτον, οἷον
αὐτὸς εἶπε· ἦν δὲ βόρειον ᾖ, βῆχες, φάρυγγες, κοιλίαι σκληραὶ, δυσουρίαι φρικώδεες, ὀδύναι πλευρῶν, στηθέων· οὐ μὴν
ἀξιόλογόν γε τὸ νόσημα συστήσεται. πρὸς γὰρ τοῖς ἄλλοις
καὶ αἱ ξηρότεραι τῶν καταστάσεων ὑγιεινότεραι. τὸ γὰρ
ὅλον, φησὶν, οἱ αὐχμοὶ τῶν ἐπομβρίων εἰσὶν ὑγιεινότεροι
καὶ ἧττον θανατώδεες. ὁ δὲ χειμὼν ὁ βόρειος καὶ αὐχμηρὸς λυπήσει μὲν ὀρθοστάδην τοὺς ἀνθρώπους εἰς βῆχας

rat, fed ad talem ftatum pervenerat, per quem facile
putrent quaecunque naturam putredini obnoxiam fortiuntur.   Poffunt enim humiditates. praeter modum auctae
putrefacere, quemadmodum ipfe dicturus eft.   At morbi
pluviofis temporibus plerumque fiunt, febres longae, alvi
fluxus et putredines; fed iis ipfis etiamnum magis calo-
res.   Ambabus vero in idem concurrentibus et ut Cranone
vehementibus ac immoderatis alteram tempeftatem corpus
non exfpectat, quum in ipfa priore maxime laedi queat.
Per hiemem vero ficcam et aquiloniam corpora iis mole—
ftiis afficiuntur, quas ipfe prius his verbis protulit: *At
fi aquilonia tempeftas fuerit, tuffes, faucium afperitates,
alvi durae, dyfuriae, horrores, laterum et pectoris dolores oboriuntur.*   Non tamen morbus effatu dignus contra-
hetur; nam et alioqui ficciores tempeftates funt falubriores
minusque letales: *in univerfum enim*, dixit, *ficciores tempeftates pluviofis effe falubriores minusque letales.*   Hiems
itaque aquilonia et ficca homines quidem recta ftructura

ΚΑΙ ΓΑΛΗΝΟΥ ΕΙΣ ΑΥΤΟΥΣ ΥΠΟΜΝΗΜΑΤΑ. 581

Ed. Chart. IX. [100.]　　　　　　　　Ed. Bas. V. (254. 255.)
τε καὶ γαστρὸς ἐποχὴν καὶ δυσουρίαν καὶ τὰς ὀδύνας τῶν
κατὰ τὸν θώρακα χωρίων· οὐ μὴν πυρετοὺς ἢ δυσεντερίας
ἢ τοιοῦτόν τι ἐργάσεται. τί δή ποτ᾽ οὖν οὐδὲ κατὰ τὸ
ἔαρ ἔπομβρόν τε καὶ νότιον γενόμενον ἐπιδημή- (255) σει
νοσήματα; ὅτι προϋπῆρχεν ὁ χειμὼν ἱκανῶς ψυχρός τε
καὶ ξηρός. εἰρήκει δ᾽ αὐτὸς, οὐχ ἁπλῶς χρὴ σκοπεῖσθαι
τὰς ἐνεστώσας καταστάσεις, ἀλλὰ καὶ τὸ ἐξ οἵων εἰς οἷά
εἰσιν αἱ μεταβολαὶ προσεπισκοπεῖσθαι. προεξηρασμένον
οὖν τὸ σῶμα κατὰ τὸν χειμῶνα γινόμενον αὐχμηρὸν καὶ
βόρειον, οὐ μόνον οὐδὲν πείσεται τοῖς ὄμβροις τοῖς ἠρινοῖς,
ἀλλά τι καὶ προσωφεληθήσεται μέχρι τινὸς εἰς κατὰ φύσιν
ἐπανερχόμενον συμμετρίαν· εἰ δ᾽ ὅλον τὸ ἔαρ ὑγρὸν γενηθῇ,
πρὸς τὴν ἐναντίαν ἀχθήσεται τὸ σῶμα κατάστασιν τῆς
ἔμπροσθεν ὑπαρχούσης αὐτῷ τῆς ξηρᾶς, ὑπερβαῖνον τὴν ἐν
τῷ μέσῳ συμμετρίαν, ὥσθ᾽ ἕτοιμον αὐτὸ πρὸς βλάβην δια-
δέξεται τὸ θέρος, ἔτι τῆς γῆς ὑγρᾶς οὔσης, καὶ διὰ τοῦτο πνῖγος ἐργαζομένης, ἅτε μήτε τῶν ἐτησίων ἤδη πνεῖν
δυναμένων. ὕστερον γὰρ ἐκεῖνοι καὶ μετὰ κύνα πεφύκα-

donatos, tuffibus, alvi retentione, dyfuria partiumque
thoracicarum doloribus vexabit, non tamen febres aut
dyfenterias aut quid ejusmodi effectura eſt. Sed cur ne
vere quidem pluviofo atque auſtrali in vulgus morbi graf-
fantur? Quia praeceffit hiems vehementer frigida et ficca.
Ipfe vero dixerat non fimpliciter praefentes conftitutiones
fpectandas effe, fed etiam ex quibus in quas fiant mutationes. Corpus itaque prius per hiemem ficcam et aquiloniam reficcatur, non modo nihil ex vernis imbribus
patietur, fed nonnihil ad naturalem quadamtenus rediens
commoderationem juvabitur. Si vero totum ver humidum
fuerit ad contrariam priori, quae ipfi ficca erat, conftitutionem ducetur corpus, in medio pofitam fymmetriam
excedens. Quare paratum ipfum ad laefionem aeftas exci-
piet, terra adhuc humectata exiftente atque ob id fuffo-
cantem aeftum efficiente, etefiis nimirum jam flare minime folitis. Nam ii poſtea et poft canem pro confuetudine flare incipiunt. Quare totum illud tempus medium

[101] σιν ἄρχεσθαι, ὥστε ὁ μεταξὺ χρόνος ἅπας ἕξει
τούς τε πυρετοὺς ὀξεῖς διά τε τὴν ὑγρότητα καὶ θερμότητα σηπομένων τῶν ἐν τῷ σώματι χυμῶν καὶ τὰς ὀφθαλμίας καὶ τὰς δυσεντερίας, κατά γε τὴν ἐπιτηδειότητα τῶν
δυναμένων βλάπτεσθαι μορίων. ἄλλα γὰρ ἄλλων μᾶλλον
εὐπαθῆ τέ ἐστι καὶ δυσπαθῆ κατὰ τὰς κράσεις τῶν σωμάτων. αἱ μὲν γὰρ ὀφθαλμίαι σχεδὸν ἅπαντας ἐνοχλοῦσι
πληρουμένης τῆς κεφαλῆς, πλὴν εἴ τινες ἰσχυροὶ πάνυ τοῖς
ὀφθαλμοῖς εἶεν. δυσεντερίαι δ᾽, ὡς αὐτὸς εἴρηκε, τοῖς
ὑγρὰς ἔχουσι τὰς φύσεις καὶ ταῖς γυναιξὶν, ὑγρότεραι γάρ
εἰσιν αὗται τῶν ἀνδρῶν. εἴπερ οὖν ὅλην τὴν κατάστασιν
ὡς σήπουσαν ἡμῶν τὰ σώματα μεμφόμεθα, πρόδηλον ὅτι
μᾶλλον ἡ σηπεδὼν ἐν τοῖς ὑγροῖς ἔσται σώμασιν. αὐτὸ γὰρ
δὴ τοῦτ᾽ ἔστι τὸ σηπόμενον ἐν τοῖς σώμασιν ὑγρὸν, ὡς ὕλη
τις ὑπὸ δυνάμεως τῆς θερμότητος. ἡ δ᾽ ὑγρότης ἡ τοῦ
περιέχοντος ὅτι κωλύει ξηραίνεσθαι τὴν ἐν τῷ σώματι
περιουσίαν τῶν ὑγρῶν, κατὰ τοῦτο συντελεῖ τῇ σηπούσῃ
δυνάμει. θαυμαστὸν οὖν οὐδὲν ἐν ταῖς τοιαύταις καταστά-

febres habebit acutas propter caliditatem et humiditatem
humoribus in corpore putrefcentibus; ophthalmias quoque
et dyfenterias pro partium facile laefionem admittentium
aptitudine. Aliae namque aliis pro corporum temperamentis ad patiendum faciliores aut difficiliores funt. Nam
ophthalmiae prope omnes infeftant repleto capite, nifi
quibus oculi funt praevalidi. Dyfenteriae vero, ut ipfe
dixit, natura humida praeditos ac mulieres, hae fiquidem
viris funt humidiores. Si igitur totam conftitutionem
tanquam noftra putrefacientem corpora damnamus, conftat
putredinem humidis corporibus magis oborturam. Enimvero quod noftris in corporibus putrefcit humidum, id
ipfum tanquam materia quaedam eft vi caloris parta.
Ambientis vero humiditas quod humores in corpore
redundantes deficcari prohibeat, propterea vim putrefacientem adjuvat. Itaque nihil mirum talibus con-

σεσι μᾶλλον βλάπτεσθαι τὰς ὑγροτέρας φύσεις. διὰ τοῦτο
καὶ τοὺς πυρετοὺς ἔφη τοῖς φλεγματώδεσι μᾶλλον γίνεσθαι·
καὶ γὰρ καὶ τούτους ὑγροτέρους ἀναγκαῖον εἶναι. μενούσης
μὲν οὖν ἐν τῷ σώματι τῆς σηπεδόνος οἱ πυρετοὶ γίνονται,
κενουμένης δὲ διὰ τῆς γαστρὸς αἱ δυσεντερίαι, καὶ ταῦτ᾽
ἔσται σοι δι᾽ ὅλου τοῦ θέρους, ἐὰν μὴ μεταβολή τις περὶ
κυνὸς ἐπιτολὴν γένηται, περὶ ἧς αὐτὸς ἐν τῷ περὶ ὑδάτων
καὶ τόπων καὶ ἀέρων ἐφεξῆς τῇ γεγραμμένῃ μικρὸν ἔμπροσθεν ῥήσει διῆλθεν, ἧς ἐστι τελευτή. τὰς δὲ δυσεντερίας
εἰκὸς γίνεσθαι ταῖς γυναιξὶ καὶ τοῖς ἀνδράσι τοῖς ὑγροτέροις. τούτοις γὰρ συνάπτων ἐφεξῆς γράφει, καὶ ἦν μὲν ἐπιγένηται περὶ κυνὸς ἐπιτολὴν ὕδωρ καὶ χειμὼν, ἐτησίαι πνεύ-
ουσιν, ἐλπὶς παύσεσθαι καὶ τὸ μετόπωρον ὑγιεινὸν γενέσθαι·
εἰ δὲ μὴ, κίνδυνος θανάτου γενέσθαι τοῖς παιδίοις καὶ ταῖς
γυναιξὶν, ἥκιστα δὲ τοῖσι πρεσβυτέροισι, τοὺς δὲ παραγε-
νομένους εἰς τεταρταῖον ἀποτελευτᾶν καὶ αὐτὸν τεταρταῖον
εἰς ὕδρωπα. ἀλλὰ περὶ μὲν τούτων ὧν προσέθηκεν ἐν τῷ
περὶ ἀέρων καὶ τόπων καὶ ὑδάτων, ὅταν τὰ εἰς ἐκεῖνο τὸ

ftitutionibus naturas humidiores magis laedi et propterea
febres pituitoſis magis oboriri; hi ſiquidem neceſſario ſunt
humidiores. Manente igitur putredine in corpore fiunt
febres; ſi vero ea per alvum vacuetur, dyſenteriae. Atque haec per totam aeſtatem aderunt, niſi circa canis
ortum alia fiat mutatio, de qua ipſe in libro de aëre,
locis et aquis egit; poſt ſententiam paulo ante deinceps
ſcriptam, cujus haec ſuit clauſula. Dyſenterias autem
mulieribus par eſt accidere et viris humidioribus. His
enim ſubſequentem textum connectens ſcribit: *et quidem
ſi circa canis ortum ſupervenerit aqua et hiberna tempeſtas et eteſiae flaverint, ſpes eſt ceſſuros morbos et autumnum fore ſalubrem; alioqui mortis periculum pueris imminet et mulieribus, minime vero ſenibus et ne qui evaſerint, in quartanam decidant et ipſa quartana in hydropem terminetur.* Verum de iis quae adjecit in libro de
aëre, locis et aquis, quum eum librum interpretabimur,

βιβλίον ἐξηγησώμεθα, διασκεψόμεθα, περὶ δὲ τῶν κατὰ
τὸν προγεγραμμένον ἀφορισμὸν αὐτάρκως εἴρηται, πλὴν
μιᾶς λέξεως τῆς ἐξ ἀνάγκης, ἣν οὐ μόνον ἐν τοῖς ἀφορισμοῖς προσέθηκεν, ἀλλὰ κἂν τῷ περὶ ὑδάτων καὶ τόπων
καὶ ἀέρων ἐνδεικνύμενος ὅτι τῇ φύσει τοῦ πράγματος πε-
πιστευκὼς, οὐ τηρήσει τινὶ γράφει ταῦτα. ποσάκις οὖν εἰκός ἐστιν ἑωρακέναι τοιαύτην αὐτὸν κατάστασιν ἢ ἐν πό-
σοις χωρίοις, ἆρά γε δὶς ἢ τρὶς ἔσται ἢ τετράκις, ἀλλ' οὐδ'
εἰ πλεονάκις εἴπῃς, δυνατόν ἐστιν ἤδη εἰπεῖν ὅτι διὰ παντὸς οὕτως ἔσται, καθάπερ οὐδ' εἰ κεκαθαρμένους ὑπὸ
φαρμάκου τινὸς ἴδῃς ἀνθρώπους στ' ἢ ζ' δυνήσῃ διατετα-
γμένως εἰπεῖν, ὅτι πάντες οἱ μετὰ ταῦτα ἐξ ἀνάγκης κα-
θαρθήσονται. δῆλον οὖν ἐστιν ὅτι τῇ φύσει τοῦ πράγματος ὁ Ἱπποκράτης ἑπόμενος οὐ τηρήσει τινὶ προσέγραψεν
εἰπὼν, ἀνάγκη τοῦ θέρους πυρετοὺς ὀξεῖς καὶ ὀφθαλμίας
καὶ δυσεντερίας γίνεσθαι.

---

accuratius difceptabimus. De iis vero quae in praefenti
aphorifmo opponuntur, fatis dictum eft excepta dictione,
neceffe, quam non folum in aphorifmis appofuit, fed etiam
in libro de aëre, locis et aquis, per eam indicans quod
rei natura perfuafus, non aliqua obfervatione haec literis
prodidit. Quoties igitur par effet ipfum vidiffe talem
conftitutionem vel quot in locis, num bis terve quaterve?
At neque fi viciffe muitoties dixerit, jam poffumus ita
femper fore pronunciare; quemadmodum neque fi medicamento aliquo videris fex aut feptem homines purgatos
dicere certo poteris omnes pofthac homines ex neceffitate
purgandos effe. Quare pro manifefto relinquitur, quod
rei naturam Hippocrates, non aliquam obfervationem fe-
quutus his verbis fcripferit, neceffe eft aeftate febres acutas et opthalmias et dyfenterias oboriri.

ιβ'.

[102] Ἢν δὲ νότιος ὁ χειμὼν καὶ ἔπομβρος καὶ εὔδιος
γένηται, τὸ δὲ ἔαρ αὐχμηρὸν καὶ βόρειον, αἱ μὲν γυναῖ
κες ᾗσιν οἱ τόκοι πρὸς τὸ ἦρ ἐκ πάσης προφάσιος ἐκ
τιτρώσκουσιν. αἳ δ᾽ ἂν τέκωσιν, ἀκρατέα καὶ νοσώδεα
τὰ παιδία τίκτουσιν, ὥστε ἢ παραυτίκα ἀπόλλυσθαι ἢ
λεπτὰ καὶ νοσώδεα ζῆν ἐόντα. τοῖσι δὲ ἄλλοισι δυσεντε
ρίαι καὶ ὀφθαλμίαι ξηραὶ γίνονται, τοῖσι δὲ πρεσβυτέροισι
κατάῤῥοι συντόμως ἀπολλύντες.

―――――

Ἔμπαλιν ἡ κρᾶσις ἔχει ταῖς κατὰ τὸν πρότερον ἀφο
ρισμὸν εἰρημέναις ὥραις δύο πρὸς τὰς νῦν λεγομένας. οἷος
μὲν γὰρ πρότερος ὁ χειμὼν ἐν ἐκείνῳ, τοιοῦτον νῦν ἐστι
τὸ ἔαρ, ὁποῖον δὲ τὸ ἔαρ ἐν ἐκείνῳ, τοιοῦτον νῦν ἐστιν ὁ
χειμών. ὅτι μὲν οὖν ἐπ᾽ ἐκείνων οὐκ ἦν ἀναγκαῖον ἐν τῷ
ἦρι νόσους ἐπιδημῆσαι σφοδρὰς αὐτάρκως ἐδείχθη. νυνὶ δὲ
ὅτι τοῦ χειμῶνος μὲν ὑγροῦ καὶ θερμοῦ γινομένου, τοῦ δ᾽
ἦρος ξηροῦ καὶ ψυχροῦ, νοσεῖν ἀναγκαῖόν ἐστι τοὺς ἀν

XII.

*At fi auſtralis hiems et pluvioſa ac tepens fuerit; ver autem ficcum et aquilonium; mulieres quidem quibus ad
ver partus imminet, ex quacunque cauſa abortiunt.
Quae vero pariunt, ita imbecillos ac morboſos infantes
edunt, ut aut quamprimum intereant aut tenues et
valetudinarii vivant. Ceteris autem mortalibus dyſenteriae et ophthalmiae aridae oriuntur; ſenioribus vero
catarrhi qui brevi enecant.*

Duarum anni tempeſtatum ſuperiore aphoriſmo proditarum temperatura ad eas quae nunc explicandae ſunt
tempeſtates vice verſa ſe habet. Qualis enim erat hiems
prius in illo, tale nunc ver eſt; quale vero erat in illo
ver, talis nunc exiſtit hiems. Itaque in illis non fuiſſe
neceſſarium vere morbos vehementes graſſari abunde dictum eſt Nunc autem quod hieme humida quidem et
calida exiſtente, vere autem frigido et ſicco neceſſarium

θρώπους ἐν αὐτῷ τῷ ἦρι δεικτέον ἐστί. αἱ μὲν οὖν γυναῖκες αἷς ἂν ὁ τόκος ᾖ πρὸς τὸ ἔαρ, ἐπὶ ταῖς τυχούσαις
προφάσεσιν ἐκτιτρώκουσιν. ὑγρὰ γὰρ τὰ σώματα καὶ μαλακὰ, ἀραιὰ γεγονότα κατὰ τὸν εὔδιον χειμῶνα, ῥᾳδίως
εἰς τὸ βάθος αὐτῶν διαδίδωσι τὴν ἐκ τοῦ περιέχοντος ψύξιν, ὥσθ᾽ ὅσα τῶν παίδων ἤδη πολυχρόνιον ἔθος ἔσχεν ἀέρος ἀλέας, ταῦτα πληττόμενα σφοδρῶς ὑπὸ τοῦ κρύους εἰκότως ἁλίσκεται τὰ μὲν ἤδη νεκρὰ, τὰ δ᾽ ἀποθνήσκοντα
κατ᾽ αὐτὸν τὸν τόκον. ἃ δ᾽ ἂν αὐτῶν ζῶντα τεχθῇ, τὴν
εἰς τοὐναντίον ἐξαιφνίδιον οὐ φέροντα μεταβολὴν, ἤτοι διὰ
τάχους ἀποθνήσκει ἢ λεπτὰ καὶ νοσώδεα γινόμενα μόλις
διαζῇ. τῶν δ᾽ ἄλλων τοῖς μέν φλεγματώδεσι καὶ ταῖς γυναιξὶ δυσεντερίας φησὶ γίνεσθαι, φλέγματος ἀπὸ τῆς κεφαλῆς εἰς τὴν γαστέρα καταῤῥέοντος. εἰκὸς γὰρ δήπου τοῦτο
πολὺ γεννᾶσθαι κατὰ τὴν εἰρημένην κατάστασιν· ἐν μὲν
τῷ χειμῶνι πληρωθείσης τῆς κεφαλῆς, ψυχθείσης δὲ ἀθρόως
ἐν ἀρχῇ τοῦ ἦρος, ἐπειδὴ φλεγματικὰ περιττώματα πέφυκε
γεννᾷν ὁ ἐγκέφαλος, ὅταν ψυχθεὶς ἀδυνατεῖ κρατεῖν τῆς

fit ipfo vere homines aegrotare demonftratum eft. Mulieres itaque quibus partus ad ver fit, quacunque occafione abortiunt. Corpora fiquidem per hiemem tepentem
humida et mollia et rara facta intro ita facile ad inti-
mas ufque fui partes ambientis aëris frigus admittunt,
ut qui jam infantes diuturno tempore aëris tempori affue-
verunt, vehementer a frigore percuffi, cum ratione hi
quidem prius, jam in utero mortui deprehendantur, illi
vero mox in partu intereant. Qui vero ex ipfis vivi in
lucem prodierint repentinam in contrarium mutationem
non ferentes vel brevi poft tempore moriuntur vel tenues
ac morbofi facti vix in vita perdurant. Ceteris vero pituitofis ut mulieribus dyfenterias ex pituita a capite in
alvum defluente oboriri pronunciat. Hunc enim humorem
par eft dicto coeli ftatu copiofum procreari; per hiemem
quidem capite repleto; per veris autem initia repente
refrigerato; quandoquidem cerebrum pituitofa excrementa
procreare confuevit, quum refrigeratum alimentum vin-

τροφῆς. ὑπάρχει δὲ καὶ τοῦτο τῇ τοῦ φλέγματος γενέσει,
τὸ μὲν γὰρ ὑπὸ ψύξεως ἰσχυρᾶς γιγνόμενον ὀξὺ γίγνεται.
τὸ δ' ὑπὸ θερμασίας πληροὺσης τὴν κεφαλὴν [103] ἀλυκὸν, ὥσπερ γε καὶ τὸ διὰ βραχεῖαν ψύξιν ἤ τι βραχὺ
γλυκύτητος ἔχει ἢ μηδεμίαν ἐναργῆ ποιότητα. τὸ τοίνυν
ἐπὶ τῇ προκειμένῃ καταστάσει γενόμενον φλέγμα διὰ τὴν
ἐν τῷ χειμῶνι θερμασίαν ἀλυκὸν ἔσται καὶ κατὰ τοῦτο μάλιστα γεννήσει δυσεντερίας, ὅταν ἐν (256) χρόνῳ πλείονι
δάκνον καὶ ξύον κακώσῃ τὸ ἔντερον. ἅτε γὰρ διὰ τὴν γλί-
σχρότητα κατὰ τὴν διέξοδον ἐν τοῖς ἐντέροις ἰσχόμενόν τε
καὶ βραδῦνον, ἀεί τε ῥῦπτον αὐτὸ διὰ τὴν ποιότητα τὴν
δυσεντερίαν ἐργάζεται. τοῖς μέντοι φύσει θερμοῖς καὶ χολώδεσιν αὐτός φησιν ὀφθαλμίας γίνεσθαι ξηράς. οὕτω δ'
ὀνομάζει τὰς ἄνευ ῥεύματος. εἰκὸς δὲ δήπου ταῖς θερμαῖς
καὶ ξηραῖς φύσεσιν ἐν ξηρᾷ καὶ ψυχρᾷ καταστάσει διαδεξα-
μένῃ θερμὴν καὶ ὑγρὰν τοιαύτας γίνεσθαι τὰς ὀφθαλμίας.
ἡ μὲν γὰρ κεφαλὴ πεπλήρωται πρόσθεν τῇ θερμῇ καὶ ὑγρᾷ
καταστάσει, τὸ δὲ κρύος ἐπιγινόμενον, ὥσπερ χείρ τις ἔξω-

cere ac coquere non poteſt. Id autem et pituitae genera-
tioni accedit, ut quae a vehementi frigiditate fit, arida
evadat; quae vero a calore caput replente falfa, quemadmodum et quae ob exiguam fit frigiditatem vel paucam
dulcedinem vel nullam manifeſtam qualitatem habeat.
Quae igitur ob praefentem aëris ſtatum pituita fuit propter hiemis calorem falfa erit, et hac ratione maxime
dyſenterias generabit, quum longiori tempore mordens et
radens inteſtinum oblaeferit. Nam et quum propter lentorem in tranfitu inteftinis haereat et immoretur, femperque fua qualitate ipſa jactet ac deterat, dyfenteriam
efficit. Natura vero calidis ac biliofis dicit ipfe Hippocrates ophthalmias ficcas accidere. Sic autem eas appellat quae citra fluxionem oboriuntur. Calidis ſiquidem ac
ficcis naturis ficco ac frigido ſtatu calidum et humidum
excipiente ophthalmias fieri rationi confentaneum eſt. Caput enim prius calido ac humido ſtatu repletum eſt; frigus autem fuperveniens, velut manu quadam exterius

θεν λαβοῦσα καὶ θλίψασα, καθάπερ τινὰ σπόγγον τὸν ἐγκέφαλον ἐκθλίβει τὴν κατ᾿ αὐτὸν ὑγρότητα. φερομένη δ᾿ αὕτη ἄλλοτε πρὸς ἄλλον τόπον τῶν εὐπαθῶν πλείονα γεννᾷ
τὰ νοσήματα. καὶ κατὰ τοῦτο καὶ ὀφθαλμίαι συμβήσον-
ται τοῖς ἀσθενέσι φύσει τοὺς ὀφθαλμούς. ἀποῤῥήσεται δὲ
οὐδὲν αὐτῶν ἐκτὸς διὰ τὴν ὑγρότητα τοῦ περιέχοντος πυ-
κνοῦντος τὴν ἐπιφάνειαν. ὅτι δ᾿ αὐτὸς ὁ Ἱπποκράτης εἰς
τάσδε τὰς αἰτίας ἕκαστον τῶν εἰρημένων ἀναφέρει, δῆλον
ἐξ ὧν ἔγραψεν ἐν τῷ περὶ ὑδάτων καὶ τόπων καὶ ἀέρων
κατὰ τήνδε τὴν ῥῆσιν. τοῖσι μὲν οὖν φλεγματικοῖσι τὰς
δυσεντερίας εἰκὸς γίνεσθαι καὶ τῇσι γυναιξὶ, φλέγματος ἐπι-
καταῤῥέοντος ἀπὸ τοῦ ἐγκεφάλου διὰ τὴν ὑγρότητα τῆς φύσεως, τοῖσι δὲ χολώδεσιν ὀφθαλμίας ξηρὰς διὰ τὴν θερμότητα καὶ ξηρότητα τῆς σαρκός. τὸ δ᾿· ἐπὶ τῇ τελευτῇ τοῦ
ἀφορισμοῦ γεγραμμένον· τοῖσι δὲ πρεσβυτέροισι κατάῤῥοι
συντόμως ἀπολλύντες, κατὰ τήνδε τὴν λέξιν αὐτὸς ἔγραψεν
ἐν τῷ περὶ ὑδάτων καὶ τόπων καὶ ἀέρων· τοῖσι δ᾿ ἄγαν
πρεσβυτέροισι κατάῤῥους διὰ τὴν ἀραιότητα καὶ τὴν ἔκτη-

apprehenſo ac compreſſo, ut ſpongia quadam cerebro
contentam humiditatem exprimit. Haec vero delata alias
ad alium locum injuriae excipiendae opportunum com-
plures morbos procreat; et quibus oculi natura ſunt imbecilles, iis ophthalmiae oboriuntur. Nihil autem ſoras
ex ipſis effluet propter ambientis aëris frigus ſuperficiem
denſantis. Quod vero ipſe Hippocrates ad cauſas ſingula
quae diximus referat, liquet ex iis quae libro de aëre,
locis et aquis his verbis prodidit. Pituitoſis itaque et
mulieribus par eſt dyſenterias oboriri propter naturae
humiditatem, pituita a cerebro, bilioſis autem ſiccas
ophthalmias, carnis caliditatem ac ſiccitatem. Quod vero
in aphoriſmi fine ſcriptum eſt: ſenibus vero catarrhi qui
brevi enecant, ipſe in libro de aëre, locis et aquis his
verbis ſcripſit: Valde autem ſenibus tales propter venarum raritatem et extenuationem catarrhi fiunt, ita ut

ξιν τῶν φλεβῶν, ὥστε ἐξαπίνης ἀπόλλυσθαι, τοὺς δὲ παρα-
πλῆγας γίνεσθαι τὰ δεξιὰ ἢ τὰ ἀριστερά. διὰ τούτων ἔυι-
κεν ὁ Ἱπποκράτης οἱ τοὺς πάνυ συνήθεις λεγομένους κατάῤῥους δηλοῦν, τοὺς ἐκ τῆς κεφαλῆς εἰς τὸν πνεύμονα διὰ
τῆς τραχείας ἀρτηρίας γιγνομένους, ἀλλὰ πάντα καταφερόμενα ῥεύματα διὰ τῶν φλεβῶν ἀπὸ τῆς κεφαλῆς εἰς τὰ κάτω μόρια. διὸ καὶ τὸ συντόμως ἀπολλύντες καλῶς δοκεῖ
προσκεῖσθαι, διότι ταχεῖαν τὴν κρίσιν οὗτοι ποιοῦνται τῶν
ἄλλων χρονιζόντων. ἔνιοι δὲ τῶν ἐξηγητῶν κατάῤῥους ἀκού-
σαντες τοὺς ἀπὸ τῆς κεφαλῆς εἰς τὸν πνεύμονα γιγνομένους διὰ φάρυγγος καὶ ἀρτηρίας, μετὰ τῆς ἀποφάσεως τῆς
οὐ γράφουσι τὴν λέξιν. κατάῤῥους γίγνεσθαι τοῖς πρεσβυτέροισι, οὐ συντόμως ἀπολλύντας, εἰκότως φάσκοντες. οὐ
γὰρ πέττεται τὰ ψυχρὰ τῶν ῥευμάτων αὐτοῖς διὰ τὴν ἡλικίαν. ἔν τισι δὲ τῶν ἀντιγράφων γέγραπται συντόμως ἀπολλύντες, ἐπειδὴ κἂν τῷ περὶ ὑδάτων καὶ τόπων καὶ ἀέρων
αὐτὸς εἶπεν, ὥστε ἐξαπίνης ἀπόλλυσθαι.

derepente nonnulli intereant; quibusdam vero pars dextra
finiftrave refoluta ftupeat. His verbis Hippocrates non
illos valde confuetos catarrhos appellatos, qui ex capite
per afperam arteriam ad pulmonem fiunt, fed eas fluxiones omnes, quae a capite per venas in partes inferiores
feruntur. Quare illud, *brevi enecant*, belle adjectum videtur, quia hae fluxiones cita crifi terminantur, quum
alii catarrhi dintius perdurent. Nonnulli tamen interpretes per eos catarrhos defluxiones quae a capite per fauces et arterias in pulmones fiunt, cum negatione *non*
hanc orationem fcribentes: *fenibus vero catarrhi qui
brevi non enecant*, decenter loquuntur. Non enim ipfis
ob aetatem frigidae fluxiones coquuntur, verum in quibusdam exemplaribus fcriptum eft: *brevi enecant*, quandoquidem et in libro de aëre, locis et aquis ipfe inquit:
ut repente ex iis nonnulli intereant.

ιγ'.

[104] *Ἢν δὲ τὸ θέρος αὐχμηρὸν καὶ βόρειον γένηται τὸ*
δὲ φθινόπωρον ἔπομβρον καὶ νότιον, κεφαλαλγίαι ἰσχυ-
ραὶ ἐς τὸν χειμῶνα γίνονται καὶ βῆχες καὶ βράγχοι καὶ
κόρυζαι, ἐνίοισι δὲ καὶ φθίσιες.

Τὴν αὐτὴν κρᾶσιν ἀνατέθεικε νῦν θέρει καὶ φθινοπώρῳ, τὴν μικρὸν ἔμπροσθεν εἰρημένην περί τε χειμῶνος καὶ
ἦρος ἡνίκα ἔλεγεν · ἢν μὲν ὁ χειμὼν αὐχμηρὸς καὶ βόρειος
γένηται, τὸ δ᾿ ἔαρ ἔπομβρον καὶ νότιον. ἀλλ᾿ ἐκεῖ μὲν ἐπὶ
ταύτῃ τῇ καταστάσει τοῦ θέρους ἔφησε τοὺς πυρετοὺς
ὀξεῖς, ὀφθαλμίας καὶ δυσεντερίας γίγνεσθαι. νυνὶ δὲ ἐν
τῷ χειμῶνι κεφαλαλγίας καὶ βῆχας καὶ βράγχους καὶ κορύζας · προσέγραψε δὲ οὔτε ἐκεῖ τὴν τοῦ θέρους κατάστασιν,
οὔτε ἐνταῦθα τὴν τοῦ χειμῶνος ὡς ἐν τῇ κατὰ φύσιν ἀξιῶν
φυλάττεσθαι κράσει τὰς ὥρας ἀμφοτέρας. ἐὰν γὰρ ἔτι καὶ
κατὰ ταύτας ἑτέρα τις γένηται δυσκρασία τοῦ περιέχοντος,

XIII.

Si vero aeſtas ficca et aquilonia; autumnus vero pluvio-
fus ac auſtrinus fuerit, capitis dolores ad hicmem et
tuſſes et raucedines, nonnullis etiam et tabes oriuntur.

Eandem temperaturam aeſtati et autumno attribuit,
quam paulo ante tum de vere, tum de hieme pronunciaverat, ita loquutus: *Si hiems ficca et aquilonia fuerit, ver*
pluvium et auſtrale. Verum ibi quidem ob hunc ſtatum
aeſtate dixit febres acutas, ophthalmias et dyſenterias
oboriri. Nunc vero per hiemem capitis dolores, tuſſes,
raucedines atque gravedines. Sed neque illic aeſtivam
conſtitutionem, neque hic hibernam adſcripſit, ut qui in
naturali temperatione utrasque anni tempeſtates ſervare
velit. Nam ſi etiamnum his diverſa quaedam acceſſerit
aëris ambientis intemperies, praedictis quoque morbis

ἔσται τι καὶ δι᾿ ἐκείνην ἕτερον ἐπὶ τοῖς εἰρημένοις νοσήμασι
τῆς δυσκρασίας οἰκεῖον. ἀλλ᾿ ἐπὶ μὲν ἐκείνης τῆς καταστάσεως, ἐν ᾗ τὸν χειμῶνά φησιν αὐχμηρὸν καὶ βόρειον γενέσθαι, τὸ δ᾿ ἔαρ ἔπομβρον καὶ νότιον αὐτὸς ἔγραψε τὰς
αἰτίας τῶν εἰρημένων νοσημάτων ἐν τῷ θέρει γενέσθαι, ἐν
τῷ περὶ ἀέρων καὶ τόπων καὶ ὑδάτων βιβλίῳ. ἐπὶ δὲ τῆς
νῦν προκειμένης οὐδὲν εἶπεν ἐν ἐκείνῳ. μετὰ γὰρ τὰς δύο
τὰς προγεγραμμένας καταστάσεις μίαν μὲν ἐν ᾗ τὸν χειμῶνα βόρειόν τε ἅμα καὶ αὐχμηρὸν ἄξιοι γενέσθαι, τὸ δ᾿
ἔαρ ἔπομβρον καὶ νότιον, ἑτέραν δὲ ἐν ᾗ τοὐναντίον ἔπομβρον μὲν καὶ νότιον τὸν χειμῶνα, τὸ δ᾿ ἔαρ αὐχμηρὸν καὶ
βόρειον. τὴν δ᾿ ἐφεξῆς αὐταῖς τήνδε τρίτην οὖσαν τροπὴν,
ὑπὲρ ἧς ὁ ἐνεστηκὼς λόγος, οὐκέτι προσέγραψεν, ἀλλὰ ἀντὶ
ταύτης ἑτέραν τοιαύτην. ἢν δὲ τὸ θέρος αὐχμηρὸν καὶ
βόρειον γένηται καὶ φθινόπωρον ὡσαύτως, ἀνάγκη τὸν χειμῶνα νοσερὸν εἶναι· εἶτ᾿ ἐφεξῆς ἄλλας τινὰς οὐδὲ ἐκείνας
ὡσαύτως τῇ νῦν προκειμένῃ. περὶ μὲν οὖν ἐκείνων, ὅταν
εἰς αὐτὰ ἐξηγησώμεθα, τὸν λόγον ποιησώμεθα. νυνὶ δὲ περὶ

propter illam quiddam aliud intemperiei proprium accidet. Verum in eo coeli ſtatu quo dixit hiemem fieri ſiccam et aquiloniam, ver pluvium et auſtrinum, ipſe morborum, qui per aeſtatem oboriuntur cauſas ſcriptis prodidit libro de aëre, locis et aquis; in quo de praeſenti
ſtatu nihil protulit. Nam poſt duos ante ſcriptos ſtatus,
unum quidem quo hiemem borealem ſimul et ſiccam, ver
pluvium et auſtrale eſſe ſtatuit; alterum vero in quo
contrarium, pluvioſam et auſtralem hiemem, ver autem
ſiccam et aquilonium. Hunc iſtis conſequenter tertium
ſtatum mutatum, de quo praeſens agit aphoriſmus, non
etiam adſcripſit, ſed hujus loco alterum qui talis eſt; ſi
vero aeſtas pluvioſa fuerit auſtralis et autumnus ſimiliter,
morbis hiemem ſcatere neceſſe eſt. Deinde per ordinem
quosdam alios ſcripſit ſtatus neque eos praeſenti ſimiliter.
De illis quidem, quum in eum librum commentabimur,
verba facturi ſumus. Nunc vero de eo ſtatu ab ipſo in

Ed. Chart. IX. [104. 105.]   Ed. Baf. V. (256.)
τῆς ἐν τοῖς ἀφορισμοῖς εἰρημένης ὑπ᾽ αὐτοῦ λέγωμεν, ἀρχὴν
τῷ λόγῳ τὴν αὐτὴν θέμενοι τὴν μικρῷ πρόσθεν εἰρημένην. φυλάττειν γὰρ εἰκός ἐστιν αὐτὸν ὅμοιον τῷ κατὰ
φύσιν τὸν χειμῶνα, τουτέστιν ὑγρόν τε καὶ ψυχρὸν [105]
εἰς ὅσον αὐτῶν ἑκάτερον πρέπει τοῖς εὐκράτοις τῆς οἰκουμένης χωρίοις, ὑπὲρ ὧν ποιεῖται τὸν λόγον, ὧν ὀλίγον
ὕστερον ὀνομαστὶ μνημονεύσω, φυλάξαντός τε τὴν ἑαυτοῦ
κρᾶσιν τοῦ χειμῶνος οὐδὲν ἐν αὐτῷ συστήσεται ἰσχυρὸν
νόσημα, κεφαλαλγίαι δὲ μόνον καὶ βῆχες καὶ βράγχοι καὶ
κόρυζαι, πεπληρωμένης τῆς κεφαλῆς συμπτώματα. εἰ μὲν
οὖν, ὡς καὶ πρόσθεν ἔφην, ἀμφοτέραις ταῖς ὥραις, τῇ θερινῇ καὶ τῇ φθινοπωρινῇ, τοὺς νοτίους ὄμβρους γενέσθαι
συνέβη, τάχα μὲν ἂν καὶ κατ᾽ αὐτὸ τὸ θέρος. εἰ δὲ μὴ,
ἀλλὰ πάντως γε κατὰ τὸ φθινόπωρον ἐπεδήμησεν ἂν οἰκεῖα
νοσήματα καταστάσεως ὑγρᾶς καὶ νοτίου. νῦν ἐπειδὴ τὸ
θέρος αὐχμηρόν τε καὶ βόρειον ὑπέθετο προγεγονέναι, τὸ δὲ
φθινόπωρον ὑγρόν τε καὶ νότιον, εὔλογον οὐ μόνον αὐτίκα
νοσεῖν οὐκ ἄρξασθαί τινας, ἀλλὰ καὶ τῆς ἀμετροτέρας ἐν

aphorifmis edito agamus eodem orationis facto exordio,
quod paulo ante pronunciavimus. Etenim par eft Hippocratem ipfam hiemem ei quae fecundum naturam eft
fimilem fervare, hoc eft frigidam atque humidam, quatenus haec utraque qualitas temperatis orbis terrarum regionibus convenit, de quibus et ipfe loquitur et quorum
paulo poft nominatim mentionem faciemus. Servante itaque fuum temperamentum hieme, nullus vehemens in ea
morbus conftituetur, fed tantum cephalalgiae, tuffes, raucedines et gravedines, repleti capitis fymptomata. Si igitur, ut et prius diximus, in utraque anni tempeftate tum
aeftiva, tum autumnali pluvias auftrales fieri contigerit,
fortaffis etiam in ipfa aeftate, fin minus, autumno certe
morbi ftatim humidi et auftralis proprii et familiares in
vulgus graffabuntur. Nunc vero quum aeftatem ficcam et
aquiloniam praeceffiffe fuppofuit, autumnum autem humidum et auftrinum fequutum fuiffe, rationi confentaneum
eft non folum protinus neminem aegrotare coepiffe, ve-

τῷ θέρει ξηρότητος ἴαμα ἔχειν οὐ σμικρὸν τὴν ἐν τῷ φθινοπώρῳ κατάστασιν ὑγρὰν γενομένην. ἐπεὶ δ᾽ ὅλον τὸ φθινόπωρον ἠκολούθησε τοιοῦτον, ἀναγκαῖον ἔσται τοῖς ὑγρο-
τέραν ἔχουσι τὴν φύσιν ἱκανώτερον τοῦ μετρίου πληρωθείσης τῆς κεφαλῆς ἀπαντῆσαι κατὰ τὸν χειμῶνα τὰ προειρημένα νοσήματα, τισὶ δ᾽ αὐτῶν δηλονότι καὶ φθίσιν,
ὅσοι πρὸς τὸ πάθος ἐπιτηδείως εἶχον, οἵ τε κατὰ τὸν θώρακα στενοὶ καὶ οἷς ἀπὸ τῆς κεφαλῆς εἰς πνεύμονα κατα-
φέρεται ῥεῦμα. τούτοις οὖν ἔσονται φθίσεις, τοῖς δ᾽ ἄλλοις οὐδὲν μὲν ἰσχυρὸν νόσημα, τὰ δὲ περὶ τὰς βῆχας
καὶ τοὺς βράγχους, ὅσα τ᾽ ἄλλα γενήσεται συμπτώματα τοιαῦτα τῆς χειμερινῆς ὥρας, πεπληρωμένας ὑπὸ τῶν νοτίων
ὄμβρων κεφαλὰς διαδεξαμένης, εἶτ᾽ ἐπ᾽ ἐνίων μὲν αὐτὸ
(257) δὴ τοῦτο μόνον ἐργασαμένης, ὡς ἐν τῇ κεφαλῇ δια-
μένον τὸ περιττὸν, ἀλγήματος αἴτιον αὐτῇ γίνεσθαι. διαφορεῖ γὰρ οὐδὲν πλῆθος οὐδὲ καθ᾽ ἓν μόριον ὁ χειμών.
ἐπ᾽ ἐνίων δὲ συναχθείσης ἐπὶ πλέον καὶ οἱονεὶ πιληθείσης
τῆς κεφαλῆς, ἐκθλιβόμενον τὸ περιττὸν εἰς τὰ κάτω τῆς

rum etiam immoderatioris per aeflatem ficcitatis habere
remedium non parvum factam autumno humidam con-
flitutionem. Quia vero totus autumnus talis eft fubfequu-
tus, proindeque humidiorem naturam fortitis immoderatius
repletum fuit caput, praedictos morbos hieme obvenire
neceffe eft; ut et quibusdam eorum tabem, huic nimirum
affectui natura obnoxiis, quales funt tum qui angufto funt
pectore tum quibus a capite in pulmonem fluxio defertur. His igitur phthifes accident, ceteris vero nullus
quidem vehemens morbus, fed tuffes, raucedines et alia
hujusmodi fymptomata orientur, quae hiemali tempeftate
capita auftrinis pluviis prius repleta excipiente atque fitu
in nonnullis quidem hoc folum efficiente, quod in capite
immoratur excrementum, id ipfi doloris effe caufam. Nullam fiquidem plenitudinem ulla in corporis parte hiems
difcutit. In quibusdam vero coacto amplius et veluti
compreffo capite expreffum excrementum in partes capite

κεφαλῆς ἰέναι χωρία. τοῦτο μὲν οὖν οἷον κάθαρσίς ἐστι καὶ
κένωσις τῆς κεφαλῆς. ἐφ᾽ ὧν δὲ διὰ τὸ βαρυνθῆναι τῷ
πλήθει προκαμοῦσα τὸ τοῦ χειμῶνος οὐκ ἤνεγκε κρύος,
ἐπὶ τούτων ψυχθεῖσα κατὰ δυσκρασίαν ἤδη μειζόνων ῥευμάτων αἰτία τοῖς κάτω μέρεσιν ἑαυτῆς γίνεται.

ιδ᾽.

[106] Ἢν δὲ βόρειον ᾖ καὶ ἄνυδρον, τοῖσι μὲν ὑγροῖσιν
ἐοῦσι τὰς φύσιας καὶ τῇσι γυναιξὶ ξύμφορον, τοῖσι δὲ
λοιποῖσιν ὀφθαλμίαι ἔσονται ξηραὶ καὶ πυρετοὶ ὀξέες καὶ
κόρυζαι χρόνιαι, ἐνίοισι δὲ καὶ μελαγχολίαι.

Οὗτος ὁ λόγος ὁ νῦν εἰρημένος εὔδηλον ὡς οὐκ ἔστι τέλειος ἀφορισμός, ἀλλ᾽ ἑνὸς ἀφορισμοῦ μέρος δεύτερον, οὗ
τὸ πρότερον μέρος ἄρτι πεπαύμεθα διεξερχόμενοι. μενούσης γὰρ κοινῆς τῆς κατὰ τὸ θέρος ὑποθέσεως ἀμφοτέροις

inferiores defcendit. Hoc itaque velut purgatio quaedam
capitis eft et vacuatio. Quibus vero plenitudine gravatum
caput prius laboravit, nec hiemis frigus ferre potuit; in
his jam per intemperiem refrigeratum, majorum inferioribus fibi partibus fluxionum caufa exiftit.

XIV.

*Si vero autumnus aquilonius et pluviarum expers fuerit,
hominibus natura humidis et mulieribus confert; reliquis autem ophthalmiae erunt aridae et febres tum acutae tum diuturnae, atque nonnullis melancholiae.*

Patet hanc orationem nunc pronunciatam integrum
aphorifmum non effe, fed unius aphorifmi partem alteram, cujus priorem partem nuper explicare deftitimus.
Nam manente communi ea, quae aeftatis eft, utrique ora-

ΚΑΙ ΓΑΛΗΝΟΥ ΕΙΣ ΑΥΤΟΥΣ ΥΠΟΜΝΗΜΑΤΑ. 595

Ed. Chart. IX. [106.]   Ed. Bas. V. (257.)

τοῖς λόγοις, ὁ μὲν πρότερος ἔπομβρον καὶ νότιον ἐπ᾽ αὐτῇ προϋποτίθεται τὸ φθινόπωρον, ὁ δὲ δεύτερος ὁ νῦν ἐνεστὼς ἄνυδρον καὶ βόρειον. ὅτι δ᾽ οὐδὲν διαφέρει ξηρὸν ἢ αὐχμηρὸν ἢ ἄνυδρον εἰπεῖν πρόδηλον παντί. γενομένων οὖν ἀμφοτέρων τῶν ὡρῶν αὐχμηρῶν τε καὶ ξηρῶν, αἱ μὲν ὑγραὶ φύσεις οὐ μόνον οὐδὲν βλαβήσονται πρὸς τῆς τοιαύτης καταστάσεως, ἀλλὰ καὶ ὠφέλειά τις ἐν αὐταῖς γενήσεται. τὴν δ᾽ αἰτίαν αὐτὸς εἶπεν ἐν τῷ περὶ ὑδάτων καὶ τόπων καὶ ἀέρων οὕτω γράψας· τοῖσι δὲ φλεγματίῃσι ταῦτα πάντα ἀρωγά ἐστιν. ἀναξηραίνονται γὰρ καὶ εἰς τὸν χειμῶνα ἀφικνέονται οὐ πλαδῶντες, ἀλλ᾽ ἀνεξηραμμένοι. τοῖσι δὲ λοιποῖσιν, ὅσοι μὴ τοιοῦτοι, ξηραὶ μὲν ὀφθαλμίαι, πυρετοὶ δὲ ὀξέες ἕπονται καὶ κόρυζαι, τισὶ δ᾽ αἰτῶν καὶ μελαγχολίαι. τὴν δ᾽ αἰτίαν τῆς τούτων γενέσεως αὐτὸς εἶπεν ἐν τῷ προγεγραμμένῳ βιβλίῳ διὰ τῆσδε τῆς λέξεως· τοῖσι δὲ χολώδεσι τοῦτο πολεμιώτατον γίνεται, λίαν γὰρ ἀναξηραίνονται καὶ ὀφθαλμίαι τούτοισι ἐπιγίνονται ξηραὶ καὶ πυρετοὶ ὀξέες καὶ πολυχρόνιοι, ἐνίοισι δὲ καὶ μελαγχολίαι· εἶτα

tioni fuppofitione: prior quidem autumnum illic pluvium et auftralem praefupponit, pofterior vero, quae nunc inflat ficcum et aquilonium. Quod vero nihil differat ficcum aut fquallentem, pluviarum expertem aut inaquofum proferre, cuique manifeftum eft. Ambabus ergo anni tempeftatibus et fqualidis et ficcis effectis, humidae quidem naturae non modo nihil offendentur ab ejusmodi conftitutione, fed potius aliquam utilitatem capient. Caufam vero ipfe dixit libro de aëre, locis et aquis, fic fcribens: *Pituitofis vero haec omnia funt auxilia. Deficcantur enim atque ad hiemem minime humecti, fed exficcati perveniunt. Reliquos vero minime tales, ophthalmiae ficcae, febres acutae atque gravedines et eorum nonnullos melancholiae comitantur.* Horum generationis caufam ipfe praedicto libro his verbis explicat. *Biliofis vero haec tempefas eft inimiciffima: admodum enim exficcantur, his ficcae ophthalmiae fuccedunt et febres tum acutae tum diuturnae, quibusdam etiam melancholiae.* Deinde cau-

ἐπιφέρων ϕησὶ, τῆς γὰρ χολῆς τὸ μὲν ὑγρότατον καὶ ὑδα-
ρέστατον ἀποξηραίνεται καὶ ἀναλίσκεται, τὸ δὲ παχύτα-
τον καὶ δριμύτατον λείπεται, καὶ τοῦ αἵματος κατὰ τὸν
αὐτὸν λόγον, ἀφ' ὧν ταῦτα τὰ νοσήματα αὐτοῖς γίνεται.
ταῦτα μὲν οὖν ἡμῖν εἰς τὰς προκειμένας καταστάσεις αὐτάρκως εἴρηθη. διὰ τί δὲ μόνον τούτων τῶν καταστάσεων
ἐμνημόνευσεν ὁ Ἱπποκράτης, οὐσῶν γε ἄλλων πολλῶν, οὐκ
ἔχω φάναι. δηλῶσαι δὲ μᾶλλον βούλομαι τὴν μέθοδον, ᾗ
τις ἂν χρώμενος, συμπλέκοι πάσας τὰς καταστάσεις, οἷσαν
τοιαύτην. ἄρξασθαι μὲν οὖν ἀναγκαῖόν ἐστιν ὡς ἀπὸ στοιχείων, τῶν ἁπλῶν δυσκρασιῶν τοῦ περιέχοντος ἡμᾶς ἀέρος.
διελόμενον δὲ αὐτὰς εἴς τε τὰς πάνυ μικρὰς καὶ εἰς τὰς
πάνυ σφοδρὰς καὶ εἰς τὰς [107] καὶ μετὰ ταῦτα εἰπεῖν
περὶ ἑκάστης τῶν εἰρημένων δυσκρασιῶν, ἐν ἑκάστῃ τῶν
ὡρῶν γενομένης, τίνα γεννήσει νοσήματα καθ' ἑκάστην φύσιν, εἶθ' ἑξῆς σύμπλέκειν ἀλλήλαις δυοῖν ὡρῶν δυσκρασίαν,
ὡς νῦν Ἱπποκράτης ἐπεχείρησε. διελθόντας δὲ καὶ ταύτας
ἁπάσας ἐφεξῆς τὰς τῶν τριῶν ὡρῶν δυσκρασίας συμ-

fam his verbis affert: *Bilis enim pars humidiffima atque
aquofiffima exficcatur atque abfumitur; craffiffima vero
et acerrima relinquitur; pars quoque fanguinis eadem ratione, ex quibus hi morbi ipfis contingunt.* Haec itaque
a nobis in propofitas conftitutiones fatis explicata funt.
Cur vero de his folis conftitutionibus mentionem fecerit
Hippocrates, quum et aliae fint multae, non habeo dicere. Malo autem declarare methodum, qua quis utens
omnes conftitutiones complecteretur, quae talis eft. Primum igitur a fimplicibus ambientis nos aëris intempefta-
tibus tanquam ab elementis exordiri necefarium eft;
deinde ipfas in minimas, maximas ac medias dividere;
poftea fic praedictarum intempeftatum unaquaque fingulis
in temporibus oborta dicere, quos morbos pro cujusque
naturae ratione fit procreatura, atque deinceps duorum
temporum intemperies fibi invicem complicare, quemadmodum nunc aggrefus eft Hippocrates. His vero commemoratis omnibus, trium deinceps temporum, deinde

πλέξαι πάσας πάσαις, εἶθ᾽ ἑξῆς τὰς τῶν τεσσάρων, οὕτως
γὰρ ἂν ἡ γυμνασία γίνοιτο τελεία. ταυτὶ μὲν οὖν ἴσως
ποτὲ καὶ ἡμεῖς, σχολῆς ἐὰν ἐπιλαβώμεθα πλείονος, ἰδίᾳ
γράψομεν. ἐν τῷ παρόντι δ᾽ ἀρκείτω μόνον τοῦτο εἰρημένον ὡς ὀλίγας πάνυ συμπλοκὰς δυσκρασιῶν ἔγραψεν ὁ Ἱπποκράτης, ὡς παράδειγμα δοκεῖν εἶναι μᾶλλον αὐτὰς, ἤ τι
μέρος ἀξιόλογον ὅλης τῆς περὶ ταῦτα διδασκαλίας. ἐροῦμεν
δ᾽ ἐπὶ πλέον ὑπὲρ αὐτῶν, ἐπειδὰν ἐξηγησώμεθα τό τε περὶ
τῶν ὑδάτων καὶ ἀέρων καὶ τόπων σύγγραμμα καὶ τὸ πρῶτον τῶν ἐπιδημιῶν. ὃ δε ὑπεσχόμην ὀλίγον ἔμπροσθεν ἐρεῖν
ἤδη προγράψας ἐπ᾽ αὐτῷ καταπαύσω τὸν λόγον. ἀκούειν
γὰρ ἡμᾶς χρὴ τῶν καταστάσεων ἁπασῶν ὧν ἔγραψεν ὁ
Ἱπποκράτης ἐν τοῖς εὐκράτοις χωρίοις τῆς οἰκουμένης γινομένων, ἐξῃρημένων τοῦ λόγου τῆς μὲν Θράκης ὅσα τῆς
θαλάττης ἀποκεχώρηκεν, ὑγρὰ γὰρ ταῦτα καὶ ψυχρὰ περαιτέρω τοῦ μετρίου, καθάπερ τὰ κατ᾽ Αἴγυπτόν τε καὶ
Λιβύην θερμὰ καὶ ξηρὰ, πλὴν κἀνταῦθα τῶν ἐπὶ τῇ θαλάττῃ κειμένων. ἐν γὰρ τοῖς ψυχροῖς χωρίοις ὁποῖα τὰ

quatuor intemperies copulandae funt: fic enim perfecta
evadet exercitatio. Haec igitur et nos fortaffis aliquando,
fi plus otii nacti fuerimus, feorfum fcribemus. Sufficiat
autem in praefentia hoc folum dixiffe, paucas admodum
intempeftatum complexiones Hippocratem ita fcripfiffe, ut
hae potius quoddam exemplum effe videantur quam pars
aliqua effatu digna totius circa talia difciplinae. Dicemus
autem plenius de ipfis, quum librum de aëre, locis et
aquis et epidemiorum primum interpretabimur. Jam vero
quod paulo ante fum me dicturum pollicitus, eo adfcripto, in ipfo finem orationis fum pofiturus. Intelligere
namque nos oportet omnes, de quibus fcripfit Hippocrates, conftitutiones in temperatis mundi regionibus fuiffe,
exceptis Thraciae locis a mari remotioribus. Haec enim
fupra modum funt humida et frigida; quemadmodum tum
Aegyptus tum Libya regiones calidiores ac ficciores, exceptis earum tractibus illic mari adjacentibus. Frigidis

κατὰ τὴν Θράκην ἐστὶ καὶ Πόντον, ἐπειδὴ ταπεινὰ τὰ πρὸς
τῇ θαλάττῃ, διὰ τοῦτ᾽ ἔστι θερμότερα ταῖς κράσεσιν. ἐν
δὲ τοῖς θερμοῖς ὁποῖα τὰ κατ᾽ Αἴγυπτόν τε καὶ Λιβύην,
ἐπειδὴ τοῦ θέρους ἀναψύχεται τοῖς ἀρκτικοῖς ἀνέμοις, διὰ
τοῦτ᾽ ἔστιν ἧττον θερμὰ τῶν ἀποκεχωρηκότων εἰς μεσόγειον.
ἡ δ᾽ ἀκριβῶς εὔκρατός τε καὶ μέση ζώνη τῆς οἰκουμένης
ἐστὶν ἡ διὰ Κνίδου καὶ Κῶ καὶ ὅσα χωρία μὴ πολὺ τούτων ἀποκεχώρηκεν, ἤτοι πρὸς ἄρκιον ἢ πρὸς νότον. ἐπινοῆσαι δέ σε χρὴ δι᾽ ὧν εἴρηκα χωρίων, ἐπ᾽ ἀνατολήν τε
καὶ δύσιν εὐθεῖάν τινα τεταμένην γραμμὴν εἶναι, τὴν εὔκρατον καλουμένην ζώνην καὶ ὑπὸ τῶν περὶ τὰ τοιαῦτα δεινῶν ἀκριβῶς νοήσεις. ὀνομάζουσι δ᾽ ἔνιοι τῶν ἀστρολόγων
οὐ ζώνας, ἀλλὰ παραλλήλους τὰς τοιαύτας ἐπὶ τῆς γῆς
ὁμοιότητας τῶν οἰκήσεων ἐπ᾽ ἀνατολῆς ἕως δύσεως ἐκτετα-
μένας. ὁ μὲν οὖν λόγος τῷ Ἱπποκράτει περὶ τούτων ἐστὶ
μάλιστα τῶν χωρίων, ἡ δὲ τῶν ὡρῶν τάξις, ὡς αἰτός τε
πολλάκις ἐνδείκνυται διὰ τῶν ἐπιδημιῶν οἵ τ᾽ ἄριστοι τῶν
περὶ τὰ τοιαῦτα δεινῶν ἔγραψαν, ἥδ᾽ ἐστίν. ἐπιτολὴ πλειά-

enim regionibus, qualis Thracia ac Pontus, quia humi-
liores, mari funt finitimae, propterea temperamento calidiora exiftunt. Calidis vero, qualis Aegyptus ac Libya,
quoniam per aeftatem a ventis ab Arcto fpirantibus refrigerantur, idcirco minus calent quam quae ad mediterra-
neum recefferunt. Zona vero exquifite temperata ac
media orbis habitabilis eft, quae per Cnidum et Coum
infulas et quae loca non longe ab his ad urfam aut ad
auftrum recefferunt. Intelligere autem te oportet et cogitatione comprehendere rectam quandam lineam per
quae dixi loca tum ad ortum tum ad occafum porrectam,
temperatam effe zonam nominatam, quod ab iis, qui his
in rebus verfantur, accurate didiceris. Nonnulli autem
aftrologi non zonas, fed parallelas tales vocitant habita-
tionum fimilitudines, ab ortu ad occafum porrectas. Itaque de iis potiffimum locis Hippocrati fermo eft. Temporum autem ordo, ut et ipfe paffim libris epidemiorum
indicavit et ut praeftantiffimi earum rerum periti fcripfe-

δος ἀρχὴ θέρους ἐστὶ, μεθ᾽ ἣν κυνὸς ἐπιτολὴ τῆς καλουμένης ὀπώρας, ἣν δὴ καὶ αὐτὴν τὸ δεύτερον μέρος τοῦ
θέρους τίθενται, μεθ᾽ ἣν ἀρκτοῦρος ἐπιτέλλων ἀρχὴν ποιεῖται φθινοπώρου, κἄπειτα δύσις πλειάδων χειμῶνος ἀρχὴ
γίνεται, εἶτα μετὰ τὸν χειμῶνα ἰσημερία τὴν ἀρχὴν ἔχει
τοῦ ἦρος.

ιε᾽.

[108] Τῶν δὲ καταστάσεων τοῦ ἐνιαυτοῦ τὸ μὲν ὅλον οἱ
αὐχμοὶ τῶν ἐπομβρίων εἰσὶν ὑγιεινότεροι καὶ ἧσσον θανατώδεες.

῝Οτι βέλτιον ἦν τῶν προειρημένων ἀφορισμῶν, ἐν οἷς
διδάσκει περὶ τῆς ἐν ταῖς ὥραις καταστάσεως γεγράφθαι
τοῦτον πρῶτον τὸν ἀφορισμὸν, ὃν νῦν προκεχειρίσμεθα, δι᾽
αὐτῶν τῶν πραγμάτων ἐμάθομεν. ἐπειδὴ πρότερόν ἐστι
καὶ τῇ φύσει καὶ τῇ διδασκαλίᾳ τὸ ἁπλοῦν τοῦ συνθέτου·

runt, talis eſt. Vergiliarum ortus aeſtatis initium eſt,
cui ſuccedit canis ortus, oporae vocatae, quam etiam ſecundam aeſtatis partem appellant. Poſt hanc arcturus
oriens autumno dat initium. Deinde vergiliarum occa-
ſus hiemis principium exiſtit. Atque quod inde hiemem
ſequitur aequinoctium, veris exordium continet.

XV.

*Ex anni conſtitutionibus in univerſum ſiccitates aſſiduis
imbribus ſunt ſalubriores minusque letales.*

Quod praeſtiterit praedictorum aphoriſmorum, in quibus de tempeſtatum anni ſtatu docet, hunc aphoriſmum
primum ſcribere, quem nunc explicandum ſuſcepimus, ex
ipſis rebus didicimus, cum ipſo ad prius ſcriptos apho-
riſmos probandos, hoc etiam eguimus, tum hoc neceſſitate

Ed. Chart. IX. [108.]　　　　Ed. Baf. V. (257. 258.)
μετ᾽ ἐκεῖνον οὖν τὸν ἀφορισμὸν οὗ ἡ ἀρχή, νότοι βαρυήκοοι,
ἀχλυώδεες, καρηβαρικοί. πρότερον μὲν τάξομεν οὗ ἡ ἀρχή,
αἱ δὲ καθ᾽ ἡμέρην καταστάσιες αἱ μὲν (258) βόρειοι τά
τε σώματα συνιστῶσι. δεύτερον δὲ τόν γε νῦν ἡμῖν προκείμενον, ἐν ᾧ τῶν ὅλων τοῦ ἐνιαυτοῦ καταστάσεων προ-
κρίνει τοὺς αὐχμοὺς τῶν ἐπομβρίων, εἰκότως. ἐν μὲν γὰρ
τοῖς αὐχμοῖς διαφορεῖται τὰ περιττὰ ὑγρά, κατὰ δὲ τὰς
ἐπομβρίας ἔνδον τοῦ σώματος ἀθροιζόμενα σήπεται πλὴν
εἴ τις αὐτὰ καθ᾽ ἑκάστην ἡμέραν ἀθροιζόμενα ἐκκαθαίρει
τοῖς γυμνασίοις. οὐ μεγάλη γὰρ ἡ διὰ τῶν βαλανείων κένωσις καὶ μόνος σχεδόν τι τῶν κατὰ τὸ δέρμα. τὰ δ᾽ ἐν
τῷ βάθει κατεσπαρμένα τῇ τε σαρκὶ καὶ τοῖς στεριωτέ-
ροις ὀργάνοις οὐκ αὐτάρκως ἐκκενοῦται διὰ τῶν βαλανείων,
οὐ μὴν οὐδὲ διὰ τῶν καθαρτικῶν φαρμάκων ἡ κένωσίς γε
τῶν περιττῶν ἐπιτηδείως. μεγάλως τε γὰρ δεομένοις χρήσιμος καὶ διὰ χρόνων μακρῶν, αἱ δὲ τῶν ὁσημέραι γενομένων ἐν τῷ σώματι περιττωμάτων κενώσεις ἐλάττους εἰσὶν

edocti fumus; quandoquidem et natura et doctrina fimplex compofitio prius eft. Poft illum igitur aphorifmum
cujus initium eft: aufri auditus hebetudinem, vifus caliginem, capitis gravitatem, torporem ac refolutionem excitant. Priorem illum ordine locabimus, cujus initium:
quotidiani temporum fatus aquilonii quidem denfant corpora. Secundum vero nunc nobis propofitum ftatuemus,
in quo ex omnibus anni conftitutionibus ficcitates imbribus praefert, idque merito. Nam per ficcitates humida
excrementa difcutiuntur, quae per imbres in corpore collecta putrefcunt, nifi quis ipfa quotidie exercitationibus
expurget. Non enim quae balneis vacuatio perficitur,
magna eft, fed nonnihil cuti cominus impactum dumtaxat
vacuat; quae vero in profundo per carnem et folidiores
partes organicas fparfa funt, non fatis abunde per bal-
neas vacuantur. Neque certe quae purgantibus medicamentis excrementorum vacuatio promovetur, idonea fuerit,
quippe quae magnopere egentibus et longis temporum in-

ἢ κατὰ φαρμάκου καθαίροντος ἐνέργειαν. εἰ δὲ καὶ βουλη-
θείη τις αὐταῖς χρῆσθαι δὶς τοῦ μηνὸς ἢ πάντως γε ἅπαξ
εὐλαβούμενος ἀθροισθῆναι πολλὰ τῶν περιττωμάτων, κακώσει τὸ σῶμα, μετὰ καὶ τοῦ μοχθηρῷ περιβάλλειν ἔθει. τῆς
γάρ τοι τροφῆς τὸ μὲν οἷον ὀῤῥῶδές ἐστι καὶ ὑγρὸν, ὃ χάριν τῆς ἀναδόσεως αὐτῇ μέμικται, τὸ δὲ οἷον λιγνυῶδες
περίττωμα κατὰ πλεῖστά γε τῶν σιτίων ὅσα μοχθηρότερα
καὶ διαφεύγει τὴν ἐργασίαν τῆς φύσεως, ὡς μήθ' ὁμοιωθῆ-
ναι τῷ τρεφομένῳ σώματι μήτε προσφῦναι. ταῦτα οὖν
πάντα κενοῦσθαι μὲν ἐφ' ἡμέρᾳ δεῖται, κινοῦται δὲ μᾶλλον ἐν ταῖς ξηραῖς καταστάσεσιν ἤπερ ἐν ταῖς ὑγραῖς καὶ
διὰ τοῦτο ταύτας ὑγιεινοτέρας εἶπεν.

ιστ'.

Νοσήματα δὲ ἐν μὲν τῇσιν ἐπομβρίῃσιν ὡς τὰ πολλὰ γίνεται πυρετοί τε μακροὶ καὶ κοιλίης ῥύσιες καὶ σηπεδόνες

tervallis utenda veniat. Ad haec quae quotidie in corpora
excrementa procreantur, pauciores eorum vacuationes
purgantis medicamenti facultatibus cedunt. Quod fi quis
veritus ne copiofa in corpore excrementa cumulentur
purgationibus bis aut certe femel in menfe voluerit, is
praeterquam quod pravae corpus implicabit confuetudini,
etiam ipfum labefactabit. Enimvero alimenti excrementum quoddam eft velut ferofum ac humidum, quod ipfi
diftributionis gratia permixtum eft; alterum eft tanquam
fuliginofum refiduum in permultis cibariis praefertim de-
terioribus, quod naturae opificium coctionemve fubterfu-
git, ut quod neque alendo corpori affimilari neque agglu-
tinari queat. Haec igitur omnia quotidie vacuanda funt,
fed ficcis potius quam humidis tempeftatibus vacuantur,
proptereaque illas falubriores effe pronunciavit.

XVI.

Per affiduos imbres morbi plerumque oboriuntur, febres
diuturnae, alvi fluxiones, putredines, epilepfiae, apo-

Ed. Chart. IX. [109.]   Ed. Baf. V. (258.)

καὶ ἐπίληπτοι καὶ ἀπόπληκτοι καὶ κυνάγχαι. ἐν δὲ τοῖσιν αὐχμοῖσι φθινώδεες, ὀφθαλμίαι, ἀρθρίτιδες, στραγγουρίαι καὶ δυσεντερίαι.

Τὸ μὲν τοὺς μακροὺς πυρετοὺς ὑγρότητος ἕπεσθαι πλήθει θαυμαστὸν οὐδὲν, εἴ γε δέονται μὲν τῆς πέψεως οἱ
κάμνοντες εἰς λύσιν τῶν νοσημάτων, τὰς πλείονας δὲ ὑγρότητας εἰκὸς ἐν πλείονι χρόνῳ πέττεσθαι. προσέτι δὲ καὶ
τὸ ψυχροτέρους καὶ φλεγματικωτέρους ἐν ταῖς ἐπομβρίαις
γίνεσθαι τοὺς χυμούς, ὥσπερ αὖ πάλιν ἐν τοῖς αὐχμοῖς
χολωδεστέρους, ὥστε καὶ κατὰ τοῦτο χρονιοῦσι μὲν ἐν ταῖς
ἐπομβρίαις, ὀξύτεροι δὲ ἐν τοῖς αὐχμοῖς πυρετοὶ γενήσονται, τὸ δὲ καὶ τὰς ῥύσεις τῆς κοιλίας εἰκότως ἐν ταῖς
ἐπομβρίαις γίνεσθαι, τῆς ἐν τοῖς χυμοῖς περιουσίας ἐκκά-
θαιρομένης διὰ τῆς γαστρὸς οὐκ ἄδηλον, ὥσπερ γε οὐδὲ τὰς
σηπεδόνας· ἀσηπτότερα γὰρ ἐναργῶς ὁρᾶται τὰ ξηρὰ τῶν
ὑγρῶν. εἰσὶ δὲ δήπου καὶ αἱ ἀποπληξίαι καὶ αἱ ἐπιλημψίαι
φλεγματικὰ νοσήματα. κυνάγχη δὲ γίνεται μὲν ἔστιν ὅτε

plexiae, anginae. Per magnas autem ficcitates tabes,
ophthalmiae, arthritides, ftranguriae ac dyfenteriae.

Febres quidem longas humiditatis multitudinem fequi
mirum non eſt, ſiquidem aegroti ad morborum folutionem
coctione egent, plures autem humiditates nonniſi longo
tempore concoqui poſſunt. Huc accedit quod pluviarum
aſſiduitate frigidiores et pituitoſiores humores procreentur,
quemadmodum contra ficcitatibus bilioſiores. Quare hac
quoque ratione febres pluvioſis temporibus diuturniores
contraque ficcitatibus acutiores evadunt. Alvi autem fluxiones merito pluvioſis temporibus oboriri ex humorum
redundantia per alvum expurgata obfcurum non eſt, quemadmodum et putredines. Sicca namque humidis putredini
minus eſſe obnoxia manifeſte confpiciuntur. Sunt utique
et epilepſiae et apoplexiae morbi pituitoſi. Angina autem
fit interdum ipfa excrementorum ad fauces delata multi-

ΚΑΙ ΓΑΛΗΝΟΥ ΕΙΣ ΑΥΤΟΥΣ ΥΠΟΜΝΗΜΑΤΑ. 603

Ed. Chart. IX. [109.]　　　　　　　Ed. Baf. V. (258.)

καὶ αὐτοῦ τοῦ πλήθους τῶν περιττωμάτων ἐνεχθέντος εἰς
φάρυγγα. γίνεται δὲ ὡς τὰ πολλὰ καὶ τῶν ἐκ τῆς κεφαλῆς
ῥευμάτων ἐν φάρυγγι στηριχθέντων. ὅτι δὲ ἐν ταῖς ἐπομβρίαις τά τε ἄλλα ῥεύματα καὶ μάλιστα τὰ ἐκ τῆς κεφαλῆς
ὁρμώμενα πλεονάζει, πρόδηλόν ἐστι καὶ λέλεκται πολλάκις.
ἐν δὲ τοῖς αὐχμοῖς τάς τε φθινώδεις νόσους φησὶ πλεονάζειν καὶ τὰς ὀφθαλμίας, ἀρθρίτιδάς τε καὶ στραγγουρίας
καὶ δυσεντερίας, ἀδιοριστότερον ὡς ἐμοὶ δοκεῖ, τὴν περὶ
τούτων ἀπόφασιν ποιησάμενος. αἱ γὰρ φθινώδεις νόσοι
δύο ταύταις ἕπονται καταστάσεσι, τῇ τε ἄκρως ψυχρᾷ, καθ'
ἣν καὶ ῥήγνυνταί τι τῶν ἐν τοῖς ἀναπνευστικοῖς ὀργάνοις
ἀγγείων τινά, καὶ τῇ μεθ' ὑγρότητος θερμῇ, καθ' ἣν ἡ κεφαλὴ πληρουμένη καταπέμπει τῷ πνεύμονι ῥεύματα. τῇ δὲ
ξηρᾷ μὲν, ὅσον ἐπὶ τῇ θερμότητι καὶ ψυχρότητι κατὰ φύσιν ἐχούσῃ, πάντα μᾶλλον ἢ φθινώδεις ἀκολουθήσουσι
νόσοι. διό μοι δοκοῦσί τινες ἀναγκασθῆναι τὸ περὶ τῶν
ὀφθαλμῶν ἀκοῦσαι τὸ φθινῶδες, ἵνα ὁ λόγος ᾖ τοιοῦτος.
ἐν δὲ τοῖς ἀμέτροις αὐχμοῖς αἵ τ' ὀφθαλμίαι φθινώδεις

tudine; fit etiam plerumque fluxionibus a capite in faucibus impactis. Quod autem pluviofis temporibus tum alias
fluxiones, tum potiffimum e capite ruentes exuberent et
manifeſtum et multoties a me dictum eſt. Per ficcitates
autem tabificos morbos, ophthalmias, arthritides, ſtran-
gurias et dyfenterias ſcatere proferens, indiſtinctius mea
quidem ſententia de his orationem fecit. Morbi namque
tabidi haſce duas conſtitutiones ſequuntur; unam ſumme
frigidam, qua vas aliquod inſtrumentorum refpirationi
fervientium rumpitur; alteram calidam fimulque humidam,
qua caput repletum ad pulmonem fluxiones ablegat; ficcam vero conſtitutionem, quantum in calore ac frigore
fecundum naturam fe habentem, omnes potius morbi
quam tabes comitabuntur. Propterea mihi videntur nonnulli coacti fuiffe ad oculos affectos tabificum adjectivum
relatum intelligere, ut fit hujusmodi oratio: *immoderatis
autem ficcitatibus ophthalmiae tabificae fiunt*, hoc eſt quae

γίνονται, τουτέστιν εἰς φθίσιν ὀφθαλμῶν τελευτῶσι, καθ᾽ ἣν
ἀτροφώτεροί τε καὶ ξηρότεροι τῶν κατὰ φύσιν ἀποτελοῦνται
μετὰ τοῦ καὶ τὴν κόρην αὐτῶν στενὴν γίνεσθαι, ξηραινομένων δηλονότι τῶν ὑγρῶν, ὑφ᾽ ὧν διατεινομένη μετρίως
μὲν ἐν τῇ κατὰ·φύσιν ἐφυλάττετο συμμετρίᾳ, μειζόνως δὲ
ἢ προσῆκεν εἰς πλάτος ἐξετείνετο μοχθηρόν. εἰ δ᾽ αὐ-
[110] τὰς ταθ᾽ ἑαυτὰς ἀκούομεν εἰρῆσθαι τὰς ὀφθαλμίας,
προσθήσομεν αὐταῖς τὰς ξηράς. εἴρηται δ᾽ ὀλίγον ἔμπροσθεν ἡ αἰτία τοῦ ξηρᾶς ὀφθαλμίας ἐν τοῖς ἀμέτροις αὐχμοῖς γίνεσθαι. καὶ μὲν δὴ καὶ τὰ ἀρθριτικὰ νοσήματα
τὰ μὲν ἐπὶ ῥεύμασιν, οὐδὲ ὅλως ἔσται κατὰ τὰς ἀμέτρους
ξηρότητας, τὰ δ᾽ ὑπὸ δριμύτητός τινος, ἐὰν καὶ θερμότης
ἄμετρος προσγένηται, τηνικαῦτα μόνον ἔσται. τίνας οὖν εἴρηκεν ἀρθρίτιδας ἐν τοῖς αὐχμοῖς γίνεσθαι ζητητέον. εἰ
γὰρ ἄμετροι γεννηθέντες δαπανήσειαν ἐκ τῶν ἄρθρων τὴν
ὑγρότητα, δυσκινησίαν μέν τινα κατὰ ξηρότητα ποιήσουσιν,
ἴσως δ᾽ ἄν ποτε καὶ ἄλγημα. τὴν μέντοι καλουμένην ἀρθρῖτιν οὐκ ἂν ἐργάσαιντο, πλὴν εἰ πᾶν ἄρθρων ἄλγημα κα-

in oculorum tabem definant, qua ipfi praeter naturam
tum macllentiores tum ficciores prorfus evadunt eorum-
que pupilla redditur anguftior, exficcatis videlicet humoribus a quibus moderate quidem diftenta in naturali
fymmetria fervabatur, magis vero quam oportet ad pra-
vam latitudinem extendebatur. Si vero ipfas per fe dici
ophthalmias intelligamus, ipfis ficcas adjungemus. Dicta
vero paulo ante caufa eft, qua ficcae ophthalmiae per
immoderatos fqualores procreentur. Jam vero arthritici
morbi a fluxionibus oriundi nullo modo per immoderatas
ficcitates fient. Qui namque ab acrimonia quadam procedunt, fi calor quoque immoderatus accefferit, tunc folum oborientur. Quas igitur arthritides per fqualores fieri
dixerit quaerendum eft. Si enim immoderati fqualores
facti articulorum humiditatem confumferint, aliquam fane
prae ficcitate motus difficultatem, fortaffis etiam interdum
dolorem efficient; nunquam tamen affectionem arthritin
vocatam concitaverint, nifi quis omnem articulorum dolo-

ΚΑΙ ΓΑΛΗΝΟΥ ΕΙΣ ΑΥΤΟΥΣ ΥΠΟΜΝΗΜΑΤΑ. 605

Ed. Chart. IX. [110.]   Ed. Baf. V. (258.)

λεῖν τὸ τοιοῦτόν τις ἐθέλῃ. καίτοι αὐτὸς ἐν τῷ δευτέρῳ
τῶν ἐπιδημιῶν φησιν, ἐν Αἴνῳ ἐν λιμῷ ὀσπριοφαγέοντες,
σκελέων ἀκρατέες ἐγένοντο· ἀτὰρ καὶ ὀροβοφαγέοντες γονναλγέες, οὐκ ἀρθριτικοὺς, ἀλλὰ γονναλγέϊς ὠνόμασεν αὐτούς.
ἴσως δ᾽ ἄν τις λέγοι μὴ τὸν ἑνὸς ἄρθρου πόνον, ἀλλὰ τῶν
πολλῶν ἀρθρῖτιν ὀνομάζεσθαι, καὶ κατὰ τοῦτο μηδέπω
τοὺς γονναλγέϊς ἀρθριτικοὺς προσαγορεύεσθαι. περὶ μὲν
οὖν τῆς ἀρθρίτιδος ἀρκείτω διηπορῆσθαι μέχρι τοσούτου·
περὶ δὲ τῶν στραγγουριῶν ἐφεξῆς εἴπωμεν. οὐδὲ γὰρ οὐδ᾽
αὗται τοῖς αὐχμοῖς ἁπλῶς ἕπονται, χωρὶς τοῦ διορίσασθαι
τοὺς τρεῖς διορισμοὺς, ἕνα μὲν τὴν ἀμετρίαν τῆς ξηρότητος, ἕτερον δὲ τὴν μετὰ θερμότητος, καὶ τρίτον τὴν μετὰ
ψυχρότητος, ὧν οὐκ ἐμνημόνευσεν ὁ Ἱπποκράτης. ἀλλ᾽ ἐάν
τις, ὡς ἔφην, ἐθελήσῃ πασῶν τῶν ἐν ταῖς ὥραις καταστάσεων ἐρευνήσασθαι τὴν φύσιν, οὕτως αὐτῷ ποιητέον ἔσται
δ᾽ ὁ λόγος σαφὴς ἐπὶ παραδείγματος αὐτοῦ τοῦ νῦν προκειμένου σκέμματος. αὐχμὸς μὲν γὰρ ἄμετρος ἐν μὲν
ταῖς εὐκράτοις φύσεσιν ἑτέραν ἐργάζεται κατὰ τὸ σῶμα

rem ita vocare velit. Quamquam ipſe epidemiorum ſecundo ita pronunciat: *Aeni famis tempore qui leguminibus veſcebantur in crurum debilitatem inciderant et propter eorum eſum genuum dolores patiebantur*, non arthriticos, ſed genua dolentes ipſos appellavit. At quidam
fortaſſis cenſet non unius articuli dolorem, ſed multorum
ſimul arthritin nominari et idcirco genua dolentes nondum arthriticos appellari. Atque de arthritide hactenus
haec quaeſiſſe ſufficiat. De ſtranguriis autem deinceps
diſſeramus. Neque enim ipſae etiam ſiccitates abſolute
comitantur, niſi tribus adhibitis diſtinctionibus. Prima
eſt immoderata ſiccitas; ſecunda cum calore ſiccitas; tertia
ſiccitas cum frigore, quarum non meminit Hippocrates.
Si cui tamen, ut dixi, libeat omnium in anni tempeſtatibus conſtitutionum naturam inveſtigare, ſic ipſi faciendum. Erit autem manifeſta exemplo propoſitae hujus
quaeſtionis oratio: nam immoderata ſiccitas aliam in temperatis naturis, aliam in ſiccis, quemadmodum et aliam

Ed. Chart. IX. [110.]   Ed. Baf. V. (258. 259.)
διάθεσιν, ἑτέραν δ᾽ ἐν ταῖς ξηραῖς, ὥσπερ γε κἄν ταῖς
ὑγραῖς ἑτέραν. οὕτω δὲ καὶ κατὰ τὴν θερμήν τε καὶ ψυχρὰν ἄλλην ἐν ἑκατέρᾳ διάθεσιν ἐργάζεται. καὶ κατὰ τὰς
συζυγίας δὲ τῶν ἁπλῶν δυσκρασιῶν ἄλλην μὲν ἐν τῇ θερμῇ τε καὶ ξηρᾷ, διαφέρουσαν δ᾽ αὐτῆς ἐν τῇ ψυχρᾷ τε
καὶ ξηρᾷ, κἀπὶ τῶν ὑπολοίπων δυοῖν ὡσαύτως. ὥσπερ δ᾽
ἁπλῆν φυλάξαντες ἄρτι τὴν τοῦ περιέχοντος δυσκρασίαν
καθ᾽ ἑκάστην φύσιν ἔφαμέν τινα ἰδίαν ἐργάζεσθαι διάθεσιν, οὕτω σύνθετον ὑποθέμενοι καθ᾽ ἑκάστην αὖ πάλιν
φύσιν ἐπισκεψόμεθα τὰς ἐσομένας διαθέσεις. ἔσται δὲ
σύνθετος ἡ ξηρὰ τοῦ περιέχοντος κατάστασις, ὅταν ἤτοι
μετὰ ψυχρότητος ἢ θερμότητος μιχθῇ. καίτοι γε ἁπλῇ
δόξειεν ἂν εἶναί πως σίνθετος, ἐμίγνυτο γὰρ εὐκράτῳ καταστάσει μέσῃ τῶν (259) ἀμετριῶν ἑκατέρων, τῆς τε κατὰ
θερμότητα καὶ τῆς κατὰ ψυχρότητα. συγκεχωρημένου δ᾽
ἐν ταῖς διδασκαλίαις ἁπλᾶς μὲν δυσκρασίας γίγνεσθαι τὰς
κατὰ μίαν ποιότητα τοῦ κατὰ φύσιν ἐξισταμένας, οὐχ ἁπλᾶς
δὲ τὰς κατὰ πλείους· εἰκότως. ὅταν ἐν μὲν τῇ κατὰ τὸ ξη-

in humidis corporis affectionem efficit, fic et in calidis
ac frigidis diverfam in utraque affectionem creat. Secundum etiam conjugationes fimplicium intempeflatum aliam
quidem in calida et ficca, diverfam autem ab ipfa in frigida et ficca et in reliquis duabus eodem modo fit con-
jugationibus. Et quemadmodum fimplicem paulo ante
fervantes ambientis aëris intemperiem in unaquaque natura futuras affectiones confiderabimus. Erat autem com-
pofitae ficca ambientis aëris conflitutio, quum frigiditati
aut caliditati admixta fuerit, quamquam et fimplex quodammodo videbatur et compofita. Nam mifcebatur temperatae conftitutioni inter utramque incommoderationem,
tum eam quae in calore tum eam quae in frigore exiftit mediae. Hoc autem conceffo in doctrinis fimplices
quidem intemperies eas effe quae qualitate una a naturali
ftatu recedant, non fimplices autem eas quae pluribus,
merito; quum aër ambiens ficci et humidi oppofitione

ρόν τε καὶ ὑγρὰν ἀντιθέσει δύσκρατον ἢ τὸ περιέχον, ἐν
δὲ τῇ κατὰ τὸ θερμόν τε καὶ ψυχρὸν εὔκρατον, ἁπλῆν
ἐροῦμεν εἶναι τὴν δυσκρασίαν. ἐφ᾽ ἁπάντων οὕτω σκοποῦσιν ἡμῖν εὔδηλον εἰς ὅσον ἐκταθήσεται μῆκος ὅ τ᾽ ἄλλος
τῶν καταστάσεων λόγος, ὅ τε νῦν εἰρημένος ἐπὶ τῆς κύστεως. αἱ γάρ τοι στραγγουρίαι γίγνονται διά τε τὴν [111]
δριμύτητα τῶν οὔρων καὶ ἀρρωστίαν τῆς ἐν τῇ κύστει καθεκτικῆς δυνάμεως, ἥτις πάλιν ἀρρωστία γίνεται δι᾽ ἄμε-
τρόν τινα δυσκρασίαν. οὐσῶν δ᾽ ὀκτὼ τῶν ἀμετριῶν, καθ᾽
ἑκάστην αὐτῶν ἄρρωστός τε ἡ κύστις ἔσται καὶ διὰ τοῦτο
ἀκολουθήσουσιν αὐτῇ στραγγουρίαι. καὶ μὲν δὴ καὶ αἱ
δριμύτητες τῶν οὔρων ὑπὸ δυσκρασιῶν γίγνονταί τινων
καὶ μᾶλλον ἐπὶ τῆς κατὰ τὸ θερμὸν, ἐφεξῆς δ᾽ ἐπὶ τῆς
κατὰ τὰ θερμότητά τε καὶ ὑγρότητα καὶ τρίτον τῆς κατὰ
ξηρότητα. γενήσεται γοῦν καὶ διὰ ταῦτα στραγγουρία τῶν
αὐτῆς τῆς κύστεως παθῶν ἰδίων ἐξῃρημένων, οἷς ἀκολουθοῦσιν αἱ στραγγουρίαι λόγῳ συμπτώματος, οἷον ὅταν ἤτοι
δι᾽ ἕλκος, ἢ ἐρυσίπελας, ἢ ἀπόστημα κατ᾽ αὐτὴν γενόμενον,

fuerit intemperatus et calidi et frigidi contentione temperatus, fimplicem eſſe intemperiem dicemus. At in omnibus nobis ita ſpeculantibus perſpicuum eſt orationem
tum eam aliam quae de conſtitutionibus eſt, tum eam
quae nunc de veſica habetur, in magnam prolixitatem
evaſuram. Stranguriae namque fiunt tum propter urinarum acrimoniam, tum propter facultatis retentricis veſicae imbecillitatem, quae rurſum imbecillitas ob immoderatam aliquam intemperiem oboritur. Quum vero octo
ſint immoderationes, ipſarum unaquaque imbecilla erit
veſica, atque idcirco eam ſtranguriae conſequentur. Quin
etiam urinae acrimonia a quadam fit intemperie, ſed primum ac frequentius a caloris, deinde a caloris et humiditatis, ac tertio a ſiccitatis exceſſu. Fiet itaque tum ab
his cauſis ſtranguria, tum ab exceptis propriis ipſius veſicae affectibus, quos ſymptomatis ratione ſtranguria conſequitur; veluti quum quis propter ulcus aut eryſipelas

ἢ φλεγμονὴν, ἤ τι τῶν τοιούτων ἕτερον, τῇ στραγγουρίᾳ συμπέσῃ. νυνὶ γὰρ οὐ περὶ τούτων ὁ λόγος, ἀλλὰ μόνον τῶν
ἐκ τῆς τοῦ περιέχοντος κράσεως γινομένων ἐστὶν, ὥσπερ
γε οὐδὲ περὶ τῶν ἐκ διαίτης τινὸς πλημμελοῦς. ἃ δὲ ἐπὶ
τῆς στραγγουρίας εἴρηται, ταὐτά μοι νόει κἀπὶ τῆς δυσεντερίας εἰρῆσθαι, περὶ ἧς οὐδ᾽ αὐτὸς συμφέρομαι τῷ Ἱπποκράτει. δυσεντερίαι γὰρ οὐχ ἁπλῶς ἀκολουθήσει ταῖς ξη-
ρότησιν ἄνευ τοῦ διορίσασθαι, πρῶτον μὲν τὸ κατ᾽ αὐτὴν
ἐσχάτως ἄμετρον εἶτα τὴν θερμότητα καὶ ψυχρότητα τοῦ
περιέχοντος ἐξαλλαγὴν, εἶτα καὶ τὰς πασχούσας φύσεις τῶν
σωμάτων. ἔστι δ᾽ οὐχ οὕτως ὑπὲρ Ἱπποκράτους ἀπορῆ-
σαι δίκαιον, ὅτι τηλικαύτην θεωρίαν πρῶτος συστησάμενος
οὐκ ἐξειργάσατο πᾶσαν, ὥσπερ Διοκλέους μὲν πρῶτον καὶ
Μνησιθέου μετ᾽ αὐτὸν, εἶτα καὶ ἄλλων πολλῶν ἰατρῶν, ὅσοι
ταῖς ἀληθέσιν ὁδοῖς Ἱπποκράτους χρώμενοι πολλὰ τῶν
κατὰ μέρος ἐξεργάσασθαι προῦθεντο. δέον γὰρ αὐτοὺς εἴπερ τι καὶ ἄλλο, τὴν περὶ τῶν καταστάσεων θεωρίαν ὡς

aut abfceffum in ea factum aut inflammationem aut ejusmodi aliud in ftranguria inciderit. Nunc enim non de
his exiftit oratio, fed de iis folum, quae ab aëris ambientis temperatione proveniunt, quemadmodum neque de
illis, quae ex mendofo victu procedit. Quae de ftranguria dicta funt, haec etiam a nobis de dyfenteria dicta
effe mente percipe, de qua neque ipfe Hippocrati affen-
tior. Non enim dyfenteria abfolute ficcitates fequitur nifi
diftincte explicet primum fummam ficcitatis ametriam;
deinde ambientis in calore et frigore mutationem; poftremo etiam effectas corporum naturas. De Hippocrate vero
addubitare, quod tantam artis fpeculationem, quam primus
conftituit, univerfam non abfolverit non ita aequum eft,
quemadmodum de Diocle primum, deinde poft ipfum de
Mnefitheo; poftremo de ceteris plerisque medicis, qui ve-
ras Hippocratis vias fequuti multa fibi particulatim ela-
boranda propofuerunt. Quum enim eos deceret, fi quidquam aliud, eam quoque de temporum conftitutionibus

ΚΑΙ ΓΑΛΗΝΟΥ ΕΙΣ ΑΥΤΟΥΣ ΥΠΟΜΝΗΜΑΤΑ. 609

Ed. Chart. IX. [111. 112.]   Ed. Baf. V. (259.)

ὑπεθέμην ἄρτι διαρθρώσασθαι καὶ πᾶσαν ἐξεργάσασθαι
παντελῶς ὠλιγώρησαν. ἀλλ᾽ ἡμεῖς αὐτὸ πειρασόμεθα ποιῆσαι, γράψαντες ἑτέραν ἰδίαν πραγματείαν ὅλην περὶ τούτων. ταῦθ᾽ ἡμῖν πρότερον ὅσα μετὰ χεῖρας ἔχομεν συντελεσθῇ.

ιζ΄.

Αἱ δὲ καθ᾽ ἡμέρην καταστάσιες αἱ μὲν βόρειοι τά τε σώματα ξυνιστῶσι καὶ εὔτονα καὶ εὐκίνητα καὶ εὔχροα καὶ
εὐηκοώτερα ποιέουσι καὶ τὰς κοιλίας ξηραίνουσι καὶ τὰ
ὄμματα δάκνουσι καὶ περὶ τὸν θώρηκα ἄλγημα ἤν τι
προϋπάρχῃ, πονέουσι μᾶλλον. αἱ δὲ νότειοι διαλύουσι
τὰ σώματα καὶ ὑγραίνουσι καὶ καρηβαρίας καὶ βαρυη-
κοΐας καὶ ἰλίγγους ποιέουσιν, ἔν τε τοῖσιν ὀφθαλμοῖσι καὶ
ἐν τοῖσι σώμασι δυσκινησίην καὶ τὰς κοιλίας ὑγραίνουσιν.

[112] Ξηρὸς καὶ ψυχρὸς ἄνεμος ὑπάρχων ὁ βοῤῥᾶς,
ἀναλίσκει μὲν ἅπαντα τὰ ἐκ τοῦ σώματος περιττά, τόνον

contemplationem, ut nuper fuppofui, articulate explicare
totamque elaboratam reddere prorfus neglexerunt. Verum
nos id facere aggrediemur proprio his dicato opere, fi
quae prae manibus habemus, prius abfoluta fuerint.

XVII.

Quotidiani temporum flatus, aquilonii quidem corpora
denfant, robufta, motu facilia, probe colorata probe-
que audientia reddunt, alvos exficcant, oculos mordent
et fi quis dolor thoracem prius obfederit, dolorem irritant. Auftrini vero corpora tum exfolvunt, tum humectant, auditum obtundunt, capitis gravitatem et vertigines oculis et corporibus difficilem motionem inducunt
et alvos humectant.

Quum ficcus ac frigidus ventus fit boreas, omnia ex
corpore abfumit excrementa. Ipfis autem inftrumentis

δὲ ἐντίθησι τοῖς ὀργάνοις αὐτοῖς ἐκ τοῦ σφίγγειν τε καὶ
συνάγειν αὐτά, πιλήσει τῆς οὐσίας. διὰ τοῦτο γοῦν βελτίω
πάντα γίγνεται, φησὶ, κατά τε τὰς φυσικὰς καὶ τὰς ψυχικὰς ἐνεργείας. τὰς μὲν γὰρ ψυχικὰς ἐνεδείξατο διὰ τοῦ
φάναι εὐκίνητά τε καὶ εὐηκοώτερα, τὰς δὲ φυσικὰς ἐνεργείας, ὅταν εὔχροα λέγῃ. κοινὸν δ᾽ ἀμφοῖν ἡ εὐτονία, καὶ
δῆλον ὡς ἐκ μιᾶς αἰσθήσεως τῆς ἀκοῆς οἷον παραδείγματος
ἐδήλωσε καὶ περὶ τῶν ἄλλων. ταυτὶ μὲν οὖν ἀγαθὰ ταῖς
βορείαις ὑπάρχει καταστάσεσι καὶ μάλιστα τούτων ἀπο-
λαύουσιν οἱ ὑγιεινῶς ἔχοντες τὰ σώματα καὶ τούτων αὐτῶν
οἱ ὑγρότεροι μᾶλλον. ὑπάρχει δέ τινα καὶ κακὰ ταῖς καταστάσεσι ταύταις, ἀλλὰ μικρὰ καὶ οὐχ ὅμοια τοῖς νοτίοις·
πῶς γὰρ οὐ σμικρὰ τό τε ἐπισχεθῆναι τὴν γαστέρα καὶ
δηχθῆναι τοὺς ὀφθαλμοὺς καὶ παροξυνθῆναι τὰς προϋπαρ-
χούσας ὀδύνας κατὰ τὸν θώρακα; γνώσῃ δ᾽ ἐναργέστερον
αὐτῶν τὴν σμικρότητα παραβάλλων ταῖς νοτίαις καταστάσεσιν, ἃς διαλύειν ἔφη τὰ σώματα. μέγιστον γὰρ τοῦτο κα-

fubftantiae denfatione a fe conftrictis et coactis robur infert. Quamobrem perfectius, inquit, omnes fuas functiones obeunt tam naturales quam animales facultates. Nam
animales quidem functiones his verbis oftendit: *Et motu
facilia probe audientia.* Naturales vero functiones quum
probe colorata pronuntiat. Utrisque autem commune virium robur. Manifeftum etiam eft unico auditus fenfu
veluti exemplo idem quoque de relictis fenfibus intelle-
xiffe. Haec igitur bona aquiloniis conftitutionibus infunt,
quibus maxime perfruuntur fanis corporibus praediti et
ex his ipfis humidiores. Adfunt tamen fua his etiam
conftitutionibus mala, verum parva minimeque malis quae
aufter invehit fimilia. Qua ratione non parva fint, alvum fifti, oculos pungi et praecedentes thoracis dolores
exacerbari? At ipforum parvitatem apertius nofces, fi
aquilonias cum auftrinis conftitutionibus contuleris, quas
dixit corpora diffolvere; id enim ad omnem fuuctionem

κὸν εἰς ἅπαν ἐστὶν ἔργον, ζωτικόν τε καὶ ψυχικόν. οὐ μικρὸν δ᾽ οὐδ᾽ ἡ καρηβαρία τε καὶ δυσηκοΐα. περὶ δὲ τῶν
ἰλίγγων τί δεῖ καὶ λέγειν; ἐγγὺς γὰρ οὗτοί εἰσιν ἐπιληψίας
τε καὶ ἀποπληξίας. ἴλιγγος γάρ ἐστιν ἡ σκοτοδινία, ἥτις
γίνεται ὑγροῦ μετὰ παχέος πνεύματος κινουμένου κατὰ τὴν
κεφαλὴν, διὸ καὶ προηγεῖται ἐπιληψίας καὶ ἀποπληξίας.
ἀλλὰ καὶ δυσκινησίας, φησὶ, κατά τε τοὺς ὀφθαλμοὺς ἀπο-
τελοῖσι καὶ σύμπαν τὸ σῶμα, μοχθηρὰ δὲ καὶ ταῦτα τὰ
συμπτώματα. μόνον δ᾽ ἐν αὐτοῖς ὑπάρχει τὸ μέτριον, ὅτι
τὰς γαστέρας ὑγροτέρας ἐργάζονται δρῶσι δὲ καὶ τοῦτο
καὶ τὰ ἄλλα πάντα μάλιστα μὲν διὰ τὴν ὑγρότητα, πρὸς
ταῦτα δὲ καὶ διὰ τὴν θερμότητα. καὶ τό γε κατὰ τὴν ἀρχὴν τοῦ λόγου γεγραμμένον ἄμεινον ἦν ἐνηλλάχθαι τῇ τάξει,
πρῶτον μὲν ἔχον ἐν ἑαυτῷ τὸ ὑγιαίνουσι, δεύτερον δὲ τὸ
διαλύουσιν, εἶθ᾽ οὕτω τὰ ἐφεξῆς. εἰ γὰρ ὑγραίνουσι καὶ
τῶν ἄλλων ἕκαστον ποιοῦσι, συντελούσης εἰς ταῦτα καὶ τῆς
θερμασίας. αἱ μὲν γὰρ ἐνέργειαι γίνονται διὰ τῶν στερεῶν τοῦ ζώου μορίων, ἅπερ δὴ καὶ ὄντως ἐστὶν αὐτοῦ

vitalem ac animalem maximum malum eſt, nec parvum
etiam capitis gravitas et obtuſus auditus malum. Quid
autem de vertiginibus quoque dicendum? Hae namque
tum epilepſiae tum apoplexiae proximae ſunt. Ilingus
enim eſt tenebricoſa vertigo, quae fit quum humor cum
craſſo ſpiritu in capite movetur ideoque epilepſiam et apoplexiam praecedit; imo et dyſcineſiam, inquit, difficilemve
tum oculorum tum totius corporis motum, quae et ipſa
prava ſunt ſymptomata, id ſolum ipſis moderatum eſt,
quod alvos humidiores efficiant. Atque id et alia omnia
efficiunt tum maxime propter humiditatem tum etiam
propter caliditatem. Quod autem orationis initio ſcriptum eſt, id praeſtitiſſet commutato ordine legi, ut primo
loco legeretur, humectant, ſecundo diſſolvunt; deinde
quae deinceps eodem ordine. Si enim humectant, etiam
aliorum quodque efficiunt, colore ad haec conferente.
Actiones enim per ſolidas fiunt animalis partes, quae

Ed. Chart. IX. [112. 113.]   Ed. Baf. V. (259.)
μόρια. βαρύνεται δὲ ταῦτα καὶ διὰ τοῦτ᾽ ἐνεργεῖ χεῖρον
ὑπὸ πλήθους τῶν ὑγρῶν.

ιη΄.

[113] Κατὰ δὲ τὰς ὥρας τοῦ μὲν ἦρος καὶ ἄκρου τοῦ
θέρεος οἱ παῖδες καὶ οἱ τουτέων ἐχόμενοι τῇσιν ἡλικίῃσιν,
ἄριστά τε διάγουσι καὶ ὑγιαίνουσι μάλιστα. τοῦ δὲ θέρεος καὶ τοῦ φθινοπώρου μέχρι μέν τινος οἱ γέροντες,
τὸ δὲ λοιπὸν τοῦ φθινοπώρου καὶ τοῦ χειμῶνος οἱ μέσοι τῇσιν ἡλικίῃσι.

Οὐ μόνον ἐπὶ τῶν ἡλικιῶν, ἀλλὰ κἀπὶ τῶν ἄλλων ἁπάντων, ὅσα κατὰ κρᾶσιν ἤτοι συμμέτρως ἢ ἀμέτρως ἔχει τὸν
εἰρημένον νῦν ὑπὸ Ἱπποκράτους λόγον ἐξετάζων εὑρήσεις
ἀληθῆ. ταῖς μὲν γὰρ εὐκράτοις φύσεσι καὶ ἡλικίαις καὶ
χώραις ἀρίστη τῶν ὡρῶν ἐστιν ἡ εὐκρατοτάτη, δεομέναις
γε οὐ μεταβολῆς ἧς ἔχωσιν ἕξεως, ἀλλὰ φυλακῆς, ἐπειδὴ

fane re ipfa ac vere funt ejus partes. Hae vero humorum plenitudine gravatae deterius agunt.

XVIII.

*At pro anni tempeftatibus, vere quidem et prima aeftate
proximi, tum optime degunt, tum maxime valent; aeftate vero et quadamtenus autumno fenes. Reliqua
autumni et hiemis parte qui inter has aetates funt medii.*

Non folum in aetatibus, verum etiam in ceteris
omnibus, quae fecundum temperationem vel moderate
vel immoderate fe habent, fi quis orationem hoc in loco
Hippocratis examinaverit, veram comperiet. Naturis fiquidem aetatibus et regionibus temperatis tempus eft optimum, quod temperatiffimum, quippe quae non habitudi-
nis quam habent mutatione, fed confervatione egeant,

(260) τῶν ὄντων ἕκαστον ὑπὸ μὲν τῶν ὁμοίων φυλάττεται,
μεταβάλλεται δὲ ὑπὸ τῶν ἐναντίων. ὥσθ᾽ ἡ τῶν παίδων
ἡλικία καὶ τούτων μᾶλλον ἔτι ἡ τῶν μειρακίων, αὕτη γὰρ
ἀρίστη τῶν ἡλικιῶν ἐστιν, ἐν ἦρι κάλλιστα διάγουσι, καὶ
κατὰ τὸν αὐτὸν λόγον ὅσαι τῶν φύσεων ἢ τῶν χωρῶν εἰσιν
εὔκρατοι. προσέθηκε δὲ τὸ ἦρι τὴν ἀρχὴν τοῦ θέρους ὁ
Ἱπποκράτης, εἰς πλάτος ἐκτείνων τὴν χρείαν ἑκάστου τῶν
θεωρημάτων. ἀκριβέστερον δ᾽ ἦν εἰπεῖν τὰ μὲν μειράκια
τοῦ ἦρος, τοὺς δὲ παῖδας ἐν ἀρχῇ τοῦ θέρους ἄριστα
διάγειν. ἐπὶ δὲ τῶν γερόντων διὰ τὴν ψυχρότητα τῆς κράσεως ὠφέλιμόν ἐστι τὸ θέρος, ὥσπερ γε καὶ τοῖς ἀκμάζουσιν ὁ χειμὼν ὠφελιμώτατός ἐστιν. ἐναντίος γάρ ἐστι
καὶ οὗτος τῇ κατὰ τούτους δυσκρασίᾳ χολώδει οὔσῃ· οὕτω
καὶ τῶν φύσεων αἱ μὲν χολωδέστεραι χειμῶνος ἄριστα
διάγουσιν, αἱ δὲ φλεγματικώτεραι θέρους, αἱ δ᾽ εὔκρατοι
τοῦ ἦρος. ὁμοίως δὲ καὶ τῶν χωρῶν αἱ μὲν εὔκρατοι
κάλλιστον ἔχουσι τὸ ἔαρ, αἱ δ᾽ ἄλλαι θέρους μὲν αἱ ψυχραί,
χειμῶνος δ᾽ αἱ θερμαί. καὶ μὲν δὴ καὶ τὰς χειρίστας
ὥρας ἑκάστη τῶν ἡλικιῶν καὶ τῶν φύσεων καὶ τῶν χωρῶν

quandoquidem a fimilibus res quaeque fervatur, mutatur
a contrariis. Quare pueri et adhuc magis adolefcentes,
ipforum enim aetas eft omnium optima, aetatem vere degunt optime. Eadem quoque ratione quaecunque regiones aut naturae temperatae funt vere fe habent belliffime.
Adjunxit autem veri aeftatis principium Hippocrates, latius extendens uniuscujusque theorematis ufum. Accuratius autem fuiffet pronunciare: *adolefcentes vere, pueri
aeftatis principio optime degunt.* At vero fenibus propter temperamenti frigiditatem aeftas eft utilis, aetatis
vigore florentibus hiems utiliffima. Haec enim biliofae
ipforum temperiei contraria eft. Sic et naturae biliofiores hieme, pituitofiores aeftate, temperatae vere degunt
optime. Similiter temperatis regionibus ver optimum eft,
ut frigidis aeftas et hiems calidis. Quin peffima etiam
cuique aetati et naturae et regioni tempora ex iis quae

ἐκ τῶν εἰρημένων ἔνεστιν εὑρεῖν. ἐναντιώτατα γάρ εἰσι
ταῖς ἀρίσταις αἱ κάκισται. κατὰ δὲ τὸν αὐτὸν λόγον καὶ
τὰς μέσας τῶν ἀρίστων τε καὶ χειρίστων εὑρήσεις. ἔτι δὲ
κἀκείνῳ χρὴ προσέχειν ἀκριβῶς τὸν νοῦν ὡς τὸ μὲν ἔαρ
ἄριστον εἴρηται εἶναι τοῖς μειρακίοις, ἅπασι δὲ τοῖς ἄλλοις
ἐστὶ μέσον. οὔτε γὰρ ἄριστον ὑπάρχει οὔτε χείριστον. οὕτω δὴ καὶ πρὸς τὰς φύσεις ἔχει καὶ τὰς χώρας. τό γε
μὴν φθινόπωρον ἁπάσαις καὶ ἡλικίαις κακὸν καὶ φύσεσι
καὶ χώραις. ἧττον δ᾽ ἐν αὐταῖς τῶν ἄλλων αἱ ὑγραὶ καὶ
θερμαὶ βλάπτονται κατὰ τὸ φθινόπωρον.

ιθ'.

[114] Νοσήματα δὲ πάντα μὲν ἐν πάσῃσι τῇσιν ὥρῃσι
γίνονται, μᾶλλον δ᾽ ἔνια κατ᾽ ἐνίας αὐτέων καὶ γίνεται
καὶ παροξύνεται.

---

dicta funt, invenire poſſumus. Nam peſſima funt optimis
maxime contraria. Eadem ratione media etiam inter optima et peſſima comperies. Illud praeterea diligenter ani-
madvertendum, ver quidem adoleſcentibus dictum optimum, aliis omnibus eſſe medium ; neque enim his optimum eſt, neque peſſimum. Sic fane et ad naturas et
regiones fe res habet. Et autumnus omnibus utique et
aetatibus et naturis et regionibus malus eſt; minus tamen
per autumnum calidae et humidae naturae quam aliae
laeduntur.

XIX.

Morbi omnes in omnibus anni tempeſtatibus oriuntur; non-
nulli tamen in quibusdam magis tum fiunt tum ir-
ritantur.

ΚΑΙ ΓΑΛΗΝΟΤ ΕΙΣ ΑΤΤΟΤΣ ΤΠΟΜΝΗΜΑΤΑ. 615

Ed. Chart. IX. [114.]   Ed. Baf. V. (260.)

*Εἰ μὲν ἡ τοῦ περιέχοντος ἡμᾶς ἀέρος κρᾶσις ἦν αἰ-
τία μόνη τῶν νοσημάτων, ἅπαντες ἂν ἐνοσοῦμεν ἐν ἑκάστῃ
τῶν ὡρῶν, ἐκείνας τὰς νόσους ὅσαι τῶν ὡρῶν εἰσιν οἰκεῖαι.
νυνὶ δὲ ἐπειδὴ καὶ διὰ τὰς ἐν τῷ βίῳ πλημμελείας αἱ νόσοι γίνονται, πᾶσαι μὲν ἐν ἁπάσαις ἔσονται ταῖς ὡραις,
πλείους δὲ καθ' ἑκάστην αὐτῶν αἱ οἰκεῖαι. συμβάλλεται μὲν
οὐ μικρὸν εἰς τοῦτο καὶ ἡ τῶν φύσεων διαφορά. οὐ γὰρ
ὁμοίως ὑπὸ τῆς αὐτῆς αἰτίας ὁ θερμὸς τῷ ψυχρῷ βλάπτεσθαι πέφυκεν ἢ ὁ ὑγρὸς τῷ ξηρῷ. καθάπερ οὐδὲ ὁ
εὔκρατος ἑκάστῳ τούτων, οὔτε τοῖς κατὰ συζυγίαν τινὰ δυσκράτοις, ὡς ἔμπροσθεν εἴρηται.*

<hr>

κ'.

*Τοῦ μὲν ἦρος τὰ μανικὰ καὶ τὰ μελαγχολικὰ καὶ τὰ ἐπι-
ληπτικὰ καὶ αἵματος ῥύσιες καὶ κυνάγχαι καὶ κόρυζαι καὶ
βράγχοι καὶ βῆχες καὶ λέπραι καὶ λειχῆνες καὶ ἀλφοὶ
καὶ ἐξανθήσιες, ἑλκώδιες πλεῖσται καὶ φύματα καὶ ἀρ-
θριτικά.*

<hr>

Si ambientis aëris temperatio fola effet morborum
caufa, fingulis temporibus omnes illis morbis aegrotare-
mus, qui temporum proprii funt ac peculiares. Nunc
vero quum etiam ob vitae ac victus delicta morbi oboriantur, omnes in omnibus temporibus creabuntur, plures tamen cuique ipforum familiares. Non parvum ad id
etiam confert naturarum difcrimen. Non enim fimiliter
ab eadem caufa calidus ac frigidus, nec humidus ac ficcus,
quemadmodum neque temperatus ac iftorum quivis, neque ii qui per aliquam conjugationem intemperati funt,
ut antea diximus.

<hr>

XX.

*Vere namque maniae, melancholiae, epilepfiae, fanguinis
profufiones, anginae, gravedines, raucedines, tuffes,
leprae, impetigines, vitiligines, puftulae ulcerofae plurimae, tubercula et arthritides.*

<hr>

Ed. Chart. IX. [114. 115.]   Ed. Baf. V. (260.)

*Καὶ πῶς ἂν ἔτι δόξειεν ὀρθῶς εἰρῆσθαι πρόσθεν, ἔαρ
δ᾽ ὑγιεινότατον καὶ ἥκιστα θανατῶδες, παμπόλλων παθῶν
ἐν αὐτῷ γιγνομένων; ἔοικε γὰρ μᾶλλον ἁπάσῃ ὥρᾳ ἐξι-
σοῦσθαι κατὰ τὴν ποικιλίαν ὧν γεννᾷ νοσημάτων αἱ μὲν
γὰρ μανίαι καὶ αἱ μελαγχολίαι, ἐπιληψίαι τε καὶ κυνάγχαι
φθινοπωρινὰ νοσήματα. κόρυζαι δὲ καὶ βράγχοι καὶ βῆχες
καὶ λέπραι χειμερινά. περὶ δὲ τοῦ θέρους αὐτὸς ἐφεξῆς
ἐρεῖ, τὴν κοινωνίαν ἐνδεικνύμενος αὐτοῦ τὴν πρὸς τὸ ἔαρ·
τοῦ δὲ θέρεος ἔνια τουτέων, τουτέστι τῶν προειρημένων
κατὰ τὸ ἔαρ. ἐξ ἐπιμέτρου δὲ παρὰ τὰς ἄλλας [115] τὸ
ἔαρ, αἵματός τε ῥύσεις καὶ λέπρας καὶ λειχῆνας καὶ ἀλφοὺς
καὶ ἐξανθήσεις ἑλκώδεις πλείστας ἐργάζεται καὶ φύματα ἀρ-
θριτικά. ταῦτα μὲν οὖν ὅσα τῆς ἐαρινῆς ὥρας ἴδια, διὰ
πάντ᾽ ἐστὶν ἀκίνδυνα καὶ τοσαῦτον δεῖ τὸν ἀφορισμὸν ἐκεῖνον ἀναφαίνειν ψευδῆ, καθ᾽ ὃν εἶπεν αὐτός, ἔαρ δὲ ὑγιεινότατον καὶ ἥκιστα θανατῶδες, ὥστε μαρτυρεῖν αὐτῷ μᾶλλον ἔοικεν. ἐκκαθαίρεσθαι γὰρ ἐν αὐτῇ τῇ ὥρᾳ τὸ βάθος
τοῖ σώματος ἀπὸ τῶν κυρίων μερῶν, ἐπὶ τὸ δέρμα τῶν*

Atque quomodo jam antea recte ab eo dictum videatur, *ver faluberrimum et minime letale*, quum permulti
in eo fiant morbi? ipfum fiquidem magis univerfas anni
tempeftates morborum quos generant varietate adaequare
videtur. Etenim maniae, melancholiae, epilepfiae, anginae morbi funt autumnales; gravedines autem et raucedines et tuffes et leprae funt hiemales. De aeftate autem
ipfe deinceps dicturus, ejus cum vere communionem prodit: aeftate vero horum nonnulli, hoc eft praedictorum
in vere morborum. Auctarii autem vice, praeter alios
temporum morbos, ver fanguinis profufiones, lepras, impetigines, vitiligines, puftulas ulcerofas plurimas efficit,
tubercula et arthritides. Hi certe morbi vernae tempeftatis proprii omnes periculo vacant, tantumque abeft ut
aphorifmum illum falfum effe convincant, in quo ipfe
dixit: *ver autem faluberrimum ac minime letale*, ut foli-
dius ipfum adftruere videantur. Nam hac ipfa tempeftate
corporis profundum expurgatur vitiofis humoribus a parti-

ΚΑΙ ΓΑΛΗΝΟΥ ΕΙΣ ΑΥΤΟΥΣ ΥΠΟΜΝΗΜΑΤΑ. 617

Ed. Chart. IX. [115.]   Ed. Baf. V. (260.)

μοχθηρῶν χυμῶν ἀφικνουμένων. οὕτω γοῦν αἵ τε λέπραι
καὶ οἱ ἀλφοὶ, ἑλκώδεις τέ τινες ἐξανθήσεις πολλαὶ γίγνονται. καθ᾽ ἕτερον δὲ τρόπον ἐν τοῖς φύμασι καὶ ταῖς ἀρ-
θρίτισι καθαίρεται τὸ βάθος τοῦ σώματος, εἰς τὰ ἄκρα,
μόρια τῆς μεταστάσεως γινομένης τῶν μοχθηρῶν χυμῶν.
ὅτι δὲ καὶ αἱ τοῦ αἵματος ῥύσεις κενοῦσαι τὸ πλῆθος καὶ
τὴν κακοχυμίαν κωλύουσι τὰς ἐν αὐτοῖς νόσους ἄντικρυς
δῆλον. εἰ δέ τι σῶμα εὔχυμον παρέλαβεν ἡ τοῦ ἦρος ὥρα
φυλάττει τοῦτο ὑγιεινότατον, οὐδὲν ἐκ τῆς ἰδίας φύσεως
νεωτερίζουσα. οὐ μὴν τό γε θέρος ἢ τὸ φθινόπωρον ἢ ὁ
χειμών. ταῦτα γὰρ εἰ καθαρὸν τὸ σῶμα καὶ παντοίως
ἄμεμπτον παραλάβοι, τὸ μὲν τὴν ὠχρὰν εἴωθε χολὴν πλείονα
τοῦ δέοντος γεννᾷν, τὸ δὲ τὴν μέλαιναν, ὁ χειμὼν δὲ τὸ
φλέγμα. παραπλήσιον δέ τι συμβαίνει κατὰ τὸ ἔαρ, ὁποῖον
ἐπὶ τῶν γυμνασιῶν ὁρῶμεν γιγνόμενον. καὶ γὰρ καὶ τοῦθ᾽
ὑγιεινότατον μέν ἐστιν, ἀλλ᾽ ἐὰν φλέγματος ἄνθρωπον μεστὸν
ἢ χολῆς ὠχρᾶς ἢ μελαίνης ἢ καὶ αὐτοῦ τοῦ αἵματος ἐθε-

bus principibus ad cutem pervenientibus; fic enim leprae,
vitiligines, impetigines et puftulae quaedam ulcerofae
multae generantur. Alio vero modo tuberculis et arthri-
tidibus altum corporis expurgatur pravorum humorum in
extremas partes facta translatione. Quod autem fanguinis profufiones, tum plenitudinem, tum cacochymiam, id
eft humorum pravitatem, oriundos in ipfis morbis arceant
omnino perfpicuum exiftit. Quod fi corpus aliquod pro-
bis praeditum humoribus verna tempeftas excipiat, id fervat faluberrimum nihil ex propria innovans natura; non
tamen fic aeftas aut autumnus aut hiems. Hae namque
anni tempeftates, etfi purum corpus ac omnino illaefum
excipiant, aeftas tamen flavam bilem ultra modum procreare confuevit, atram autumnus, hiems denique pituitam. At tale quoddam vere oboritur, quale in exercitationibus evenire confpicimus; etenim hae quoque funt
faluberrimae. Verum fi hominem pituita aut flava bile
vel atra aut ipfo etiam fanguine plenum exercere volue-

λήσεις γυμνάζειν, ήτοι γε επίπληκτον αυτόν ή απόπληκτον
εργάσῃ τοῖς γυμνασίοις. ή εἰ μὴ ταῦτα κινδυνεύει, ῥαγέντος αγγείου κατὰ τὸν πνεύμονα περιπεσεῖν ἀνηκέστῳ κακῷ.
πολλοὶ δὲ πυρέττειν ἀρξάμενοι διὰ τὰ γυμνάσια νόσοις ὀξυ-
τάταις ἑάλωσαν. ὅσοις δ᾽ ἀντὶ καθάρσεως τῶν ἐν τῷ βάθει χυμῶν γένηται τὸ γυμνάσιον εἰς τὸ δέρμα τὴν κακοχυμίαν ἐκτεῖνον, ἕλκη καὶ ψώρας ἐργάζεται. κατὰ τοῦτο γοῦν
καὶ αὐτὸς ὁ Ἱπποκράτης ἔλεγεν, ἕλκεα ἐκφύουσιν, ἢν ἀκάθαρτος ἐὼν πονήσῃ. καὶ δὴ καὶ κατὰ τὸ ἔαρ ἡ ἐκ τοῦ
περιέχοντος θερμασία, χέουσα τοὺς χυμοὺς, ἐξάγει πρὸς τὸ
δέρμα καὶ τοῦτο τὸ ἔργον αὐτοῦ τοῖς γυμνασίοις ἐστὶ παραπλήσιον. οὐ μόνον δὲ τοῖς τούτων ἔργοις ἔοικε τὰ τοῦ ἦρος,
ἀλλὰ καὶ τοῖς τῆς φύσεως αὐτῆς. ταύτης γοῦν ἐστὶν ἔργα
τήν τε ἄδηλον διαπνοὴν ἐργάζεσθαι καθ᾽ ὅλον τὸ σῶμα, δι᾽
ἧς ἐκκρίνεται τὰ περιττὰ, καθαίρειν τε τὸ σῶμα πολυειδῶς ἐν ταῖς νόσοις.

---

ris, eum exercitationibus aut epilepticum aut apoplecticum
effeceris; aut nifi haec mala accidant, periculum immine-
bit, ne rupto aliquo in pulmone vafe in morbum proci-
dat infanabilem. At multi quum febricitare coepiffent
propter exercitationes acutiffimis morbis correpti fuere.
Quibus vero vicem purgationis humorum in alto latentium
exercitatio fuppleverit, ea ad cutem pravos humores evo-
cans, ulcera et fcabiem excitat. Ac proinde id ipfe dicebat Hippocrates: *fi impurgatus fefe exercuerit, ulcera
erumpent.* Et fane verno tempore calor aëris ambientis
humores fundens ad cutem educit isque effectus ipfius
exercitationibus perfimilis exiftit. Nec vero folum exercitationum effectibus veris effectus funt fimiles, fed ipfius
etiam naturae operibus. Illius fiquidem partes funt tum
occultam toto corpore perfpirationem efficere, qua fupervacanea excernantur, tum etiam per morbos variis modis
corpus expurgare.

[116] *Τοῦ δὲ θέρεος ἔνιά τε τουτέων καὶ πυρετοὶ ξυνεχέες καὶ καῦσοι καὶ τριταῖοι πλεῖστοι καὶ τεταρταῖοι, ἔμετοι καὶ διάῤῥοιαι καὶ ὀφθαλμίαι καὶ ὤτων πόνοι καὶ στομάτων ἑλκώσιες καὶ σηπεδόνες αἰδοίων καὶ ἵδρωα.*

Τοῦ θέρους φησὶν ἔνια μὲν καὶ τῶν ἠρινῶν γενέσθαι νοσημάτων, κατὰ τὴν ἀρχὴν δηλονότι αὐτοῦ. τὰ γὰρ συνάπτον- (261) *τα τῷ τέλει τοῦ ἦρος, ὥσπερ ὁμοιότητα τῆς κράσεως ἔπει πρὸς τὸ θέρος, οὕτω καὶ τῆς τῶν παθῶν γενέσεως. γενέσθαι μὲν γάρ φησι καὶ ἄλλα τινὰ τοῦ θέρους ἴδια πυρετοὺς συνεχεῖς καὶ καύσους καὶ τριταίους καὶ ἁπλῶς εἰπεῖν ὅσα διὰ τὴν ξανθὴν χολὴν συμβαίνει πάσχειν τὰ σώματα. καὶ γὰρ οὖν καὶ οἱ ἔμετοι ταύτης ἐπιπολαζούσης καὶ διάῤῥοιαι κάτω χωρούσης γίγνονται, καὶ ὀφθαλμίαι δὲ τοῦ θέρους πολλαί, ὡς ἂν τῆς κεφαλῆς πληρουμένης. οὕτω δὲ καὶ ὤτων πόνοι καὶ τὰ ἄλλα τὰ ὅμοια πάσχει τῷ θέρει*

XXI.

Aeftate vero horum nonnulli et febres affiduae et ardentes et tertianae plurimae et quartanae, vomitiones, diarrhoeae, ophthalmiae, aurium dolores, oris exulcerationes, genitalium putredines et fudamina.

Aeftate nonnullos etiam ex vernis morbis nimirum per ejus exordia fieri pronunciat. Nam aeftatis partes veris poftremo copulatae, quemadmodum temperationis cum vere, ita generationis morborum fimilitudinem fortiuntur. Alios enim quosdam aeftatis proprios morbos fieri dicit, febres affiduas et ardentes et tertianas et, ut fummatim dixerim, quicumque ex flava bile morbi corporibus accidunt. Etenim bile per fumma natante vomitiones fiunt, deorfum fecedente diarrhoeae, ophthalmiae quoque aeftate plurimae, utpote repleto capite. Sic et aurium dolores et alia fimilia corpus aeftate patitur propter capitis reple-

τὸ σῶμα, διὰ τὴν πλήρωσιν τῆς κεφαλῆς, ἄλλοτε εἰς ἄλλο
μέρος ἀποτιθεμένης τὸ περιττόν. αἱ δὲ ἑλκώσεις αἱ τῶν
στομάτων ὅτι διὰ τὸν χολώδη γίγνονται χυμὸν εὔδηλόν
ἐστιν. αἱ μέντοι σηπεδόνες τῶν αἰδοίων οὐχ ἁπλῶς, ἀλλ᾽
ὅταν ὑγρότερον μᾶλλον ἢ ἀπνούστερον ἢ νοτιώτερον γένηται.
τὸ μὲν γὰρ ἐπὶ πολὺ τοῦ κατὰ φύσιν ἀποκεχωρηκὸς εἰς
ὑγρότητα καὶ ἄπνοιαν, οὐκ αἰδοίων μόνων ἐργάζεται σηπεδόνας, ἀλλὰ καὶ παντὸς ἄλλου μορίου, καθάπερ ἥ τε ἐν τῷ
τρίτῳ τῶν ἐπιδημιῶν κατάστασις ἥ τ᾽ ἐν τῷ δευτέρῳ κατὰ τὴν ἀρχήν. αἱ δ᾽ ἐπ᾽ ὀλίγον ἐκτροπαὶ τῶν αἰδοίων
ἅπτονται, δι᾽ ὑγρότητα καὶ θερμότητα σήπεσθαι πεφυκότων, ἐπὶ ταῖς τυχούσαις προφάσεσιν. ὥστ᾽ ἐπειδὰν τὴν
ἑαυτοῦ κρᾶσιν φυλάττῃ τὸ θέρος, οἳ περιττώμασιν ἐνοχλοῦν-
ται πολλοῖς, ἐπειδὰν ῥυῇ ταῦτα κατά τινα πρόφασιν, ἐπὶ
τὰ αἰδοῖα τὰς σηπεδόνας αὐτῶν πάσχουσι. τὰ δ᾽ ἵδρωα
τῶν κατὰ τὴν ἐπιφάνειαν ἐξανθημάτων ἐστὶν, ἑλκωδῶς
τραχύνοντα τὸ δέρμα. καὶ γίγνεται, καθάπερ καὶ αὐτὸ τοὔνομα ἐνδείκνυται, διὰ τοὺς πολλοὺς ἱδρῶτας, ὅταν χολωδέ-

tionem, alias ad alias corporis partes excrementum depo-
nentis. Oris etiam ulcerationes propter biliofum humorem oboriri perfpicuum eft. Genitalium vero putredines
non fimpliciter, fed quum aeftas diutius humidior aut
ventis minus perflata aut plusculum auftrina fuerit. Nam
quum plurimum a naturali ftatu ad humiditatem aut fla-
tuum vacationem receffit, non modo pudendorum, fed
etiam cujuscumque partis alterius putredines facit, qualis
erat ftatus tum qui tertio epidemiorum, tum qui fecundi
initio defcribitur. At parvae aeftatis depravationes geni-
talia laedunt quae ob humiditatem et caliditatem putre-
fcere ex quacumque occafione parata fint. Quare quum
fuum aeftas temperamentum fervat, qui multis excrementis infeftantur, quum haec aliquam ob caufam ad genita-
lia defluxerint, ipforum putredines patiuntur. Sudamina
autem e genere funt exanthemata quae in cutis fuperficie efflorefcentia ulcerum ore cutem exafperant. Fiunt
autem, quemadmodum et ipfum oftendit nomen, propter

στεροί πως ἢ ὅλως δακνωδέστεροι τυγχάνουσιν ὄντες. ὀδα-
ξοῦσι γὰρ οὗτοι τὸ δέρμα καὶ κνησμῶδες ἐργάζονται καὶ
τραχύνουσιν ἑλκωδῶς.

κβʹ.

[117] Τοῦ δὲ φθινοπώρου καὶ τῶν θερινῶν τὰ πολλὰ
καὶ πυρετοὶ τεταρταῖοι καὶ πλάνητες καὶ σπλῆνες καὶ
ὕδρωπες, φθίσιες καὶ στραγγουρίαι, λειεντερίαι καὶ δυσεντερίαι καὶ ἰσχιάδες καὶ κυνάγχοι καὶ ἄσθματα καὶ εἰλεοὶ
καὶ ἐπιληψίαι καὶ τὰ μανικὰ καὶ τὰ μελαγχολικά.

Ἐν τῷ φθινοπώρῳ, φησὶ, καὶ τῶν θερινῶν νοσημάτων
γίνονται πολλὰ, μένοντος ἔτι κατ᾽ αὐτὸ τοῦ θερινοῦ χυμοῦ
δηλονότι τῆς ξανθῆς χολῆς. οὐ γὰρ ὥσπερ ἐπὶ τῷ ἦρι τὸ
θέρος γιγνόμενον ἐκκενοῖ τοὺς χυμοὺς, οὕτω καὶ τὸ φθινόπωρον ἐκκενοῖ τοὺς θερινοὺς, ἀλλὰ τοὐναντίον ἅπαν ἀπὸ
τῶν ἐκτὸς μερῶν εἰς τὸ βάθος ἄγει. δεόντως οὖν τὸ μὲν

multos fudores, qui vel biliofiores vel omnino mordaciores
evaferunt. Hi namque cutem mordent et pruritum in ea
ardoremque excitant et ulcerum inftar exafperant.

XXII.

*Autumno vero etiam aeftivi morbi, febres quartanae, er-
raticae, fplenis tumores, hydropes, tabes, ftranguriae,
lienteriae, dyfenteriae, ifchiades, anginae, afthmata,
voluuli, epilepfiae, maniae et melancholiae.*

Autumno, inquit et aeftivorum morborum multi fiunt,
manente etiamnum per id temporis aeftivo humore, flava
fcilicet bile: non enim quemadmodum aeftas veri fuccedens vernos humores vacuat, ita et autumnus vacuat aeftivos; fed modo prorfus contrario a partibus fummis et
externis ad internas ac profundas revocat. Itaque merito

622   ΙΠΠΟΚΡΑΤΟΥΣ ΑΦΟΡΙΣΜΟΙ

Ed. Chart. IX. [117.]   Ed. Baf. V. (261.)

θέρος ἔνια τῶν ἠρινῶν νοσημάτων, φησὶ γεννᾷν, τὸ δὲ
φθινόπωρον οὐκ ἔνια τῶν θερινῶν, ἀλλὰ πολλά. καὶ μέντοι
καὶ τεταρταίους πυρετοὺς ἐν ταύτῃ τῇ ὥρᾳ γίγνεσθαί φησιν,
ἐπὶ τῇ μελαίνῃ δηλονότι συνισταμένους χολῇ, διττὴν ἐχούσῃ
τὴν γένεσιν, ἐκ μὲν τῆς ξανθῆς ὑπεροπτηθείσης τὴν ἑτέραν, ἐκ δὲ τοῦ παχέος αἵματος τὴν ἑτέραν. γίνονται δὲ καὶ
πλάνητες ἐν φθινοπώρῳ πυρετοί, διὰ τὴν ἀνωμαλίαν τῆς
κράσεως καὶ σπλῆνες μεγάλοι, διὰ τὸ μελαγχολικὸν περίττωμα, καὶ δὴ καὶ ὕδεροι διὰ τὸν σπλῆνα. καὶ εἴ τι φθινῶδες ἀμφίβολον, ἐν φθινοπώρῳ μάλιστα ἐξελέγχεται, διὰ
τὴν ξηρότητα καὶ τὴν ψίξιν καὶ τὴν ἀνωμαλίαν τῆς ὥρας,
οὐδὲν δ᾽ ἧττον καὶ διὰ τὴν κακοχυμίαν. διὰ δὲ τὰ αὐτὰ
ταῦτα καὶ αἱ στραγγουρίαι γίνονται μάλιστα κατὰ τὴν ὥραν
ἐκείνην. ψύχεται γὰρ ἡ κύστις ἐν ταῖς ἀτάκτοις καὶ ἐξαπίνης ἐπὶ τὸ θερμὸν καὶ ψυχρὸν μεταβολαῖς, αἵ τ᾽ ἐκ τῆς
κακοχυμίας ἐνοχλοῦσιν αὐτὴν δριμύτητες καὶ μάλισθ᾽ ὅταν
ἐξαίφνης ἐπὶ τὸ ψυχρὸν γιγνομένης μεταβολῆς τοὺς τέως
διαπνεομένους καὶ δι᾽ ἱδρώτων κενουμένους χυμοὺς ἀπο-

aeſtatem quidem nonnullos morbos generare, autumno
vero aeſtivos non paucos, ſed multos creare dicit. Quin
etiam hac tempeſtate quartanas febres fieri pronunciat,
nimirum ex atra procreatas bile geminam generationem
ſortita; alteram quidem ex flava bile retorrida et peruſta;
alteram vero ex craſſo ſanguine. Fiunt autem et erraticae febres per autumnum propter temperaturae inaequalitatem. Fiunt et lienis magni ob melancholicum excrementum; et hydropes ex lienes vitio. Et ſi qua tabes
ſuſpecta ſit, maxime autumno deprehenditur ob ſiccitatem
et frigiditatem et inaequalitatem tempeſtatis nihiloque
minus propter humorum pravitatem. Fiunt quoque ob
easdem cauſas ea tempeſtate potiſſimum ſtranguriae. Nam
veſica incertis, inordinatis ac repentinis caloris et frigoris mutationibus refrigeratur et ex pravis humoribus obortae acrimoniae ipſam moleſtant, praeſertim quum derepente facta in frigidius mutatione, qui antea perſpiratione
diſcutiebantur et per ſudores vacuabantur humores ad ve-

στρέψῃ πρὸς τὴν κύστιν. αἱ λειεντερίαι δὲ ταχειαέ τέ εἰσι
καὶ κατὰ πάντα ἀμετάβλητοι τῶν σιτίων διαχωρήσεις, ἤτοι
δι' ἕλκωσιν ἐπιπολῆς κατά γε τὴν γαστέρα ἢ κατὰ τὰ ἔντερα
συνισταμένην τοιαύτην, οἷαί περ καὶ ἐπὶ τῶν παιδίων αἱ
ἄφθαι καλούμεναι ἢ δι' ἀρρωστίαν τῆς καθεκτικῆς δυνάμεως. ὧν τὸ μὲν πρότερον ἐπὶ δακνώδεσι χυμοῖς ἢ λεπτοῖς
τῇ συστάσει, τὸ δὲ δεύτερον ἐπὶ δυσκρασίᾳ μεγάλῃ τῆς
κοιλίας τε καὶ τῶν ἐντέρων γίγνεται. ἄμφω δὲ ταῦτα τῷ
φθινοπώρῳ μάλιστα γίνεσθαι συμβαίνει. τὰς δ' ἰσχιάδας
εὔλογον ἐπί τε τῇ κακοηθείᾳ τῶν χυμῶν καὶ τῇ ψύξει μάλιστα γίνεσθαι συμβαίνει. κυνάγχαι δὲ ἐπὶ χολώδεσι χυμοῖς συνίστανται, κατασκήπτουσιν εἰς τὴν [118] φάρυγγα.
καὶ διαφέρουσι τῶν κατὰ τὸ ἔαρ, ὅτι φλεγματωδέστεραί πως
ἐκεῖναι. καὶ μὲν δὴ καὶ τὰ ἄσθματα, διά τε τὴν ἔσω κίνησιν τῶν χυμῶν καὶ τὴν ψύξιν εἴωθε γίγνεσθαι. δι' αὐτὰ δὲ ταῦτα καὶ οἱ εἰλεοὶ τῆς κάτω διεξόδου τῶν τῆς τροφῆς περιττωμάτων ἐπίσχεσις ὄντες, ἐπὶ φλεγμοναῖς τὰ πολ-

ficam recefferint. Lienteriae vero funt celeres et fine ulla
omnino mutatione ciborum dejectiones, quae fiunt aut
propter ventriculi aut inteflinorum exulcerationem in fuperficie eodem modo factam, quo in pueris aphthae vocatae, aut propter retentricis facultatis imbecillitatem.
Quorum prius propter mordaces et fubftantia tenues humores, fecundum ob magnam ventriculi atque inteflinorum
intemperiem fit. Haec autem ambo maxime autumno
fieri contingit. Ifchiadas autem ex humorum cum ma-
lignitate tum refrigeratione maxime fieri rationi confentaneum eft. At vero anginae ex biliofis humoribus ortum
ducunt, autumno ad fauces decumbentibus, ab iis quae
vere fiunt eo differentes, quod illae fint quodammodo
pituitofiores. Jam vero afthmata tum propter humorum
ad interna motum, tum propter refrigerationem fieri confueverunt. Propter has ipfas caufas etiam volvuli concitantur, qui excrementorum alimenti deorfum prolabentium
tranfitus funt fuppreffiones, quae plerumque ab alicujus

624   *ΙΠΠΟΚΡΑΤΟΥΣ ΑΦΟΡΙΣΜΟΙ*

Ed. Chart. IX. [118.]   Ed. Baf. V. (261.)

λὰ μέρους τινὸς ἐντέρων γίγνονται. μάλιστα δὲ εἰκὸς ἐν
ψυχρῷ καὶ ξηρῷ καὶ ἀνωμάλῳ καὶ κακοχύμῳ καιρῷ βλάπτεσθαι τὰ κατὰ γαστέρα τε καὶ τὰ ἔντερα. λεπτοὺς γὰρ
καὶ εὐκινήτους ἐν τῷ θέρει τοὺς χυμοὺς γιγνομένους δια-
δεχόμενον τὸ φθινόπωρον ψυχρόν τε ἅμα καὶ ἀνώμαλον
ὑπάρχον εἰς τὸ βάθος ἄγει τοῦ σώματος. ἐν τῷ βάθει δ᾽
ἐστὶ καὶ ἡ τῶν ἐντέρων θέσις. αἱ δ᾽ ἐπιληψίαι γίγνονται
τοῖς ἐπιτηδείως ἔχουσι πάσχειν τὸ πάθος τοῦτο, διὰ τὴν
ἐξαιφνίδιον ἐπὶ τἀναντία μεταβολήν. θάλπος μὲν γὰρ ἐν
τοῖς μέσοις τῆς ἡμέρας, ψῦχος δ᾽ ἐν τοῖς πρώτοις καὶ
τελευταίοις γίγνεσθαι, οὐδὲν δ᾽ οὕτω τοὺς ἐπιληπτικοὺς,
ὡς ἡ τοιαύτη μεταβολὴ γεννᾶν πέφυκε. τὰ δὲ μανικὰ
πάθη διὰ τὴν ἐν τοῖς λεπτοῖς χολώδεσι χυμοῖς κακοήθειαν
γίγνεται, καθάπερ γε καὶ τὰ μελαγχολικὰ διὰ τὴν μέλαιναν, ὑπὲρ ἧς ὀλίγον ἔμπροσθεν εἴρηται.

---

inteſtinorum partis inflammatione oboritur. Maxime vero
par eſt frigida, ſicca et inaequali tempeſtate pravos humores procreante tum ventriculum tum inteſtina laedi.
Nam aeſtate tenues ac mobiles humores factos autumnus
excipiens ſuo frigore et inaequalitate in altum agit corporis. Eſt vero profundus inteſtinorum ſitus. Epilepſiae
vero hominibus huic affectui ſibi familiari ferendo obnoxiis ob repentinam in contrarium mutationem accidunt.
Calor namque meridianis, frigus vero primis et ultimis
diei horis dominatur. Nihil autem adeo epilepticas acceſſiones ac talis mutatio generare poteſt. Maniae vero
affectiones ob tenuium ac bilioſorum humorum malignitatem oboriuntur, quemadmodum et ob atram bilem melancholiae, qua de re paulo ante dictum eſt.

κγ'.

Τοῦ δὲ χειμῶνος πλευρίτιδες, περιπνευμονίαι, λήθαργοι,
κόρυζαι, βράγχοι, βῆχες, πόνοι στηθέων καὶ πλευρέων καὶ
ὀσφύος καὶ κεφαλαλγίαι, ἴλιγγοι, ἀποπληξίαι.

Τὰ χειμερινὰ νοσήματα ἐξηγούμενος ἐφεξῆς τῶν φθινοπωρινῶν, οὐκέθ' ὁμοίως ὡς ἔμπροσθεν εἶπεν, οὔθ' ὅτι
τοῦ χειμῶνος τὰ πολλὰ τῶν φθινοπωρινῶν, καίτοι γ' ἔμπροσθεν ἐπὶ μὲν τῶν θερινῶν εἰρήκει, παραβάλλων αὐτὰ
τοῖς ἠρινοῖς, τοῦ δὲ θέρεος ἔνιά τε τουτέων. ἐπὶ δὲ τῶν
φθινοπωρινῶν τοῦ φθινοπώρου καὶ τῶν θερινῶν τὰ πολλά.
νυνὶ δὲ τοῦ χειμῶνος ἁπλῶς τὸν κατάλογον ἐποιήσατο τῶν
νοσημάτων, ἤτοι γὰρ ἀπὸ κοινοῦ βουλόμενος ἡμᾶς κἀνταῦθα
προσυπακοῦσαί τι τῶν εἰρημένων ἢ ἁπλῶς ἀποφαινόμενος
μὴ κατὰ μηδὲν κοινωνούσης τῆς φθινοπωρινῆς ὥρας τῇ
χειμερινῇ. καίτοι τά γε πρῶτα τοῦ χειμῶνος εὔλογόν τε
ἅμα καὶ διὰ τῆς πείρας φαίνεται κοινωνοῦντα τῷ φθινο-

XXIII.

Hieme vero pleuritides, peripneumoniae, lethargi, gravedines, raucedines, tuffes, pectorum, laterum et lumborum dolores, cephalalgiae, vertigines, apoplexiae.

Hiemales morbos ftatim poft autumnales explicans
non eadem qua in fuperioribus ufus eft loquendi forma,
hieme fcilicet multos etiam autumnales morbos fieri;
quamquam prius, quum de aeftivis ageret, vernis eos comparans dixit: Aeftate autem horum etiam nonnulli; et
quum de autumnalibus: autumno aeftivorum etiam multi.
Nunc autem morborum hiemalium catalogum plane con-
fecit, five quod de communi voluerit hoc etiam loco nos
dictorum morborum aliquem fubaudire, five abfolute pronunciare tanquam nihil autumnale tempus cum hiemali
communicet. Atqui primas hiemis partes rationi confentaneum eft et experientia comprobatur cum autumno com-

πώρω. καὶ γὰρ αὐτὸς εἶπεν· οἱ θερινοὶ τεταρταῖοι τὰ πολλὰ
γίνονται βραχέες, οἱ δὲ φθινοπωρινοὶ μακροὶ καὶ μάλιστα
οἱ πρὸς τὸν χειμῶνα συνάπτοντες. εἰ μὴ λέγῃ τὸν αὐτὸν
τῶν ἐν τῷ φθινοπώρου ἐσχάτῳ γινομένων μνημονεύειν. ἀλλὰ
τά γε τοῦ χειμῶνος ἴδια ταῦτ᾽ εἶναι βούλεται, πλευρίτιδας
καὶ περιπνευμονίας, διὰ τὸ κρύος βλαπτομένων (262) τῶν
ἀναπνευστικῶν ὀργάνων, ἐπεὶ τὰ μὲν [119] ἄλλα καὶ σκε-
πάσαι δυνατὸν οὕτως ἀκριβῶς, ὡς ἤτοι μηδὲν ἢ ὡς ἥκιστα
αἰσθάνεσθαι τῆς τοῦ περιέχοντος ψυχρότητος· τῆς δ᾽ ἀναπνοῆς οὔτ᾽ εἶρξαί τινα δυνατὸν οὔτ᾽ ἀναπνεῖν ἑτέρωθεν
ἐγχωρεῖ. διά τε οὖν ταύτην αὐτὴν τὴν ψύξιν αἵ τε βῆχες
ἐν χειμῶνι γίνονται μάλιστα καὶ οἱ τῶν πλευρῶν πόνοι.
διὰ δὲ τὴν αὐτὴν ταύτην ψύξιν καὶ ἡ κεφαλὴ βλαπτομένη
κορύζας τε καὶ βῆχας καὶ βραγχους ἐργάζεται. γίγνονται
δ᾽ ὥσπερ τῶν πλευρῶν οἱ πόνοι διὰ τὴν ψύξιν, οὕτω καὶ
τῆς κεφαλῆς καὶ τῆς ὀσφύος καὶ ἁπλῶς τῶν νευρωδῶν. καὶ
οἱ ἴλιγγοι δὲ ταῖς τῆς κεφαλῆς ἕπονται βλάβαις, ὥσπερ γε
καὶ ἀποπληξίαι. καὶ γὰρ καὶ τοῦτο τὸ πάθος, ὅταν ὁ ἐγκέφαλος ἐμπλησθῇ φλέγματος, γίνεται.

munitatem habere. Ipfe enim dicebat: *aeſtivae quartanae
plerumque breves exiſtunt, autumnales vero longae ac
praeſertim quae hiemem attigerint.* Niſi quis dicat ipſum
de iis quae extrema autumni parte generantur, *quartanis,*
mentionem facere. Verum hofce vult hiemis proprios
morbos eſſe pleuritides et peripneumonias, quod inſtrumenta refpirationi fervientia a frigore laedantur. Cetera
namque ita exacte obtegi queunt, ut aut nihil aut certe
minimum injuriarum ab ambientis frigore percipiant. Refpirationis vero uſus nemini prohiberi poteſt, neque
aliunde datur refpirandi facultas. Ob hanc igitur ipſam
refrigerationem caput oblaeſum gravedines, tuſſes atque
raucedines efficit. Et quemadmodum laterum dolores ob
refrigerationem fiunt, fic et capitis, lumborum, omnium
denique partium nervoſarum. Vertigines quoque capitis
laeſiones confequuntur, ut et apoplexiae; etenim et hic
affectus fit quum cerebrum pituita repletum eſt.

κδ´.

Ἐν δὲ τῇσι ἡλικίῃσι τοιάδε συμβαίνει, τοῖσι μὲν μικροῖσι
καὶ νεογνοῖσι παιδίοισιν ἄφθαι, ἔμετοι, βῆχες, ἀγρυπνίαι, φύβοι, ὀμφαλοῦ φλεγμοναὶ, ὤτων ὑγρότητες.

Ἐπιμελέστερον ἐξείργασται τὰ κατὰ τὰς ἡλικίας τῶν
κατὰ τὰς ὥρας, εἰς μικρὰ μόρια τέμνων αὐτάς. ἐπὶ οὖν
τῶν παιδίων τῶν νεογνῶν ἄφθας φησὶ γίγνεσθαι. καλοῦσι
δὲ οὕτως τὰς ἐπιπολῆς ἑλκώσεις κατὰ τὸ στόμα, διὰ μαλακότητα μάλιστα τῶν ὀργάνων γιγνομένας, μὴ φερόντων
μήτε τὴν ποιότητα τοῦ γάλακτος ἔχοντος οὐκ ὀλίγον ὀρρῶδες ἐν αὐτῷ. ῥυπτικὸν δ᾽ ἐστὶ τοῦτο τὴν φύσιν, ὥστ᾽
οὐδὲν θαυμαστὸν ἐν μαλακοῖς σώμασιν ἐργάζεσθαί τινας
ἐπιπολῆς ἑλκώσεις. τοὺς δ᾽ ἐμέτους τηνικαῦτα εἰκὸς γίνεσθαι τούτοις διὰ τὸ πλῆθος οὗ προσφέρονται γάλακτος.
ἀγρυπνίαι δ᾽ αὐτοῖς οὐδαμῶς συνήθεις εἰσὶ, κοιμᾶται γὰρ
τὸ πλέον τοῦ χρόνου, πλὴν εἰ δι᾽ αὐτὸ τὸ πάθος νομίζει

XXIV.

*Per aetates autem haec oboriuntur, parvis quidem et re-
cens natis puerulis aphthae, vomitiones, tuffes, vigiliae,
pavores, umbilici inflammationes, aurium humiditates.*

Quae ad aetates fpectant accuratius exfolvit quam
quae ad anni tempora, facta in minimas partes divifione.
In puerulis namque recens in lucem editis aphthas fieri
pronunciat. Sic autem Graeci vocitant ulcufcula oris
fuperficiem obfidentia ob inftrumentorum mollitiem maxime facta, neque contactum, neque qualitatem ferentium
lactis quod in fe non paucum feri continet. Hoc autem
ferum detergendi facultatem habet; quare non eft mirum
in mollium corporum fuperficie quasdam creari exulcerationes Vomitus autem tunc his fieri par eft, propter
lactis quod affumunt copiam. Vigiliae vero nequaquam
ipfis confuetae funt: majorem enim temporis partem dor-
miunt, nifi quis ab ipfo aut alio affectu infantibus exci-

γινομένας ποτ᾽ ἀγρυπνίας τοῖς παιδίοις, ἐπειδὴ τὸ πλῆθος
τῶν ὕπνων κατὰ φύσιν ἦν αὐτοῖς μάλιστα. οἱ φόβοι δὲ
τοῖς παιδίοις γίνονται κατὰ τοὺς ὕπνους καὶ μάλιστα ἐξ
αὐτῶν τοῖς ἀδηφάγοις, ὅταν εὐαίσθητα μὲν ᾖ, ἀσθενῆ δ᾽
ὑπάρχῃ φύσει τὰ κατὰ τὴν γαστέρα χωρία, διαφθείρεται
δὲ ἡ τροφή. παρεφυλάξαμεν γὰρ οὐκ ἐπὶ τῶν τηλικούτων
μόνον, ἀλλὰ καὶ ἐπὶ τῶν ἤδη τελείων ἐν τοῖς ὕπνοις γιγνομένας φαντασίας φοβερὰς, ὅταν πολλοί τε ἅμα καὶ μοχθηροὶ χυμοὶ βαρύνουσι καὶ δάκνουσι τὰ κατὰ τὴν γαστέρα,
καὶ μάλιστα αὐτῆς τὸ στόμα, τοῦτο γὰρ αὐτῆς ἐστι τὸ αἰ-
σθητικώτατον. αἱ δὲ τῶν ὀμφαλῶν φλεγμοναὶ τῶν ἀποτε-
τμημένων οὐ πρὸ πολλοῦ δεόντως τοῖς νεογενέσι παιδίοις γίνονται, καθάπερ εἰ καί τι μέρος ἔτυχεν ἑλκωθέν. ἀλλὰ
τάς γε μὴν τῶν ὤτων ὑγρότητας ἐν παθήμασι τίθεται,
καίτοι τάς γε τῆς ὑπερώας καὶ τῆς ῥινὸς οὐ τιθέμενος,
ὅτι κατὰ φύσιν μέν ἐστι διὰ ῥινῶν καὶ ὑπερώας μετοχε-
τεύεσθαι τὸ περίττωμα τοῦ ἐγκεφάλου καὶ γίγνεται τοῦτο
[120] καὶ τοῖς τελείοις ἤδη, παρὰ φύσιν δὲ διὰ τῶν ὤτων.

tari vigilias judicet. Quandoquidem fomni diuturnitas
ipfis maxime fecundum naturam eft. Pavores autem per
fomnos infantibus oboriuntur pueris ac praefertim vora-
cibus, quum ventriculi regio fenfu quidem praepolleat,
fed naturali imbecillitate laboret, cibus vero corrumpitur.
Nos enim non in tantillis folum, verum etiam aetate jam
adultis terrificas per fomnos fieri imaginationes obferva-
mus. Hoc enim orificium fentiendi facultàte praepollet.
Umbilicorum autem inflammationes non multo ante prae-
ciforum merito recens natis puerulis accidunt, quemadmodum fi qua alia pars foret ulcerata. Sed et aurium
humiditates inter morbos reponit, etiamfi tum palati tum
narium excrementa non reponat, quod fecundum naturam
fit per nares atque palatum cerebri excrementum per de-
rivationem expurgare, idque iis accidat qui jam aetate
perfecta funt, praeter naturam autem per aures derivatio,

ἀλλὰ τοῖς γε βρέφεσι καὶ διὰ τούτων ὁ ἐγκέφαλος καὶ ἐκκαθαίρεται καὶ καλῶς ὁ Ἱπποκράτης ἐν τοῖς ἰδίοις τῆς ἡλικίας ἔγραψε καὶ τὰς τῶν ὤτων ὑγρότητας. ἔστι μὲν οὖν
καὶ ὅλον τὸ σῶμα τοῖς νεογενέσι παιδίοις ἐσχάτως ὑγρὸν,
ὡς καὶ τὴν τῶν ὀστῶν φύσιν ἐν αὐτοῖς οἷον κηρώδη μᾶλλον ὑπάρχειν ἢ λιθώδη. πολὺ δὲ μᾶλλον τῶν ἄλλων μορίων
ὁ ἐγκέφαλος ὑγρός ἐστιν, ὡς ἂν καὶ τοῖς τελείοις ὑπάρχων
τοιοῦτος, ὥστε εὐλόγως αὐτοῖς ἐπειδὴ πλῆθός ἐστι τῶν περιττῶν διὰ πάντων ἐκκρίνεσθαι τῶν πόρων.

κε'.

Πρὸς δὲ τὸ ὀδοντοφυεῖν προσάγουσιν οὖλων ὀδαξησμοὶ, πυρετοὶ, σπασμοὶ, διάρῥοιαι, καὶ μάλιστα ὅταν ἀνάγωσι
τοὺς κυνόδοντας καὶ τοῖσι παχυτάτοισι τῶν παιδίων καὶ
τοῖσι τὰς κοιλίας σκληρὰς ἔχουσι.

Τὸ μὲν ὀδαξησμούς τινας γίνεσθαι τῶν οὖλων, ὅταν οἱ
ὀδόντες φύειν μέλλωσι τοῖς παιδίοις, οὐδὲν θαυμαστόν· ὁ

pueris tamen infantibus etiam per aures cerebrum expurgatur; et recte Hippocrates inter proprios hujus aetatis
morbos etiam aurium fcripfit humiditates. Eft fiquidem
et totum corpus recens natis puerulis fumme humidum,
adeo ut et offium natura in ipfis velut cerea potius quam
lapidea videatur. Ceterarum vero partium cerebrum quam
humidiffimum exiftit, ut quod etiam in adultis tale exiftat. Quare optima ratione quum ipfis excrementorum
copia redundet, per omnes meatus excernitur.

XXV.

*Ad dentitionem vero productis gingivarum pruritus, fe-
bres, convulfiones, diarrhoeae ac maxime quum caninos
dentes edunt, craffiffimisque pueris ac duras alvos habentibus oboriuntur.*

Quum puerulis dentes oborturi funt, gingivarum pruritus fieri nihil mirum. Pruritus enim prurigo quaedam

Ed. Chart. IX. [120.]   Ed. Baf. V. (262.)
γὰρ ὀδαξησμὸς κνησμός τίς ἐστι μετὰ βραχείας τινὸς ἀνίας.

οἱ πυρετοὶ δὲ καὶ οἱ σπασμοὶ καὶ αἱ διάῤῥοιαι συμβαίνουσι
τοῖς παιδίοις ὀδοντοφυοῦσιν ἤδη καὶ μηκέτι μέλλουσιν, ὡς
καὶ αὐτὸς ἐδήλωσεν εἰπὼν, καὶ μάλισθ᾽ ὅταν ἀνάγωσι τοὺς
κυνόδοντας. εὔλογον δὲ δή που ὅτι διατετραμμένων τῶν
οὔλων ὑπὸ τῶν ἀνιόντων ὀδόντων ταῦτα γίνεσθαι τὰ συμπτώματα, καθάπερ ὅταν ἐμπεπαρμένος ᾖ σκόλοψ σαρκὶ, καὶ
πλέον γ᾽ ἐστὶ τὸ κατὰ τοὺς ὀδόντας ἢ τοὺς σκόλοπας τὸ
τῆς ἀνίας. οἱ μὲν γὰρ σκόλοπες ἡσυχάζουσιν ἐστηριγμένοι
κατὰ τὸ μόριον ᾧ κατ᾽ ἀρχὰς ἐμπεπήγασιν, οἱ δ᾽ ὀδόντες
ἀεὶ προχωροῦσι τοσοῦτον ὅσον αἰξάνονται. πυρέττει μὲν
οὖν ἐν τούτῳ τῆς ἡλικίας τὰ παιδία διά τε τὰς ὀδύνας καὶ
τὰς ἀγρυπνίας καὶ τὰς φλεγμονάς. οἱ σπασμοὶ δ᾽ αὐτοῖς
ἕπονται διά τε ταῦτα καὶ διὰ τὴν τροφὴν ἀπεπτουμένην,
καὶ διότι μηδέπω τὰ κατὰ τῶν νεύρων φύσιν ἐστὶν ἰσχυρά.
τούτοις ἅπασιν ἀκολουθοῦσιν ἐξ ἀνάγκης καὶ διάῤῥοιαι, διὰ
τὸ μὴ πέττεσθαι καλῶς τὴν τροφὴν μήτε ἀναδίδοσθαι. τὸ
δὲ καὶ τοῖς παχυτάτοις τῶν παιδίων καὶ τοῖς τὰς κοιλίας

eſt cum leni quodam dolore. Febres vero, convulſiones
atque diarrhoeae pueris jam dentientibus ac nondum dentes edituris accidunt, quemadmodum ipſi his verbis oſtendit: *Et maxime quum caninos edunt dentes.* Liquet autem foratis a dentibus prodeuntibus gingivis haec evenire
ſymptomata, quemadmodum quum paxillus carni fuerit
impactus; atque ſane plus moleſtiae quam infixi paxilli
dentes excitant. Hi ſiquidem paxilli ſemel firmati in
membro quieſcunt cui ab exordio infixi ſunt; dentes vero
ſemper tantum procedunt, quantum augentur. Febricitant
ergo hac aetate pueruli et propter dolores et vigilias et
inflammationes. Convulſiones autem ſequuntur tum propter haec, tum propter crudum alimentum et quod nervoſae partes nondum ſatis ſint validae. His omnibus etiam
diarrhoeae ſuccedunt, quod alimentum non belle coquatur,
neque diſtribuatur. Illud autem: *pueris eraſſiſſimis et al-*

Ed. Chart. IX. [120. 121.]　　　　　Ed. Baf. V. (262.)
σκληρὰς ἔχουσιν ἐπὶ τοὺς σπασμοὺς ἀναφέρεται. τούτοις
μάλιστα λέγοντος αὐτοῦ τῶν παιδίων γίγνεσθαι σπασμοὺς,
ἅπερ ἂν ᾖ παχύτατα καὶ κοιλίας ἔχοντα σκληράς. πληθωρικὰ γάρ ἐστι τὰ τοιαῦτα καὶ περιττωματικὰ καὶ διὰ τοῦτο
σπασμοῖς εὐάλωτα, μάλιστα δὲ σπασμοὶ τὰς τοιαύτας κα-
ταλαμβάνουσι φύσεις.

_____

κστ'.

[121] Πρεσβυτέροισι δὲ γενομένοισι παρίσθμια, σπονδύλου τοῦ κατὰ τὸ ἰνίον εἴσω ὤσιες, ἄσθματα, λιθιά-
σιες, ἕλμινθος στρογγύλαι, ἀσκαρίδες, ἀκροχορδόνες, σα-
τυριασμοὶ, χοιράδες καὶ τἆλλα φύματα, μάλιστα δὲ τὰ
προειρημένα.

_____

Πρῶτον μὲν ἔγραψε τῶν νεογνῶν παιδίων, εἶθ' ἑξῆς
τῶν ὀδοντοφυούντων, εἶτα νῦν περὶ τῶν μεταξὺ κατὰ τὴν
ἡλικίαν ἤδη, τῶν πεπαυμένων τοὺς ὀδόντας φύειν καὶ τῶν

_____

vos duras habentibus, ad convulſiones refertur, quum his
maxime pueris dicat convulſiones fieri, qui craſſiſſimi ſunt
et alvos duras habent. Tales enim plethorici ſunt et ſca-
tent excrementis, ideoque convulſionibus facile capiuntur; maxime vero ejusmodi naturas convulſiones obſident
laeduntque.

_____

XXVI.

At adultioribus factis tonſillarum inflammationes, verte-
brae ad occipitium intro luxationes, aſthmata, calculi,
lumbrici rotundi, aſcarides, verrucae penſiles, ſatyriaſ-
mi, ſtrumae et alia tubercula, praecipue vero praedicta.

_____

Primum quidem ſcripſit de recens natis puerulis,
deinde de dentientibus, nunc vero de iis qui mediam
aetatem agunt inter eos qui jam dentire deſierunt et eos

πλησίων τοῦ ἡβάσκειν. ἐφεξῆς γὰρ ἐκείνων, ἐπὶ τοῖς δὲ
τετάρτων τῇ τάξει, μνημονεύει κατὰ τὸν ἑξῆς ἀφορισμόν.
ἀλλὰ τήν γε τρίτην ἡλικίαν, ἥτις νῦν πρόκειται ἡμῖν, τὴν
ἄχρι δωδεκάτου καὶ τρισκαιδεκάτου προϊοῦσαν ἔτους, ἁλίσκεσθαι πάθεσί φησιν, ὧν πρῶτα γράφει παρίσθμια, φλεγμονὰς ὄντα τῶν κατὰ τὸν ἰσθμὸν χωρίων. ἀκούειν δὲ νῦν
ἰσθμὸν χρὴ, τὸ μεταξὺ τοῦ στόματός τε καὶ τοῦ (263)
στομάχου μόριον, ἐκ μεταφορᾶς οὕτως ὠνομασμένον, ἀπὸ
τῶν κυρίως λεγομένων ἰσθμῶν. αἵ δή τινές εἰσι στεναὶ γῆς
διέξοδοι, μεταξὺ δυοῖν θαλαττῶν. τὰ δὲ παρίσθμια ταῦτα,
ποτὲ μὲν αὐτοῦ μόνου τοῦ κοινοῦ, τῇ τε γαστρὶ καὶ τῷ στομάχῳ καὶ τῇ φάρυγγι καὶ ὅλῳ τῷ στόματι χιτῶνός εἰσι
φλεγμοναί, ποτὲ δὲ καὶ τῶν ὑποκειμένων αὐτῶν μυῶν, ἡνίκα
καὶ τοῦ κατὰ τὸ ἰνίον σπονδύλου συμβαίνουσιν αἱ εἴσω
ῥοπαὶ, περὶ ὧν ἐφεξῆς ἐν τοῖς παρισθμίοις ἐρεῖ· σπονδύλου
τοῦ κατὰ τὸ ἰνίον εἴσω ὤσιες. ἑλκόμενος γὰρ ὑπὸ τῶν
φλεγμαινόντων μυῶν ὁ σπόνδυλος οὗτος εἰς τὸ πρόσω τοῦ

qui pubertati funt proximi. Nam de pubertati proximis
deinceps fequenti aphorifmo mentionem facit, quartum ab
iis ordine locum obtinentibus. Verum tertiam aetatem
quae nunc proponitur, ad duodecimum et tertium decimum ufque annum progredientem iis corripi ait affectibus, quorum prima parifthmia fcribit, quae funt locorum
ad ifthmum pertinentium inflammationes. Hic autem per
ifthmum pars illa intelligenda eft quae os et gulam interjacet, per metaphoram ab ifthmis proprie dictis ita nominata. Sunt autem angufti quidam terrae tramites ac
tranfitus inter duo maria fitae. Haec autem parifthmia
nonnunquam folius funt tunicae ventriculo et gulae et
faucibus totique ori communis inflammationes; nonnunquam vero et fubjectorum ipfi mufculorum ; quum vertebrae etiam quae eft in occipite antrorfum fiunt inclinatio-
nes, de quibus poft parifthmia inquit: *Et vertebrae ad*
occipitium intro luxationes. Nam a mufculis inflammationem patientibus vertebra haec tracta ad partem incli-

τραχήλου μέρος ἐπινεύει. κέκληκε δὲ οὐ πρόσω τοῦτο μέρος,
ἀλλ' εἴσω Ἱπποκράτης, ὡς πρὸς τὸν σπόνδυλον ἀναφέρων
τὸν λόγον ὀπίσω κείμενον. ἡ γὰρ εἰς τὸ βάθος μετάστασις
τοῦ σώματος, ἐάν τε ἐκ τῶν ὀπίσω ἐάν τε ἐκ τῶν πρόσω
γένηται, διὰ μιᾶς φωνῆς δηλοῦται τῆς ἔσω. τί δή ποτ'
οὖν Ἱπποκράτης ἐπὶ τῶν ἀρτιγενῶν παιδίων οὔτε περὶ τῶν
παρισθμίων οὔτε περὶ τῆς ἔσω ῥοπῆς τοῦ κατὰ τὸ ἰνίον
σπονδύλου διῆλθεν, οὐδὲν ἧττον κἀκείνων ὑγρὸν καὶ περιτ-
τωματικὸν ἐχόντων τὸν ἐγκέφαλον, ὡς ἐπιπέμπειν ῥεῦμα
τοῖς ὑποκειμένοις μορίοις· ἢ ὅτι φθάνει τὰ τηλικαῦτα διαφθειρόμενα, πρὶν ὑπομεῖναι φλεγμονὴν ἰσχυρὰν, τοὺς ὑπο-
κειμένους τῇ φάρυγγι μύας ἅμα τοῖς νεύροις. καὶ ἄλλως
ὅτι μαλακὰ ταῦτά ἐστιν αὐτοῖς τὰ μόρια καὶ διὰ τοῦτο
ἀδύνατα τάσιν ὑπομεῖναι σφοδρὰν, ὡς ἐπισπᾶσθαι δύνασθαι
τὸν σπόνδυλον εἴσω πρὸς αὐτά. καὶ μὲν δὴ καὶ τὸ ἄσθμα,
καλοῦσι δ' οὕτως οἱ Ἕλληνες τὴν πυκνὴν ἀναπνοὴν, οἷα
συμβαίνει τοῖς δραμοῦσιν, ἢ ὁπωσοῦν ἑτέρως εἰς σφοδρὰν
κίνησιν ἀχθεῖσιν. ἐπὶ μὲν τούτων γίνεται δι' αὐτὸ τὸ

nat cervicis anteriorem. Nominavit autem hanc partem
Hippocrates non anteriorem, fed interiorem, ut qui ad
vertebram pone locatam orationem referret: corporis enim
e fua fede in profundum emotio, five ex anterioribus,
five ex pofterioribus fiat partibus, unica voce introrfum
fignificatur. Cur igitur Hippocrates in puerulis recens
natis, neque de pariflhmiis, neque de vertebrae in occi-
pitio luxatione quidquam dixit, quum et illi nihilominus
cerebrum humidum et fcatens excrementis habeant, adeo
ut in fubjectas partes fluxiones demittat? An quod hi
tam pufilli prius intereant quam fubjecti faucibus mufculi una cum nervis vehementem inflammationem patiantur? quodque praeterea ipfis hae partes fint molles, ac
proinde vehementem fuftinere tenfionem nequeant, ut vertebram intro ad fe poffint attrahere. Jam vero afthma,
fic autem Graeci vocant crebram refpirationem qualis currentibus aut quovis alio modo ad vehementem motionem
adductis accidit, in his quidem fit quod multa ob ipfum

γυμνά- [122] σιον, αναπνοής πολλής του ζώου χρήζοντος.
επί δε των άνευ γυμνασίου, διά την στενοχωρίαν των εν
τῷ πνεύμονι κοιλιῶν. η στενοχωρία δ' αἴτη πληρουμένου
του σπλάγχνου των άνωθεν ρευμάτων γίνεται. τα δε ρεύματα ταῦτα πλείω μέν εστι τοῖς νεογόνοις παιδίοις, αναιρεῖ
δ' οξέως αυτά, διότι και άλλως έχει κακῶς. ήτε γαρ εκ
της μήτρας εις τον πέριξ αέρα κατάστασις ή τε της τροφης
ετερότης, η τε φλεγμονή κατ' αρχάς μεν των κατά τον ομ-
φαλόν χωρίων, αύθις δε διά την των οδόντων γένεσιν
ασθενή πάντα ποιεῖ τα τοιαῦτα και μόγις εφ' οἷς εἴρηκα
διαρκοῦνται, μή τί γε δή προς εκείνοις έτι και το ρεῦμα
δυνάμενα φέρειν, εις πνεύμονα κατασκήπτον. αι δε λιθιά-
σεις ίδιόν εστι των παίδων πάθημα, διά την αδηφαγίαν
ωμούς χυμούς αθροιζόντων ουκ ολίγους, εξ ών το παχύτερον άμα τοῖς ούροις εις την κύστιν αφικνούμενον ύλη της
των λίθων εστί γενέσεως και διά την θερμασίαν την πολλήν. αθροίζουσι μέν γαρ και οι γέροντες ουκ ολίγον ωμόν
χυμόν, ου διά την αδηφαγίαν ως οι παῖδες, αλλά διά την

exercitium indigeat animal reſpiratione; in aliis autem
citra, exercitium ob cavitatum pulmonis anguſtiam; haec
vero anguſtia fit fluxionibus ſuperne irruentibus repleto
viſcere. At hae fluxiones plures quidem in recens natis
puerulis fiunt ac cito ipſos interimunt, quoniam et alias
male ſe habent. Nam et ab utero in ambientem aërem
tranſitus et alimenti diverſitas per initia quidem locorum
ad umbilicum inflammatio, deinde ob dentium ortum eos
omnes imbecillos reddit et vix ea quae dixi mala tolerant; nedum praeter haec fluxiones etiam in pulmonem
decumbentes ferre poſſint. Lithiaſis vero, *calculi generatio*, proprius eſt puerorum morbus, ob edacitatem crudos
humores non paucos coacervantium, ex quibus pars craſſior una cum urinis ad veſicam delata fit lapidum generationis materia; accedente altera cauſa, caloris vehementia. Acervant quidem et ſenes humorem crudum non
paucum, non propter voracitatem ut pueri, ſed propter

ἀῤῥωστίαν τῆς πεπτικῆς δυνάμεως. οὐ μὴν τὸ γε θερμὸν
ἔχουσιν ἰσχυρὸν, ὃ τὴν παχεῖαν ὕλην ἐξατμίζον ἐργάζεται
τοὺς λίθους. ἕλμινθες δὲ καὶ ἀσκαρίδες ἀνάλογον ἐοίκασι
γίνεσθαι τοῖς ἄλλοις ζώοις, ὅσα τὴν γένεσιν οὐκ ἐκ σπερ-
μάτων, ἀλλ' ἐκ σηπεδόνος ἔχει μόνον. μόνη γὰρ οὐχ ἱκανὴ
ταῦτα γεννῆσαι σηπεδὼν, ἀλλὰ καὶ θερμασίας πολλῆς προσ-
δεῖται. διαφθείρεται μὲν οὖν ἡ τροφὴ πολλάκις ἐν τῇ γαστρὶ καὶ μάλιστα ἐν τῇ κάτω τοῖς παιδίοις. ἀλλ' ἡ θερμασία τοῖς μὲν πάνυ νέοις οὐδέπω τῆς ὕλης ἐγκρατής ἐστι.
τῶν δὲ τηλικούτων καὶ τὴν ὕλην ἐπέχει τὴν ἐπιτήδειον εἰς
ζώων τοιούτων γένεσιν, ἐπ' αὐτῇ τε τὴν θερμασίαν προσεί-
ληφεν. ἀσκαρίδες μὲν οὖν εἰσι λεπταί τινες ἕλμινθες, ἐν
τῷ κάτω μάλιστα τοῦ παχέος ἐντέρου μέρει γεννώμεναι, καὶ
φαίνονταί γε πλεῖσται σαφῶς ἐπὶ τῶν ἀπεπτούντων ὑποζυγίων γεννώμεναι. τὴν δ' ἀπεψίαν αὐτῶν ἡ δυσωδία τῶν
διαχωρημάτων ἐνδείκνυται. τὸ δ' ἄλλο γένος τῶν ἑλμίνθων
αἱ στρογγύλαι γεννῶνται μὲν ἐν τοῖς ἄνω μᾶλλον ἐντέροις,
ὥστε καὶ εἰς αὐτὴν ἐπιβαίνουσιν ἔστιν ὅτε τὴν γαστέρα.

facultatis coctricis imbecillitatem; non tamen calorem vehementem habent, qui ex craſſa materia vaporem refol-
vens lapidem generet. Lumbrici vero et aſcarides videntur aliis animalibus ſimiliter gigni, quae non ex ſemine,
ſed ex putredine ſola ortum habent. Sola enim putredo
hiſce procreandis non ſatis eſt, ſed multo etiam calore
indiget. Cibus itaque plerumque corrumpitur in ventre,
ac potiſſimum inferiore puerulis, verum calor in valde
parvis ac tenellis nondum materia ſuperior exiſtit; in adultioribus autem et materia idonea eſt ad talium animalium generationem, ac praeter eam calorem adſciſcit.
Aſcarides igitur ſunt tenues quidam lumbrici in parte
praecipue inferiore craſſi inteſtini procreati, cujusmodi
plurimi manifeſto procreari conſpiciuntur in veterinis animalibus male cibum coquentibus, quorum depravatam
coctionem foetor indicat excrementorum. Aliud vero genus lumbricorum rotundorum in ſuperioribus magis inteſtinis generantur, adeo ut ad ipſum quandoque ventricu-

πολὺ δὲ πλείους αὗται τῶν ἀσκαρίδων ἐν τοῖς παισὶ γίγνονται. σπανιωτέρα δ᾽ ἡ τῆς πλατείας ἕλμινθος γένεσίς ἐστιν,
ἥτις καὶ μακροτάτη γίγνεται, παρεκτεινομένη πολλάκις
ἅπασι τοῖς ἐντέροις. ἀλλὰ ταύτης μὲν οὐδ᾽ ὅλως ἐμνημόνευσεν ὁ Ἱπποκράτης, ὅτι μηδὲ προὔκειτο περὶ πάντων
αὐτῷ διεξέρχεσθαι τῶν παθημάτων ὅσα συμβαίνει τοῖς
ἀνθρώποις, ἀλλ᾽ ἐκείνων μόνων, ὅσα γίγνεται καθ᾽ ἑκάστην
τῶν ἡλικιῶν. διὰ τοῦτο γοῦν αὐτὸς μετὰ τῶν εἰρημένων
κατάλογον ἐφεξῆς ἀκροχορδόνας τε καὶ χοιράδας ἔγραψε κακοχύμου πλήθους ἔγγονα νοσήματα ῥέποντος ἔξω τε καὶ
πρὸς τὸ δέρμα. πᾶν δὲ αὐτῶν τὸ γένος ὀνομάζει φύματα
γράψας ἐφεξῆς οὕτως, ἀκροχορδόνες χοιράδες καὶ τἄλλα
φύματα. λέγονται δ᾽ ἐξαιρέτως ἔνια φύματα, φλεγμοναί
τινες αὐτόματοι τάχιστα μὲν γεννώμεναι, τάχιστα δ᾽ εἰς ὀξὺ
ὑψηλὸν αἱρόμεναι, τάχιστα δὲ καὶ ἐκπυΐσκόμεναι, καὶ πλείστη γε καὶ ἡ τούτων γένεσίς [123] ἐστιν ἐν βουβῶνι καὶ
μασχάλῃ, ὅτι καὶ ἀδένες ἐνταῦθα πολλοὶ φύσιν ἔχοντες εἰς

Jom adfcendant, atque multo plures hi quam afcarides
gignuntur in pueris. Rarior autem eft lumbrici lati generatio, qui et longiffimus eft et faepe per omnia extenditur inteftina. Verum de hoc nullam penitus fecit Hippocrates mentionem, quoniam neque ipfi erat propofitum
de omnibus morbis agere, qui hominibus accidunt, fed
de iis tantum qui fingulis aetatibus ut plurimum accidunt.
Propterea igitur ipfe enumeratis jam dictis deinceps *ver-
rucas penfiles* acrochordonas et ftrumas adjecit, morbos
pravorum humorum plenitudinis fobolem. Totum autem
ipforum genus phymata *tubercula* nominat, ita deinceps
fcribens: *Verrucae penfiles, ftrumae et alia tubercula.*
Verum eximie phymata quaedam appellantur inflammationes nonnullae fponte nafcentes, quae et celerrime in
acumen generantur, quae celerrime in altum attolluntur
et celerrime etiam fuppurantur, quorum plurima eft in
inguinibus et axillis generatio, quod his in locis plures
fint adenes, naturam excrementis in fe promte excipien-

ἑαυτοὺς ἑτοίμως δέχεσθαι τὰ περιττά. τούτων τῶν ἀδένων
ἐστὶ πάθημα καὶ ἡ χοιρὰς οὐχ ὑπὸ θερμῆς ὕλης, οὐδ᾽ εἰς
ἐκπύησιν ἐπειγομένης, μάλιστα δὲ ψυχροτέρας τε καὶ φλε-
γματικωτέρας.

κζ΄.

Τοῖσι δὲ ἔτι πρεσβυτέροισι καὶ πρὸς τὴν ἥβην προάγουσι,
τουτέων τε τὰ πολλὰ καὶ πυρετοὶ χρόνιοι μᾶλλον καὶ ἐκ
ῥινῶν αἵματος ῥύσιες.

Ἄρχονται μὲν ἡβάσκειν μετὰ τὸ τεσσαρεσκαιδέκατον
ἔτος οἱ παῖδες. ὅσοι δὲ πλησίον ἤκουσι τῆς ἡλικίας ἐκείνης,
εἶεν ἄν ποτε ἐτῶν δυοκαίδεκα ἢ τρισκαίδεκα, καὶ μέντοι καὶ
τεσσαρεσκαιδεκά τινες αὐτῶν. οὐ γὰρ ἁπάντων ἀκριβὴς
μία προθεσμία τῆς ἥβης ἐστί, διὰ τὴν θερμότητα καὶ ψυχρότητα τῆς κράσεως. οἱ μὲν γὰρ θερμοὶ πρωϊαίτερον, οἱ
ψυχροὶ δὲ ὀψιαίτερον ἡβάσκουσι. νοσοῦσι δ᾽ οἱ παῖδες

dis idoneam fortiti. Horum adenum morbus ſtruma quoque eſt, non ex calida materia, neque ad ſuppurationem
properante, ſed ex pituitoſiore et frigidiore maxime
conſtans.

XXVII.

At etiamnum adultioribus et ad pubertatem accedentibus
ex iis multa et febres diuturniores et ex naribus ſanguinis profluvia.

Pueri poſt annum quartum decimum pubeſcere incipiunt. Qui vero prope hanc aetatem accedunt, ſunt qui
duodecimum aut tertium decimum aut quartum decimum
etiam annum agunt. Non enim unus omnium certiſſimus
pubertatis eſt terminus propter temperamenti caliditatem
et frigiditatem. Calidi namque citius, frigidi vero tardius pubeſcunt. Aegrotant autem pueri multis morbis

Ed. Chart. IX. [123. 124.]   Ed. Baf. V. (263. 264.)

οὗτοι πολλὰ μὲν καὶ τῶν ἤδη προειρημένων τῇ τῆς κράσεως ὁμοιότητι καὶ μέντοι καὶ πυρετοὺς χρονιωτέρους τῶν
ἔμπροσθεν. οὐ μὴν εἴρηκέ τι περὶ τῶν ἐν ἐκείνῃ τῇ ἡλικίᾳ πλεοναζόντων πυρετῶν, ἀλλ᾽ ἐκ τοῦ νῦν εἰρημένου δῆλός ἐστιν ἐνδεικνύμενος ὀξεῖς αὐτοὺς γίγνεσθαι. ἀλλοιοῦν-
ται γὰρ αἱ διαθέσεις τῶν παίδων τάχιστα, διὰ τὴν ὑγρότητα τοῦ σώματος καὶ τὴν τῆς φυσικῆς δυνάμεως ἀρρωστίαν. αἵματος δὲ ῥύσεις ἐκ τῶν ῥινῶν γίνονται τοῖς τηλικούτοις, ἐπειδὴ πλεονάζειν ἄρχεται κατὰ τὴν ἡλικίαν ἐκείνην ὁ χυμὸς οὗτος, οὐχ ὅτι πλείων γεννᾶται ἢ πρόσθεν,
ἀλλ᾽ ὅτι νῦν ἧττον ἀναλίσκεται, διὰ τὸ καὶ τὴν αὔξησιν,
ὡς πρὸς τὴν ἀναλογίαν τοῦ σώματος, ἧττον κατὰ τὴν ἡλικίαν ταύτην γίνεσθαι τῆς ἔμπροσθεν.

κέ.

[124] (264) Τὰ δὲ πλεῖστα τοῖσι παιδίοισι πάθεα κρίνεται, τὰ
μὲν ἐν τεσσαράκοντα ἡμέρῃσι, τὰ δ᾽ ἐν ἑπτὰ μησὶ, τὰ δ᾽ ἐν
ἑπτὰ ἔτεσι, τὰ δὲ πρὸς τὴν ἥβην προάγουσιν. ὅσα δ᾽

jam praedictis propter temperamenti fimilitudinem et praeterea febribus diuturnioribus quam fuperiores; non tamen
quidquam de iis protulit quae prima illa aetate febres
abundant quales effent; verum ex eo quod nunc dicitur
aperte oftendit, ipfas acutas effe. Immutantur enim al-
teranturque puerorum ftatus citiffime propter corporis humiditatem et naturalis facultatis imbecillitatem. Sanguinis vero profluvia ex naribus fiunt grandioribus, quoniam
hic humor ea aetate redundare incipit, non quod copiofior quam antea generetur, fed quod nunc ipfius minus
abfumatur, propterea quod et augmentum pro corporis
ratione hac aetate quam fuperiore procedat.

XXVIII.

*At vero pueris plurimi morbi judicantur, alii quidem in-
tra dies quadraginta; nonnulli vero intra feptem menfes; quidam intra annos feptem; quidam denique ad
pubertatem accedentibus. Quicunque vero morbi pueris*

ἄν διαμένῃ τοῖσι παιδίοισι πάθεα καὶ μὴ ἀπολυθῇ παρὰ
τὸ ἡβάσκειν ἢ ταῖσι θήλεσι περὶ τὰς τῶν καταμηνίων
ῥήξιας, χρονίζειν εἴωθεν.

Εἰ προσέκειτο τῷ λόγῳ τὰ χρόνια, κάλλιον ἂν ἦν. ὅθεν
ἔνιοι τὸ τοῦ πάθους ὄνομα κατὰ τῶν χρονίων μόνων οἴονται λέγειν αὐτόν. ἀλλ' ἐναντιοῦταί γε αὐτοῖς τὰ τοιαῦτα
κατὰ τοὺς ἀφορισμοὺς εἰρημένα, ἐν τοῖσιν ὀξέσι πάθεσιν
ὀλιγάκις καὶ ἐν ἀρχῇσι, τῇσι φαρμακείῃσι χρέεσθαι καὶ αἱ
λεπταὶ δίαιται καὶ ἐν τοῖσι μακροῖσιν ἀεὶ παθεσι καὶ ἐν
τοῖσιν ὀξέσι. δῆλον οὖν ἐκ τούτων ἐστὶν ὡς οὐ μόνον ἐπὶ
τῶν χρονίων, ἀλλὰ καὶ ἐπὶ ὀξέων λέγειν εἴωθεν ὁ Ἱπποκράτης τὸ τοῦ πάθους ὄνομα. φαίνεταί γε μὴν νῦν ἤτοι κατὰ
τῶν χρονίων αὐτὸ φέρων ἢ τὸν λόγον ἐλλιπῆ πεποιημένος.
ἀλλ' ἡμεῖς γε ἀναπληρώσαντες αὐτὸν φήσομεν οὕτως· τὰ
δὲ πλεῖστα τοῖσι παιδίοισι πάθη χρόνια κρίνεται, τὰ μὲν
ἐν τεσσαράκοντα ἡμέρῃσι, τὰ δὲ ἐν ἑπτὰ μησὶ, τὰ δὲ ἐν

permanferint, neque pueris circa pubertatem, neque feminis circa menftruorum eruptiones foluti fuerint, diuturni effe confueverunt.

Si vox, diuturni, orationi adjecta fuiffet, melius
foret. Unde nonnulli nomen πάθους, affectionis, de diuturnis tantum morbis ipfum intelligere aibitrantur. Verum
his adverfantur quae in aphorifmis pronunciata funt: In
acutis πάθεσι, morbis, raro et per initia medicamentis
purgantibus utendum: et, tenuis victus tum in longis πάθεσι, morbis, femper tum in acutis. Itaque ex his manifeftum eft non in diuturnis tantum morbis, fed etiam in
acutis Hippocratem πάθους, affectionis, nomen pro confuetudine pronunciaffe. Videtur tamen nunc aut de diuturnis morbis id intelligere aut imperfectam orationem pro-
tuliffe. At nos ipfi quod deeft ad perfectionem fupplen-
tes ita dicemus. Plurimi autem puerulis morbi diuturni
judicantur: alii quidem intra dies quadraginta, nonnulli
vero intra feptem menfes, quidam intra annos feptem.

ἑπτὰ ἔτεσι. τῶν μὲν οὖν ἡμερῶν ἡ τεσσαρακοστὴ πρώτη
μὲν τῶν χρονιζόντων ἐστὶ κρίσιμος, ἐσχάτη δὲ τῶν ἐκ μεταπτώσεως ὀξέων, ὡς καὶ πρόσθεν εἶπον. ὅσα δὲ τὸν ἀριθμὸν τούτων ὑπερβαίνει, κατὰ τὸν τῆς ἑβδομάδος λόγον
ἴσχει τὴν κρίσιν, οὐκέθ᾽ ἡμερῶν ἑπτὰ συναριθμουμένων,
ἀλλὰ πρότερον μὲν μηνῶν, εἶθ᾽ ἑξῆς ἐτῶν. καὶ μὲν δὴ καὶ
ὅτι κατὰ τοῦτον ὑπερβάντα τὸν χρόνον εἰς τὴν τετάρτην
ἡλικίαν ἀφικνεῖται πρόδηλον. δευτέρα τε γὰρ ἑβδομὰς ἐν
τούτῳ τῷ χρόνῳ συμπληροῦται. καὶ ἄλλως αἱ μεταβολαὶ
τοῦ σώματος μεγάλαι γίνονται κατὰ τὴν ἥβην καὶ μάλιστα
ἐπὶ τῶν θηλειῶν, διὰ τὴν τῶν καταμηνίων φορὰν, ὥσθ᾽
ὅσα γε νοσήματα μηδὲ κατὰ ταύτην τὴν ἡλικίαν ἐλύθη μέχρι πολλοῦ χρόνου παραμένειν εἴωθεν.

κθ'.

[125] Τοῖσι δὲ νεανίσκοισιν αἵματος πτύσιες, φθίσιες,
πυρετοὶ ὀξέες, ἐπιληψίαι καὶ τἆλλα νοσήματα, μάλιστα
δὲ τὰ προειρημένα.

Quadragefimus namque dies diuturnorum morborum primus eft decretorius et degenerum ex decidentia acutorum
ultimus, quemadmodum fupra docuimus. Qui vero hunc
fuperant numerum, feptenaria ratione judicationem fortiuntur, non jam diebus connumeratis feptem, fed primum quidem menfibus, deinde annis. Et vero fane morbos qui hoc tempus fuperaverint ad quartum decimum
annum pervenire manifeftum eft. Nam fecundus feptena-
rius eo tempore completur, deinde etiam in pubertate
magnae fiunt corporis mutationes, in feminis praefertim
propter menftruorum eruptionem. Quare qui morbi nec
hac aetate foluti fuerint, in longum ufque tempus permanere confueverunt.

XXIX.

*Juvenibus fanguinis exfpuitiones, tabes, febres acutae, epi-
lepfiae aliique morbi, fed maxime praedicti.*

Λεπτομερῶς πάνυ διελθὼν τὰς πρώτας ἡλικίας ἄχρι
τῆς τῶν ἡβώντων οὐκ οἶδ᾽ ὅπως ὑπερέβη τὴν τῶν μειρακίων, ἐν τῷ μεταξὺ τῆς τῶν ἡβώντων καὶ τῶν ἀκμαζόντων
οὖσαν. ἀλλ᾽ ἐκ τῶν εἰρημένων ἔνεστί σοί τι καὶ περὶ ταύτης τεκμήρασθαι, κοινωνούσης μὲν κατὰ πολλὰ ταῖς περιε-
χούσαις αὐτὴν ἑκατέρωθεν ἡλικίαις, ἴδιον δ᾽ ἐξαίρετον
ἐχούσης ἐπὶ τῶν ἀῤῥένων τὴν ἐκ ῥινῶν αἱμοῤῥαγίαν, ἧς
ἐμνημόνευσεν ἐπὶ τῶν ἐγγὺς τῆς ἥβης. ἄρχεται μὲν γὰρ
ἐπιφαίνεσθαι κατ᾽ ἐκείνην τὴν ἡλικίαν τοῦτο τὸ σύμπτωμα,
μάλιστα δ᾽ ἀκμάζει τοῖς μειρακίοις, εἶθ᾽ ὑφίησιν ἀνδρου-
μένους. ἀλλὰ ταύτην τὴν ἡλικίαν ὑπερβὰς ὁ Ἱπποκράτης
ἐπὶ τὴν τῶν νεανίσκων ἀφικνεῖται, καὶ πρῶτον μὲν αἵματος
πτύσιν καὶ φθίσιν ἔγραψεν, εἶθ᾽ ἑξῆς πυρετοὺς ὀξεῖς καὶ
μετ᾽ αὐτοὺς ἐπιληψίαν. εἶτ᾽ ἐπὶ τούτοις ἔφη καὶ τὰ ἄλλα
νοσήματα, μάλιστα δὲ τὰ προειρημένα, καλῶς μὲν τοῦτο
προσγράψας, ὁρᾶται γὰρ οὕτως ἔχον, ἐλλιπῶς δὲ περὶ τῶν
ὀξέων πυρετῶν διελθών. οὐ γὰρ ἁπλῶς ἐχρῆν εἰπεῖν ὀξεῖς
καὶ οἵ γε τοῖς παισὶν οὐδὲν ἧττον ὁρῶνται γιγνόμενοι, ἀλλὰ

Quum primas aetates ad pubertatem usque minutissime
explicuerit, nescio quomodo adolescentiam praetermiserit,
inter puberes ac aetate febrentes mediam. Verum ex
pronunciatis tibi licet etiam qualis ea sit conjicere, quae
in multis quidem communicat cum illis aetatibus utrimque ipsam circumstantibus, sed in maribus peculiarem exi-
miamque habet sanguinis per nares profusionem, cujus in
aetatibus pubertati proximis meminit. Nam hoc symptoma
ea aetate appare incipit, sed maxime viget in adolescen-
tibus, deinde remittitur in viris. Verum hanc aetatem
praetergressus Hippocrates ad juvenum aetatem pervenit,
ac primum sanguinis exspuitiones et tabem, deinde febres
acutas ac deinceps epilepsiam scripsit; postremo ad haec
et alii, inquit, morbi, sed maxime prius commemorati,
recte hoc adjiciens, nam ita rem se habere cernimus,
sed non integre de febribus acutis disseruit. Non enim
dicere absolute oportuit acutas, quae et in pueris nihilominus fieri conspiciuntur, sed ex acutis tertianas maxime

τῶν ὀξέων τριταίους μάλιστα καὶ καύσους. οὗτοι γὰρ χο-
λωδέστατοί τε πυρετῶν ἁπάντων εἰσὶ καὶ πλεῖστοι τοῖς νεανίσκοις γίνονται. διότι καὶ ἡ ξανθὴ χολὴ πλεονάζει κατ᾽
αὐτὴν τὴν ἡλικίαν, ἐφ᾽ ἧς αἱ τοιαῦται νόσοι τοῖς ἀκμάζουσι
γίνονται. φθίσεις δὲ καὶ πτύσεις αἵματος οὐ κατὰ τὴν φύσιν τῆς ἡλικίας πάσχουσιν, ἀλλὰ κατά τι τῶν συμβεβηκό-
των αὐτῇ. διὸ καὶ πρόσθεν ἔλεγεν· οἱ πρεσβῦται τῶν νέων
τὰ μὲν πλεῖστα νοσέουσιν ἧττον, ἔνθα καὶ ἡμεῖς εἴπομεν
ὡς διὰ τὴν ἀκρασίαν τοῖς νέοις, οὐ διὰ τὴν ἀσθένειαν τῆς
δυνάμεως τὰ νοσήματα γίγνεται πολλά. κατὰ τοῦτο οὖν καὶ
τοῖς νεανίσκοις αἱ τοῦ αἵματος πτύσεις συμβαίνουσιν, ἤτοι
διὰ τὸ πληγῆναι καὶ θλασθῆναι καὶ πηδῆσαι καὶ κράξαι
σφοδρῶς ἢ διὰ ψύξιν καὶ χαμευνίαν ἢ πλησμονὴν ἤ τι
τοιοῦτον. ταῖς δὲ τοῦ αἵματος πτύσεσιν ἕπονται φθίσεις,
ὥστε καὶ διὰ ταῦτα νοσήσουσιν οἱ νεανίσκοι κατὰ συμβεβη-
κός, οὐ πρώτως οὐδὲ τῷ λόγῳ τῆς ἡλικίας. ἐπιληψίαι δὲ
καίτοι κακῶς διαιτωμένοις αὐτοῖς, ὅμως οὐ γίγνονται πολλαί, καὶ θαυμάζω πῶς καὶ ταύτας ἔγραψεν ὁ Ἱπποκράτης

et ardentes. Hae namque omnium febrium funt biliofiffi-
mae ac faepiffime juvenes invadunt, quoniam flava quoque bilis hac aetate abundat, ex qua morbi tales aetate
florentibus accidunt. Tabes autem et fanguinis exfpuitiones non fecundum aetatis naturam afficiunt, fed ex
quodam ipfius accidenti; quare et antea dicebat fenes ut
plurimum minus quam juvenes aegrotare, ubi nos quoque
diximus propter intemperantiam, non ob facultatis imbecillitatem juvenibus multos morbos oboriri. Re igitur eadem juvenibus fanguinis exfpuitiones accidunt, aut ictu
accepto aut contufione facta, faltu, vehementi clamore aut
frigore et humi cubitu aut plenitudine aut aliqua ejusmodi caufa. Ad fanguinis vero fputum tabes confequitur.
Quare et his caufis juvenes per accidens aegrotabunt, non
primario, neque aetatis ratione. Epilepfiae vero ipfis juvenibus, quamvis malo victu utantur, non tamen frequenter accidunt, mirorque quomodo et has Hippocrates fcri-

αὐτὸς ἐν ἑτέροις, οὐ μόνον ὅτι πλεονάζουσι τοῖς παισὶν εἰπὼν, ἀλλὰ καὶ ὅτι διὰ τοῦτο παιδικὸν ὀνομάζεται τὸ πάθημα καὶ ὅτι κατὰ τὴν μεταβολὴν τῆς ἡλικίας παύονται
γίνονται μὲν οὖν τισι καὶ τῶν νεανίσκων ἐπιληψίαι πρότερον οὐκ οὖσαι, διὰ [126] τὴν ἐν τῇ διαίτῃ πλημμέλειαν
ἣν ἔν τε τοῖς προσφερομένοις ποιοῦνται καὶ ἣν ἐν τοῖς δια-
πραττομένοις ὑπ' αὐτῶν ἔργοις, ἔν τε χαμευνίαις καὶ ἡλιώ-
σεσι καὶ χειμῶσι καὶ τοιούτοις. ἀλλ' αὗταί γε οὐ πολλαί
τινές εἰσι καὶ γίγνεται δὲ καὶ ἄλλα τινὰ νοσήματα κατὰ
τὸν αὐτὸν λόγον, ὥστε κάλλιον ἦν ὧδέ πως εἰρῆσθαι τὸν
ἀφορισμόν. τοῖς δὲ νεανίσκοις γίνεται μὲν καὶ τἄλλα σχεδὸν ἅπαντα τὰ ῥητὰ κατὰ τὰς ἄλλας ἡλικίας, ἐξαιρέτως δὲ
οἵ τε καῦσοι καὶ οἱ τριταῖοι πυρετοί. ἰστέον δὲ ὅτι ἡ
ἀκμαστικὴ ἡλικία λε' ἔτεσι περιγράφεται, ἡ δὲ παρακμαστικὴ μθ'.

_____

λ'.

Τοῖσι δὲ ὑπὲρ τὴν ἡλικίην ταύτην ἄσθματα, πλευρίτιδες,

pferit, quum alibi non modo pueris frequentius accidere,
fed inde etiam puerilem morbum nominari et aetatis mutatione fedari protulerit. Fiunt igitur et in quibusdam
juvenibus epilepfiae prius non obortae, propter victus
errorem, quem in affumendis committunt, ac in aliis
quas obeunt actionibus, quum humi cubant, quum foli
ac imbribus fe exponunt, aliaque patiuntur fimilia. Verum hae frequentes non funt, atque alii morbi quidam
eadem ratione oboriuntur. Quare melius fuerit ita aphorifmum fcribere: juvenibus autem tum alii prope omnes
morbi dicti aliis aetatibus accidunt, tum vero praecipue
ardentes ac tertianae febres. Porro fciendum eft quod
vigens aetas triginta quinque annis circumfcribitur, declinans autem quadraginta octo.

XXX.

Ultra hanc juvenilem aetatem provectis afthmata, pleu-

Ed. Chart. IX. [126.]　　　　　　Ed. Baf. V. (264.)

περιπνευμονίαι, λήθαργοι, φρενίτιδες, καῦσοι, χολεραί, διάῤῥοιαι χρόνιαι, δυσεντερίαι, αἱμοῤῥοΐδες.

Τῶν νεανίσκων ἡλικία κατὰ τὴν πέμπτην ἑβδομάδα περιγράφεται. κατὰ τοῦτο γοῦν καὶ αὐτὸς ἔλεγεν ἐν τῷ προγνωστικῷ. μᾶλλον δὲ χρὴ προσδέχεσθαι τοῦ μὲν αἵματος τὴν ῥύσιν τοῖσι νεωτέροισι πέντε καὶ τριάκοντα ἐτέων. ἡ γὰρ ἐχομένη τῶν νεανίσκων ἡλικία ταῖς ἐφεξῆς ἑβδομάσι δύο παρεκτείνεται, πάντα μὲν ἔτι πράττειν ἐπιχειρούντων αὐτῶν τὰ κατὰ τὸν βίον, παραπλησίως τοῖς ἀκμάζουσιν, οὐ μὴν ὁμοίως γε ἐξαρκούντων τοῖς πόνοις. ὑπό τε γὰρ ἐγκαύσεως καὶ ψύξεως καὶ χαμευνίας, ἀγρυπνίας τε καὶ πλησμονῆς μᾶλλον ἐκείνων βλάπτονται. καὶ μὲν δὴ καὶ ἡ κρᾶσις αὕτη τῶν τοιούτων μελαγχολικωτέρα πως ἔστι. καὶ διὰ τοῦτο ἐν αὐτῇ μελαγχολῶσι πολλοὶ, καθάπερ τῶν ὡρῶν ἐν φθινοπώρῳ. ὡς γὰρ ἐκεῖνο τὴν ἐν τῷ θέρει κατοπτηθεῖσαν ὠχρὰν χολὴν διαδέχεται ψυχρὸν ὄν, οὕτω καὶ ἡ παρ-

ritides, peripneumoniae, lethargi, phrenitides, febres ardentes, diarrhoeae diuturnae, cholerae, dyfenteriae, lienteriae, haemorrhoides.

Juvenum aetas quinto feptenario circumfcribitur. Quamobrem et ipfe in prognoftico dicebat: in junioribus autem annis triginta quinque fanguinis quidem profufio magis exfpectanda eft. Nam quae juventutem aetas excipit, ad duos fequentes feptenarios extenditur, qua aetate provecti omnia vitae munia peraeque aetate florentibus etiamnum facere aggrediuntur, non tamen fimiliter laboribus fufficiunt. Nam ab aeftu, frigore, humicubitu, vigiliis atque repletione magis quam juvenes laeduntur. Et fane horum quoque temperamentum ipfum quodammodo eft magis melancholicum, ideoque per eam aetatem, ut inter anni tempora per autumnum multi melancholia vexantur. Quemadmodum enim hoc tempus frigidum exiftens flavam bilem aeftivis ardoribus peruftam excipit,

ἀκμαζόντων ἡλικία τὴν τῶν νεανίσκων, ἐπεὶ αὐτῇ ἐοικυῖα
μάλιστα θέρει καὶ θαυμάσαι γέ ἐστι πῶς οὐκ ἔγραψεν ἐπ'
αὐτῆς μελαγχολίας. εὑρόν γε μὴν ἔν τισι τῶν ἀντιγράφων
καὶ ταύτην γεγραμμένην, ἤτοι (265) προσθεῖναι τὸ λεῖπον
τολμήσαντός τινος ὡς παρεωραμένον ὑφ' Ἱπποκράτους, ἢ
τῶν ἄλλων ἡμαρτημένοις ἀντιγράφοις πιστευσάνων. ἀπόλλυνται δὲ καὶ τῶν φθινόντων πολλοὶ κατὰ ταύτην τὴν ἡλικίαν καὶ τῶν νεανίσκων καὶ ὅσοι ἐξ αἵματος πτύσεως ἁλίσκονται φθόῃ κατὰ ταύτην ἀπόλλυνται. οὐ μὴν πτύουσί
γε αἷμα πολλοὶ κατὰ ταύτην, ὅτι μηδὲ πλῆθος αἵματός
ἐστιν ἐπὶ τοῖς τηλικούτοις. ἄσθμασι δὲ καὶ περιπνευμο-
νίαις καὶ πλευρί- [127] τισιν ἁλίσκονται μᾶλλον τῶν νεανίσκων, ὡς ἂν τῇ μὲν διαίτῃ καὶ τοῖς πόνοις ὁμοίως χρώμενοι, πολὺ δ' ἀσθενέστερον ἐκείνων ἔχοντες τὸ σῶμα. καὶ
ὅλως ἃ παρέλιπεν ἐπὶ τῶν ἀκμαζόντων κατὰ λέξιν νοσήματα,
ταῦτα νῦν ἅπαντα διέρχεται. καὶ γὰρ αἱ φρενίτιδες καὶ οἱ
καῦσοι καὶ αἱ χολεραὶ καὶ αἱ δυσεντερίαι τοῖς νεανίσκοις

fic vigore decedentium aetas juvenum aetatem aeftati fi-
millimam fubfequitur, proindeque mirandum eft, cur in
ea fcriptis non meminerit melancholiae. Hanc tamen in
quibusdam exemplaribus adfcriptam quoque comperi, five
fit quispiam aufus adjicere quod deeffe videbatur, tanquam
ab Hippocrate praetermiffum, five alii qui depravatis
exemplaribus fidentes ita legendum putaverint. Moriuntur autem et tabe laborantium multi et juvenum quicunque ex fanguinis fputo in phthoen inciderint, hac aetate
intereunt. Non tamen hac aetate multi fanguinem exfpuunt, quod his grandaevis non fit fanguinis plenitudo.
Afthmatis autem anhelationibus et peripneumoniis et pleuri-
tidibus ac aetate provecti magis quam juvenes corripiuntur;
ut qui et victufimili et laboribus utantur, fed multo imbecillius quam juvenes corpus habeant. Denique quos omnino
morbos praetermifit, quum de aetate florentibus ageret,
nunc omnes recenfet. Etenim phrenitides et ardentes febres et cholerae et dyfenteriae nihilo minus juvenibus

οὐδὲν ἧττον, ἢ τοῖς παρακμάζουσι γίνονται, τὴν ὑπόθεσιν
τῆς γενέσεως ἐκ τῆς ὠχρᾶς χολῆς λαμβάνουσαι. χρονιώτεραι δὲ ἐπὶ τῶν παρακμαζόντων αἱ διάῤῥοιαι γίνονται,
διὰ τὸ τῆς ἀναδόσεως ἐλλιπές σχεδὸν γὰρ ἁπασῶν τῶν
ἡλικιῶν ἡ παρακμαστικὴ βραχυτάτων δεῖται τῶν ἀναλαμβανομένων εἰς τὴν ἕξιν, ὅτι καὶ τὸ διαφορούμενον ὑπ᾽ αὐτῶν ὀλίγιστον. οὔτε γὰρ ἔτι θερμὸν ὁμοίως ἐστὶ τὸ σῶμα
ὡς ἔμπροσθεν οὔτε εἰς αὔξησιν ἔτι δαπανᾶται κατ᾽ αὐτὴν,
ἀλλ᾽ οὐδὲ τῆς καθεκτικῆς δυνάμεως ἱκανῶς ἀῤῥωστούσης,
ὡς ἐπὶ τῶν γερόντων, ἀποῤῥεῖ τι πλέον ἐκ τοῦ σώματος.
ἐπεὶ τοίνυν αἱ διάῤῥοιαι γίγνονται μὲν, ἤτοι τῆς πέψεως ἢ
τῆς ἀναδόσεως ἀποτυγχανομένων, γίγνονται δὲ καὶ διὰ χολῆς δριμύτητα ξυούσης τὸ ἔντερον, ἅπαντα δὲ ταῦτα ἐπὶ
τῶν παρακμαζόντων ἐστὶν, εἰκότως ἐπ᾽ αὐτῶν αἱ διάῤῥοιαι
χρονίζουσιν. οἵ γε μὴν ληθαργικοὶ πυρετοὶ γίγνονται μὲν
ἐπὶ φλεγματώδει χυμῷ κατὰ τὸν ἐγκέφαλον ἠθροισμένῳ.
ταῖς δὲ ἔμπροσθεν ἡλικίαις ἐνδεῖ μᾶλλον ὁ χυμὸς οὗτος ἢ
περιττεύει. κατά γε μὴν τὴν τῶν γερόντων πάμπολυς μέν

quam aetate provectis accidunt, fui ortus occafionem ex
flava bile fortitae. Diuturniores autem conftante aetate
provectis diarrhoeae contingunt, propter diftributionis
alimenti defectum. Nam omnium prope aetatum decedens
conftantia ad corporis inftaurationem pauciffimis indiget,
quia quod ex ipfa difcutitur ac diffipatur paucillimum
eft. Neque enim corpus fimiliter calidum eft ac prius,
neque amplius in ejus incrementum quidquam abfumitur;
fed neque his retentrice facultate admodum imbecilla, ut
in fenibus ex corpore plus effluit. Quia igitur diarrhoeae
vel concoctione vel alimenti diftributione fruftratis accidunt aut bilis acrimonia inteftinum abradentis, haec
autem omnia in aetate decedentibus funt, qua ratione
ipfis diarrhoeae diuturnae evadunt. Ceterum febres le-
thargicae fiunt ex humore pituitofo in cerebro acervato.
Prioribus autem aetatibus hic humor deficit magis quam
redundat. In fenili vero aetate plurimus quidem eft, ve-

ἐστιν, ἀλλὰ διὰ τὸ ψυχρὸν τῆς ἡλικίας οὐκ ἐξάπτει πυρετούς. ἐπὶ δὲ τῆς τῶν ἀκμαζόντων καὶ περιττεύει ὁ τοιοῦτος χυμὸς καὶ ψυχρὸν οὐδέπω τὸ σῶμά ἐστιν. αἱ λειεντερίαι δὲ ἐδείχθησαν αἱ μὲν ὑπὸ τοῦ ψυχροῦ φλέγματος, αἱ
δὲ ὑπὸ δυσκρασίας μόνης ἄρρωστον ἐργαζομένης τὴν καθεκτικὴν τῆς γαστρὸς δύναμιν, αἱ δ᾽ ὑπό τινος ἑλκώδους
διαθέσεως γιγνόμεναι, καὶ ταῦτα πάντα πλεονάζει τοῖς παρ-
ακμάζουσιν. αἱ δ᾽ αἱμορροΐδες οἰκεῖον ὄντως εἰσὶ τῆς ἡλικίας ταύτης πάθος, ὥσπερ αἱ μελαγχολίαι. γίνονται γὰρ
ὑπὸ μελαίνης χολῆς, ἐπειδὰν εἰς τὰς κατὰ τὴν ἕδραν φλέβας ἀθροώτερον κατασκήψῃ. ἐμοὶ μὲν οὖν εἴρηται τῶν κα-
τειλεγμένων ἁπάντων παθῶν ἡ αἰτία. τὸ δ᾽ ἐπιστημονικὸν
τῆς πίστεως αὐτῶν, ὑπάρχει τοῖς ἀναλεξαμένοις τὰς περὶ
τούτων ἀποδείξεις, ἃς ἐν ταῖς ἡμετέραις πραγματείαις πε-
ποιήμεθα. καταμαθήσεται δ᾽ αὐτὰς ὁ βουλόμενος ὁπόσαι
τέ εἰσι καὶ ὁποῖαί καὶ ἥντινα θεωρίαν διδάσκουσα ἑκάστη
τὸ περὶ τῆς τάξεως τῶν ἡμετέρων ὑπομνημάτων ἀναγνοὺς
βιβλίον. ἐκ τούτων γὰρ ὁρμηθεὶς εἴσεται πῶς ἑκάστην
αὐτῶν ἀναγνωστέον ἐστί.

---

rum propter aetatis frigiditatem febres non accendit. At
in aetate decedentibus et hic humor exuberat, nec dum
corpus frigidum eſt. Lienterias vero oſtendimus alias
quidem facultatem imbecillam efficiente, alias denique ab
ulceroſa quadam affectione. Atque haec omnia aetate de-
cendentibus affluunt. Haemorrhoides autem propriae vere
ſunt hujus aetatis affectiones, quemadmodum melancholiae.
Fiunt enim ab atra bile ad ſedis venas cumulatius decumbente. A me quidem omnium enumeratarum affectionum cauſae explicatae ſunt; at harum ſcientia cum probatione illis aderunt qui legerint demonſtrationes, quas
de his noſtris in operibus ſcripſimus: quae quot quales-
que ſint et quam quaeque rei contemplationem doceat
legenti librum de librorum noſtrorum ordine licebit diſcere. His enim promotus quomodo ipſorum ſingula ſint
perlegenda cognoſcet.

---

[128] *Τοῖσι δὲ πρεσβύτῃσι δύσπνοιαι καὶ κατάῤῥοι βη
χώδεες, στραγγουρίαι, δυσουρίαι, ἄρθρων πόνοι, νεφρί
τιδες, ἴλιγγοι, ἀποπληξίαι, καχεξίαι, ξυσμὸς τοῦ σώ
ματος ὅλου, ἀγρυπνίαι, κοιλίης καὶ ὀφθαλμῶν καὶ ῥινῶν
ὑγρότητες, ἀμβλυωπίαι, γλαυκώσιες, βαρυηκοΐαι.*

Τοὺς πρεσβύτας τῶν γερόντων ἔνιοι τῶν ὑπὸ Ἱππο
κράτους διορίζουσιν, ἐπὶ μὲν τῆς τελευταίας ἡλικίας τὸ τῶν
γερόντων ὄνομα διορίζοντές τε καὶ διὰ παντὸς ἡγούμενοι λέ
γεσθαι, τὸ δὲ τῶν πρεσβύτων ἐπὶ τῆς πρὸ αὐτῆς, ἥτις
ἐστὶ μέση τῆς τε τῶν νεανίσκων καὶ τῆς τῶν γερόντων.
ἀλλὰ νῦν γε σαφῶς ἐνεδείξατο πρεσβύτας ὀνομάζων τοὺς
τὴν ἐσχάτην ἄγοντας ἡλικίαν· ἐν αὐτοῖς γοῦν καταπαύει τὸν
λόγον ὡς ἁπάσας ἤδη διεληλυθώς. ἁλίσκονται δ᾽ οὗτοι
συνεχέστατα κατάῤῥοις βηχώδεσι, διά τε τὸ ῥᾳδίως ψύχε
σθαι τὰ περὶ τὴν κεφαλὴν καὶ διὰ τὸ πολλὰ γεννᾶσθαι

XXXI.

Senibus autem fpirandi difficultates, catarrhi tufficulofi,
ftranguriae, dyfuriae, articulorum dolores, nephritides,
vertigines, apoplexiae, malus corporis habitus, totius
corporis pruritus, vigiliae, alvi, oculorum et narium
humiditates, vifus hebetudines, glaucedines, auditus
graves.

Virentes fenes a decrepitis fenibus nonnulli Hippocratis fectatores diftinguunt, nomen γερόντων, decrepitorum, aetati poftremae tribuentes, idque perpetuum recenferi exiftimantes πρεσβυτῶν, viridium autem fenum nomen
in priori aetate ftatuentes, inter juvenes ac decrepitos
fenes media. Sed nunc manifefte monftravit fe πρεσβύ
τας, fenes eos appellare qui poftremam aetatem agunt.
In ipfis fiquidem de aetatibus fententiam finivit ac fi jam
omnes aetates percurriffet. At hi fenes tufficulofis catarrhis faepiffime corripiuntur, tum quod ipfis caput facillime

περιττώματα τούτοις φλεγματικὰ ψυχρῶν τὴν κρᾶσιν ἱκανῶς ἤδη γενομένων τῶν κατὰ τὸν ἐγκέφαλον. ἄσθματα δὲ
διά τε τοὺς κατάρρους τούτους καὶ ἄλλως τῶν ἀναπνευστικῶν ἰδίαν ἀρχὴν ψύξεως πολλάκις λαμβανόντων, ἅτε δὴ
πολλῶν τε καὶ παχέων ἐν αὐτοῖς περιττωμάτων γιγνομένων
καὶ προσέτι τῆς δυνάμεως ἀσθενοῦς οὔσης, ἐμφράττονται
πολλάκις οἱ νεφροὶ καὶ τοὺς λίθους γεννῶσιν, ὅταν γλίσχρον
ἢ παχὺ περίττωμα μένον αὐτόθι πωρώδη λάβη σύστασιν.
ἄρθρων δὲ πόνοι γίγνονται, ὁτὲ μὲν ἐπιρρεόντων ἐνίοις περιττῶν ἐνταῦθα, ἔστι δ᾽ ὅτε καὶ τῇ ψύξει ἐτῶν κινούντων
ὀργάνων αὐτά. καὶ τοὺς ἰλίγγους δὲ πολλάκις μὲν αὐτοῖς
τοῖς κατὰ τὸν ἐγκέφαλον χωρίοις ἀτμώδους πνεύματος ἄτακτος κίνησις ἐργάζεται, πολλάκις δ᾽ ἀθροισθέντων ἐν τῇ
γαστρὶ περιττωμάτων μοχθηρῶν ἀτμώδης ἀναθυμίασις ἐπὶ
τὸν ἐγκέφαλον φέρεται. περὶ δὲ τῆς ἀποπληξίας τί δεῖ καὶ
λέγειν; οὐδὲν γὰρ οὕτως οἰκεῖόν ἐστι νόσημα τῇ τῶν γερόντων ἡλικίᾳ, διὰ τὸ πληροῦσθαι τὸν ἐγκέφαλον αὐτοῖς

refrigeretur, tum quod copiofa ipfis pituitofa excrementa
procreentur, quum jam valde frigidum cerebri temperamentum habeant. Afthmata vero tum ex catarrhis ortum
habent; tum etiam quod alias ipfe fpirandi inftrumenta
non raro proprium fui frigoris principium fubeant. Quum
vero ipfis multa ac craffa excrementa generentur infuper-
que virium adfit imbecillitas, renes faepius obftruuntur
et lapides procreant, poftquam craffum excrementum ibidem immoratum callofam concretionem adfumpferit. Articulorum quoque dolores interdum fiunt affluentibus ad
haec loca excrementis; interdum vero inftrumentorum
articulos moventium frigore. Vertigines vero faepe quidem vapidi fpiritus in cerebri regionibus contenti inordi-
nata et turbata motio faepe excitat, faepe etiam in ventriculo vitiofis excrementis coacervatis in cerebrum vapida
fertur exhalatio. De apoplexia autem quid quoque dicendum? Nullus enim adeo fenili aetati familiaris morbus eft, quoniam cerebrum in ea pituitofis repletur ex

φλεγματωδῶν περιττωμάτων, εἴ γε μὴν ἕλκος που γένηται
γέροντι, δυσχερῶς ὑγιάζεται διὰ τὴν ἔνδειαν τοῦ αἵματος
καὶ κνῶνται πυκνῶς ὅπερ, ὠνόμασε ξυσμοὺ9, ὡς ἂν τῶν τὴν
κίνησιν ἐργαζομένων περιττωμάτων δυσχερῆ τὴν διὰ τοῦ
δέρματος ἐχόντων κένωσιν. εἰκὸς γάρ που τῇ ψύξει καὶ
τὸ δέρμα πυκνούμενον αὐτοῖς εἶναι καὶ τὰ περιττώματα
πλείω τε ἅμα καὶ παχύτερα. οὐ γὰρ δὴ πάντες συνεχῶς
ἀγρυπνοῦσι καὶ ἄλλως μὲν ὅτι φροντιστικόν πως [129]
ὑπάρχει τὸ γῆρας, ἀλλὰ καὶ διὰ τὴν τοῦ σώματος ξηρότητα,
διὸ καὶ μᾶλλον ἀγρυπνοῦσιν ὅταν ἀκριβῶς ὑγιαίνουσι. λέλεκται τοιγαροῦν ἡμῖν ἐν τοῖς περὶ κράσεως ὑπομνήμασιν
αὐτὰ μὲν τὰ μόρια τοῦ σώματος ἐν τῷ γήρᾳ γίνεσθαι ξηρότητα, περιττωμάτων δὲ πλῆθος ἀθροίζεσθαι φλεγματωδῶν. διὸ πρὸς τῶν πολλῶν εἰκότως ὑπολαμβάνεται ψυχρὸν
καὶ ὑγρὸν τὸ γῆρας. ἐν ᾧ μὲν χρόνῳ ταῦτ' ἀθροισθῇ,
πλείω κατὰ τὸ ἐγκέφαλον, ὑπνώδεις γίγνονται μᾶλλον, ἐν ᾧ
δ' ἂν ἐκκρίνηται καλῶς, ἀγρυπνητικοί. συμβαίνει δὲ καὶ
γεννᾶσθαι μείω καὶ θᾶττον ἐκκρίνεσθαι μᾶλλον καθ' ὃν ἂν

crementis. Sicubi vero ulcus factum fuerit, aegre fana-
tur, propter fanguinis defectum. Affidue quoque fe fca-
bunt toto pruriente corpore quod pruritum appellavit,
quia quae pruritum excitant fupervacanea, difficilem
habent per cutem vacuationem. Rationi fiquidem confentaneum eft tum cutem ipfis frigore denfari cogique
tum plura excrementa fimul et craffiora evadere. Com-
plures etenim, neque fane omnes, continenter vigilant,
quod fenectus follicita et anxia fit, tum etiam praefertim
propter corporis ficcitatem. Quare tunc etiam magis vigilant, quum integra fanitate fruuntur. Dictum namque
a nobis eft in commentario de temperamentis ipfas quidem corporis partes per fenectutem ficciores evadere, fed
pituitoforum excrementorum copiam acervari: qua ratione
a multis frigida et humida fenectus adftruitur. At quam-
diu haec plura in cerebro excrementa accumulata fuerint
et pauciora gigni excrementa et celerius excerni accidit

ὑγιεινῶς διάγωσι χρόνον, ὅθεν καὶ μάλιστα πάθος ἴδιον
δοκεῖ γεροντικῆς ἡλικίας ἀγρυπνία. αἱ δ᾽ ὑγρότητες αὐτοῖς
αἵ τε τῶν ὀφθαλμῶν καὶ τῶν ῥινῶν εὔδηλον ὅτι διὰ τὰ
τοῦ ἐγκεφάλου περιττώματα γίγνεται. τῶν δ᾽ αὐτῶν τούτων
καταῤῥεόντων εἰς τὴν γαστέρα καὶ αὐτὴ πολλάκις ὑγραίνεται.
αἱ δ᾽ ἀμβλυωπίαι καὶ αἱ βαρυηκοΐαι διὰ τὴν τῆς αἰσθητικῆς
δυνάμεως ἀμαύρωσιν αὐτοῖς γίγνονται. γλαυκώσεις δὲ διὰ
τὴν τῶν ὀργάνων ἄμετρον ξηρότητα καὶ διὰ τὸ τὴν ἰδέαν
τοῦ ὑποχύματος ἔχειν.

bene et falubriter habentibus, unde et maxime proprie
fenilis aetatis affectio videtur effe vigilia. Humiditates
autem in ipfis et oculorum et narium liquet fieri, propter
cerebri fuperflua excrementa. His ipfis in alvum defluen-
tibus ipfa etiam humectatur. Obtufior autem vifus et
gravior auditus propter facultatis fenfitricis imbecillitatem
ipfis accidunt. Glaucedines vero ob immoderatam inftrumentorum vifui fervientium ficcitatem et quia fuffufionis
fpeciem fortiuntur.

ΙΠΠΟΚΡΑΤΟΥΣ ΑΦΟΡΙΣΜΟΙ ΚΑΙ ΓΑΛΗΝΟΥ ΕΙΣ ΑΥΤΟΥΣ ΥΠΟΜΝΗΜΑΤΑ.

Ed. Chart. IX. [130. 131.]   Ed. Baf. V. (266.)

α΄.

[130] (266) *Τὰς* κυούσας φαρμακεύειν, ἢν ὀργᾷ, τετράμηνα καὶ ἄχρι ἑπτὰ μηνῶν, ἧσσον δὲ ταύτας. τὰ δὲ νήπια καὶ πρεσβύτερα εὐλαβέεσθαι χρή.

[131] *Αἱ* πρὸς τὰς μήτρας συμφύσεις τῶν ἐμβρύων
ἀνάλογον ἔχουσι ταῖς τῶν καρπῶν πρὸς τὰ φυτά. ταυτὶ

HIPPOCRATIS APHORISMI ET GALENI IN EOS COMMEN-TARII.

I.

*P*raegnantes medicamentis purgandae funt, fi humor turgeat, quadrimeftres et ad feptimum ufque menfem, fed
hae minus. Minoribus autem aut grandioribus foetibus
cavendae funt purgationes.

Eandem cum uteris foetuum coalitus rationem habent quam cum plantis fructuum connexus. Hi namque

γάρ τοι κατὰ μὲν τὴν πρώτην γένεσιν ἀσθενέσι λαβαῖς
συνέχεται καὶ διὰ τοῦτο ἀποπίπτει ῥᾳδίως, ἐπειδὰν σφοδρότερος ἄνεμος αὐτὰ διασείσῃ. μετὰ ταῦτα δὲ αὐξανόμενα
δύσλυτον ἔχει τὴν πρὸς τὰ φυτὰ κοινωνίαν, ὥσπερ αὖ πάλιν, ἐπειδὰν τελειωθῇ, καὶ χωρὶς τῆς ἔξωθεν βίας ἀποπίπτει. κατὰ τὸν αὐτὸν δὴ τρόπον καὶ τὰ κυούμενα ἐν μὲν
τῷ πρώτῳ χρόνῳ τῆς καταβολῆς τοῦ σπέρματος, κἂν ἄλ-
λεσθαί ποτε συμβῇ τὴν γυναῖκα ἢ καταπεσεῖν ὀλισθήσασαν
ἢ ὁπωσοῦν ἄλλως σφοδρότερον ἢ κατὰ ψυχὴν ἢ κατὰ σῶμα κι-
νηθῆναι, ῥᾳδίως ἀποῤῥήγνυνται. παραπλησίως δὲ καὶ ἐπειδὰν
ἤδη τέλεια τυγχάνειν ὄντα. ὁ δὲ μεταξὺ χρόνος ἀσφαλεστέραν
ἔχει τὴν σύμφυσιν, ὥστε καὶ κινήσεων σφοδροτέρων ἀνέχεσθαι τὴν κύουσαν ἄνευ τοῦ βλαβῆναι τὸ ἔμβρυον. ἅπερ
ἐπιστάμενος ὁ Ἱπποκράτης εἰκότως ἔφη, τὰς κυούσας φαρμακεύειν, ἢν ὀργᾷ, τετράμηνα καὶ ἄχρις ἑπτὰ μηνῶν, ὅσπερ
ἐστὶν ἐν τῷ μέσῳ τῆς κινήσεως, ἡνίκα ἀκριβῶς ἐνέχεται
τῇ μήτρᾳ τὸ κυούμενον. οὐ μὴν οὐδ᾽ ἐν τούτῳ πάσας ὅσαι
δέονται καθάρσεως ἐπιτρέπει καθαίρειν, ἀλλ᾽ ἢν ὀργᾷ, φησὶ,

primi a generatione infirmis pediculis continentur, ideoque facile decidunt, quum ventus vehementior ipfos con-
cufferit. Poſtea vero aucti folutu difficilem cum ſtirpibus
communionem fortiuntur. Quemadmodum rurfus ubi perfecti maturuerint, etiam citra vim externam decidunt.
Eodem fane modo conceptus primo poſt feminis injectio-
nem tempore, fi quando faltare contigerit aut per lubrica
cadere aut quoque modo aliter aut animo aut corpore
vehementius moveri, facile abrumpuntur. Sic etiam et
quum perfecti jam adoleverint. Intermedio vero tempore
firmiorem habent coalitum. Quare tum gravida mulier
vehementiores motus citra foetus laefionem fuſtinere poteſt. Quae fciens Hippocrates recte pronunciat, praegnantes medicamentis purgandae funt, fi humor turgeat, qua-
drimeſtres, etiam ad feptimum ufque menfem, quod medium eſt praegnationis tempus, quo tum utero foetus
plane annectitur. Non tamen quae hocce tempore purgatione indigeant, omnes purgari concedit. Sed fi humor

τουτέστιν ἐπείγεται· μετενήνεκται γὰρ ἀπὸ τῶν ὀργώντων
ἐπὶ συνουσίαν ζώων ἡ προσηγορία. ὅταν οὖν κινῶνταί τε
καὶ φέρωνται πάντη τοῦ σώματος οἱ πλεονάζοντες χυμοί,
μηδέπω καθ' ἕν τι μόριον ἐστηριγμένοι, τηνικαῦτα πρὸς
τὴν ἀπόκρισιν αὐτῶν ἡ φύσις ὁρμᾷ καὶ δεῖταί τινος ὀρέ-
ξοντος χεῖρα καὶ ποδηγήσοντος αὐτὴν τὴν ὁρμὴν ἐπὶ τὴν
γαστέρα. τοὺς δὲ καθ' ἕν τι μόριον ἐστηριγμένους χυμοὺς
οὐ χρὴ κινεῖν· οὕτως γοῦν εἴρηται κἀκεῖνο. ὁκόσοι δὲ τὰ
φλεγμαίνοντα ἐν ἀρχῇσι τῶν νοσημάτων φαρμακεύῃ, λύειν
εὐθέως ἐπιχειροῦσι, τοῦ μὲν ξυντεταμένου καὶ φλεγμαίνοντος οὐδὲν ἀφαιρέουσιν, οὐ γὰρ ἐνδιδοῖ ὠμὸν ἐὸν τὸ πάθος, τὰ δ' ἀντέχοντα τῷ νοσήματι καὶ ὑγιεινὰ συντήκου-
σιν. ὅτι δὲ τὸ φαρμακεύειν ὁ Ἱπποκράτης ἐπὶ τοῦ διὰ
φαρμάκου καθαίρειν εἴωθε λέγειν ὡμολόγηται πᾶσιν ὅσοι
κἂν ἐπὶ βραχὺ τῆς λέξεως αὐτοῦ συνιᾶσιν. ἵνα γὰρ ἐάσας
τις τὰ ἄλλα βιβλία τῶνδε γεγραμμένων ἀφορισμῶν μνημο-
νεύσῃ, κατ' οὐδένα τρόπον οἷόν τ' ἐστὶν ἀκούειν ἐν αὐτοῖς

turgeat, inquit, hoc eſt urgeatur, quod vocabulum ab animalibus ad coitum concitatis translatum eſt. Quum igitur
redundantes humores moventur et quoquoverſum corporis
feruntur, nondum aliqua in parte firmati, tum ad eorum
expulſionem natura incitatur atque aliquo qui manum
porrigat et ipſum humorum impetum ad alvum deducat
indiget. Qui vero aliqua in parte firmati fuerint humores, eos movere non oportet. Sic igitur et illud dictum
eſt: *Quicunque ſtatim per initia morborum inflammatas
partes medicamento purgante aggrediuntur, ii de parte
contenta atque inflammata nihil educunt, neque enim ce-
dit quidquam quae cruda eſt affectatio, ſanas etiam partes et morbo reluctantes colliquant.* Quod autem Hippocrates verbum φαρμακεύειν pro purgare medicamento uſurpare conſuevit omnes concedunt quicunque vel minimam
habent ejus dictionis notitiam. Nam ut alia quiſpiam
omittat ipſius ſcripta et conſcriptorum aphoriſmorum me-

ΚΑΙ ΓΑΛΗΝΟΥ ΕΙΣ ΑΥΤΟΥΣ ΥΠΟΜΝΗΜΑΤΑ. 655

Ed. Chart. IX. [131. 132.] Ed. Baf. V. (266.)
ἄλλο τι σημαίνεσθαι πρὸς τῆς φαρμακεύειν φωνῆς, ὡς ὀλίγον ὕστερον ἔσται δῆλον.

β'.

[132] Ἐν τῇσι φαρμακεύῃσι τοιαῦτα ἄγειν ἐκ τοῦ σώματος, ὁκοῖα καὶ αὐτόματα ἰόντα χρήσιμα, τὰ δὲ ἐναντίως ἰόντα παύειν.

Αὐτόματα κενοῦσθαι λέγομεν ἐκ τοῦ σώματος ὅσα χωρὶς τοῦ πρᾶξαί τι τὸν ἰατρὸν ἐκκρίνεται, ποτὲ μὲν τῆς
διοικούσης τὸ σῶμα φύσεως ἐκκαθαιρούσης αὐτά, ποτὲ δὲ
δι' ἐρεθισμὸν ἢ τὸ μὴ στέγεσθαι πρὸς τῶν ἀγγείων. ὅτε
μὲν οὖν ἡ φύσις ἐκκενοῖ τὸ περιττὸν, ὠφελεῖται τὸ ζῶον,
ὅταν δ' ἄλλως ἀποκρίνηται, λόγῳ συμπτώματος οὔτ' ὠφέλειά τις ἕπεται καὶ σημεῖόν ἐστιν ἡ τοιαύτη κένωσις μοχθηρᾶς διαθέσεως. εἰκότως οὖν ὁ Ἱπποκράτης συμβουλεύει
μιμεῖσθαι τὴν φύσιν. ἡ μίμησις δ' ἐστὶν ἐν τῷ πειρᾶ-

minerit nihil quidquam aliud per hanc vocem φαρμακεύειν
in ipfis fignificari polfe intelliget, ut paulo poft declarabitur.

II.

*In iis quae medicamento fiunt purgationibus talia e cor-
pore educenda funt, qualia quae etiam fponte prodeuntia juvant. Quae vero contrario modo prodeunt fiftenda.*

Sponte ex corpore vacuari dicimus quaecunque citra
aliquam medici operam excernuntur, interdum quidem
moderante noftrum corpus natura ea per fe expurgante,
interdum vero aliunde irritamentis aut quia a vafis non
conteguntur. Quum itaque natura fupervacaneum evacuat,
juvatur animal. Quum vero aliter excernitur ratione
fymptomatis, neque inde utilitas ulla fequitur, talis vacuatio pravae etiam affectionis fignum eft. Recte igitur
Hippocrates confulit naturam imitandam effe. Eft autem
mutatio in fingulis morbis experiri tales humores evacuare,

σθαι κενοῦν τοὺς τοιούτους χυμοὺς ἐφ᾽ ἑκάστῳ τῶν νοσημάτων, οἵους εἴδομεν ὠφελοῦντας ἐν ταῖς αὐτομάτοις κενώσεσιν. ἔμπροσθεν μὲν οὖν εἴρηται περὶ πάσης κενώσεως
αὐτῶν γενικώτερον. οὕτω δὲ καὶ κενεαγγείῃ, ἦν μὲν οἵην
δεῖ γίγνεσθαι γίγνηται, ξυμφέρει τε καὶ εὐφόρως φέρουσι,
νυνὶ δὲ περὶ μόνης καθάρσεως τὸν αὐτὸν ἐποιήσατο λόγον,
ἐπειδὴ περὶ ταύτης αὐτῷ προὔκειτο διδάσκειν ἐν τῷ χωρίῳ
τῷδε τοῦ βιβλίου. βέλτιον δ᾽ οὖν ἴσως ἐστὶ κἀμὲ ἀναλαμβάνειν τὸν λόγον ὑπὲρ ἁπασῶν κενώσεων, ἃς οἱ ἰατροὶ
μηχανῶνται περὶ τὰ τῶν καμνόντων σώματα. γίγνονται δὲ
αὗται ποτὲ μὲν διὰ τῶν καθαιρόντων ὅλον τὸ σῶμα φαρμάκων ἐμετηρίων τε καὶ ὑπηλάτων, ἐνίοτε δὲ μορίου τινὸς
κενωτικόν ἐστι τὸ φάρμακον, οἷον ὅσα δι᾽ ὑπερῴας καὶ ῥινῶν ἀπάγει τῆς κεφαλῆς τὰ περιττά. τοῦ γένους δ᾽ ἐστὶ
τῶν καθαιρόντων τὰ περιττὰ καὶ ὅσα διὰ βηχὸς ἐκκαθαίρει τὰ κατὰ θώρακα καὶ πνεύμονα καὶ ὅσα δι᾽ οὔρων ἀπάγει τὸ τοῦ παντὸς αἵματος ὀῤῥῶδες περίττωμα· καὶ κλυστὴρ
δ᾽ ἂν ἐκ τοῦ τοιούτου γένους εἴη καὶ πᾶν ὁτιοῦν ἄλλο τῶν

quales novimus in fpontaneis prodeffe vacuationibus. Supra itaque de omni humorum evacuatione generalius dictum
eft : Sic et vaforum vacuatio fi quidem qualem fieri oportet,
talis fiat et leviter ferunt. Nunc vero de fola purgatione
eandem orationem condidit, quoniam de ea hoc in praefentis libri loco docere propofuerat. Melius igitur fortaffis eft de omnibus quas medici circa aegrotantium corpora occupati moliuntur vacuationibus, nos quoque fermonem repetere. Hae vero vacuationes fiunt interdum
quidem medicamentis tum vomitoriis tum dejectoriis
corpus univerfum purgantibus, interdum vero medicamentis partis alicujus vacuandae facultatem habentibus, qualia
quae per palatum et nares capitis educunt excrementa.
De genere quoque fuperflua purgantium funt quae per
tuffem, thoracem et pulmonem expurgant et quae per
urinas feorfum totius fanguinis excrementum eliciunt.
Clyfter quoque de hoc genere fuerit et quodcunque aliud

ΚΑΙ ΓΑΛΗΝΟΥ ΕΙΣ ΑΥΤΟΥΣ ΥΠΟΜΝΗΜΑΤΑ. 657

Ed. Chart. IX. [132. 133.]　　　　　Ed. Baf. V. (266.)
μὴ κινούντων ὁμοτίμως ὅλον τὸ σῶμα, καθάπερ ἥ τε φλεβοτομία κενοῦν πεπίστευται καὶ ὅλως ἀφαίρεσις αἵματος
πᾶσα καθ᾽ ὁντιναοῦν γιγνομένη τρόπον. ἐκ τῶν τοιούτων
δ᾽ ἐστὶ κενώσεων ἥ τε διὰ μήτρας καὶ ἡ δι᾽ αἱμορροΐδων,
ἥ τ᾽ ἐπὶ τοῖς γυμνασίοις καὶ τρίψεσι καὶ πάσῃ κινήσει τε
καὶ ἀλέᾳ καὶ λουτροῖς θερμοῖς καὶ μάλιστα εἰ νι- [133]
τρώδη καὶ θειώδη καὶ ἀσφαλτώδη τύχῃ καὶ κατὰ συμβεβηκὸς ἡ ἀσιτία. τὰ γὰρ τοιαῦτα πάντα δοκεῖ μὲν ὁμοτίμως
ὅλον τὸ σῶμα κενοῦν. καίτοι γε εἰ ἀκριβῶς τις ἐξετάζοι,
εὑρήσει μὴ κενοῦν ὁμοτίμως, ἀλλ᾽ ἐν τούτοις μὲν ἐπειδὴ μικρὰ τοῦ ἑτέρου πρὸς τὸ παρὰ τὸ ἕτερόν ἐστιν ὑπεροχὴ
κατὰ τὴν ποιότητα τῶν κενουμένων ὁμότιμος εἶναί μοι δοκεῖ. τὰ δὲ καθαρτικὰ καλούμενα φάρμακα φανερῶς διάφορον εἶδος ἐργάζεται κενώσεως, ὑπὲρ ὧν, ὡς ἔφην, νῦν αὐτῷ πρόκειται λέγειν. οὐ μὴν περιττότερόν γε διδάσκει τι
τοῦ περὶ πασῶν κενώσεων αὐτῷ εἰρημένου. σκοπὸς γάρ
ἐστιν ἁπάσαις εἷς ὁ πλεονάζων χυμός, οὗ πειρᾶσθαι δια-
γνωστικὸν ὑπάρχειν ἔκ τε τῆς καθ᾽ ὅλον τὸ σῶμα παρὰ

totum corpus aequabiliter non evacuat. Quomodo tum
venae fectio vacuare creditur, tum univerfe omnis fanguinis detractio quocunque modo facta. Ejusmodi quoque vacuationum eft quae per uterum fit, quae per haemorrhoidas, quae per exercitia, frictiones, omnem motum et quae tepore fit et balneis calidis, fi praefertim
nitrofae vel fulphureae vel bituminofae fuerint et ex accidenti inedia. Haec fiquidem omnia videntur quidem
totum aequabiliter corpus vacuare. Quamquam fi quis
accurate veritatem exquirat, non aequaliter vacuare comperiet. Verum in his quum parvus fit alterius ad alterum
exceffus, fecundum eorum quae vacuantur qualitatem et
quantitatem; ideo vacuatio mihi aequalis effe videtur.
At vero quae cathartica pharmaca vocantur, fpeciem vacuationis manifefte differentem conftituunt, de quibus, ut
dixi, nunc ipfi differendi eft propofitum, non tamen majus quidquam docet quam quod de omnibus vacuationibus ipfe redundans, cujus dignofcendi peritia petenda eft,

Ed. Chart. IX. [133.]   Ed. Baf. V. (266. 267.)
φύσιν ἑκάστῳ γιγνομένης χρόας, ἔτι τε τῶν συμπτωμάτων
καὶ τῶν νοσημάτων, ὥρας τε καὶ χώρας καὶ ἡλικίας καὶ
καταστάσεως καὶ φύσεως τοῦ κάμνοντος, ἐπιτηδευμάτων τε
καὶ διαίτης, οἷον εἰ τύχῃ καθ᾽ ὅλον μὲν τὸ σῶμα τῆς
χρόας ὠχροτέρας γεγενημένης, ὡς ἐν ἰκτέροις, οὐχ ὑποχω-
ρούσης δὲ δι᾽ ἕδρας τῆς χολῆς, ἤ τινων ἐξανθημάτων ἐν
ὅλῳ τῷ σώματι γεγενημένων χολωδῶν, κατὰ μέρος δὲ δήξεως ἐν τῇ γαστρὶ καὶ ἄσης καὶ ἀσιτίας καὶ δίψης ἐκπι-
κρουμένου τε τοῦ στόματος ἢ κατά τι μέρος ἐρυσιπέλατος
ἢ τριταίου πυρετοῦ κατέχοντος τὸν ἄνθρωπον ἢ τῶν καυ-
σωδῶν τοῦ πικροχόλου. πλεονάζει γὰρ ἐν τοῖς τοιούτοις
ἅπασιν ἡ ξανθὴ χολὴ καὶ διὰ τοῦτο ἐξάγειν αὐτὴν ἐπιχει-
ρήσομεν ἐκείνοις τοῖς φαρμάκοις, ὅσα δ᾽ αὐτὴν τὴν ἐνέργειαν ὀνομάζουσι χολαγωγά· καὶ τοῦτ᾽ ἔστι τὸ ὑφ᾽ Ἱπποκράτους εἰρημένον· ἢν μὲν οἷα δεῖ καθαίρεσθαι καθαίρωνται, ξυμφέρει τε καὶ εὐφόρως φέρουσι. τὸ γὰρ οἷα δεῖ
τὸ πλεονάζον ἐστὶ τῶν λυπούντων δηλονότι κατὰ ποιότητα
τὸν κάμνοντα, (267) διὰ τοῦτ᾽ οὖν συμφέρειν φησὶ τὰς

tum ex colore praeter naturam toto corpore apparente,
tum etiam ex fymptomatis et morbis, anni etiam tempeftate, regione, aetate, caeli ftatu, aegrotantis natura, vitae inftitutis et victu. Ut fi exempli gratia flavus toto
corpore color factus appareat, ut in auriginibus, et per
fedem bilis non excernatur aut biliofa quaedam exanthemata per totum corpus eruperint; particulatim autem fi
ventriculi morfus et cibi faftidium in appetentia adfint, fi
fitis, fi oris amaror aut fi aliqua in parte corporis fit
eryfipelas aut tertiana febris hominem obfideat aut ardens
ex faeviente bile febris, quam caufum amarulentum vocitant. Nam his in omnibus flava bilis abundat, atque idcirco ipfam educere conabimur illis medicamentis quae ab
effectis cholagoga, hoc eft bilem ducentia nominantur.
Atque illud eft quod ab Hippocrate dicebatur: *fi qualia
oportet purgari purgentur, confert facileque ferunt.* Nam
illud *qualia oportet,* humorum videlicet fua qualitate
aegrotantem infeftantium abundantiam fignificat. Ea re

τοιαύτας κενώσεις. ἀλλ' ἐπεὶ πάντες οἱ τεχνικοὶ στοχασμοὶ
κατὰ τὰς πράξεις ἔστιν ὅτε καὶ διαμαρτάνουσιν, αἱ γὰρ
ὁμοιότητες, ὡς αὐτὸς εἶπεν, οὐ μόνον τοῖς ἐπιτυχοῦσιν, ἀλλὰ
καὶ τοῖς ἀγαθοῖς ἰατροῖς φέρουσιν ἀπάτην, ἕτερον ἡμᾶς
γνώρισμα ταῖς ἀγαθαῖς κενώσεσιν ἐζευγμένον ἐδίδαξε, τὴν
εὐφορίαν, ἵνα κἀν τούτῳ θαῤῥῶμεν, ὀρθῶς ποιούμενοι τὴν
κένωσιν. ὅπερ οὖν ἐπὶ τῆς ξανθῆς χολῆς ὡς ἐπὶ παραδείγματος εἴρηκα, τοῦτό μοι καὶ ἐπὶ τῆς μελαίνης νόει. καὶ
γὰρ κἀπὶ ταύτης ἡ μὲν καθ' ὅλον τὸ σῶμα χρόα πρὸς
τὸ μελάντερον τρέπεται, τά τε ἐξανθήματα μέλανα διὰ
τὴν τῆς μελαίνης γίνεται χρόαν. ὅσα δὲ πάθη διὰ τὴν
πλεονεξίαν αὐτῆς γίγνεται, φανερῶς ἐνδείκνυται τὸ πλῆθος
τοῦ χυμοῦ, καθάπερ ἐλέφας τε καὶ καρκίνος. καὶ μὴν καὶ ἡ
τεταρταία περίοδος ἐπὶ τῷ μελαγχολικῷ γίγνεται χυμῷ καὶ
σπλὴν μέγας καὶ κιρσοὶ μελαινόμενοι τῆς αὐτῆς ταύτης
ἔγγονα πάθη, καθάπερ γε καὶ ἡ μελαγχολία καλουμένη καὶ
πᾶσα παραφορὰ διανοίας, ὀργίλη, θρασεῖα, θηριώδης· Ἱπ-

profecto hujusmodi vacuationes conferre pronunciat. Sed
quoniam omnes follertes et artificiofae conjecturae in actionibus exiftunt et fallunt interdum, fimilitudines enim, ut
ipfe profert, non folum vulgaribus, fed etiam praeftanti-
bus medicis errorem invehunt, alterum nos docuit indicium bonis vacuationibus conjunctam euphoriam feu ferendi
facilitatem, ut hujus fiducia in vacuationem recte molienda fecuri fimus. Quod igitur de flava bile exempli
gratia dixi, hoc et de atra mecum intellige. Etenim et
in hac totius corporis color in nigriorem mutatur et atrae
puftulae atra bilis colore efflorefcunt. Quicunque etiam
morbi ob ejus redundantiam oborti manifefto humoris copiam indicant, quemadmodum elephas et cancer. Cum
etiam quartana periodus ex humore melancholico generatur. Lien quoque magnus et varices nigrefcentes affectus funt ejusdem humoris propagines, quemadmodum
et quae melancholia vocatur et omnis defipientia mentis,
iracundia temeraria et fera. Hippocrates vero et ex

ποκράτης δὲ κἀκ τῶν καταμηνίων ἐτεκμαίρετο τὸν πλεονάζοντα χυμὸν ταῖς γυναιξὶ καὶ γέγραπται αὐτῷ τὰ γνωρίσματα κατὰ τὸ πρότερον τῶν γυναικείων. ἐκ τούτων μὲν
οὖν ὅτι πλεονάζει μέλαινα διαγινώσκειν χρὴ καὶ τούτους
ἔχοντά σε τοὺς σκοποὺς ἐπὶ τὴν κένωσιν αὐτῆς ἰέναι, [134]
δεύτερον δὲ κατ᾽ αὐτὴν τὴν κένωσιν σκοπὸν ἔχειν τὴν εὐφορίαν. ὅσα δὲ ἐπὶ τῆς μελαίνης χολῆς καὶ ὠχρᾶς εἴρηται, ταῦτα καὶ ἐπὶ τοῦ φλέγματός μοι νόει, ὄγκους οἰδη-
ματώδεις, ἐξανθήματά τε καὶ σύμπαν τοῦ σώματος τὸ
χρῶμα κατὰ τὴν ἰδέαν τοῦ χυμοῦ καὶ τῶν πυρετῶν τοὺς
ἀμφημερινοὺς καὶ τῆς διανοίας ἀργίας καὶ νωθρότητας, ἔτι
τε καταφορὰς ὑπνώδεις καὶ βάρη τῆς κεφαλῆς ὀξυρεγμίας
τέ τινας, ὅταν ἐν τῇ γαστρὶ πλεονάζῃ τὰ τοιαῦτα, προτρέ-
ψηται διδόναι φάρμακον ἐκκαθαῖρον τὸ φλέγμα. γενομένης
δ᾽ ἤδη τῆς καθάρσεως ἡ εὐφορία ἐπιμαρτυρήσει τῇ τε
διαγνώσει καὶ τῇ δι᾽ ἐκείνην τολμηθείσῃ κενώσει πρός τε
τὴν διάγνωσιν καὶ ἐλπίδα τῆς κενώσεως, ἕξεις ἄν τι συντε-
λοῦσαν οὐχ ἡλικίαν μόνην ἢ φύσιν τοῦ κάμνοντος, ἀλλὰ καὶ

menſtruis redundantem in mulieribus humorem conjecta-
bat, cujus rei ſigna ab eo ſcripta ſunt primo libro de
morbis mulierum. Ex his igitur atram bilem redundare
tibi dignoſcendum eſt, atque his adducto indicationibus
ad ejus vacuationem accedendum. Poſterius autem ipſa
durante vacuatione, ſecunda ſumetur indicatio ab aegrotantis euphoria. Quaecunque de atra bile et flava dicta
ſunt, ea mihi de pituita quoque intellige, tumores oedo-
matoſos, eruptiones, totius corporis colorem pro humoris
idea; ad haec febres quotidianas, mentis pigritiam, tor-
pores etiamnum cataphoras, capitis gravitates et quosdam
ructus acidos quum in ventre hujusmodi redundat pituita.
Haec enim ſuadent medicamentum dari phlegmagogum. Jam
vero peracta purgatione euphoria tum dignotionem tum
eam quam illius gratia auſus eſt moliri vacuationem atte-
ſtabitur. Ad dignotionem vero et vacuationis fiduciam
habes etiam conferentem aliquid non ſolum aetatem vel
naturam aegrotantis, verum etiam anni tempeſtatem et

ΚΑΙ ΓΑΛΗΝΟΥ ΕΙΣ ΑΥΤΟΥΣ ΥΠΟΜΝΗΜΑΤΑ. 661

Ed. Chart. IX. [134.]　　　　　　　Ed. Baf. V. (267.)

τὴν ὥραν τοῦ ἔτους καὶ τὴν παροῦσαν κατάστασιν, ἔτι δὲ
καὶ τὴν χώραν καὶ τὴν προγεγενημένην δίαιταν, ἅμα τοῖς
ἄλλοις ἅπασιν ἐπιτηδεύμασιν. ἔμαθες γὰρ ὡς καὶ τούτων
ἁπάντων τὰ μὲν τὸ φλέγμα, τὰ δὲ τὴν ξανθὴν, τὰ δὲ τὴν
μέλαιναν αὐξάνει χολήν. ταῦτα μὲν, ὡς εἴρηται, πάντα
σκοποὶ τοῦ προσάγειν τὸ καθαρτικὸν τοῦ λυποῦντος χυμοῦ
φάρμακον. ἐν αὐτῇ δὲ τῇ κενώσει σκοπὸς ἔσται ἕτερος,
ἤτοι μαρτυρῶν ἡμῖν ὅτι καλῶς διέγνωμεν ἢ διελέγχων τὸ
σφάλμα μαρτυρῶν τῇ μὲν εὐφορίᾳ, διελέγχων δὲ τῇ δυσ-
φορίᾳ· τῶν μὲν γὰρ λυπούντων κενουμένων εὐφορήσουσιν
οἱ κάμνοντες. εἰ δὲ ἕτερόν τι κενοῖτο καὶ μὴ τὸ λυποῦν
εἴη κενούμενον, ἀνάγκη πᾶσα δυσφορεῖν αὐτούς. ὅπερ οὖν,
ὡς ἔφην ἐν ἀρχῇ τοῦ βιβλίου, δι' ἑνὸς ἐδίδαξεν ἀφορισμοῦ
λέγων· οὕτω καὶ κενεαγγείη ἢν μὲν οἵη δεῖ γίγνεσθαι γίγνηται, ξυμφέρει τε καὶ εὐφόρως φέρουσι· τοῦτο νῦν ἐνταῦθα
δίχα τεμὼν ἐν ταῖς φαρμακείαις, διὰ μὲν τοῦ προτέρου
λόγου τίνες εἰσὶν αἱ ξυμφέρουσαι κενώσεις διδάσκει, διὰ
δὲ τοῦ μετ' αὐτὸν ὅτι ταῖς τοιαύταις ἔπεται γνώρισμα βέ-

praefentem caeli ftatum, praeterea et regionem et victum
antecedentem, una cum aliis vitae inftitutis. Etenim didicifti ex iftis omnibus alia pituitam, alia flavam bilem,
alia atram adaugere. Haec quidem omnia, ut dictum eft,
fcopi funt medicamenti exhibendi, quod infeftantis, humores purgatricem facultatem fortiatur, qui vel nos humorem probe dignoviffe nobis fignificet, vel qui errorem
coarguat. Significat quidem euphoria, coarguit vero
dyfphoria. Nam fi infeftantes humores vacuentur, facile
ferent aegrotantes; fi quid vero aliud et non quod moleftum eft vacuetur, eos omnino graviter molefteque ferre
neceffe eft. Quod igitur, ut dicebam libri initio, complexus uno aphorifmo his verbis oftendit: *fic et vaforum
depletio talis fiat, qualem fieri oportet et confert et facile ferunt.* Id nunc hoc loco de purgationibus agens in
duas fecuit orationis partes, quarum priore quaenam fint
quae conferant vacuationes, pofteriore quod ejusmodi evacuationes certum indicium concitetur euphoria docuit.

βαιον ἡ εὐφορία. παραδείγματα δ᾽ αὐτὸς εἴρηκε τῶν αὐτομάτως γιγνομένων κενώσεων ἐπ᾽ ἀγαθῷ, πάμπολλα μὲν
ἐν τοῖς τῶν ἐπιδημίων, ὀλίγα δὲ καὶ κατ᾽ αὐτὸ τοῦτο τὸ
βιβλίον τὸ τῶν ἀφορισμῶν, ὁποῖα καὶ ταῦτά ἐστιν, ὑπὸ
ὕδρωπος ἐχομένῳ κατὰ τὰς φλέβας εἰς τὴν κοιλίαν ὕδατος
ῥυέντος λύσις. ὀφθαλμιῶντα ὑπὸ διαῤῥοίας ληφθῆναι ἀγαθόν. οἷσι χολώδεα διαχωρήματα κωφώσιος γενομένης παύεται. καὶ ὁκόσοισι κώφωσις, χολωδέων γινομένων παύεται.

γ´.

[135] Ἢν οἷα δεῖ καθαίρεσθαι καθαίρωνται, συμφέρει
τε καὶ εὐφόρως φέρουσι. τὰ δ᾽ ἐναντία δυσχερῶς.

Προεξήγημαι τοῦτον ἐν τῇ κατὰ τὸν προγεγραμμένον
ἀφορισμὸν ἐξηγήσει, γεγραμμένον κἂν τοῖς ἀνωτέρω τοῦ βιβλίου κατὰ τὴν αὐτὴν λέξιν, ὅθεν ἔνιοι καὶ περιαιροῦσιν
αὐτὸν ἐντεῦθεν.

Porro vacuationum bene ac feliciter fponte naturae facta-
rum exempla protulit ipfe, permulta quidem in epidemiorum libris, pauca vero hoc ipfo aphorifmorum libro,
qualia et haec funt. *Hydrope laboranti aqua per venas
in ventrem fluente, morbi folutio. Ophthalmia laborantem diarrhoea corripi bonum. Quibus biliofae funt dejectiones furditate fuperveniente, ceffant; et quibus furditas, biliofis dejectionibus fuccedentibus, ceffat.*

III.

*Si qualia purgari oportet purgentur, et confert et placide
ferunt; contra vero molefte.*

Hunc aphorifmum in praecedentis aphorifmi explanatione prius explicavimus, in fuperiori libri parte iisdem
verbis fcriptum, quare nonnulli eum ex hoc loco fuf-
tulerunt.

δ´.

Φαρμακεύειν θέρεος μὲν τὰς ἄνω μᾶλλον, χειμῶνος δὲ τὰς κάτω.

Προϋπακοῦσαι χρὴ δηλονότι κοιλίας. εἰκότως δὲ θέρους μὲν ἄνω καθαίρει. καὶ γὰρ ὁ πλεονάζων τηνικαῦτα χυμὸς ἡ ξανθὴ χολὴ καὶ ὅλως ἡ φύσις ἅπασα τοῦ ζώου, διὰ τὴν περιέχουσαν θερμασίαν ἄνω κινεῖται μᾶλλον. ἀκτέον δέ ἐστιν ἕκαστον τῶν περιττῶν ᾗ ῥέπει διὰ τῶν συμφερόντων, ὡς αὐτὸς ἐν τῷ περὶ χυμῶν ἔγραψε. προσέθηκε δὲ τῷ κατὰ τὸν ἀφορισμὸν λόγῳ μᾶλλον. καὶ οὐχ ἁπλῶς εἶπε φαρμακεύειν θέρεος τὰς ἄνω, χειμῶνος δὲ τὰς κάτω. καὶ γὰρ εἰ μὴ πολλάκις, ἀλλὰ σπανίως γοῦν ποτε θέρους ὥρᾳ φλεγματικὸς ὤφθη τινὶ πλεονάζων χυμός, ὥσπερ ἐνίοτε τῆς ὠχρᾶς χολῆς χειμῶνος.

IV.

Aeftate quidem fuperiores ventres liberalius, hieme vero inferiores medicamentis purgandi funt.

Ventres nimirum fubaudiendi funt. At recte aeftate purgat fuperne: etenim qui tunc temporis humor redundat, bilis eft flava et univerfa omnino animalis natura propter aëris ambientis calorem magis furfum movetur. Supervacaneum quodque ac redundans quo vergit, id per loca idonea ducendum eft, quemadmodum ipfe in libro de humoribus fcripfit. Adjecit huic aphorifmi fententiae adverbium *magis* feu liberalius, neque abfolute loquutus eft. *Aeftate fuperiores ventres, hieme vero inferiores purgandos effe.* Etenim etfi non faepe, raro tamen aeftatis tempore nonnunquam pituitofus humor in quodam vifus eft abundare, quemadmodum hieme aliquando flava bilis.

ε΄.

Ὑπὸ κύνα καὶ πρὸ κυνὸς ἐργώδεες αἱ φαρμακεῖαι.

[136] Ἐκπεπυρωμένη τε γὰρ ἡμῶν ἡ φύσις οὖσα
τηνικαῦτα τὴν ἀπὸ τῶν καθαρκτικῶν οὐκ οἴσει δριμύτητα,
διὸ καὶ πυρέττουσι πολλοὶ τῶν ἐν τούτῳ τῷ καιρῷ καθαρ-
θέντων, ἀσθενής τε οὖσα ἡ δύναμις διὰ τὸ καῦμα προσ-
καταλυθήσεται τῇ καθάρσει. καὶ μέντοι καὶ ἡ κάθαρσις
αὕτη γενήσεται μοχθηρά, ἀντισπώσης τῷ καθαρτικῷ φαρμάκῳ τῆς τοῦ περιέχοντος ἀλέας πρὸς τοὐκτὸς τοὺς χυμούς. ὥσπερ γὰρ τὰ θερμὰ λουτρὰ ταῖς καθάρσεσιν ἀντι-
πράττειν πέφυκεν, οὕτω καὶ ἡ κατὰ τὸ θέρος θερμασία,
καὶ μάλισθ᾽ ὅταν ᾖ σφοδρότερον ἑαυτοῦ.

στ΄.

Τοὶς ἰσχνοὺς καὶ εὐεμέας ἄνω φαρμακεύειν, ὑποστελλομένους χειμῶνα.

V.

Sub cane et ante canem moleſtae ſunt per medicamenta
purgationes.

Etenim noſtra natura tunc temporis aeſtivis deflagrans
ardoribus purgantium medicamentorum acrimoniam minime tulerit: quapropter plerique hoc tempore purgati
febricitant: et vires ob aeſtum imbecillae purgationibus
magis diſſolventur. Quin et purgatio ipſa prava fiet, re-
vellente foras humores ambientis calore. Quemadmodum
enim thermae contrarios purgationibus effectus producere
conſueverunt, ſic et aeſtatis calor, ac praeſertim quum
ſe ipſo vehementior extiterit.

VI.

Graciles et ad vomendum faciles per ſuperiora medicamento purgandi ſunt, dempta hieme.

Προσθεῖναι κἀνταῦθα χρὴ τὸ μικρον ἔμπροσθεν εἰρημένον τὸ μᾶλλον, ὡς τὸ πολὺ γὰρ οἱ ἰσχνοὶ χολώδεις εἰσίν. ἐὰν οὖν αὐτοῖς ὑπάρχῃ καὶ εὐεμέσιν εἶναι, φαρμακευτέον ἄνω, πλὴν εἰ μὴ χειμὼν ἐναντιῷτο. προείρηκει γὰρ ὡς θέρους μὲν μᾶλλον τὰς ἄνω, χειμῶνος δὲ τὰς κάτω φαρμακευτέον ἐστί.

ζʹ.

Τοὺς δὲ δυσεμέας καὶ μέσας εὐσάρκους κάτω, ὑποστελλομένους θέρος.

Εἰ μὲν εὐεμής τε εἴη καὶ ἰσχνός, ἄνω φαρμακεύειν αὐτὸν, πλὴν εἰ μὴ χειμὼν εἴη, τουτέστι καὶ θέρους καὶ φθινοπώρου καὶ ἦρος. ἢν δὲ δυσεμὴς εἴη καὶ μέσος εὔσαρκος, κάτω φαρμακευτέον, ἐὰν ἐπείγῃ μόνον τοῦ θέρους φυλαττόμενον. ἐν ἄλλῃ δʹ ὥρᾳ οὐ φυλακτέον.

Hic etiam addendum quod paulo ante dictum eſt adverbium *magis.* Nam plerumque graciles biliofi funt. Si igitur ipfis accefferit ut fint ad vomendum faciles, per fuperiora purgandi funt, nifi reclamet hiems. Supra namque pronunciavit: *aeſtate ſuperiores magis, hieme autem inferiores ventres purgandos eſſe.*

VII.

Ad vomitum difficiles et mediocriter carnoſos per inferiora purgare oportet, vitata aeſtate.

Si quidem ad vomendum facilis et gracilis fit, ipfe per fuperiora purgandus eſt, nifi hiems extiterit, hoc eſt aeſtate, autumno et vere. Si vero ad vomendum difficilis et modice carnofus fit, per interiora purgandus eſt, fi res urgeat folum cavendo aeſtatem, aliud vero nullum anni tempus cavendum eſt.

Ed. Chart. IX. [137.]   Ed. Baf. V. (268.)

η'.

[137] (268) Τοὺς δὲ φθινώδεας ἀποστελλομένους τὰς
ἄνω φαρμακείας.

'Επὶ τὰς ἄνω, φησὶ, φαρμακείας οὐδέποτ' ἄξεις, εὐλαβούμενος δηλονότι τὴν ἐν τοῖς ἀναπνευστικοῖς αὐτῶν ὀργάνοις ἀσθένειαν. ἀκουστέον δὲ φθινώδεις ἤτοι τοὺς φθίσει
τῇ νόσῳ ἑαλωκότας ἢ τοὺς ἐπιτηδείως ἔχοντας πρὸς τὴν
φθίσιν, ὑπὲρ ὧν εἴρηκεν αὐτὸς ἐν τῷ πρώτῳ τῶν ἐπιδη-
μιῶν· καὶ μάλιστα ἔθνησκον οἷσιν ἔῤῥεπεν ἡ φύσις ἐπὶ τὸ
φθινῶδες, στενὸς δὲ τούτοις ἐστὶν ὁ θώραξ καὶ ὁ περιεχό-
μενος ἐν αὐτῷ πνεύμων.

θ'.

Τοὺς δὲ μελαγχολικοὺς ἀδροτέρως τὰς κάτω, τῷ αὐτῷ λογισμῷ τὰ ἐναντία προστιθείς.

VIII.

Tabefcentibus fuperiores prohibendae funt purgationes.

Ad fuperiores, inquit, purgationes nunquam tabefcentes duxeris, veritus nimirum fpirabilium inſtrumentorum
imbecillitatem. Per tabefcentes autem intelligere par eſt
vel eos qui phthifi morbo feu tabe correpti funt, vel eos
qui ad tabem propendent idonei, de quibus ipfe primo
epidemiorum fcribit: *maximeque moriebantur quibus natura ad tabem propendebat.* His autem thorax eſt angu-
ſtus et qui in eo pulmo continetur.

IX.

*Melancholici liberalius per inferiora purgandi funt, con-
trariis eadem ratiocinatione appofitis.*

*Φαρμακεύειν τὰς κοιλίας δηλονότι τὰς κάτω τῶν με-
λαγχολικῶν ἁδροτέρως χρή. ἁδροτέρως δὲ εἴρηκεν ἀντὶ τοῦ
σφοδρῶς. ὅτι δὲ κάτω ῥέπει ὁ χυμὸς οὗτος, εἰκότως αὐτὸν
ἐκκενοῦν διὰ τῆς κάτω κελεύει γαστρὸς, ὥσπερ τὴν ξανθὴν
χολὴν διὰ τῆς ἄνω, κοῦφον ὄντα χυμὸν ἐπιπολάζοντά τε
συνεχῶς αὐτόματον. ἐν ἀμφοτέροις μὲν οὖν κοινὸν τὸ ἄγειν
ἢ ῥέπειν διὰ τῶν ξυμφερόντων χωρίοιν. ἴδιον δὲ τοῦ μὲν
ἑτέρου τῶν χυμῶν ἄνω ποιεῖσθαι τὴν κένωσιν, ὅτι ταύτῃ
ῥέπει, τοῦ δ' ἑτέρου κάτω, διότι καὶ οὗτος ῥέπει ταύτῃ.
ἐναντίον οὖν τὸ ἄνω κενοῦν τῷ κάτω, ὃ καθ' ἕνα γίγνεται
λογισμὸν κοινὸν, διὸ καὶ προσηκόντως εἶπεν ὁ Ἱπποκράτης,
τῷ αὐτῷ λογισμῷ τὰ ἐναντία προστιθείς.*

ι'.

[138] *Φαρμακεύειν ἐν τῇσι λίην ὀξέσιν, ἢν ὀργᾷ, αὐθη-
μερόν· χρονίζειν γὰρ ἐν τοῖσι τοιουτέοισι κακόν.*

Purgare ventres nimirum inferiores melancholicorum
liberalius oportet. Liberalius autem dixit pro vehementer.
Quia vero deorfum tendit hic humor, merito ipfum per
ventrem inferiorem vacuari jubet, ficuti flavam bilem per
fuperiorem, quum lenis humor fit et affiduo fponte in
fumma fluitet. Utriusque igitur commune eft duci quo
vergunt per loca convenientia. Proprium autem alterius
quidem humoris per fuperiora fui vacuationem movere,
quod eo vergat, alterius vero per inferiora, quod et eo
ipfe declinet. Itaque quae per fuperiora fit evacuatio
vacuationi per inferiora ductae contraria eft. Utraque
vero fecundum unam communem ratiocinationem contingit. Quare decenter Hippocrates pronunciavit: *contrariis
eadem ratiocinatione appofitis.*

X.

*In valde acutis, fi turgeat, eo ipfe die purgandum eft:
in talibus enim immorari malum.*

Εἴρηταί μοι καὶ πρόσθεν ὅτι τὴν ὀργᾷ φωνὴν ὁ Ἱπποκράτης ἀπὸ τῶν ζῴων μετενήνοχε τῶν ἐπειγομένων χρῆσθαι συνουσίᾳ, φυσικήν τινα ταύτην ἐπιθυμίαν ἰσχόντων
αὐτῶν εἰς τὴν τοῦ σπέρματος ἀπόκρισιν. ἐδείχθη γὰρ ἐν
τοῖς περὶ σπέρματος λόγοις καὶ τὸ θῆλυ κατὰ τὰς συνουσίας σπερμαῖνον. ὅταν οὖν ἤτοι γε ἐν ὅλῳ τῷ σώματι
παραπλησία τῇδε γένηται τῆς φύσεως ὁρμὴ πρὸς ἀπόκρισιν τῶν περιττῶν ἢ εἰ καὶ μὴ καθ᾽ ὅλον, ἀλλά γε κατὰ τὰ
κυριώτατα μέρη, τὸ τοιοῦτον ὁ Ἱπποκράτης ὀργᾷν ὀνομάζειν εἴωθεν. ἀξιοῖ τε διὰ φαρμάκου κενοῦν αὐτίκα, πρὶν
ἤτοι κακωθῆναι τὴν δύναμιν ἢ αὐξηθῆναι τὴν τοῦ πυρετοῦ
θερμασίαν ἢ εἰς κύριόν τι κατασκῆψαι μόριον τοὺς ἀλω-
μένους κατὰ τὸ σῶμα χυμούς. ὅτι δὲ λίαν ὀξέα κέκληκε
νῦν ἃ πρόσθεν ὠνόμασε κατόξεα δῆλον παντί. καὶ μέντοι
καὶ ὅτι τῆς τούτων κρίσεως ὅρος ἐστὶν ἡ ἑβδομὰς ἡ πρώτη
λέλεκταί μοι καὶ τοῦτο πρόσθεν.

Superius etiam mihi dictum eſt Hippocratem vocem
turgere ab animalibus ad humores transtuliſſe, quum ad
veneris uſum impelluntur ipſa naturali quadam cupiditate
ad feminis excretionem ducta. Oſtenſum eſt enim in libris de femine feminam quoque in coitu femen emittere. Quando igitur vel toto corpore ſimilis huic fuerit
naturae impetus ad humorum redundantium excretionem,
vel ſi non toto corpore, at certe partibus principibus,
tale quid verbo *turgere* ſignificare conſuevit Hippocrates.
Itaque ſtatim medicamento vacuandum eſſe judicat, priusquam vires collabantur imminuanturque, vel febris augeatur vel ad aliquam partem principem vagi ac errantes per
corpus humores decumbant. Quod autem valde acutos
morbos nunc vocaverit quos prius peracutos appellavit
patet omnibus. Quin etiam horum indicationis terminum
primam eſſe ſeptimanam id a me prius commemoratum eſt.

ια'.

Ὁκόσοισι στρόφοι καὶ περὶ τὸν ὀμφαλὸν πόνοι καὶ ὀσφύος
ἄλγημα μὴ λυόμενον μήτε ὑπὸ φαρμακίης μήτ' ἄλλως
εἰς ὕδρωπα ξηρὸν ἱδρύεται.

Οἱ μὲν στρόφοι γίγνονται διά τε δῆξιν ἰσχυρὰν καὶ
πνεῦμα φυσῶδες οὐκ ἔχον διέξοδον, ἀλλ' ἐν ταῖς ἐντέρων
ἕλιξιν ἐναπειλημμένον, οἱ πόνοι δὲ ὅτι ταῖς τοιαύταις διαθέσεσιν ἕπονται πρόδηλον. ἀλλ' ὅταν μὲν κατὰ τὸν ὀμφαλὸν ἐρείδωσι καὶ τὴν ὀσφὺν, εἶτα μηθ' ὑπὸ φαρμακείας
μηθ' ὑπὸ τῶν ἄλλων βοηθημάτων λύονται, δυσκρασία τίς
ἐστιν ἑκτικὴ τῶν αὐτῶν μορίων, ἥτις ὡς τὰ πολλὰ χρονί-
ζοντα τὸν ὑφ' ἱπποκράτους ὀνομαζόμενον ξηρὸν ὕδρωπα
ἐργάζεται. ὀνομάζεται δ' ὑπὸ τῶν μετ' αὐτὸν ἰατρῶν ὁ
τοιοῦτος ὕδερος τυμπανίας, [139] ὅτι κρουόμενον τὸ ὑπογάστριον ἀποτελεῖ ψόφον οἷόν περ τὰ τύμπανα. καὶ γὰρ
οὖν καὶ κατ' ἐκεῖνα διὰ τοῦ περιτεταμένου δέρματος ὁ ἀὴρ

XI.

*Quibus tormina et circa umbilicum labores et lumborum
dolor, qui neque medicamento purgante, neque alias
folvitur, in ficcum hydropem firmatur.*

Tormina fiunt tum propter morſum vehementem
tum propter ſpiritum flatulentum exitum non habentem,
ſed flexuoſis inteſtinorum anfractibus interceptum. Quod
vero dolores tales affectiones conſequantur manifeſtum eſt.
Verum quum circa umbilicum ac lumbos ſe firmaverint,
neque poſtea medicamentis neque aliis ſolvantur auxiliis,
quaedam eſt earum partium habitualis intemperies, quae
plerumque perſeverans eum hydropem efficit, qui ab Hippocrate ficcus nominatur. Vocatur autem hujusmodi hy-
derus a poſterioribus medicis tympanias, quod abdomen
percuſſum talem ſonitum reddat, qualem edunt tympana.
Etenim et in his circumtenſam pellem contentus aër ver-
beratur, quemadmodum qui in illo morbi genere per me-

πλήττεται, καθάπερ ὁ ἐν τῷ βάθει τῶν τοιούτων ὑδρῶν.
ὅτι δὲ ἀπὸ τῆς κατὰ τὸν ὄγκον ὁμοιότητος ὕδρωπα καὶ.
τοῦτον ὁ Ἱπποκράτης ὠνόμασεν εὔδηλον. οὐ μὴν ὑγρόν
γε καθάπερ τὴν ἀσκίτην, ἐφ' ᾧ τὸ συνειλεγμένον οὐκ ἀήρ
ἐστι φυσώδης, ἀλλ' ὑγρὸν ὑδατῶδες. ἔοικε δὲ μείζονος μὲν
τῆς ψύξεως ἔκγονος ὑπάρχειν ὁ ὑδατώδης ὕδερος, ὃν ἀσκίτην ὀνομάζουσιν, ὅτι καθάπερ ἐν ἀσκῷ τινι τῷ περιτο-
νίῳ κατακέκλεισται τὸ ὑγρὸν, ἐλάττονος δ' ὁ τυμπανίας.
οὐδὲ γὰρ οὐδὲ μεταβάλλειν ἡ ὑγρότης εἰς ἀέρα φυσώδη
δύναται χωρὶς θερμασίας τινός.

ιβ'.

Ὁκόσοισι κοιλίαι λειεντεριώδεις, χειμῶνος φαρμακεύειν ἄνω
κακόν.

Ὅταν ἐν τάχει τῶν ἐσθιομένων ἡ διαχώρησις γίγνηται τοιούτων, οἷα κατεπόθη, λειεντερίαν ὀνομάζουσι τὸ νό-
diam cutem in profundo eſt flatus percutitur. Quod autem a tumoris ſimilitudine hydropem Hippocrates nominaverit manifeſtum eſt.   Non tamen humidum dixit,
quemadmodum aſcitem ab aſci, hoc eſt utris, ſimilitudine
appellatum, in quo materia collecta flatulentus aër non
eſt, ſed humor aquoſus.   Videtur autem a majori frigiditate generari aquoſus hydrops, quem aſcitem appellant,
quod in peritonaeo humor velut in utre quodam contineatur, a minore vero tympanias, neque enim humiditas
in flatulentum aërem ſine calore quodam transmutari
poteſt.

XII.

Quibus ſunt alvi lientericae, eos hieme per ſuperiora pur-
gare malum.

Quum celeriter quae comeduntur talia dejiciuntur
qualia devorata fuerint lienteriam, *laevitatem* inteſtinorum,

σημα. γίγνεται μὲν οὖν ἐπὶ τῇ τῆς καθεκτικῆς δυνάμεως
ἀῤῥωστίᾳ, ταῖς δυσκρασίαις δ᾽ ἕπεται πάντων τῶν κατὰ
τὴν κοιλίαν ὀργάνων, τουτέστιν αὐτῆς τε τῆς γαστρὸς εἰς
ἣν καταπίνομεν τὰ σιτία καὶ τῶν ἐκ ταύτης αὐτὰ διαδεχο-
μένων τε καὶ παραπεμπόντων ἐντέρων. γίγνεται δ᾽ ἔστιν
ὅτε λειεντερία καὶ κατά τινα ἐπιπολῆς ἕλκωσιν, ὁμοίαν ταῖς
ἄφθαις. αἱ μὲν οὖν δυσκρασίαι ποτὲ μὲν ὡς ἄν εἴποι τις
ἑκτικαὶ γίνονται, καλοῦσι δ᾽ οὕτως τὰς αὐτῆς τῆς ἕξεως
τῶν σωμάτων βεβλαμμένης ἀποτελουμένας, ἔστιν ὅτε διὰ
φλέγμα ψυχρόν, οἷόν ἐστι μάλιστα τὸ ὀξύ· τῶν δ᾽ ἐπιπολῆς ἑλκώσεων αἴτιόν ἐστι χυμὸς ὁ δριμὺς καὶ λεπτός. οὗτος
μὲν οὖν, εἰ καὶ τῆς ἄνω φαρμακείας δεῖται, διὰ τὸ μᾶλλον
ἐπιπολάζειν ἢ ὑποχωρεῖν κάτω τοὺς τοιούτους χυμούς, ἀλλ᾽
οὐκ ἐν χειμῶνί γε δίδοται, καθότι καὶ πρόσθεν εἴρηται.
ὁ δ᾽ ἕτερος ὁ φλεγματικός, ὅταν ᾖ τοῖς ἐντέροις ἐμπεπλα-
σμένος, οὐδέποτε δεῖται τῆς ἄνω φαρμακείας, ὅπερ ἐστὶν
ἐμετηρίου φαρμάκου. μόνα γὰρ ἐμεῖσθαι πέφυκε τὰ κατὰ

hunc morbum nominant. Fit autem propter retentricis
facultatis infirmitatem, imo omnem fequitur omnium alvi
inftrumentorum intemperiem, hoc eft ipfius ventriculi in
quem cibos deglutimus et inteftinorum quae ab hoc ipfos
excipiunt ac transmittunt. Fit etiam nonnunquam lien-
teria ex ulceratione quadam partium fuperficiem obfidente
aphthis confimili. Intemperies igitur aliquando oboriuntur, ut quis protulerit, habituales, fic vero eas vocitant
intemperies, quae ipfo corporum habitu laefo perficiuntur, interdum vero propter pituitam frigidam, qualis potiffimum eft acida. Superficiariarum autem exulceratio-
num caufa humor exiftit acris et tenuis. Hic ergo etiamfi
ducentem per fuperiora purgationem poftulet, quod hujusmodi humores magis furfum ferantur quam deorfum fe-
cedant, non tamen hieme datur purgatio, quemadmodum
eft fuperius enunciatum eft. Alter vero pituitofus humor
quum inteftinis infarcitus fuerit, nunquam educentis per
fuperiora purgationis indiget, hoc eft vomitorio medicamento. Sola namque evomi confueverunt quae ventri-

τὴν γαστέρα. τῶν δ' ἐν τοῖς ἐντέροις περιεχομένων οὐδὲν
οἷόν τε δι' ἐμέτου κενῶσαι.

ιγ'.

[140] Πρὸς τοὺς ἐλλεβόρους τοῖσι μὴ ῥᾳδίως καθαιρο-
μένοισι πρὸ τῆς πόσιος ὑγραίνειν τὰ σώματα πλείονι
τροφῇ καὶ ἀναπαύσει.

Προπειρᾶσθαι χρὴ τῆς τοῦ μέλλοντος τὸν ἐλλέβορον
λήψεσθαι φύσεως ὅπως ἔχει πρὸς τὰς ἄνω καθάρσεις,
τουτέστι τὰς δι' ἐμέτων. γιγνέσθω δ' ἡ πεῖρά σοι διὰ τῶν
ἐμετικῶν φαρμάκων ὅσα μέτρια. ἐὰν οὖν φαίνηται μὴ ῥᾳδίως καθαιρόμενος, οὐ χρὴ τὸν τοιοῦτον ἄνθρωπον ἐπὶ τὸν
ἐλλέβορον ἄγειν, ἄνευ τοῦ προπαρασκευάσασθαι. γίγνοιτο
δ' ἂν τοῦτο καὶ διὰ τῶν συνεχῶν μὲν ἐμέτων ἐθισθέντος
ἑτοίμως ἐμεῖν τοῦ ληψομένου τὸν ἐλλέβορον. ἀλλ' ὡς μικρὸν
τοῦτο γνώριμον ἅπασιν ὁ Ἱπποκράτης παρέλιπε. γένοιτο

culus complectitur, eorum vero quae inteſtinis continentur nihil quidquam per vomitus vacuari poteſt.

XIII.

*Qui a veratris non facile per ſuperiora purgentur, iis
ante potionem corpora copioſiore alimento et quiete
praehumectanda.*

Praetentare oportet naturam ejus qui elleborum ſumpturus eſt, quomodo ſe habeat ad ſuperiores purgationes,
hoc eſt ad eas quae fiunt per vomitiones. Fiat autem
tibi periculum per medicamenta vomitoria quae moderata
ſint. Si igitur non facile purgari videatur, non oportet
hujusmodi hominem, priusquam praeparetur, ad elleborum
ducere. Id autem fiet, ſi qui ſumpturus eſt elleborum,
is per continuos vomitus ad promte vomendum aſſueverit.
Verum hoc tamquam parvi momenti atque notum omnibus praetermiſit Hippocrates. Melius autem fieret prae-

Ed. Chart. IX. [140.]   Ed. Baf. V. (268. 269.)

δ' ἂν ἄμεινον καὶ διὰ τοῦ προυγραίνειν τὰ σώματα, πρου-
γραί- (269) νεται δὲ πλείονι τροφῇ καὶ ἀναπαύσει. τὸ
μὲν οὖν τῆς ἀναπαύσεως δῆλον. ὡς γὰρ τὰ γυμνάσια ξηραίνειν πέφυκε, οὕτως καὶ ἡ ἀνάπαυσις, ὅπερ ἐστὶν ἡσυχία τε καὶ ἀγυμνασία φυλάττει τὰς ὑγρότητας. ἡ τροφὴ
δ' οὐχ ἁπλῶς ἡ πλείων ὑγραίνειν πέφυκεν, ἀλλ' εἴ τις ἄνευ
ποιότητος ἰσχυρᾶς ᾖ, τουτέστι μήτε στρυφνῆς μήτε δριμείας
μήθ' ἁλυκῆς μήτε πικρᾶς. τάχα δ' οὐδὲ τροφὴν ἁπλῶς
φατέον εἶναι τὴν τοιαύτην, ἀλλ' οἷον φαρμακώδη τροφὴν,
ὡς τῇ γε ἁπλῶς τροφῇ μόνῃ τῶν ἁπάντων ὑπάρχειν κατὰ
τὴν ἑαυτῆς φύσιν, οὐ κατά τι συμβ·βηκὸς ὑγραίνειν τὰ
στερεὰ τοῦ ζώου μόρια τῆς ἀναπαύσεως οὐ καθ' αὑτὴν,
ἀλλὰ κατά τι συμβεβηκὸς τοῦτο ποιούσης. ὅτι γὰρ οὐ ξηραίνει τὴν ἐκ τῆς τροφῆς ὑγρότητα, διὰ τοῦτο ὑγραίνειν
λέγεται. τὸ δ' ὕδωρ οὔτε πινόμενον οὔτ' ἔξω προσπῖπτον
ὑγραίνειν πέφυκε αὐτὰ τὰ στερεὰ τοῦ ζώου μόρια. μαθεῖν
δ' ἐστί σοι τελεώτερον ὑπὲρ τῶν τοιούτων τῇ τῶν φυσικῶν δυνάμεων ἐντυχόντι πραγματείᾳ τῇ ἡμετέρᾳ καὶ τῷ
περὶ μαρασμοῦ βιβλίῳ.

---

humectando corpora. Praehumectantur autem corpora
copioſiore alimento et quiete. Quiete quidem humectari
corpora clarum eſt. Quemadmodum enim exercitia exſiccare ſolent, ſic et quies, quae et otium eſt et ab exercitatione vacatio, humiditates tuetur. Cibus vero non qui
plenior abſolute humectandi facultatem habet, ſed quicunque ſit citra vehementem qualitatem, hoc eſt neque
acerbam, neque acrem, neque ſalſam, neque amaram. Fortaſſis autem non ſimpliciter alimentum quod ejusmodi ſit
appellandum eſt, ſed quaſi medicamentoſum alimentum.
Quippe quod abſolute eſt alimentum, ſolum ex omnibus
ſecundum ſuam ipſius naturam, non ex accidenti poteſt
ſolidas animalis partes humectare; quod ipſum non per ſe,
ſed per accidens praeſtat quies. Ceterum ſolidiorem de
his doctrinam didiciſſe potes qui tum opus noſtrum de
naturalibus facultatibus tum librum de marcore praelegeris.

ιδ'.

[141] Ἐπὴν πίῃ τις ἑλλέβορον πρὸς μὲν τὰς κινήσιας
τῶν σωμάτων μᾶλλον ἄγειν, πρὸς δὲ τοὺς ὕπνους καὶ μὴ
κινήσιας ἧσσον. δηλοῖ δὲ ἡ ναυτιλίη ὅτι κίνησις τὰ
σώματα ταράσσει.

_____

Ὁ αὐτὸς εἶπε τὴν αἰτίαν δι᾽ ἣν κινεῖσθαι κελεύει τὰ
σώματα τῶν τὸν ἑλλέβορον εἰληφότων. ἡσυχία μὲν γὰρ ἐπὶ
τῆς καταστάσεως φυλάττει, μεταβάλλει δὲ καὶ ἀλλοιοῖ τὸ
σῶμα κίνησις, ὡς δηλοῖ καὶ ναυτιλία, κίνησις μὲν οὖσα, τα-
ράσσουσα δὲ τὰ σώματα μέχρι τοῦ καὶ πρὸς ἔμετον ὁρμᾶν.
ὁπότ᾽ οὖν ἡ τοιαύτη κίνησις ἱκανὴ καὶ μόνη παρασκευάσαι τὸ σῶμα πρὸς ἔμετον, εἰκὸς δήπου συνελθοῦσαν αὐτὴν
ἐμετηρίῳ φαρμάκῳ μικρῷ τινι γενέσθαι δραστικωτέραν.
ἔνιοι δὲ ἀντὶ τοῦ ναυτιλίη ναυτίη γράφουσιν, ὡς εἶναι τὸν
λόγον τοιοῦτον· δηλοῖ δὲ καὶ ἡ ναυτίη ταῖς σφοδραῖς τοῦ
σώματος κινήσεσιν ἐπιγιγνομένη ὅτι κίνησις αὐτὰ ταράσ-

XIV.

Quum quis veratrum potaverit, ad corporis quidem mo-
tus magis ducendus eſt, ad ſomnos vero et quietem
minus. Et vero motu turbari corpora prodit navi-
gatio.

_____

Ipſe cauſam protulit, ob quam eorum corpora moveri praecipiat qui veratrum aſſumpſerunt. Quies ſiquidem eodem in ſtatu corpus tuetur, motus vero mutat et
alterat, ut indicat navigatio, quae motus quidem eſt, tur-
bat autem corpora, quouſque ad vomitum impellat. Quum
igitur talis motio idonea et ſola poſſit ad vomitum corpus
praeparare, conſentaneum eſt certe ipſam cuidam parvo
vomitorio medicamento junctam longe majorem habituram
efficaciam. Nonnulli pro navigatione nauſeam ſcribunt,
ut ſit talis oratio: Oſtendit autem et nauſea, quae vehementibus corporis motionibus ſuccedit, ex motione cor-

σει. πρόδηλον δὲ ὡς καὶ οὗτος ὁ λόγος ὁ αὐτός ἐστι τῇ δυνάμει τῷ προειρημένῳ.

ιε΄.

Ἐπὴν βούλει μᾶλλον ἄγειν τὸν ἐλλέβορον, κίνει τὸ σῶμα. ἐπὴν δὲ παῦσαι, ὕπνον ποίει καὶ μὴ κίνει.

Ὁ μὲν πρότερος ἀφορισμὸς ὅπως χρὴ παρασκευάσαι τὸν ἐλλέβορον εἰληφότα πρὸς τὴν κάθαρσιν ἐδίδαξεν, ὁ δὲ νῦν ὅπως χρὴ παύειν τοὺς καθαιρομένους. εὔλογον δὲ τἀναντία τοῖς ποιοῦσι τὸν ἔμετον παύειν τὴν κάθαρσιν. ὅπερ οὖν αἱ κινήσεις ποιοῦσιν, αἱ ἡσυχίαι παύουσι. καὶ πολὺ δὴ μᾶλλον ὁ ὕπνος ἠρεμίαν ἐργαζόμενος τῶν ψυχικῶν ἐνεργειῶν, ὅσαι διὰ τῶν αἰσθήσεων γίνονται καὶ προσέτι διὰ τῶν μυῶν ἐν ταῖς καθ' ὁρμὴν κινήσεσιν.

pus turbari. Liquido conſtat hunc aphoriſmum eandem cum ſuperiore vim habere.

XV.

Quum velis elleborum magis agere, move corpus; quum vero ſiſtere, ſomnum concilia neque move.

Superior quidem aphoriſmus, quomodo oporteat hominem qui elleborum ſumpſit, ad purgationem praeparare nos docuit; praeſens vero quomodo ſiſtenda ſit purgatio tradit. Eſt autem rationi conſentaneum, ea purgationem ſiſtere, quae vomitum cientibus ſint contraria. Quod itaque ciet motio, id quies ſiſtit, multoque magis ſomnus, quo actionum animalium quies conciliatur, tum quae per ſenſuum fiunt organa, tum quae per muſculos in motibus voluntariis.

ιστ'.

[142] Ἑλλέβορος ἐπικίνδυνος τοῖσι σάρκας ὑγιέας ἔχουσι·
σπασμὸν γὰρ ἐμποιέει.

Ὅπερ ἐν τοῖς ἔμπροσθεν ἐπὶ πασῶν τῶν καθάρσεων
εἶπε, τοῦτο νῦν ἐπὶ μόνης τῆς δι' ἑλλεβόρου, ὥστε καὶ συναφθῆναι δύνασθαι τοὺς ἀφορισμοὺς τρόπῳ τοιῷδε· οἱ εὖ
τὰ σώματα ἔχοντες φαρμακεύεσθαι ἐργώδεες. οὕτω γοῦν
καὶ ὁ ἑλλέβορος ἐπικίνδυνος τοῖσι τὰς σάρκας ὑγιέας ἔχουσι·
σπασμοὺς γὰρ ἐμποιέει· ἐξαίρετον γάρ τοι πρόσεστι τῷ ἑλ-
λεβόρῳ τὸ τοῦ σπασμοῦ, διὰ τὸ σφοδρὸν τῆς ἐνεργείας.

ιζ'.

Ἀπυρέτῳ ἐόντι ἀποσιτίη καὶ καρδιωγμὸς καὶ σκοτόδινος καὶ
στόμα ἐκπικρούμενον, ἄνω φαρμακείης δεῖσθαι σημαίνει.

XVI.

Veratrum fanas carnes habentibus periculofum eft, convulfionem enim inducit.

Quod fuperioribus aphorifmis de omnibus purgationibus dixerat, hoc nunc de ea fola quae fit elleboro pronunciat. Quare duo aphorifmi poffunt invicem jungi hoc
pacto. Qui corporibus bene fe habent, purgationes aegre
molefteque ferunt. Sic namque veratrum fanas carnes
habentibus periculofum eft. Convulfiones enim excitat.
Eximium namque ineft elleboro, ut propter actionis vehementiam caufa fit convulfionis.

XVII.

Citra febrem exiftenti cibi faftidium, ftomachi morfus, vertigo tenebricofa et os amarulentum medicamento per
fuperiora opus effe fignificant.

Ed. Chart. IX. [142.]   Ed. Baf. V. (269.)

Ἡ μὲν ἀσιτία τὸ αὐτὸ δηλοῖ τῇ ἀνορεξίᾳ, ὁ δὲ καρδιωγμὸς δῆξίς ἐστι καρδίας, τουτέστι τοῦ στόματος τῆς γαστρός. ὠνόμαζον γὰρ οἱ παλαιοὶ καὶ τοῦτο καρδίαν. σκοτόδινος δ᾽ ἐστὶν, ἐπειδὰν ἅμα περιδινεῖσθαι δοκῇ τὰ βλεπόμενα, ἥ τε διὰ τῆς ὄψεως αἴσθησις ἐξαίφνης ἀπολεῖται, δοκούντων αὐτῶν σκότος περικεχύσθαι. γίγνεται δὲ τοῦτο τοῦ στόματος τῆς κοιλίας ὑπὸ μοχθηρῶν χυμῶν δακνομένου. διὰ γὰρ τὸ μέγεθος τῶν νεύρων τῶν ἐξ ἐγκεφάλου καθηκόντων εἰς αὐτὸ βλάπτεται τὰ τῆς ψυχῆς ἔργα κακοπραγοῦντος τοῦ μορίου. τὰ μὲν τοιαῦτα συμπτώματα κοινὰ πάντων ἐστὶ τῶν δάκνειν δυναμένων χυμῶν. τὸ δ᾽ ἐκπικροῦσθαι τὸ στόμα μόνης τῆς ὠχρᾶς τε καὶ ξανθῆς ὀνομαζομένης χολῆς. διὸ καὶ καλῶς τοῖς εἰρημένοις συμπτώμασιν ὁ Ἱπποκράτης εἶπεν ἄνω φαρμακεύειν σημαίνειν, ὅπερ ἐξαπλωθὲν οὕτως ἑρμηνευθήσεται. τὰ εἰρημένα συμπτώματα σημαίνει τῷ ἰατρῷ τὸν ἄνθρωπον τῆς ἄνω δεῖσθαι φαρμακείης, τουτέστι τῆς δι᾽ ἐμέτων.

Apofitia, cibi faſtidium, idem quod anorexia, inappetentia ſignificat. Cardiogmos autem cordis morſus eſt, hoc eſt oris ventriculi. Hoc ſiquidem et veteres cor nominabant. Scotodinos autem, hoc eſt tenebricoſa vertigo fit quando res ſimul conſpectae circumvolvi videntur et ſenſus viſus repente deperditur aegrotis ſibi tenebras circumfundi exiſtimantibus. Hoc autem accidit ore ventriculi a pravis humoribus demorſo. Ob magnitudinem enim nervorum a cerebro in ipſum procedentium animae functiones laeduntur. Atque hujusmodi ſymptomata cunctis humoribus mordendi vim habentibus communia ſunt. Os autem amareſcere ſolius bilis et pallidae et flavae nominatae ſymptoma exiſtit. Quare etiam praeclare pronunciat Hippocrates commemoratis ſymptomatis purgationem per ſuperiora ſignificari. Quod explanatum ita interpretabimur. Enumerata ſymptomata ſignificare medico hominem ſuperna medicatione, hoc eſt per vomitus, indigere.

ιη'.

[143] Τὰ ὑπὲρ τῶν φρενῶν ὀδυνήματα, ὁκόσα καθάρσεως δέονται, ἄνω φαρμακείας σημαίνει δεῖσθαι, ὁκόσα
δὲ κάτω, κάτω.

Οὗτος ὁ ἀφορισμὸς ὅπερ ὁ πρόσθεν ἐφ' ἑνὸς ἀλγήματος
ἐδίδαξε, τοῦ κατὰ τὸ στόμα τῆς κοιλίας, τοῦτ' ἐπὶ πάσας
ἐκτείνει τὰς ὀδύνας. ὅσαι μὲν ἄνω τῶν φρενῶν συνίστανται καθάρσεως δεόμεναι, δηλονότι συμβουλεύει ἄνω φαρμακεύειν. ὅσαι δὲ κάτω τῶν φρενῶν εὔδηλον ὅτι καὶ ταύτας κάτω. προσέθηκε δὲ τῷ λόγῳ τὸ καθάρσεως δεόμεναι,
χάριν τοῦ μὴ δόξαι τινὶ πάσας ἁπλῶς τὰς ὀδύνας τὸν Ἱπποκράτην διὰ καθάρσεως ἰᾶσθαι. νυνὶ γὰρ οὐ τοῦτ' εἶπεν,
ἀλλ' ὅτι κατὰ τὰς ῥοπὰς τῶν λυπούντων χυμῶν χρὴ τὰς
κενώσεις ποιεῖσθαι καὶ μήτε τὰς ἄνω τῶν φρενῶν ὀδύνας
διὰ τῶν ὑπηλάτων ἐκκενοῦν μήτε τὰς κάτω διὰ τῶν ἐμετικῶν.

XVIII.

*Quicunque fupra feptum transverfum dolores egent pur-
gatione per fuperiora purgandum effe fignificant, qui
vero infra funt, per inferiora.*

Hic aphorifmus quod fuperior de una oris ventriculi
dolore docuit, hoc ad omnes dolores extendit. Nam quicunque fupra feptum transverfum confiftunt dolores purgatione nimirum egentes, per fuperiora purgari confulit;
quicunque vero infra feptum transverfum, eos quoque
per inferiora purgandos effe manifeftum eft. Addidit autem orationi, *purgatione egentes*, ne quis arbitretur Hippocratem abfolute omnes dolores per purgationem fanare:
neque enim nunc hoc protulit, fed pro humorum infeftantium inclinationibus vacuationes effe faciendas. Neque fupra feptum transverfum dolores per fubducentia
medicamenta, neque infra fitos per vomitoria vacuare
oportere.

ιθ'.

Ὁκόσοι ἐν τῇσι φαρμακοποσίῃσι μὴ διψῶσι καθαιρόμενοι,
οὐ παύονται πρὶν ἢ διψήσωσιν.

Τῶν καθαιρομένων τινὲς μὲν εὐθέως διψῶσι, τινὲς δ᾽
ὕστερον. καὶ γίνεται τοῦτο διά τε τὴν αὐτῆς τῆς κοιλίας
διάθεσιν καὶ τὸ δοθὲν φάρμακον καὶ τὴν ἰδέαν τοῦ κενουμένου χυμοῦ. διὰ μὲν τὴν κοιλίαν ὑπὸ θερμότητος ἢ ξηρότητος ἢ ἀμφοῖν ἑτοίμως εἰς τὸ διψῆν ἀγομένην, ἐάν τε
φύσει τοῦθ᾽ ὑπάρχῃ τῷ πεπωκότι τὸ φάρμακον ἐάν τε
κατ᾽ ἐκεῖνον μόνον τὸν καιρόν. διὰ δὲ αὐτὸ τὸ φάρμακον
δριμὺ καὶ θερμὸν καὶ δηκτικὸν ὑπάρχει. διὰ δὲ τὸν κενούμενον χυμὸν, ὅταν (270) πικρόχολος ᾖ. ἐπὶ μὲν δὴ τοῖς
τοιούτοις αἰτίοις διψῶσιν, ἐπὶ δὲ τοῖς ἐναντίοις ἄδιψοι μέχρι πλείστου διατελοῦσιν, ὅταν ἤτοι ψυχροτέραν καὶ ὑγρο-
τέραν ἔχῃ ὁ καθαιρόμενος τὴν κοιλίαν, ἤτοι γε ἐξ ἀρχῆς
ἢ κατὰ τὸν [144] τῆς φαρμακοποιΐας χρόνον ἢ ὅταν αὐτὸ
τὸ φάρμακον ἄδηκτον ᾖ καὶ τρίτον, ὅταν ἤτοι φλεγματικὸς

XIX.

Qui per medicas potiones dum purgantur non fitiunt, ii
purgandi finem non faciunt priusquam fitiverint.

Qui purgantur, eorum quidam ftatim fitiunt, nonnulli poftea. Hocque fit tum propter ipfius ventriculi
affectionem, tum propter datum medicamentum, tum etiam
humoris vacuandi ideam. Ac propter ventriculum quidem fit, qui prae calore vel ficcitate vel utraque prompte
ad fitim ducitur, five hoc natura infit ei qui haufit medicamentum, five eo dumtaxat tempore. Ratione vero
ejus medicamenti quod acre et calidum et mordax fuerit,
propter humorem autem qui vacuatur, quum bilis amara
fuerit. Hifce quidem de caufis fitiunt. Contrariis vero
plurimo tempore fine fiti permanent, quum qui purgatur
vel frigidiorem et humidiorem ventriculum fortitur aut ab
initio aut purgationis tempore, aut quum ipfum medicamentum omni mordacitate vacat; tertio quoque quum

Ed. Chart. IX. [144.]   Ed. Baf. V. (270.)

ὁ κενούμενος ὑπάρχῃ χυμὸς ἢ ὑδατώδης. ἀλλά τι κἀπὶ τούτων, ὅταν δαψιλῶς κενωθῶσιν, ἔπεται δίψος. ἱκανὴ μὲν
γὰρ ἡ ἐπὶ τῇ κενώσει ξηρότης ἐργάζεσθαι τοῦτο. προσέτι
δὲ καὶ ἡ ἀπὸ τοῦ καθαίροντος φαρμάκου δύναμις ἔχοντός
τινα κἂν εἰ μὴ φανερὰν μηδ᾽ αἰσθητὴν, ἀλλὰ λεληθυῖαν
δριμύτητα καὶ θερμασίαν.

κ΄.

Ἀπυρέτοισιν ἐοῦσιν, ἢν γένηται στρόφος καὶ γονάτων βάρος
καὶ ὀσφύος ἄλγημα, κάτω φαρμακίης δεῖσθαι σημαίνει.

Ὥσπερ ὀλίγον ἔμπροσθεν ἐδίδαξε τὰ σημεῖα τῶν δεομένων τῆς ἄνω φαρμακείας, οὕτω νῦν διδάσκει δι᾽ ὧν ἄν
τις γνοίη τοὺς δεομένους τῆς κάτω. κοινὸς δ᾽ ἀμφοῖν ἐστιν
ὁ λογισμὸς ἐπὶ διαφέρουσι συμπτώμασι. κατὰ γὰρ τὰς
ῥοπὰς τῶν λυπούντων καὶ τὰς κενώσεις χρὴ ποιεῖσθαι.

humor pituitofus aut aquofus extitit. Verum et in his
quum abunde evacuati fuerint, fitis confequitur: poteft
enim ea quae ex vacuatione provenit ficcitas fitim efficere.
Praeterea medicamenti purgantis facultas aliquam, etfi
neque manifeftam, neque fenfibilem, attamen latentem
habentis acrimoniam et caliditatem, fitim accendit.

XX.

*Si febre vacuos tormina et genuum gravitas et lumborum
dolor obfideant, purgante per inferiora medicamento
opus effe fignificant.*

Quemadmodum paulo ante figna docuit eorum qui
medicamento per fuperiora purgante indigent, ita nunc
figna docet, quibus eos moverit aliquis, qui et inferiora
purgari poftulant. Eft autem utrisque communis ratio in
difcrepantibus fymptomatibus. Nam pro noxiorum humorum propenfionibus, vacuationes quoque moliendae funt.

κα'.

Ὑποχωρήματα μέλανα, ὁκοῖον αἷμα μέλαν ἀπὸ ταυτομάτου
ἰόντα καὶ σὺν πυρετῷ καὶ ἄνευ πυρετοῦ κάκιστα καὶ
ὁκόσῳ ἂν χρώματα πλείω πονηρότερα ἢ μᾶλλον κακόν.
ξὺν φαρμάκῳ δὲ ἄμεινον καὶ ὁκόσῳ ἂν χρώματα πλείω
ἢ, οὐ πονηρόν.

───────

Περὶ τῶν διαχωρημάτων αὐτῷ νῦν ὁ λόγος ἐστὶν, ἅπερ
ὀνομάζεται μὲν ὑπὸ τῶν παλαιῶν ἰατρῶν μέλανα. μέλαινα
δ' ἀκριβῶς οὐκ ἔστι χολὴ, τὸ γὰρ δριμὺ καὶ διαβρωτικὸν
καὶ ὀξῶδες οὐκ ἔχει. πολὺ δὲ δὴ μᾶλλον οὐδὲ ζυμοῖ τὴν
γῆν ἐκχεόμενα κατ' αὐτῆς, ἀλλ' ἔστιν ὥσπερ ἂν εἴ τις εἰ-
κάζων εἴποι σαφῶς, οἷον ἰλύς τις αἵματος, οἷα καὶ τοῖς
παχέσιν οἴνοις καθισταμένοις ὑφίστασθαι πέφυκεν, ἣν ὀνομάζουσι τρύγα. χρονι- [145] ζούσης δ' αὐτῆς ἐν τῷ σώματι καὶ μήτε ἐκκρινομένης κατά τινα τῶν αἰσθητῶν ἐκροῶν,
μήτε κατὰ τὸ ἄδηλον, ἀλλὰ μεταβαλλομένης τε καὶ σηπο-
μένης ἀκριβῶς, μέλαινα γεννᾶται χολή. πρὶν δὲ γεννηθῆ-

XXI.

Atrae dejectiones, qualis fanguis niger, fponte procedentes et cum febre et citra febrem peffimae, eoque pejores, quo plures earum colores deteriores fuerint. A medicamento autem melius et quo plures colores extiterint, non pravi.

───────

De dejectionibus nunc ipfi oratio, quae a prifcis medicis nigrae appellantur, bilis vero atra plane non funt. Nam acre et corrodens et acidum non habent. Ac fane quod multo plus eft, in terram effufae ipfam non fermentant; fed funt, ut fi quis ejus formam dilucide referens diceret, velut quidam limus fanguinis, qualis etiam craffioribus venis confiftentibus fubfidere folet, quam faecem nominant. Haec autem fi corpori diutius immoretur, neque etiam per aliquem fenfibilem effluxum, neque per abditum excernatur, verum transmutetur atque putrefcat, atra bilis plane generatur. Priusquam vero procreata fit,

ναι ταύτην ὁ σπλὴν ἕλκει τὴν οἷον τρύγα τοῦ αἵματος, ἐκ-
καθαίρων τὸ ἧπαρ, ὡς ἐν τοῖς τῶν φυσικῶν δυνάμεων ὑπομνήμασι δέδεικται. καὶ τοίνυν καὶ καταχρῆται τούτῳ μελαγχολικῷ χυμῷ πρὸς τὴν ἑαυτοῦ τροφὴν ὁ σπλὴν, ὅσον
δ᾽ αὖ πάλιν αὐτὸς ἐργάζεται περίττωμα, τοῦτο ὠθεῖ πάλιν
εἰς τὴν γασιέρα, μετὰ τῶν ἄλλων περιττωμάτων ἐκκριθη-
σόμενον. ἐὰν οὖν ποτε μήθ᾽ ὁ σπλὴν ἐκκαθαίρῃ καλῶς,
αὐτό τε τὸ αἷμα τὸ κατὰ τὸ ἧπαρ ἔχει πολλὴν ἰλὺν τοιαύτην ἀρρωστήσει τε τὸ σπλάγχνον, ὡς μὴ κατέχειν ἐν ἑαυτῷ
τὰ περιττὰ δυνάμενον, τηνικαῦτα ὑποχωρεῖ τὰ καλούμενα
μέλανα, περὶ ὧν ὁ λόγος ἐστὶν αὐτῷ νῦν. προσέθηκε δ᾽
ἐν τῷ λόγῳ τὸ οἷον αἷμα, τοιοῦτον δηλῶν ὁποῖόν τι γίγνεται τὸ αἷμα τὸ μελανθὲν ἐν τῇ διὰ τῶν ἐντέρων φορᾷ,
τοιαῦτ᾽ ἔστι τὰ μέλανα. τελέως γὰρ ἠλίθιόν ἐστιν ὑπολαμβάνειν αἵματι τῷ κατὰ φύσιν ἔχοντι ταῦτα ἐοικέναι τὰ μέλανα. γενήσεται γὰρ ἐρυθρά τε καὶ μέλανα ταῦτα. καίτοι γε ἀδύνατον ἅμα ταὐτὸν ἐρυθρόν τε καὶ μέλανα ὑπάρ-

eam lien trahit, tanqnam fanguinis faecem, atque jecur
expurgat: quemadmodum in commentariis de facultatibus
naturalibus demonftratum eft. Enimvero fplen quoque
melancholico humore ad fui nutritionem abutitur, quod
rurfum ipfe fecerit excrementum, id deinceps in alvum
cum ceteris excrementis excernendis propellit. Si quando
igitur lien non probe jecur expurgaverit atque ipfe fanguis hepatis copiofum hujusmodi limum habuerit et vifcus
imbecillum ita evadat, ut fupervacanea in fe excrementa
continere nequeat, ac tunc atras vocatas dejectiones fub-
ducit, de quibus nunc ipfi fermo habetur. Hoc autem
in textu addidit, *qualis fanguis niger*, quibus verbis tale
quiddam fignificat. Qualis fanguis nonnullus fit nigratus,
tum per inteftina defertur, tales funt atrae dejectiones.
Nam plane ftupidi eft conjicere fanguini fecundum naturam fe habenti iftas atras dejectiones effe fimiles Hae
namque et rubrae et nigrae fient. Atqui impoffibile eft
eundem fanguinem et rubrum et nigrum effe. Permultas

ΚΑΙ ΓΑΛΗΝΟΥ ΕΙΣ ΑΥΤΟΥΣ ΥΠΟΜΝΗΜΑΤΑ. 683

Ed. Chart. IX. [145.]   Ed. Baf. V. (270.)

χεῖν, πάμπολλα τοιαῦτα διαχωρήματα κατὰ τὴν λοιμώδη
νόσον εἴδομεν ταύτην τὴν μακρὰν, οὐ μᾶλλόν τι τοῖς ὀλεθρίως ἔχουσιν ἢ τοῖς σωθησομένοις ἐπιφανέντα, οὐ μὴν
ἀρχομένων τε καὶ αὐξανομένων τῶν νοσημάτων ἑωρᾶτο. συντήξεις γὰρ ἦσαν αἱ τότε κινούμεναι ξανθαί τε καὶ πυῤ-
ῥαὶ τὸ χρῶμα. τὰ δ᾽ ὕστερον ἐπιφαινόμενα μέλανα, καθάπερ αἵματος τρὺξ, ἤτοι γε ὑπεροπτηθέντος αὐτοῦ τὴν
γένεσιν ἔσχεν ἢ σηπεδόνα τινὰ ἀλλόκοτον, ἀνάλογον ταῖς ἐν
τῇ γαστρὶ γενομέναις ἀπεψίαις, ὅταν εἰς μοχθηροὺς χυμοὺς
ἡ διαφθορὰ τελευτήσει. διὸ καὶ κατ᾽ ἀρχὰς μὲν οὐδέποτε
ἐπ᾽ ἀγαθῷ φαίνεται τοιαῦτα, μεγάλην κάκωσιν ἐνδεικνύμενα
τοῦ σπλάγχνου, ταῖς δ᾽ ἀκμαῖς ἕπεται πολλάκις ἐκκαθαιρούσης τὰ περιττὰ τῆς φύσεως, οὐ μὴν προσέθηκέ γε αὐτὸ κατὰ τὸν ἀφορισμὸν ὁ Ἱπποκράτης, καίτοι γε ἄλλοθι
μὲν εἰπὼν καθόλου τὰ κρίσιμα μὴ αὐτίκα ἐπιφαίνεσθαι.
κατὰ δὲ τὸν ἐφεξῆς ἀφορισμὸν ἐπὶ μέρους ἐν τῷ φάναι·
νοσημάτων ὁκόσων ἀρχομένων, ἢν χολὴ μέλαινα ἢ ἄνω ἢ

ejusmodi dejectiones in hoc peſtilenti morbo longo con-
ſpeximus quae non magis pernicioſe ſe habentibus quam
ſoſpitibus evaſuris apparebant, neque tamen per morborum principia, neque per incrementa conſpiciebantur.
Tunc enim quae vacuabantur tum flavae, tum rufae colore, ſyntexes erant. Quae vero poſterius apparebant,
nigra velut ſanguinis fex vel ipſo retorrido ac peruſto
ſanguine vel aliquam extraneam putredinem adepto ortum
habuerant, ortis in ventriculo cruditatibus conſimilem,
quum ad vitioſos humores eduliorum corruptela deſierit.
Quare per initia quidem morborum nunquam ad bonum
hujusmodi dejectiones prodeunt, quae magnam viſceris
laeſionem indicant et vigorem morborum ſaepe ſequuntur,
natura ſupervacanea expurgante. Iſtud tamen hoc in
aphoriſmo adjecit Hippocrates, quamquam alibi univerſe
pronunciavit, *ſigna judicatoria non protinus apparere*;
et particulatim ſequenti aphoriſmo his verbis: *quibuscunque morbis incipientibus, ſi bilis atra ſurſum aut deorſum*

κάτω ὑπέλθῃ, θανάσιμον. μή τι τοίνυν ἔδοξεν αὐτάρκως δε-
δηλωκέναι τὴν ἑαυτοῦ γνώμην ἰόντα φάμενος. ἐνδείκνυται
γὰρ τοῖτο τοὔνομα χρόνου μῆκος, ὡς ἤτοι δι᾽ ὅλου τοῦ νοσήματος ἢ κατὰ πολὺν χρόνον αὐτοῦ, ἰόντων τοιούτων ὑπο-
χωρημάτων. εἰ γὰρ ἕνα τινὰ καιρὸν ἐβούλετο δηλῶσαι,
πάντως ἂν ἢ ἐπιφανέντα ἢ ἐλθόντα εἶπεν, οὐκ ἀπὸ ταυτομάτου ἰόντα· τουτὶ γὰρ τὸ ἰόντα τῷ ἐρχόμενα ταὐτὸν, οὐ
τῷ ἐλθόντα δηλοῖ. φαρμάκου μέντοι ληφθέντος, ὑφ᾽ οὗ
κενοῦται μέλανα, διαχωρῆσαι τὰ τοιαῦτα θαυμαστὸν οὐδέν.
οὕτω δὴ καὶ τὰ πλείω τῶν διαχωρημάτων χρώματα παρὰ φύσιν αὐτόματα μὲν ἐκκενούμενα, σημεῖα πολλῶν ἐστι διαθέσεων ἐν τῷ σώματι ἐνδεικτικά. τὰ ὑπὸ φαρμάκου δ᾽ ἀγόμενα πεφυκότος ἐκκενοῦν ἤδη πλείονα χυμὸν οὐδὲν ἄτοπον
σημαίνει.

κβ'.

[146] Νοσημάτων ὁκόσων ἀρχομένων ἦν χολὴ μέλαινα ἢ
ἄνω ἢ κάτω ἐπέλθῃ, θανάσιμον.

prodierit, letale. Numquid igitur fatis mentem fuam
aperire vifus eft, quum procedentes protulit. Id enim
nomen temporis longinquitatem prodit, ac fi vel per totum morbum vel per longum ipfius tempus tales proce-
dant dejectiones; fi namque unum quoddam tempus oftendere voluiffet, omnino vel quae poft apparuiffent vel quae
proceffiffent, protuliffet, non fponte procedentes. Hoc
enim verbum procedentes non proceffiffe, fed procedere
fignificat. Sumpto tamen medicamento, quo nigra vacuantur, talia dejici nihil mirum. Sic fane plures dejectionum colores praeter naturam vacuari multarum in corpore
affectionum figna funt indicantia. A medicamento vero
ducti, plures humores evacuandi facultate donato nihil
abfurdum fignificant.

XXII.

Quibuscunque morbis incipientibus, fi bilis atra furfum aut
deorfum prodeat, letale.

Ed. Chart. IX. [146.]   Ed. Baf. V. (270.)

Διώρισταί μοι καὶ κατὰ τὸν προγεγραμμένον ἀφορισμὸν ὁ μελαγχολικὸς χυμὸς, αὐτῆς τῆς μελαίνης χολῆς,
ὑπὲρ ἧς νῦν ὁ λόγος αὐτῷ, καὶ τήν γ' αἰτίαν τοῦ κατ' ἀρχὰς μὲν ὀλεθρίους εἶναι τοὺς τοιούτους χυμοὺς, ἐξ ὑστέρου
δὲ κρισίμους ἐπιφαίνεσθαι, καὶ κατ' ἐκεῖνον μὲν αὐτάρκως
διῆλθον. ἀναλήψομαι δὲ καὶ νῦν, ἐπειδὴ καὶ περὶ τῶν
ἀναγκαιοτάτων τῇ τέχνῃ διέρχεσθαι πολλάκις ἄμεινόν ἐστιν.
ὅταν ἄρχηταί τι νόσημα, τῶν ἐκκρινομένων οὐδὲν ἐκκρίνεται
τηνικαῦτα τῷ λόγῳ τῆς φύσεως, ἀλλ' ἔστιν ἅπαντα συμπτώματα τῶν ἐν τῷ σώματι παρὰ φύσιν διαθέσεων. ἐν ᾧ γὰρ
χρόνῳ βαρύνεται μὲν ὑπὸ νοσωδῶν αἰτίων ἡ φύσις, ἀπε-
ψία δ' ἐστὶ τῶν χυμῶν, ἐν τούτῳ κενοῦσθαί τι χρηστῶς
ἀδύνατον, εἴ γε προηγεῖσθαι μὲν χρὴ πέψιν, ἀκολουθῆσαι
δὲ διάκρισιν, εἶθ' ἑξῆς κένωσιν, ἵν' ἀγαθὴ γένηται κρίσις.
ἐδίδαξε γοῦν ἡμᾶς ταῦτα αὐτὸς κατὰ τὸ πρῶτον τῶν ἐπιδημιῶν εἰπών· πεπασμοὶ ταχύτητα κρίσεως, ἀσφάλειαν
ὑγιεινὴν σημαίνουσιν. ὠμὰ δὲ καὶ ἄπεπτα καὶ ἐς κακὰς
ἀποστάσιας τρεπόμενα, ἀκρισίας ἢ πόνους ἢ χρόνους ἢ θα-

Praecedente aphorifmo melancholicus humor fcriptus
ab atra bile a nobis quoque diftinctum eft, de qua nunc
ipfi eft oratio et quam ob caufam per initia letales funt
hujusmodi humores, pofterius vero judicatorii appareant,
in illius quoque commentario abunde differuimus. Quia
vero fatius eft et de iis arti maxime neceffariis faepius
differere, propterea etiamnum ea repetemus. Quum aliquis morbus incipit, fi quid excernatur, id tunc naturae
ratione non excernitur, fed omnia earum quae praeter
naturam funt in corpore affectionum fymptomata. Quam-
diu enim a caufis morbum facientibus natura gravatur et
humorum adeft cruditas, tunc ut aliquid recte vacuetur
fieri omnino non poteft. Siquidem ut bona crifis oboriatur coctionem praecedere oportet et fecretionem fubfequi
tandemque vacuationem. Haec autem nos ipfe docuit
epidemiorum primo his verbis: Coctiones crifis celeritatem falutisque fecuritatem fignificant; cruda vero et incocta in abfceffus vertuntur, vel crifis vacuitatem vel do-

686 ΙΠΠΟΚΡΑΤΟΥΣ ΑΦΟΡΙΣΜΟΙ

Ed. Chart. IX. [146. 147.]   Ed. Baf. V. (270. 271.)
νάτους ἢ τῶν αὐτῶν ὑποστροφάς. ὅταν οὖν ἐπὶ πέψει νοσήματος ἔκκρισις γένηται μοχϑηροῦ χυμοῦ, καϑαίρεται
(271) τηνικαῦτα τὸ σῶμα πρὸς τῆς φύσεως καὶ διὰ τοῦτο
καὶ μέλαινα χολή. καὶ πᾶς ἄλλος τοιοῦτος χυμὸς ἐπειδὴ
πέψεως φανῇ σημεῖα προήκοντος τοῦ νοσήματος, ἀγαϑὴν
σημαίνει τὴν κένωσιν. εἰ δ᾽ ἄλλως ἐκκρίνοιτο χωρὶς τῶν
τῆς πέψεως σημείων, ὀλέϑριόν ἐστι τὸ σύμπτωμα. ὥστ᾽
ἐπειδὴ κατὰ τὴν ἀρχὴν τοῦ νοσήματος, ἀπεψίας ἐστὶν ἀεὶ
σημεῖα μοχϑηρά, διὰ παντὸς ἔσται τῶν τοιούτων χυμῶν
ἡ κένωσις.

κγ′.

[147] Ὁκόσοισιν ἐκ νοσημάτων ὀξέων ἢ ἐκ πολυχρονίων
ἢ τρωμάτων ἢ ἄλλως πως λελεπτυσμένοισι, χολὴ μέλαινα
ἢ ὁκοῖον αἷμα μέλαν ὑπέλϑῃ τῇ ὑστεραίῃ ἀποϑνήσκουσι.

lores vel diuturnitatem vel mortem vel eorumdem affectuum reditus denunciant. Quando igitur poſt morbi
coctionem pravi alicujus humoris · fit excretio, tum corpus
a natura expurgatur. Ac proinde et atra bilis et quicunque alius ejusmodi humor quum coctionis figna procedente
morbo apparuerint, bonam vacuationem fignificant. Alias
vero fi abfque coctionis fignis excernantur, exitiofum eſt
fymptoma. Quare quum in morbi principio femper fint
cruditatis figna, mala femper futura eſt talium humorum
vacuatio.

XXIII.

Quibus per morbos acutos aut diuturnos aut vulnera aut
alium quemcunque modum extenuatis bilis atra aut velut fanguis niger fubierit, ii poſtridie moriuntur.

Ὁ κατὰ τόνδε τὸν ἀφορισμὸν λόγος ἐστὶ δυνάμει τοιοῦτος, ἐάν τε χολὴ μέλαινα, περὶ ἧς ὁ προγεγραμμένος ἀφορισμὸς ἐδίδαξεν, ἐάν τε τὰ μέλανα τὰ τῷ αἵματι ἐοικότα,
περὶ ὧν ὁ προκείμενος, λελεπτυσμένοις ἐσχάτως ἐπιφανῇ,
κατὰ τὴν ὑστέραν ἀποθνήσκουσιν. ἀσθενὴς γὰρ ἐπὶ τῶν
τοιούτων ἡ φύσις, ὡς μήτε πέψαι δύνασθαι μήτε διακρῖναι μήτε ἐκκρῖναι τὰ οὕτω μοχθηρά. διὰ μέγεθος οὖν τοῦ
νοσήματος ἀποχεῖται μὴ στεγόμενα καὶ ταύτη χαλεπὸν τὸν
θάνατον οὐκ ἐν ὑστέρῳ φέρει, καθάπερ ἐν ἄλλοις νοσήμασι
διὰ τὴν ἀῤῥωστίαν τῆς δυνάμεως. ἐδήλωσε μέντοι κατὰ
τοῦτον τὸν ἀφορισμὸν ἐναργῶς ὅτι κατὰ τὸν ἔμπροσθεν
ἀφορισμὸν ἡνίκα ἔλεγεν, ὑποχωρήματα μέλανα ἢ οἷον αἷμα,
προσυπακοῦσαι χρὴ τὸ μέλαν, ἵνα ᾖ τὸ πλῆρες τοιοῦτον,
ὑποχωρήματα οἷον αἷμα μέλαν. ἐδήλωσε δὲ καὶ ὅτι καλῶς
ἡμεῖς διωρίσαμεν ἀπὸ τῶν μελάνων τὴν μέλαιναν χολήν.
τὰ μὲν γὰρ αἵματι μεμελασμένῳ παραπλήσια φέρεται διαφέροντα τῷ κεχύσθαι τε καὶ μὴ πεπηγέναι καθάπερ ἐκεῖνο.
μέλαινα δὲ χολὴ καὶ τῷ κεχύσθαι, χωρὶς πεπήχθαι, καὶ τῷ

Oratio hujus aphorifmi talis eſt poteſtate. Sive atra
bilis, de qua praecedens docuit aphorifmus, five nigra
quaedam atro ſanguini fimilia, de quibus ſuperior aphorifmus, fumme extenuatis fupervenerint, poſtridie moriuntur. In talibus enim imbecillis eſt adeo natura, ut neque
coquere, neque ſecernere, neque excernere poſſit quae
ita prava ſunt. Quare propter morbi magnitudinem, quum
contineri et regi nequeant, effunduntur et eodem die
acerbam mortem afferunt, non in poſterum, quemadmodum aliis in morbis propter virium imbecillitatem. Oſtendit porro hoc aphorifmo manifeſte quod et in priore,
quum diceret: *dejectiones nigrae vel qualis ſanguis*, ſubaudire oportet *niger*, ut haec expleta fit oratio. Oſtendit autem et nos recte a nigris dejectionibus bilem atram
diſtinxiſſe. Hae namque ſanguini denigrato fimiles dejiciuntur, ſed differunt, quod fuſae ſint et non ut illae
concretae. Atra vero bilis differt, quod absque concre-

στίλβον ἔχειν τὸ μέλαν. ἔτι δὲ δακνῶδες εἶναι καθάπερ
ὄξος, ἀναδέρειν τε καὶ ζυμοῦν τὴν γῆν, ὧν οὐδὲν ὑπάρχει
τοῖς μέλασιν.

κδ'.

Δυσεντερίη ἢν ἀπὸ χολῆς μελαίνης ἄρξηται, θανάσιμον.

Ὑπὸ τῆς ὠχρᾶς μὲν ὑπ' ἐνίων, ὑπ' ἄλλων δὲ ξανθῆς
ὀνομαζομένης χολῆς ἄρχεται τοὐπίπαν ἡ δυσεντερία. ξυομέ-
νων τὰ πρῶτα τῇ τῶν χυ- [148] μῶν δριμύτητι τῶν ἐντέρων, ἀναβιβρωσκομένων δ' ὕστερον, ὡς ἑλκοῦσθαι καὶ γίνεσθαι δυσεντερίαν. ταύτην μὲν οὖν τὴν δυσεντερίαν ἰώ-
μεθα πολλάκις. ἥτις δ' ἂν ὑπὸ τῆς μελαίνης γένηται
χολῆς, ἀνίατός ἐστι πάντη, οὐδὲν διαφέρουσα καρκίνου
τοῦ μεθ' ἑλκώσεως. ὅπου τοίνυν ἐπιπολῆς συνιστάμενος ὁ
τοιοῦτος καρκίνος ἤτοι δυσίατος ἢ παντάπασιν ἀνίατός
ἐστι, καίτοι διὰ παντὸς ἐπικείμενον ἑαυτῷ φάρμακον ἔχειν

tione fufa fit quodque fulgentem nigrorem habeat et praeterea ut acetum mordax fit et terram abradat atque fer-
mentet, quorum nihil nigris adeft.

XXIV.

Dyfenteria fi atra bile ortum duxerit, letale.

A bile pallida nonnullis, ab aliis flava nominata plerumque dyfenteria incipit, derafis primum propter humorum acrimoniam inteftinis, deinde etiam exefis adeo
ut exulcerentur fiatque dyfenteria. Hanc igitur dyfenteriam faepe fanavimus. Ceterum quae ab atra bile ortum
duxerit, prorfus eft infanabilis, quum nihil ab ulcerato
cancro differat. Si igitur in corporis fuperficie confiftens
ejusmodi cancer vix curetur aut etiam omnino curationem
non recipiat, licet impofitum fibi remedium femper habere queat, eum profecto qui occupavit inteftina, non
folum quia medicamentum continenter adhaerefcens habere

δυνάμενον, εἰκὸς δήπου τὸν ἐν τοῖς ἐντέροις γιγνόμενον οὐ
μόνον τῷ μηδὲν ἔχειν δύνασθαι παντὸς ὁμιλοῦν φάρμακον
ἑαυτῷ, ἀλλὰ καὶ τῶν τῆς τροφῆς περιττῶν ἀεὶ ψαυόντων
αὐτοῦ παντάπασιν ἀνίατον μένειν.

κε'.

Αἷμα ἄνωθεν μὲν ὁκοῖον ἂν ᾖ, κακὸν, κάτω δὲ ἀγαθὸν, τὰ
μέλανα ὑποχωρέοντα κακόν.

Ἐν τοῖς ἔμπροσθεν ἀφορισμοῖς ὁ λόγος αὐτῷ γέγονε
περὶ τῶν διὰ τοῦ στόματος ἢ τῆς ἕδρας ἐκκρινομένων, ὥστε καὶ κατὰ τόνδε τὸν προκείμενον ἀκούσωμεν αὐτοῦ λέγοντος, ἄνω τὴν διὰ τοῦ στόματος ἔκκρισιν μόνην ἄνευ τοῦ
περιλαμβάνεσθαι τὴν διὰ τῶν ῥινῶν. ταύτην οὖν φησι διὰ
παντὸς εἶναι κακὴν, ὁποῖον ἂν ᾖ τὸ αἷμα ἐκκρινόμενον,
τουτέστιν ἄν τε ἀφρῶδες ἄν τε ἐρυθρὸν ἄν τε ξανθὸν ἄν
τε μέλαν ἄν τε ὑδατῶδες ἄν τε παχύ. κάτω γὰρ ὑπέρχεσθαι βέλτιον εἶναί φησιν αὐτό. οὔκουν οὐδ' ἐνταῦθα τρό-

non poteſt, ſed quod alimenti praeterea et excrementorum contactu perpetuo irritetur, inſanabilem prorſus re-
manſurum rationi conſentaneum eſt.

XXV.

Sanguinem ſurſum quidem efferri qualiscunque ſit, malum,
deorſum vero dejici bonum.

Superioribus aphoriſmis de iis quae per os et ſedem
excernuntur ipſe verba fecit. Quare propoſito etiam
aphoriſmo, quum ipſe, ſurſum, pronunciat ea ſola quae
per os fit excretio nobis intelligenda eſt, minime vero
quae per nares comprehenſa. Illam itaque ait ſemper
eſſe malam, qualiscunque ſit is qui excernitur ſanguis,
hoc eſt ſive ſpumoſus, ſive ruber, ſive flavus, ſive niger,
ſive aquoſus craſſusve extiterit. Deorſum enim ipſum
ſubire melius eſſe profert, non tamen illac erumpentis

πον αἱμοῤῥαγικον, ἀλλὰ κατὰ βραχὺ συῤῥέον, ὥστε ἐν τῷ
βραδεῖ τῆς διεξόδου μελανθῆναι. αὐτὸ μὲν οὖν τὸ συῤῥεῖν
ὅλως εἴς τι τῶν ἐντέρων αἶμα φαῦλον εἶναι χρὴ νομίζειν.
ἄμεινον δ᾽ ὀλίγον ἤπερ ὅταν αἱμοῤῥαγικῶς ἐκκρίνηται πάμπολλα. διὸ καὶ τὸ ἀγαθὸν ὡς οὐ κυρίως εἰρημένον ἀκούειν
προσῆκον, ἀλλ᾽ ἐν ἴσῳ τῷ ἄμεινον ὡς εἰ καὶ οὕτως εἴρητο.
κάτω δὲ ἄμεινον τὰ μέλανα χωρέοντα, τῷ γὰρ ὄντι τοῦτ᾽
ἂν ἕλοιτό τις πρὸ τοῦ διὰ στόματος ὁπωσοῦν ἀναφέρεσθαι
τὸ αἶμα. τουτὶ μὲν οὖν ἄν τις εἴποι, διαλυόμενος τὴν μά-
χην τῶν λόγων τοῦ παλαιοῦ, νυνὶ μὲν εἰπόντος, ἀγαθὸν
εἶναι κάτω ὑποχωρεῖν τὰ μέλανα, μικρὸν δ᾽ ἔμπροσθεν κά-
κιστον ὑπάρχειν. ἐγχωρεῖ δὲ καὶ οὕτως ἀκοῦσαι τὰ μέλανα,
καθάπερ αὐτὸς ἐπὶ τῶν αἱμοῤῥοΐδων ἐν ἐπιδημίαις ἔλεγεν
ὡς ἰωμένων τὰ μελαγχολικὰ πάθη. τῷ γὰρ ὄντι μελαγχολίας ἤδη γεγενημένης ἴαμα μέγιστόν ἐστιν αἱμοῤῥοΐς, μελλούσης ἔσεσθαί γε κώλυμα. τοιγαροῦν οὕτως ἀκουόντων
ἡμῶν ὁ λόγος ἔσται τοιοῦτος, ἄνω μὲν [149] ὁποῖον ἂν

fanguinis more, ut in haemorrhagia, fed paulatim ita
fluentis ut fui tranfitus mora denigretur. Et vero ipfum
omnino fanguinem in aliquod inteftinum confluere malum
effe augurandum eft. Sed melius quum paulatim, quam
quum haemorrhagiae inftar cumulate excernitur. Quare
quod legitur, *bonum*, non tanquam proprie dictum, fed
tanquam quod melius fignificet accipiendum eft, quafi ita
diceret: *deorfum autem nigra dejici melius.* Nam revera
quivis hoc magis eliget quam per os quocunque modo
fanguinem efferri. Hoc fi quidem quispiam dixerit, quo
fententiarum fenis pugnam diluat, pronunciantis nunc
bonum effe nigra deorfum excerni, quod paulo ante pef-
fimum effe dixerat. Poffumus quoque nigra fic accipere,
quemadmodum ipfe in epidemiis, quum de haemorrhoidibus ageret ufurpavit, prout melancholicis affectibus medentur. Nam revera melancholiae jam factae maximum
remedium eft et futurae ne accedat impedimentum aperta
haemorrhois. Itaque nobis ita accipientibus, talis erat
oratio: *Sanguinem furfum qualiscunque fuerit efferri, ma-*

ἦ, κακὸν, κάτω δὲ δι' αἱμοῤῥοΐδων ἀγαθὸν, ὅταν ἐκκενοῖ τὰ
μέλανα, τουτέστιν ὅταν ἡ φύσις τοῦ ἀνθρώπου πολὺν τὸν
τοιοῦτον ἀθροίζῃ χυμόν. ἄλλως δὲ οὐκ ἐπιτρεπτέον ἐθί-
ζεσθαι τῇ τὴν δι' αἱμοῤῥοΐδος κενώσει σφαλερὰν ἐχούσῃ
τὴν ἀμετρίαν ἑκατέρα, ἔν τε τῷ περαιτέρω τοῦ προσήκοντος ἐκκρίνεσθαι κἂν τῷ παντάπασιν ἴσχεσθαι.

κστ'.

*Ἢν ὑπὸ δυσεντερίης ἐχομένῳ σάρκες ὑποχωρήσωσι, θανά-
σιμον.*

Ἐν ταῖς δυσεντερίαις ἔτι μὲν συνισταμέναις ἐκκρίνεταί
τινα πιμελώδη σώματα. τούτοις δ' ἐφεξῆς ὅταν μὴ φθάσῃ
παυσαμένη, ξύσματά τινα τῶν ἐντέρων αὐτῶν, ἀποῤῥιπτομένης
τῆς ἔνδοθεν ἐπιφανείας αὐτῶν ὑμενώδους οὔσης καὶ πυκνῆς·
ἀνάλογον τῇ κατὰ τὸ δέρμα τοὐκτὸς ἐπιδερμίδι. μετὰ δὲ
ταῦτα αὐτῆς τι οὐσίας τῶν ἐντέρων ἀποξύεται, καθ' ὃν

lum; deorſum per haemorrhoidas, bonum, quum nigra
vacuantur, hoc eſt quum hominis natura copioſum hujusmodi humorem accumulat. Alias autem ea quae fit per
haemorrhoidas vacuationi aſſuefaciendum non eſt, quae
periculoſam ſortiatur utramque incommoderationem et
quum ultra modum ſanguis excernitur et quum ex toto
ſupprimitur.

XXVI.

*Si dyſenteria laboranti veluti carunculae dejiciantur, mor-
tiferum.*

In dyſenteriis quum adhuc hae conſtituuntur, primum
pinguia quaedam corpora excernuntur. Deinde vero niſi
prius deſierint, quaedam ipſorum inteſtinorum ramenta,
deraſa interiore ipſorum ſuperſicie membranoſa exiſtentes
cuticulae cutim exterius contegenti conſimili. Poſtremo
ex ipſa inteſtinorum ſubſtantia aliquid abraditur, quo de-

ἤδη χρόνον οὐκέτι γίνεσθαι τὴν δυσεντερίαν, ἀλλ᾽ ἤδη γεγονέναι καὶ κατεσκευάσθαι φαμέν.   ὅταν οὖν οὕτω μεγάλα
μέρη τῶν ἐντέρων ἐκκρίνηται κατὰ τὴν δυσεντερίαν ὡς δύνασθαι σάρκας ὀνομάζεσθαι αὐτὰ, θανάσιμον εἶναί φησι
τὸ νόσημα, μήτε σαρκωθῆναι τῆς τηλικαύτης ἑλκώσεως μήτε
ἐπουλωθῆναι δυναμένης.

κζ'.

Ὁκόσοισιν ἐν τοῖσι πυρετοῖσιν αἱμορραγίεε πλῆθος ὁκοθεν-
οὖν ἐν τῆσιν ἀναλήψεσι, τουτέοισιν κοιλίαι καθυγραί-
νονται.

Τῆς ἐμφύτου θερμασίας ἀρρώστου γιγνομένης διὰ τὴν
αἱμορραγίαν οὔτε πέττεσθαι καλῶς τὰ σιτία οὔθ᾽ αἱματοῦ-
σθαι, πολὺ δὲ δὴ μᾶλλον οὐδ᾽ ἀναδίδοσθαι δύναται, καὶ
διὰ ταῦτα πάντα τὰς κοιλίας ὑγροτέρας γίνεσθαι τοῖς τοιούτοις εἰκός ἐστι, μέχρι περ ἂν ἐν χρόνῳ πλείονι τὴν ἑαυτῆς ἰσχὺν ἡ φύσις ἀνακτήσηται.

mum tempore non adhuc fieri dyfenteriam, fed jam factam
atque conftitutam effe dicimus.   Quando igitur per dyfenteriam adeo magnae inteftinorum partes excernuntur, ut
ipfae carnes nominari poffint, tum morbum letalem effe
pronunciat, quum tanta exulceratio neque carne expleri,
neque cicatrice obduci queat.

XXVII.

Quibus per febres undecunque fanguinis erumpit copia,
his convalefcentibus alvi humectantur.

Calore nativo propter haemorrhagiam cibi neque probe
concoqui, neque in fanguinem mutari, imo vero neque
diftribui poffunt.   His omnibus alvos fe ipfis humidiores
fieri confentaneum eft, quod longiori tempore fuas vires
natura recuperaverit.

κή.

[150] (272) Ὁκόσοισι χολώδεα τὰ διαχωρήματα, κωφώσιος γινομένης παύεται καὶ ὁκόσοισι κώφωσις, χολωδέων
γινομένων παύεται.

Οὐ περὶ τῆς ἐν ἕξει δυσλύτου κωφώσεως ὁ λόγος αὐτῷ νῦν ἐστιν, ἀλλὰ περὶ τῆς ἐξαίφνης πυρετοῖς ἢ ἄλλως γινομένης, ἀναδραμούσης ἐπὶ τὴν κεφαλὴν τῆς χολῆς. αὕτη
γὰρ, ὅταν μὲν καταλάβῃ τοὺς ἀκουστικοὺς πόρους τὴν κώφωσιν ἐργάζεται. ὅταν δ' ἐντεῦθεν ἀπωσαμένης αὐτὴν τῆς
φύσεως ἐπὶ τὴν διαχώρησιν ἀφίκηται, λύει τὴν κώφωσιν.

κθ'.

Ὁκόσοισιν ἐν τοῖσι πυρετοῖσιν ἑκταίοισιν ἐοῦσι ῥίγεα γίνεται δύσκριτα.

Ὅσα τοῖς πυρετοῖς καὶ μάλιστα τοῖς καυσώδεσι ἐπιγίνεται ῥίγη, κρίνειν εἴωθεν ἀγαθὴν μὲν καὶ τελέαν κρίσιν,

XXVIII.

*Quibus biliofae funt dejectiones, hae fuccedente furditate
eeffant et quibus adeft furditas, haec obortis biliofis dejectionibus ceffat.*

Non de ea quae in habitu eft folutu difficili furditate
nunc ipfi fermo eft, fed de ea quae repente in febribus
aut aliter oboritur, bile ad cerebrum recurrente. Quum
enim ipfa meatus auditorios obfederit, furditatem efficit.
Quum vero inde ipfa a natura deturbata ad dejectionem
pervenerit, furditatem folvit.

XXIX.

*Quibus in febribus fexto die rigores oboriuntur, ii arduam
crifin portendunt.*

Quicunque febribus praecipueque ardentibus rigores
fuperveniunt, bonam quidem ac perfectam crifin decernere

ὅταν ἐν ἡμέρᾳ κρισίμῳ γίνηται καὶ μετὰ τῶν τῆς πέψεως
σημείων, οὐκ ἀγαθὴν δὲ οὐδὲ τελέαν, ὅταν ἤτοι τὰ τῆς
ἡμέρας ἢ τὰ τῆς πέψεως σημεῖα ἐλλιπῶς ἔχῃ. ὅτι μὲν οὖν
πεπέφθαι χρὴ τὰ μέλλοντα κρίνεσθαι καλῶς ἐν τῷ πρώτῳ
τῶν ἐπιδημιῶν ἐδίδαξε, διὰ τῆς ὀλίγον ἔμπροσθεν εἰρημένης
ῥήσεως, ἧς ἡ ἀρχὴ πεπασμοὶ, ταχύτητα κρίσεως, ἀσφάλειαν ὑγιεινὴν σημαίνουσιν. ὅτι δ᾽ οὐδ᾽ ἐν ἁπάσαις ταῖς
ἡμέραις, ἔν τε τῷ προγνωστικῷ διῆλθον καὶ κατὰ τουτὶ τὸ
βιβλίον τῶν ἀφορισμῶν, ἔτι δὲ κατὰ τὸ πρῶτον τῶν ἐπιδημιῶν.
ἠθροίσθη δ᾽ ὑφ᾽ ἡμῶν ἅπαντα ταῦτα μετὰ τῆς προσηκούσης
ἐξηγήσεως. ὅσα μὲν εἴρηται περὶ τῶν κρισίμων ἡμερῶν, κατὰ
τὴν περὶ κρισίμων ἡμερῶν πραγματείαν, ὅσα δὲ περὶ τῶν τῆς
πέψεως σημείων, ἐν τῇ περὶ τῶν κρίσεων. εἴρηται δ᾽ ἐν αὐταῖς
καὶ περὶ τῆς κατὰ τὴν ἕκτην ἡμέραν κρίσεως, ἧς καὶ νῦν
μνημονεύων [151] ἔφη, τὰ κατ᾽ αὐτὴν ῥίγη δύσκριτα γίνεσθαι, τουτέστιν ἤτοι κακὴν ἐπιφέροντα κρίσιν, ὡσεὶ καὶ
κακόκριτα ἐλέλεκτο, ἢ οὐ βεβαίαν. ἀλλ᾽ ὥστε ῥᾳδίως ὑποτροπιάζειν ἢ εἰς μακρὸν ἐμπίπτοντα χρόνον, ὡσεὶ καὶ δύσ-

confueverunt, quum die judicatorio et cum fignis coctionis acciderint; non bonam autem neque perfectam, quum
vel diei vel coctionis figna imperfecta fuerint. Quod igitur concocta effe oporteat quae judicari debeant, docuit
primo epidemiorum ea fententia quam paulo antea protu-
limus, cujus eft initium: *coctiones crifis celeritatem falutisque fecuritatem fignificant.* Quod autem neque in omnes
dies crifis incidat, tum in prognoftico, tum hoc in ipfo
aphorifmorum libro declaravit et praeterea in primo epidemiorum. Haec autem omnia cum decenti explicatione
a nobis collecta funt quaecunque de diebus judicatoriis
fcripta funt; quaecunque vero de fignis coctionis, in altero de crifibus. De iis autem et de crifi quae fexto die
oboritur narratum eft, cujus etiam nunc memor ait: *Qui
hoc die fiunt rigores, eos dyfcritos i. e. judicatu effe difficiles*, hoc eft vel malam crifin afferunt, ac fi cacocritos
dixiffet, vel incertam, ita ut facile febres revertantur vel
in longum tempus protrahantur, ac fi folutu difficiles di-

ΚΑΙ ΓΑΛΗΝΟΥ ΕΙΣ ΑΥΤΟΥΣ ΥΠΟΜΝΗΜΑΤΑ. 695

Ed. Chart. IX. [151.]　　　　　　Ed. Baf. V. (272.)
λυτα ἐλέλεκτο, καὶ μετὰ συμπτωμάτων δ᾽ ἔστιν ὅτε χαλε-
πῶν, εἰ ἑκταία γίνεται ἡ κρίσις, ὑπὲρ ὧν ἁπάντων γέγραπταί μοι τελέως ἐν ταῖς προειρημέναις πραγματείαις. ταῦτα
μὲν οὖν οὕτως γίγνεσθαι καὶ πρὸς τῆς ἐμπειρίας μεμαρτύ-
ρηται. τὰς δ᾽ αἰτίας αὐτῶν μακρὸν ἂν εἴη νῦν διεξέρχεσθαι. περὶ μὲν γὰρ τῶν κρινουσῶν ἡμερῶν ἐν τῷ τρίτῳ
τῶν περὶ κρίσεων εἴρηται, περὶ δὲ τοῦ ῥίγους ἰδίᾳ κατ᾽ αὐτό.

λ᾽.

Ὁκόσοισι παροξυσμοὶ γίνονται ἢν ἂν ὥρην ἀφῇ ὁ πυρετός,
εἰς τὴν αὔριον τὴν αὐτὴν ὥρην ἢν λάβῃ, δύσκριτα.

Ὑποθώμεθά τινα κατὰ τὴν πρώτην ἡμέραν ἀρξάμενον
ὥραν τὴν τρίτην, πεπαῦσθαι δὲ καθ᾽ ἡντιναοῦν ὥραν ἑτέραν, εἶθ᾽ ὑπῆρχθαι πάλιν ἐν τῇ δευτέρᾳ τῶν ἡμερῶν κατὰ
τὴν ὥραν τὴν τρίτην, εἶτα παυσάμενον αὖθις, ὅτε δή ποτε
τῇ τρίτῃ τῶν ἡμερῶν πάλιν ἄρξασθαι κατὰ τὴν τρίτην
ὥραν, εἶτ᾽ αὖθις ὡς ἔτυχε παυσάμενον ἄρξασθαι τῇ τε-

xiſſet, atque interdum cum gravibus ſymptomatibus ſexto
die fit criſis, de quibus omnibus in commemoratis tracta-
tionibus a me conſcriptum eſt. Haec vero ita fieri ipſa
etiam experientia teſtatur. Eorum autem cauſas in praeſentia longum foret exponere. De diebus enim judican-
tibus tertio de criſibus libro diximus, de rigore vero
ſeorſim proprio hoc libro.

XXX.

Quibus accessiones fiunt quantacunque hora febris dimise-
rit, si postero die eadem qua antea hora prehenderit,
difficilis sunt judicationis.

Supponamus primo die nonnullum febricitare coepiſſe
hora tertia et alia quavis hora deſiiſſe, deinde ſecundo
die eadem hora tertia coepiſſe rurſumque ceſſaſſe quacunque hora febrem. Item tertio rurſum die tertia hora
coepiſſe; mox rurſus quavis hora deſiiſſe coepiſſe iterum

τάρτη τῶν ἡμερῶν κατὰ τὴν τρίτην ὥραν καὶ οὕτως ἀεὶ
κατὰ τὸ ἑξῆς φυλάττεσθαι μὲν αὐτῷ τὴν τρίτην ὥραν, ἐν
ᾗ τὴν ἀρχὴν ὁ παροξυσμὸς λαμβάνει, μὴ φυλάττεσθαι δὲ
τὰς ἄλλας, ἐν αἷς παύεται. τὸν οὖν οὕτω νοσοῦντα μακρότερον ἀνάγκη νοσῆσαι χρόνῳ τῶν ἄτακτον ἐχόντων τὴν
ὥραν τῆς ἀρχῆς τοῦ παροξυσμοῦ. τοῦτο μὲν οὖν ἡμεῖς
ὑπὸ τῆς πείρας μαρτυρούμενον εἰρῆσθαί φαμεν. εἰσὶ δ᾽
οἳ τοιοῦτό τί φασιν εἶναι τὸ λεγόμενον. εἰ τῇ πρώτῃ τῶν
ἡμερῶν παροξυνθεὶς ὁ κάμνων ὥρᾳ, φέρε εἰπεῖν, τρίτῃ παυ-
σάμενός τε δωδεκάτην ὥραν, εἰ τύχοι, πάλιν ἄρξαιτο τῇ
δευτέρᾳ τῶν ἡμερῶν, κατὰ τὴν δωδεκάτην ὥραν δύσκριτον
ἔσεσθαί φασιν αὐτῷ τὸ νόσημα, μήτε λογισμόν τινα προστιθέντες, ἀλλὰ μηδ᾽ ἀπὸ τῆς πείρας μαρτυρούμενον ὑπο-
δεῖξαι δυνάμενοι τὸν ἑαυτῶν λόγον. οὐ μὴν οὐδὲ τὸ δύσκριτον, οἷόν τ᾽ ἐστὶν ἐπινοῆσαι κατ᾽ ἄλλο τι σημαινόμενον
εἰρῆσθαι παρὰ τὸ δύσλυτον, ὡς εἶναι τὸ λεγόμενον τοιοῦτον, ἐάν τε καθ᾽ ἑκάστην ἡμέραν ἐάν τε διὰ τετάρτης ὁ
κάμνων παροξύνηται κατὰ τὴν αὐτὴν ὥραν, δύσλυτον ἔσται

quarto die, eadem hora tertia; atque ita deinceps fervari
femper horam tertiam, in qua acceſſio fuum fumit exordium; alias autem horas non fervari, in quibus definit.
Qui tali morbo laboret, eum diuturniori illis tempore
aegrotare neceſſe eſt, qui inordinatam principii acceſſionis
horam fortiuntur. Hoc fane nos experientia comprobatum
ab Hippocrate pronunciatum eſſe arbitramur. Sunt autem
qui quod ab ipſo pronunciatur id eſſe velint ejusmodi.
Si quae primo die aegrotum acceſſio invaferit hora, exempli gratia, tertia et, ſi ita fors tulit, hora duodecima
defierit, eadem fecundo rurſum die hora duodecima incipiat, morbum ajunt ipſi judicatu fore difficilem, quum
interim nullam fui dicti rationem afferre, nullam atte-
ſtante experientia probationem monſtrare poſſint. Jam
vero illud, *judicatu difficilis*, alio ſigniſicatu intelligere
non poſſumus, quam pro *folutu difficilis*, quaſi Hippocrates diceret, ſive quotidie, ſive tertio quartove quoque
die acceſſio eadem hora repetat morbum hunc fore folutu

Ed. Chart. IX. [151. 152.]   Ed. Baf. V. (272.)
τοῦτο νόσημα, κἂν πολλαῖς κἂν ὀλίγαις ὁ παροξυσμὸς ὥραις
γένηται. τοῦτο μὲν οὖν, ὡς ἔφην, ὑπὸ τῆς ἐμπειρίας μαρ-
τυρεῖται. τὴν δ᾽ αἰτίαν αὐτοῦ νομιστέον εἶναι τοιαύ- [152]
την, ὅταν μὲν ἀστήρικτον ᾖ τὸ τῶν παροξυσμῶν αἴτιον, οὐ
φυλάττει τὴν αὐτὴν περίοδόν τε καὶ προθεσμίαν, ὅταν δ᾽
ἐστηριγμένον, φυλάττει καὶ διὰ τοῦτο δύσλυτον μέν ἐστι τὸ
ἐστηριγμένον, εὔλυτον δὲ τὸ μὴ τοιοῦτον. μοχλείας γὰρ, ὡς
ἂν εἴποι τις, ἰσχυρᾶς δεῖ τοῖς ἐστηριγμένοις, ἥτις ἐν χρόνῳ πλείονι καὶ διὰ βοηθημάτων ἰσχυροτέρων τε καὶ πλειόνων γίγνεται.

———

λα'.

Τοῖσι κοπιώδεσιν ἐν τοῖσι πυρετοῖσιν ἐς ἄρθρα καὶ παρὰ
τὰς γνάθους μάλιστα αἱ ἀποστάσιες γίνονται.

———

Ἐῤῥέθη ἤδη καὶ πρόσθεν ὡς τῶν κόπων ἔνιοι μὲν ἐπὶ
κινήσεσι γίγνονται πολλαῖς, οἵπερ ἁπλῶς τε καὶ κυρίως ὀνο-

difficilem, five multas five paucas horas duret accessio.
Hoc igitur, ut dixi, experientia comprobatur. Ejus vero
caufam talem esse arbitrandum est. Quum accessionum
caufa minime stabilita fuerit, eandem periodum et statam
horam non servat; quum vero stabilis extiterit, eandem
servat: atque idcirco quae caufa firmata constat, eadem
folutu difficilis; quae vero talis non est, folutu facilis
exifit. Nam quae firmata et impacta funt robusto quodam, ut vulgo loquitur, recte opus habent ut dimovean-
tur, qui et longo tempore et per fortiora ac plura auxilia comparatur.

———

XXXI.

*Lassitudine per febres laborantibus ad articulos ac maxime
circa maxillas abscessus oriuntur.*

———

Nonnullas lassitudines ob multos motus fieri jam fupra faepius dictum est, quae simpliciter ac proprie lassi-

μάζονται κόποι. τινὲς δὲ οὔτε σφοδρὰς κινήσεις κινηθέν-
τες εἰώθασι γίγνεσθαι κοπώδεις. τοὺς τοιούτους οὖν κόπους οὐχ ἁπλῶς κόπους, ἀλλὰ μετὰ προσθήκης ὀνομάζουσι
κόπους αὐτομάτους. ἀμφοτέρων δ᾿ αὐτῶν κοινὸς ὁ πεπονθὼς ὑπάρχει τόπος, ἔστι δ᾿ οὗτος ἅπαν τὸ μυῶδες ἐν τῷ
σώματι γένος. ὅσοι δ᾿ ἐπὶ κινήσεσι πλείοσι γίγνονται κόποι, πρόσεστιν αὐτοῖς ἴδιον ἐξαίρετον ἡ ἐν τοῖς ἄρθροις
θερμότης, ὥστ᾿ ἐπὶ τούτων μὲν οὐδὲν θαυμαστὸν εἰς τὰ
ἄρθρα γίγνεσθαι τὰς ἀποστάσεις, ὡς καὶ πεπονηκότα τοῖς
μυσὶν, ὁμοίως καὶ τεθερμασμένα περαιτέρω τοῦ προσήκοντος. τοῖς δ᾿ αὐτομάτοις κόποις ἑνὶ μόνῳ λόγῳ τὰ ῥεύματα
κατασκήπτειν εἰς ἄρθρα συμβέβηκεν, ὡς καὶ τοῖς ἄλλοις
σχεδὸν ἅπασι νοσήμασιν, ὅσα δι᾿ ἀποστάσεως κρίνεται τῆς
εὐρυχωρίας αὐτῶν ἐπιτηδείως ἐχούσης ὑποδέξασθαι τὰ περιττά. σπανιώτερα μὲν οὖν ἐπ᾿ ἐκείνων εἰσὶν αἱ ἀποστάσεις, ἐπὶ δὲ τῶν κοπωδῶν πλείους, καὶ μάλισθ᾿ ὅταν αὐτόματος ὁ κόπος ᾖ καὶ τούτων αὐτῶν μάλισθ᾿ ὅσοι διὰ πλῆθος. ἔσται τοιγαροῦν καὶ κατὰ τὸν ἀφορισμὸν τοῦ λόγου

tudiues nominantur. Quidam vero neque multis jactati
motionibus laſſitudines pati conſueverunt. Tales itaque
laſſitudines non ſimpliciter laſſitudines, ſed cum adjectione ſpontaneas laſſitudines appellarunt. Utrique autem
ipſarum communis eſt locus affectus; hic vero totum eſt
muſculorum in corpore genus. At quae ex pluribus motionibus laſſitudines oboriuntur, ipſis ineſt proprius ac pe-
culiaris articulorum calor. Quare per has in articulos
abſceſſus mirum non eſt, ut qui una cum muſculis laboraverint atque praeter modum incaluerint. Spontanea
autem laſſitudinibus quemadmodum et aliis omnibus fere
morbis qui abſceſſu judicantur, ut fluxiones decumbant in
articulos, una ſit ratione ſola quod ſpatia ſupervacaneis
recipiendis idonea faciliaque ſortiantur. Rariores igitur
ceteris in morbis ſunt abſceſſus; laſſitudine vero affectis
plures ac potiſſimum quum ſpontanea fuerit laſſitudo et
his ipſis praeſertim a plenitudine profectis. Erit igitur
orationis aphoriſmi ſumma ejusmodi. *Laſſatis quomodo-*

τὸ κεφάλαιον τοιοῦτον. τοῖς κοπώδεσιν ὁπωσοῦν ἐν πυρετοῖς γενομένοις, ἐς ἄρθρα καὶ μάλιστα περὶ τὰς γνάθους
αἱ ἀποστάσιες γίνονται. συμβαίνει δὲ τοῦτο διὰ τὴν ἐν τοῖς
πυρετοῖς θερμασίαν, ἐπὶ κεφαλὴν ἀναφερομένου τοῦ πλήθους,
εἶτ᾽ ἐντεῦθεν τῶν περὶ τὰς γνάθους ἀδένων ὑποδεχομένων
αὐτὸ, καθάπερ ὅταν εἰς βουβῶνας ἢ μασχάλας ἀφίκηταί τι
τῶν ἐν ἐκείνοις τοῖς μέρεσιν.

λβʹ.

[153] (273) Ὁκόσοισι δὲ ἀνισταμένοισιν ἐκ τῶν νούσων,
ἤν τι πονήσῃ, ἐνταῦθα αἱ ἀποστάσιες γίνονται.

Εἴπερ ὁ πόνος τήν τε σφοδρὰν κίνησιν σημαίνει καὶ
τὴν ὀδύνην καὶ τὴν βλάβην, ὡς ἔμπροσθεν ἐδείχθη, πρόδηλον δήπου ὅτι καὶ πονεῖν τὸ ἐν πλείονι κινήσει γενέσθαι
δηλώσει καὶ τὸ σχεῖν τινὰ ὀδύνην ἢ βλάβην. ἀτὰρ οὖν καὶ

cunque per febres factis ad articulos, praecipue vero circa
maxillas abfceſſus oboriuntur. Hoc autem propter febrium
calorem accidit quo furfum ad caput fertur humorum copia, quam inde poſtea defluentem circa maxillas excipiunt
glandulae; quomodo fit, quum in inguina aut genas a
fuperioribus partibus aliquid appulerit.

XXXII.

Quibus ex morbis convaleſcentibus, fi qua pars laboraverit, illic abſceſſus oriuntur.

Si labor et vehementem motum et dolorem et laefionem fignificet, quemadmodum fupra demonſtratum eſt,
conflat fane laborare quoque verbum tum in vehementiori
motu eſſe tum dolorem aliquem aut laefionem habere

φαίνεταί τισι τῶν ἀνακομιζομένων ἐκ νόσου, μὴ πάνυ καλῶς κεκαθαρμένων τῶν ἐργασαμένων τὴν νόσον χυμῶν,
ἀλλά τινα περιττὰ καταλελοιπότων, ὅταν ἤτοι κάμνωσιν ἢ
ὀδυνηθῶσί τι μόριον, ἐκεῖσε κατασκήπτειν ἀποστήματα, τοῦ
μὲν καμάτου λόγον αἰτίας ἔχοντος, τῆς δ᾽ ὀδύνης σημείου.
κατὰ μὲν γὰρ τὰς σφοδροτέρας κινήσεις ἥ τε δύναμις ἀῤῥωστοτέρα γίνεται καὶ θερμασία πλείων ἀνάπτεται. τὸ δ᾽
ὀδυνᾶσθαι τοῦ ῥεύματος ἤδη κατασκήπτοντος ἀποτελεῖται.
τοῦτο μὲν οὖν, ὡς ἔφην, γιγνομένης ἀποστάσεώς ἐστι σημεῖον.
ἡ ἀῤῥωστία δὲ καὶ ἡ θερμασία ποδηγεῖ τοὺς περιττοὺς ἐπὶ
τὸ πεπονθός. ἑκατέρως μὲν οὖν ὡς ἐπιδέδεικται δυνατὸν
ἀκούειν τοῦ πονῆσαι. τῷ μέντοι λόγῳ παντὶ τῷ νῦν ὑφ᾽
Ἱπποκράτους περαινομένῳ τὸ ἕτερον τῶν σημαινομένων
οἰκειότερόν ἐστιν, εἴ γε δὴ προειρήκει μὲν ὑπὲρ τῶν κοπωδῶν πυρετῶν. ἐφεξῆς δὲ πάλιν, φησὶν, ἀτὰρ καὶ ἢν
προπεπονηκύς τι ᾖ. φαίνεται γὰρ ὁ μὲν πρῶτος ἀφορισμὸς .οὗ ἡ ἀρχὴ, ἐν τοῖσι κοπώδεσι, περὶ τῶν ἐν ταῖς νό-

fignificare. Quam ob rem in quibusdam etiam ex morbo
convalefcentibus apparet, quum humores morbum efficientes non fatis purgati fuerint, fed quaedam fupervacanea
reliquerint, quum vel laborantem vel dolentem partem
aliquam habeant, illuc abfceffus decumbere, labore quidem caufae, dolore vero figni rationem obtinente. Nam
per vehementiores motus tum vires imbecilliores fiunt,
tum calor major accenditur; dolor autem fluxione jam
decumbente perficitur. Hic igitur, ut diximus, oborientis
abfceffus fignum eft. Imbecillitas vero et calor ad partem
affecta excrementa provehit. Utroque igitur, ut demonftravimus, modo accipere poffumus verbum laborare. Univerfae tamen eorum fententiae, quae nunc ab Hippocrate
pronunciatur, alterum magis congruit fignificatum. Si
quidem prius de laffariis aut cum laffitudine febribus loquutus eft rurfumque deinceps inquit: *fed fi pars prius
laboraverit.* Videtur enim praecedens aphorifmus, cujus
initium, *laffitudine per febres laborantibus*, de iis quae in

Ed. Chart. IX. [153. 154.]　　Ed. Baſ. V. (273.)
σοις κόπων διαλεγόμενος, ὁ δὲ νῦν προκείμενος ὑπὲρ τῶν
ἐν ταῖς ἀναλήψεσιν, ὁ δ᾿ ἑξῆς ὑπὲρ τῶν προηγησαμένων
τῆς νόσου.

λγ´.

[154] Ἀτὰρ ἦν καὶ προπεπονηκός τι ἢ πρὸ τοῦ νοσεῖν,
ἐνταῦθα στηρίζει ἡ νοῦσος.

Εἴτε συνάπτειν τις ἐθέλει τοῖς προειρημένοις δύο λόγοις καὶ τοῦτον νῦν εἰρημένον εἰς ἑνὸς ἀφορισμοῦ συμπλή-
ρωσιν εἴθ᾿ ἕκαστον ἰδίᾳ περιγράφειν οὐ διοίσει. δέδεικται
γὰρ ἥ τε κοινότης αὐτῶν καὶ ἡ καθ᾿ ἕκαστον ἰδιότης ἐν
τῷ προειρημένῳ λόγῳ. ῥηθήσεται δὲ καὶ νῦν ἔτι διὰ βραχέων. ὅταν ἐν νοσήματι κοπώδης αἴσθησις ᾖ τῷ κάμνοντι,
προσδέχεσθαι χρὴ γενήσεσθαί τινα ἀπόστασιν εἰς ἄρθρα
καὶ μάλιστα περὶ τὰς γνάθους. ὁμοίως δὲ καὶ ἐὰν ἀνακο-
μιζόμενος ἐκ νόσου κάμῃ τινὶ μορίῳ τοῦ σώματος ἢ πρὶν

morbis fiunt laſſitudinibus explicari, nunc vero propoſi-
tus de iis quae convaleſcentibus accidunt, ſequens denique de illis quae morbum antecedunt.

XXXIII.

Sed et ſi qua pars ante morbum laboraverit, illic morbus
inſidet.

　　Sive quis velit duobus ſuperioribus aphoriſmis praeſentem ad unius aphoriſmi complementum connectere,
ſive deorſum unumque ſcribere, nihil retulerit. Nam et
eorum communitas et ſingulorum proprietas in praedicto
textu demonſtrata eſt. Nunc quoque paucis a nobis etiamnum explicabitur. Quum in morbo laſſitudinis ſenſus
fuerit, aegrotanti abſceſſus aliquis in articulos ac praeſertim circa maxillas exſpectandus. Simili modo ſi quis
ex morbo convaleſcens aut priusquam aegrotaret, parte
aliqua corporis laboraverit, ipſi abſceſſus metuendus. Nam

τοῦ νοσεῖν. εἴωθε γὰρ κατὰ πολὺ κατασκήπτειν εἰς τὰ
τοιαῦτα, κατ' ἐκείνας δηλονότι τῶν νόσων, ἐφ' ὧν ἐλπίς
ἐστιν ἀπόστασιν γινέσθαι καὶ μὴ προκριθῆναι τὸ νόσημα
δι' ἐκκρίσεως. εἴρηται μὲν οὖν τινα κἀν τοῖς πρόσθεν
ὑπὲρ τῆς τῶν τοιούτων νοσημάτων διαγνώσεως. ὁ δὲ σύμπας λόγος ἐν τοῖς περὶ κρίσεων ὑπομνήμασι διῄρηται.

λδ'.

Ἢν ὑπὸ πυρετοῦ ἐχομένῳ οἰδήματος μὴ ἐόντος ἐν τῇ φάρυγγι πνὶξ ἐξαίφνης ἐπιγίγνηται, θανάσιμον.

Ἔνεστι μὲν καὶ ἁπλῶς ἀκοῦσαι τῆς ἀρχῆς τοῦ ἀφορισμοῦ, καθ' ἥν φησιν, ἢν ὑπὸ πυρετοῦ ἐχομένῳ, ὡς εἰ καὶ
οὕτως ἔτυχεν εἰπὼν, ἢν πυρέσσοντι ἀνθρώπῳ οἰδήματος μὴ
ἐόντος. ἔνεστι δὲ καὶ σὺν ἐνδείξει [155] τινὶ πλείονι, καθάπερ εἴωθε καὶ ἐν τοῖς τῶν ἐπιδημιῶν γράφειν, οὐ τὸν
ἁπλῶς ὁπωσοῦν πυρέττοντα δηλῶν, ὅταν εἴπῃ πυρετὸς εἶχεν
αὐτὸν, ἀλλ' ὅτῳ μέγας ἐστὶν ὁ πυρετός, οὕτως ἑρμηνεύων.

plerumque in tales partes humorum decubitus fieri confuevit, iis videlicet morbis, in quibus fpes eft futuri abs-
ceffus, neque morbus per excretionem prius judicandus
eft. De ejusmodi vero morborum dignotione in fuperioribus nonnulla diximus, fed univerfa de iis explanatio in
commentariis de crifibus declarata eft.

XXXIV.

Si febre detento, tumore multo in faucibus exiftente, fuffocatio derepente fupervenerit, mortiferum.

Nobis ineft et hujus aphorifmi initium fimpliciter intelligere, in quo ait: Si febre detento, ac fi dixiffet: fi
homini febricitanti nullo exiftente in faucibus tumore. Licet et cum majore quadam emphafi febris ineft, ita elo-
quens. Contingit itaque et absque magna febre ftrangu-
latione derepente fuperveniente hominem interire. Sed
inevitabilior et celerior mors eft, ut ne opinate quidem

ἐγχωρεῖ μὲν οὖν καὶ χωρὶς μεγάλου πυρετοῦ πνίξεως ἐξαίφνης ἐπιγενομένης ἀπολέσθαι τὸν ἄνθρωπον. ἀνυκιότερος
δὲ καὶ θάττων ὁ θάνατος, ὡς μηδ᾽ ἐκ παραδόξου ποτὲ
σωθῆναι, σφοδροῦ κατέχοντος τὸν κάμνοντα πυρετοῦ. δεῖται γὰρ ὁ τοιοῦτος πυρετός, ὡς ἐν τοῖς περὶ δυσπνοίας
δέδεικται λόγοις, εἰσπνοῆς δαψιλοῦς. γίνεται δ᾽ οὐχ ὅπως
δαψιλῆς, ἀλλὰ καὶ παντάπασιν ὀλίγη τοῖς πνιγομένοις. οὐ
γὰρ δὴ οὐδ᾽ ἄλλο τί ἐστιν ἡ πνὶξ παρὰ τὴν γινομένην ἀπώλειαν ἐξαιφνίδιον ἐξ ἐνδείας ἀναπνοῆς, διὰ στενοχωρίαν
τῶν ἀναπνευστικῶν τινος ὀργάνων ἀποτελουμένης· ἡ γὰρ
τοιαύτη στενοχωρία οὐκ αὐτῶν χωρὶς τῶν τῆς ἀναπνοῆς
ἐστι, γιγνομένης καὶ ταύτης ἤτοι διὰ τὴν ἀῤῥωστίαν τῆς
κινούσης τὸν θώρακα δυνάμεως ἢ διὰ ψύξιν ἰσχυρὰν τῆς
ζωτικῆς ἀρχῆς. ἀλλ᾽ ἥ γε πνὶξ ἐπὶ στενοχωρίᾳ μὲν γίγνεται πάντως, ἢ στενοχωρία δὲ ἤτοι πεπληρωμένης τῆς μεταξὺ τοῦ θώρακός τε καὶ τῆς πνεύμονος χώρας ἢ τῶν σηράγ-
γων τοῦ πνεύμονος ἢ τινος φλεγμονῆς περὶ τὸ σπλάγχνον
ὅλον οὔσης ἢ κατὰ τὴν τραχεῖαν ἀρτηρίαν ἢ τὴν οἷον κεφα-

ullus unquam falvus evaferit, quum vehemens febris aegrotantem detinet. Indiget enim ejusmodi febris, ut in
libris de dyfpnoea demonftravimus, copiofa infpiratione.
Fit vero non modo copiofa, fed etiam prorfus exigua,
quibus fuffocationis periculum imminet. Enimvero nihil
aliud quidquam eft fuffocatio, nifi repentinus ob infpirationis penuriam obortus interitus, quae propter alicujus
fpirabilium inftrumentorum anguftiam efficitur. Talis enim
anguftia feorfum eft eo in genere quod apnoea *fpiritus
vacuitas* nominatur. Strangulatio vero omnino ob anguftiam oritur. Anguftia autem fit vel repleta regione quae
inter thoracem atque pulmonem media eft aut pulmonis
fiftulis vel aliqua inflammatione tum vifcus obfidente vel
afperam arteriam vel eam partem quae veluti caput eft
ejus quam laryngem et guttur nominant. Atque in ea ca-
pacitate gutturi praejacente, quam pharyngem et fauces

λὴν αὐτὴν, ἣν ὀνομάζουσι λάρυγγα. καὶ ποτε κατὰ τὴν
προκειμένην εὐρυχωρίαν ταύτης, ἧ τοὔνομα φάρυγξ ἐστὶ,
πνίγεσθαι πέφυκεν. οὕτως οὖν καὶ Ὅμηρος ἔφη·

— φάρυγος δ' ἐξέσσυτο οἶνος,
ψωμοί τ' ἀνδρόμεοι

τὴν προκειμένην εὐρυχωρίαν στομάχου καὶ λάρυγος ὀνομάζων φάρυγγα. φαίνεται δὲ καὶ νῦν ὁ Ἱπποκράτης ταὐτὸ
τοῦτο τὸ μόριον ὡσαύτως Ὁμήρῳ καλέσας· φησὶ γοῦν οἰδήματος μὴ ἐόντος ἐν τῇ φάρυγγι, ὡς δυνατὸν ἐπὶ πλέον
ἀνοιχθέντος τοῦ σιόματος, ἀκριβῶς θεάσασθαι τὸ μόριον,
ὅπερ οὐχ ὑπάρχει τῷ λάρυγγι. γενήσεται γοῦν ὁ σύμπας
λόγος τοιοῦτος. ἐὰν ὑπὸ πυρετοῦ ἐχομένῳ πνὶξ ἐξαίφνης
ἐπιγενήσεται χωρὶς ὄγκου τοῦ κατὰ τὴν φάρυγγα, θανατῶ-
δές ἐστιν. ὡσαύτως ὠνόμαζον οἱ παλαιοὶ τὸ οἴδημα καὶ
τὸν ὄγκον. ἴσμεν δ' ὅτι τρίτη τίς ἐστιν ἡ διαφορὰ τῶν
ὄγκων. ἤτοι γὰρ μετ' ὀδύνης εἰσὶ καὶ καλοῦσιν αὐτοὺς οἱ
νεώτεροι φλεγμονὰς ἢ χωρὶς ὀδύνης καὶ σκληροὶ, καλοῦσι

appellant, fuffocatio quandoque fieri confuevit. Sic enim
et Homerus quod fpatium laxius gulae et laryngi praeja-
cet fauces nominavit:

— *Vinumque eructat faucibus imis*
humanosque artus.

Videtur autem et nunc Hippocrates eandem particulam
eodem modo quo Homerus vocaffe. Dicit igitur tumore
nullo in faucibus exiftente, tanquam fit facultas ore amplius adaperto partem ipfam accuratius infpiciendi, quod
gutturi non datur. Univerfa igitur oratio erit hujusmodi:
Si febre detento fuffocatio repente fupervenerit citra fau-
cium tumorem, letale eft. Etenim prifci et oedema et
tumorem idem appellabant. Scimus autem triplicem effe
quandam tumorum differentiam. Aut enim hi cum dolore
funt, quos inflammationes juniores nominant aut absque

δὲ καὶ τούτους σκίῤῥους ἢ χωρὶς ὀδύνης καὶ μαλακοί. προσαγορεύουσι δὲ καὶ τούτους ἰδίως οἰδήματα καὶ δι᾽ αὐτό γε
τοῦτο τῆς παλαιᾶς χρήσεως ἀπέστησαν ὡς μηκέτι τὰς παρὰ
φύσιν αὐξήσεις ἁπάσας οἰδήματα προσαγορεύειν. ὅταν οὖν
ἡ φάρυγξ φαίνηται χωρὶς ὄγκου, πνὶξ δὲ ἐξαίφνης ἐπιγένηται, τοῦ λάρυγγός ἐστι μόνου τὸ τοιοῦτον πάθημα. πνί-
γονται μὲν γὰρ, ὡς ἔφην, καὶ δι᾽ ἄλλα νοσήματα τὰ μικρῷ
πρόσθεν εἰρημένα. τὸ δ᾽ ἐξαίφνης ὑπάρχει μόνῳ τῷ λά-
ρυγγι· περιπνευμονία γὰρ οὐκ ἐξαίφνης πνίγει τοὺς κάμνοντας ἀνθρώπους, ἀλλὰ κατὰ βραχὺ τὴν αὔξησιν ἀπὸ
τῆς ἀρχῆς λαβοῦσα μέχρι τῆς ἰδίας ἀκμῆς, ἐν ᾗ τοῦτ᾽ ἐπάγει τὸ σύμπτωμα. καὶ εἴ τι φῦμα καὶ ἀπόστημα κατὰ
πνεύμονα γίγνεται, χρόνιον καὶ τοῦτ᾽ ἔστι, καθάπερ γε καὶ
ἡ μεταξὺ πνεύμονός τε καὶ θώρακος χώρα πληρουμένη πύου,
πολλάκις ἀποπνίγει τὸν ἄνθρωπον ἀποστήματος εἰς αὐτὴν
[156] ῥαγέντος, ἐν χρόνῳ πολλῷ δηλονότι καὶ τούτου συστάντος. τῆς γε μὴν τραχείας ἀρτηρίας φλεγμονῆς δύσπνοιαν
μέν τινα δύναται ποιῆσαι, πνίγα δ᾽ οὐ δύναται, διά τε τὸ

dolore ac duri, quos ſcirrhos vocitant aut citra dolorem
et molles, quos iidem veteres oedemata proprie appellant,
proptereaque ab antiquo uſu tantopere receſſerunt, ut
nondum omnia praeter naturam incrementa ſub oedematis
vocabulo complectantur. Quum igitur ſine tumore fauces
apparuerint, ſuffocatio vero derepente ſupervenerit, ſolius
gutturis eſt hujusmodi affectus. Suffocantur ſane, ut dixi,
etiam propter morbos alios paulo ante commemoratos.
Sed repentina ſuffocatio ſoli ineſt gutturi. Nam peripneumonia derepente non ſuffocat aegrotos homines, verum paulatim ab initio incrementum capeſſens ad proprium
uſque vigorem, in quo id ſymptoma adducit. Si quod
etiam tuberculum et abſceſſus in pulmone procreetur, hic
quoque morbus diuturnus eſt, quemadmodum etiam ſpatium inter pulmonem et thoracem pure repletum hominem ſaepe ſuffocat, rupto viſo quod et ipſum multo tempore compactum fuit. Aſperae vero arteriae inflammatio
difficultatem ſpirandi quidem aliquam efficere poteſt; ſuf-

Ed. Chart. IX. [156.]　　　　　Ed. Baf. V. (273. 274.)
μέγεθος τῆς κατ᾽ αὐτὴν εὐρυχωρίας καὶ τὴν λεπτότητα τοῦ
χιτῶνος, ἀδύνατον γάρ ἐστιν οὕτω λεπτοῦ σώματος φλεγμονὴν εὐρυχωρίαν ἀξιόλογον πληρῶσαι. λοιπὸν οὖν ὁ λάρυγξ
ἐστὶν ὁ τὴν αἰφνίδιον πνίγα δυνάμενος ποιῆσαι, ἐπειδὴ
στενοῦταί τε κατὰ τοῦτον ὁ τοῦ πνεύμονος πόρος οἵ τ᾽
ἔνδον αὐτοῦ μύες ἅμα τῷ περιέχοντι χιτῶνι (274) φλε-
γμήναντες ἀποκλεῖσαι δύνανται τὴν ὁδὸν τοῦ πνεύματος.
ὀνομάζουσι δ᾽ ἔνιοι τῶν ἰατρῶν τὴν τοιαύτην διάθεσιν οὐ
διὰ τοῦ σ συνάγχην, ἀλλὰ διὰ τοῦ κ κυνάγχην, οἷς ἀρέσκει
τὴν τῆς φάρυγγος φλεγμονὴν διὰ τοῦ σ συνάγχην. ἔνιοι
δὲ καὶ παρασυνάγχην καὶ παρακυνάγχην ὀνομάζουσι. παρασυνάγχην μὲν, ὅταν τῶν ἐπικειμένων τῇ φάρυγγι μυῶν
γένηται φλεγμονὴ, παρακυνάγχην δὲ, ὅταν ἔξωθεν τοῦ λάρυγγος. ἐκ γοῦν τῶν εἰρημένων εὔλογόν ἐστι τὴν τοιαύτην διάθεσιν ὀδύνην τινὰ φέρειν κατὰ τὸν λάρυγγα. καὶ
φαίνεταί γε σαφῶς μεμνημένος ὁ Ἱπποκράτης αὐτῆς ἐν τῷ
προρρητικῷ κατὰ τήνδε τὴν ῥῆσιν· φάρυγξ ἐπώδυνος ἰσχνὴ

focationem vero non poteſt, tum propter ejus capacitatis
magnitudinem, tum ob tunicae tenuitatem. Impoſſibile
ſiquidem eſt corporis adeo tenuis inflammationem, ſpatium
effatu dignum replere. Reliquum igitur guttur eſt, quod
ſubitam poſſit ſuffocationem efficere, quandoquidem ab
ipſo coarctatur pulmonis meatus et interiores ipſius muſculi una cum ambiente tunica inflammationem patientes,
ſpiritus viam intercipere poſſunt. Nonnulli vero medici
talem affectum non per S ſynanchen, ſed per C cynan-
chen nominant: quibus placet faucium inflammationem
per S ſynanchen anginam nominare. Nonnulli vero et
paraſynanchen et paracynanchen nominant: paraſynanchen, quando adjacentium faucibus muſculorum inflammatio fuerit; paracynanchen autem, quum extravagantur.
Ex prius igitur commemoratis rationi conſentaneum eſt
talem affectum gutturi aliquem dolorem inferre, cujus
etiam Hippocrates manifeſto meminiſſe videtur in prorrhe-
tico hiſce verbis: *fauces dolorem inferentes tenues cum*

μετὰ δυσφορίης, πνιγώδης, ὄλέθριοι ὀξέως. ἀλλὰ νῦν γε
τὸ ἐπώδυνον οὐκ εἶπεν, οἷς τοῖς προειρημένοις συνεπινοεῖ-
σθαι δυνάμενον ἢ ὡς καὶ χωρὶς ὀδύνης, ὑπολαμβάνων ποτὲ
τὴν ἐν τῷ προειρημένῳ λόγῳ συνίστασθαι πνίγα. εἴπερ
ὅλως δύναται χωρὶς ὀδύνης γενέσθαι πνὶξ, ἐπ' αἰτίαις ἔσται
τοιαῖσδε. δυνατὸν μὲν καὶ πλήθους ὑγρότητος καὶ μάλιστα φλεγματώδους διαβρέξαι τὸν ἔνδοθεν τοῦ λάρυγγος
χιτῶνα, γενέσθαι τὸν ὄγκον ἀνώδυνον αὐτῷ, δυνατὸν δὲ
καὶ τῶν διοιγόντων αὐτῶν μυῶν παχυνθέντων στενώτερον
ἀποτελεσθῆναι τὸν πόρον, ἐγχωρεῖ δὲ καὶ ἄμφω συνελθεῖν.
οὐκ ἀδύνατον δὲ οὐδὲ δι' ὑπερβάλλουσαν ξηρότητα τῶν ἔνδον τοῦ λάρυγγος μυῶν ἐπὶ πλεῖον ταθέντων, στενωθῆναι
τὸν πόρον. οἵτινες δ' εἰσὶν οὗτοι καὶ ὅπως κλείουσι τὸν
λάρυγγα τεινόμενοι δέδεικται κατὰ τὴν περὶ φωνῆς πραγματείαν.

jactatione fuffocantes celeriter perniciem invehunt. Nunc
vero dolorem invehentes appellant aut quod ex praedictis
poffet fubintelligi aut quod etiam citra dolorem putaverit
memoratam praecedente oratione fuffocationem aliquando
oboriri poffe. Quod fi omnino effe poffit fine dolore
fuffocatio ejusmodi caufas confequetur. Fieri poteft, humoris praefertim pituitofi copia interiorem gutturis tunicam madefaciente, in eo tumorem doloris expertem excitari. Poteft etiam aperientibus ipfum mufculis craffioribus factis meatus anguftior reddi. Datur et utrumque
conjungi. Nec ut impoffibile prae exfuperante ficcitate
mufculis interius gutturis admodum tenfis meatum coar-
ctari. At qui et quales fint mufculi et quomodo dum
tenduntur guttur claudant, in tractatu de voce demonftravimus.

λε'.

Ἢν ὑπὸ πυρετοῦ ἐχομένῳ ὁ τράχηλος ἐξαίφνης ἐπιστρέφηται καὶ μόγις καταπίνειν δύνηται, οἰδήματος μὴ ἐόντος, θανάσιμον.

Οὐκέτι προσέθηκεν ἐνταῦθα τὸν τόπον, ἐν ᾧ φησιν, οἰδήματος μὴ ἐόντος, ὥσπερ ἐν τῷ πρό- [157] σθεν ἀφορισμῷ τῆς φάρυγγος ἐμνημόνευσεν εἰπὼν, οἰδήματος μὴ ἐόντος ἐν τῇ φάρυγγι. ἀλλ' ἡμεῖς γε δυοῖν θάτερον ἐροῦμεν. ἤτοι ἀπὸ κοινοῦ δεῖν ἀκούειν ἐπὶ τῆς φάρυγγος ἢ ὅλως ἐπὶ πάντων τῶν κατὰ τὸν τράχηλον χωρίων. ὁπόταν γὰρ ἐν μηδενὶ τούτων φαίνηται, μήτε διοιγομένου τοῦ στόματος ἐν τῇ φάρυγγι μήτ' ἔξωθεν οἴδημα, συμβῇ δὲ τὸν ἄνθρωπον ἀδυνατεῖν καταπίνειν, ὀλέθριον σύμπτωμά ἐστι γινόμενον ἐπὶ φλεγμονῇ ποτὲ μὲν τῶν προβεβλημένων μυῶν τῷ στομάχῳ, ποτὲ δὲ αὐτοῦ τοῦ στομάχου. κοινωνία γάρ τίς ἐστι τούτοις τοῖς μορίοις διὰ νεύρων καὶ συνδέσμων πρὸς τε τὸν νωτιαῖον μυελὸν καὶ τὰς ἀμφ' αὐτὸν μήνιγγας, ἔτι

XXXV.

Si febre capto derepente cervix intorqueatur ac vix deglutire queat, tumore non exiftente, mortiferum.

Non jam hic locum adjecit in quo pronunciat, tumore non exiftente, quemadmodum in praecedente aphorifmo, quum faucium in his verbis meminit: tumore nullo in faucibus exiftente. Nos vero ex duobus alterum dicturi fumus, vel de communi fubaudiendum effe in faucibus vel certe in omnibus colli locis. Quum enim in horum nullo apparuerit, neque aperto ore in faucibus, neque extrinfecus tumor, hominem vero contigerit deglutire non poffe fymptomata, perniciofum eft, quod ex inflammatione interdum mufculorum qui gulae praejacent, interdum gulae ipfius oboritur. Eft enim iftis partibus per nervos et ligamenta communio quaedam et focietas cum dorfali medulla et meningibus ipfam ambientibus ac praeterea ex-

τε τὰ παρακείμενα τούτοις ἔξωθεν ὀστᾶ τῶν σπονδύλων.
τεινομένων οὖν ἐπὶ τὰ φλεγμαίνοντα μόρια τῶν τε συνδέσμων καὶ τῶν νεύρων ἕλκεσθαι τοῖς σπονδύλοις, ἤτοι γε
εἰς τὸ ἐντὸς ἢ εἰς τὰ πλάγια, ἀναγκαῖόν ἐστιν· εἰ μὲν
κατὰ τὴν ἑτέραν ἀπόφυσιν τῶν νεύρων τὴν τάσιν συμβαίνῃ
γενέσθαι, πρὸς τὰ πλάγια, εἰ δὲ κατ᾽ ἀμφοτέρας, εἰς τὸ
ἐκτός. ἐπὶ πλέον δὲ περὶ τούτων ἐροῦμεν ἐξηγούμενοι τὸ
περὶ τῶν ἄρθρων βιβλίον, ἔνθα τὰς διαστροφὰς τῆς ῥάχεως γίνεσθαί φησι, φυμάτων ἀπέπτων ἔνδον αὐτῆς συ-
στάντων. ἐν ἐκείνῳ μὲν οὖν τῷ βιβλίῳ καὶ τὰς κυφώσεις
ἔφη γίνεσθαι, τεινομένων ἔσω τῶν τοῦ σπονδύλου μορίων,
οὐ μόνον τὰς λορδώσεις τε καὶ σκολιώσεις. ἐν μέντοι τῷ
δευτέρῳ τῶν ἐπιδημιῶν καὶ νῦν προκειμένης κατὰ τὸν ἀφορισμὸν συνάγχης μνημονεύων ἔφη, ἣν δὲ τῶν συναγχικῶν.
τὰ παθήματα τοιάδε. οἱ σπόνδυλοι τοῦ τραχήλου εἴσω ἔρ-
ρεπον καὶ ἔξωθεν ἦν δῆλος κοῖλον ἔχων ὁ τράχηλος καὶ
ἤλγεε ταύτῃ ψαυόμενος. ἐν τούτῳ μὲν οὖν τῷ λόγῳ μίαν
ἐδήλωσε διαστροφὴν τῶν σπονδύλων τὴν ἐπὶ τὰ ἔσω. κατὰ

trinfecus adjacentibus vetebrarum oſſibus. Quum itaque
ad partes inflammatas ligamenta et nervi tenduntur, ver-
tebras quoque vel intro vel ad latus trahi neceſſe eſt.
Nam ſi in altero nervorum ex ortu tenſionem fieri contigerit, ad latus; ſi in utroque, intro fiet vertebrarum
diſtortio. Verum pluribus de iſtis agemus, quum de articulis librum interpretabimur, ubi ſpinae diſtortiones
fieri tradit, crudis tuberculis intra ipſam conſtitutis. Illo
itaque libro cyphoſes etiam, hoc eſt *gibbos* fieri pronunciavit, tenſis intro vertebrarum partibus, non ſolum lor-
doſes, hoc eſt *excavationes*, et ſcolioſes ſeu *obliquationes*.
Secundo vero epidemiorum libro de propoſita nunc in
aphoriſmo angina mentionem faciens inquit: *erant autem
ejusmodi angina laborantium affectus, cervicis vertebrae
intro vergebant et foris manifeſta erat in cervice cavitas,
in qua dum tangeretur dolebat.* Quibus verbis unicam
vertebrarum perverſionem quae intro fertur ſignificavit.

Ed. Chart. IX. [157.]   Ed. Baf. V. (274.)

δὲ τὸν προκείμενον ἀφορισμὸν ὀνόματι γενικωτέρῳ κέχρηται λέγων, ἢν ὁ τράχηλος ἐπιστραφῇ. τὸ γὰρ ἐπιστραφῇ
ῥῆμα τὴν ἐκτροπὴν τὴν εἰς τὸ παρὰ φύσιν ἅπασαν δηλοῖ
τῆς τῶν σπονδύλων εὐθυωρίας. ἐν μὲν οὖν τῷ δευτέρῳ
τῶν ἐπιδημιῶν προσέθηκε τῷ λόγῳ, καὶ ἤλγεε ταύτῃ ψαυόμενος, ἐνταυθὶ δ᾽ οὐδὲν εἶπεν ὑπὲρ ἀλγήματος, καίτοι γε
ἀναγκαῖον ἄλγημα συνεῖναι τῇ κατὰ τὸν τράχηλον φλεγμονῇ.
πλὴν εἰ κἀνταῦθα τὴν δι᾽ ὑπερβάλλουσαν ξηρότητα γιγνομένην ὁλκὴν καὶ τάσιν καὶ διαστροφὴν τῶν μορίων ἐνδείκνυται μόνην καὶ διὰ τοῦτο αὐτὸ θανάσιμον εἶναί φησι
τὸ σύμπτωμα, τοῦ ἑτέρου τοῦ κατὰ τὴν φλεγμονὴν συνι-
σταμένου μὴ πάντως ὄντος θανασίμου, καθάπερ τὸ πρότερον ἦν, τὸ μετὰ τοῦ πνίγεσθαι καὶ τοῦ καταπίνειν μόγις.
ἀλλ᾽ ἐὰν δι᾽ ὑπερβάλλουσαν ξηρότητα γεγονὸς ᾖ τὸ παρα-
στράφθαι τὸν τράχηλον καὶ τὸ καταπίνειν μόγις, ὀλέθριον
ἔσται τὸ σύμπτωμα καὶ μάλισθ᾽ ὅταν ὁ πυρετὸς ᾖ σφοδρὸς,
ἵνα τὸ ἢν ὑπὸ τοῦ πυρετοῦ ἐχομένῳ καὶ κατὰ τοῦτο
ἀκούοι τις, διὰ δὲ τὸν αὐτὸν τοῦτον πυρετὸν καὶ τὴν ἄμε-

Praefenti autem aphorifmo generaliori ufus eft oratione
dicens: *fi collum intorqueatur.* Verbum enim intorqueri
omnem praeter naturam rectitudinis vertebrarum everfionem declarat. Porro epidemiorum fecundo adjecit orationi, *qua parte dum tangeretur dolebat.* At hic nihil
de dolore protulit; quamquam dolorem una cum cervicis
inflammatione adeffe neceffarium eft, nihil hic etiam prae
ficcitate exfuperante tractionem partium factam et tenfionem et perverfionem folum demonftret, proptereaque
dicat fymptoma effe mortiferum, quum alterum ex inflammatione ortum omnino letale non fit, quale illud
prius erat, ficcitatem cervicis perverfio accidat et deglu-
tiendi difficultas erat conjuncta. Verum fi propter exfuperantem ficcitatem cervicis perverfio accidat et deglu-
tiendi labor, letale erit tale fymptoma et maxime quum
febris vehemens extiterit, ut verba illa: *fi febre capto,*
in hunc etiam fenfum exaudienda veniant. Sed ob hanc
eandem febrem par eft immoderatam membris ficcitatem

ΚΑΙ ΓΑΛΗΝΟΥ ΕΙΣ ΑΥΤΟΥΣ ΥΠΟΜΝΗΜΑΤΑ. 711

Ed. Chart. IX. [157. 158.]　　　　Ed. Baf. V. (274.)

τρον ἐν τοῖς μέλεσιν εἰκός γίγνεσθαι ξηρότητα. καὶ διττὸν
ἕξει λόγον ὁ σφοδρὸς πυρετὸς ὡς πρὸς τὸν θάνατον, ὅτι
τε σημεῖον ἔσται τοῦ διὰ ξηρότητα τήν τε διαστροφὴν γεγονέναι καὶ τὸ καταπίνειν μόγις, ὅτι τε συντελέσει τι καὶ
αὐτὸς ὡς ἕν τι τῶν ἐπὶ θάνατον ἀγόντων αἰτίων.

λστ'.

[158] Ἱδρῶτες πυρεταίνοντι ἦν ἄρξωνται, ἀγαθοὶ τριταῖοι καὶ πεμπταῖοι καὶ ἑβδομαῖοι καὶ ἐναταῖοι καὶ ἐν-
δεκαταῖοι καὶ τεσσαρεσκαιδεκαταῖοι καὶ ἑπτακαιδεκαταῖοι
καὶ μιῇ καὶ εἰκοστῇ καὶ ἑβδόμῃ καὶ εἰκοστῇ καὶ τριηκοστῇ πρώτῃ καὶ τριηκοστῇ τετάρτῃ· οὗτοι γὰρ οἱ ἱδρῶτες νόσους κρίνουσιν. οἱ δὲ μὴ οὕτως γινόμενοι πόνον
σημαίνουσι καὶ μῆκος νούσου, ὑποτροπιασμόν.

Οὐχ ἱδρῶτες μόνον, ἀλλὰ καὶ διαχωρήσεις γαστρὸς
ἀξιόλογοι καὶ οὖρα πολλὰ καὶ ἀποστήματα παρ' οὓς ἢ κατ'
ἄλλο τι τῶν ἄρθρων ἐν ταῖς ἡμέραις ταῖς εἰρημέναις ἐπι-
conciliari. Atque ita vehemens illa febris duplicem ad
mortem rationem habitura eſt, tum quia ut ſignum cervicis perverſionem illam et in deglutiendo difficultatem
propter ſiccitatem accidiſſe indicabit, tum etiam quia et
ipſa aliquid conferet, tanquam una quaedam ex cauſis ad
mortem perducentibus.

XXXVI.

Sudores febricitantibus boni, ſi coeperint tertio die,
quinto, ſeptimo, nono, undecimo, decimo quarto, decimo ſeptimo, viceſimo primo, triceſimo primo et triceſimo quarto: ii namque ſudores morbos judicant. Qui
vero non ita prodeunt, laborem, morbi longitudinem et
reverſiones ſignificant.

Non ſudores dumtaxat, ſed et alvi non contemnen-
dae dejectiones et urinae copioſae et juxta aurem aut in
aliquem alium articulum abſceſſus dictis diebus commode

φαίνεται χρηστῶς. ὁ γάρ τοι καθόλου λόγος ἐστὶ τοιόσδε.
τὰ δὲ κρίσιμα σημεῖά τε καὶ συμπτώματα ταῖς κρισίμοις
ἡμέραις ἀρχέσθω. καὶ ἥρκει οὗτος ὁ λόγος ὁ εἰρημένος.
ἀλλ᾽ ὁ Ἱπποκράτης νῦν οὐ περὶ πάντων αὐτὸν ἐποιήσατο
τῶν κρισίμων, ἀλλ᾽ ἱδρώτων μόνων. ἀνέμνησέ τε τῶν κρισίμων ἡμᾶς ἡμερῶν, ὅσαι τῆς τεσσαρακοστῆς ἐντός εἰσι.
τὰ γὰρ τούτων χρονιώτερα νοσήματα δι᾽ ἱδρώτων οὐ πάνυ
τι κρίνεσθαι πέφυκεν, ὥσπερ οὐδὲ δι᾽ ἐκκρίσεως ὅλως, ἀλλ᾽
ἤτοι κατὰ τὴν σύμπεψιν ἢ δι᾽ ἀποστημάτων. ὅτι δ᾽ οὐ
πάσης τῆς ἡμέρας ἀριθμὸς ἐπιτήδειος εἰς κρίσιν ἐναργῶς
ἡ πεῖρα μαρτυρεῖ καὶ θαυμάσειεν ἄν τις τῶν φασκόντων μηδεμίαν ἐν αὐταῖς εἶναι διαφοράν. ἄμεινον μὲν γὰρ ἐκ τῶν
ἐναργῶς φαινομένων διδάσκεσθαι τὴν διαφοράν, τὴν δ᾽
αἰτίαν τοῦ γιγνομένου κατὰ πολλὴν ἐπισκέπτεσθαι σχολὴν,
ὅπερ ἡμεῖς ἐποιήσαμεν ἐν τῇ τῶν κρισίμων ἡμερῶν πραγματείᾳ. τὸ μὲν εἰς τὴν χρείαν τῆς τέχνης διάφορον ἐν τοῖς
πρώτοις ὑπομνήμασι δύο διελθόντες, τὰς (275) δ᾽ αἰτίας
αὐτῶν ἐν τῷ τρίτῳ πειραθέντες ζητῆσαι. διαπεφώνηνται

apparent. Univerſalis enim oratio talis eſt: et decretoria ſigna ac ſymptomata diebus judicatoriis incipiant.
Atque haec oratio pronunciata ſuppeditabat. Verum Hippocrates non de omnibus judicatoriis ipſam fecit, ſed de
ſolis ſudoribus nobisque dies judicatorios qui ſunt intra
quadrageſimum in memoriam redegit. Morbi namque iſtis
diuturniores non admodum per ſudores judicari conſueverunt, ut per excretiones, ſed vel per concoctionem vel
per abſceſſus. Quod autem non omnis dierum numerus
ſit ad criſin idoneus experientia manifeſto teſtatur et cuique erunt admirationi qui nullas in his eſſe differentias
ſtatuunt. Satius enim eſt ex manifeſte apparentibus eorum dierum differentiam ediſcere, cauſas vero effecti per
multum otium indagare, quod nos in tractatu de diebus
judicatoriis egimus. Nam differentias in duobus prioribus
commentariis ad artem neceſſarias explicavimus, eorum
vero cauſas in tertio pro viribus exquiſivimus. At nunc

δ᾽ ἱκανῶς αἱ νῦν εἰρημέναι κατὰ τὸν ἀφορισμὸν ἡμέραι,
γραφόντων αὐτὰς ἄλλων ἄλλως ὡς ἂν ἐθέλωσιν. ἀλλ᾽ ἡμεῖς
γε κατὰ τὰ πρὸς αὐτοῦ τοῦ ῾Ιπποκράτους εἰρημένα διά τε
τοῦ προγνωστικοῦ καὶ τῶν ἐπιδημιῶν καὶ αὐτοῦ τοῦ βιβλίου
τοῦ τῶν ἀφορισμῶν τὴν ἐξαρίθμησιν αὐτῶν ἐποιησάμεθα.
τὰς δὲ ῥήσεις ἐν αἷς ἔγραψε περὶ τούτων τῶν ἡμερῶν ὁ
῾Ιπποκράτης ἔν τε τῇ τῶν κρισίμων ἡμερῶν πραγματείᾳ
καὶ τῇ τῶν κρίσεων ἁπάσας ἔχεις ἠθροισμένας. νυνὶ δ᾽
ἀπὸ τῆς τρίτης ἤρξατο προλαμβανούσης τὴν τετράδα κατὰ
βραχὺ τὰ χρονιώτερα τῶν νοσημάτων καὶ μετὰ ταύτην ἔγραψε τὴν πέμπτην, ὑστερίζουσαν ἡμέραν μίαν τῆς τετάρτης.
οὕτω γὰρ σχεδὸν ἐν ἅπασι τοῖς ἀντιγράφοις εὑρίσκεται,
οὐκέτι γεγραμμένης τῆς τετάρτης ἡμέρας κατὰ τὸν ἀφορισμόν. καίτοι δοκεῖ πρώτη κρίσιμος ὑπάρχειν αὕτη, ἀλλ᾽
ὅμως αὐτὴν ὑπερέβη νῦν ἢ αὐτὸς ὁ ῾Ιπποκράτης [159] ἢ
ὁ πρῶτος τὸ βιβλίον γράψας. εἴπερ δ᾽ ὅλως ὁ ῾Ιπποκράτης
αὐτὴν ὑπερέβη, δοκεῖ μοι διὰ τήνδε τὴν αἰτίαν αὐτὸ ποιεῖσθαι, τὰ πλεῖστα κατοξέων νοσημάτων, ὅσα σὺν ἱδρῶτι

hoc in aphorifmo commemorati dies in magnam contro-
verfiam adducti funt, ipfos aliis aliter pro arbitrio fcribentibus. Non vero ex fententiis ab ipfo Hippocrate
pronunciatis tum in prognoftico tum in epidemiis et hoc
ipfo aphorifmorum libro, eorum enumerationem fecimus,
fententias vero quibus de rebus fcripfit Hippocrates in
opere de diebus judicatoriis, tum de crifibus omnes a
nobis collectas habes. Nunc autem a tertio incepit quartum anticipante per brevioris temporis morbos; poft hunc
quintum fcripfit uno die quarto pofteriorem. Sic enim
in omnibus fere exemplaribus fcriptum invenitur, nondum
in aphorifmo quarto die adfcripto, etiamfi ipfe criticus
effe videatur. Verumtamen ipfum nunc praetermifit vel
ipfe Hippocrates vel qui primus librum fcripfit. Si vero
omnino Hippocrates eum praeterierit, hanc ob caufam id
mihi feciffe videtur, quod plurimi peracuti morbi, qui

κρίνεται, τῇ τρίτῃ καὶ τῇ πέμπτῃ μᾶλλον ἢ τετάρτῃ τὴν
κρίσιν λαμβάνει. σπανιώτεροι γὰρ οἱ διὰ τῆς τετάρτης
κρινόμενοι, καί μοι τοῦτο ἐξεύρηται πάνυ σφόδρα διὰ πείρας αὐτὸ τοῦτο ζητήσαντι, διότι παραλέλοιπε κατὰ τὸν
προκείμενον ἀφορισμόν. ἔοικε δὲ συμβαίνειν οὕτως, ἐπειδὴ
τὰ κατόξεα νοσήματα τόν τε πρῶτον εὐθὺς παροξυσμὸν
ἔχει σφοδρότερον καὶ τὸν ἀνάλογον αὐτῷ διὰ τρίτης, ἐμάθομεν δ᾽ ὡς ἐν τοῖς σφοδροτέροις παροξυσμοῖς αἱ κρίσεις γίνονται. καὶ μέντοι καὶ ὅτι τὰ μὲν ἐν περισσαῖς ἡμέραις
παροξυνόμενα θᾶττον κρίνεται. τὰ δ᾽ ἐν ἀρτίαις χρονίζει,
καὶ διὰ τοῦτο κἂν ἐν ἀρχῇ τε παροξύνηται νόσημα, κατὰ
τὰς περιττὰς μᾶλλον. ἐὰν δὲ μέλλῃ χρονίζειν, εἰς τὰς ἀρ-
τίους μεταπίπτουσιν οἱ σφοδρότεροι παροξυσμοί. ταυτὶ μὲν
ἔχω περὶ τῆς τετάρτης λέγειν. ἐπὶ δὲ τῇ τελευτῇ τοῦ ἀφορισμοῦ τινὲς μὲν τὴν τριακοστὴν πρώτην ἡμέραν, τινὲς δὲ
τὴν τριακοστὴν τετάρτην γράφουσιν. ἴσμεν δ᾽ αὐτὰς ἐν

cum fudore judicantur tertio et quinto die magis quam
quarto judicium fubeant. Rariores enim funt qui die
quarto judicentur. Atque hoc a me fuit inventum per
experientiam, quum hoc ipfum valde admodum quaefi-
viffem, quamobrem dies quartus fuiffet ab Hippocrate in
praefenti aphorifmo praetermiffus. Hoc autem ideo accidere videtur, quia morbi peracuti tum primam ftatim
acceffionem vehementiffimam fortiuntur, tum eam quae
die tertio fit, illi proportione refpondentem. Per vehementiores autem acceffiones crifes fieri et morbos qui diebus imparibus exacerbantur, celerius judicari; qui vero
paribus diuturniores reddi, id quoque nos experientia didicimus. Atque ideo fi quis in principio morbus exacer-
betur, indices impares magis, fi diuturnior evafurus fit in
dies pares vehementiores acceffiones incidunt. Haec fane
funt quae de die quarto dicerem. Ad finem autem aphorifmi nonnulli trigefimum primum diem, quidam trigefimum quartum fcribunt, quos criticorum dierum numero

τῷ καταλόγῳ περιεχομένας τῶν κρισίμων ἡμερῶν καὶ ἴσως
ἰσχυροτέραν γε τὴν τριακοστὴν τετάρτην. οὐ μὴν τῆς τεσσαρακοστῆς ἐμνημόνευσεν ἴσως, ἐπειδὴ ταύτην τινὰ ἀρχὴν
τῶν χρονίων ἐνόμιζεν, ἃ δι᾽ ἱδρώτων οὐ πάντι τι κρίνεται.
καὶ γὰρ καὶ αὐτὴν τὴν τριακοστὴν πρώτην καὶ τριακοστὴν
τετάρτην καὶ πρὸ αὐτῶν τὴν εἰκοστὴν ἑβδόμην σπανίως
ἔστιν ἱδρῶσι κρινούσας εὑρεῖν.

λζ'.

Οἱ ψυχροὶ ἱδρῶτες σὺν ὀξεῖ πυρετῷ γινόμενοι θάνατον σημαίνουσι, ξὺν δὲ πρηοτέρῳ μῆκος νούσου.

"Ὅτι μὲν οὖν οὕτω γίνεται πολλάκις ἡ πεῖρα διδάσκει.
τίς δ᾽ ἡ αἰτία τοῦ γινομένου σκεπτέον. ἀπορώτατον γὰρ
εἶναι δοκεῖ πυρετοῦ θερμοτάτου κατέχοντος τὸν ἄνθρωπον
ἱδρῶτα ψυχρὸν γίγνεσθαι. ὅτι μὲν οὖν ἐν ἄλλοις χρὴ μέρεσι τοῦ σώματος εἶναι τὴν σφοδρὰν θερμασίαν, ἐξ ἄλλων

contineri certo ſcimus. Ac fortaſſis trigeſimus quartus
majorem vim ſortitur, non tamen quadrageſimi meminit;
quod forte hunc diuturniorum morborum principium
quoddam exiſtimabat, qui non admodum per ſudores judicantur. Etenim et ipſum trigeſimum primum et trigeſimum quartum et ante ipſos vigeſimum ſeptimum raro
per ſudores judicare comperimus.

XXXVII.

Frigidi ſudores cum acuta quidem febre oborti mortem,
cum mitiore vero morbi longitudinem ſignificant.

Quod quidem ita oboriatur ſaepe docet experientia.
Quae vero ſit hujus rei orientis cauſa explorandum.
Explicatu namque difficillimum eſſe videtur febre cali-
diſſima hominem detinente ſudorem frigidum oboriri.
Quod itaque in aliis corporis partibus vehementem in-

δὲ κενοῦσθαι τοὺς ψυχροὺς ἱδρῶτας εὔδηλον. ἐθερμάνθη
σαν γὰρ ἂν εἴπερ ἐκ τῶν θερμοτάτων ἐφέροντο. κενοῦνται
δὲ ἐκ τοῦ αὐτοῦ δέρματος οἱ ἱδρῶτες, ὅπερ ἐγχωρεῖ ψυ
χρὸν εἶναι, διακαιομένων τῶν ὑπ᾽ αὐτό. σηπομένων γὰρ
τινων χυμῶν ἐδείχθησαν ὀξέες γινόμενοι πυρετοί. σήπονται
δ᾽ οὗτοι πολ- [160] λάκις μὲν ἐν ὅλῳ τῷ σώματι, πολλά
κις δ᾽ ἐν τοῖς ἀγγείοις μόνοις. ὅταν οὖν ποιε συμβῇ δύο
ταῦτα, τοὺς μὲν ἐν τοῖς ἀγγείοις χυμοὺς σήπεσθαι, τὴν δὲ
τὰ στερεὰ μόρια διοικοῦσαν φύσιν, ἥτις ἐστὶ καθ᾽ Ἱππο
κράτην τὸ ἔμφυτον θερμὸν, ἤτοι γε ἐσβέσθαι παντάπασιν
ἢ πλησίον ἥκειν σβέσεως, τὰ μὲν ἐκ τούτων κενούμενα
ψυχρὰ φαίνεται. τὴν δ᾽ ἐπὶ τῇ σήψει θερμασίαν οὐδὲν
κωλύει σφοδροτάτην εἶναι. καὶ διὰ τοῦτο ὀλέθριον τὸ ση
μεῖον, ἐνδεικνύμενον ἐν τῷ τοῦ ζώου σώματι πλεονεκτεῖν
ὑγρῶν πλῆθος, ψυχρῶν τοσοῦτον ὡς μήθ᾽ ὑπὸ τῆς ἐμφύ
του μήθ᾽ ὑπὸ τῆς πυρεκτικῆς ἐκθερμαίνεσθαι. χλιαρῶν
μέντοι πυρετῶν ὑπαρχόντων ἐγχωρεῖ σωθῆναι τὸν ἄνθρω

eſſe calorem, ex aliis vero ſudores frigidos vacuari oporteat, maniſeſtum eſt. Calefacti ſiquidem fuiſſent, ſi ex
partibus calidiſſimis manaſſent. Vacuantur autem ex eadem cute ſudores, quae frigida eſſe poteſt, flagrantibus
ipſi ſuppoſitis partibus. Nam quibusdam humoribus putreſcentibus febres acutas fieri oſtendimus. Hi vero ſaepe
in toto corpore, ſaepe etiam in vaſis ſolis putreſcunt.
Quum ergo haec duo interdum contigerint, humores qui
vaſis inſunt putreſcere et regentem ſolida corpora naturam, quae ſecundum Hippocratem nativus calor eſt, vel
prorſus exſtingui vel propius ad exſtinctionem accedere,
quae tum ex his vacuantur, frigida percipiuntur. Ortum
vero ex putredine calorem vehementiſſimum eſſe nihil
prohibet; proindeque frigidus ille ſudor exitiale ſignum
eſt, quod in animalis corpore humorum plenitudinem
exuberare prodit eo uſque frigidorum, ut neque ab in
ſito, neque a febrili calore incaleſcant. Verum ſi tepidae ac remiſſiores exiſtant febres, conceditur hominem

Ed. Chart. IX.. [160.]　　　　　Ed. Baf. V. (275.)
πον ἐν χρόνῳ πλείονι τοῦ ψυχροῦ πλήθους πεφθέντος καὶ
κρατηθέντος ὑπὸ τῆς φύσεως. ὁ μὲν γὰρ ὀξὺς πυρετὸς
αἴτιόν ἐστι καὶ σημεῖον δὲ ὀλεθριώτατον· αἴτιον μὲν, ἐπειδὴ πέφυκε διαλύειν τὰ σώματα, σημεῖον δὲ, ὅτι τὸ πλῆθος
τῶν ὑγρῶν ἐνδείκνυται ὅτι ψυχρότατον ὑπάρχει, ὅπου γε
μηδ᾽ ὑπὸ τῆς τοῦ πυρετοῦ μεταβάλλεται θερμότητος. ὁ δ᾽
οὐκ ὀξὺς, ἀλλὰ μέτριος πυρετὸς ἐπιτρέπει χρόνῳ πλείονι
πρὸ τῆς φύσεως πεφθῆναι τὸ πλῆθος, ὡς ἂν μὴ φθάνων
διαλύειν τὸ ζῶον σημεῖον δ᾽ οὐκ ἔστιν οὕτως ὀλέθριον ὡς
ὁ σφοδρός. ἐγχωρεῖ γὰρ ἐν χλιαρῷ πυρετῷ, κἂν μετρίως
ψυχρὸν ᾖ τὸ πλῆθος, ἀνεκθέρμαντον μένειν.

λη'.
Καὶ ὅκου ἔνι τοῦ σώματος, ἱδρὼς ἐκεῖ φράζει τὴν νοῦσον.

Εἴπερ γὰρ εἰς ὅλον ἡ νόσος ἐξέτατο τοῦ ζῴου τὸ σῶμα καὶ τὴν κένωσιν ἂν ἐξ ἅπαντος ὁμοίως ὁμότιμον ἐποιεῖτο.

falvum evadere, concocta longiore tempore humorum copia atque evicta a natura. Nam acuta febris et caufa et figrium eft perniciofiffimum: caufa quidem, quandoquidem fuapte natura corpora poteft refolvere, fignum vero, quia humorum multitudinem oftendit, quae frigidiffima eft, quum ne a febrili quidem calore mutetur Quae vero acuta non eft, fed moderata febris, longiore tempore a natura plenitudinem concoqni permittit; quippe quae animal diffolvere non praeoccupat. Signum autem adeo perniciofum non eft ac vehemens febris Contingit enim in lenta febre, etiamfi moderate frigida plenitudo fit, eam calefactam permanere.

XXXVIII.

Et qua corporis parte fudur ineft, ibi morbum effe denunciat.

Si morbus ad totum animalis corpus extenderetur, ex toto etiam aequabiliter fieret vacuatio. Sudores enim

γίγνονται μὲν γὰρ οἱ ἱδρῶτες ἤτοι τῆς φύσεως ἐκκενούσης
τὰ περιττὰ, ἡνίκα καὶ κρίνουσι χρηστῶς, ἢ καὶ τῷ μὴ στέγεσθαι κατὰ τὸ σῶμα, τῷ λόγῳ τοῖ νοσήματος. ὁποτέρως
δ᾿ ἂν γένωνται, τὴν τῶν πεπονθότων μερῶν ἐκκρίνουσιν
ὑγρότητα.

λθ΄.

[161] Καὶ ὅκου ἔνι τοῦ σώματος ψυχρὸν ἢ θερμὸν, ἐνταῦθα ἡ νοῦσος.

Ἐν ᾧπερ ἂν ᾖ μορίῳ τοῦ σώματος ἐπίσημος ἤτοι
θερμότης ἢ ψῖξις, ἐν τούτῳ καὶ τὴν νόσον ἀναγκαῖον
ὑπάρχειν. ἐξέστηκε γὰρ τοῦτο δηλονότι τῆς κατὰ φύσιν
εὐκρασίας, ἥτις ἐστὶν ἡ ὑγίεια.

μ΄.

Καὶ ὅκου ἐν ὅλῳ τῷ σώματι μεταβολαὶ καὶ ἦν τὸ σῶμα

oboriuntur vel natura fupervacanea vacuante, quo tempore
ipfi commode et utiliter decernunt, vel etiam quod in
corpore contineri non poffint, morbi ratione fiunt. Utro-
libet autem fiant modo, partibus affectis contentam
humiditatem vacuant.

XXXIX.

*Et qua parte corporis ineſt calor aut frigus, ibi morbus
inſidet.*

Quacunque corporis parte infignis aut calor aut frigus fuerit, in ea morbum effe neceffe eft, haec pars
fiquidem a naturali temperie, quae fanitas eft, receffit.

XL.

Atque ubi toto in corpore mutationes contingunt, ac ſi

Ed. Chart. IX. [161. 162.]　　　Ed. Baf. V. (275. 276.)
καταψύχηται ἢ αὖθις θερμαίνηται ἢ χρῶμα ἕτερον ἐξ
ἑτέρου γίνηται, μῆκος νούσου σημαίνει.

Ἀί ποικίλαι διαθέσεις ἀεὶ χρονιώτεραι γίγνονται τῶν
μονοειδῶν ἀδυνατούσης δηλονότι τῆς φύσεως ἐν ὀλίγῳ χρόνῳ κατεργάζεσθαι τὰς πολλὰς διαθέσεις.

μα´.

Ἱδρὼς πολὺς ἐξ ὕπνου γινόμενος ἄνευ φανερῆς αἰτίας τὸ
σῶμα σημαίνει, τροφῇ ὅτι πλείονι χρέεται. ἢν δὲ τροφὴν μὴ λαμβάνοντι τοῦτο γίνηται, σημαίνει ὅτι κενώσεως δεῖται.

Ἔνιοι γράφουσιν οὕτω τὸν ἀφορισμὸν, ἱδρὼς πολὺς ἐξ
ὕπνου γιγνόμενος ἄνευ φανερᾶς αἰτίας, ἔνιοι [162] δὲ ἄνευ
τινὸς αἰτίης ἑτέρης. ἀλλά γε τὰ τοιαῦτα κἂν μὴ προσγρα-
φῇ νοῆται, μυριάκις ἐν μυρίαις ῥήσεσιν ὑπ᾽ αὐτοῦ πα-
(276) ραλελειμμένα, διὰ τὸ προσυπακούειν ἡμᾶς αὐτὰ, κἂν

corpus refrigeretur rurfumque calefiat vel color alius ex
alio oriatur, morbi longitudinem fignificat.

Affectus varii femper diuturniores fiunt quam qui
funt unius modi et formae: quum natura parvo tempore
multos affectus fubigere et concoquere nequeat.

XLI.

Qui fudor copiofus ex fomno citra manifeftam caufam
oboritur, copiofiore cibo corpus uti fignificat. Quod fi
cibum non affumenti hoc accidat, vacuatione opus effe
fignificat.

Nonnulli aphorifmum ita fcribunt: qui fudor copiofus per fomnum citra caufam manifeftam oboritur. Quidam vero absque alia quadam caufa. Verum haec etiamfi
non adfcribantur, millies in mille textibus ab ipfo praetermiffa intelliguntur, quia licet non dicantur, a nobis

μὴ ῥηθῇ, μεμαθηκότας γε ἅπαξ παρ' αὐτοῦ ὅτι διὰ τὴν
ἔξωθεν αἰτίαν οὐκ ἐκ τῆς τοῦ σώματος διαθέσεως γιγνόμενα σιμπιώματα πρόγνωσιν οὐδεμίαν ποιεῖται ἀσφαλῆ.
τούτου μὲν οὖν ἀεὶ χρὴ μεμνῆσθαι, τὸ δὲ κατὰ τὸν προκείμενον ἀφορισμὸν διδασκόμενον ἐν τῇ τοῦ πολὺς προσθή-
κῃ μάλιστά ἐστιν. εἰ γὰρ μὴ πολὺς ἱδρὼς ᾖ, δύναιτ' ἂν
καὶ διὰ τὴν τῆς δυνάμεως ἀρρωστίαν καὶ διὰ τὴν τοῦ σώματος ἀραιότητα γίγνεσθαι. τὸ γὰρ πλῆθος ὑπ' αὐτοῦ
δυοῖν θάτερον, ἤτοι διὰ τὴν τῶν ἄρτι λαμβανομένων σιτίων
ἀμετρίαν ἢ διὰ τὴν τῶν ἔμπροσθεν ὑπάρχει. εἰ μὲν διὰ
τὴν τῶν ἄρτι λαμβανομένων σιτίων ἀμετρίαν, κωλυτέον
πολλὰ λαμβάνειν, εἰ δὲ διὰ τὴν τῶν ἔμπροσθεν, κενωτέον.

μβ'.

Ἱδρὼς πολὺς ψυχρὸς ἢ θερμὸς ἀεὶ ῥέων, ὁ ψυχρὸς μείζω,
    ὁ δὲ θερμὸς ἐλάσσω νοῦσον σημαίνει.

tamen ſubaudiantur, ut qui ſemel ab ipſo didicerimus
propter externam cauſam, non corporis affectum ſequuta
ſymptomata, nullam certam afferre praeſagitionem, quod
documentum ſemper meminiſſe oportet. Quod autem in
praeſenti aphoriſmo docetur, id in adjectione vocis, copiofus, maxime confiſtit. Si namque ſudor copioſus non
eſſet, poſſet et propter virium imbecillitatem et corporis
raritatem accidere. Sudoris vero copia altera duarum
cauſarum exiſtit propter ciborum vel recenter vel antea
ſumptorum in commoderationem. Quod ſi propter recenter aſſumptorum eduliorum abundantiam ſiat, plura ſumere prohibendum, quod ſi propter praeſumptorum multitudinem, vacuandum eſt.

XLII.

Sudor copioſus, frigidus aut calidus, ſemper fluens: fri-
*   gidus quidem, majorem, calidus vero minorem mor-*
*   bum ſignificat.*

Περὶ μὲν οὖν τῶν ἐν ταῖς κρισίμοις ἡμέραις γιγνομένων ἱδρώτων ἔμπροσθεν εἴρηται· περὶ δὲ τῶν ἐν ὅλῳ χρόνῳ τοῦ νοσήματος ἐπιφαινομένων ἀκρίτως ἐν τῷδε δηλοῖ,
χαλεπωτέρους μὲν εἶναι λέγων τοὺς ψυχροτέρους, ἧττον δὲ
τούτων μοχθηροὺς τοὺς θερμούς. ἀμφότεροι μὲν γὰρ ἐνδείκνυται πλῆθος, ἀλλ᾽ οἱ μὲν ἕτεροι ψυχρὸν, οἵ γε καὶ
χείρους εἰσὶν, οἱ δὲ ἕτεροι θερμὸν, ἧττον ἐκείνων ὄντες
ὀλέθριοι πυρετοί.

μγ´.

Οἱ πυρετοὶ ὁκόσοι μὴ διαλείποντες διὰ τρίτης ἰσχυρότεροι
γίνονται μᾶλλον ἐπικίνδυνοι, ὅτῳ δ᾽ ἂν τρόπῳ διαλεί-
πωσι, σημαίνει ὅτι ἀκίνδυνοι.

[163] Ὅτι τὸ διαλείπειν ὁ Ἱπποκράτης ἐπὶ τῶν εἰς
ἀπυρεξίαν παυομένων παροξυσμῶν λέγει δῆλον ἐποίησεν ἐν
τῷδε τῷ ἀφορισμῷ, τοὺς ὁπωσοῦν διαλείποντας τῶν διὰ
τρίτης παροξυνομένων ἀκινδύνους ἀποφαινόμενος. μόνοι

De fudoribus qui diebus criticis oriuntur prius dictum eft, de iis vero qui toto morbi tempore citra crifin
ullam apparent hoc in aphorifmo declarat: qui deteriores
quidem fudores effe frigidos, his vero minus pravos calidos. Utrique fiquidem plenitudinem adeffe demonftrant,
fed alteri frigidam, qui et deteriores funt, alteri calidam,
qui illis minus periculofi funt.

XLIII.

Quae febres non intermittentes tertio quoque die vehementiores fiunt, periculofiores. Quocunque autem modo in-
termiferint, citra periculum effe fignificant.

Quod Hippocrates verbum intermittere de acceffionibus in apyrexiam, i. e. febris vacuitatem, definentibus
efferat, hoc in aphorifmo manifeftum fecit, qui acceffiones
quoquo modo intermittentes tertio quoque die repetentes
periculo vacare pronunciat. Ex ipfis enim eae folae pe-

γὰρ οἱ εἰς ἀπυρεξίαν λήγοντες ἐξ αὐτῶν εἰσιν ἀκίνδυνοι,
κἂν σφοδρότατον ποιῶνται τὸν παροξυσμὸν κἂν ἱκανῶς μακρόν. ἐὰν μὲν γὰρ οὗτος ᾖ βραχὺς, ὡς ἐν τοῖς ἀκριβέσι
τριταίοις ἐστὶν ἐλάττονι ἢ τῶν δώδεκα ὡρῶν χρόνῳ περι-
γραφόμενος, οὐ μόνον ἀκίνδυνος ὁ τοιοῦτός ἐστι πυρετὸς,
ἀλλὰ καὶ ταχυκρίσιμος· ἐὰν δὲ μακρότερος ὡς ὡρῶν, εἰ τύχοι, ἡ, ὑπάρχει ἀκίνδυνος μὲν ἔτι καὶ οὗτος, εἰς τοσοῦτον δὲ χρονιώτερος, εἰς ὅσον ὁ παροξυσμὸς αὐτοῦ μείζων
ἐστὶν ἢ κατὰ τὸν ἀκριβῆ τριταῖον. εἰκότως δὲ τοὺς εἰς ἀπυρεξίαν τελευτῶντας ἀκινδύνους εἶναί φησιν, ὡς ἂν μήτε διὰ
φλεγμονήν τινα γιγνομένους μήτε ἐπὶ κακοήθει σήψει χυμῶν. οὐδέτεροι γὰρ τούτων εἰς ἀπυρεξίαν ἀφικνοῦνται.
ὅτῳ δ᾽ ἂν οὖν τρόπῳ διαλείπῃ σημαίνει ὅτι ἀκίνδυνοι,
τουτέστιν, ἐάν τε σφοδροῦ τοῦ παροξυσμοῦ γεγονότος ἐάν
τε μακροῦ.

---

riculo vacant, etiamſi vehementiſſimam et valde longam
acceſſionem fortiantur. Si namque acceſſio brevis fuerit,
ut in tertianis fit exquiſitis, minore utique quam duodecim horarum tempore circumſcripta, non folum periculo
vacat ejusmodi febris, fed cito etiam judicatur. Si vero
longior fuerit, ut horarum, exempli gratia, octodecim,
haec quoque citra periculum exiſtit, ſed tanto eſt diuturnior, quanto major extiterit ejus acceſſio, quam pro
ſincera tertiana. Porro ratione ſi quae in apyrexiam de-
ſinunt, eas citra periculum eſſe pronunciat, ut quae neque propter inflammationem aliquam fiant, neque ob ma-
lignam humorum putredinem. Neutra namque harum ad
apyrexiam pervenit. Quocunque igitur modo intermiſe-
rint, periculum abeſſe ſignificatur, hoc eſt ſive vehemens
ſive longa fuerit acceſſio.

ΚΑΙ ΓΑΛΗΝΟΥ ΕΙΣ ΑΥΤΟΥΣ ΥΠΟΜΝΗΜΑΤΑ. 723

Ed. Chart. IX. [163. 164.]   Ed. Baf. V. (276.)

μδ'.

Ὁκόσοισι πυρετοὶ μακροὶ, τουτέοισιν ἢ φύματα ἐς τὰ ἄρθρα ἢ πόνοι γίνονται.

Οὐ διὰ παντὸς οὐδὲ τοῦτο καθάπερ οὐδ' ἄλλο οὐδὲν
τῶν ὁμοίων, ἀλλ' ὡς τὸ πολὺ δηλονότι φαίνεται συμβαῖνον,
ἡ δ' αἰτία φανερά. διὰ γάρ τοι τὸ πλῆθος ἢ τὸ πάχος
ἢ τὴν ψυχρότητα τῶν τοὺς πυρετοὺς ἐργαζομένων χυμῶν
ἐπὶ πλεῖστον ἐκτείνεται τὰ νοσήματα, χρόνου μακροῦ δεομένων αὐτῶν εἰς τὴν πέψιν. εἰκὸς οὖν ἐστιν ἐπ' αὐτοῖς
καὶ φύματα γίγνεσθαι καὶ κατασκήπτειν εἰς ἄρθρα τὸ περιττόν. εἴτε δ' ἀντὶ τῶν ἀλγημάτων ἀκούσομεν εἰρῆσθαι
τοὺς πόνους εἴτ' ἀντὶ τῆς βλάβης ἑκάτερον ἔχει τινὰ λόγον. ἄμφω γὰρ ἔπεται τοῖς ἀποσκήμμασιν.

μ ε'.

[164] Ὁκόσοισι φύματα ἐς τὰ ἄρθρα ἢ πόνοι ἐκ πυρετῶν μακρῶν γίνονται, οὗτοι σιτίοισι πλέοσι χρέονται.

XLIV.

*Quibus febres longae funt, his ad articulos tubercula vel
dolores oboriuntur.*

Haec fententia neque perpetua eft, ut neque alium
aliud quidquam, fed ut plerumque contingere videtur.
Ejus autem caufa manifefta eft: nam propter humorum
febres efficientium vel copiam vel craffitiem vel frigiditatem quam plurimum morbi producuntur, ipfis nimirum
ad coctionem tempus poftulantibus. Par igitur eft et ab
iis tubercula fieri et in articulos fupervacanea decumbere.
Sive autem per labores dolorem five laefionem dici in-
tellexerimus, uterque rationem aliquam habet intellectus.
Nam utrumque apoftemata, hoc eft humorum decubitus et
abfceffus, comitatur.

XLV.

*Quibus ad articulos tubercula aut dolores a longis febri-
bus oriuntur, hi cibis copiofioribus utuntur.*

Ed. Chart. IX. [164.]   Ed. Baf. V. (276.)

Περὶ τῶν ἀναλαμβανομένων ἐκ νόσου διδάσκει. τούτοις γὰρ ἐμπιπλαμένοις εἰκός ἐστι γίγνεσθαι πληθωρικὰ
περιττώματα καὶ μάλιστα διὰ τὴν ἀῤῥωστίαν τῆς δυνάμεως.

μστ'.

Ἢν ῥῖγος ἐμπίπτῃ πυρετῷ μὴ διαλείποντι ἤδη ἀσθενεῖ
ἐόντι, θανάσιμον.

Οὐ ταὐτόν ἐστιν ἢν ἐπιπέσῃ φάναι καὶ ἢν ἐμπίπτῃ.
τὸ μὲν γὰρ ἐπιπέσῃ μίαν καταβολὴν τοῦ ῥίγους δηλοῖ, τὸ
δ' ἐμπίπτῃ πλείονας. ἅπαξ μὲν οὖν ἐπιπεπτωκότος τοῦ
ῥίγους οὔπω δῆλον εἴτ' ὀλέθριος εἴτε χρηστὴ κρίσις ἀκολουθήσει. δύναται μὲν γὰρ καὶ διὰ τὴν ἀῤῥωστίαν τῆς
δυνάμεως ὀλέθριον γενέσθαι τὸ σύμπτωμα, δύναται δὲ καὶ
σφαλερὰ κρίσις, ἀλλ' ὅμως εἰς ἀγαθὸν τελευτῆσαι. τὸ δὲ
πλεονάκις γενέσθαι τὸ ῥῖγος μὴ διαλείποντος τοῦ πυρετοῦ
καὶ ἄλλως μὲν οὐκ ἀγαθὸν, ἐπ' ἀσθενεῖ δὲ τῇ δυνάμει γιγνόμενον ὀλέθριον. εἰ μὲν γὰρ καὶ κένωσίς τις ἔποιτο τῷ

De iis qui ex morbo convalefcunt docet. His enim
repletis plethorica excrementa maximeque ob virium imbecillitatem procreari par eft.

XLVI.

Si rigor febre non intermittente aegro jam debili incidat, letale.

Non idem eft dicere, fi fupervenerit et fi invadat.
Illud enim *fupervenerit* unicum rigoris impetum, hoc
vero *invadat* plures infultus fignificat. Itaque fi femel
rigor invaferit, nondum liquet an perniciofa an falutaris
crifis fequutura fit. Poteft enim et propter virium imbecillitatem exitiofum effe fymptoma. Poteft etiam dubia
et fallax effe judicatio, quae tamen in bonum finem de-
finat. Saepius vero fi irruerit rigor, febre non intermittente, tum id alias minime bonum eft, tum in virium
imbecillitate perniciofum. Nam fi qua etiam vacuatio

ΚΑΙ ΓΑΛΗΝΟΥ ΕΙΣ ΑΥΤΟΥΣ ΥΠΟΜΝΗΜΑΤΑ. 725

Ed. Chart. IX. [164. 165.]   Ed. Baf. V. (276.)

ῥίγει διάλειμμα μηδὲν ἐργαζομένη, κατ᾿ ἄμφω διαλυθῆναι
τὸν ἄνθρωπον εἰκὸς, οὔτε τῆς δυνάμεως φερούσης τὸν κλό-
νον τοῦ ῥίγους ὑπό τε τῆς κενώσεως καταλουμένης. εἰ δὲ
τὸ ῥῖγος γίγνοιτο μόνον, οὐδεμιᾶς γιγνομένης κενώσεως ἑκατέρως οὐκ ἀγαθὸν τὸ σύμπτωμα. καὶ γὰρ ὡς αἴτιον κακὸν ἅψεται τῆς δυνάμεως καὶ σημεῖον ἔσται [165] μοχθηρὸν ἐνδεικνύμενον ἀρρωστίαν ἐσχάτην αὐτῆς, εὐωθυίας
μὲν ἐπὶ τοῖς ῥίγεσιν ἐκκρίνειν τοὺς λυποῦντας χυμοὺς, ἀδυνατούσης δ᾿ αὐτὸ νῦν ποιεῖν.

μζ᾿.

Αἱ ἀποχρέμψιες αἱ ἐν τοῖσι πυρετοῖσι τοῖσι μὴ διαλείπουσι, αἱ πελιδναὶ καὶ αἱματώδεες καὶ δυσώδεες καὶ χολώδεες πᾶσαι κακαί. ἀποχωροῦσαι δὲ καλῶς ἀγαθαὶ καὶ
κατὰ τὰς διαχωρήσιας καὶ κατὰ τὰ οὖρα. ἢν δὲ μή τι
τῶν συμφερόντων ἐκκρίνηται διὰ τῶν τόπων τούτων, κακόν.

rigorem fequatur quae nullam moliatur febris intermiffio-
nem, utriusque ratione hominem diffolvi verifimile eft,
tum quia vires imbecillae rigoris concuffum ferre nequeant, tum quia vacuatione refolvuntur. Si vero rigor
folus accidat, nulla vacuatione fubfequente, utroque modo
fymptoma minime bonum. Etenim ut mala caufa vires
tentabit corporis et ut malum fignum exftabit, quod extremam ipfarum virium imbecillitatem indicabit, quippe
quae moleftos humores rigoribus vacuare confueverint,
nunc autem id praeftare nequeant.

XLVII.

In febribus non intermittentibus excreationes lividae,
cruentae, grave olentes et biliofae, omnes malae; bene
tamen fi prodeant, bonae, tum per alvi excretiones
tum per urinas. At fi quid eorum quae non juvant per
haec loca excernatur, malum.

*Ην μὲν ἴσως πρέπον ἀφοριστικῇ διδασκαλίᾳ συντο-
μώτερον εἰρῆσθαι πάσας τὰς πονηρὰς ἐκκρίσεις καλῶς
ἀποχωρούσας εἰς ἀγαθὸν τελευτᾶν, ὁ δὲ Ἱπποκράτης οὐχ
οὕτως ἐποίησεν, ἀλλὰ πρῶτον μὲν ἐμνημόνευσε τριῶν γενῶν
ἐκκρίσεως, τῆς τε διὰ στόματος καὶ τῆς τῶν διαχωρουμέ-
νων καὶ τῆς τῶν οὔρων, εἶτα καὶ τῆς διὰ στόματος αὐτῆς
λεπτομερέστερον. οὐ γὰρ ἁπλῶς εἶπε τὰς μοχθηρὰς ἀποχωρούσας καλῶς ἀγαθὰς ὑπάρχειν, ἀλλὰ καὶ κατ᾽ εἶδος αὐτῶν ἐμνημόνευσεν εἰπών· αἱ πελιδναὶ καὶ αἱματώδεες καὶ
δυσώδεες καὶ χολώδεες. εἷς δέ τίς ἐστιν ὁ κοινὸς ἐπὶ
πάντων τούτων λόγος, αἱ μοχθηραὶ κενώσεις μοχθηρῶν
διαθέσεών εἰσι σημεῖα καὶ γίγνονται πολλάκις μὲν οὕτω,
ὡς ἐπὶ τῶν (277) σηπεδονοιδῶν ἑλκῶν ἡμῶν οἷς ἰχῶρες
ἀπορρέουσιν, οὐδὲν ὠφελοῦντες τὴν διάθεσιν, ἐνίοτε δὲ οὕτως, ὡς πῦον ἐξ ἀποστήματος ῥαγέντος, ἐκκαθαιρομένου
καλῶς τοῦ πεπονθότος. τεκμήρια δὲ τοῦ καλῶς ἀποκρίνεσθαι μέγιστα μὲν, εἰ πέψις εἴη καὶ ἡ εὐφορία. σὺν αὐτοῖς
δὲ καὶ ἡ τοῦ νοσήματος ἰδέα καὶ μετ᾽ αὐτῶν ὥρα καὶ χώρα

Forte decebat doctrinam aphorifticam dici compen-
diofius, omnes pravas excretiones commode prodeuntes ad
bonum exitum pervenire. Ita tamen non loquutus eft
Hippocrates, fed primum quidem trium excretionis gene-
rum meminit, tum ejus quae per os fit tum ejus quae
per dejectiones et ejus quae per urinas, deinde illius quae
per os fit magis particulatim. Non enim fimpliciter dixit
pravas excretiones commode exeuntes bonas effe, fed fpe-
ciatim earum meminit his verbis, lividae, cruentae, foe-
tidae et biliofae. Porro una quaedam eft communis hifce
omnibus ratio, malas vacuationes pravarum affectionum
figna exiftere; ac faepe quidem ejusmodi excretiones eodem modo fiunt quo putridis in ulceribus, a quibus fa-
nies defluit, quae affectum nihil juvat, nonnunquam vero
in pus ex rupto abfceffu, quod belle partem affectam
expurgat. Quod vero bene et commode excernatur, maxima funt et certa indicia coctio et ferendi facilitas feu
levatio, quibuscum numeratur morbi fpecies et anni

καὶ ἡλικία καὶ ἡ τοῦ κάμνοντος φύσις. τὸ δ᾽ ἐπὶ τῇ τελευτῇ τοῦ ἀφορισμοῦ διχῶς εὑρίσκεται γεγραμμένον, ἔν τισὶ
μὲν ὡς προγέγραπται, ἢν δὲ μή τι τῶν συμφερόντων ἐκκρίνηται, ἔν τισὶ δὲ χωρὶς τοῦ μὴ, κατὰ τόνδε τὸν τρόπον,
ἢν δέ τι τῶν συμφερόντων ἐκκρίνηται κατὰ μὲν τὴν προ-
τέραν γραφὴν ὁ λόγος ἔσται τοιοῦτος, ἢν δέ τι τῶν μὴ
συμφερόντων ἐκκρίνεσθαι φαίνηται κενούμενον, οὐκ ἀγαθόν
ἐστι· κατὰ δὲ τὴν δευτέραν, ἢν δέ τι τῶν συμφερόντων
τῷ ζώῳ καὶ οἰκείων ἐκκρίνηται, οὐκ ἀγαθόν ἐστι. βελτίων
οὖν ἡ προτέρα γραφή.

μη'.

[166] Ἐν τοῖσι μὴ διαλείπουσι πυρετοῖσιν ἢν τὰ μὲν
ἔξω ψυχρὰ ᾖ, τὰ δὲ ἔνδον καίηται καὶ δίψαν ἔχῃ, θανάσιμον.

------

tempeſtas et regio et aegrotantis tum aetas tum natura.
Quod autem ad finem eſt aphoriſmi, duobus modis ſcriptum invenitur. In quibusdam exemplaribus ut ſupra
ſcriptum eſt: at ſi quid eorum quae non conferunt excernatur. In quibusdam vero ſine negante particula, non,
hoc modo: ſi vero eorum quae conferunt aliquid excernatur. Secundum priorem lectionem talis erit orationis
ſententia: ſi quid eorum quae non conferunt vacuari videatur, minime bonum. Ex poſteriore vero ſcriptura talis erit ſenſus: ſi quid autem eorum quae animali conferunt et familiaria ſunt excernatur, non eſt bonum. Itaque prior lectio praeſtantior eſt.

XLVIII.

In febribus non intermittentibus ſi partes quidem externae
frigidae ſint, internae vero urantur et ſiti vexentur,
letale eſt.

Σκεπτέον εἰ δυνατὸν ἔσται τὰ εἰρημένα συμπτώματα
καὶ κατὰ τὸν διαλείποντα γενέσθαι πυρετόν. ἐγὼ μὲν γὰρ
οὔτ᾽ εἶδον οὔτ᾽ ἐπινοῶ. φαίνεται δὲ μόνον τοῖς ὀλεθρίοις
ὑπάρχοντα καύσοις ἢ εἰ βούλοιο καλεῖν ἑτέρως, τοῖς κακοη-
θεστάτοις, οἷον λιπυρίαις· ἄλλος δ᾽ οὐδεὶς πυρετὸς διακαίει
τὸ βάθος ἐψυγμένου τοῦ δέρματος. οὔτε γὰρ ὁ ἐπιεικὴς
καῦσος οὔθ᾽ ὁ τριταῖος, οἵπερ ἁπάντων εἰσὶ πυρετῶν θερμότατοι. ἔοικεν οὖν οὐχ ἕνεκα διορισμοῦ προσκεῖσθαι τῷ
κατὰ τὸν ἀφορισμὸν τὸ ἐν τοῖσι μὴ διαλείπουσι πυρετοῖσιν,
ἀλλ᾽ ὁμοίως εἰρῆσθαι τῷ σπόνδυλοι δὲ οἱ κατὰ ῥάχιν, οὐχ
ὡς καὶ ἄλλοθί που τοῦ σώματος ὄντων σπονδύλων, ἀλλ᾽
ὥσπερ εἰ καὶ οὕτως εἶπε, σπόνδυλοι δὲ οἷς ὑπάρχει κατὰ
ῥάχιν εἶναι, καὶ νῦν οὕτως ἀκουσόμεθα τοῦ λόγου. τὸ δια-
καίεσθαι τὸ βάθος ἐψυγμένου τοῦ δέρματος ὀλέθριόν ἐστι.
γίγνεται δὲ τοῦτο κατά τινας τῶν μὴ διαλειπόντων πυρετῶν. αἰτία δ᾽ αὐτοῦ τοιάδε τίς ἐστιν· ὅταν ἤτοι φλεγμονή τίς ἐστιν ἰσχυρὰ κατά τι τῶν ἐν βάθει μορίων ἢ ἐρυσίπελας συστῇ, πᾶν ἐπὶ τὸ πεπονθὸς μέρος ἐξ ὅλου τοῦ

Explorandum eſt utrum etiam in intermittente febre
commemorata ſymptomata fieri poſſint. Perniciofis ſiquidem dumtaxat ardentibus febribus accidere videntur aut
fi aliter libeat vocitare, maligniſſimis, veluti lipyriis.
Nulla vero febris alia profundum corpus perurit cute
inalgeſcente Neque enim mitior febris ardens, neque
tertiana, quae duae febrium omnium ſunt calidiſſimae.
Videtur itaque non diftinctionis gratia illud aphorifmo adjectum fuiſſe, in febribus non intermittentibus, ſed lo-
quutionem protuliſſe huic coincidens ſpinae vertebrae non
quod in alia corporis parte fint vertebrae, ſed quafi ita
diceretur. Vertebrae quibus hoc ineſt, ut in ſpina fint,
ita et nunc Hippocratis textui accipiemus. Si altum
corpus exuratur, cute perfrigerata, letale eſt. Hoc autem
oboritur nonnullis in febribus non intermittentibus. At
hujus rei talis eſt caufa. Quum vehemens aliqua inflammatio aut eryfipelas in aliqua profunda corporis parte
conſliterit, univerfus ex toto corpore ſanguis in partem

σώματος ἕλκεται τὸ αἷμα καὶ διὰ ταῦτα μὲν διακαίεται τὸ
βάθος, ἀποψύχεται δὲ τὸ δέρμα, καθάπερ ἐν ταῖς ἐπιση-
μασίαις.

μθ'.

Ἐν μὴ διαλείποντι πυρετῷ ἢν χεῖλος ἢ τὸ βλέφαρον ἢ ὀφρὺς
ἢ ὀφθαλμὸς ἢ ῥὶς διαστραφῇ, ἢν μὴ βλέπῃ, ἢν μὴ ἀκούῃ,
ἤδη ἀσθενέος ἐόντος τοῦ κάμνοντος ὅ τι ἂν τουτέων γένηται, ἐγγὺς ὁ θάνατος.

[167] Αἱ διαστροφαὶ τῶν μορίων γίγνονται τεινομένων τε καὶ συνελκομένων ἐπὶ τὰς ἰδίας ἀρχὰς τῶν εἰς
αὐτὰ καθηκόντων νεύρων, αὐτό τε τὸ τείνεσθαι φλεγμοναῖς
καὶ σκίρροις καὶ ξηρότησι καὶ ψύξεσιν ἀμέτροις ἕπεται.
χαλεπὰ δὲ ταῦτά ἐστιν ὁπόταν τῆς τῶν νεύρων ἀρχῆς πλησίον συνίστηται. διὸ κἀπειδὰν ὅ τε πυρετὸς ᾖ συνεχὴς καὶ
ὁ κάμνων ἀσθενὴς, ἐγγὺς εἶναι τὸν θάνατον εἰκός ἐστι,

affectam trahitur, atque ideo uruntur profunda; cutis autem perfrigeratur, quemadmodum in primis febrium in-
fultibus.

XLIX.

*In febre non intermittente fi labrum aut palpebra aut fu-
percilium aut oculus aut nafus pervertatur, fi non vi-
deat, fi non audiat, imbecillo jam corpore, quidquid
horum acciderit, mors proxima.*

Perverfiones partium fiunt, quum nervi ad eas por-
recti tenduntur et ad fua principia contrahuntur. Atque
ipfa tenfio et inflammationes et fcirrhos et ficcitates et
perfrigerationes immoderatas fequitur. Haec autem gravia
funt, quum prope nervorum originem conftituta fuerint.
Quare quum febris continua fuerit aegerque debilis, pro-
ximam effe mortem merito augurandum eft, multoque

730 ΙΠΠΟΚΡΑΤΟΥΣ ΑΦΟΡΙΣΜΟΙ

Ed. Chart. IX. [167.]   Ed. Baſ. V. (277.)

ἔτι δὲ μᾶλλον, ὅταν ἢ μὴ ἀκούῃ τις ἢ μὴ βλέπῃ, διὰ τὴν
τῆς αἰσθητικῆς δυνάμεως ἀρρωστίαν.

ν'.

Ὁκόσοισι δ᾽ ἐν τῷ πυρετῷ μὴ διαλείποντι δύσπνοια γίνηται καὶ παραφροσύνη, θανάσιμον.

Γίγνεται μὲν ἐνίοτε καὶ διὰ μίαν αἰτίαν ἀμφότερα,
δύσπνοια καὶ παραφροσύνη, πεπονθότος τοῦ ἐγκεφάλου καὶ
φαίνεται τηνικαῦτα τὸ πνεῦμα, καθάπερ αὐτὸς εἶπεν ἐν τῷ
προγνωστικῷ, μέγα τε καὶ διὰ πολλοῦ, τουτέστι μέγα τε
καὶ ἀραιόν. ἐγχωρεῖ δὲ καὶ διά τι τῶν ἀναπνευστικῶν ὀργάνων πεπονθὸς γενέσθαι τὴν δύσπνοιαν. αἵ τε γὰρ πλευρίτιδες καὶ περιπνευμονίαι τά τ᾽ ἄλλα τὰ κατὰ θώρακα
καὶ πνεύμονα πάθη δύσπνοιαν ἐργάζεται. κινδυνώδη δὲ
ταῦτα πάντα ἐστὶ καὶ μάλιστα μετὰ συνεχοῦς πυρετοῦ. καὶ
γὰρ καὶ γίγνεσθαι πέφυκεν ἀεὶ μετὰ τοιούτου, ὥστε κἂν-

magis, quum aut aeger non audit aut non videt, propter
fenſitricis facultatis imbecillitatem.

L.

Quibuscunque in febre non intermittente ſpirandi difficultas et delirium acciderit, letale.

Fit interdum ob unicam cauſam utraque et ſpirandi
difficultas et deliratio affecto cerebro, tuncque apparet
ſpiritus, ut ipſe in prognoſtico pronunciat, et magnus ex
multo intervallo hauſtus, hoc eſt magnus et rarus. Poteſt
etiam propter aliquem partium reſpirationi inſervientium
affectum fieri ſpirandi difficultas. Etenim pleuritides et
peripneumoniae et ceterae thoracis et pulmonis affectiones
ſpirandi difficultatem efficiunt. Haec autem omnia periculoſa ſunt, adjuncta praeſertim febre continua. Nam
ſemper cum ejusmodi febre fieri conſueverunt. Quare et

ταῦθα τὸ ἐν πυρετῷ μὴ διαλείποντι κατὰ τὸν αὐτὸν ἔοικε
λόγον εἰρῆσθαι τῷ κατὰ τὸν ἔμπροσθεν ἀφορισμόν.

να'.

[168] Ἐν τοῖσι πυρετοῖσιν ἀποστήματα μὴ λυόμενα πρὸς
τὰς πρώτας κρίσιας μῆκος νούσου σημαίνει.

Πρόδηλος ὁ λόγος καὶ ἴσως οὐδὲ Ἱπποκράτους δεόμενος. ἐν αὐτῷ γὰρ τῷ μὴ λύεσθαι κατὰ τὰς πρώτας
κρισίμους εὔδηλον ὡς χρονίζει τὰ τοιαῦτα παθήματα.

νβ'.

Ὁκόσοισιν ἐν τοῖσι πυρετοῖσιν ἢ ἐν τῇσιν ἄλλῃσιν ἀῤῥωστίῃσι κατὰ προαίρεσιν δακρύουσιν, οἰδὲν ἄτοπον. ὁκόσοι δὲ μὴ κατὰ προαίρεσιν, ἀτυπώτερον.

Εἴρηται κἂν τῷ προγνωστικῷ τὸ δακρύειν οὐκ ἀγαθὸν
εἶναι σημεῖον, ὅταν γε δηλονότι μηδὲν ᾖ πεπονθὸς αὐτὸς

hic verba illa in febre non intermittente eadem ratione
dicta eſſe videntur, qua in aphoriſmo praecedente.

LI.

Qui per febres abſceſſus non ſolvuntur, morbi longitudinem ſignificant.

Ita dilucida eſt oratio ut fortaſſis Hippocrate non
indigeat; ſatis enim ex eo ipſo quod primis diebus criticis non ſolvantur conſtat hujusmodi affectus fore diuturnos.

LII.

Quibus in febribus aut aliis morbus oculi ex voluntate
illacrymant, nihil abſurdum; quibus vero praeter voluntatem, abſurdius.

In prognoſtico quoque dixerat lacrymari bonum ſignum non eſſe, quando ſcilicet oculus nullo peculiari ac

ὁ ὀφθαλμὸς ἴδιον ἐξαίρετον πάθος, οἷον ὀφθαλμίαν ἢ τραχύτητα περὶ τὰ βλέφαρα ἤ τι τοιοῦτον. ἀῤῥωστία γάρ τις
ἐμφαίνεται τῆς καθεκτικῆς δυνάμεως, ἐπειδὰν μηδενὸς ὄντος τοιούτου δακρύουσιν. οὐκ ὀρθῶς δὲ ἀτοπώτερον γέγραπται παραβλητικῶς· ἄμεινον γὰρ ἦν ἀπολελυμένως ἄτοπον
εἰρῆσθαι, καί μοι δοκεῖ τὸ σφάλμα τοῦ πρώτου βιβλιογράφου γεγονέναι μᾶλλον ἢ Ἱπποκράτους αὐτοῦ.

νγ'.

[169] Ὁκόσοισι δὲ ἐπὶ τῶν ὀδόντων ἐν τοῖσι πυρετοῖσι
πεοίνλισχρα γίνεται, ἰσχυροὶ γίνονται οἱ πυρετοί.

Οὐδὲ γὰρ οὐδὲ γενέσθαι δύνανται ταῦτα τὰ περίγλισχρα
χωρὶς πολλῆς θερμασίας ὑγρότητα φλεγματικωτέραν ξηραινούσης.

proprio morbo laborat, ut ophthalmia, ut palpebrarum
fcabritie aut fimili. Certa namque facultatis retentricis
debilitas indicatur, quum nullo ejusmodi oculorum affectu
aegri lacrymantur. Porro non recte fcriptum eſt abſurdius comparative. Rectius enim fuiſſet abſurdum abſolute
dicere, quae primi potius bibliographi quam Hippocratis
menda eſſe videtur.

LIII.

Quibus per febres dentibus lentores adnaſcuntur, vehementiores febres redduntur.

Neque enim hujusmodi lentores et fordes fine copiofo calore pituitofiorem humiditatem exficcante oboriri
queunt.

νδ'.

Ὁκόσοισιν ἐπὶ πολὺ βῆχες ξηραὶ βραχία ἐρεθίζουσι ἐν
πυρετοῖσι καυσώδεσιν, οὐ πάνυ τι διψώδεές εἰσι.

Ξηρὰς ὀνομάζουσι βῆχας ἐφ' ὧν οὐδὲν ἀναπτύεται,
γίγνονται δὲ ποτὲ μὲν ἐπὶ δυσκρασίᾳ τῶν ἀναπνευστικῶν
(278) ὀργάνων, ἔστι δ' ὅτε ἐπὶ τραχύτητι τῆς φάρυγγος
ἢ τινος ὑγροῦ λεπτοῦ τε καὶ ὀλίγου καταῤῥέοντος. ὅ τι δ'
ἂν ᾖ τούτων, ἐπιτέγγεταί πως τὰ περὶ τὴν ἀρτηρίαν χωρία καὶ διὰ ταῦθ' ἧττον γίγνονται διψώδεις. καὶ γὰρ ἐὰν
τραχύτης ᾖ μόνη, διὰ τὴν ἐν τῇ βηχὶ κίνησιν ἐκ τῶν πλησίον ἕλκεταί τις ὑγρότης. οὕτω δὲ κἂν ᾖ δυσκρασία μόνη.

νε'.

[170] Οἱ ἐπὶ βουβῶσι πυρετοὶ πάντες κακοὶ, πλὴν τῶν
ἐφημέρων.

LIV.

Quos in febribus ardentibus plerumque tuffes aridae levi-
ter proritant, ii non admodum fiticulofi funt.

Siccas feu aridas tuffes nominant quibus nihil exfpuitur   Hae vero interdum quidem ob fpirabilium inftrumentorum intemperiem oboriuntur, interdum vero
faucium afperitate vel etiam aliquo tenui et pauco humore deftillante   Quidquid horum acciderit, quodammodo
irrigantur loci qui ad afperam arteriam porriguntur, proptereaque minus fiticulofi fiunt.   Si namque fola fit afpe-
ritas, propter eum qui tuffi concitatur motum, ex vicinis
locis humor quidam attrahitur; fic etiam fi fola fuerit
intemperies.

LV.

Ex bubonibus febres omnes malae, praeter diarias.

Ἐφήμεροι πυρετοὶ πάντες πρὸς αὐτοῦ καλοῦνται ὅσοι
κατὰ τὸν ἴδιον λόγον ἡμέρᾳ γίγνονται μιᾷ. τοιοῦτοι δέ εἰσι
καὶ οἱ ἐπὶ τοῖς βουβῶσιν, ὅταν ἐπὶ φανεροῖς αἰτίοις συ-
στῶσι. τοὺς δ᾽ ἄλλους βουβῶνας, ὅσοι χωρὶς αἰτίας φανερᾶς ἐγένοντο, ταῖς τῶν σπλάγχνων εἰκός ἐστι συνεισβάλλειν φλεγμοναῖς καὶ διὰ τοῦτο καὶ τοὺς ἅμα αὐτοῖς γιγνομένους πυρετοὺς κακοὺς εἶναι.

νστ´.

Πυρέσσοντι ἱδρὼς ἐπιγενόμενος, μὴ ἐκλείποντος τοῦ πυρετοῦ κακόν. μηκύνει γὰρ ἡ νοῦσος καὶ ὑγρασίην πλείω
σημαίνει.

Ἐχρῆν τοῦτον τὸν ἀφορισμὸν ἐζεῦχθαι τῷ μικρῷ πρόσθεν εἰρημένῳ, καθ᾽ ὃν ἔφη, ἱδρὼς πολὺς ψυχρὸς ἢ θερμὸς ἀεὶ ῥέων. αὐτός τ᾽ ἐδήλωσε καὶ ὅπως κακὸν ἔφησε τὸν
τοιοῦτον εἶναι καὶ διὰ τίνα αἰτίαν. κακὸς μὲν οὖν ἐστιν,

Diariae febres omnes ab ipſo vocantur quaecunque
ſecundum ſuam naturam unicum diem perdurant. Tales
autem ſunt quae ex bubonibus oriuntur, quum ex cauſis
evidentibus conſiſtunt. Alios vero bubones, qui ſine cauſa
manifeſta proveniunt, veriſimile eſt una cum viſcerum
inflammationibus invadere, ideoque febres una cum ipſis
bubonibus obortas malas eſſe.

LVI.

*Febricitanti ſuccedens ſudor non deficiente febre ma-
lum; prorogatur enim morbus humoremque copioſiorem
ſignificat.*

Hunc aphoriſmum cum quadrageſimo ſecundo paulo
ante pronunciato conjungi oportuit, in quo dicebat: *ſudor copioſus, frigidus aut calidus ſemper fluens.* Ipſe
vero et quo pacto ejusmodi ſudorem dixerit malum eſſe
et quam ob cauſam indicavit. Malus itaque exiſtit, quia

ὅτι πρὸς τῷ μὴ λύειν τὴν νόσον ἔτι καὶ μηκύνειν αὐτὴν
δηλοῖ. τὴν δ᾽ αἰτίαν τοῦ κατὰ τὸν χρόνον μήκους ὑγρότητα πολλὴν εἶναί φησιν, ἣν ἐν χρόνῳ πλείονι διαφερού-
σης τε καὶ πεττούσης τῆς φύσεως ἀναγκαῖόν ἐστι μηκῦναι
τὸ νόσημα.

νζ'.

[171] Ὑπὸ σπασμοῦ ἢ τετάνου ἐνοχλουμένῳ πυρετὸς ἐπιγενόμενος λύει τὸ νόσημα.

Ἔστι μὲν δήπου καὶ ὁ τέτανος σπασμὸς, ἀλλ᾽ οὐ φαίνεται σπώμενα τὰ μόρια κατ᾽ αὐτὸν, ὅτι κατ᾽ ἴσον ὀπίσω
τε καὶ πρόσω τείνεται καὶ διὰ τοῦτο ἐξαίρετόν ἐστιν ὄνομα
τέτανος ὡς εἶναι πάντας τοὺς τρεῖς σπασμοὺς ὀπισθότονον,
ἐμπροσθότονον, τέτανον. ἅπαντες δ᾽ οἱ σπασμοὶ γίγνονται
κατ᾽ αὐτὸν, ὑπὸ κενώσεως ἢ πληρώσεως τῶν νευρωδῶν δηλονότι μορίων. ὅσοι μὲν οὖν ἐπιγίγνονται πυρετοῖς καυσώδεσι σπασμοὶ, τούτους μὲν εἰκός ἐστι διὰ ξηρότητα συνί-

cum eo quod morbum non folvat ipfum etiam prorogari
fignificat. Caufam vero longitudinis temporis feu proro-
gationis copiofam humiditatem effe profert, quam quum
longiori tempore difcutiat et concoquat natura, morbum
prorogari neceffe eft.

LVII.

*Convulfione aut tetano laboranti febris fuccedens morbum
folvit.*

Eft fane tetanus etiam convulfio, fed in tetano partes convelli non videntur, quod peraeque rurfum pror-
fumque tendantur, ideoque proprium illi nomen eft tetanus, ita ut tres fint ejus omnes convulfiones, opifthoto-
nos, emprofthotonos et tetanos, hoc eft *poftentio*, *prae-
tentio et partentio* Omnes vero convulfiones fecundum
ipfum fiunt aut ex repletione aut vacuatione partium videlicet nervofarum. Quaecunque igitur febribus ardenti-

στασθαι. ὅσοι δ' ἀπ' ἀρχῆς ἰδίας εἰσβάλλουσιν, ἐπὶ πληρώσει
τὴν γένεσιν ἴσχουσι. τούτοις οὖν τοῖς σπασμοῖς ἐπιγινόμε-
νοι πυρετοὶ τὸ μέν τι διαφοροῦσι τῆς περιττῆς ὑγρότητος,
τὸ δέ τι καὶ συμπέττουσι τῆς ὑγρότητος, οἵπερ εἰσὶ καὶ
τοῖς ἰατροῖς σκοποὶ τῶν ἰαμάτων. εἰκότως οὖν ὀλέθριοι μὲν
οἱ ἐπὶ πυρετοῖς σπασμοὶ, οὐκ ὀλέθριοι δὲ οἱ πρὸ τῶν
πυρετῶν.

νη'.

Ὑπὸ καύσου ἐχομένῳ ῥίγεος ἐπιγενομένου λύσις.

Ἐδείχθη γὰρ ἐν τῷ περὶ ῥίγους λόγῳ καὶ διὰ τὴν
ξανθὴν χολὴν φερομένην ὀξέως διὰ τῶν αἰσθητικῶν σωμάτων ῥῖγος γιγνόμενον. ἐφ' ὧν δηλονότι καὶ κοιλίαι καταῤ-
ῥήγνυνται καὶ ἱδρῶτες καὶ ἔμετοι χολώδεις ἐπιφαίνονται.
καθαιρομένης οὖν τῆς τὸν καῦσον ἐργαζομένης χολῆς ἡ λύσις τῷ πυρετῷ. καῦσον γὰρ ἴσμεν γιγνόμενον, ὅταν ἐν θε-

bus convulſiones ſuperveniunt, has ob ſiccitatem fieri rationi conſentaneum eſt; quaecunque vero ab initio proprio invadunt, ex repletione ortum habent. Hiſce igitur
convulſionibus febres ſuccedentes partim quidem ſuper-
fluam humiditatem diſcutiunt, partim vero frigiditatem
concoquunt, qui duo ſunt medicis remediorum ſcopi. Itaque merito a febribus convulſiones ſunt letales, non letales vero quae febres antecedunt.

LVIII.

*Ardente febre laboranti ſuperveniente rigore ſolutio con-
tingit.*

In libro namque de rigore demonſtratum eſt etiam
ob flavam bilem, quae per ſentientia corpora ocius feratur, fieri rigorem; quam ob rem et alvi ſolvuntur et ſudores et vomitus bilioſi ſuperveniunt. Expurgata igitur
bile febris ardentis cauſa efficiente fit febris ſolutio. Nam
febrem ardentem fieri novimus, quum aeſtiva anni tem-

ρινῇ ὥρᾳ ἀναξηρανθέντα τὰ φλεβία ἐπισπάσηται δριμέας
καὶ χολώδεις ἰχῶρας εἰς ἑαυτά.

νθ'.

[172] Τριταῖος ἀκριβὴς κρίνεται ἐν ἑπτὰ περιόδοισι τὸ
μακρότατον.

Ὁ τριταῖος πυρετὸς τοῦ καύσου κατὰ μὲν τὸν ποιοῦντα
χυμὸν οὐ διαφέρει. γίγνονται γὰρ ὑπὸ τῆς ξανθῆς χολῆς
ἀμφότεροι. διαφέρουσι δὲ πολὺ τῷ τὸν μὲν καῦσον ἐν ταῖς
φλεψὶν ἅμα τῷ αἵματι τὴν ξανθὴν χολὴν πλεονάζουσάν τε
καὶ ζέουσαν ἔχειν, τὸν δὲ τριταῖον ἐν ὅλῳ τῷ σώματι φερομένην τε καὶ κινουμένην. ἀκριβὴς οὖν ἔσται ὁ τριταῖος
ὁ τὴν ἑαυτοῦ φύσιν εἰλικρινῆ διασώζων. διασώζει δὲ ὁ
ξανθὴν χολὴν ἔχων, ὡς εἴρηται, πλεονεκτοῦσάν τε καὶ κινουμένην, τήν τε ὥραν θερινὴν καὶ τὸ χωρίον ὁμοίως τῇ
ὥρᾳ θερμὸν καὶ ξηρὸν καὶ τὴν ἡλικίαν τοῦ ἀνθρώπου καὶ
τὴν κρᾶσιν ὁμοίαν. εὐθὺς δ' ἂν τῷ τοιούτῳ τριταίῳ καὶ

peftate venulae exſiccatae acres ac biliofos ad fe ichoras
attraxerint.

LIX.

*Tertiana exquifita feptem circuitibus ut longiſſima ju-
dicatur.*

Tertiana febris ab ardente humoris efficientis ratione
non differt.　Ambae namque a flava bile procreantur.
Multum autem differunt, quod ardens in venis una cum
ſanguine flavam bilem redundantem et ferventem habeat;
tertiana vero quod eadem bilis toto feratur ac moveatur
corpore.　Exquiſita igitur tertiana erit, quae fui ipſius
naturam puram ſinceramque ſervat.　Servat autem quae
flavam bilem, ut diximus, redundantem et concitatam
habet; et praeterea ubi adeſt aeſtiva tempeſtas et regio
tempeſtati ſimiliter calida ac ſicca et hominis tum aetas
tum temperatio ſimilis.　Statim autem in tali tertiana

Ed. Chart. IX. [172.]   Ed. Baf. V. (278.)

ὁ παροξυσμὸς γίγνοιτο μετὰ ῥίγους καὶ ἡ λύσις αὐτοῦ μεθ᾽
ἱδρῶτος ἢ ἐμουμένης ἢ ὑπιούσης τῆς ξανθῆς χολῆς ἢ καὶ
πάντων ἅμα τούτων γιγνομένων. ἔσται δὲ τῷ τοιούτῳ τριταίῳ καὶ ὁ τοῦ παροξυσμοῦ χρόνος ἐλάττων πολλῷ τοῦ τῆς
ἀνέσεως. ἐν δυοῖν γὰρ ἡμέραις καὶ νυξὶ ταῖς ἴσαις συντε-
λουμένης ὅλης αὐτοῦ τῆς περιόδου τὸν ἀκριβῆ τριταῖον
οὐκ ἄν ποθ᾽ εὕροις ἐξωτέρω τῶν δώδεκα ὡρῶν ἐκτείνοντα
τὸν παροξυσμόν. τὸν τοιοῦτον οὖν ὁ Ἱπποκράτης φησὶν ἐν
ἑπτὰ περιόδοισι κρίνεσθαι τὸ μακρότατον. ὃ γὰρ ἐπὶ τῶν
συνεχῶν ἡμέρα μία δύναται, τοῦτο ἐπὶ τῶν διαλειπόντων ὁ
παροξυσμός. κατὰ γοῦν τὴν τούτων συναρίθμησιν αἱ κρίσεις αὐτῶν γίγνονται. τοῦτο δ᾽ ᾐνίξατο μὲν καὶ αὐτὸς ἐν
τῷ προγνωστικῷ κατὰ τὸν περὶ τεταρταίων λόγον εἰπών·
γίγνεται δὲ καὶ τῶν τεταρταίων ἡ κατάστασις ἐκ τοῦ τοιούτου κόσμου. τετήρηται δὲ καὶ ἡμῖν ἐπὶ τῶν τεταρταίων
αὐτῶν καὶ τῶν τριταίων ἡ κρίσις γιγνομένη κατὰ τὸν τῶν
περιόδων ἀριθμὸν οὐ τὸν τῶν ἡμερῶν. εὐθὺς γοῦν ἐπὶ
τοῦ τριταίου πυρετοῦ ὁ ἕβδομος ἀπὸ τῆς ἀρχῆς παροξυ-

cum rigore fiet acceffio et ejus folutio cum fudore aut
bile flava per vomitum aut alvum evacuata aut hifce
omnibus fimul factis. Erit etiam ejusmodi tertianae tempus acceffionis multo minus quam remiffionis. Nam quum
duobus diebus et totidem noctibus totus ejus circuitus
perficiatur, exquifitam tertianam ultra horas duodecim
acceffionem proferre nunquam reperies. Talem igitur ait
Hippocrates feptem circuitibus, quod longiffimum fit, judicari. Quod enim in continuis unus dies poteft, hoc in
intermittentibus acceffio. Nam fecundum acceffionum fup-
putationem intermittentium fiunt judicationes. Hoc ipfe
in prognoftico innuebat, quum de quartana agens ita loquitur: fervat etiam quartanarum conftitutio talem ordinem. Sed et ipfi quoque obfervavimus tum in quartanis
ipfis tum in tertianis fieri judicationem, fecundum periodorum, non dierum numerum. Jam primum ergo in
tertiana febre a principio feptima acceffio in tertium et

σμὸς εἰς τὴν τρισκαιδεκάτην ἡμέραν ἐμπίπτει καὶ κρίνεται
πολλάκις ἐν αὐτῷ τὸ νόσημα, μὴ περιμεῖναν τὴν τεσσαρεσκαιδεκάτην ἡμέραν. καθάπερ οὖν ἐν τοῖς συνεχέσι νοσήμασι τῶν μὲν ὀξέων νοσημάτων ὅρος ἦν ἡ τεσσαρισκαιδε-
κάτη, τῶν δὲ κατοξέων ἡ ἑβδόμη, οὕτως ἐν τοῖς διαλείπουσιν ὁ μακροχρονιώτατος πυρετὸς τριταῖος ὅρον ἔχει τὴν
ἑβδόμην [173] περίοδον. ὥσπερ δὲ πάλιν ἐπὶ τῶν κατοξέων ἐνεδέχετο κριθῆναι τὸ νόσημα καὶ κατὰ τὴν πέμπτην
ἡμέραν καὶ κατὰ τὴν τετάρτην καὶ κατὰ τὴν τρίτην, οὕτως
καὶ τοῦ τριταίου καὶ κατὰ τὰς αὐτὰς περιόδους ἐνδέχεται
γενέσθαι τὴν λύσιν, οὐκ ἀναμενούσης τῆς φύσεως τὴν ἑβδόμην περίοδον. ἐνίοτε μὲν οὖν μετὰ προσθήκης ὁ Ἱπποκράτης ἀκριβῆ τριταῖον ὀνομάζει τὸν τοιοῦτον. ἐνίοτε δὲ
ἁπλῶς ἀρκεῖται τριταῖον εἰπὼν, ὥσπερ καὶ νῦν ἔθους ὄντος καὶ τοῖς ἄλλοις ἅπασιν Ἕλλησι τὰ τοιαῦτα πάντα
πράγματα ἀδιορίστως ὀνομάζειν.

---

decimum diem incidit, ac faepius in ipſo morbus judicatur, non exſpectato quarto decimo die Quemadmodum
igitur in morbis continuis acutorum quidem morborum
terminus eſt quartus decimus, peracutorum vero ſeptimus:
ſic in intermittentibus, quae longiſſimum tempus durat
tertiana febris terminum habet circuitum ſeptimum. Atque rurſum ut in peracutis quinto, quarto et tertio die
morbus judicari poterat, ſic in tertiana quoque iisdem
circuitibus fieri ſolutio poteſt, natura minime ſeptimam
periodum exſpectante. Porro Hippocrates tertianam aliquando cum adjectione exquiſitam nominat; aliquando
vero ſimplici appellatione contentus tertianam abſolute
dicit, quae nunc etiam aliorum omnium Graecorum eſt
conſuetudo, hujusmodi res omnes indefinite nominare.

ξ΄.

Ὁκόσοισιν ἂν ἐν τοῖσι πυρετοῖσι τὰ ὦτα κωφωθῇ, αἷμα
ἐκ ῥινῶν ῥυὲν ἢ κοιλίη ἐκταραχθεῖσα, λύει τὸ νόσημα.

Εἴρηται καὶ πρόσθεν αὐτῷ κώφωσιν γίγνεσθαι, χολωδῶν διαχωρημάτων ἐπισχεθέντων καὶ ἀναδραμόντων ἐπὶ τὴν
κεφαλὴν, λύεσθαί τε τὴν τοιαύτην κώφωσιν ἐκταραχθείσης
τῆς γαστρός. εἴρηται δὲ καὶ νῦν αὐτῷ τοῦτο καὶ πρὸς
αὐτὸ (279) τὸ περὶ τῆς διὰ τῆς ῥινὸς αἱμορραγίας. καὶ
γὰρ καὶ αὕτη λύει κώφωσιν τὴν ἐν πυρετοῖς γιγνομένην,
δηλονότι χωρὶς τοῦ πεπονθέναι τι τὸ τῆς ἀκοῆς ὄργανον
ἴδιον ἐξαίρετον πάθημα· καὶ οὐδὲν θαυμαστὸν, ἐκκρινομένων τε καὶ μεταβαλλομένων τῶν λυπούντων χυμῶν παύεσθαι τὰ νοσήματα.

ξα΄.

Πυρέσσοντι ἢν μὴ ἐν περισσῇσιν ἡμέρῃσιν ὁ πυρετὸς ἀφῇ,
ὑποτροπιάζειν εἴωθεν.

LX.

*Quibus per febres aures obfurduerunt, fanguis e naribus
profluens aut alvus exturbata morbum folvit.*

Surditatem fieri biliofis excrementis et ad caput re-
currentibus etiam antea ab ipfo pronunciatum eſt, talem-
que furditatem alvo exturbata folvi. Idem quoque nunc
is ipfe pronunciat et praeterea de profluvio fanguinis e
naribus mentione facta. Etenim hoc etiam furditatem
folvit, etiam videlicet quae per febres abfque ulla propria atque infigni inftrumenti auditus affectione fuboritur.
Neque mirum eſt, fi noxiis humoribus excretis et translatis morbi ceffent.

LXI.

*Febricitantem nifi diebus imparibus febris dimiferit, re-
verti confuerit.*

Ed. Chart. IX. [173. 174.]　　　　Ed. Baf. V. (279.)

Οὐκ οἶδ᾽ εἰ τοῦτον τὸν ἀφορισμὸν Ἱπποκράτης αὐτὸς
ἔγραψε καὶ μὴ τῶν παρεγγεγραμμένων ἐστίν. [174] ἐν
τε γὰρ τῷ προγνωστικῷ τὰς κατὰ τετράδα τῶν κρισίμων
ἡμερῶν αὐξήσεις τε καὶ συνθέσεις ἐδίδαξε καὶ κατὰ τοῦτ᾽
αὐτὸ τὸ βιβλίον τῶν ἀφορισμῶν, ἔν τε ταῖς ἐπιδημίαις οὐ
μόνον ἐν τῇ τεσσαρεσκαιδεκά_{τῃ} πολλοὺς οἶδε κρινομένους,
ἀλλὰ καὶ κατὰ τὴν εἰκοστὴν κᾳὶ τὴν τεσσαρακοστὴν καὶ ἑξη-
κοστὴν καὶ ὀγδοηκοστήν. κρίνει δ᾽ αὐτῷ καὶ εἰκοστὴ τετάρτη καὶ τριακοστὴ τετάρτη, ὀγδοηκοστή τε καὶ κατ᾽ ἀρχὰς
εὐθέως ἡ τετάρτη. πῶς οὖν νῦν φησιν, εἰ μὴ ἐν περισσῇ ἡμέρᾳ
ὁ πυρετὸς παύσεται, μὴ γίνεσθαι πιστὴν τὴν κρίσιν. ἄμεινον οὖν ἀντὶ τοῦ ἐν περισσῇ ἡμέρᾳ, ἐν κριτικῇ γράφειν,
ὡς ἐνίοις ἔδοξε. πολλὰ μέντοι τῶν ἀντιγράφων πληθυντικῶς τό τ᾽ ἐν περισσοῖσι καὶ τὸ ἡμέρῃσιν ἔχει γεγραμμένα.

ξβ'.

Ὁκόσοισιν ἐν τοῖσι πυρετοῖσιν ἴκτεροι ἐπιγίνονται πρὸ τῶν
ἑπτὰ ἡμερῶν, κακὸν, ἢν μὴ ξυνδύσιες ὑγρῶν κατὰ τὴν
κοιλίαν γίνωνται.

Utrum hunc aphorifmum Hippocrates ipfe fcripferit,
neque inter falfo adfcriptos fuerit nefcio. Etenim in
prognoftico ea dierum judicantium incrementa ac compo-
fitiones quae per quaternarium fiunt docuit et in hoc
ipfo aphorifmorum libro atque in epidemiis non folum
decimo quarto die judicari vidit, verum etiam vigefimo,
quadragefimo, fexagefimo et octogefimo. Sed et vicefimus
quartus et tricefimus et ab initio ftatim quartus fecundum
ipfum judicant. Quomodo igitur nunc nifi imparibus diebus febris defierit, minime fidem fore judicationem pronunciat. Praeftat igitur pro impari die fcribere crifimo,
id eft judicatorio, ut nonnullis vifum eft. Quamquam
mùlta exemplaria multitudinis numero imparibus diebus
fcriptum habent.

LXII.

*Quibus per febres ante feptimum diem aurigines oboriun-
tur, malum, nifi humores per alvum cedant.*

'Ίκτερος μὲν ἐνίοτε γίγνεται καὶ κριτικὸς, ἀποτιθεμένης
τῆς φύσεως εἰς ὅλον τὸ σῶμα καὶ μάλιστα πρὸς τὸ δέρμα
τὴν ξανθὴν χολήν. γίγνεται δὲ καὶ σύμπτωμα κακοπραγοῦντος τοῦ ἥπατος. αἱ κακοπραγίαι δ᾽ αὐτοῦ τρεῖς εἰσιν,
ἐφ᾽ αἷς ἴκτερος εἴωθεν ἐπιγίγνεσθαι, σκίρρους καὶ φλεγμονὴ
καὶ ἔμφραξις. ἀλλὰ σκίρρος μὲν χρόνιον νόσημα, φλεγμονὴ
δὲ καὶ ἔμφραξις καὶ ἐξαίφνης δύναται γενέσθαι. καὶ δὴ
καὶ οἱ πρὸ τῆς ἑβδόμης ἡμέρας ἴκτεροι κατά τι τούτων γίγνονται. θᾶττον γὰρ οὐχ οἷόν τε κριτικῶς ἀναχυθῆναι τὴν
χολὴν εἰς τὸ σῶμα. τὸ μὲν οὖν πρὸ τῆς ἑβδόμης ἡμέρας
κακὸν εἶναι τὸν ἴκτερον ἀληθὲς, οὐ μὴν τό γε μετὰ τὴν
ἑβδόμην ἀκίνδυνον ὁμοίως ἀληθὲς, οἶδ᾽ εἴρηται νῦν τοῦτο.
δύναται γὰρ καὶ φλεγμονὴ καὶ ἔμφραξις ἄχρι πλείονος πα-
ραμεῖναι. θᾶττον μέντοι τῆς ἑβδόμης ἀναχυθῆναι τὴν χολὴν κριτικῶς ἀδύνατόν ἐστιν. ἔν τισι δὲ τῶν ἀντιγράφων
πρόσκειται τῷ ἀφορισμῷ κατὰ τὸ τέλος, ἢν μὴ ξυνδό-
σιες ὑγρῶν κατὰ τὴν κοιλίην γίνονται, τῶν προσθένιων

Icterus interdum criticus eft, hoc eft judicatorie fit,
natura in totum corpus, maximeque in cutem flavam bilem deponente, interdum fymptomaticus: fymptoma namque eft jecoris male affecti. Mali autem jecoris affectus
ex quibus aurigo oboriri confuevit, tres funt, fcirrhus,
inflammatio et obftructio. Verum fcirrhus diuturnus morbus eft, inflammatio vero et obftructio etiam repente
fieri poffunt. At profecto qui icteri ante feptimum diem
acciderint, ex horum alterutro ortum habent. Nam citius judicatorie bilis in corpus effundi non poteft. Ante
feptimum quidem diem icterum malum effe, verum exiftit; non tamen poft feptimum omni vacare periculo
fimiliter verum eft, neque iftud nunc pronunciatur. Poteft enim et inflammatio et obftructio diutius permanere.
Verum ante feptimum critice bilem effundi eft impoffibile.
Porro in quibusdam exemplaribus aphorifmo circa finem
adjectum eft, nifi humores per alvum cedant, iis qui

Ed. Chart. IX. [174. 175.]   Ed. Baf. V. (279.)

αὐτὸ βουλομένων καὶ κατὰ τὴν κοιλίαν ἐκκαθαίρεσθαι τὴν χολήν.

ξγ'.

[175] Ὁκόσοισιν ἐν τοῖσι πυρετοῖσι καθ' ἡμέρην ῥίγεα γίνεται, καθ' ἡμέρην οἱ πυρετοὶ λύονται.

Ἐπειδὴ κινουμένης τῆς χολῆς κατὰ τὴν ὅλην τοῦ σώματος ἕξιν ἐπιγίγνεται ῥίγη καὶ διὰ τοῦτο ἐκκαθαίρεταί τε καὶ κενοῦται καθ' ἕκαστον παροξυσμὸν, εἰκότως εἰς ἀπυρεξίαν ἀφικνεῖται τὸ διάλειμμα τῶν τοιούτων πυρετῶν. τοῦτο οὖν ἐστιν αὐτὸ τὸ νῦν εἰρημένον, τὸ καθ' ἑκάστην ἡμέραν οἱ πυρετοὶ λύονται, ὡς εἰ καὶ καθ' ἡμέραν ἀπυρέτους γίγνεσθαι τοὺς κάμνοντας εἰρήκει. ὥσπερ δὲ εἰ καθ' ἡμέραν γίγνοιτο τὰ ῥίγη, καθ' ἡμέραν οἱ πυρετοὶ παύοιντο, οὕτω δηλονότι καὶ εἰ διὰ τρίτης καὶ εἰ διὰ τετάρτης, ὅπερ ἀμέλει καὶ φαίνεται γιγνόμενον ἐπί τε τῶν τριταίων καὶ τεταρταίων περιόδων, ἐφ' ὧν οἱ μὲν πυρετοὶ λύονταί τε καὶ

haec adjiciunt, per alvum quoque bilem expurgari volentibus.

LXIII.

Quibus in febribus quotidie rigores fiunt, quotidie febres folvuntur.

Quum bilis per totum corporis habitum motione rigores accidant, atque ideo fingulis ipfa acceffionibus expurgetur et vacuetur, non abfque ratione ad apyrexiam pervenit ejusmodi febrium intermiffio. Hoc igitur ipfum eft quod nunc dicitur: *quotidie febres folvuntur;* ac fi dixiffet, aegrotos quotidie fine febre fieri. Quemadmodum autem fi quotidie rigores fiant, quotidie etiam febres ceffant: fic etiam fi tertio quartove quoque die, quod utique et in tertianis et quartanis circuitibus fieri apparet, in quibus febres folvuntur et rurfum redeunt, remanet

πάλιν γίγνονται. μένει δέ τις ἐν τῷ σώματι παρὰ φύσιν
διάθεσις, ἐφ᾽ ἧς κατὰ περίοδον οἵ τ᾽ ἄλλοι πυρετοὶ καὶ
τὰ νοσήματα γεννῶνται.

ξδ'.

Ὁκόσοισιν ἐν τοῖσι πυρετοῖσι τῇ ἑβδόμῃ ἢ ἐνάτῃ ἢ τῇ τεσσαρεσκαιδεκάτῃ ἴκτεροι ἐπιγίνονται, ἀγαθὸν, ἢν μὴ τὸ
ὑποχόνδριον τὸ δεξιὸν σκληρὸν γένηται, εἰ δὲ μὴ, οὐκ
ἀγαθόν.

Ὁ πρὸ τούτου γεγραμμένος ἀφορισμὸς ἀτάκτως μοι
δοκεῖ παρεγκεῖσθαι. βέλτιον γὰρ ἦν συνῆφθαι τὸν νῦν εἰρημένον ἀφορισμὸν ἐκείνῳ, καθ᾽ ὅν φησιν· [176] οἷσιν
ἂν ἐν πυρετῷ ἴκτερος ἐπιγένηται πρὸ ἑπτὰ ἡμερῶν, κακόν·
ἵν᾽ ὁ σύμπας λόγος γένηται τοιοῦτος, πρὸ μὲν τῶν ἑπτὰ
ἡμερῶν ἴκτερον γενέσθαι κακὸν πάντως, μετὰ δὲ τὰς ἑπτὰ
χρηστόν· εἰ μή τι τὸ δεξιὸν ὑποχόνδριον σκληρὸν εἴη,
τουτέστιν εἰ μή τις ἐν τῷ σπλάγχνῳ ἤτοι τῷ ἥπατι κακο-

tamen quaedam in corpore praeter naturam affectio, a
qua per circuitum aliae febres et morbi generantur.

LXIV.

*Quibus per febres die feptimo aut nono aut decimo quarto
icterus obortus fuerit, bonum, nifi dextrum hypochondrium durum fit, alioqui minime bonum.*

Qui ante hunc fcriptus eſt aphorifmus citra ordinem
interjectus fuiffe mihi videtur. Satius enim fuiffet nunc
pronunciatum aphorifmum illi conjunctum fuiffe, in quo
ait: *quibus per febres aurigines ante feptimum diem oboriuntur, malum*; ut tota ejusmodi procederet oratio.
Ante feptimum diem icterum fieri prorfus malum eſt;
poſt feptimum vero bonum; nifi dextrum hypochondrium
obduruerit, id eſt nifi quis malus affectus ex iis quos

πραγία τῶν ὀλίγον ἔμπροσθεν εἰρημένων ὑπάρχει. καθαι-
ρομένου γὰρ ἐν αὐτῷ τοῦ αἵματος καὶ τῆς χολῆς μεταλαμ-
βανομένης ἐκ τῶν φλεβῶν εἰς τοὺς χοληδόχους πόρους, ἐάν
τε ἔμφραξίς τις γένηται, κατά τι τῶν μεταλαμβανόντων
χωρίων, ἐάν τε φλεγμονή τις ἢ σκίῤῥος, ἀνάγκη πᾶσα μήτε
καθαίρεσθαι τὸ αἷμα καὶ συναναφέρεσθαι τὴν χολὴν αὐτῷ
πάντη σώματος, ἐντεῦθέν τε τὸν ἴκτερον γίγνεσθαι.

ξε΄.

Ἐν τοῖσι πυρετοῖσι περὶ τὴν κοιλίην καῦμα ἰσχυρὸν καὶ
καρδιωγμὸς κακόν.

Ὅτι μὲν οὖν οὐ μόνον τὸ σφύζον ἐξ ἑαυτοῦ κατὰ φύσιν
σπλάγχνον, ἀλλὰ καὶ τὸ σιόμα τῆς γαστρὸς οἱ παλαιοὶ καρδίαν ὠνόμαζον ἔν τι τῶν ὁμολογουμένων ἐσιὶν, ὥσπερ γε
καὶ ὅτι καρδιαλγίαν τὰ τούιου τοῦ μέρους ἀλγήματα προσαγορεύουσι. τό γε μὴν καρδιώσσειν οἱ πλῖσιοι μὲν τῶν
ἐξηγησαμένων τοὺς ἀφορισμοὺς ταυτὸν ἡγοῦνται σημαίνειν

paulo fupra retulimus vifceri feu hepati acciderit. Quum
enim fanguis in eo expurgetur et bilis ex venis in meatus cholidochos, *bilis receptacula*, traducatur, five in his
locis obſtructio aut inflammatio aliqua vel fcirrhus fuerit,
fanguinem prorfus non expurgari, fed una cum ipfo bilem quoquoverfum per totum corpus deferri atque inde
auriginem fieri neceffe eft.

LXV.

*In febribus circa ventriculum aeſtus vehemens et cordi-
morſus malum.*

Quod veteres non folum vifcus illud quod ex fe fecundum naturam pulfat, fed etiam os ventriculi cor ap-
pellaverint, res eft conceffa, quemadmodum etiam quod
cardialgiam *cordolium*, hujus partis dolores appellitant.
Enimvero plurimi aphorifmorum interpretes καρδιώσσειν,
idem quod καρδιαλγεῖν, *corde morderi,* idem ac corde

τῷ καρδιαλγεῖν. ἔνιοι δὲ τῆς καρδίας αὐτῆς, λέγω δὴ τοῦ
σπλάγχνου, καρδιωγμὸν δηλοῦσθαί φασιν, ἐξηγούμενοί τε
κίνησίν τινα φασὶ παλμώδη τὸν καρδιωγμὸν εἶναι. τὸ μὲν
οὖν ἰσχυρὸν καῦμα τῆς κοιλίας ὑπὸ τῆς ξανθῆς χολῆς ζεού-
σης ἐν τοῖς χιτῶσιν αὐτοῖς γίγνεται. κατὰ λόγον δὲ τοῖς
οὕτω διακειμένοις καὶ τὸ στόμα τῆς γαστρὸς δάκνεται καὶ
διὰ τοῦτο κακόν ἐστι τὸ σύμπτωμα. εἰ δὲ καὶ τὴν πυκνὴν
καὶ ταχεῖαν κίνησιν τῆς καρδίας καὶ μάλισθ᾽ ὅταν ᾖ καὶ παλ-
μώδης, ἀκούοι τις εἰρῆσθαι καρδιωγμὸν, ἔσχατον ἤδη τοῦτο
κακόν ἐστι, σημαῖνον ἐκπεπυρῶσθαι τὴν ζωτικὴν ἀρχήν.

ξστ΄.

[177] Ἐν τοῖσι πυρετοῖσι ὀξέσιν οἱ σπασμοὶ καὶ οἱ περὶ
τὰ σπλάγχνα πόνοι ἰσχυροὶ κακόν.

Οἱ σφοδροὶ πυρετοὶ παραπλησίως πυρὶ ξηραίνοντες τὰ
νεῦρα τείνουσί τε καὶ σπῶσι καὶ κατὰ τοῦτο ἐπιφέρουσιν
ὀλεθρίους σπασμούς. ἐνίοτε δὲ καὶ αὐτὰ τὰ σπλάγχνα κατὰ

dolere, fignificare autumant. Nonnulli vero cordis ipfius
vifceris fcilicet cardiogmum hic fignificari dicunt, motionem quandam palpitationi fimilem cardiogmum effe. Itaque vehemens ventriculi aeftus a flava bile in ipfius tunicis fervente generatur. Rationi autem confentaneum eft
ita affectis et os ventriculi morderi et ob id malum effe
fymptoma. Si quis vero cardiogmum dici crebrum illum
et celerem cordis motum quum palpitationi fit fimilis intellexerit, extremum jam hoc malum eft, quod inflamma-
tum ac incenfum vitae principium fignificat.

LXVI.

*In febribus acutis convulfiones et vehementes circa vifcera
dolores, malum.*

Vehementes febres ignis inftar nervos exficcantes
tendunt et convellunt, proindeque perniciofas convulfiones
efferunt. Nonnunquam vero vifcera quoque ipfa per ta-

τὴν τοιαύτην διάθεσιν ὀδυνᾶται τῷ σφοδρῷ τῆς φλογώσεώς
τε καὶ ξηρότητος, καὶ διὰ τοῦτο κακὴν εἶναί φησιν αὐτὴν,
ἔτι δὲ μᾶλλον κακὴ ἔσται τῶν πό- (280) νων ἰσχυρῶν
γιγνομένων. ἴσμεν δὲ δήπου καὶ διὰ φλεγμονὴν ἢ ἐρυσίπελας ἢ ἔμφραξιν ἰσχυρὰν ἢ ἀποστήματα ἐν τοῖς σπλάγχνοις
ὀδύνας γιγνομένας. ἀλλὰ νῦν οὐκ εἰκὸς αὐτῷ τὸν λόγον
ὑπὲρ ἐκείνων εἶναι. προφανής τε γὰρ ὁ ἐπ' αὐτῆς κίνδυνός
ἐστι καὶ οὐκ ἐξ ἀνάγκης συνημμένος σπασμῷ, καὶ τὸ ἐν
πυρετοῖς εἴωθε λέγειν ὁ Ἱπποκράτης ἀντὶ τοῦ πυρετικοῖς
νοσήμασιν, ὅταν αὐτοῖς πάθος ὑπάρχωσιν οἱ πυρετοὶ καὶ
μὴ σύμπτωμα μορίου πεπονθότος τι τῶν προειρημένων
παθῶν.

———

ξζ'.

Ἐν τοῖσι πυρετοῖσιν οἱ ἐκ τῶν ὕπνων φόβοι ἢ σπασμοὶ
κακόν.

———

lem affectum dolent, propter inflammationis ac ficcitatis
vehementiam, atque idcirco ipfe malum effe pronunciat,
fed multo pejor erit, fi vehementes dolores accefferint.
Scimus autem etiam propter inflammationem aut eryfipelas aut fortem obftructionem aut abfceffus in vifceribus
dolores fieri. Sed de his nunc ipfi fermonem haberi verifimile non eft. Manifeftiffimum fiquidem ipfis ineft periculum, non tamen neceffario convulfioni adjungitur. Et
quum Hippocrates in febribus dicit, morbos febriles intelligere confuevit, quum febres ipfae fint morbi, non
etiam partis alicujus aliquo dictorum affectuum laborantis
fymptomata.

———

LXVII.

*In febribus per fomnos, pavores aut convulfiones malum
portendunt.*

———

Εἴρηται μὲν ὑπ' αὐτοῦ καὶ πρόσθεν ὅτι ὁ μὲν βλάπτων τὸν ἄρρωστον ὕπνος θανάσιμος ὑπάρχει, ὁ δὲ μὴ
βλάπτων οὐ θανάσιμος. ἔνθα καὶ παράδειγμα τοῦ λόγου
προσθεὶς εἶπεν· ὅκου παραφροσύνην ὕπνος παύει, ἀγαθόν·
ὡς ὄντος τινὸς ὕπνου τοῦ μήτε παύοντος παραφροσύνην,
παροξύνοντος δ' ἐνίοτε καὶ γεννῶντος. ἀλλὰ καὶ νῦν ἕτερα
παραδείγματα τῆς ἓξ [178] ὕπνου βλάβης εἶπε τοὺς φόβους καὶ τοὺς σπασμούς. γράφουσι δ' οὐ φόβους, ἀλλὰ
πόνους ἔνιοι, καὶ μέντοι καὶ τεθεάμεθα πολλάκις ἐν ὀλεθρίοις νοσήμασι καὶ φόβους καὶ πόνους καὶ σπασμοὺς ἐξ
ὕπνου γενομένους. ἔοικε δὲ τοῦτο συμβαίνειν, ὅταν ἐν τοῖς
ὕπνοις ἐπὶ τὸν ἐγκέφαλον ὁ λυπῶν ἀφίκηται χυμός, ἔσω
κινουμένης τηνικαῦτα τῆς φύσεως μᾶλλον ἤπερ ἔξω. καὶ
μέντοι καὶ ὥσπερ ἐπὶ τῇ τροφῇ κατενεχθέντες εἰς ὕπνον
πληροῦνται τὴν κεφαλήν, οὕτω κἂν ταῖς πληθωρικαῖς διαθέσεσιν οἱ ὕπνοι πληροῦντες αὐτὴν βαρύνουσι τὸν ἐγκέφαλον. ἐὰν μὲν οὖν μελαγχολικώτερον ᾖ τὸ πλῆθος, οἱ φόβοι
γίγνονται, μὴ τοιούτου δὲ ὄντος οἱ πόνοι τε καὶ οἱ σπα-

Ab ipfo quoque antea pronunciatum eft: *qui fomnus
aegrotantem laedit, eum effe mortiferum; qui vero non
laedit, letalem non effe;* ubi et pronunciati exemplum
adjiciens ita loquitur: *ubi delirium fomnus fedat, bonum;*
tanquam fomnus aliquis fit qui delirium non fedet, fed
citet interdum et generet. Verum et nunc tamen non
pavores, fed labores fcribunt. Verum et ipfi faepe vidimus in perniciofis morbis et pavores et labores et convulfiones ex fomno concitatos fuiffe. Quod accidere videtur, quum in cerebrum noxius humor pervenerit per
id temporis intro magis quam foras mota natura. Quin
etiam quemadmodum a cibo in fomnum collapfis caput
repletur, fic plethoricis affectibus fomni caput replentes
cerebrum obruunt. Si itaque ea plenitudo magis ad atrae
bilis naturam accedat, pavores invadunt; alioqui fi talis
non fit, labores fiunt et convulfiones. Et vero fomni

σμοί, καὶ οἱ ὕπνοι δὲ δηλονότι διὰ παντὸς ἂν ἔβλαπτον,
ὅσον ἐπὶ τὸ συῤῥεῖν εἰς τὸ βάθος τε καὶ τὰ σπλάγχνα τὴν
ὕλην, εἰ μὴ τῷ τῆς πέψεως λόγῳ πλέων εἶχε τὸ τῆς ὠφελείας ἤπερ τὸ τῆς βλάβης ἐστὶν ἐκ τῆς ἔσω ῥοπῆς. οὐ
μόνον δὲ κατὰ τὸν ἐγκέφαλον αὐτὸν ἀθροιζόμενοι μοχθηροὶ
χυμοὶ τοιαῦτα συμπτώματα φέρουσιν, ἀλλὰ καὶ κατὰ τὸ
στόμα τῆς γαστρὸς, ὅθεν καὶ μᾶλλον ἐν τοῖς ὕπνοις αἱ
ἀναθυμιάσεις γίγνονται, μενόντων ἀπέπτων αὐτῶν, ὡς αἵ
γε πέψεις τοὺς ὠφελίμους ἐπιφέρουσιν ὕπνους.

ξη΄.

Ἐν τοῖσι πυρετοῖσι τὸ πνεῦμα προσκόπτον κακὸν, σπασμὸν
γὰρ σημαίνει.

Πνεῦμα νῦν ἀκουστέον αὐτὸν λέγειν, ὥσπερ κἂν τῷ
προγνωστικῷ τὸ κατὰ τὴν ἀναπνοὴν, ὅπερ ἐπειδὰν προσκό-
πτῃ, τουτέστιν ἴσχηται μεταξὺ καὶ διακόπτηται, σπασμὸν
σημαίνει. καὶ γὰρ καὶ γίγνεται τῶν τὸν θώρακα κινούντων

etiam ipſi, quantum in ea eſt materia quae in profundum
et viſcera ipſa per quietem confluit, ſemper laederent,
niſi collectionis ratione majorem utilitatem afferrent, quam
ſit damnum illud quod motum ad interiora conſequitur.
Nec ſolum in cerebro ipſo acervati pravi humores talia
invehunt ſymptomata, ſed etiam in ipſo ore ventriculi.
Unde magis etiam per ſomnum exhalationes fiunt ipſis
incoctis manentibus: nam coctiones ſomnos utiles afferunt.

LXVIII.

*In febribus ſpiritus illidens malum, convulſionem enim
portendit.*

Spiritum hic ab ipſo dici quemadmodum et in prognoſtico reſpirationem, exaudiendum eſt; qui quum illi-
dat, hoc eſt in ſui medio ſiſtatur et interrumpatur, convulſionem ſignificat. Etenim hoc fit muſculis thoracem

750 ΙΠΠΟΚΡΑΤΟΥΣ ΑΦΟΡΙΣΜΟΙ

Ed. Chart. IX. [178. 179.]　　　　Ed. Baf. V. (280.)

μυῶν καὶ νεύρων ἤδη σπασμωδῶς διακειμένοιν. αὐξηθείσης
οὖν τῆς διαθέσεως, ἐπιλαβούσης τε πλείονα μόρια σαφὴς
σπασμὸς καταλήψεται τὸν ἄνθρωπον. οὔσης δὲ διπλῆς τῆς
κατὰ τὴν ἀναπνοὴν κινήσεως ἡ μὲν ἔσω φορὰ τοῦ πνεύματος εἰσπνοὴ προσαγορεύεται, ἡ δ᾽ ἔξω τὴν ἐναντίαν εἴληφε προσηγορίαν ἐκπνοὴ κληθεῖσα. προσκόπτει δὲ τὸ πνεῦμα ποτὲ μὲν ἡμῶν εἰσπνεόντων, ὥσπερ ὅταν εἴπῃ διπλῆ ἔσω
ἐπανάκλησις, οἷον ἐπίπνευσις, ποτὲ δὲ ἐκπνεόντων, ὡς ὅταν
εἴπῃ καὶ πνεῦμα προσπταῖον ἐν τῇ ἔξω φορᾷ. ἐν τούτοις
μὲν οὖν ἑκατέρου τοῦ μέρους τῆς ἀναπνοῆς ἐμνημόνευσε
μόνον, κατὰ δὲ τὸν νῦν προκείμενον ἀφορισμὸν ὑπὲρ ὅλης
αὐτῆς ἀποφαινόμενος ἔφη τὸ πνεῦμα προσκόπτον, εἴτε
κατὰ τὴν ἔσω φορὰν εἴτε κατὰ τὴν ἔξω, εἴτε κατ᾽ ἀμφοτέρας πάσχει τὸ τοιοῦτον.

ξθʹ.

[179] Ὁκόσοισιν οὖρα παχέα, θρομβώδεα, ὀλίγα, οὐκ
ἀπυρέτοισι, πλῆθος ἐπελθὸν ἐκ τουτέων λεπτὸν ὠφελέει,

moventibus, ac nervis jam convulfione affectis, qua fane
aucta affectione et plures partes occupante, tum aperta
convulfio hominem prehendet. Quum vero geminus fit
refpirationis motus, alter quo fpiritus intro fertur, infpiratio dicitur; alter quo foras fertur, contrariam appellationem fortitus, exfpiratio nuncupatur. Illidit autem
fpiritus ac interciditur nobis interdum infpirantibus, ut
quum ipfe dixit: duplex intro revocatio, veluti fuperin-
fpiratio; interdum exfpirantibus, ut quum dixit: et fpiritus illifus, quum foras effertur. In his igitur utriusque
partis refpirationis tantum meminit. At in propofito
aphorifmo de tota ipfa pronuncians, inquit: fpiritus offendens, five intro forasve, five utroque feratur, id accidit.

LXIX.

Quibus febre non vacuis urinae craffae, grumofae ac
paucae funt, ubi copia ex his fucceffit, tenuis prodeft;

μάλιστα δὲ τὰ τοιαῦτα ἔρχεται οἷσιν ἐξ ἀρχῆς διὰ ταχέων ὑπόστασιν ἔχει.

Οὐχ ἁπλῶς εἴρηκεν οὖρα παχία, ἀλλὰ προσέθηκε καὶ
θρομβώδεα, δυοῖν θάτερον ἐνδεικνύμενος, ἤτοι τοῦ πάχους
τὸ ποσὸν ἢ τὸ τῆς ὑποστάσεως ἀνώμαλόν τε καὶ διεσπασμέ-
νον, ὡς καὶ κατὰ περιγραφήν τινα φαίνεσθαι πολλὰς συστάσεις αὐτῶν ὥσπερ θρόμβους. ἔνιοι μὲν οὖν οὐ θρομβώδεα
γράφουσιν, ἀλλὰ βορβορώδεα, καθάπερ καὶ ὁ Νουμισιανὸς
καὶ ὁ Διονύσιος, εἰ μὲν καὶ δυσωδίαν τινὰ συνενδεικνύμενοι
διὰ τῆς λέξεως, πλέον τι τῶν ἄλλων δηλοῦντες. εἰ δ᾽ οἷς
τοῦ πάχους τὸ ποσὸν, οὐδὲν περιττότερον ἐν τῷδε διδά-
σκοντες. ὅ γε μὴν σύμπας λόγος τοῦ Ἱπποκράτους οὐ
φαίνεται περὶ δυσωδῶν οὔρων γιγνόμενος, ἀλλὰ μόνων ὀλίγων τε καὶ παχίων, ὡς ἐκ τῆς ἀντιθέσεως ἔσται δῆλον.
πλῆθος γὰρ, φησὶν, ἐλθὸν ἐκ τούτων λεπτὸν ὠφελέει, ὥστε
εἰ καὶ μόνον ἐγέγραπτο τοῦτο, ὅσοις οὖρα παχέα ὀλίγα,
μηδὲν ἂν λείπειν τῷ λόγῳ. γίγνεται μὲν οὖν καὶ χωρὶς

tales autem his maxime prodeunt, quibus ab initio aut
quam primum fedimentum fortiuntur.

Non fimpliciter urinas craffas pronunciavit, fed etiam
grumofas addidit, duorum alterum indicans, aut craffitudinis quantitatem aut fedimenti inaequalitatem ac divul-
fionem, ita ut fecundum quandam etiam circumfcriptio-
nem multae ipfarum concretiones tanquam grumi appareant. Itaque nonnulli, ut Numifianus et Dionyfius, non
grumofas, fed coenofas fcribunt: qui fi per id verbum
fimul foetorem quendam indicent, quiddam amplius quam
alii interpretes explicant: fi vero craffitudinis copiam,
nihil quidquam quod non alii hoc ipfo docent. Enimvero tota Hippocratis oratio non de grave olentibus urinis
effe videtur, fed de folis paucis ac craffis, ut ex antithefi feu oppofitione fiet manifeftum. Ubi ex his copia
fucceffit tenuis, juvat. Quare fi hoc folum fcriberetur:
quibus urinae craffae, paucae, nihil orationi deeffet.

πυρετοῦ τισιν οὖρα τοιαῦτα, τῆς φύσεως ἐκκαθαιρούσης
διὰ νεφρῶν τὰ τοῦ παντὸς σώματος περιττώματα. γίγνεται δὲ καὶ μετὰ πυρετῶν, ἐφ᾽ ὧν ἴσως ἄν τις ὑπονοήσειε
τὴν εἰς τοὐναντίον αὐτῶν μετάπτωσιν οὐκ εἶναι χρηστὴν,
ἐπειδὴ τοὐπίπαν ἐν τοῖς πυρετοῖς ἐκ λεπτῶν κατ᾽ ἀρχὰς
τῶν οὔρων ἡ μετάπτωσις εἰς τὸ παχύτερον γίγνεται πρὸς
τὴν λύσιν ἰούσης τῆς νόσου, καὶ διὰ τοῦτό μοι δοκεῖ μάλιστα καὶ ὁ ἀφορισμὸς οὗτος αὐτῷ γεγράφθαι, διδάσκοντι
τὸ σπάνιον τοῦ πράγματος. ἔστιν ὅτε γὰρ ἤτοι κατὰ τὴν
ἀρχὴν τοῦ νοσήματος ἢ οὐ μετὰ πολύ γε τῆς ἀρχῆς, οἷα
γιγνόμενα παχέα διὰ τὸ βάθος ὑπόστασιν ἔχει. τούτοις
οὖν τοῖς οὔροις οὐκ ἔστιν ἀγαθὸν σημεῖον ἡ ὑπόστασις,
ὥσπερ τοῖς ἄλλοις, ὁπόσα λεπτὰ κατ᾽ ἀρχὰς ὄντα τῷ λόγῳ
τῆς πέψεως ὅλου τοῦ νοσήματος ὑπόστασιν λαμβάνει. τῷ
πλήθει δ᾽ εἰκότως ἐστὶν ὀλίγα τὰ παχέα τῶν οὔρων, ὡς
ἂν μόγις διεξερχόμενα τῶν νεφρῶν. ὁπόταν οὖν ἅμα μὲν
ἐκκενωθῇ τὸ πλέον τῆς τοιαύτης κακοχυμίας, ἅμα δὲ καὶ

Fiunt autem quibusdam febre vacuis tales urinae, natura
per renes totius corporis fupervacanea expurgante; fiunt
etiam cum febribus, in quibus quispiam fortaffis fufpice-
tur ejusmodi urinarum in contrarium factam transmuta-
tionem non effe bonam. Quandoquidem maximam partem in febribus ex urinis ab initio tenuibus fit in craf-
fiores converfio, morbo jam ad folutionem tendente. Atqui propterea mihi hic aphorifmus ab eo fcriptus effe
maxime videtur, quod raro accidit edocente. Contingit
enim interdum aut per morbi initia aut non multo poft
principium urinas craffas redditas propter materiae gravitatem fedimentum habere. His igitur in urinis fedimentum bonum fignum non eft, quemadmodum in ceteris
quae quum ab initio tenues exiftant, totius morbi coctionis ratione fedimentum confequuntur. Porro merito
craffae urinae multitudine paucae funt, ut quae vix renes
permeent. Poftquam igitur fimul tum major ejusmodi
cacochymiae pars vacuata fuerit, tum fimul refiduum con-

πεφθῇ τὸ κατάλοιπον, ἐκκρίνεται τηνικαῦτα λεπτότερα πολὺ
τῶν πρόσθεν, ἄμει- [180] νον γὰρ οὕτως εἰπεῖν, οὐκ ἀπο-
λύτως ὡς Ἱπποκράτης εἶπε λεπτά. τὰ γὰρ κατὰ φύσιν
οὐχ ἁπλῶς ἐστι λεπτά, καθάπερ οὐδὲ παχέα, μέσα δ' ἑκατέρας τῆς ὑπερβολῆς καὶ σύμμετρα ὄντα, παχύτερα μέν
ἐστι καὶ λέγεται τῶν ὑδατωδῶν, λεπτότερα δὲ τῶν θρομβω-
δῶν. πολλὰ δ' εἰκότως ἐκκρίνεται διὰ τὸ πρόσθεν ἐπέχε-
σθαι, καθ' ὃν χρόνον μόγις διεξήει τὰ παχέα.

____

ο'.

(281) Ὁκόσοισι δὲ ἐν πυρετοῖσι τὰ οὖρα ἀνατεταραγμένα
οἷον ὑποζυγίου, τουτέοισι κεφαλαλγίαι ἢ πάρεισιν ἢ παρέ-
σονται.

____

Τοῦτον ἔνιοι τὸν ἀφορισμὸν τῷ πρὸ αὐτοῦ συνάπτου-
σιν ὡς μέρος ἐκείνου γράφοντες οὕτως· οἷσιν δ' ἀνατεταραγμένα τὰ οὖρα, τούτοισι κεφαλαλγίαι. καὶ βούλονται τινὲς μὲν τὸ ἀνατεταραγμένα τὰ ἐναντία δηλοῦν τοῖς προει-

coctum evaſerit, tunc multo prioribus tenuiores excernuntur. Praeſliterit namque ſic appellare non tenues abſolute, quemadmodum dixit Hippocrates. Nam quae ſecundum naturam ſunt, non abſolute tenues exiſtunt, ut
neque craſſae, ſed inter utrumque exceſſum mediae et
commoderatae ſunt; et aquoſis quidem craſſiores ſunt atque dicuntur, tenuiores vero grumoſis. Multae autem
ratione excernuntur, quia prius retentae fuere, quo tempore prae craſſitie vix percolabantur.

____

LXX.

Quibus per febres urinae perturbatae ſunt, quales jumen-
torum, iis capitis dolores adſunt aut aderunt.

____

Hunc aphoriſmum nonnulli ſuperiori tanquam ejus
partem connectunt ita ſcribentes: *Quibus vero urinae tur-*
batae ſunt, hiſce recentes capitis dolores. Ac volunt quidam vocem *turbatae* praedictis tenuibus contrarias pro-

ρημένοις τοῖς λεπτοῖς, τινὲς δὲ παχέσι καὶ θρομβώδεσι, τινὲς δ' αὐτὰ τὰ ἀνατεταραγμένα ἐξηγοῦνται. ψεῦδός γε μήν
ἔστι τὸ τὰ λεπτὰ τῶν οὔρων εἶναι κεφαλαλγικά. φαίνονται
γὰρ αἱ κεφαλαλγίαι ποτὲ μὲν προηγούμεναι, ποτὲ δὲ συν-
οῦσαι τοῖς ἀνατεταραγμένοις οὔροις. ὁποῖα δ' ἐστὶ ταῦτα
σαφῶς ἐδήλωσεν εἰπὼν, οἷον ὑποζυγίου καὶ γίγνεται τοιαῦτα
παχείας τε καὶ πυκνῆς ὕλης ὑπὸ θερμοῦ κατεργαζομένης.
αὗται γὰρ μάλιστα καὶ πρὸς τῆς ἔξω θερμασίας φαίνονται
πνευματούμεναι, καθάπερ ἄσφαλτος καὶ πίσσα καὶ ῥητίνη.
τινὰ μὲν οὖν τῶν τοιούτων οὔρων ἐπὶ πλεῖστον ἀνατεταραγμένα μένει, τινὰ δ' ὑπόστασιν ἴσχει παχεῖαν διὰ ταχέων
καὶ δηλοῖ βραδέως λυθήσεσθαι τὸ νόσημα. τὰ δ' ἕτερα τὰ
μὴ καθισιάμενα σὺν μὲν ἰσχυρᾷ τῇ δυνάμει μηκύνεσθαι
τὸ νόσημα δηλοῖ, σὺν ἀσθενεῖ δὲ τεθνήξεσθαι τὸν κάμνοντα.
ταῦτα μὲν οὖν κατὰ τὸ πάρεργον εἴρηταί μοι, διότι χρή-
σιμά ἐστιν· ἃ δ' εἰς αὐτὸν τὸν ἀφορισμὸν ἔτι χρὴ εἰπεῖν
ἐστὶ τοιαῦτα. τοῖς ἀνατεταραγμένοις οὔροις ἐξ ἀνάγκης

dere; quidam vero craſſis et grumoſis; quidam etiam ipſas
perturbatas, tenues explicant. Atqui tenues urinas doloris capitis indices eſſe falſum eſt. Interdum enim capitis
dolores praecedere videntur, interdum ſimul cum per-
turbatis urinis adeſſe. Quales autem hae ſint his verbis
manifeſto declaravit: quales jumentorum. Tales vero fiunt
calore materiam craſſam ac denſam agitante ac verſante.
Hae ſiquidem materiae maxime ab externo etiam calore,
ſicuti bitumen, pix et reſina flatulentum ſpiritum concipere ac edere videntur. Nonnullae igitur urinae perturbatae diutiſſime manent, nonnullae cito ſedimentum craſſum conſequuntur ac tardam. morbi ſolutionem fore ſignificant. Quae ceterae non reſident viribus conſtantibus,
longum fore morbum, proſtratis vero aegrum interiturum
praenunciant. Haec obiter quod utilia ſint a nobis explicata ſunt. Quae vero ad ipſum aphoriſmum explicandum
etiamnum dicenda reſtant, ſunt hujusmodi: urinis pertur-
batis capitis dolores neceſſario adſunt aut aderunt; ut

αἱ κεφαλαλγίαι, καθὼς προεῖπεν ὁ Ἱπποκράτης, ἢ σύνεισιν
ἢ ἔσονται, ἐπειδὴ τὸ φυσῶδες πνεῦμα μετὰ τῆς θερμασίας
ἐπὶ τὴν κεφαλὴν ἑτοίμως ἀναφέρεται, οὐ μὴν εἴ τις ἐκεφα-
λάλγησεν ἢ κεφαλαλγεῖ, τούτῳ πάντως τοιαῦτα τὰ οὖρά ἐστι.
γίγνονται γὰρ αἱ κεφαλαλγίαι καὶ διὰ θερμότητα μόνην,
ἐνίοτε δὲ καὶ διὰ τὴν ξανθὴν χολήν, ἤτοι γε ἐν τῇ κεφαλῇ
περιεχομένην ἢ ἐν τῇ γαστρὶ καὶ διὰ πλῆθος ὑγρῶν κατει-
ληφὸς τὴν κεφαλὴν καὶ δι' ἔμφρα- [181] ξίν τινα τοπικὴν
ἢ πνεύματος φυσώδους ἐν αὐτῷ τῷ μορίῳ τὴν γένεσιν ἔχοντος, ὧν οὐδεμία τοιοῦτον οὖρον ἐπιφέρει ἐξ ἀνάγκης.

οα'.

Ὁκόσοισιν ἑβδομαῖα κρίνεται, τουτέοισιν ἐπινέφελον τὸ οὖρον, τῇ τετάρτῃ ἐρυθρὸν καὶ τὰ ἄλλα κατὰ λόγον.

Ὥσπερ ἐν ἄλλοις πολλοῖς ἐπεδείξαντο τῆς Ἱπποκράτους τέχνης ἑαυτοὺς ἀμαθεῖς ὄντας οἱ πλεῖστοι τῶν ἐξηγησαμένων τὸ βιβλίον, οὕτω κἂν τῷδε. νομίζουσι γὰρ προσ-

pronunciat Hippocrates, quoniam flatulentus fpiritus una
cum calore prompte in caput attollitur. Non tamen fi
cui caput doluit aut dolet, huic omnino tales urinae
funt. Cephalalgiae fiquidem fiunt etiam propter calorem
folum; interdum vero propter flavam bilem quae in capite aut ventriculo continetur vel ob humorum caput ag-
gravantium copiam vel localem aliquam obftructionem vel
fpiritu flatulento ea ipfa in parte generationem fortito,
ex quibus nulla talem urinam neceffario affert.

LXXI.

*Quibus die feptimo contingit crifis, iis urina rubram habet
die quarto nubeculam, ac pro ratione cetera.*

Quemadmodum in multis aliis fe ipfos artis Hippocratis imperitos oftenderunt eorum plurimi qui hunc
aphorifmorum librum explicarunt, fic et in hoc aphorifmo.

κεῖσθαι τῷ ἀφορισμῷ τὸ καὶ τἆλλα κατὰ λόγον, ὅσα περὶ
ὕπνους ἢ ἐγρήγορσιν ἢ ἀναπνοὴν ἢ ἀνάκλησιν ἢ διανάστα-
σιν, ἤ τι τοιοῦτον ἄλλο τῶν ἐν τῷ προγνωστικῷ γεγραμμένων, ἵνα εἰ ταῦτα πάντα φαίη καλῶς γιγνόμενα, τὴν κρίσιν ἔσεσθαι κατὰ τὴν ἑβδόμην ἡμέραν ἐλπίζοιμεν. ἀγνοεῖν
δ᾽ ἐοίκασι τὰ μέγιστα τῶν προγνωστικῶν κεφαλαίων. ἀγρυ-
πνοῦσί τε καὶ ὡς τὰ πολλὰ καὶ δυσφοροῦσι καὶ πυρέττουσι
σφοδρότερον οἱ κάμνοντες, ὅσῳ περ ἂν ἐγγυτέρω τῆς κρίσεως ἀφίκωνται. πολλοὶ δ᾽ αὐτῶν καὶ δυσπνοοῦσιν ἐγγυτέρω τῆς κρίσεως. οὔκουν δεῖται τοῦτο διὰ τῶν οὔρων φανὲν
σημεῖον ἄνευ τῶν εἰρημένων συμπτωμάτων εἰς πιστοτέραν
ἐλπίδα τῆς μελλούσης ἔσεσθαι κρίσεως, σημεῖον ἐν οὔροις,
ἀλλ᾽ ἕτερα πολλὰ συνεχέστερον αὐτοῦ φαινόμενα, περὶ ὧν
ἐοίκασιν οὐδὲν γιγνώσκειν οἱ τολμῶντες ἐξηγεῖσθαι τὰ Ἱπποκράτους συγγράμματα, πρὶν ἐκμαθεῖν ἅπασαν αὐτοῦ τὴν
τέχνην. οὔσης γὰρ τῆς τετάρτης ἡμέρας ἐπιδήλου, καθάπερ αὐτὸς ἐδήλωσε, καὶ μηνυούσης ὁποία τις ἡ ἑβδόμη γε-

Exiftimant enim haec aphorifmo addita, ac pro ratione
cetera, fignificari quaecunque ad fomnos fpectant et vigilias aut refpirationem aut decubitum aut furrectionem
aut fi quid aliud ejusmodi in prognoftico fcripfit, ut fi
haec omnia recte fieri videantur, die feptimo futuram
judicationem fperemus. Qua in re maxima praenotionum
capita ignorare videntur. Vigilant enim plerumque, jactantur ac vehementius febricitant aegri, quanto propius
ad crifin accefferint. Ex ipfis autem multi judicationi
proximi difficulter fpirant. Minime vero praefens ex urinis fignum, etiam citra ifthaec commemorata fymptomata,
ad certiorem futurae judicationis fpem et conjecturam
fignis apparentibus in urinis indiget; fed funt multa alia,
quae frequentius in urina quam iftuc fpectantur. Quae
ignorare mihi prorfus videntur ii qui Hippocratis fcripta,
priusquam ipfius artem univerfam perdidicerint, audent
exponere. Nam quum quartus dies fit index, quemadmodum ipfe docuit, et qualis futurus fit feptimus prae-

νήσειαι, πᾶν ὅ τί περ ἂν ἐν αὐτῇ πρώτῃ φανῇ σημεῖον
ἀξιόλογον πέψεως, τὴν ἐσομένην κρίσιν ἐπὶ τῆς ἑβδόμης
δηλοῖ, ὥστ᾽ οὐ μόνον ἐρυθρά τις ἐπιφανεῖσα νεφέλη πρότερον οὐ γεγενημένη σημαίνει τὴν κρίσιν, ἀλλὰ καὶ ἡ λευκὴ
πολὺ μᾶλλον αὐτῆς. ἔτι δὲ μᾶλλον ἐναιώρημα λευκὸν ὁμαλόν τε καὶ συνεστηκός. εἰ δ᾽ ὀξέως πάνυ κινοῖτο τὸ νόσημα καὶ ἡ τῆς χρόας μεταβολὴ καὶ ἡ τῆς συστάσεως, ἱκανὰ
σημεῖα τῆς μελλούσης ἔσεσθαι κρίσεως. τὸ γοῦν λεπτὸν
οὖρον εἰ ουμμέτρως γένηται παχὺ καὶ τὸ λευκὸν ἢ ὠχρὸν,
ἐν τοιούτῳ νοσήματι προδηλοῖ τὴν κρίσιν. ἑνὸς μὲν οὖν ὀνομαστὶ σημείου τοῦ κατὰ τὴν ἐρυθρὰν νεφέλην ἐμνημόνευσεν
ὁ Ἱπποκράτης. ἀξιοῖ δ᾽ ὡς τοῦτο καὶ τᾶλλα κατὰ λόγον
ἡμᾶς ἐννοεῖν, ὅσα σημαίνει μελλούσας ἔσεσθαι κρίσεις. ἔστι
δὲ ταῦτα τὰ κατὰ τὰς ὑπ᾽ αὐτοῦ καλουμένας ἐπιδήλους τε
καὶ θεωρητὰς ἡμέρας ἐπιγινόμενα ἢ δι᾽ οὔρων ἢ διαχωρημάτων ἢ πτυσμάτων. ἀεὶ μὲν γὰρ ἅπαντα τὰ τοιαῦτα δηλοῖ κρίσεις, οὐκ ἀεὶ δὲ τὰς ἀγαθάς. μόνοις γὰρ [182]
τοῖς τῆς πέψεως σημείοις ἐν ταῖς θεωρηταῖς ἡμέραις ἐπι-

nunciet, quodcunque in ipfo primum effatu dignum coctionis fignum apparet, futuram feptimo die judicationem
fignificat. Verum et alba multo magis enaeorema *fubli-
mamentum* album, aequale atque conftans. Quodfi celeriter admodum morbus moveatur et coloris et corporis urinae feu confiftentiae mutatio fit, idonea funt futurae judicationis figna. Tenuis itaque urina fi mediocriter craffa
efficiatur, fique alba vel pallida fiat, in tali morbo judicationem praenunciat. Unius itaque figni nominatim Hippocrates meminit, rubrae nimirum nubeculae. Dignum
autem exiftimat, ut tum hoc, tum alia ex ratione intelligamus, quaecunque futuras crifes oftendunt. Haec autem funt, quae diebus indicibus ab ipfo vocatis et fpectabilibus vel in urinis vel dejectionibus vel fputis fuperveniunt: femper enim hujusmodi omnia crifes praenunciant,
non tamen femper bonas. Solis enim coctionis fignis
diebus fpectabilibus apparentibus bonae crifes futurae

Ed. Chart. IX. [182.]   Ed. Baf. V. (281.)
φανεῖσιν ἀγαθαὶ προδηλοῦνται κρίσεις. ἡ μὲν οὖν διάνοια
τοῦ κατὰ τὸν ἀφορισμὸν λόγου τοιαύτη τίς ἐστιν, ἐμνημόνευσε δὲ τῆς ἐρυθρᾶς νεφέλης, ὡς σπανίου σημείου. λευκαὶ
μὲν γὰρ συνεχέστατα φαίνονται καὶ εἰσιν ἐναργέστερον πέψεως σημεῖον, αἱ δὲ ἐρυθραὶ σπανίως γίγνονται καὶ εἰ μὴ
νῦν ὑφ᾽ Ἱπποκράτους εἴρηντο καὶ αὗται κατὰ τὰς ἐπιδήλους
ὁρώμεναι μέλλουσαν ἐπαγγέλλεσθαι κρίσιν, ἴσως ἄν τις οὐδὲ προσεδόκησε τοιαύτην ὑπάρχειν αὐταῖς δύναμιν, εἴ γε
γοῦν τὸ ἐρυθρὸν χρῶμα σωτήριον μὲν εἶναί φησι, χρονιώτερον δέ. λέγει γὰρ ἐν προγνωστικῷ κατὰ λέξιν οὕτως·
εἴ γε εἴη τό τε οὖρον ὑπέρυθρον καὶ ὑπόστασις ὑπέρυθρός
τε καὶ λείη, πολὺ χρονιώτερον μὲν τοῦτο τοῦ πρώτου γίνεται, σωτήριον δὲ κάρτα. ἆρ᾽ οὖν ἐν τετάρτῃ τῶν ἡμερῶν ἡ τοιαύτη νεφέλη φανεῖσα δηλώσει τὴν ἐπὶ τῆς ἑβδόμης ἐσομένην κρίσιν, ἐν ἄλλῃ δέ τινι τῶν ἐπιδήλων οὐ δηλώσει σκεπτέον ἀκριβῶς· ὅπερ ἐστὶ παραφυλακτέον ἐπ᾽ αὐτῶν τῶν ἔργων. ὅσον μὲν γὰρ ἐπ᾽ αὐτῷ τῷ λόγῳ δυνατὸν
εἰς ἑκάτερον ἐπιχειρῆσαι καὶ μᾶλλόν τε ὡς οὔπω δηλώσει,
πλὴν εἰ πάνυ σφόδρα τὸ νόσημα ταχέως κινοῖτο. κατὰ

denunciantur. Ergo talis eſt textus aphorifmi fenſus. At
rubrae nubeculae tanquam ſigni perrari meminit. Albae
enim frequentiſſime apparent funtque evidentiora coctionis
ſigna. Rubrae vero raro fiunt et niſi nunc ipſas pronun-
ciaſſet Hippocrates diebus indicibus ſpectatas futuram criſin denunciare, nemo fortaſſis talem ipſis vim ineſſe cre-
deret. Siquidem rubrum colorem ſalutarem quidem eſſe
profert, ſed diuturniorem morbum portendere. Nam in
prognoſtico ad verbum ita ſcribit: ſi vero urina ſubrubra
et ſedimentum ſubrubrum ac laeve fuerit, haec priore quidem multo diuturniorem, ſed admodum ſalutarem ſignificat. Utrum igitur quarto die talis conſpecta nubecula
futuram criſin ſeptimo ſignificatura ſit, in alio vero quodam indice non ſignificatura, id accurate perpendendum
eſt, quod in ipſis artis operibus obſervari debet. Nam in
quod ad rationes attinet, funt in utramque partem ac
magis in alteram, quod non praenunciabit, niſi morbus

μὲν γὰρ τὴν τετάρτην ἡμέραν γενόμενον ἴσον τῷ πρόσθεν
χρόνῳ τὸν ἑξῆς ἐπιλαβὸν οὐκ ἀδύνατόν ἐστι δηλῶσαι κρίσιν. ἐπὶ δὲ τῆς ἑνδεκάτης φανὲν οὐ πάνυ τί μοι δοκεῖ
τριῶν ἡμερῶν δεήσεσθαι μόνων, ἀλλὰ καὶ πλειόνων, ἀληθέ-
στατον μὲν γάρ ἐστι τὸ τὴν τοιαύτην χρείαν ἐπιμειρεῖν τι
ταῖς λύσεσιν. ἐθεασάμην γοῦν ἐγὼ σπανιάκις τὸ τοιοῦτον
σημεῖον ἐν ἄλλαις ἡμέραις παρὰ τὴν τετάρτην. ᾧ μὲν οὖν
ἐπὶ τῆς τεσσαρεσκαιδεκάτης ἐκρίθη, ᾧ δὲ ἐπὶ τῆς τέσσα-
ρεσκαιδεκάτης, εἰκοσταῖος. ἐφάνη δὲ καὶ ἄλλῳ κατὰ τὴν ἑνδεκάτην, ὅστις ἑπτακαιδεκαταῖος ἐκρίθη, καὶ ἄλλῳ πάλιν
ἐπὶ τῆς αὐτῆς ἑνδεκάτης, ὅστις εἰκοσταῖος.

οβ'.

(282) Ὁκόσοισιν οὖρα διαφανέα, λευκὰ, πονηρά· μάλιστα δ' ἐν τοῖς φρενιτικοῖσιν ἐπιφαίνεται.

Τὰ τοιαῦτα τῶν οὔρων ἀπεψίας ἐσχάτης ἐστὶ σημεῖα,
διὸ καὶ χρονίζει τὰ νοσήματα, τινὰ δ' αὐτῶν ὅταν γε φθάσῃ

celeriter admodum moveatur. Nam fi quod quarto die
defignatum, tantumdem temporis, hoc eft *tres infuper accipiat*, poteft futuram crifin prodere; undecimo vero, fi
appareat, non tribus folum diebus, fed etiam pluribus indigere faepe videtur. Veriffimum fiquidem eft, talem dierum indigentiam aliquid fuffragari folutionibus. Ego certe
raro ejusmodi fignum aliis diebus fpectavi quam quarto.
Cui igitur feptimo apparuerint, is quarto decimo fuit judicatus, cui vero quarto decimo, is vicefimo. Apparuit
et cuidam alteri undecimo, qui decimo feptimo judicatus
eft. Cuidam rurfum alteri eodem undecimo apparuit, qui
vicefimo die fuit judicatus.

LXXII.

*Quibus urinae pellucidae, albae, malae; maxime vero in
phreniticis apparent.*

Tales urinae extremae cruditatis figna funt, quare et
morbos diuturnos fignificant. Quaedam vero ex ipfis de-

προκαταλίσαντα την δύναμιν, ολέθρια γίγνεται, καθάπερ εν
ταῖς φρενίιισιν. ουδένα γοῦν οἶδα σωθέντα φρενιτικὸν, ᾧ
τοιοῦτον οὖρον ὤφθη. βέλτιον γὰρ ὥσπερ ὅλον τὸ νόσημα
χολῶδες, οὕτω καὶ [183] τὰ οὖρα φαίνεσθαι χολώδη. τὰ
δ' ὑδατώδεα τῶν οὔρων, τοιαῦτα γάρ ἐστι τὰ διαφανέα,
λευκά, παμπόλλην τε τὴν ἀπεψίαν δηλοῖ καὶ πρυσέτι τῆς
ξανθῆς χολῆς ἅπασαν τὴν ὁρμὴν ἄνω γεγονέναι πρὸς τὴν
κεφαλήν. διαφανῆ μὲν γὰρ γίγνεταί τισιν οὖρα, χωρὶς τοῦ
λευκά, λεπτὰ μὲν ὄντα τῇ συστάσει, χολώδη δὲ τῇ χρόᾳ.
τὰ δὲ διαφανῆ τε ἅμα καὶ λευκὰ τελέως ἐσιὶν ὑδατώδη. εἰ
μὲν οὖν ἁπλῶς εἴη γεγραμμένον, μάλιστα δὲ τοῖς φρενιτικοῖσιν, εἴρηται σαφῶς ὁ νοῦς τοῦ λόγου. προσκειμένου δ'
ἐπὶ τῇ τελευτῇ τοῦ ἐπιφαίνεται, καθάπερ ἐν ἄλλοις πρόσκειται τῶν ἀντιγράφων, τὸ δηλούμενον ἔσται τοιοῦτον. τὰ
ὑδατώδη τῶν οὔρων ἐστὶ πονηρά, μάλιστα ἐπιφαίνεται
τοιαῦτα τοῖς ὀλεθρίως ἔχουσι φρενιτικοῖς. οὐ γὰρ δὴ πᾶσί
γε ὡς τινες ἤκουσαν τῶν ἐξηγησαμένων τὸ βιβλίον, οὐδὲν
ἐπιστάμενοι τῶν κατὰ τοὺς ἀρρώστους ἐπιφαινομένων. ἐν

jectis prius per morbum et proftratis viribus funt perni-
ciofae, ut in phrenitide. Nullum fiquidem vidi, in quo
talis apparuiffet urina, phreniticum falvum evaliffe. Melius enim eft, quemadmodum totus morbus biliofus eft,
fic et urinas biliofas apparere. Aquofae vero urinae,
ejusmodi namque funt pellucidae albae, maximam cruditatem fignificant et praeterea totum flavae bilis impetum
furfum in caput factum effe denunciant. Quibusdam enim
urinae funt perfpicuae, non etiam albae, compage quidem tenues, colore vero biliofae. Quae vero limpidae
fimul et albae exiftunt, prorfus aquofae funt. Si igitur
fimpliciter fcriptum fit maxime vero in phreniticis malae,
manifefta eft aphorifmi fententia. Si vero ut in aliis habetur exemplaribus, ad finem orationis adjiciatur verbum
apparent, fenfus erit talis: *aquofae urinae malae funt,*
maxime vero tales apparent in phreniticis qui perniciofe
fe habent. Neque enim in omnibus, quemadmodum nonnulli hujus libri interpretes intellexerunt, ignari prorfus

τισι δὲ τῶν ἀντιγράφων οὕτω γέγραπται τὸ τέλος τοῦ ἀφορισμοῦ, μάλιστα δ' ἐν τοῖσι φρενιτικοῖσιν ἐπιφαίνεται τὰ
τοιαῦτα, καὶ ἔστιν ἡ αὐτὴ διάνοια τῇ κατὰ τὴν προειρημέ-
νην δευτέραν γραφῇ.

ογ'.

Ὁκόσοισιν ὑποχόνδρια μετέωρα διαβορβορύζοντα, ὀσφύος
ἀλγήματος ἐπιγενομένου, τουτέοισιν αἱ κοιλίαι καθυγραί-
νονται, ἢν μὴ φῦσαι καταρραγῶσιν ἢ οὔρου πλῆθος
ἐπέλθῃ. ἐν πυρετοῖσι τὰ ταῦτα.

Ὑποχονδρίων μετεώρων ὅπερ ἐστὶν ἐν ὄγκῳ μείζονι
κατὰ πολλὰς αἰτίας γιγνομένων, ἔστι μία καὶ ἡ διὰ πνεῦμα
φυσῶδες, ὑπὲρ ἧς νῦν διαλέγεται, διττῶς αὐτῆς γιγνομένης,
ἐνίοτε μὲν ἐπὶ διαθέσει τινὶ δυσλύτῳ τῶν κατὰ τὴν γαστέρα χωρίων, ἐνίοτε δὲ ἐπί τινι προσφάτῳ προφάσει. διακρίνει δὲ ταῦτα νῦν ὁ Ἱπποκράτης· ἡ μὲν γὰρ προτέρα

eorum quae in aegrotis apparent. In quibusdam autem
exemplaribus ita finis aphorifmi fcriptus eft, praecipue
vero in phreniticis apparent, et idem eft intellectus qui
fecundae lectionis fuperius a nobis explicatae.

LXXIII.

*Quibus fublata hypochondria murmurant, fuccedente lum-
borum dolore, iis alvi humectantur, nifi flatus deorfum
erumpant aut urinarum copia prodeat. Haec autem
in febribus.*

Quum multis de caufis hypochondria tollantur, hoc
eft majorem in tumorem adducantur, ex his una fpiritus
eft flatulentus, de qua nunc differit, bifariam fieri folita;
interdum propter affectum aliquem inveteratum et folutu
difficilem partium ad ventrem attinentium; interdum vero
ob recentem aliquam occafionem. Has autem affectiones
nunc diftinguit Hippocrates, nam prima affectio fine

διάθεσις οὐ μετὰ βορβορυγμοῦ γίγνεται, τεταμένα γὰρ καὶ
πεφυσημένα καθάπερ ἀσκὸν ἀποφαίνει τὰ ὑποχόνδρια, ἡ
δ᾽ ἑτέρα μετὰ βορβορυγμοῦ συνίσταται καλεῖται δ᾽ οὗτος ὁ ψόφος τοῦ πνεύματος, ὅταν μὴ μέγας ᾖ, μηδὲ πολὺς,
σὺν ὑγρότητι δέ τινι μετρίᾳ κινούμενος ἐπὶ τὰ κάτω. καὶ
τοίνυν καὶ συμβαίνει τῷ τοιούτῳ βορβορυγμῷ κατιόντι τὸν
ἐκ τῶν ὑποχονδρίων ὄγκον εἰς τὰ κατὰ τὴν ὀσφὺν ἅμα ἑαυτῷ καταφέρειν, ἐφ᾽ ᾧ πεινομένων τῶν ἐνταῦθα μορίων
[184] ἄλγημά τι γίγνεσθαι κατ᾽ αὐτήν. εἶθ᾽ οὕτως ἐνίοτε
μὲν εἰς ἀνάδοσιν ὁρμήσαντες τοῦ ὑγροῦ τὸ φυσῶδες πνεῦμα διαχωρηθῆναι μόνον, ἐνίοτε δὲ σὺν τῷ ὑγρῷ. καὶ μέντοι καὶ τὸ ἀναδοθὲν ὑγρὸν ὡς τὰ πολλὰ δι᾽ οὔρων ἐκκρίνεται. προσηκόντως οὖν εἶπεν ἐν τοῖς εἰρημένοις σημείοις,
κοιλίαν καταρρήγνυσθαι, εἰ μή γε συμβῇ ἰδίᾳ μὲν ἀναδο-
θῆναι τὸ ὑγρὸν, ἰδίᾳ δὲ τὸ καταληφθὲν ἐν τοῖς ἐντέροις
πνεῦμα δι᾽ ἕδρας ἐκκριθῆναι. ἔστι δ᾽ ὅτε ἄμφω πρὸς ἀνάδοσιν ὁρμώμενα τὸ ὑγρὸν καὶ τὸ πνεῦμα διεξέρχεται ῥᾳδίως
ἐπὶ τὴν κύστιν. τὸ δ᾽ ἐπὶ τῇ τελευτῇ τοῦ ἀφορισμοῦ γε-

murmure fit. Tenſa namque atque inflata utris inſtar
reddit hypochondria; altera fit cum murmure. Sic autem
vocatur ſtrepitus ſpiritu editus, quum neque magnus, neque multus exiſtit et cum quadam mediocri humiditate
deorſum movetur. Accidit igitur tali murmure ad lumbos deſcendente, una cum ipſo tumorem ex hypochondriis devehi; unde partibus hic poſitis ab eodem diſtentis
dolorem excitari contingit; deinde hoc pacto humore ad
diſtributionem concitato, ſolus ſpiritus, nonnunquam etiam
una cum humore per alvum emittitur. Quin etiam di-
ſtributus humor fere per urinas excernitur. Proditis ergo
decenter ſignis, ait alvum erumpi, niſi ſeorſum humorem
quidem diſtribui, ſeorſum vero ſpiritum in inteſtinis de-
tentum per ſedem excerni contingat. Contingit vero interdum utrumque et ſpiritum et humorem ad diſtributionem concitatum in veſicam facile permeare. Quod autem
ad finem aphoriſmi ſcriptum eſt: haec autem in febribus,

γραμμένον, ἐν πυρετοῖσι δὲ ταῦτα τοιοῦτόν μοι δοκεῖ δηλοῦν,
πυρετοῖς ἐνοχλεῖσθαι τοὺς νοσοῦντας ὠνόμαζον οἱ παλαιοὶ
τοὺς ἄνευ τινὸς φλεγμονῆς ἢ ἀποστήματος ἢ ἀλγήματος ἢ
ἐρυσιπέλατος ἢ ἁπλῶς εἰπεῖν ἄνευ μορίου τινὸς ἐξαιρέτως
πεπονθότος ἔχοντας κακῶς. εἰ· δ᾿ ἤτοι διὰ πλευροῦ φλεγμονὴν ἢ πνεύμονος ἤ τινος ἑτέρου τοιούτου πυρέττοιεν,
οὐ πυρεταίνοντας αὐτοὺς ὠνόμαζον, οὐδ᾿ ὑπὸ πυρετῶν ἐνο-
χλουμένους, ἀλλὰ πλευριτικούς τε καὶ περιπνευμονικοὺς, ἡπα-
τικούς τε καὶ σπληνικοὺς ὅσα τ᾿ ἄλλα τοιαῦτα. νῦν οὖν μοι
δοκεῖ βούλεσθαι δηλοῦν ὁ Ἱπποκράτης δυοῖν θάτερον ὡς
ἢ τοῖς πυρετοῖς τούτων ὧν εἴρηκε συμβαινόντων, ἐν οἷς οὐδέν ἐστι τὸ πεπονθὸς μόριον ἢ ὡς γιγνομένων μὲν καὶ κατ᾿
ἐκεῖνα τὰ νοσήματα, μὴ μέντοι καταρρηγνυμένης αὐτῶν γαστρὸς ἢ φυσῶν ἢ οὔρων διερχομένων. οὐδὲ γὰρ οὐδὲ φυ-
σικῇ τινι κινήσει τῶν μορίων ἀπωθουμένων τὸ φυσῶδες
πνεῦμα γίγνεσθαι συμβαίνει τὸν βορβορυγμὸν ἐν ἐκείνοις,
ἀλλ᾿ ὡς σύμπτωμα μόνον.

tale quiddam mihi fignificare videtur. A febribus vexari
veteres eos dicebant, qui absque aliqua inflammatione aut
abfceffu aut dolore aut eryfipelate aut, ut fimpliciter dixerim, absque aliqua parte praecipue affecta aegrotabant.
Quod fi vel propter lateris vel pulmonis aut ejusmodi
alterius cujusdam partis inflammationem febricitarent, non
febricitantes ipfos nominabant, neque febribus vexari dicebant, fed pleuriticos aut peripneumonicos aut hepaticos
aut fplenicos, aliisve fimilibus nominibus appellabant.
Nunc itaque mihi videtur Hippocrates ex duobus alterum
velle fignificare vel quod quae dixit ea febribus accidant
in quibus nulla pars eſt affecta vel quod illis etiam morbis, qui ob male affectam aliquam partem fiunt accidant;
non tamen ipfis alvus profluat vel flatus aut urinae prodeant. Neque enim aliquo naturali motu partium flatulentum fpiritum depellentium murmur in illis fieri contingit, fed tanquam fymptomata dumtaxat eſt affectus
partem aliquam male habentis.

οδ'.

Ὁκόσοισιν ἐλπὶς ἐς τὰ ἄρθρα ἀφίσταται, ῥύεται τῆς ἀποστάσιος οὖρον πολὺ καὶ παχὺ καὶ λευκὸν γινόμενον, οἷον
ἐν τοῖσι κοπώδεσι πυρετοῖσι τεταρταίοισιν ἄρχεται ἐνίοισι γίνεσθαι ἢν δὲ καὶ ἐκ τῶν ῥινῶν αἱμοῤῥαγήσῃ, καὶ
πάνυ ταχέως λύεται.

Δέλεκταί μοι καὶ πρόσθεν ὡς ἀποστάσεις εἰς τὰ ἄρθρα γίγνονται τοῖς τε προπεπονηκόσιν αὐτὰ καὶ τοῖς ὁπωσοῦν κοπώδεσιν ἐν τῇ νόσῳ γιγνομένοις, ἔτι τε πρὸς τούτοις ὅσοι χρονίζουσι παχέων χυμῶν ἐπὶ πλήθει. ἐὰν οὖν
ἡ φύσις ἀῤῥωστήσῃ, δι' οὔρων ἐκκυθᾶραι τὸ [185] σῶμα,
τῆς ἀποστάσεως ἐρύσαιτο τὸν κάμνοντα τὸ μέλλον εἰς ἄρθρα κατασκήπτειν, ἐκκενώσασα διὰ κύστεως. ἠρκέσθη δὲ
τῶν κοπωδῶν πυρετῶν ὡς παραδείγματος μνημονεῦσαι, τὴν
ἀρχὴν τὴν εἰς οὖρα ῥοπὴν ἐν ἡμέρᾳ λαβόντων ἐπιδήλῳ.
τούτοις γὰρ τοῖς κοπώδεσι ἀποστήματα ποιεῖν ὑπάρχει διὰ

LXXIV.

Quibus ſpes eſt ad articulos abſceſſum fore, eos abſceſſu
liberat urina copioſa et craſſa et alba reddita, qualis
in febribus laborioſis quarto die quibusdam fieri incipit. Quod ſi ex naribus ſanguis profluxerit, tum brevi
admodum ſolvitur.

Abſceſſus ad articulos procreari etiam a me prius
dictum eſt tum in iis quibus articuli prius laboraverint,
tum quibus quoquomodo per morbum ipſi laſſitudinem
ſubierint et in iis praeterea, quibuscunque morbus propter craſſorum humorum copiam diuturnus perſeveret. Si
itaque natura voluerit corpus per urinam expurgare, aegrum abſceſſu liberabit, quum humorem ad articulos de-
cubiturum per veſicam evacuet. At ſatis habuit Hippocrates febrium laborioſarum tanquam exempli gratia meminiſſe, quae die indice motionis initium ad urinas ſu-

ταχέων, οὐκ ἀναμένουσι πλείονα χρόνον ὥσπερ οἱ ἄλλοι.
τοῖς δ᾽ αὐτοῖς τούτοις καὶ τὰ παρ᾽ οὓς ἀποσήματα πέφυκε
γίγνεσθαι, ὡς τοῖς γε ἄλλοις χρονίοις εἰς τὰ κάτω μᾶλλον
ἀποσκήπτει τὸ πλῆθος. οἷς οὖν ἡ θερμασία πλείων γινομένη μετέωρον εἰργάσατο τὴν ὕλην, ἤτοι διὰ ῥινῶν αἱμορῥαγοῦσιν ἢ παρωτίδας ἴσχουσιν, ὅτι δ᾽ ἡ τοιαύτη λύσις
θᾶττόν ἐστι τῆς δι᾽ οὔρων οὐδὲ λόγου δεῖται. διὸ καὶ
προσέθηκεν ὁ Ἱπποκράτης ἐπ᾽ αὐτῆς καὶ πάνυ ταχὺ λύεται
τῆς ἑτέρας τῆς δι᾽ οὔρων κενώσεως, ἡμερῶν πλειόνων δεομένης τὸ δ᾽ ἐπὶ τῆς τετάρτης ἐν παραδείγματι γέγραπται
πρὸς αὐτοῦ, μετάγειν δὲ σὲ χρὴ καὶ πρὸς τὰς ἄλλας ἁπάσας, ὅσαι θεωρηταί εἰσι καὶ κρίσιμοι.

οε΄.

Ἢν αἷμα ἢ πῦον οὐρέῃ, τῶν νεφρῶν ἢ τῆς κύστιος ἕλκωσιν σημαίνει.

----

munt. Hifce namque laboriofis febribus hoc ineft ut
abfceffus faciant non exfpectato, quod ceterae febres
faciunt, longiore tempore. Iisdem ipfis fecundum aures
etiam fieri abfceffus confuevere, quemadmodum aliis chro-
nicis et diuturnis febribus in partes inferiores humorum
redundantia magis decumbit. Quibus igitur major calor
in altum materiam fuftulerit, ipfis vel profluit e naribus
fanguis aut parotides oboriuntur. Quod autem ejusmodi
febris folutio celerius fiat quam quae per urinas oratione
non indiget. Quare poft eam addidit Hippocrates: *brevi
admodum folvitur;* quum altera quae per urinas fit vacuatio, plures ad folutionem dies requirat. Quod autem
ab ipfo quarto die pronunciatur, exempli vice fcriptum
eft. Tibi autem ad alios etiam dies omnes indices et
critici transferendi funt.

LXXV.

*Si quis fanguinem aut pus mejat, renum aut veficae ul-
cerationem fignificat.*

----

*Ἐάν τε κατὰ τὴν κύστιν ἐάν τε ἐν νεφροῖς ἕλκος γέ
νηται, κατὰ μὲν ἀγγείου τινὸς ἀξιολόγου ῥῆξιν, συστάντος
αὐτοῦ καὶ μάλιστα μετὰ ἀναβρώσεως, αἵματος ἔκκρισις ἐπα
κολουθεῖ, χωρὶς δὲ τοῦ πύου μόνου. ἐγχωρεῖ δὲ καὶ κατά
τινα τῶν οὐρητήρων ἕλκους γινομένου καὶ πῦον οὐρηθῆναι
καὶ αἷμα. μέσοι δ᾽ οὗτοι κεῖνται νεφρῶν τε καὶ κύστεως
καὶ χρὴ συνν- (283) παχούειν αὐτοὺς ἐκείνους. ἑλκοῦνται
δ᾽ ὡς τὰ πολλὰ τοῖς λιθιῶσι κατὰ νεφροὺς οὐρητῆρες, ὅταν
ὑπὸ λίθου τινὸς ὀξέος ἢ σφόδρα τραχέος ἐμφραχθέντος
αὐτοῖς ἀναδαρῶσι, τῶν μέντοι κατὰ τὸ αἰδοῖον αὐτὸ γιγνο
μένων ἑλκῶν καὶ χωρὶς τῶν οὔρων ἐκκρίνεται τό τε πῦον
καὶ τὸ αἷμα. συνεξέρχεται δὲ τοῖς οὔροις πῦον ἐνίοτε συρ
ραγέντος ἀποστήματος ἔν τινι τῶν ἄνω χωρίων· ὅθεν ἔνιοι
τῶν ἐξηγητῶν καὶ οἱ πλείους εἵλοντο τὴν ἑτέραν γραφήν,
τὴν διὰ τοῦ καί συνδέσμου, τήνδε τὴν λέξιν ἔχουσαν· ἢν
αἷμα καὶ πῦον οὐρέῃ, τῶν νεφρῶν ἢ τῆς κύστεως ἕλκωσιν
σημαίνει, ὡς τοῦ ἑτέρου μόνου αὐτῶν οὐρουμένου τοῦ πύου,
δυνατὸν οὐ νεφρῶν ἢ κύστεως μόνον ἠλκωμένων, ἀλλὰ καί

Sive in veſica ſive in renibus ſit ulcus, ſi ſimul
quidem cum vaſis alicujus majuſculi ruptione, maximeque
eroſione inciderit, ſanguinis ſubſequitur excretio; ſi vero
iſta abſuerint, ſolum pus excerni ſolet. Sed fieri etiam
poteſt ut in aliquo meatuum urinariorum facto ulcere tum
pus excernatur tum ſanguis. Hi vero quia renes et ve
ſicam interjacent, una cum illis intelligendi veniunt.
Ureteres autem iis plerumque exulcerantur quum a quodam lapide acuto aut impenſe ſcabro ipſis intercepto exoriantur. Enimvero in ipſo pene ſi ulcera conſiſtant,
etiam ſine urinis tum pus tum ſanguis excernitur. In
aliqua vero ſuperiorum regionum etiam interdum ſimul
cum urinis, rupto abſceſſu, pus egreditur. Unde nonnulli interpretes iique plures alteram lectionem magis probarunt, quae cum copulandi particula *et* in hunc modum
legitur: *ſi quis ſanguinem et pus mejat, renum et veſicae
exulcerationem ſignificat.* Quod ſi horum alterum pus
ſcilicet ſolum mejatur, non modo renum aut veſicae exul-

τινος τῶν ἀνωτέρω τὸ σημεῖον εἶναι. [186] τάχα μὲν οὖν
τι καὶ οὗτοι λέγουσι, τάχα δὲ καὶ τὰ οὐρέῃ ῥῆμα διάφο-
ρόν τι δηλοῖ τοῦ οὐρῆσαι, τὸν διορισμὸν ἐν αὐτῷ περιέχον.
οὐ γάρ ἐστι ταὐτὸν ἢ οὕτως εἰπεῖν, ἢν αἷμα ἢ πῦον οὐρέῃ,
ἢ ἐκείνως, ἢν αἷμα καὶ πῦον οὐρήσῃ. ἐν μιᾷ μὲν γὰρ ἢ
δυοῖν ἢ τρισὶν ἡμέραις ἐγχωρεῖ πῦον οὐρῆσαι, συῤῥαγέντος
ἀποστήματος εἰς τὰ τῆς οὐρήσεως ὄργανα. πολλαῖς δ'
ἡμέραις ἢ καὶ μησὶν ἐπειδὰν τοῦτο γένηται, νεφρῶν ἢ κύστεως ἕλκωσις δηλοῦται. ὁποτέρου δ' αὐτῶν μᾶλλον ἢ τ'
ὀδύνη διακρίνει κατὰ διαφέροντα χωρία γιγνομένη καὶ τὰ
συνεκκρινόμενα τοῖς οὔροις, ὑπὲρ ὧν ἐφεξῆς ἐρεῖ. καὶ μὲν
δὴ καὶ περὶ τῶν οὐρητήρων ὁ αὐτός ἐστι λόγος.

οστ'.

Ὁκόσοισιν ἐν τῷ οὔρῳ παχεῖ ἐόντι σαρκία σμικρὰ ἢ ὥσπερ
τρίχες συνεξέρχονται, τουτέοισιν ἀπὸ τῶν νεφρῶν ἐκκρίνεται.

---

ceratorum, fed fuperiorum etiam partium alicujus fignum
effe poffit. Hi fane fortaffis aliquid dicunt, fortaffis etiam
verbum *mejat* aliud quiddam fignificat, quam minxerit, atque in fe diftinctionem continet. Non enim idem eft
vel ita dicere: fi quis fanguinem aut pus mejat; aut illo
modo: fi quis fanguinem et pus minxerit. Uno namque
aut duobus aut tribus diebus potuit minxiffe pus rupto
abfceffu et in mictionis inftrumenta effufa. Multis autem
diebus ac menfibus, ubi hoc factum fuerit, renum aut
veficae exulceratio fignificatur. Utrum autem ipforum
magis fit, tum dolor in difcrepantibus locis factus, tum
ea quae cum urinis excernuntur diftinguunt, de quibus
deinceps loquetur. Jam vero et de ureteribus eadem eft
ratio.

LXXVI.

Quibus cum urina craffa exiles carunculae aut veluti ca-
pilli fimul exeunt, ii a renibus excernuntur.

Τὰ μικρὰ μὲν σαρκία τῆς τῶν νεφρῶν οὐσίας εἰσὶ
γνωρίσματα, τὰ δ᾽ ὥσπερ τρίχες οὐδαμῶς μὲν τῆς τῶν
νεφρῶν. οὐ γὰρ οἷόν τε διαλυθῆναι νεφρὸν εἰς τοιοῦτον
εἶδος οὐσίας, ἀλλ᾽ ὅσοι τοῦτο λέγουσιν ἀγνοοῦσι φύσιν νεφρῶν. οὐ μὴν οἱ δὲ κύστεως ἀναλυομένης τε καὶ ἀναβι-
βρωσκομένης, ὡς ἐνίοις ἔδοξεν, οὐρεῖται τὰ τοιαῦτα. πεταλώδη γάρ ἐστι μᾶλλον τὰ ταύτης μόρια, καθάπερ καὶ αὐτὸς ὁ Ἱπποκράτης ὀλίγον ὕστερον αὐτὰ προσαγορεύει λεπίδας. ἀλλὰ τό γε ἀληθὲς οὕτως ἔχει πολλάκις ἡμῖν ἑωρα-
μένα ἔκ τινος τύχης. ἄλλοι γοῦν τινες ἰατροὶ πάνυ τρίβω-
νες ἑωρακέναι πολλάκις φασὶν οὖρα τοιαῦτα. καλοῦσι δ᾽
οἱ νεώτεροι τριχίασιν τὸ πάθος, ἐπειδὴ θριξὶν ὅμοια καὶ
μᾶλλόν γε ταῖς λευκαῖς ἐοικότα φαίνεται τὰ τοῖς οὔροις ἐμ-
φαινόμενα. ἔναγχος δέ τις οὔρει τοιαῦτα σώματα μακρὰ
ὥστ᾽ ἄπιστον τὸ μῆκος ἐδόκει εἶναι· τινὰ γὰρ αὐτῶν εἰς
ἥμισυ πήχεως ἐξετείνετο. προσενήνεκτο δ᾽ οὗτος ὅλῳ σχεδὸν ἐνιαυτῷ τῷ πρόσθεν ἐργμῶν τε καὶ κυάμων πάνυ πολλάκις καὶ τυρῶν ἁπαλῶν τε καὶ ξηρῶν. καὶ οἱ ἄλλοι δὲ

Exiles quidem carunculae certa renum fubftantiae
funt indicia; illa vero veluti capilli nullo modo renum.
Neque enim fieri poteft ut in talem fubftantiae formam
ren diffolvatur; et qui hoc affeverant, renum naturam
ignorant. Sed neque retexta vefica aut exefa talia me-
juntur, ut quibusdam vifum eft. Sunt enim hujus particulae bracteis fimiliores, quemadmodum et Hippocrates
paulo poft eas fquamulas appellat. Verum rei veritas ita
fe habet, quod nobis forte quadam faepius vidiffe contigit; alii quoque nonnulli medici experientiffimi faepe fe
tales urinas vidiffe dicunt. Quam affectionem medici recentiores pili mictionem vocitant, quod villis praefertim
albis ea quae per urinas feruntur fimilia appareant. Sed
nuper etiam quidam ejusmodi corpora tam longa mejebant,
ut incredibili longitudine viderentur: quaedam enim ex
ipfis ad dimidium cubitum extendebantur. Is toto fere
anno praegreffo frequentiffime legumina, frefa fabamque
potiffimum et cafeum tenerum et ficcum comederat. Et

πάντες οἷς οὐρῆσαι συνέβη τὰ τοιαῦτα, παχυχύμοις ἐδέσμα-
σιν ἐκέχρηντο. τούτου τοίνυν τοῦ χυμοῦ καταπτημένου πως
ἐν νεφροῖς αἱ τριχοειδεῖς γίνονται συστάσεις. καὶ μέντοι
καὶ ἡ θεραπεία μαρτυρεῖ τῷ λογισμῷ τῆς αἰτίας· ὑπὸ γὰρ
λεπτυνόντων καὶ τεμνόντων φαρμάκων ἅμα καὶ τῷ τὴν ἄλλην δίαιταν ὑγραίνουσαν ὑπάρχειν ἐθεραπεύ- [187] θη-
σαν οἱ κάμνοντες οὕτως. εἴπερ δὲ ἦν ἕλκωσις τηλικαύτη
νεφρῶν ἢ κύστεως, ὡς διαλύεσθαι τὴν οὐσίαν αὐτῶν, οὐ
μόνον οὐδὲν ἂν ὠνίναντο ὑπὸ τῶν τοιούτων φαρμάκων, ἀλλὰ
καὶ παρωξύνοντο ἐσχάτως· ἄξιος οὖν ἐστιν ὥσπερ ἐν τοῖς
ἄλλοις, οὕτω κἂν τούτῳ θαυμάσαι τὸν Ἱπποκράτην τὰ μηδέπω μηδὲ τήμερον ἐγνωσμένα πολλοῖς τῶν ἰατρῶν αὐτὸν
ἐξευρεῖν. καὶ μέντοι καὶ ἡ λέξεως ἀκρίβεια θαυμαστῶς
ὅπως ἔχει λέγοντος ἀπὸ τῶν νεφρῶν ἐκκρίνεσθαι τὰ τοιαῦτα.
οὐ γὰρ ὥσπερ ἐπὶ τοῦ πρόσθεν ἀφορισμοῦ ἕλκωσιν τοῦ νε-
φροῦ αἰτιᾶται οὕτω καὶ νῦν εἶπεν, ἀλλ᾽ ἁπλῶς ἀπὸ νεφρῶν
ἐκκρίνεσθαί φησιν, ὡς καὶ λίθον τινὸς οὐρήσαντος ἀπὸ νεφρῶν ἐνηνέχθαι φαίημεν ἂν αὐτόν, οὐχ ὅτι τῆς οὐσίας αὐ-

ceterae denique omnes quibus talia mejere contigit, pachy-
chymis et craffis eduliis vefcebantur. Tali igitur humore
in renibus quodammodo torrefacto capillis fimilia corpora
generantur. Quin etiam curatio caufae confiderationem
teftatur: nam qui ita aegrotarent, medicamentorum attenuantium et incidentium vi fimul cum reliqua victus ratione humectante curati funt. Quod fi tanti fuiffet renum
aut veficae exulceratio, ut eorum fubftantia diffolveretur,
non modo nihil ejusmodi medicamentis eorum adjuti, verum etiam fupra modum irritati fuiffent. Quare quemadmodum in aliis, fic et in his admiratione dignus eft
Hippocrates, quod ea invenerit quae medicis compluribus
ad hunc ufque diem prorfus ignorata fuerint. Quin etiam
orationis integritas admirationem habet talia excerni di-
centis: non enim quemadmodum in fuperiori aphorifmo
renum incufat exulcerationem, ita et nunc pronunciavit,
fed fimpliciter ex renibus excerni affirmat, quemadmodum
fi aliquo calculum mejente a renibus ipfum delatum effe

τῶν ἐστι μόριον, ἀλλ᾽ ὅτι τὴν σύστασιν ἐν ἐκείνοις λαμβάνει. τὰ μὲν οὖν σμικρὰ σαρκία τῆς οὐσίας ἐστὶ μόρια ἑλ-
κωθέντων ὅλως τῶν νεφρῶν, τὰ δ᾽ οἷον τρίχες ἐν νεφροῖς
μὲν λαμβάνει τὴν σύστασιν, ὥσπερ καὶ οἱ λίθοι, μόρια δ᾽
οὐκ ἔστι τῆς οὐσίας αὐτῶν. κακῶς ἐν ἅπασι τοῖς ἀντιγράφοις ὁ ἀφορισμὸς οὗτος ἄνευ τοῦ ἢ γέγραπται, σαρκία
σμικρὰ ὥσπερ τρίχες. οὐδαμῶς γὰρ ἔοικε τὰ σμικρὰ σαρκία ταῖς θριξίν· ἀλλὰ χρὴ μεταξὺ τοῦ τε σμικρὰ καὶ τοῦ
ὥσπερ τὸ ἢ φωνῆεν τάξαι, ὡς δυοῖν πραγμάτων, οὐχ ἑνὸς
ἐν τῷ λόγῳ μνημονεύοντος τοῦ Ἱπποκράτους. τὸ μὲν οὖν
ἕτερον αὐτῶν ἐστι σαρκία σμικρά, τὸ δ᾽ ἕτερον ὥσπερ τρίχες. ἐπὶ μὲν οὖν τῶν ταῖς θριξὶν ὁμοίων ἀεὶ φαίνεται
παχὺ τὸ οὖρον ὡς ἂν φλεγματικῆς οὐσίας. ἣν ἤθροισαν
αἱ φλέβες ἐκκαθαιρομένης διὰ τῶν νεφρῶν, ἐπὶ δὲ τῶν
σαρκίων οὐκ ἀναγκαῖον. οὐ μὴν οὐδὲ ἐθεασάμην ποτὲ
τοιαύτην νεφρῶν διάθεσιν· ἀλλὰ τὸ μὲν οἷον σαρκία πολλάκις ἐν ἐκείνοις τοῖς πυρετοῖς, ἐν οἷς καὶ τὰς καλουμένας

dixerimus. Non quod eorum fit fubftantiae particula, fed
quod in ipfis fuam compagem fit fortitus. Exiguae itaque
carunculae exulceratorum omnino renum fubftantiae partes exiflunt. Quae vero funt pilis fimilia, in renibus
quidem fuam compagem accipiunt, ut et lapides, fed eorum fubftantiae partes non funt. Male ergo in omnibus
exemplaribus hic aphorifmus fine disjungendi particula *aut*
legitur: *exiles carunculae veluti pili.* Nequaquam enim
exiguae carunculae pilis funt fimiles. *Verum· inter exiguae et veluti*, media diftinctio *aut* collocanda eft, quia
duarum rerum, non unius hoc aphorifmo Hippocrates
mentionem faciat: quarum una eft exiguae carunculae,
altera veluti pili. Atque in iis quidem quae pilis funt
fimillima, femper craffa urina fpectatur, ut pituitofam
fubftantiam quam venae cumularent, natura per renes expurgante: in carunculis non eft neceffarium. Nuvquam
tamen talem renum affectionem fpectavi, fed veluti carunculas faepius in illis febribus, in quibus etiam fedi-

ὀροβοειδεῖς ὑποστάσεις ὁρῶμεν γιγνομένας καιωπτημένου
παχέως αἵματος ἐν νεφροῖς ἢ καθ᾽ ἧπαρ. οὐ μὴν ἀκριβῆ
γε σαρκία τεθέαμαί ποτε συνεξερχόμενα τοῖς οὔροις. ἐγχωρεῖ οὖν, ἡγοῦμαι, παχὺ οὖσον εἰρῆσθαι πρὸς αὐτοῦ τὸ σύμ-
μετρόν τε καὶ κατὰ φύσιν. ἀντίκειται γὰρ τοῦτό πως τῷ
λεπτῷ καὶ γινώσκομεν, ὅτι κυρίως μὲν αἱ κατὰ τὰς ὑπερβολὰς ἀντιθέσεις οὕτω λέγονται. καταχρηστικῶς δὲ καὶ τὸ
μέσον ἐνίοτε καὶ σύμμετρον ἀμφοτέροις χρῆται τοῖς ὀνόμασι τῶν ἄκρων. πρὸς μὲν τὸ τελέως παχὺ λεπτὸν ὀνομαζόμενον, πρὸς δὲ τὸ λεπτὸν ἐσχάτως παχύ, καὶ εἴπερ οὕτως ἀκούσαιμεν, ὁ λόγος ἔσται τοιοῦτος· οἷς ἐν τῷ οὔρῳ μὴ
ὄντι λεπτῷ συνεξέρχεται τὰ εἰρημένα, τῶν νεφρῶν ἐστι
τὸ πάθημα, λεπτῶν μέντοι τῶν οὔρων ὄντων ὅλον τὸ φλε-
βῶδες γένος πέπονθε. τὴν δ᾽ αὐτὴν ταύτην γνώμην δεί-
κνυσθαί μοι δοκεῖ καὶ κατὰ τὸν ἑξῆς ἀφορισμόν.

menta ervofa vocata fieri cernimus ex craſſo ſanguine in
renibus aut in jecore aſſato et torrefacto. Non tamen
perfectas carunculas unquam cum tenui urina exire vidi.
Potuit itaque, mea quidem ſententia, craſſa urina ab ipſo
dici quae commoderata et ſecundum naturam eſt. Agno-
ſcimus proprie quidem ſecundum exceſſus oppoſitiones ita
dici; per abuſionem autem et medium et commoderatum
utrisque extremorum tribui nominibus, quum ad ſumme
quidem craſſum tenue, ad ſumme vero tenue craſſum nominetur. Quod ſi ita accipiantur, ejusmodi erit oratio:
quibus in urina non tenui una exeunt ſupra commemorata, renum eſt pathema; ſi vero ſit tenuis, totum veno-
ſum genus patitur. Eandem etiam mihi ſequenti aphoriſmo ſententiam indicare videtur.

οζ'.

[188] Ὁκόσοισιν ἐν τῷ οὔρῳ παχεῖ ἐόντι πιτυρώδεα
συνεξουρέεται, τουτέοισιν ἡ κύστις ψωριᾷ.

Ἐὰν μὲν οὖν λεπτὸν ᾖ τὸ οὖρον, οὐ κατὰ φύσιν αἱ
φλέβες, ἐὰν δὲ μὴ ᾖ λεπτὸν, ἀλλὰ μετρίως συνεστηκὸς, ὅπερ
ἀκοῦσαι νῦν χρὴ τὸ παχὺ, τὰ συνεκκρινόμενα τῷ τοιούτῳ
περὶ τοὺς νεφροὺς ἢ τὴν κύστιν ἐνδείξεταί τι πάθος. ἐπειδὴ
γὰρ ἐκ μὲν τῶν φλεβῶν ἥκε, τὸ οὖρον, διηθεῖται δὲ διὰ
τῶν νεφρῶν, ἀθροίζεται δὲ ἐν τῇ κύστει, πᾶν ὅ τί περ ἂν
ἐν αὐτῷ φαίνηται παρὰ φύσιν ἢ τὰς φλέβας ἐνδείξεται
φαύλως ἔχειν ἢ τὰ κατὰ τοὺς νεφροὺς ἢ κύστιν, ὥσπερ καὶ
νῦν τὰ πιτυρώδεα τὴν κύστιν ψωριᾶν, ὅταν γ᾽ αἱ φλέβες
ἀπαθεῖς ὑπάρχωσι. φέρεται γὰρ ἐνίοτε καὶ ἐξ ἐκείνων τὰ
πιτυρώδη, ποτὲ μὲν αὐτοῦ τοῦ χιτῶνος αὐτῶν παθόντος,
ὥσπερ καὶ τοῦ τῆς κύστεως, ἔστι δ᾽ ὅτε τοῦ κατ᾽ αὐτὰς
αἵματος ὑπὸ καυσώδους θερμοῦ (284) φρυγέντος. ἐπιτη-
δειότερος δὲ δηλονότι πρὸς τοῦτο πᾶς ὁ παχὺς ἐν αὐταῖς

LXXVII.

*Quibus cum urina craſſa furfuroſa quaedam ſimul mictu
exeunt, his veſica ſcabie laborat.*

Si tenuis quidem urina fuerit, non ſecundum naturam venae ſe habent; ſi vero non tenuis, ſed mediocriter
conſtans et compacta fuerit, quo ſignificato craſſam nunc
non accipere oportet, tum ea quae ſimul cum tali urina
excernuntur, in renibus aut veſica affectionem eſſe indicabunt. Quum enim ex venis urina veniat et a renibus
prolectetur et per eos percoletur, *per uteres in veſicam
transmittatur* atque in veſica colligatur, quidquid in ipſa
praeter naturam apparuerit aut venas aut renes aut *ureteres* aut veſicam male habere ſignificabit. Quomodo nunc
furfuroſa iſta affectam ſcabie veſicam portendunt, quum
venae nullum affectum patiuntur. Ex ipſis enim interdum etiam ejusmodi furfuroſa deferuntur, ipſarum alias
affecta tunica, quemadmodum veſicae quoque tunicam

χυμός ἐστι καὶ μᾶλλον ἔτι ἡ οἷον τρὺξ τοῦ αἵματος, ὃν ὀνομάζειν εἰθίσμεθα μελαγχολικὸν χυμόν. ὥσπερ γὰρ ἡ τοῦ
δέρματος ἐπιφάνεια, καλοῦσι δ᾽ αὐτὴν ἐπιδερμίδα κατὰ τὰς
ψώρας καὶ τὰς λέπρας καὶ τοὺς λειχῆνας, ἀποβάλλει τι λεπτὸν, οἷόν περ τὸ γῆράς ἐστι τῶν ὄφεων, οὕτω κἀπειδάν
τι τῶν ἔνδον μορίων ὅμοιόν τι πάθημα πάθῃ οἷς τὸ δέρμα καὶ τὸ σύμπτωμα τοῦ παθήματος ὅμοιον γενήσεται. κατὰ
τοῦτο οὖν αἱ φλέβες αὗται καὶ ἡ κύστις ψωριῶσα πιτυρώδεα δέρματα σὺν τοῖς οὔροις ἕξει κενούμενα. διορισθή-
σεται δὲ τῇ λεπτότητι καὶ τῷ πάχει τῶν οὔρων, ὡς προείρηται. τὰ μὲν γὰρ λεπτὰ πεπονθέναι τὰς φλέβας ἐνδείξεται, τὰ δ᾽ οὐ λεπτὰ τὴν κύστιν.

οη'.
[189] Ὁκόσοι ἀπὸ ταὐτομάτου αἷμα οὐρέουσι, τουτέοισιν
ἀπὸ τῶν νεφρῶν φλεβίου ῥῆξιν σημαίνει.

affici accidit; alias etiam fanguine in ipfis contento caloris fervore et vehementia perufto et fricto. Ad hanc
affectionem nimirum aptior eft quivis craffus humor ipfis
inclufus, isque magis qui veluti faex fanguinis exiftit;
quem humorem melancholicum nominare confuevimus.
Quemadmodum enim cutis fuperficies, eam vero extimam
cuticulam vocitant, per fcabiem, lepram atque lichenas
tenue quoddam corpufculum abjicit, qualis eft ferpentum
fenectus: fic etiam quum partium interiorum quaedam
eundem fubeat affectum, quo cutis laboraverit, etiam
fymptoma affectui fimile oborietur. Proindeque tum venae ipfae, tum vefica fcabie laborantes furfurofas cuticu-
las una cum urinis emittent. *Quae unde prodeant*, tum
urinarum tenuitate tum craffitie diftinguentur, quemadmodum fupra dictum eft. Tenues enim urinae venas, non
tenues venarum affectum effe oftendent.

LXXVIII.

*Qui fponte fanguinem mejunt, iis a renibus venulae ru-
pturam effe fignificat.*

Τὸ ἀπὸ ταὐτομάτου δύναται μὲν καὶ χωρὶς αἰτίας τῆς
ἔξω δηλοῦν, δύναται δὲ καὶ τὸ οἷον ἐξαίφνης οὐδενὸς προη-
γησαμένου συμπτώματος, οἷά περ ἐπὶ κύστεως ἡλκωμένης
φαίνεται. καὶ ταύτην γὰρ οἷόν τε ῥαγῆναι φλέβα διὰ πλῆθος αἵματος ἐπιῤῥυέντος, ὡς ἐπὶ τῶν νεφρῶν εἴωθε συμβαίνειν, οὐδὲ γὰρ διηθεῖται διὰ τῶν ἐν αὐτῇ φλεβῶν αἷμα,
μόνον δ᾽ ὅσον εἰς τροφὴν αὐταρκες αὐτῇ. χορηγεῖται. πρὸς
τούτῳ δὲ οὐδὲ αἱ φλίβες αἱ κατὰ τὴν κύστιν γυμναί που
καὶ ἀστήρικτοι πεφύκασιν, ὥσπερ αἱ εἰς τὰς κοιλίας τῶν
νεφρῶν ἐμβάλλουσαι, καθ᾽ ἃς ἀναστόμωσίς τε καὶ ῥῆξις
ὑπὸ πάγους καὶ πλήθους γίνεται τῶν κατ᾽ αὐτὰς χυμῶν.
ἡ μὲν οὖν ῥῆξις ἀκριβοῦς αἵματος ἐργάζεται κένωσιν, ἡ δ᾽
ἀναστόμωσις οὐκ ἀθρόον αἷμα προχέουσα, καὶ μάλισθ᾽ ὅταν
ᾖ βραχύ · κατ᾽ ὀλίγον δὲ τὸ λεπτότερον διηθοῦσα τὸ ὅλον
οὖρον ὕφαιμον ἐργάζεται. γίγνεται δ᾽, ὡς ἔφην, καὶ τῶν ἐν
κύστει φλεβῶν ἐξ ἀναβρώσεως πεπονθυιῶν αἵματος κένωσις,
ἐφ᾽ ᾗ προηγεῖται τοῦ κατὰ τὴν κύστιν ἕλκους τὰ σημεῖα,

Illud fponte idem poteſt qnod ſine caufa externa
ſigniſicare. Poteſt etiam idem fere quod derepente multo
praegreſſo ſymptomate ex iis qualia apparent in veſica
ulcerata. Neque enim in ipſa propter ſanguinis affluentis
copiam vena rumpi poteſt, quemadmodum in renibus accidere confuevit, quod per ejus venas ſanguis non percoletur, ſed folum ſuppeditetur quantum ad ipſam alendam
fatis eſſe poteſt. Huc adde qnod neque venae per veſicam ſparfae natura nudae funt aut minus bene firmatae
et conſtabilitae, quemadmodum quae in renum ventres
inferuntur, quarum ofculationes feu apertiones et ruptiones propter humorum qui in ipſis continentur craſſitiem
et multitudinem oboriuntur. Ruptio quidem finceri fanguinis vacuationem efficit; ofculatio vero non confertim
fanguinem profundit, praefertim qnum exilis fit; fed paulatim tenuiorem percolans fubcruentam urinam reddit.
Fit autem, ut dixi, veficae etiam venis erofione laborantibus fanguinis vacuatio, quam ulceris in ea confiftentis

τουτέστιν ὀδύνη τε τοῦ μορίου καὶ πῦον καί τινα πολλάκις
αὐτοῦ τοῦ σώματος τῆς κύστεως οἷόν περ θρύμματα κατὰ
τοῦτο οὖν ἄμεινον ἀκούειν τὸ ἀπὸ ταυτομάτου σημαίνειν τὸ
ἐξαίφνης τοῦ τὸ χωρὶς αἰτίας φανερᾶς ἐκκρίνεσθαι. ἐκ
γὰρ τῶν νεφρῶν αἷμα πολλάκις μὲν καὶ χωρὶς τῆς ἔξωθεν
αἰτίας ῥαγέντος τοῦ ἀγγείου διὰ πλῆθος, ἔστι δ' ὅτε καὶ
πηδησάντων σφοδρότερον ἢ κατενεχθέντων ἢ πληγέντων.

οθ'.

Οἷσιν ἐν τοῖς οὔροισι ψαμμώδεα ὑφίσταται, τουτέοισιν ἡ
κύστις λιθιᾷ.

[190] Οὐ πάντως ἡ κύστις, ἀλλ' ἐνδέχεται καὶ νεφροὺς, ὥσθ' ἡμάρτηται φανερῶς ὁ ἀφορισμὸς ἤτοι γε αὐτοῦ τοῦ Ἱπποκράτους περιδόντος ὅλου τοῦ λόγου τὸ ἥμισυ
μέρος ἢ τοῦ πρώτου βιβλιογράφου παραλιπόντος. ἐάν τε

figna praecedunt, id eft tum partis dolor, tum pus, tum
ipfius faepe corporis veficae veluti minuta quaedam ramenta, Hac igitur ratione praeflat vocem fponte pro
derepente fignificatione quam pro citra evidentem caufam
accipere. Nam ex renibus fiquidem fine externa etiam
caufa propter nimiam copiam vafe rupto, aliquando vero
etiam contentius faltantibus aut ex alto lapfis aut percuffis mejitur fanguis.

LXXIX.
Quibus in urina arenofa fubfident, iis vefica calculo
laborat.

Non plane vefica, fed et renes calculo laborare
queunt. Quare conflat mutilatum effe aphorifmum aut
fane quod Hippocrates effe dimidiam orationis partem ne-
glexerit aut quod primus bibliographus omiferit. Sive

γὰρ ἐν νεφροῖς ἐάν τ᾽ ἐν κύστει λίθοι γίνωνται, συνεξέρχονται τοῖς οὔροις τὰ ψαμμώδη.

π'.

῍Ην αἷμα οὐρέῃ καὶ θρόμβους καὶ στραγγουρίην ἔχῃ καὶ
ὀδύνη ἐμπίπτῃ ἐς τὸ ὑπογάστριον καὶ τὸ περιναῖον, τὰ
περὶ κύστιν πονέει.

Γέγραπται μὲν διχῶς ἡ τελευτὴ τοῦ ἀφορισμοῦ, κατὰ
τινὰ μὲν τῶν ἀντιγράφων πονέει, καθ᾽ ἕτερα δὲ νοσέει, καὶ
σχεδὸν ἀλλήλων ταύτῃ γε οὐδὲν διαφέρουσιν αἱ γραφαί.
κοινῇ δ᾽ ἀμφότεραι σφάλλονται, εἴ τις ἀκούσειε τὰ περὶ
τὴν κύστιν εἰρῆσθαι πρὸς Ἱπποκράτους, ὡσεὶ καὶ αὐτὴν
τὴν κύστιν ἐγεγράφει. τὰ γὰρ εἰρημένα συμπτώματα κοινὰ
τῶν οὐρητικῶν ὀνομαζομένων ὀργάνων ἁπάντων ἐστὶ κύστεως,
νεφρῶν, οὐρητήρων. οὕτως οὖν ἄμεινον ἀκούειν τὰ περὶ
τὴν κύστιν, οὐχ ὡς αὐτῆς μόνης δηλουμένης, ἀλλ᾽ ὡς καὶ

enim in renibus five in vefica calculi procreentur, una
cum urinis arenofa prodeunt.

LXXX.

Si quis fanguinem et grumos mejat et ftranguriam habeat, dolorque in imum ventrem et perinaeum incidat,
veficae partes laborant.

Duobus modis finis aphorifmi fcriptus eft. In quibusdam exemplaribus laborant, in quibusdam aegrotant
legitur; atque hac ratione ab invicem nihilo prope vere
difcrepant. Ambo textus fimul errorem fubeunt, fi quis
illud veficae partes vel circa veficam intellexerit ab Hippocrate dici, ac fi ipfam veficam laborare enunciaffet.
Commemorata fiquidem fymptomata, ureticis appellatis
mixtionis inftrumentis omnibus veficae, renibus et ureteribus communia funt. Sic itaque praeftat circa veficam
partes accipere, non ut ipfa fola vefica, fed etiam ut

τῶν συνεζευγμένων αὐτῇ μορίων. ἔτι δὲ μᾶλλον οὕτως
ἀκούε.ν ἡμᾶς καὶ ὁ ἑξῆς ἀφορισμὸς ἐπιτρέψει, καθ᾽ ὃν οὐ
τὰ περὶ τὴν κύστιν νοσεῖν φησιν, ἀλλὰ τῆς κύστεως ἕλκωσιν
ὑπάρχειν, ὡς οὐ ταὐτὸν ὃν αὐτὴν τὴν κύστιν ἁπλῶς μόνην
ἀποφαίνεσθαί τι πάσχειν ἢ τὰ περὶ αὐτήν,

___

πα΄.

Ἢν αἷμα καὶ πῦον οὐρέῃ καὶ λεπίδας καὶ ὀσμὴ βαρεῖα ᾖ,
τὴν κύσι.ος ἕλκωσιν σημαίνει.

___

[191] Τὸ μὲν αἷμα καὶ τὸ πῦον οὐρεῖν πάντως ἐστὶ
τῶν οὐρητικῶν ὀργάνων ἡλκωμένων κοινὰ σημεῖα, τὸ δὲ
βαρὺ τῆς ὀσμῆς, ὅπερ δηλοῖ τὸ ἀηδές, ἔτι τε μᾶλλον αἱ
λεπίδες, ἴδια τῆς κύστεως. ἐν μὲν οὖν τοῖς πλείστοις ἀντιγράφων, ἢν αἷμα καὶ πῦον οὐρέῃ, γέγραπται· κατὰ δέ
τινα αὐτῶν ἢν αἷμα ἢ πῦον οὐρέῃ. δηλώσει δ᾽ αὐτὴ μὲν
ἡ δευτέρα γραφὴ παραδιαζευκτικὸν εἶναι τὸν ἢ σύνδεσμον,

partes ipſi connexae ſignificentur. At etiamnum magis
ita nos intelligere ſequens etiam aphoriſmus hortabitur,
quo non quae partes circa veſicam exiſtunt, eas aegrotare
profert, ſed veſicae exulcerationem incuſat: quaſi non
idem dicturus ſit is qui veſicam ipſam ſolam abſolute pati
aliquid et qui circa veſicam partes affectas eſſe pronunciat.

___

LXXXI.

Si quis ſanguinem et pus et ſquamulas mejat, odorque
gravis adſit, veſicae exulcerationem ſignificat.

Sanguinem et pus mejere ureticorum inſtrumentorum
mixtioni inſervientium ulceratorum plane communia ſigna
ſunt. At graveolentia quum prodit inſuavis et ingratus
odor et adhuc magis ſquamulae veſicae propria. In pluribus itaque exemplaribus ſi ſanguinem et pus mejat ſcriptum eſt, in quibusdam ipſorum ſi ſanguinem aut pus mejat.
Ipſa vero lectio ſecunda conjunctionem aut eſſe diſjuncti-

ὡς ὁπότερον ἂν ὑπάρχῃ τῶν εὑρημένων ἑλκώσεως εἶναι σημεῖον, ἡ δ᾽ ἑτέρα τὰ δύο βουλήσεται συνεδρεύειν ἢ ἅμα
ἀλλήλοις ἢ ἐναλλάξ.

πβ'.

Ὁκόσοισιν ἐν τῇ οὐρήθρῃ φῦμα γίνεται, τουτέοισι διαπυή-
σαντος καὶ ἐκραγέντος λύσις.

Διὰ βραχυλογίαν οὐδὲν ἀξιόλογον οὗτος ὁ ἀφορισμὸς
ἔχειν ὑποληφθήσεται. πρόχειρον γὰρ παντὶ γνῶναι τῶν ἐν
τῷ πόρῳ τῷ οὐρητικῷ τῷ κατὰ τὸ αἰδοῖον, τοῦτο γὰρ οὐ-
ρήθραν καλοῦσι, συνισταμένων φυμάτων τὴν λύσιν γίγνεσθαι ῥαγέντων. ἀλλ᾽ εἰ προσχῶμεν τὸν νοῦν, ἔνδειξίς ἐστί
τινος μείζονος πράγματος. ἐνδέχεται γὰρ ἰσχουρίαν δή τινα
γενέσθαι καὶ διὰ τὸ τοιοῦτον φῦμα καὶ μέντοι καὶ ὡς τὸ
φῦμα τοῦτο ῥαγὲν ἰάσεται τὴν ἰσχουρίαν εὔδηλον. ἀλλὰ
ἐκεῖνό γε παραφύεται τοῖς εἰρημένοις ἑπόμενον ζήτημα, πό-

vam indicat, ut commemoratorum utrumque vel fimul una
vel vicissim adefse poftulabit.

LXXXII.

*Quibus in urethra tuberculum nafcitur, eo fuppurato et
rupto folutio.*

Propter orationis brevitatem nihil effatu dignum habere hic aphorifmus conjicitur. Promptum enim eft unicuique nofse in meatu urinario qui in pene eft, hunc
enim urethram vocitant, fi confiftant tubercula quae poftea rumpantur, fieri folutionem. Verum fi accuratius
animadverterimus, rei cujusdam majoris fit indicatio. Contingit enim ifchuriam, i. e. urinae fuppreffionem, aliquam
ob ejusmodi tuberculum oboriri, eoque rupto tuberculo
futuram ifchuriae fanationem efse certo conftat. Verum
ex dictis illa quaeftio fuboritur, utrum procreatum hoc

ΚΑΙ ΓΑΛΗΝΟΥ ΕΙΣ ΑΥΤΟΥΣ ΥΠΟΜΝΗΜΑΤΑ. 779

Ed. Chart. IX. [191. 192.]   Ed. Baf. V. (284.)

τερον ῥήγνυσθαι μόνον βούλεται τὸ κατὰ τοῦτο χωρίον
συνιστάμενον φῦμα ἢ πλειστάκις μὲν αὐτὸ τοῦτο συμβαίνειν, δύνασθαι δὲ διαφορεῖσθαι ἢ παράδειγμα τῶν λύσεων
ἓν τοῦτο ἔγραψε, τὴν ῥῆξιν, ὅπερ καὶ ἀληθέστερόν ἐστιν.

πγ΄.

Οὔρησις νύκτωρ πολλὴ γινομένη σμικρὴν τὴν ὑποχώρησιν
σημαίνει.

[192] Ὅτι μὲν οὖν ἀναγκαῖόν ἐστιν ἀναδοθέντος
τοῦ κατὰ τὴν κοιλίαν ὑγροῦ βραχυτέραν γενέσθαι τὴν ὑποχώρησιν πρόδηλον παντί. συνεμφαίνει δὲ τούτῳ καὶ ὅτι
διεξελθόντος ἅμα τοῖς σιτίοις ὑγροτέρα μὲν ἡ γαστὴρ γενήσεται καὶ διὰ τοῦτο πλείω ὑποχωρήσει, τὸ δ᾽ αὖ οὖρον
ἔλαττον ἐκκριθήσεται. διδάξει δ᾽ ἡμᾶς ὁ λόγος οὗτος ἰάματα ῥευμάτων γαστρὸς καὶ ξηρότητος· ἐφ᾽ ὧν μὲν ὑγροτέρα γίνεται τοῦ προσήκοντος, τό τε πόμα ἔλαττον δώσο-

in loco tuberculum rumpi dumtaxat velit Hippocrates, an
faepiſſime quidem id ipſum accidere; difcuti tamen poſſe,
an hoc unum folutionum exemplum ruptionum fcriptis
propofuerit. Quod ultimum verius videtur.

LXXXIII.

*Qui mictus noctu fit copiofus, paucam dejectionem fig-
nificat.*

Quod neceſſarium quidem fit diftributo ventris humore pauciorem fieri dejectionem unicuique manifeftum
eft. Sed et fimul illud apparet, quod eo humore una
cum cibariis inteftina pervadente, alvus quidem humidior
reddatur, idcirco et plura dejiciet et urina paucior ex-
cernetur. Docebit autem nos haec ratio et defluxionum
et ficcitatis ventris remedia. In quibus enim alvus quam
deceat humidior eft, iis parciorem potum dabimus atque

μεν ἐπί τε κίστιν ἐπιτρέψομεν ἀφικέσθαι. ἐφ' ὧν δὲ ξηροτέρα, καὶ πλεῖον δώσομεν τὸ πόμα καὶ τὴν ἀνάδοσιν ὡς
οἷόν τε κωλύσομεν.

ipfius motum ad veficam ciebimus. Quibus vero ficcior
eft, uberiorem potum exhibebimus et ejus diftributionem
quoad fieri poteft prohibebimus.

ΙΠΠΟΚΡΑΤΟΥΣ ΑΦΟΡΙΣΜΟΙ ΚΑΙ ΓΑΛΗΝΟΥ ΕΙΣ ΑΥΤΟΥΣ ΥΠΟΜΝΗΜΑΤΑ.

Ed. Chart. IX. [193. 194.]   Ed. Baf. V. (285.)

α'.

[193] (285) Σπασμὸς ἐξ ἐλλεβόρου θανάσιμον.

Τοῖς ἐλλέβορον εἰληφόσι λευκὸν, δηλονότι, τοῦτο γὰρ ἁπλῶς εἰώθασιν ὀνομάζειν ἐλλίβορον, οὐχ ὥσπερ τὸν μέλανα μετὰ προσθήκης, τούτοις οὖν ἐὰν καθαιρομένοις ἐπιγένηται σπασμὸς, ὀλέ- [194] θριον εἶναί φησι τὸ σύμπτωμα. γίνεται μὲν γὰρ οὐ κατὰ τὴν ἀρχὴν τῆς καθάρσεως ἡνίκα

HIPPOCRATIS APHORISMI ET GALENI IN EOS COMMEN-TARII.

I.

Convulfio ex veratro letalis.

Qui veratrum aſſumpſerunt, album ſcilicet, hunc enim ſimpliciter elleborum, non ſicut nigrum cum adjectione nominare conſueverunt, iis ſi dum purgantur convulfio ſuperveniat, perniciofum ſymptoma eſſe pronunciat. Fit enim non initio purgationis, quo tempore ſuf-

τοῦ πνιγῆναι κίνδυνος, ἀλλ' ὅταν σπαραχθῶσι σφοδρότερον
ἐμοῦντες, δι' αὐτὴν μάλιστα τὴν ἐν τοῖς ἐμέτοις συντονίαν
πονησάντων τῶν νευρῶν κατὰ συμπάθειαν τὴν πρὸς τὸ
στόμα τῆς γαστρὸς, ἐφ' ᾧ καὶ ἄλλοις ἑωράκαμεν, ὅταν ἰσχυρῶς δηχθῇ, γεγενημένους σπασμοὺς ὥσπερ καὶ τῷ νεανί-
σκῳ τὸν ἰὸν ἐμέσαντι. βέλτιον γὰρ ἰὸν, οὐκ ἰώδη τὸν ἔμετον ὀνομάζειν ἐκεῖνον, ἐπειδήπερ ἦν οἷος ἀκριβὴς ἰὸς ὀνομα-
ζόμενος εὐανθέστατος. ἀλλὰ κατά γε τὸν ἔμετον ἐσπάσθη
πᾶν τὸ σῶμα καὶ ὅ τε πυρετὸς αὐτοῦ καὶ ὁ σπασμὸς ἐπαύσατο παραχρῆμα κενωθέντος τοῦ ἰοῦ. τοιοῦτον δ' ἦν τὸ
ἐμεθὲν, οἷον εἴ τις ὕδατι δεύσειεν ἰὸν τὸν ἄριστον, ὡς γενέσθαι σύστασιν ἐξ ἀμφοῖν σιραίου πάχει προσεοικυῖαν. οὐκ
ἀδύνατον μὲν οὖν, ὡς ἔφην, καὶ κατὰ συμπάθειαν τὴν πρὸς
τὸ στόμα τῆς γαστρὸς γενέσθαι σπασμὸν ἐπ' ἐλλεβόρῳ
λευκῷ, καὶ εἴη ἂν ὁ μετριώτατος σπασμὸς οὗτος. ἐγχωρεῖ
δὲ καὶ δι' αὐτὴν τὴν κένωσιν ὑπερκαθαιρομένοις αὐτοῖς
γενέσθαι σπασμὸν, ὡς καὶ τοῖς χολερικοῖς ἐπιγίνονται συνολ-

focationis periculum imminet, feu quando vomentes vehementius vellicati vexantur, propter ipfam maxime quae
in vomitibus concitatur, contentionem nervis per eam
quam cum ore ventriculi fympathiam fortiuntur laborantibus. Qua in re etiam alias quum vehementius morde-
retur, convulfiones fieri videmus; quemadmodum adole-
fcenti accidit, qui aeruginem vomuit. Praeftat enim aeruginem quam aeruginofum vomitum illum appellare,
quandoquidem talis erat, qualis mera aerugo nominata
viridiffimus. Verum per vomitum totum corpus convul-
fum, atque evacuato aerugine quam primum febris ipfius
et convulfio ceffarunt. Quod vomitu exclufum eft, tale
erat ac fi quis optimam aeruginem fic aqua folvat, ut ex
utraque conflatum corpus fapae referat craffitudinem. Non
impoffibile eft igitur, ut dixi, et per confenfum cum ore
ventriculi ab elleboro albo fieri convulfionem et haec foret convulfio moderatiffima. Poffibile quoque eft et propter ipfam vacuationem iis qui fupra modum purgantur
convulfionem oboriri, ut quae cholericis contractiones

καὶ πολλάκις καὶ μάλιστα τῶν κατὰ τὰς γαστροκνημίας
μυῶν. οὐκ ἀδύνατον δὲ οὐδὲ διὰ τὴν ἐνέργειαν τοῦ φαρμάκου τὰ ἐκ τῶν νεύρων ὑγρὰ πρὸς ἑαυτὸ βίᾳ σπῶντος
ἐκ τῆς κακοπαθείας ταύτης ἐπιγενέσθαι σπασμόν· ἀλλὰ
καὶ τῆς δυνάμεως ἐνίοτε τοῦ ἐλλεβόρου πρὸς ἀνάδοσιν ὁρ-
μησάσης σφοδρότερον, ἐγχωρεῖ τὴν τῶν νεύρων οἰσίαν ξη-
ρανθῆναι βιαιότερον. ἐδίδαξε δ' ἡμᾶς αὐτὸς ὁ Ἱπποκράτης ὡς ὁ σπασμὸς ἐπὶ κενώσει καὶ πληρώσει γίγνεται τῶν
νευρωδῶν δηλονότι σωμάτων, ὑφ' ὧν αἱ κατὰ προαίρεσιν
ἐνεργοῦνται κινήσεις. ἔστι δὲ ταῦτα τόνοι, σύνδεσμοι καὶ
μύες καὶ τένοντες· ὥσπερ ὁρῶμεν ἐπὶ τῶν ἐκτὸς ἱμάντας
τε καὶ χορδὰς τεινομένας, ἐάν τε ξηρανθῶσιν ἐπὶ πλέον
ἐάν θ' ὑγρότητι πολλῇ διαβραχῶσιν, οὕτω καὶ κατὰ τῶν
ζώων σώματα τὰ πολλὰ τὸν σπασμὸν εἰκὸς γίνεσθαι· πρόδηλον δ' ὡς ὁ μὲν ἐπὶ πληρώσει δυνατός ἐστι ἰαθῆναι κενώσει, τὸν δ' ἐπὶ κενώσει τε καὶ ξηρότητι τῶν νεύρων οὐ
πάνυ τι δυνατόν ἐστιν ἰάσασθαι. γίνεται δ', ὡς ἔφην, καὶ
κατὰ συμπάθειαν σπασμὸς, ὃν οὐχ ἡγητέον ὑπὸ τοῦ Ἱππο-

faepius eveniunt ac potiffimum eorum qui furis inferuntur mufculorum. Nec non etiam fieri poteſt propter
actionem pharmaci ex nervis humores ad fe attrahentis
ex hoc labore convulfionem fupervenire. Quin etiam
ellebori interdum vi ad diſtributionem vehementius concitata contingit nervorum ſubſtantiam violentius exficcari.
Nos enim ipfe Hippocrates convulfionem ex inanitione et
repletione fieri docuit corporum videlicet nervoforum, a
quibus voluntarii motus perficiuntur. Haec autem funt
nervi, ligamenta, mufculi et tendines. Quemadmodum
enim in rebus etiam externis lora et chordas extendi cernimus, five vehementius exficcentur, five copiofo humore
imbuantur, fic etiam in animalium corporibus par eſt
fieri non raro convulfionem. Porro liquet ex repletione
convulfionem curabilem effe per vacuationem; quae vero
ex inanitione fit et ficcitate nervorum, eam vix unquam
curationem admittere. Fit etiam, ut dixi, per fympathiam convulfio, quam ab Hippocrate praetermiſſam fuiſſe

κράτους παραλελεῖφθαι. τὸν γὰρ πρώτως γιγνόμενον σπασμὸν ἐδήλωσεν ἐν τῷ φάναι, σπασμὸν ἐπὶ πληρώσει καὶ
κενώσει συνίστασθαι, καὶ μὴν καὶ τῷ λόγῳ τῆς δήξεως
ἴσμεν ἐπὶ τῷ στομάχῳ λυγμὸν γινόμενον, ὡς ἄν τινα καὶ
τὰ νεῦρα πάσχειν ὁμοίως προσδοκῆσαι καὶ δόξει καὶ ὁ
σπασμὸς οὗτος ἐνίοτε γίνεσθαι τοῖς ἐπ' ἐλλεβόρου καθαιρομένοις ὑφ' Ἱπποκράτους οὐκ εἰρημένος· εἰ μή, νὴ Δία,
φαίη τις αὐτὸν ἐπὶ κενώσει συμβαίνειν τῶν δακνόντων χυμῶν ξηραντικῶν ὑπερεχόντων. οὗτοι μὲν οἱ τρόποι τῶν
ἐπ' ἐλλεβόρῳ σπωμένων· θεραπεύονται δ' αὐτῶν ὅ τε διὰ
δῆξιν καὶ ὁ διὰ τὴν συντονίαν τὴν ἐπὶ τοῖς ἐμέτοις, ὁ δὲ
διὰ ξηρότητα τῶν ἀνιάτων ἐστίν· εἰκότως. τοιγαροῦν ὅλον
τὸ γένος τοῦ τοιούτου σπασμοῦ φησι θανάσιμον ὑπάρχειν
ὁ Ἱπποκράτης, ἐπειδή τινες μὲν αὐτοῦ διαφοραὶ δυσίατοι,
μία δ' ἀνίατός ἐστιν.

―――――

augurandum eft. Eam enim quae primum fit convulfionem declaravit, quum fpafmum ex repletione atque inanitione generari pronunciat. Et fane etiam vellicationis
aut morfus ratione fingultum in ore ventriculi fieri novimus, adeo ut quispiam et nervos fimiliter affici exifti-
maverit. Et haec convulfio iis qui veratro purgantur
fieri interdum videbitur, ab Hippocrate non enunciata,
nifi per Jovem illam quis ex inanitione oboriri, quum
mordaces humores ficcandi facultate polleant. Hi fane
funt modi, quibus homines ex elleboro convelluntur;
curatur autem ex ipfis tum qui propter morfum, tum
qui propter contentionem ex vomitibus convellitur; qui
denique ob ficcitatem, infanabilis eft. Quare merito Hippocrates totum hujusmodi convulfionis genus effe letale
pronunciat, quoniam ipfius quidem nonnullae differentiae
curatu funt difficiles, una autem eft infanabilis.

―――――

β'.

[195] *Ἐπὶ τραύματι σπασμὸς ἐπιγενόμενος θανάσιμον.*

Ὥσπερ ἐν τῷ πρὸ τούτου λόγῳ θανάσιμον ἔφη τὸν σπασμὸν, ἐν ἴσῳ τῷ κινδυνώδη τε καὶ τελευτῶντα πολλάκις εἰς θάνατον οὕτω καὶ νῦν τὸν ἐπὶ τῷ τραύματι σπασμὸν ὠνόμασε θανάσιμον, οὐκ ἐξ ἀνάγκης τε καὶ διὰ παντὸς ἐπιφέροντα θάνατον, ἀλλ' ὡς πάνυ πολλάκις. ὡσαύτως δὲ καὶ κατὰ πολλοὺς τῶν ἔμπροσθεν ἀφορισμῶν ἐφαίνετο τῷ θανασίμου ὀνόματι χρώμενος. ἐπὶ γοῦν τοῖς τραύμασιν οἱ σπασμοὶ γίγνονται τῷ λόγῳ τῆς ἑπομένης αὐτοῖς φλεγμονῆς, ὅταν ἅψηται τῶν νευρωδῶν μορίων. καὶ πρῶτά γε φαίνεται σπώμενα τά τε κατ' εὐθὺ τῶν φλεγμαινόντων, εἶθ' οὕτως ὅταν καὶ τῆς ἀρχῆς αὐτῆς ἅψηται τὸ πάθος, ἐπὶ πᾶν ἐκτείνεσθαι τὸ σῶμα.

II.

Vulneri fuccedens convulfio letale.

Quemadmodum in eo qui hunc praecedit textum letalem dicebat convulfionem, quod idem eft ac fi periculofam et faepius ad mortem terminantem proferret, fic etiam nunc obortam ex vulnere convulfionem letalem nominavit; non quod ex neceffitate ac femper, fed quod raro admodum mortem afferat. Eodem quoque modo in fuperioribus multis aphorifmis letalis nomine uti vifus eft. Vulneribus fiquidem convulfiones fuperveniunt inflammationis ipfa fequentis ratione, ubi partes nervofas attigerit. Ac primum quidem convelli videntur quae e directo partibus inflammatione laborantibus refpondent. Deinde ubi ipfum etiam principium attigerit inflammatio, in totum corpus extenditur convulfio.

γ́.

Αἵματος πολλοῦ ῥυέντος σπασμὸς ἢ λυγμὸς ἐπιγενόμενος κακόν.

Οὐκ ἄλλο μέντοι νομιστέον δηλοῦσθαι ἐκ τοῦ πρόσθεν ὀνόματος τοῦ θανάσιμον, ἄλλο δ᾽ ἐκ τοῦ νῦν τοῦ κακόν. εἴωθε γὰρ ὁ Ἱπποκράτης ἐκεῖνα τῶν συμπτωμάτων ὀνομάζειν οὕτως, οἷς ἐπιγίνεται πολλάκις καὶ θάνατος. εἰ δὲ τῷ μᾶλλόν τε καὶ ἧττον ἀλλήλων δόξειεν τὰ ὀνόματα διαφέρειν, μείζονα τὸν κίνδυνον ἐνδείξαιτ᾽ ἂν ἢ θανάσιμον φωνὴ τῆς κακόν. ὁ γοῦν ἐπὶ πολλῇ κενώσει τοῦ αἵματος γιγνόμενος σπασμὸς ἐκ θατέρου γένους ἐστὶ τῶν ποιούντων αὐτὸν αἰτίων, ὡς προείρηται.

δ́.

[196] *Ἐπὶ ὑπερκαθάρσει σπασμὸς ἢ λυγμὸς ἐπιγινόμενος κακόν.*

III.

Effufo copiofo fanguine convulfio aut fingultus accedens malum.

Non aliud quidem fuperiore aphorifmo letalis nomine, aliud vero praefenti per malum fignificari exiftimandum eft. Confuevit fiquidem Hippocrates ea fymptomata fic appellare, quibus mors faepe fupervenit. Si quid vero magis minusve differre haec nomina inter fe videantur, majus per letale periculum, quam per malum fignificabitur. Siquidem quae copiofa fanguinis vacuatione accedit convulfio ex altero genere eft caufarum ipfam efficientium, ut fupra dictum eft.

IV.

Quae profufae purgationi convulfio aut fingultus fuccedit, malum.

ΚΑΙ ΓΑΛΗΝΟΥ ΕΙΣ ΑΥΤΟΥΣ ΥΠΟΜΝΗΜΑΤΑ. 787

Ed. Chart. IX. [196.]   Ed. Baf. V. (285.)

Ὅπερ ἐνίοτε τοῖς ἐλλέβορον εἰληφόσιν ἐλέγομεν γίγνεσθαι, τοῦτο νῦν ὑπὲρ ἁπάντων ἀπεφήνατο τῶν ὁπωσοῦν
καθαιρομένων. σπῶντι γὰρ οἱ ὑπερκαθαιρόμενοι κατὰ τὰς
εἰρημένας αἰτίας ἐπὶ τὸν ἐλλέβορον εἰληφότων, κίνδυνός τε
καταλαμβάνει τοὺς οὕτω κάμνοντας οὐ μικρὸς, ἐπειδὴ πολὺ
χείρων ἐστὶν ὁ ἐπὶ κενώσει σπασμὸς τοῦ διὰ πλήρωσιν.
ὅτι δὲ καὶ ὁ λυγμὸς στασμός ἐστι στομάχου κατὰ τὸν Ἱπποκράτην γινώσκομεν δήπου.

—————

ε΄.

Ἢν μεθύων ἐξαίφνης ἄφωνός τις γένηται, σπασθεὶς ἀποθνήσκει, ἢν μὴ πυρετὸς ἐπιλάβῃ ἢ ἐς τὴν ὥρην ἐλθὼν
καθ᾽ ἣν αἱ κραιπάλαι λύονται, φθέγξηται.

Πληρουμένων τῶν νεύρων ὁ τοιοῦτος ἐπιγίνεται σπα-
σμός. εἰωθε δὲ ῥᾳδίως αὐτὰ πληροῦν ὁ οἶνος, ὡς ἂν θερμὸς ὑπάρχων τὴν κρᾶσιν τοιαύτη φύσις, ἑτοίμως ἅπασιν

—————

Quod nonnullis fumpto elleboro accidere dicebamus,
hoc nunc de omnibus qui quovis modo purgantur pronunciat. Qui namque praeter modum purgantur, ob com-
memoratas caufas ipfi convelluntur, quibus qui elleborum
fumpferunt, ita laborantibus non parvum impendet periculum; multo fiquidem pejor eft a vacuatione quam per
repletionem facta convulfio. Quod autem et fingultus fit
ftomachi convulfio, fecundum Hippocratem nos utique
novimus.

—————

V.

*Si quis ebrius derepente obmutefcat, convulfus moritur,
nifi eum febris corripuerit aut qua hora crapula folvitur, vocem ediderit.*

—————

Repletis nervis talis convulfio oboritur. Vinum autem eos facile replere folet, ut quod temperamento fit
calidum. Talis fiquidem natura prompte omnia penetrat,

Ddd 2

ἐγκαταδύεται καὶ μάλισθ᾽ ὅταν μὴ πάνυ τι παχυμερὴς ᾖ.
τῷ μὲν οὖν πλήθει τῆς οὐσίας τὸν σπασμὸν ἐπιφέρει τοῖς
νεύροις, τῇ ποιότητι δὲ θεραπεύει πάλιν αὐτὸς ἥν εἰργάσατο διάθεσιν, ἐκθερμαίνων τε καὶ ξηραίνων τὰ νεῦρα.
ἐὰν οὖν ποτε τοῦτο μὴ δυνηθῇ ποιῆσαι, θάνατον ἀκολουθεῖν
ἀναγκαῖόν ἐστιν. ᾗ δὲ δυνάμει τὸν οἶνον ἔφαμεν ἰᾶσθαι
τοὺς σπασμοὺς, ταύτῃ δηλονότι καὶ ὁ πυρετός ἰᾶται. προσ-
εκτέον δ᾽ ἐνταῦθα μάλιστα τῷ ἔθει τοῦ Ἱπποκράτους, ἀφώ-
νους ὀνομάζοντος τοὺς ὁπωσοῦν καρουμένους. ἀλλὰ κυρίως
λέγεται κάρος ἡ παντὸς τοῦ σώματος αἰφνίδιος ἀναισθη-
σία τε καὶ [197] ἀκινησία· ταύτην οὖν τὴν διάθεσιν ἀφ᾽
ἑνὸς· τῶν συμπτωμάτων ὀνομάζειν εἴωθεν ὁ Ἱπποκράτης
καὶ γίνεται δηλονότι τῆς ἀρχῆς τῶν νεύρων παθούσης. οὐδὲ
γὰρ (286) οὐδὲ ἄλλως ὅλως οἷόν τε σπασθῆναι τὸ σῶμα
πρὸ τοῦ ταύτην παθεῖν, ἤτοι πρώτως ἢ κατὰ συμπάθειαν
ἑτέρου προπεπονθότος μορίου. κραιπάλας δ᾽ ὅτι πάντες οἱ
Ἕλληνες ὀνομάζουσι τὰς ἐξ οἴνου βλάβας τῆς κεφαλῆς εὔδηλον. οὕτως γοῦν ἔνιοι καὶ τὴν ἐτυμολογίαν ἐποιήσαντο

ac praefertim fi non admodum craffis conftet partibus.
Subftantiae igitur copia vinum nervis convulfionem affert:
fua vero qualitate nervos excalefaciendo atque deficcando
ipfum, rurfus eam quam fecerat affectionem fanat. Quod
fi quando id praeftare nequeat, mortem fequi neceffe eft.
Verum qua facultate vinum diximus convulfionem fanare,
eadem febris quoque fanat. Hic vero maxime obfervanda
eft Hippocratis confuetudo qui mutos illos nominat, qui
quovis modo caro laborant. Verum proprie carus nominatur totius corporis repentina fenfus motusque privatio.
Hanc itaque affectionem ex uno fymptomate, *nimirum
aphonia*, nominare confuevit Hippocrates; quae utique
fit affecto nervorum principio. Neque enim aliter omnino
corpus convelli poteft, priusquam id principium patiatur
vel primario vel per confenfum, altera prius affecta parte.
Quod autem Graeci omnes crapulas nominent obortas capitis noxas manifeftum eft. Sic namque nonnulli nomi-

τῆς προσηγορίας ἀπὸ τοῦ κάρηνον πάλλεσθαι γεγονέναι
φάσκοντες. τὴν δ᾽ ὥραν καθ᾽ ἣν αἱ κραιπάλαι λύονται,
κέκληκεν ὁ Ἱπποκράτης ἀντὶ τοῦ τὸν καιρόν. ἔστι δ᾽ οὗτος οὐκ ἀποτετμημένος, οὐδὲ περιγεγραμμένος ἅπασιν ἑνὶ
μέτρῳ. τινὲς μὲν γὰρ κατὰ τὴν ὑστεραίαν ἡμέραν ἐπαύσαντο τῆς κραιπάλης, τινὲς δὲ καὶ κατὰ τὴν ἐπιγιγνομένην
αὐτὴν νύκτα, τινὲς δ᾽ ἐν τῇ τρίτῃ πάντως ἡμέρᾳ, καὶ γίνεται
τοῦτο διά τε τὴν δύναμιν καὶ τὸ πλῆθος τοῦ ποθέντος οἴνου καὶ αὐτὴν τοῦ πιόντος φύσιν. ὥσπερ γὰρ οὖν ἡ τροφὴ τοῦ
πεφθῆναι μίαν ἅπασιν ἀνθρώποις οὐκ ἔχει προθεσμίαν, οὕτως οὐδ᾽ ὁ οἶνος. ἢ τοίνυν ἡμᾶς ἐμπείρως ἔχειν χρὴ τῆς
φύσεως τοῦ κάμνοντος ἢ τὴν ἐξωτάτω προθεσμίαν ἐπιτηρεῖν,
καθ᾽ ἣν, ἐὰν μήτε πυρέξαι φθάσῃ μήτε φθέγξηται, τεθνήξεται πάντως σπασθείς.

στ᾽.

Ὁκόσοι ὑπὸ τετάνου ἁλίσκονται ἐν τέτρασιν ἡμέρῃσιν ἀπόλ-
λυνται· ἢν δὲ ταύτας διαφύγωσιν, ὑγιέες γίνονται.

---

nis etymologiam fecerunt a κάρηνον πάλλεσθαι, quod caput percelli fignificat, ductam effe proferunt. Horam
autem qua crapulae folvuntur pro tempore vocavit Hippocrates, quod non omnibus una et eadem menfura prae-
cifum aut circumfcriptum eft. Quidam enim poftridie
crapula liberantur; quidam fequenti nocte; nonnulli tertio
dumtaxat die, idque fit pro vini copia ac viribus et ipfa
pectoris natura. Quemadmodum enim cibi concoquendi
unum omnibus hominibus praefinitum tempus non eft, fic
neque vini exhalandi. Aut igitur oportet nos aegri naturam experientia compertam notamque habere aut extremum crapulae exhalandae terminum obfervare: in quo fi
neque febricitare, neque loqui anticipaverit, procul dubio convulfus moritur.

VI.

Qui tetano corripiuntur, intra quatuor dies intereunt; hos
vero fi effugerint, fanefcunt.

Κάτοξυ πάθος ὁ τέτανός ἐστιν ὡς ἄν ἐξ ὀπισθοτόνου
τε καὶ ἐμπροσθοτόνου συγκείμενος, ὥστ᾽ εἰκότως αὐτὸν συν-
τομωτέραν ποιεῖσθαι τὴν κρίσιν, οὐ φερούσης τὸν ἐπὶ τῇ
τάσει κάματον τῆς φύσεως ἐν πλείονι χρόνῳ. κατὰ τὴν
πρώτην οὖν περίοδον τῶν κρισίμων ἡμερῶν ἡ κρίσις τῷ
πάθει.

ζ´.

Τὰ ἐπιληπτικὰ ὁκόσοισι πρὸ τῆς ἥβης γίνεται, μετάστασιν
ἔχει. ὁκόσοισι δὲ πέντε καὶ εἴκοσιν ἐτέων γίνεται,
τουτέοισι τὰ πολλὰ συναποθνήσκει.

[198] Κυρίως μὲν ὀνομάζονται μεταστάσεις πάθους,
ὅταν ἐξ ἑτέρου μέρους εἰς ἕτερον μετέρχωνται, καταχρωμέ-
νων δὲ καὶ αἱ λύσεις οὕτω προσαγορεύονται. καί μοι δοκεῖ
νῦν ὁ Ἱπποκράτης κατὰ τὸ δεύτερον σημαινόμενον κεχρῆσθαι τῇ προσηγορίᾳ. οὐ μόνον γὰρ εἰς ἕτερα μόρια μεθ-
ισταμένων τῶν τὴν ἐπιληψίαν ἐργαζομένων χυμῶν λύεται τὸ

Tetanus morbus peracutus et, ut ex emprofthotono
et opifthotono compofitus. Quo jure fit ut brevior ejus
fit judicatio diuturniorem tenfionis laborem non ferente
natura   Primo igitur ftatim dierum criticorum circuitu
crifis morbo accidit.

VII.

Quibus comitiales affectus ante pubertatem oriuntur, de-
ceffum fortiuntur; quibus vero quintum et vigefimum
annum agentibus oboriuntur, iis plerumque commoriuntur.

Proprie morbi metaftafes *deceffus* appellantur, quum
ex parte una in alteram decedunt, per abufionem autem
folutiones ita nominantur. Atque nunc mihi videtur Hippocrates fecundo hoc fignificatu hanc dictionem ufurpare.
Non enim folum in alias partes translatis humoribus comitialem morbum facientibus folvitur affectus, fed etiam

πάθος, ἀλλὰ καὶ τελέως ἐκθεραπανομένων· εἰσὶ μὲν γὰρ
οὗτοι παχεῖς καὶ ψυχροὶ καὶ φλεγματικοί. παύονται δ'
ὑπό τε τῆς ἡλικίας ἐπὶ τὸ ξηρότερον μεταβαλλούσης καὶ διὰ
γυμνασίαν καὶ διὰ δίαιταν ξηραντικὴν, ἅμα τοῖς ἐπιτηδείοις
φαρμάκοις. ἀλλὰ νῦν γε ὁ Ἱπποκράτης μόνης τῆς καθ'
ἡλικίαν μέμνηται μεταβολῆς ὑφ' ἧς διδασκόμενοι καὶ τὸ
τῆς διαίτης εἶδος ἅμα τοῖς φαρμάκοις εὑρήσομεν. ὅπερ
οὖν ἐν ἑτέρῳ μέρει τῶν ἀφορισμῶν εἶπε, τῶν ἐπιληπτικῶν
τοῖσι νέοισιν ἀπαλλαγὴν αἱ μεγάλαι μεταβολαί, μάλιστα
τῆς ἡλικίας καὶ τῶν χωρίων καὶ τῶν βίων καὶ τόπων ποιέουσι, ταῦτα νῦν ἐπ' αὐτῶν τῶν παθῶν ἐδήλωσε   τὰ μὲν
πρὸ τῆς ἥβης συνιστάμενα τῶν ἐπιληπτικῶν παθῶν παύεσθαι λέγων ἐν τῇ τῆς ἡλικίας μεταβολῇ, τὰ δ' ἐξωτέρω
τῶν εἴκοσι πέντε ἐτῶν συναποθνήσκειν, ᾧ καὶ δῆλον ὡς καὶ
τὸν τῆς ἥβης χρόνον ἕως τῶν πέντε καὶ εἴκοσιν ἐτῶν ἐκτε-
τάσθαι νομίζει, τὴν ἀρχὴν λαμβάνοντα μετὰ τὴν δευτέραν
ἑβδομάδα. πρόδηλον δὲ ὡς οὔτε πᾶσιν ἰαθήσεται τὸ πάθος ὑπὸ τῆς ἡβηστικῆς ἡλικίας, εἰ μὴ καὶ τἄλλα πράττειν

omnino percuratis: funt enim hi craffi, frigidi et pituitofi.
Ceffant autem et curantur tum aetatis in ficcius mutatione,
tum exercitatione, tum victu exficcante, accedente ad
haec idoneorum medicamentorum ufu. Verum nunc Hippocrates folius aetatis meminit mutationis, a qua edocti
victus formam etiam una cum medicamentis inveniemus.
Quod igitur altera aphorifmorum parte dixit: *epilepticis
juvenibus mutationes potiffimum aetatis et regionum et
victus et locorum liberationem efficiunt.* Haec nunc in
ipfis morbis declaravit, morbos epilepticos qui ante pubertatem oboriuntur, in aetatis mutatione finiri; qui vero
ultra vicefimum quintum annum proceffere, eos commori
pronunciat. Unde liquet Hippocratem arbitrari pubertatis tempus adufque vicefimum quintum annum extendi,
fumpto poft fecundam feptimanam exordio   Conftat autem neque omnibus hunc morbum ab aetate pubere fore
fanabilem, nifi in aliis quoque bene fe gefferint; neque

ὀρθῶς, οὔθ᾽ οἷς ἐν ταύτη συνέστη διὰ παντὸς παραμένει
καλῶς διαιτωμένοις. ἀλλ᾽ ὅτι γε τὴν ἀπὸ τῆς ἡλικίας ἴασιν οὐκ ἔχει, συγκαταγηράσει δ᾽ ὅσον ἐπ᾽ αὐτῇ τὸ πάθος
αὐτοῖς ἐδήλωσε σαφῶς, οὐ μὴν σαφῶς γέ τι λέλεκται· καίτοι δοκοῦν εἶναι σαφὲς τοῖς ἀμελέστερον ἀκούουσι τοῖς
πέντε καὶ εἴκοσιν ἐτῶν συναποθνήσκειν τὸ πάθος οἷς ἐγένετο πέμπτον καὶ εἰκοστὸν ἔτος ἄγουσιν, ἀλλ᾽ ἔτι καὶ μᾶλλον οἷς ἐξωτέρω. προσθέντες οὖν τὸ λεῖπον τῇ λέξει τοῦ
Ἱπποκράτους ἀληθῆ τελέως αὐτὴν ἀπεργασόμεθα, τὰ ἐπιληπτικὰ παθήματα τὰ μὲν πρὸ τῆς ἥβης συνιστάμενα
κατὰ τὸν ἐκείνης λύεται καιρὸν, τὰ δ᾽ ἐξωτέρω τῆς ἥβης
συναποθνήσκει. καιρὸς δ᾽ ἥβης ἐστὶν ὁ μετὰ τεσσαρεσκαίδεκα μέχρι πέντε καὶ εἴκοσιν ἐτῶν. ἔστι δὲ καὶ ἄλλη τις
γραφὴ τοιαύτη· οἷσι δὲ πέντε καὶ εἴκοσιν ἐτέων γίνεται,
τὰ πολλὰ συναποθνήσκει, σημαίνοντος τοῦ τὰ πολλὰ ταὐτὸν τῷ ὡς ἐπὶ τὸ πολύ.

quibus ab aetate accidit, omnino permanet, fi proba victus ratione utantur. Imo quod ab aetate fanationem non
fortiantur, fed quantum in ipfa eft, confenefcat affectus,
aperte indicavit, non tamen quiddam dilucide dictum eft,
etiamfi manifeftum iis videatur qui negligentius illud exaudiunt. Quibus vero vicefimo quinto anno epilepfia fit,
iis commoritur. Neque enim iis folis hic affectus commoritur, quibus vicefimum quintum annum agentibus ad-
venit, fed multo magis etiamnum ultra hanc aetatem pro-
greffis. Si igitur quod deeft dictioni Hippocratis addiderimus, veritati undiquaque eam confentaneam efficie-
mus. Comitiales affectus qui ante pubertatem ortum habent, pubertatis tempore folvuntur; qui vero ulterius
pubertatem funt, commoriuntur. Tempus autem pubertatis eft a quarto decimo anno adufque vicefimum quintum. Eft et alia lectio hujusmodi: quibus vero vicefimo
quinto anno fiunt epilepfiae, plerumque commoriuntur,
adverbio *plerumque* idem quod magna ex parte fignificante.

η'.

[199] Ὁκόσοι πλευριτικοὶ γινόμενοι οὐκ ἀνακαθαίρονται
ἐν τεσσαρεσκαίδεκα ἡμέρῃσιν, τουτέοισιν ἐς ἐμπύημα μεθ-
ίσταται.

Τὴν διὰ τῶν πτυσμάτων κένωσιν τῶν τὴν πλευρῖτιν
ἐργασαμένων χυμῶν ἀνακάθαρσιν καὶ κάθαρσιν εἴωθεν ὀνομάζειν ὁ Ἱπποκράτης, ὥσπερ γε καὶ τὸ πτύειν τούτους καθαίρεσθαι κατά τε τὸ περὶ διαίτης ὀξέων καὶ τὸ προγνωστικὸν ὠνόμασεν. ἀλλὰ νῦν γε χρόνον ὁρίζει τῆς καθάρσεως,
ἐν ᾧ μὴ γενομένης αὐτῆς εἰς ἐμπύημά φησι μεθίστασθαι
τὴν πλευρῖτιν, ἤτοι τὴν εἰς πῦον μεταβολὴν οὕτως ὀνομάζων ἅπασαν, ὥσπερ κἂν τῷ προγνωστικῷ πολλάκις, ἢ τὴν
μεταξὺ θώρακός τε καὶ πνεύμονος ἔκχυσιν τοῦ πύου. γίνεται γὰρ ἑκάτερον τούτων, ὅταν οἱ πλευριτικοὶ μὴ καθαρ-
θῶσι διὰ τῶν πτυσμάτων. ἀλλὰ τό γε δεύτερον τῶν εἰρημένων ἐν τοῖς ἐφεξῆς αὐτὸς ὠνόμασε ῥῆξιν ἐμπυήματος.

VIII.

*Qui pleuritide laborantes intra quatuordecim dies fuperne
non repurgantur, iis in empyema pleuritidis translatio fit.*

Per fputa vacuationem, humorum pleuritidem efficientium Hippocrates repurgationem ac purgationem abfolute dicere confuevit, quemadmodum etiam exfpuere
pro purgari, tum in libro de acutorum victu, tum in
prognoflico ufurpavit. Verum nunc et ipfius purgationis
tempus circumfcribit, in quo fi non fiat, in fuppurationem pleuritin transire dicit; aut omnem in pus mutationem ita nominans, ut in prognoflico faepius appellat,
aut factam inter thoracem et pulmonem puris effufionem:
utrumque enim horum accidit, quum pleuritici per fputa
non expurgantur. Verum quod fecundo loco diximus,
ipfe in fequentibus empyematis ruptionem appellavit.

ϑ'.

Ή φϑίσις γίνεται μάλιστα ήλικίησι τῆσιν ἀπὸ ὀκτωκαίδεκα ἐτέων μέχρι πέντε καὶ τριήκοντα.

Διὰ τῶν ἔμπροσϑεν ἀφορισμῶν ἡνίκα τὰ νοσήματα κατὰ τὰς ἡλικίας διηγεῖτο, τοῖς δὲ νεανίσκοισιν αἵματος πτύσιες ἔφη· νυνὶ δὲ καὶ τὸν τῶν ἐτῶν ἀριϑμὸν προσέϑηκεν,
οὐ διὰ τοῦτο γράψας πάλιν ἄνωϑεν ὑπὲρ αὐτῶν, ἀλλὰ τῇ
κοινωνίᾳ τῶν κατὰ ϑώρακά τε καὶ πνεύμονα παϑῶν. διὰ
τί μὲν οὖν οἱ νεανίσκοι καὶ μάλιστα τοῖς τοιούτοις ἁλίσκονται παϑήμασιν ἔμπροσϑεν εἴρηται· περὶ δὲ τῶν κατὰ
τὰς ηλικίας ἐτῶν ἐν τῷδε διορισιέον, ἐπεὶ καὶ ὁ Ἱπποκράτης ἔφη φϑίσιν γενέσϑαι ἡλικίησι τῆσιν ἀπὸ ὀκτωκαίδεκα
ἐτέων μέχρι τριάκοντα πέντε. τὸ γὰρ ἡλικίησι πληϑυντι-
κῶς εἰρημένον ἔνδειξίν τινα ἔχει τοῦ μὴ μίαν ἡλικίαν ὑ-
[200] πολαμβάνειν εἶναι τὸν Ἱπποκράτην τὴν μεταξὺ τῶν
εἰρημένων ἐτῶν. οὐδὲ γάρ ἐστι μία σκοπουμένοις ἀκριβέστερον, ἀλλ᾽ ἡ μὲν ἀπὸ τῶν ὀκτωκαίδεκα μέχρι τῶν

IX.

Tabes iis maxime contingit aetatibus quae ab anno decimo octavo ad trigefimum quintum excurrunt.

Quum fuperioribus aphorifmis morbos fecundum aetates narrabat, juvenibus autem, inquit, fanguinis exfpuitiones, tabes. Nunc vero etiam annorum numerum
appofuit, non propterea eadem denuo fcripfit quae fupra, fed propter affectionum tum thoracis tum pulmonis
communionem. Cur igitur juvenes his morbis praecipue
corripiantur ante diximus. De aetatum autem annis nunc
decernendum, quoniam et Hippocrates dixit tabem iis
fieri aetatibus, quae ab anno decimo octavo ad trigefimum
quintum ufque funt. Quod enim aetatibus numero plurali dicitur, quandam fortitur fignificationem, quod non
unam exiftimet Hippocrates inter commemoratos annos
effe mediam. Neque enim accuratius rem fpectantibus
una eft, fed quae ab anno decimo octavo eft, ad vicefi-

Ed. Chart. IX. [200.]   Ed. Bas. V. (286. 287.)
πέντε καὶ εἴκοσι ἐτῶν μειρακίων ἐστίν. ἡ δ᾽ ἀπὸ τοῦδε
τῶν νεανίσκων μέχρι πέντε καὶ τριάκοντα.

ι΄.

(287) Ὁκόσοι κυνάγχην διαφεύγουσιν, ἐς τὸν πνεύμονα
αὐτέοισι τρέπεται καὶ ἐν ἑπτὰ ἡμέρῃσιν ἀποθνήσκουσιν.
ἢν δὲ ταύτας διαφύγωσιν, ἔμπυοι γίνονται.

Περὶ μεταστάσεως ὁ λόγος αὐτῷ νῦν ἐστι τῆς ἐκ κυν-
άγχης εἰς τὸν πνεύμονα γινομένης, ἥντινά φησιν ἀναιρεῖν μὲν ὡς τὰ πολλὰ ὑπὸ τῶν ἑπτὰ ἡμερῶν πνιγομένου
δηλονότι τοῦ κάμνοντος. εἰ δ᾽ ὑπερβαλεῖν αὐτὰς δυνηθεῖεν,
μεταβάλλοντος εἰς πύον τοῦ ῥεύματος ἐμπύους γίνεσθαι.
γνωρίζεται δὲ ἐς τὸν πνεύμονα τρέπεσθαι τὴν κυνάγχην ἐκ
τοῦ σφυγμοῦ. σκληρὸς γὰρ καὶ ἄτακτος καὶ ἀνώμαλος ἐς
τὸ ἡγεμονικὸν μόριον τῆς ὕλης μετάστασιν γινομένην εἶναι
σημαίνει. μαλθακὸς δὲ καὶ ὁμαλὸς καὶ τακτὸς μετὰ τῆς
εὐπνοίας ὁμαλῆς δήλην ἀπόλυσιν σημαίνει.

mum quintum adolefcentum eſt aetas; inde vero quae ad
tricefimum quintum intercedit, juvenibus eſt attributa.

X.

*Qui anginam effugiunt, iis in pulmonem vertitur et intra
dies feptem intereunt. Si vero hos evaferint, fuppurati
fiunt.*

De humorum translatione nunc ipſi fermo eſt, quae
ab angina fit in pulmonem, quam per feptem plerumque
dies interimere pronunciat, fuffocato fcilicet aegroto.
Quod ſi ipfos dies poſſit evadere, fluxione in pus con-
verſa fuppurari. Ex pulfu autem anginam in pulmonem
migraſſe cognofcitur: nam durus, inordinatus et inaequalis
in partem principem translatam eſſe materiam ſignificat;
mollis autem, ordinatus et aequalis cum facili et aequabili
refpiratione certam dimiſſionem indicat.

ια'.

Τοῖσιν ὑπὸ τῶν φθίσεων ἐνοχλουμένοισιν ἦν τὸ πτύσμα
ὅ τι ἂν ἀποβήσσωσι βαρὺ ὄζῃ ἐπὶ τοὺς ἄνθρακας ἐπιχεύ-
μενον καὶ αἱ τρίχες ἐκ τῆς κεφαλῆς ῥέωσιν, θανάσιμον.

Τὰς ἐπὶ πνεύμονι ἑλκώδεις διαθέσεις ὀνομάζει νῦν
φθίσεις, ἐφ' ὧν ἀξιοῖ δοκιμάζειν ἀκριβέσιερον τὴν ὀσμὴν
ἐπιχέοντας ἄνθραξι τὸ ἀναπινύμενον. ὥσπερ δ' ἐν τοῖς ἔμπροσθεν ἐπὶ τῶν κατὰ τὴν κύστιν ἑλκῶν ὀσμὴν γίνεσθαι
βαρεῖαν ἔφησεν, οὕτω καὶ νῦν ὄζειν βαρὺ τὸ πτύσμα τῶν
φθισικῶν. εἰ δὲ καὶ [201] τῆς κεφαλῆς αἱ τρίχες ἐκρέοιεν
τοῖς οὕτω διακειμένοις, ὀλεθρίως ἔχειν αὐτούς, ἐνδείκνυσθαι
γὰρ ἐν διαιτροφῆς ἐσχάτης, ἔστιν ὅτε καὶ διαφθορὰν χυμῶν.

ιβ'.

Ὁκόσοισι φθισιῶσιν ἀποῤῥέωσιν αἱ τρίχες ἀπὸ τῆς κεφαλῆς, οὗτοι διαῤῥοίας ἐπιγινομένης ἀποθνήσκουσιν.

XI.

Tabe vexatis fi quod fputum extuffiunt, carbonibus injectum graviter oleat et a capite capilli defluant, letale.

Ulcerofam pulmonis affectionem tabem nunc appellat,
in qua quod exfpuitur carbunculis infundendum et ex
odore accuratius explorandum effe cenfet. Quemadmodum
autem fupra in veficae ulceribus gravem odorem percipi
dicit, ita nunc phthificorum quoque fputum graviter olere
affirmat. Quod fi ita affectis capilli etiam a capite defluant, tum ipfos perniciofe aegrotare, quandoquidem ul-
timi alimenti defectus atque etiam aliquando humorum
corruptela proditur.

XII.

Quibuscunque tabe laborantibus capilli e capite defluunt,
ii diarrhoea fuccedente intereunt.

Ed. Chart. IX. [201.]   Ed. Baf. V. (287.)

Περὶ τῶν ἐγγὺς ἤδη τοῦ θανάτου φθισικῶν ὁ λόγος
αὐτῷ νῦν ἐστιν οὓς ἐδήλου μὲν ἔχειν κακῶς καὶ ἡ τῶν τριχῶν ῥύσις. ἐπιγενομένης δὲ διαῤῥοίας ἐπίδοξος ἂν ἦν ὁ
θάνατος ὅσον οὔπω γενήσεσθαι, ὡς ἂν αἰτίου τε ἅμα καὶ
σημεῖον κακοῦ τοῦ τοιούτου συμπτώματος ὄντος. γίγνεται
μὲν γὰρ ἐπ᾽ ἀῤῥωστίᾳ τῆς δυνάμεως, αὐτὸ δὲ πάλιν ἀῤ-
ῥωστοτέραν αὐτὴν ἀπεργάζεται.

ιγ´.

Ὁκόσοι αἷμα ἀφρῶδες πτύουσι, τουτέοισιν ἐκ τοῦ πνεύμονος ἡ ἀναγωγὴ γίνεται.

Καὶ τῶν ἀντιγράφων τὰ πολλὰ καὶ τῶν ἐξηγησαμένων
τὸ βιβλίον οὐκ ὀλίγοι ἴσασι κατὰ τήνδε τὴν λέξιν τὸν ἀφορισμὸν γεγραμμένον, ὁκόσοι ἀφρῶδες αἷμα ἐμέουσι. καί
τινές γε τὴν ἐξήγησιν αὐτοῦ ποιούμενοι πλῆθος ἐνδείκνυσθαί φασι τοὔνομα καὶ διὰ τοῦτο ἀπὸ τοῦ κυρίου μετενηνέχθαι. προδήλως δ᾽ οὗτοι καταψεύδονται τοῦ φαινομένου.

De tabidis jam morti vicinis ipſi nunc habetur ſermo, quos male quidem habere capillorum indicabat defluvium. Diarrhoea vero ſuperveniente mortem quam
primum affore exſpectandum, quum ejusmodi ſymptoma
et mala cauſa et malum ſignum exiſtat. Quum enim propter virium imbecillitatem fiat, ipſas rurſum imbecilliores
illud ſymptoma efficit.

XIII.

Qui ſpumoſum ſanguinem exſpuunt, his ex pulmone talis
eductio fit.

Et multa habent exemplaria et hujus libri interpretes non pauci ſciunt in haec verba ſcriptum aphoriſmum.
Qui ſpumoſum ſanguinem vomunt, iis ex pulmone reje-
ctatur. Quin etiam nonnulli qui ipſius aphoriſmi explicationem tradunt, eo vocabulo copiam indicari proferunt,
ac propterea a proprio ſignificatu translatum eſſe. Verum

πολλάκις γὰρ ὦπται πτύσις αἵματος ἀφρώδους ἄνευ πλήθους
γεγενημένη. εἰ μὲν οὖν ὄντως ὑφ᾽ Ἱπποκράτους οὕτως
ἐγράφη, κατακεχρῆσθαι τῇ προσηγορίᾳ φήσομεν αὐτόν. οὐ
γὰρ δὴ τὸ μὲν πολὺ τὴν ἐκ πνεύμονος ἀναγωγὴν δηλοῖ, τὸ
δ᾽ ὀλίγον ἐξ ἄλλου τινός. εἰ δ᾽ ἀναπτύουσι ἢ ἀναβήττου-
σιν εἴη γεγραμμένον, ὠνομάσθαι τε κυρίως ἐνδείκνυσθαί τε
τὸ τοιοῦτον αἷμα τῆς σαρκοειδοῦς τοῦ πνεύμονος οὐσίας,
ἥπερ ἐστὶ τὸ ἴδιον αὐτοῦ σῶμα, δεδέχθαι τὴν ἕλκωσιν ὡς
ἀλη- [202] θὲς μὲν φάναι τὸ ἀφρῶδες αἷμα μόνου τοῦ
πνεύμονος ἐνδείκνυσθαι τὴν ἕλκωσιν. οὐκ ἀληθὲς δὲ τοῦ
πνεύμονος ἑλκωθέντος ἐξ ἀνάγκης ἀφρῶδες ἀναπτύεσθαι.
πολλάκις γὰρ ἐθεασάμεθα κατενεχθέντων τινῶν ἀφ᾽ ὑψηλοῦ
καὶ λακτισθέντων καὶ πληγέντων ἐν ταῖς παλαίστραις κατ᾽
ἐκεῖνο μάλιστα τὸ τῆς πληγῆς μέρος, ἐν ᾧ καταφερομένῳ
τινὶ πρὸς τοὔδαφος ἕτερος ἐπιπίπτει κατὰ τοῦ θώρακος,
αἷμα μετὰ βηχὸς ἀναπτυσθὲν πλεῖστον εὐχροΐστατον ἄνευ
πάσης ὀδύνης, ὅπερ εὔλογόν ἐστιν ἔκ τινος τοῦ κατὰ πνεύμονα ῥαγέντος ἀγγείου φερέσθαι.

ifti, reclamante evidentia, palam mentiuntur: faepius
enim fpumofi fanguinis exfpuitio citra copiam fieri vifa
eft. Itaque fi re vera ab Hippocrate ita fcriptum fit, ipfum
vocabulo abufum fuiffe dicemus. Non enim copia ex
pulmone rejectionem, neque paucitas ex alio quopiam
loco eductionem fignificat. Si vero exfpuimus aut ex-
tuffimus fcriptum fit, tunc ipfum et proprio ufum fuiffe
vocabulo et indicare fanguinem ejusmodi carniformem
pulmonis fubftantiam, quod ipfius eft proprium corpus,
ulcerationem fufcepiffe, adeo ut vere dici queat fanguinem fpumofum folius pulmonis exulcerationem indicare,
non vere autem exulcerato pulmone neceffario fpuman-
tem excreari fanguinem: faepe namque lapfis quibusdam
ex alto aut calcibus caefis aut in palaeftra percuffis ab
illa maxime ictus parte, in quam cuipiam ad folum
ruenti, alter fuper thoracem inciderit, fanguinis colora-
tiffimi plurimum tuffiendo exfpui fine ullo dolore vidimus,
quem ex rupto pulmonis vafe quopiam prodiiffe eft verifimile.

ΚΑΙ ΓΑΛΗΝΟΥ ΕΙΣ ΑΥΤΟΥΣ ΥΠΟΜΝΗΜΑΤΑ. 799

Ed. Chart. IX. [202.]　　　　　　　　Ed. Baf. V. (287.)

ιδ'.

Ὑπὸ φθίσιος ἐχομένῳ διαῤῥοίας ἐπιγιγνομένης, θανατῶδες.

Ὀλίγον ἔμπροσθεν εἴρηκε τοῖς φθίνουσιν ἐπειδὰν τό τε
πῦον ἢ δυσῶδες καὶ αἱ τρίχες ἀπὸ τῆς κεφαλῆς ἐκρέωσι,
διαῤῥοίας ἐπιγενομένης ἕπεσθαι θάνατον. ἐνταυθὶ δ'
ἁπλῶς εἶπε θανατῶδες διάῤῥοιαν εἶναι ἐπὶ φθίσει, μήτε
τῶν τριχῶν μνημονεύσας, ὡς ἱκανῆς οὔσης καὶ μόνης τὸν
θάνατον δηλῶσαι, οὐ μὴν οὕτω γε ὑπόγυον, οὐδὲ ταχὺ γενησόμενον, ὡς ὅταν ἅμα τῇ ῥύσει τῶν τριχῶν.

ιε'.

Ὁκόσοι ἐκ πλευρίτιδος ἔμπυοι γίνονται, ἢν ἀνακαθαρθῶσιν
ἐν τεσσαράκοντα ἡμέρῃσιν, ἀφ' ἧς ἂν ἡ ῥῆξις γένηται,
παύονται· ἢν δὲ μὴ, εἰς φθίσιν μεθίστανται.

XIV.

Si tabe detento diarrhoea fuperveniat, letale.

Paulo ante dixerat, tabidis quum pus graviter olet
et capilli defluunt diarrhoea fuperveniente mortem fubfequi. Hic vero fimpliciter dixit accedens tabe alvi profluvium letale effe, nulla de pure et capillis facta mentione, quafi hoc per fe ad mortis fignificationem fatis effe
poffit, non tamen ita propinquam, neque tam cito fe-
quuturam perniciem indicet, ac fi capillorum defluvium
fimul adjungatur.

XV.

Qui ex pleuritide fuppurati fiunt, fi intra dies quadra-
ginta, ex quo ruptio facta eft, repurgentur, liberan-
tur; alioqui in tabem transeunt.

Προσθεὶς τῷ λόγῳ τὸ τῆς ῥήξεως ὄνομα σαφῶς ἐδήλωσεν αὐτὸν ὑπὲρ ἐκείνων διαλεγόμενον, οἷς εἰς ἐμπύημα
τῆς κατὰ τὴν πλευρὰν φλεγμονῆς τρεπομένης, εἶτα ἐκρα-
γείσης, ἐν τῷ μεταξὺ θώρακός τε καὶ [203] πνεύμονος
χωρίῳ περιέχεται τὸ πῦον. ἅπασι γὰρ τούτοις ἐὰν μὴ τὸ
πλεῖστον ἐν τεσσαράκονθ' ἡμέραις ἡ κένωσις γένηται, τοῦ
πύου διὰ τῶν πτυσμάτων ἐκκαθαρθέντος, ἀναγκαῖόν ἐστι
διαβρωθῆναι τὸν πνεύμονα, σηπομένου τῷ χρόνῳ τοῦ πύου.
τῇ μὲν οὖν πλευρίτιδι τὴν τεσσαρεσκαιδεκάτην ἡμέραν ὅρον
ἔθετο τῆς καθάρσεως, τοῖς δ' ἐμπύοις τὴν τεσσαρακοστήν.
εἴρηται δ' ἐπὶ πλεῖστον ὑπὲρ τῆς διαφορᾶς τῶν ἄλλων κρισίμων ἡμερῶν καὶ τῶνδε κατὰ τὴν περὶ τῶν κρισίμων πραγματείαν, ὅθεν ἀναλεξαμένῳ τινὶ τὴν θεωρίαν ἅπασαν ἕτοιμον ἕπεσθαι πᾶσι τοῖς ὑφ' Ἱπποκράτους εἰρημένοις περὶ
κρισίμων ἡμερῶν.

ιστ'.

Τὸ θερμὸν βλάπτει ταῦτα τοῖσι πλεονάκις χρεομένοισι σαρ-

Addito ruptionis nomine de iis fe differere palam
oftendit, quibus lateris inflammatione in empyema con-
verfa, deinde rupta in medio fpatio inter thoracem et
pulmonem pus colligitur. His enim omnibus, nifi ad
fummum intra quadraginta dies puris fcreatu expurgandi
vacuatio fiat, pulmonem exedi necefle eft, pure temporis
diuturnitate putrefcente. Itaque pleuritidi Hippocrates
quartum decimum diem purgationis ftatuit terminum, fup-
puratis vero quadragefimum. Verum nos de horum et
aliorum criticorum dierum differentiis copiofiffime in ea
commentatione fumus loquuti, quae de diebus decretoriis
nobis fcripta eft: quem tractatum fi quis perlegerit, facile ea omnia affequetur quae ab Hippocrate de diebus
decretoriis dicta funt.

XVI.

Calidum eo frequentius utentibus has affert noxas, carnium

Ed. Chart. IX. [203.]   Ed. Baf. V. (287. 288.)

κῶν ἐκθήλυνσιν, νεύρων ἀκράτειαν, γνώμης νάρκωσιν, αἱμοῤῥαγίας, λειποθυμίας· ταῦτα οἷσι θάνατος.

———

Περὶ θερμοῦ καὶ ψυχροῦ χρήσεως ἀμέτρου τε καὶ
συμμέτρου λέλεκται μὲν οὐκ ὀλίγα κἂν τῷ περὶ χρήσεως
ὑγρῶν, εἴρηται δὲ καὶ κατὰ τοῦτο τὸ χωρίον τῶν ἀφορισμῶν τὸ ἅπαντα σχεδόν γε τὰ κεφάλαια· καὶ πρῶτόν γε
αὐτῶν ὅτι τῷ θερμῷ ἀμέτρως χρωμένων ταῦτ᾽ ἐργάζεται
τὰ πάθη σαρκῶν ἐκθήλυνσιν, ὅπερ ἐστὶν ἀτονία. εἴρηται
γὰρ ἐκ μεταφορᾶς, ἐπειδὴ τὸ θῆλυ πᾶν ἀσθενέστερόν ἐστιν
τοῦ ἄῤῥενος. ὡμολόγηται δὲ τούτῳ καὶ τὸ ἐπιφερόμενον, ἡ
τῶν νείρων ἀκράτεια· καὶ γὰρ ταῦτα ἄῤῥωστα γίνεται, λυο-
μένης αὐτῶν ὑπὸ τοῦ θερμοῦ τῆς οὐσίας. καὶ ἡ τῆς γνώμης δὲ νάρκωσις ἀτονία γνώμης ἐστὶ διαλυομένης δηλονότι
καθάπερ τῆς τῶν νεύρων οὐσίας, οὕτω καὶ τῆς τοῦ ἐγκεφάλου. κατὰ (288) δὲ τὸν αὐτὸν τρόπον αἱμοῤῥαγίας ἐπιφέρει ἡ τοῦ θερμοῦ χρῆσις ἄμετρος, ἐκείναις δηλονότι ταῖς

———

effeminationem, nervorum impotentiam, mentis ſtupo-
rem, ſanguinis profluvia, animi defectiones, quibus per
haec mors ſuccedit.

———

Dé calidi et frigidi uſu incommoderato et commoderato non pauca tum in libro de humidorum uſu pronunciata ſunt tum in hac libri aphoriſmorum parte omnia
fere capita ſunt expoſita; ac in primis illud quod calido
immoderate utentibus has ipſum affectiones efficiat, carnium effeminationem, hoc eſt imbecillitatem: metaphorice
namque dictum eſt, quoniam in univerſum ſit femina
mare imbecillior. Cui conſentaneum eſt quod ſubſequitur,
nervorum impotentia. Etenim imbecilles redduntur, quum
eorum ſubſtantia a calore diſſolvitur. Mentis etiam torpor mentis eſt atonia, cerebri ſcilicet perinde ac nervorum diſſoluta ſubſtantia. Eodem modo haemorrhagias,
ſanguinis eruptiones, immoderatas calidi uſus iis corpo-

802   *ΙΠΠΟΚΡΑΤΟΥΣ ΑΦΟΡΙΣΜΟΙ*

Ed. Chart. IX. [203. 204.]   Ed. Baf. V. (288.)

διαθέσεσι τοῦ σώματος, αἳ πρὸς αἱμορῥαγίαν ἐπιτηδείως
ἔχουσιν. ἕπονται δὲ ταῖς αἱμορῥαγίαις λειποθυμίαι καὶ
ταύταις ὁ θάνατος, ὥσπερ γε καὶ τοῖς ἄλλοις τοῖς προειρημένοις. ἀλλ᾿ ἐκείνοις μὲν ἐν χρόνῳ πλέονι, τοῖς μὲν μᾶλλον,
τοῖς δ᾿ ἧττον. αἱμορῥαγίαις δὲ λειποθυμίαις αὐτίκα. γέγραπται μὲν οὖν ἡ τελευτὴ τοῦ ἀφορισμοῦ διαφερόντως ἐν
τοῖς ἀντιγράφοις, ἅπασαι δὲ αἱ γραφαὶ τὴν εἰρημένην ἐνδείκνυνται διάνοιαν. ἔστι δ᾿ αὐτῶν μία μὲν ἥδε, τούτοισι
θάνατος· ἑτέρα δὲ, ταῦτα ἐφ᾿ οἷς ὁ θάνατος· ἡ τρίτη δὲ,
ταῦτα οἷσι θάνατος· ἄλλη δὲ, ταῦτα εἰς θάνατον.

ιζ΄.

[204] Τὸ δὲ ψυχρὸν σπασμοὺς, τετάνους, μελασμοὺς,
ῥίγεα πυρειώδεα.

Τὸ ἄμετρον δηλονότι ψυχρὸν ἐργάζεται σπασμοὺς καὶ
τετάνους καὶ κατάψυξιν τῶν νεύρων. ὥσπερ γὰρ οὐ χρὴ
λύεσθαι τὴν οὐσίαν αὐτῶν ὑπὸ τῆς ἀμέτρου θερμασίας, οὔ-

rum naturis inducit quae ad fanguinis profufionem aptae
ac difpofitae funt. Sequuntur autem fanguinis profluvia
defectus animi, quos et cetera prius commemorata mors
comitatur. Verum illa quidem longiori tempore in illis
quidem magis, in his vero minus; haemorrhagiae et animi defectus derepente. In exemplaribus aphorifmi finis
vario modo fcriptus eft, fed lectiones omnes enunciatam
fententiam demonftrant. Harum haec una eft: *his mors
fuccedit*; altera: *ad quae mors*; tertia haec: *quibus mors*;
quarta: *haec ad mortem ferunt.*

XVII.

*Frigidum vero convulfiones, tetanos, nigrores et febriles
rigores affert.*

Incommoderatum fcilicet frigidum convulfiones, tetanos et nervorum perfrigerationem efficit. Quemadmodum
enim ipforum fubftantia ab immodico calore diffolvenda

τως ουδὲ περαιτέρω τοῦ προσήκοντος ἀποψύχεσθαί τε καὶ
συνάγεσθαι καὶ σφίγγεσθαι. καὶ μὲν δὴ καὶ μελασμοὺς ἐργάζεται τῇ ψύξει καὶ ῥίγη πυρετοὺς ἐπικαλούμενα διὰ τὴν
δέρματος πυκνότητα καὶ τῶν πόρων στενοχώρησιν. κάλλιον
δ' ἦν εἰρῆσθαι, ῥίγη τά τε σπασμοὺς ἐργαζόμενα καὶ μελασμοὺς καὶ πυρετούς. εἴρηται δ' ἐπὶ πλέον ὑπὲρ τῆς τῶν
συμπτωμάτων αἰτίας ἰδίᾳ.

ιη'.

Τὸ ψυχρὸν πολέμιον ὀστέοισιν, ὀδοῦσι, νεύροις, ἐγκεφάλῳ,
νωτιαίῳ μυελῷ· τὸ δὲ θερμὸν φίλιον.

Ὅσα φύσει ψυχρότερα μόρια, τοιαῦτα δ' ἐστὶν ἐν τοῖς
ζώοις ἅπανθ' ὅσα τελέως ἐστὶν ἄναιμα, θᾶττόν τε καὶ
μᾶλλον ὑπὸ τῆς ἀμέτρου χρήσεως τοῦ ψυχροῦ βλάπτεται.
τοῖς δ' αὐτοῖς τούτοις εἰκότως οἰκειότερόν ἐστι τὸ θερμόν.

non eſt, ſic neque praeter modum refrigerando et in unum
cogendo ac conſtringendo. Sed et ſane nigrores perfrigeratione et rigores febres arceſſentes, cutis denſatione et
pororum coarctatione faciunt. Melius itaque ita dictum
fuiſſet: rigores qui et convulſiones et tetanos et nigrores
et febres excitant. Verum de ſymptomatum cauſis copioſius privato opere diximus.

XVIII.

*Frigidum inimicum oſſibus, dentibus, nervis, cerebro, dor-
ſali medullae; calidum vero amicum.*

Partes natura frigidiores, cujusmodi animalibus inſunt omnes plane exſangues, citius ac magis ab immode-
rato frigidi uſu oblaeduntur. His ipſis ratione optima
calidum familiarius convenit.

ιϑ'.

'Οκόσα κατέψυκται ἐκθερμαίνειν δεῖ, πλὴν ὁκόσα αἱμορρα-
γέειν μέλλει.

[205] Οὐκ ἀνατρέπεται πρὸς τοῦ νῦν εἰρημένου τὸ
τὰ ἐναντία τῶν ἐναντίων ἰάματα ὑπάρχειν, περὶ οὗ θεωρή-
ματος ἐπὶ πλέον εἴπομεν ἐν τῇ τῆς θεραπευτικῆς μεθόδου
πραγματείᾳ, δεικνύντες ὡς ἕτερόν τι θεώρημά ἐστιν ἀναγ-
καιότερον, ἰᾶσθαι πρότερον κελεῦον ὅσα κατεπείγει μᾶλλον,
τουτέστιν ὅσα φέρει τὸν κίνδυνον, ὥσπερ καὶ νῦν ἡ αἱμορ-
ραγία. πρὸς ἐκείνην οὖν πρότερον ἵστασθαι χρὴ, κἄπειθ'
οὕτως εἰς τὴν οἰκείαν εὐκρασίαν ἀνακομίζειν τὸ πεπονθός.

κ'.

Ἕλκεσι τὸ μὲν ψυχρὸν δακνῶδες δέρμα περισκληρύνει, ὀδύνην ἀνεκπύητον ποιέει, μελασμοὺς, ῥίγεα πυρετώδεα,
σπασμοὺς, τετάνους.

XIX.

*Quae perfrigerata funt excalefacere oportet, praeter ea
quae fanguinem effundunt aut brevi effufura funt.*

Praefens exceptio illud theorema non evertit, contraria contrariorum effe remedia, de quo plenius in opere
de medendi methodo diximus, ubi oftendimus, aliud effe
quoddam theorema huic praevertendum, quo jubet ea
prius curanda effe quae magis urgent, hoc eft praefen-
tius periculum afferunt, quemadmodum et nunc haemorrhagia minatur. Huic igitur prius obfiftendum eft, tum
demum pars affecta ad propriam temperiem revocanda.

XX.

*Ulceribus frigidum mordax cutem obdurat, dolorem in-
fuppurabilem facit, nigrores, rigores febriles, convulfiones et tetanos creat.*

ΚΑΙ ΓΑΛΗΝΟΥ ΕΙΣ ΑΥΤΟΥΣ ΥΠΟΜΝΗΜΑΤΑ.   805

Ed. Chart. IX. [205.]   Ed. Baf. V. (288.)

Κυρίως μὲν ὀνομάζοντι τὸ θερμόν ἐστι δακνῶδες· τῇ
δ᾽ ὑμοιότητι τῆς αἰσθήσεως καὶ τὸ ψυχρὸν ὕδωρ ὀνομάζεται δακνῶδες, οὐχ ἁπλῶς τῷ δέρματι προσπῖπτον, ἀλλ᾽
ὁπόταν ἑλκωθῇ. διεξέρχεσθαι γὰρ χρὴ τὴν τοῦ δάκνεσθαι
μέλλοντος οὐσίαν τὸ δακνῶδες αὐτῇ γενησόμενον, ὅπερ ἐπὶ
μὲν τοῦ κατὰ φύσιν ἔχοντος δέρματος οὐχ οἷόν τε ποιεῖν
ἐστι τὸ ψυχρὸν ὕδωρ, ἐπειδὴ πυκνότερον ἢ κατὰ τὴν οὐσίαν
αὐτοῦ τὸ δέρμα ἐστίν. ἐπὶ δὲ τῶν ἡλκωμένων ὡς ἀραιοτέρων ὑπαρχόντων διεξέρχεσθαι δύναται. διὰ τῆς οὐσίας αὐτῶν ἐγκαταβαῖνον ἐν τῷ βάθει. λέλεκται δ᾽ ἐπὶ πλέον
ὑπὲρ καὶ τῶν δακνωδῶν φύσεως ἐν τοῖς περὶ τῆς τῶν
ἁπλῶν φαρμάκων δυνάμεως. τοῖς μὲν οὖν ἡλκωμένοις δακνῶδες τὸ ψυχρὸν, τοῖς δ᾽ ἀνελκώτοις οὔτε δακνῶδες καὶ
σκληρὸν ἐργάζεται τὸ δέρμα τῇ πιλήσει τῆς οὐσίας αὐτοῦ.
καὶ μὲν δὴ καὶ τὴν ἀνεκπύητον ὀδύνην ἐργάζεται τῷ κα-
ταψύχειν τὸ ἔμφυτον θερμόν, ὅπερ ἐκπυΐσκει τὰ ἕλκη, κωλύει τε διαπνεῖσθαι τὰ τὴν ὀδύνην ἐργαζόμενα. τὰ δ᾽ ἐφεξῆς εἴρηται καὶ πρόσθεν αὐτῷ μελασμοὶ καὶ ῥίγη πυρετώδη
καὶ σπασμοὶ καὶ τέτανοι.

Proprie quidem appellanti calidum mordax eſt, ſenſus autem ſimilitudine frigida etiam aqua mordax appellatur, non ſimpliciter cuti, ſed ulceratae occurſans. Quod
enim morſus ſenſum eſt relicturum, rei mordendae ſubſtantiam pervadere debet, quod in cute habenti ſecundum
naturam frigida aqua facere non poteſt, quod cutis den-
ſior ſit quam ut eam penetrare poſſit frigidae ſubſtantia.
In partibus vero ulceratis, utpote rarioribus, pervadere
poteſt earum ſubſtantiam in profundum uſque ſubiens.
Verum nos de mordacium in libris de ſimplicium medicamentorum facultatibus abunde diximus. Ulceratis igitur
frigidum mordax, ſed cutem indurat ejus denſata ſubſtantia. Dolorem etiam reddit inſuppurabilem, quod nativum
calorem ulcera ad ſuppurationem perducentem refrigeret
et quae dolorem efficiunt ea perſpiratione vacuari prohibeat. Quae ſequuntur prius ipſi ſunt expoſita, nigrores,
rigores febriles, convulſiones et tetani.

κα'.

[206] *Ἔστι δὲ ὅκου ἐπὶ τετάνῳ ἄνευ ἕλκεος νέῳ εὐσάρκῳ θέρεος μέσου ψυχροῦ πολλοῦ κατάχυσις ἐπανάκλησιν θέρμης ποιέεται, θέρμη δὲ· ταῦτα ῥύεται.*

Ὅσα σπανίως ὠφελεῖ τὸ θερμὸν καὶ τὸ ψυχρὸν ἐφεξῆς τοῖς προειρημένοις ὁ Ἱπποκράτης διεξέρχεται, καὶ πρῶτόν γε περὶ τοῦ ψυχροῦ φησιν ὡς ἐπὶ τετάνου, δῆλον δ'
ὅτι καὶ παντὸς ἄλλου σπασμοῦ κατὰ τὴν μέσην ὥραν θερινὴν, ὅταν εὔσαρκος ὁ κάμνων ᾖ καὶ νέος, ἡ τοῦ ψυχροῦ
κατάχυσις ἐπανάκλησιν θέρμης ποιησαμένη θεραπεύσῃ τὸ
πάθος. ᾧ καὶ δῆλον ὡς οὐ κατὰ τὴν ἑαυτοῦ δύναμιν ἰα-
τικὸν τοῦ νοσήματός ἐστι τὸ ψυχρὸν, ἀλλὰ κατὰ συμβεβηκὸς, ἐπειδὴ τοῖς εὐσάρκοις νέοις ἐπανάκλησιν θέρμης ποιεῖται. ἐπ' ἄλλης γὰρ οὐκ ὠφελήσει γε ἡλικίας, διότι μηδὲ
τὴν ἐπανάκλησιν ἐργάζεται. ὅπου δ' οὐδὲ ἐπὶ ταύτης ἐν
ἄλλῃ τινὶ τῶν ὡρῶν, ὅτι μὴ κατὰ μέσον τοῦ θέρους. ἡ γάρ
τοι τοῦ ψυχροῦ πρόπτωσις ἤτοι νικᾷ τὴν ἔμφυτον θερμα-

XXI.

*Nonnunquam vero ubi in tetano citra ulcus juvene car-
nofo aeftate media frigidae copiofae profufio caloris
revocationem efficit, calor autem haec folvit.*

Pofteaquam a calido et frigido incommoda retulit
Hippocrates, deinceps rara quaedam eorum commoda explicat. Ac primum quidem frigidum ait in tetano, liquet
autem in alia etiam quavis convulfione idem ufu venire,
media aeftate aegro eufarco ac juvene frigidae perfufio-
nem per caloris revocationem eum affectum curare. Unde
fit manifeftum non propria facultate frigidum id morbi
fanare, fed ex accidenti, quod in juvenibus eufarcis caloris revocationem efficiat. In alia fiquidem aetate nihil
profuerit talis frigidae profufio, quia neque caloris efficit
revocationem; quando ne hac quidem aetate, nec alio
quopiam anni tempore, praeterquam aeftate media facere
poteft. Nam aquae frigidae occurfus aut nativum calorem

σίαν ἢ ἀθροίζει. νικᾷ μὲν, ὅταν ἀσθενὴς ὑπάρχῃ, ἀθροίζει δ', ὅταν ἰσχυρὰ τὴν διαπνοὴν αὐτῆς συνέχουσα καὶ
διακωλύουσα. παραιτεῖται δὲ τοὺς ἐφ' ἕλκεσι σπασμοὺς ὡς
οὐκ ἄν ποτε τούτων ὑπὸ τοῦ ψυχροῦ θεραπευθησομένων,
οὐδ' εἰ νέος εἴη ὁ κάμνων καὶ φύσει θερμὸς καὶ κατὰ τὴν
θερινὴν ὥραν καὶ χώραν, ἐπειδὴ, καθὰ προείρηκεν αὐτὸς, ἕλκεσι τὸ μὲν ψυχρὸν δακνῶδες ὀδύνην ἀνεκπύητον ποιέει.
γενομένων οὖν ἐφ' ἕλκεσι διὰ τὴν τῶν νευρωδῶν σωμάτων
φλεγμονὴν ἐναντιώτατον ἔσται τὸ ψυχρὸν, οὔτε τὸ ἕλκος
αὐτὸ παρηγοροῦν οὔτε τὴν τῶν νευρωδῶν σωμάτων φλεγμονὴν διαλῦον.

κβ'.

[207] Τὸ θερμὸν ἐκπυητικὸν οὐκ ἐπὶ παντὶ ἕλκει, μέγιστον σημεῖον ἐς ἀσφαλείην δέρμα μαλάσσει, ἰσχναίνει,
ἀνώδυνον, ῥιγέων, σπασμῶν, τετάνων παρηγορικόν. τὴν
δ' ἐν τῇ κεφαλῇ καρηβαρίην λύει. πλεῖστον δὲ διαφέρει

evincit aut colligit. Vincit quidem quum debilis eſt, colligit vero quum fortius ipſius perſpirationem prohibet et
effluvium ſupprimit. Conjunctas ulceri convulſiones excipit, ut quae ab aqua frigida ſanari nunquam poſſunt,
ne ſi juvenis quidem aeger et calidus natura et aeſtivum
anni tempus et regio calida ſit, quia frigidum, ut ipſe
ſupra dixit, ulceribus mordax dolorem inſuppurabilem
facit. Iis igitur qui cum ulceribus convelluntur ob nervoſorum corporum inflammationem, adverſiſſima erit frigida, ut quae neque ulcus mitiget, neque nervoſorum
corporum inflammationem ſolvat.

XXII.

*Calidum ſuppuratorium eſt, non in omni ulcere maximum
ſecuritatis ſignum, cutem emollit, extenuat, dolorem
ſedat; rigores, convulſiones, tetanos mitigat; capitis
gravitatem ſolvit; oſſium fracturis plurimum confert,*

Ed. Chart. IX. [207.]　　　　　　Ed. Baf. V. (288. 289.)

ὀστέων κατάγμασι, μάλιστα δὲ τοῖσιν ἐψιλιυμένοισι, τουτέων δὲ μάλιστα τοῖσιν ἐν κεφαλῇ ἕλκεα ἔχουσι. καὶ ὁκόσα ὑπὸ ψύξεως θνήσκει ἢ ἑλκοῦται καὶ ἕρπησιν ἐσθιομένοισι, ἕδρῃ, αἰδοίῳ, ὑστέρῃ, κύστει, τουτέοισι τὸ θερμὸν φίλον καὶ κρῖνον, τὸ δὲ ψυχρὸν πολέμιον καὶ κτεῖνον.

---

(289) Ὥσπερ τὸ ψυχρὸν σπασμῶν καὶ τετάνων ὑπάρχει ποιητικόν, ὅμως θεραπεύει σπανίως ποτὲ τέτανον, οὕτω καὶ τὸ θερμὸν ἐκπυητικὸν ὃν ὅσον ἐφ' ἑαυτῷ γίγνεται ποτ' ἀνεκπύητον. ἐπὶ γοῦν τῶν σηπεδονοιδῶν ἑλκῶν καὶ ἁπλῶς ἁπάντων τῶν ῥευματικῶν οὐκ ἐκπυΐσκει τὸ θερμὸν, ἀλλὰ καὶ βλάπτει μεγάλως αὐτά. καὶ συμβαίνει ἐς ταὐτὸν ἄμφω τό τε βλάπτον ἕλκη καὶ τὸ μὴ ἐκπυΐσκον, ὥσπερ οὖν καὶ κατὰ τοὐναντίον τό τ' ὠφελοῦν καὶ τὸ ἐκπυΐσκον. μέγιστον γάρ ἐστι σημεῖον πρὸς ἀσφάλειαν ἕλκει τό τε πῦον καὶ τὸ τούτου ποιητικὸν φάρμακον. οὐδὲν γὰρ δύναται γενέσθαι κακὸν ἐφ' ἕλκει πῦον γεννῶντι. τὰ γοῦν σπασμὸν ἐπιφέροντα πάντως ἀνεκπύητά ἐστι. ὁμοίως δὲ καὶ τὰ σηπεδο-

---

fed maxime fua carne nudatis et iis potiſſimum quibus in capite funt ulcera. His etiam quae a frigore emoriuntur aut exulcerantur; herpetibus denique exedentibus, fedi, pudendo, utero, veficae, his calidum amicum et judicatorium; frigidum vero inimicum et interimens.

Quemadmodum frigidum convulſiones et tetanos fua natura efficit, interdum tamen, quamquam raro tetanum fanat, fic etiam calidum pro fua facultate fuppurationem movet, nonnunquam ipfam prohibet. In putridis ſiquidem ulceribus ac plane omnibus rheumaticis calidum, pus non procreat; imo et his magnopere noxium eſt. Atque haec ambo in idem concidunt et quod laedit et quod non fuppurat ulcera: ficuti contra et quod juvat et quod maturat ulcera. Maximum enim ulceri ad fecuritatem ſignum eſt tum pus ipfum tum puris conficiendi vim habens medicamentum. Nihil enim mali poteſt accidere ulceri pus procreanti: quae igitur convulfionem afferunt, prorfus

νώδη τῶν ἑλκῶν, ὅσα τε τῶν πέριξ χωρίων ἀνάβρωσιν ἔχει
καὶ τὰ δυσεπούλωτα δὲ πάντ᾽ ἐστὶν ἀνεκπύητα καὶ ὅσα τῶν
κακοήθων ἑλκῶν ἰδίοις ὀνόμασι κατ᾽ ἐξοχήν τινα κέκληται
καρκινώδη, χειρώνεια, τηλέφια καὶ φαγεδαινικά, πάντ᾽
ἐστὶ καὶ ταῦτ᾽ ἀνεκπύητα. μέγιστον οὖν σημεῖον εἰς ἀσφάλειαν ἕλκει τὸ πῦόν ἐστι καὶ τοῦτό γε τεκμαίρου ἐπὶ τῆς
τοῦ θερμοῦ χρήσεως. ἐφ᾽ ὧν γὰρ οὐχ ἁρμόττει, θεάσῃ
ταῦτ᾽ ἀνεκπύητα μένοντα πρὸς τοῦ θερμοῦ. τὰ δ᾽ ἐφεξῆς
ἔργα τοῦ θερμοῦ φαινόμενα συνεχῶς καταλέγει. καὶ γὰρ
μαλάττει τὸ ἐσκληρυμμένον δέρμα καὶ ἰσχναίνει τὸ πεπαχυ-
σμένον, ἀνώδυνόν τ᾽ ἐστὶ καὶ σπασμῶν καὶ τετάνων παρη-
γορικὸν, οὐχ ὥσπερ τὸ ψυχρὸν ὀδύνην ἀνεκπύητον ἐργάζεται, τῷ τῆς φύσεως ἡμῶν ἀλλότριον [208] ὑπάρχειν, ἥ-
τις ἐστὶ τὸ ἔμφυτον θερμὸν, ἥντινα συναύξει ὅταν γε μετρίως ὁμιλῇ, τὸ δ᾽ ἔξωθεν θερμὸν ἐργάζεται πάνθ᾽ ὅσα λέλεκται, τὰ μὲν οὖν πέττον τε καὶ ἀλλοιοῦν ἐπὶ τὸ βέλτιον,
ἔνια δὲ τῷ διαφορεῖν καὶ κενοῦν τὰ λυποῦντα ἐκθεραπεῦον.
εἰ δὲ καὶ μὴ τελέως ἐκθεραπεύσειεν, ἀλλὰ τάς γ᾽ ὀδύνας

funt infuppurabilia. Similiter etiam ulcera dyfepulotica
quae cicatrice vix obducuntur, infuppurabilia funt omnia.
Item ex malignis ulceribus quae per excellentiam quandam propriis nominibus funt infignita, qualia cancrofa,
chironia, telephia et phagedaenica, ejusmodi funt omnia
etiam infuppurabilia. Pus igitur maximum ulceri ad fecuritatem fignum eft, atque hoc ex calidi ufu conjicis.
In quibus enim non congruit, haec a calido infuppurabilia permanere intueberis. Qui calidi effectus frequenter
apparent, eos deinceps enumerat: etenim cutem induratam
emollit, incraffatam extenuat, eft anodynum, convulfiones
ac tetanos mitigat, nec ut frigidum dolorem infuppura-
bilem efficit, quod a natura noftra fit alienum, quae utique calor eft nativus, quem adauget ubi moderate adhi-
betur. Calidum itaque externum ea praeftat omnia quae
diximus; quum et nonnulla quidem concoquit et in melius alterat, nonnulla vero difcuffis ac vacuatis noxiis
dolorem facientibus perfanat. Quod fi perfecte non fa-

πρφύνει. ἐπὶ δὲ τῶν ἐν τῇ κεφαλῇ διαθέσεων αὐτά τε
ταῦτα δρᾷ καὶ τὰς καλουμένας καρηβαρίας, αἵτινές εἰσι
βαρύτητις τῆς κεφαλῆς ἴαται, συμπέπτον καὶ διαφοροῦν τὰ
λυποῦντα. καὶ μὲν δὴ καὶ τοῖς τῶν ὀσιῶν κατάγμασιν
ὠφελιμώτατόν ἐστι καὶ μᾶλλον τοῖς ἐψιλωμένοις, ὅπερ ἐστὶ
γεγυμνωμένοις τῆς σαρκός. ἔτι δὲ μᾶλλον ὅσα κατὰ τὴν
ὕλην γίγνεται· βλαβερώτατον γάρ ἐστι καὶ τούτοις τὸ ψυχρὸν ὡς ἂν μὴ μόνον τοῖς ὀστοῖς, ἀλλὰ καὶ αὐτῷ τῷ ἐγκεφάλῳ πολέμιον ὑπάρχειν· καὶ μὲν δὴ καὶ ὅσα μόρια διὰ τὸ
κατεψῦχθαι νεκροῦται καὶ τούιων ἅμα ἔσται τὸ θερμόν.
οὕτω δὲ καὶ ὅσα διὰ τὴν ψῦξιν ἑλκοῦται, καθάπερ ἐν χειμῶνι πτέρναι καὶ δάκτυλοι καὶ ὅλως τὰ ἄκρα, καὶ τούτων
ἅμα ἔσται τὸ θερμόν. οὕτω δὲ καὶ τῶν ἑρπήιων τοῖς ἀνα-
βιβρωσκομένοις καίτοι ὑπὸ χολώδους καὶ θερμοῦ χυμοῦ
γιγνομένοις· ἀλλὰ διὰ τὴν ἕλκωσιν ἐναντίον αὐτοῖς τὸ ψυχρὸν, ὡς δακνῶδες ἑλκῶν ὑπάρχον. οὕτω δὴ καὶ ταῖς κατὰ
τὴν ἕδραν ἁπάσαις διαθέσεσιν οἰκεῖον μὲν τὸ θερμόν, ἐναντιώτατον δὲ τὸ ψυχρὸν, ὅτι τε νευρώδης ἡ ἕδρα, πολέμιον

net, faltem dolores mitigat. In capitis vero affectibus
haec eadem facit et carebariis appellatis, quae capitis
funt gravitates, concoctis ac difcuffis noxas inferentibus
medetur, concoquens atque difcutiens quaecunque molefta
funt. Quin etiam offium fracturis utiliffimum eft magisque nudatis, hoc eft carne exutis, iisque etiamnum magis
quae capiti oboriuntur. Nam talia frigidum maxime laedit, ut qnod non offibus dumtaxat, fed ipfi quoque cerebro fit inimicum. Ceterum partibus quibuscunque quod
perfrixerint emorientibus remedio calidum eft. Ita vero
quae perfrigeratione exulcerantur, ut hieme calcanei ac
digiti ceteraeque partes extremae, his calidum quoque remedium futurum eft. Nec non etiam herpetibus exedentibus medetur, etiam fi a biliofo et calido humore procreentur. Verum propter exulcerationem frigidum ipfis
adverfum eft, ut quod ulceribus mordax exiftat. Sic et
omnibus fedis affectibus familiare quidem eft calidum, ad-
verfiffimum vero frigidum, tum quod nervofa fit, frigi-

δὲ τοῖς νεύροις τὸ ψυχρὸν, καὶ ὅτι κατὰ τὴν κοινωνίαν ἥ τε
ψῖξις ἐπαραβαίνει ῥᾳδίως ἐκ τῆς ἕδρας εἰς τὰ κατὰ τὴν
κοιλίαν, ἥ τε θερμασία κατὰ τὸν αὐτὸν τρόπον. οὕτω δὲ
καὶ, ὑστέρᾳ καὶ κύστει τὸ μὲν θερμὸν φίλον καὶ κρῖνον, τὸ
δὲ ψυχρὸν πολέμιον καὶ κτεῖνον. αὐτά τε γάρ ἐστι νευρώδη καὶ μεταδίδωσι τοῖς ὑπερκειμένοις ῥᾳδίως τῆς ψύξεως.
ὅτι δὲ ἅπασι τοῖς εἰρημένοις κατὰ τὸν ἀφορισμὸν ἐπιπεφώ-
νηκε κοινῇ τούτοισι τὸ θερμὸν φίλον καὶ κρῖνον, τὸ δὲ ψυχρὸν πολέμιον καὶ κτεῖνον, εὔδηλόν ἐστι, κἂν ἐγὼ μὴ λέγω.

κγ'.

Ἐν τουτέοισι δὲ δεῖ τῷ ψυχρῷ χρέεσθαι, ὁκόθεν αἱμοῤῥα-
γέει ἢ αἱμοῤῥαγέειν μέλλει, μὴ ἐπ' αὐτά, ἀλλὰ περὶ αὐτὰ
ὁκόθεν ἐπιῤῥεῖ καὶ ὁκόσα φλεγμοναὶ ἢ ἐπιφλογίσματα ἐς
τὸ ἐρυθρὸν καὶ ὕφαιμον ῥέποντα νεαρῷ αἵματι ἐπὶ ταῦτα·
ἐπεὶ τά γε παλαιὰ μελαίνει καὶ ἐρυσίπελας τὸ μὴ ἑλκούμενον ὠφελέει, ἐπεὶ τό γε ἑλκούμενον βλάπτει.

dum vero nervis inimicum, tum quod per communicationem frigiditas facile ex fede ad ventrem adfcendat eodemque modo caliditas. Sic et utero genitali et veficae calidum quidem amicum et falutare, inimicum vero et mortiferum frigidum. Hae namque partes nervofae funt et
fuperioribus partibus facile frigiditatem impertiuntur. Quod
autem de omnibus in aphorifmo fcriptus communiter pro-
nunciaverit, his calidum effe falutare, frigidum vero inimicum ac interimens, etiam me tacente manifeftum eft.

XXIII.

At in his frigido utendum, unde fanguis profluit aut pro-
fluxurus eft, non fupra ipfas partes, fed circa ipfas
unde profluit, admoto. Et quae inflammationes aut
deflagrationes ad rubrum et fubcruentum colorem ex
recenti fanguine vergunt, iis ipfis adhibito. Inveteratas
enim denigrat. Eryfipelas etiam non ulceratum juvat;
exulceratum fi quidem laedit.

[209] *Τὰς ἐκ τοῦ ψυχροῦ γιγνομένας ὠφελείας τε*
καὶ βλάβας ἐν τῷδε διεξέρχεται, πρῶτον μὲν λέγων ἐπὶ τῶν
αἱμορραγούντων ἢ μελλόντων χρήσιμον ὑπάρχειν αὐτὸ, μὴ
τοῖς αἱμορραγοῦσι μέρεσιν αὐτὸ προσαγόμενον. ἕλκεσι γὰρ
τὸ ψυχρὸν δακνῶδες, ἀλλὰ τοῖς πέριξ αὐτῶν καὶ μάλιστα
ἐκείνοις, ὅθεν ἐπιρρεῖ τι τοῖς ἕλκεσι, καὶ μὲν δὴ καὶ τὰς
φλεγμονὰς ἁπάσας, ὅσα τε ὡς αὐτὸς ὠνόμασεν ἐπιφλογί-
σματα, τουτέστιν ὥσπερ ὑπὸ φλογὸς ἐπικεκαυμένα διὰ τὴν
θερμασίαν τῶν ἐργασαμένων αὐτὰ χυμῶν· καὶ γὰρ καὶ ταῦτα
χαίρει τῷ ψυχρῷ. φαίνεται δέ σοι θεωμένῳ ταῦτα πάντα
κατὰ τὴν χρόαν ἐρυθρὰ καὶ ὕφαιμα, νεαρῷ δηλονότι καὶ
οὐ παλαιῷ τῷ αἵματι, τὸ γὰρ εὐανθὲς οὐκ ἔχει τὸ παλαιὸν
αἷμα. διὸ καὶ προσαγομένου τοῦ ψυχροῦ τῷ τοιούτῳ πε-
λιδνοῦσθαί τε καὶ μελαίνεσθαι συμβαίνει τὰ πεπονθότα μό-
ρια. κατὰ δὲ τὸν αὐτὸν τρόπον ἐρυσίπελας ὠφελεῖται πρὸς
τοῦ ψυχροῦ τὸ χωρὶς ἕλκους, ὡς τῷ γε ἠλκωμένῳ δακνῶδές
τε καὶ ὀδυνῶδές ἐστι τὸ ψυχρὸν καὶ ταύτῃ βλάπτει τῶν
ὀδυνωμένων μερῶν ἀεὶ ῥεῦμα κινούντων ἐφ' ἑαυτά.

Quae a frigido commoda et incommoda corporibus
invehuntur hocce aphorifmo percenfet. Primum quidem
ipfum partibus haemorrhagia laborantibus aut in eam la-
pfuris admotum conferre pronunciat, non partibus ipfis
fanguinem profundentibus, ulceribus enim frigidum mordax, fed circumftantibus illisque praefertim unde aliquid
ulceribus influat. Quin etiam omnes inflammationes juvare profert et quaecunque incendia epiphlogifmata nominavit, hoc eft propter humorum ipfas efficientium calorem a flamma fuccenfas partes et uftas, hae namque
frigido oblectantur. Haec autem omnia tibi fpectanti colore rubra et fubcruenta apparent, recenti nimirum, non
vetufto fanguine fuffufa. Nam vetuftus fanguis floridum
colorem non habet. Quare frigido admoto livere ac ni-
grefcere affecta contingat. Eodem modo plane eryfipelas
etiam non ulceratum a frigido juvatur, ficuti ulcerato
mordax et dolorificum eft frigidum. Qua quidem ratione
nocet, quum dolentes partes in fe femper fluxiones moveant.

ΚΑΙ ΓΑΛΗΝΟΥ ΕΙΣ ΑΤΤΟΥΣ ΥΠΟΜΝΗΜΑΤΑ. 813

Ed. Chart. IX. [209. 210.]　　　　　　Ed. Baf. V. (289.)

κδ'.

*Τὰ ψυχρὰ οἷον χιὼν καὶ κρύσταλλος τῷ στήθει πολέμια,
βηχέων κινητικὰ καὶ αἱμοῤῥαγικὰ καὶ καταῤῥοικά.*

Μέχρι μὲν τοῦδε τὸν λόγον ὑπὲρ ὕδατος ἐποιήσατο
θερμοῦ καὶ ψυχροῦ, νυνὶ δὲ καὶ περὶ χιόνος καὶ κρυστάλλου
διῆλθεν, ἐνδεικνύμενος ὡς τὰς βλάβας μείζονας εἰς τοσοῦτον τῶν κατὰ τὸ ψυχρὸν ὕδωρ ἐργάζεσθαι πέφυκεν εἰς ὅσον
ἐκείνου ψυχρότερά ἐστι καὶ τοῖς κατὰ θώρακα χωρίοις πο-
λεμιώτατα ὑπάρχει βῆχάς τε κινοῦντα καὶ ῥήξεις ἀγγείων ἐργαζόμενα, πολλάκις αἱμοῤῥαγικὰ γίγνεται· καὶ μέντοι καὶ
τοῖς ἀπὸ κεφαλῆς καταῤῥοις ἀδικοῦντα θώρακά τε καὶ
πνεύμονα. καὶ γὰρ καὶ τούτους ἐργάζεται χιὼν καὶ κρύσταλλος, καταψύχοντα τὸν ἐγκέφαλον.

κε'.

[210] *Τὰ δὲ ἐν ἄρθροισιν οἰδήματα καὶ ἀλγήματα ἄτερ
ἕλκεος καὶ ποδαγρικὰ καὶ σπάσματα, τούτων τὰ πλεῖστα*

XXIV.

*Frigida velut nix et glacies pectori inimica tuffes mo-
vent, fanguinis eruptiones cient et catharros excitant.*

Hactenus de calida aqua et frigida orationem habuit,
nunc autem de nive et glacie differit, ab his tanto majora invehi incommoda oftendens, quanto hae funt aqua
frigidiores. Nam thoracis partibus funt inimiciffimae,
quum et tuffes moveant et vaforum ruptiones faciant,
haemorrhagiae faepe caufae exiftunt, atque deftillationes
e capite thoracem et pulmonem oblaedunt. Has enim
efficiunt nix et glacies ceteraque cerebrum refrigerantia.

XXV.

*Tumores articulis et citra ulcus dolores et podagricos af-
fectus et convulfa, haec magna ex parte frigida co-*

814   *ΙΠΠΟΚΡΑΤΟΥΣ ΑΦΟΡΙΣΜΟΙ*

Ed. Chart. IX. [210.]   Ed. Baf. V. (289. 290.)

τὸ ψυχρὸν πολλὸν καταχεόμενον ῥηίζει τε καὶ ἰσχναίνει
καὶ ὀδύνην λύει. νάρκη δὲ μετρίη ὀδύνης λυτική.

Ὅτι μὲν τὰ πλεῖστα τῶν τοιούτων ὀνίνησι τὸ ψυχρὸν
ἐδήλωσε. τίνα δέ ποτ' ἔστι ταῦτα παρέλιπεν εἰπεῖν, ὡς ἐξ
ὧν προείρηκεν οὐ χαλεπὸν ἐξευρεῖν. ὀκόσαι γὰρ, φησὶ, φλεγμοναὶ ἢ ἐπιφλογίσματα εἰς τὸ ἐρυθρὸν καὶ ὕφαιμον ῥέ-
(290) ποντα νεαρῷ αἵματι, ταῦθ' ὑπὸ τοῦ ψυχροῦ θεραπεύεσθαι τὴν ἐπιῤῥοὴν ἀναστέλλοντος δηλονότι καὶ ταύτῃ
κενοῦντος τὰ σώματα. διὸ καὶ τὴν ὀδύνην ἐν τοῖς τοιούτοις λύει καὶ τὴν αἰτίαν αὐτῆς ἐκκόπτει. καὶ ἡ ψῦξις δὲ
τῶν μορίων ἐπὶ πλέον νάρκην φέρει μετρίαν, ἥτις καὶ
αὐτὴ λύει τὴν ὀδύνην, ἀμβλύνουσα τὴν αἴσθησιν.

κστ'.

Ὕδωρ τὸ ταχέως θερμαινόμενον καὶ ταχέως ψυχόμενον
κουφότατον.

---

*pioſe affuſa et levat et minuit doloremque ſolvit. Mo-
deratus namque ſtupor dolorem ſolvit.*

Horum quidem quam plurima aquam juvare frigidum
oſtendit. Sed quaenam haec ſint dicere praetermiſit, quod
quae ſupra protulit, ea invenire non ſit arduum. Quaecunque enim inflammationes aut deflagrationes in rubrum
et ſubcruentum colorem ex recenti ſanguine propendent,
a frigida ſanari dixit, quae influxum reprimat et eatenus
corpoi vacuet. Quapropter etiam dolorem in talibus
ſolvit et ejus cauſam exſcindit. Partium quoque refrigeratio vehementior moderatum torporem affert, qui et ipſe
dolorem hebeti ſenſu reddito ſolvit.

XXVI.

Quae aqua cito caleſcit et cito refrigeratur, leviſſima.

Ed. Chart. IX. [210. 211.]   Ed. Baf. V. (290.)

Οὐ τῷ σταθμῷ κουφότατον εἶναι. τὸ τοιοῦτον λεκτέον.
οὐδὲ γὰρ ἂν οὕτω μέγα διδάσκοι πρὸς τῷ καὶ διὰ περιόδου
τινὸς ἐξευρίσκειν ὃ ῥᾳδίως ἦν ἐξ ἀρχῆς ἐξευρεῖν. εἴπερ δὲ
βούλεται τὸ τῷ σταθμῷ κουφότατον ὕδωρ διαγνῶναι, πρόχειρον ἐπὶ τὸ τῶν ἱσταμένοιν ἴδιον ἄγειν κριτήριον διὰ ζυ-
γοῦ καὶ σταθμοῦ ποιουμένῳ αὐτῶν τὴν ἐξέτασιν. ἀλλὰ
κουφότερον εἶπε νῦν τὸ μὴ βαρῦνον τὴν γαστέρα καὶ διεξερχόμενον ταχέως, ὥσπερ καὶ βαρὺ λέγομεν τὸ ἐναντίον
αὐτῷ τὸ μὴ διεξερχόμενον ταχέως. εὔδηλον δὲ ὡς οὐ μόνον τοῦτο κριτήριον ὕδατός ἐστιν ἀρετῆς, ἀλλ᾽ ὡς τῶν μὲν
ἄλλων εὐπορωτάτων ὑπαρχόντων καὶ πᾶσι γινωσκομένων,
τού- [211] του δ᾽ ἔχοντός τι τεχνικὸν, οὕτως ἐπὶ τὴν
γραφὴν αὐτοῦ ἥκειν τὸν Ἱπποκράτην. τίνα δὲ τἄλλα ἐστί;
πρῶτον μὲν εἰ μὴ θολερὸν, μήτ᾽ ἰλυῶδες· εἶθ᾽ ἑξῆς εἰ μή
τι κατὰ τὴν ὀσμὴν, μήτε κατὰ τὴν γεῦσιν ἐμφαίνει τινὸς
ἀλλοκότου ποιότητος. εἶθ᾽ οὕτως ὃ νῦν εἶπεν Ἱπποκράτης,
εἰ θερμαίνεται καὶ ψύχεται ταχέως· δῆλον γὰρ οἷς εὐαλλοίω-
τόν ἐστι τὸ τοιοῦτον, ἀρετὴ δ᾽ ὥσπερ σίτου τὸ εὐαλλοίωτον,

Non pondere ejusmodi aquam leviſſimam eſſe dicendum eſt. Sic enim nihil magnum doceret, praeterea per
quendam circuitum inveniendum foret, quod facile erat
ſtatim invenire. Nam ſi pondere leviorem aquam dignoſcere velit, ad manum eſt rerum ponderandarum trutina,
ad quam revocatam aquam expendere et examinare poterit. Verum in praeſentia leviorem aquam eſſe dixit, quae
ventri et hypochondrio gravis non diu, ſed cito permeat,
ſicut contrariam gravem dicimus, quae non cito pervadit.
Liquet autem non ſolam hanc eſſe ſalubritatis aquae pro-
bandae regulam, ſed quum alia bonitatis aquae ſigna ob-
via ſint et omnibus nota, hoc vero artis nonnihil habeat,
id eo factum eſſe, ut ad id ſcribendum veniret Hippocrates. Sed quaenam alia ſunt? Primo quidem ſi neque
turbida, neque coenoſa ſit; deinde ſi neque odore, neque
guſtu aliquam abſurdam qualitatem prae ſe ferat; poſtremo, ſi quod nunc Hippocrates pronunciavit, cito refrigeretur et calefiat: nam non conſtat ejusmodi aquam facile

οὕτω καὶ τοῦ ὕδατος. εἴ γε δὴ ῥᾷστα μεταβάλλεσθαι βουλόμεθα πᾶν τὸ μέλλον πεφθήσεσθαι καλῶς ὑπὸ τῶν πεπτικῶν ὀργάνων. ὅσοι δὲ τῇ τῶν πινόντων διαθέσει μὴ κρίνουσι τὸ ἄριστον ὕδωρ, ἀσφαλεστάτῳ μὲν χρῶνται τεκμηρίῳ· μόνον δ᾽ εἴπερ αὐτὸ παραλαμβάνουσιν οὐκ ὀρθῶς ποιοῦσι. χρὴ γὰρ αὐτὸ πρότερον προκεκρίσθαι τοῖς εἰρημένοις σημείοις, πρὶν ὅλως τις ἐπὶ τὴν τοιαύτην ἀφίκηται πεῖραν.

κζ´.

Ὁκόσοισι δὲ πίνειν ὄρεξις νύκτωρ, τοῖσι πάνυ διψώδεσιν, ἢν ἐπικοιμηθῶσιν, ἀγαθόν.

Οὔτ᾽ εἰ δοτέον ἐστὶ τὸ ποτὸν ἐπὶ τῶν ἐν νυκτὶ πάνυ διψησάντων ἐδήλωσεν, ἀλλὰ μόνον ὅ τι συμφέρει τούτοις ἐπικοιμηθῆναι. πεφθήσεται γὰρ δηλονότι καὶ ὑποκαταβήσεται κατὰ τὸν ὕπνον, ὅ τί περ ἂν ᾖ τὸ τῆς δίψης αἴτιον. οὐ μὴν οὐδ᾽ ἄδηλόν ἐστιν, ὡς τοῖς πάνυ διψῶσι δοτέον ἐστὶ

alterari poffe. Quemadmodum autem cibi virtus poteſt eſſe ut facile alteretur, ita et aquae. Siquidem mutari volumus quidquid ab inſtrumentis concoquentibus probe conſequendum eſt. Quaecunque vero ſola bibentium affectione de optima aqua judicant, ii certiſſimo quidem judicio utuntur; verum ſi hoc ſolum aſſumpſerint, non recte faciunt. Prius enim de aqua ex dictis ſignis judicandum eſt quam ad talem experientiam veniatur.

XXVII.

Quibus noctu bibendi eſt appetentia, iis admodum ſitientibus, ſi obdormierint, bonum.

An dandus ſit potus an minime dandus iis qui noctu magnopere ſitiunt non declaravit, ſed ſolum quod ſuper dormire conferat. Coquetur enim per ſomnum videlicet et ſubdeſcendet ſitis cauſa quaecunque ſit. Non tamen illud abditum eſt valde ſitientibus potum dandum eſſe,

τὸ ποτὸν, εἴτ᾽ ἐξ οἴνου πόσεως ἀκρατεστέρου τοῦτ᾽ αὐτοῖς
εἴη γεγενημένον εἴτ᾽ ἐξ ἐνδείας ποτοῦ. τό τε γὰρ τὴν ἔνδειαν ἰᾶσθαι προσφορᾷ τό τε τὴν ἐξ οἴνου θερμασίαν
ὕδατι σβεννύναι τῶν ὑγιεινῶν ἐστι θεωρημάτων. εἰ μέντοι
μετρίως εἶεν διψώδεις, οὐ πάντως ἐστὶ δοτέον αὐτοῖς τὸ
ποτὸν, ἀλλ᾽ ἐπισκεπτέον εἴτ᾽ ἐνδείᾳ πάσχουσιν ὑγρότητος
τὸ τοιοῦτον εἴτε δι᾽ οἴνου πλείονα πόσιν, ἐγχωρεῖ γὰρ τούτους κοιμηθέντας ὠφεληθῆναι.

κη΄.

Γυναικείων ἀγωγὸν ἡ ἐν ἀρώμασι πυρίη. πολλαχοῦ δὲ καὶ
εἰς ἄλλα χρησίμη ἂν ἦν, εἰ μὴ καρηβαρίας ἐνεποίει.

[212] Γυναικείων εἴρηκε τῶν ἐκκενουμένων δηλονότι
διὰ μήτρας ταῖς γυναιξὶ κατά τε τὰς ἐμμήνους καθάρσεις
καὶ μετὰ τοὺς τόκους. εὔδηλον δ᾽ ὡς κἀνταῦθα τὰς μὲν
ἤτοι διὰ φλεγμονὴν τῆς μήτρας ἢ διαστροφὴν ἤ τι τοιοῦτον μὴ καθαιρομένας καλῶς ἰασόμεθα τὸ πάθος ἐκθερα-

five meracioris vini hauftu five potus indigentia fitis nata
fit. Nam et inopiae ciborum ablatione et ortum ex vino
calorem aqua reftinguere fanitatis tuendae praecepta funt.
Si tamen modice fitierint, non plane potus ipfis exhibendus eft, fed confiderandum utrum humidi defectu tale quid
patiantur an uberiore vini potione. Contingit enim fi
dormierint, eos ex fomno juvari.

XXVIII.

*Muliebria fuffitus aromatum educit. Ad alia vero ple-
rumque utiles effet, nifi capitis gravitatem induceret.*

Muliebria nuncupavit, quae nimirum mulieribus per
uterum menftruis purgationibus et a partu vacuantur. Hic
quoque liquido conftat, eas quidem quae propter uteri
inflammationem vel perverfionem vel ejusmodi aliquid non
belle purgantur, non aliter fanari poffe quam ea affectione

πεύοντες, οὗ σύμπτωμά ἐστὶν ἡ τῶν γυναικείων ἐπίσχεσις,
τὰς δ᾽ ἄνευ τοῖ τοιούτου παθήματος ἐνδιῶς καθαιρομένας
ταῖς νῦν ὑπ᾽ αὐτοῦ διδασκομέναις πυρίαις ἰᾶται. ἐπὶ τούτων γὰρ ἤτοι πάχος αἵματος αἴτιόν ἐστι τῆς ἐπισχέσεως ἢ
ἔμφραξις τῶν εἰς τὴν μήτραν καθηκόντων ἀγγείων ἢ μύσις
τῶν αὐτῶν τούτων ἢ πύκνωσις ὅλης τῆς οὐσίας αὐτῆς ὅ τι
δ᾽ ἂν ᾖ τῶν εἰρημένων ἡ διὰ τῶν ἀρωμάτων πυρία θεραπεύει τὴν διάθεσιν, ἀναστομοῦν μὲν δυναμένη τὰ μεμυκότα
πέρατα τῶν ἀγγείων, λεπτύνειν δὲ τὸ πάχος τῶν χυμῶν,
τὰς δ᾽ ἐμφράξεις τῷ τέμνειν ἐκφράττουσα. πολλαχοῦ δὲ
καὶ εἰς ἄλλα, φησὶν, ἦν ἂν χρήσιμος, εἰ μὴ καρηβαρίας
ἐνεποίει. τὸ γὰρ ὅλον σῶμα πυριᾶσθαι διὰ τῆς μήτρας
ἠδύνατο συνεχῶς ἐν ἁπάσαις ταῖς ψυχραῖς καὶ ὑγραῖς διαθέσεσιν, εἰ μὴ τὴν ἀπὸ πυρίας ἐφοβοίμεθα κεφαλαλγίαν καὶ
μάλιστα ἐν τοῖς πυρετοῖς. ὅτι γὰρ κεφαλαλγῆ σχεδὸν ἅπαντά ἐστι τὰ ἀρώματα δηλοῖ μὲν ἡ πεῖρα, διδάσκει δὲ καὶ
ὁ λόγος. ὅσα γὰρ ἱκανῶς θερμαίνει κεφαλαλγῆ πάντ᾽ ἐστὶν,

percurata, cui fymptoma menfium eft fuppreffio, eas vero
quae fine ejusmodi affectu parcius purgantur, iis ipfis quae
nunc ab ipfo docentur, odorum fuffitibus ac fomentis cu-
randas effe. In his enim aut fanguinis craffitudo, aut
vaforum ad uterum pertinentium obftructio, aut eorundem
praeclufio aut totius fubftantiae uteri praeclufio, eorum
fuppreffionis caufa exiftit. At dictorum quodcunque caufa
fuerit parati ex aromatibus fuffitus aut fetus affectionem
fanat qui fua facultate praeclufa, vaforum extrema refe-
rare et humorum craffitiem attenuare et obftructiones in-
cidendo deobftruere poffit. Multoties vero et ad alia, inquit, effet utilis, nifi capitis gravitatem excitaret. Nam
continenter per uterum in omnibus frigidis atque humidis
affectibus totum corpus fuffiri poterat, nifi a fuffitione
cephalalgiam quum alias, tum in febribus maxime time-
remus. Nam aromata prope omnia capitis dolorem com-
movere tum experientia ipfa oftendit tum ratio docet.
Quae namque vehementer calefaciunt, ea omnia caput

ὡς ἂν ἄνω φύσει φερομένου τοῦ θερμοῦ. θερμὴ δὲ ἱκανῶς ἐστιν ἁπάντων τῶν ἀρωμάτων ἡ φύσις καὶ μάλιστα
κασσίας καὶ κόστου καὶ κινναμώμου καὶ ἀμώμου.

κθ'.

Τὰς κυούσας φαρμακεύειν ἢν ὀργᾷ τετράμηνα καὶ ἄχρι ἑπτὰ
μηνῶν ἧσσον. τὰ δὲ νήπια καὶ πρεσβύτερα εὐλαβεῖ-
σθαι χρή.

Οὗτος ὁ ἀφορισμὸς εἴρηται καὶ πρόσθεν ἐν τοῖς περὶ
φαρμάκων λόγοις· ἀλλὰ καὶ νῦν ἐν τοῖς περὶ τῶν γυναικείων κατά γε τὰ πλεῖστα τῶν ἀντιγράφων εὑρίσκεται. τινὲς δ' ἐξαίρουσιν αὐτὸν ὅπως μηδεὶς ᾖ γεγραμμένος, ἐξηγήσεως δὲ οὐ δεῖται νεωτέρας ἡμῖν τοῖς ἔμπροσθεν εἰρημένοις.

tentant, calore nimirum naturaliter furfum tendente. Atqui omnium aromatum quum abunde calet natura, tum
vero maxime caffiae aromaticae, cofti, cinnamomi et amomi.

XXIX.

*Praegnantes, fi ad excretionem turgeat humor, purgan-
dae funt quarto menfe et adufque feptimum, fed hae
minus. Minoribus autem et grandioribus fetibus reli-
giofe agendum.*

Hic aphorifmus fupra quoque pronunciatus eft, ubi
de purgatione habebatur oratio. Sed et nunc ubi de
mulieribus agitur in quam plurimis exemplaribus invenitur. Quidam vero ipfum eximunt, ne bis fcriptus comperiatur. Nova autem explicatione altera nobis non opus
eft, praeter eam quam fupra fcripfimus.

[213] *Γυναικὶ ἐν γαστρὶ ἐχούσῃ ὑπό τινος τῶν ὀξέων*
νοσημάτων ληφϑῆναι ϑανάσιμον.

Εἰκότως· ἐάν τε γὰρ πυρετῶδες ᾖ τὸ νόσημα, συνεχεῖς
ἀνάγκη τοὺς πυρετοὺς ἔχειν αὐτό. τοιοῦτο γάρ ἐστι τὸ ὀξὺ
καὶ κίνδυνος ἐν τῷδε διττός, εἷς μὲν αὐτοῦ τοῦ πυρετοῦ
ἀναιροῦντος τὸ ἔμβρυον, ἕτερος δ᾽ ὅτι διὰ μακροῦ μὲν τρέ-
φοντες ἐνδείᾳ τροφῆς ἀναιροῦμεν τὸ ἔμβρυον. εἰ δ᾽ ἵνα
τοῦτο διασώσωμεν, ἀφειδήσομεν τοῦ συνεχῶς τρέφειν, αὐ-
ξήσαντες τῇ τῶν τροφῶν ἀκαιρίᾳ τοὺς συνεχεῖς πυρετούς,
ἀποκτενοῦμεν τὴν κύουσαν, οὕτω δὲ κἂν χωρὶς πυρετοῦ
τῶν ἄλλων τι γένηται νοσημάτων ὀξέων, οἷον ἐπιληψία ἢ
ἀποπληξία ἢ σπασμὸς ἢ τέτανος ἅμα τῷ μεγέθει καὶ τῇ
συντονίᾳ τοῦ νοσήματος, ἀδύνατον ἐξαρκέσαι τὴν κάμνουσαν.

XXX.

Mulierem utero gerentem morbo quodam acuto corripi
letale.

Merito ; five enim fit febrilis morbus, ipfam febre
continua affici neceffe eft: talis enim eft morbus acutus,
in quo duplex fetui impendet periculum, unum a febre
ipfa fetum perimente, alterum quod exhibitis aegrotanti
per longum intervallum cibariis, alimenti penuria fetum
enecamus. Quod fi ut hunc fervemus cibos blande ac
crebro exhibuerimus, intempeftivo cibo aucta febre continua gravidam occidemus. Sic etiam fi absque febre
alius quidam morbus acutus obortus fit, qualis epilepfia,
apoplexia aut convulfio aut tetanus, morbi magnitudini
et vehementiae aegrota par effe non poterit.

λα'.

Γυνὴ ἐν γαστρὶ ἔχουσα φλεβοτομηθεῖσα ἐκτιτρώσκει, καὶ μᾶλλον, εἰ μεῖζον εἴη τὸ ἔμβρυον.

(291) Ἐνδείᾳ τροφῆς φθείρεται τὸ ἔμβρυον οὐ μόνον ἐκ τῆς φλεβοτομίας, ἀλλὰ κἂν ταῖς μικροτέραις ἀσιτίαις, ἐπιδείξομεν δὲ τοῦτο μικρὸν ὕστερον καὶ δι' ἄλλων ἀφορισμῶν. εἰκότως οὖν τὸ ἔμβρυον τὸ μεῖζον μᾶλλον φθείρεται, φλεβοτομηθείσης τῆς γυναικὸς, διὰ τὸ πλείονος δεῖσθαι τροφῆς.

_____

λβ'.

Γυναικὶ αἷμα ἐμεούσῃ τῶν καταμηνίων ῥαγέντων λύσις γίνεται.

_____

[214] Εἰκότως· ἀντίσπασίς τε γὰρ ἅμα καὶ κένωσις ἔσται τοῦ τὴν ὁρμὴν εἰληφότος αἵματος ἄνω· τουτὶ μὲν οὖν καὶ ἡ πεῖρα διδάσκει συμφερόντως γιγνόμενον, ἐξ αὐ-

XXXI.

Mulier utero gerens vena fecta abortit, eoque magis, fetus fi grandior fuerit.

_____

Defectu alimenti, non modo venae fectione, verum etiam longiore inedia fetus in utero necatur, quod paulo poft aliis etiam aphorifmis oftenfuri fumus. Merito itaque fetus grandior, fecta praegrandi vena, citius corrumpitur, quod nimirum copiofiore indigeat alimento.

_____

XXXII.

Mulieri fanguinem vomenti menftrius erumpentibus folutio contingit.

_____

Jure ac merito, etenim fanguinis erit furfum impetum confequuti revulfio fimul et vacuatio. Quod quam utiliter fiat, ipfa nos docet experientia, qua nos inducti

Ed. Chart. IX. [214.]   Ed. Baf. V. (291.)
τῆς δ' ὁρμηθέντες καὶ ἡμεῖς μιμησόμεθα τὰ καλῶς ὑπὸ
τῆς φύσεως ἀποτελούμενα καὶ διὰ φλεβοτομίας κενώσομεν
τὰς οὕτω πάσχουσας.

λγ'.

Γυναικὶ τῶν καταμηνίων ἐκλειπόντων αἷμα ἐκ τῶν ῥινῶν
ῥυῆναι ἀγαθόν.

Ὅτι μὲν οὖν ἀναγκαῖόν ἐστι τὸ καλῶς ἐφ' ἑκάστῳ μηνὶ
κενούμενον αἷμα, ἐπειδὰν κατά τινα διάθεσιν ἐπισχεθῇ,
βλάπτειν τὴν γυναῖκα καὶ ὅ τι δι' ἑτέρου χωρίου κενουμένου
ἰάσεται τῆς βλάβης τὸ πᾶν σῶμα πρόδηλον παντί. πολλῶν
δ' ὄντων χωρίων δι' ὧν ἐκκενοῦσθαι δύναται, τοῖς μὲν ἄλλοις ἅπασι πρόσεστί τις μείζων ἢ ἐλάττων βλάβη. μόνη δ'
ἡ διὰ τῶν ῥινῶν κένωσις ἄλυπός ἐστιν, ἣν ἐπαινεῖ νῦν ὁ
Ἱπποκράτης. οὐ μὴν οὐδ' εἴ τις ἄλλη κένωσις ἄλυπος εὑ-
ρίσκοιτο, τούτου χάριν ὁ ἀφορισμὸς ψευδής ἐστιν. οὐ γὰρ
ὅτι μόνη κένωσις ἡ διὰ τῶν ῥινῶν ἀγαθὴ τῶν καταμηνίων

quae praeclare natura gerit opera imitabimur atque fic
affectas mulieres venae poplitis aut malleoli fectione va-
cuabimus.

XXXIII.

*Mulieri menſtruis dificientibus ſanguis ex naribus pro-
fluens bonum.*

Quod qui ſanguis ſingulis menſibus probe vacuatur,
quum propter aliquam affectionem retentus fuerit, eum
mulierem oblaedere neceſſe ſit, quodque per alium locum
vacuatus univerſum corpus a laeſione ſanum liberet, patet omnibus. Quum autem multa ſint loca, per quae
vacuari queat, aliis quidem omnibus ſua quaedam major
minorque ineſt laeſio; ſola vero per nares vacuatio in-
noxia, quam nunc laudat Hippocrates. Non tamen ſi qua
alia comperiatur citra noxam vacuatio, propterea falſus
eſt aphoriſmus. Non enim quod ſola per nares vacuatio

ἐκλειπόντων εἴρηκεν, ἀλλ᾽ ἁπλῶς ἐπήνεσεν αὐτὴν, μὴ προσθεὶς ὅτι μόνη κἂν τὴν δι᾽ ἕδρας οὖν τὴν ἀγαθὴν εἶναι
λέγῃ ταῖς οὕτως ἐχούσαις γυναιξὶν, οὐ μάχεται τῷ ἀφορισμῷ. φαίνεται γὰρ ἐνίοτε δι᾽ ἑνὸς ὡς παραδείγματος ὁ
Ἱπποκράτης ἀποφαινόμενος ὑπὲρ τῶν ὁμοίων ἁπάντων.

λδ'.

Γυναικὶ ἐν γαστρὶ ἐχούσῃ ἢν ἡ κοιλίη ῥυῇ πολλάκις, κίνδυνος ἐκτρῶσαι.

Τῷ λόγῳ τῆς κενώσεως καὶ νῦν ὁ Ἱπποκράτης κίνδυνος, φησὶν, ἐκτρῶσαι, καθότι καὶ πρόσθεν ἐπὶ τῆς φλεβοτυ-
μίας ἐδείκνυμεν.

λε'.

[215] Γυναικὶ ὑπὸ ὑστερικῶν ἐνοχλουμένῃ ἢ δυστοκούσῃ
πταρμὸς ἐπιγενόμενος ἀγαθόν.

deficientibus menſtruis bona ſit dixit, ſed ipſam ſimpliciter commendavit, non quod ſola ſit addito. Quod ſi
quis eam quae per ſedem ſit vacuationem ita affectis mulieribus utilem eſſe proferat, non aphoriſmo reluctatur.
Nonnunquam enim Hippocrates unico velut exempli gratia propoſito, de ſimilibus omnibus pronunciare videtur.

XXXIV.

*Mulieri utero gerenti, ſi alvus multoties profluit abortio-
nis periculum eſt.*

Ratione vacuationis nunc quoque Hippocrates abor-
tionis periculnm eſſe pronunciat, quemadmodum et antea
in ſanguinis per ſectam venam miſſione oſtendebamus.

XXXV.

*Mulieri uteri ſtrangulatu vexatae aut partus difficultate
laboranti ſternutamentum ſuccedens bonum.*

Ed. Chart. IX. [215.]   Ed. Baf. V. (291.)

'Ασαφές ἐστι τὸ τὸν κατὰ ἀφορισμὸν ὄνομα τὸ ὑστε
ρικῶν. ἔνιοι μὲν γὰρ ἀκούουσιν ἐπὶ πασῶν κατὰ τὰς ὑστέ
ρας διαθέσεων, ἔνιοι δὲ ἐπὶ μόνων ἐκείνων αἷς ἔπεται πά
θος ὃ προσαγορεύουσιν ὑστερικὴν πνίγα, καίτοι γε οὐ πνίγα
κατ' ἀλήθειαν οὖσαν, ἀλλ' ἄπνοιαν. ἔνιοι δ' ἐπὶ τῶν χω
ρίων ἀκούουσιν, ἐπειδὴ καὶ ταῦτα τὰ ὕστερα καλοῦσιν.
ἀλλ' οὗτοι μὲν ἄντικρυς ἁμαρτάνουσιν, εἰ καὶ ὅτι μάλιστα
δοκοῦσιν ἀληθεύειν, ἐν τῷ καταῤῥήγνυσθαι τὰ ἐν τῇ μήτρᾳ
κατεχόμενα χωρία πρὸς τῶν πταρμῶν. ἄλλος τε γὰρ ὑπὲρ
τούτων ἀφορισμὸς αὐτῷ γέγραπται καὶ διαφέρει πάμπολυ
καὶ κατὰ τοὔνομα τὰ ὕστερα τῶν ὑστερικῶν. ψεῦδός γε
μὴν ἐστι καὶ τὸ περὶ πάντων τῶν κατὰ τὰς ὑστέρας πα
θῶν εἰρῆσθαι τὸν λόγον. οὔτε γὰρ ἑλκώσεις οὔτε φλεγμο
νὰς οὔτ' ἐρυσιπέλατα, καθάπερ οὐδ' ἀποστήματα πταρμὸς
ὀνίνησιν. ἀληθὲς δὲ τὸ καὶ κατὰ ὑστερικὰς ἀπνοίας ἐπιγι
νομένου πταρμοῦ ῥᾳστωνεῖν τὰς καμνούσας, οὐ μόνον ὅτι
σημεῖον ἀγαθόν ἐστιν αὐτομάτως ἐπιγενόμενος ὁ πταρμὸς
ταῖς οὕτως ἐχούσαις, ἀλλὰ καὶ αἴτιον ὥσπερ τι βοήθημα

Obfcurum eft in aphorifmo hyftericum nomen: nonnulli fiquidem pro omnibus uterorum affectibus accipiunt,
nonnulli vero pro illis folis affectibus uteri exaudiunt,
quos fequitur affectio quam hyftericam fuffocationem vocitant: quamquam revera ftrangulatio non eft, fed apnoea
feu refpirationis ablatio; alii denique fecundas intelligunt,
quandoquidem et has uteros appellitant. Verum hi aperte
aberrant, etiamfi quam maxime in eo verum dicere videantur, quod fecundae utero retentae fternutamentis deturbantur. Alius enim etiam de his aphorifmus ab ipfo
fcriptus eft, atque nomine plurimum hyftera et hyfterica
inter fe differunt. Falfum porro eft de omnibus uteri affectibus orationem efferri; neque enim exulcerationes, neque inflammationes, neque eryfipelata, ut neque abfceffus
fternutatio juvat. At illud verum eft in hyftericis apnoeis,
interveniente fternutatione affectas mulieres levari, non
folum quia bonum fignum eft fternutatio fponte naturae
ita affectis mulieribus fuperveniens, fed etiam quia ut

τοῦ, πάθους γινόμενος. σημεῖον μὲν οὖν ἀγαθόν ἐστι, διότι
δηλοῖ τὴν φύσιν ἔμπροσθεν νεναρκωμένην, ἐπεγείρεσθαί τε
καὶ ἀναζωπυρεῖσθαι καὶ τῶν οἰκείων κινήσεων ἀναμιμνήσκε-
σθαι, ὁπότε γε καὶ ἀποτίθεταί τινα τῶν περιττωμάτων.
ἐδείχθη γὰρ ἐν τοῖς τῶν συμπτωμάτων αἰτίοις ὁ πταρμὸς
οὕτω γινόμενος, αἴτιον δὲ τῆς ὠφελείας, ὅτι τῷ σφοδροτέ-
ρῳ κλόνῳ καὶ βρασμῷ τοῦτο μὲν ἐπεγείρει τὴν φύσιν,
τοῦτο δ᾽ ἐκκρίνει τὰ δυσεκκρίτως ἐμπεπαρμένα τοῖς μορίοις τοῦ σώματος. οὕτω γὰρ καὶ τὴν λύγγα πέφυκεν ἰᾶσθαι.

λστ΄.

[216] Γυναικὶ καταμήνια ἄχροα καὶ μὴ κατὰ τὰ αὐτὰ
ἀεὶ γινόμενα καθάρσιος δεῖσθαι σημαίνει.

Πολλὰ τῶν ἀντιγράφων βιβλία ἔστιν εὑρεῖν οὕτως ἔχοντα τὴν λέξιν· γυναικὶ καταμήνια χρόνια καὶ μὴ κατὰ τὰ
αὐτὰ ἰόντα. δύναται μὲν οὖν καὶ τὰ χρόνια καταμήνια,

caufa huic affectui remedium eſt. Signum itaque bonum
eſt, quia naturam prius torpentem nunc exſuſcitari ac
recreari et propriarum motionum reminiſci: quandoquidem
ipſa quaedam excrementa rejicit. Ita enim in libro de
ſymptomatum cauſis ſternutamentum fieri oſtendimus. Cauſa
vero utilitatis exiſtit, quia vehementiore concuſſione atque jactatione partim quidem naturam excitat, partim
vero quae partibus corporis tenaciter impacta ſunt excernit; ſic enim et ſingultum ſanare ſolet.

XXXVI.

*Mulieri menſes decolores neque ſemper eodem periodo
prodeuntes purgatione opus eſſe ſignificat.*

In multis exemplaribus dictionem ita ſe habere re-
perire licet: Mulieri menſtrua tarda, neque tempore per
ſe prodeuntia. Poſſunt itaque menſtrua tarda, hoc eſt

τουτέστιν ὅσα τῆς εἰθισμένης ὑστερίζει περιόδου, καθάρσεως
δεῖσθαι χυμοῦ φλεγματικοῦ, διὸ καὶ δύσχροα γίγνεται οὐ
μὴν ἐξ ἀνάγκης γε ταύτης μόνης· καὶ γὰρ δὴ καὶ διὰ τῆς
λεπτυνούσης διαίτης ἐνίοτε τὰς τοιαύτας διαθέσεις πολλάκις ἰασόμεθα, γέγραπται δὲ περὶ τῆς διαίτης ταύτης ἕν
ἰδίᾳ βιβλίον, ἅμα δ᾽ αὐτῇ καὶ ἡ τῶν ἀρωμάτων πυρία καὶ
οἱ τὴν αὐτὴν ἐκείνῃ δύναμιν ἔχοντες πεσσοὶ πρόθετοι καὶ
τὰ πινόμενα φάρμακα τμητικά τε καὶ λεπτυντικὰ πάχους
τῶν χυμῶν, ὁποῖόν ἐστι καὶ τὸ διὰ τῆς καλαμίνθης, ᾧ συνήθως ἑκάστοτε χρώμεθα, ὃ καὶ τὰς ἐμμήνους καθάρσεις
βραδυνούσης ἐκίνησε πολλάκις. ὁ γάρ τοι σκοπὸς τῆς ἰάσεως αὐτῶν ἐστιν ἀναστομῶσαι μὲν τὰ στόματα τῶν εἰς
τὴν μήτραν καθηκόντων ἀγγείων, λεπτῦναι δὲ τὸ αἷμα. καὶ
μὲν δὴ καὶ ἡ τοῦ παντὸς σώματος κάθαρσις, ὡς εἶπον, ὅτε
δὴ τῶν παχέων γένηται χυμῶν, ἰᾶται τὰς τοιαύτας διαθέσεις. εἰ δ᾽ ἄχροα γεγραμμένον εἴη, πολὺ δὴ μᾶλλον ἡ κάθαρσις ἰάσεται τὰς οὕτως ἐχούσας. οὐδὲ γὰρ διὰ τὸν φλεγματικὸν μόνον χυμὸν, ἀλλὰ καὶ τὸν μελαγχολικὸν καὶ τὸ

poſt conſuetum circuitum prodeuntia purgatione egere
humoris pituitoſi, ob quem male colorata redduntur, non
tamen hac ſola neceſſario: etenim etiam aliquando exte-
nuante victu tales affectiones ſaepe ſanavimus. De hoc
autem victu a nobis liber unus ſeorſum ſcriptus eſt; una
quoque cum eo aromatum ſuffitus, quique eandem cum
eo facultatem ſortiuntur peſſi ſuppoſititii et potulenta medicamenta, quae humorum craſſitiem incidant et attenuent,
quale eſt dia calaminthes, quo aſſueto quotidie utimur,
quodque commorantes purgationes ſaepe provocavit. Indicatio namque ac ſcopus earum ſanationis eſt tum vaſorum ad uterum pervenientium ora recludere tum ſanguinem extenuare. Et vero totius etiam corporis purgatio,
ut dixi, quum videlicet craſſorum ſit humorum, tales
affectiones ſanat. Quod ſi decolores ſcribatur, multo magis purgatio ſic affectas mulieres ſanaverit. Neque enim
propter pituitoſum humorem ſolum, ſed etiam propter
melancholicum et bilioſum decolores fiunt menſes. Quo

Ed. Chart. IX. [216. 217.]   Ed. Baf. V. (291.)

πικρόχολον, ἄχροα γίνεται τὰ καταμήνια. πῶς μὲν οὖν χρὴ
διαγινώσκειν τὸν πλεονάζοντα χυμὸν ἐν τῷ προτέρῳ τῶν
γυναικείων αὐτὸς ἐδίδαξεν, νῦν δ᾽ ὅτι διὰ καθάρσεώς ἐστι
κενωτέον αὐτὸ ἐδήλωσεν. τὸ δὲ μὴ κατὰ τὰ αὐτὰ ἰόντα
τῇδε τῇ γραφῇ συμφωνεῖ μᾶλλον, ἵν᾽ ὁ σύμπας λόγος ᾖ
τοιοῦτος· ἐὰν ἄχροα γένηται τὰ καταμήνια καὶ μὴ κατὰ
τὰ αὐτὰ ἰόντα τοῖς δι᾽ ἔθους ἔμπροσθεν γινομένοις τῇ γυναικὶ, καθάρσεως δεῖται. συμβαίνει γὰρ ἐπὶ τῶν κακοχύμων γυναικῶν οὐ μόνον ἀχρουστέρας φαίνεσθαι τὰς ἐμμήνους καθάρσεις, ἀλλὰ καὶ τὸν χρόνον τῆς περιόδου διαφθείρειν. εἰ μὲν παχύτεροί τε καὶ δυσρούστεροι τῶν κατὰ φύσιν εἶεν οἱ χυμοὶ γεγονότες ἐπιβραδύνοντες καὶ χρονίζοντες,
φθάνονται δὲ τὴν συνήθη προθεσμίαν ἐπὶ τοῖς ἐναντίοις,
ὑγροτέροις τε καὶ λεπτοτέροις δηλονότι.

λζ΄.
[217] Γυναικὶ ἐν γαστρὶ ἐχούσῃ ἢν οἱ μασθοὶ ἐξαίφνης
ἰσχνοὶ γένωνται, ἐκτιτρώσκει.

---

vero modo humorem redundantem dignofcere oporteat,
ipfemet primo de morbis muliebribus docuit; nunc autem
quod purgatione vacuandum fit, id declaravit. Illud etiam:
neque eadem periodo prodeuntes, huic textui magis con-
fonat, ut univerfa fit ejusmodi oratio: *fi menfes decolores
fiant*, nec mulieri fimile periodo prodeant ac antea manare confueverunt, ipfa eget purgatione. Accidit enim
cacochymis mulieribus non modo decolores apparere men-
ftruas purgationes, fed etiam ftatum periodi tempus labe-
factari. Si et crafliores quidem humores fuerint et ad
fluendum humoribus fecundum naturam fe habentibus in-
eptiores, quum immorantur ac tardant. His vero contrarii, hoc eft humidiores ac tenuiores, quum praefinitum
tempus anticipant.

XXXVII.
*Mulieri utero gerenti fi mammae derepente extenuentur,
ipfa abortit.*

Ed. Chart. IX. [217.]   Ed. Baf. V. (291. 292.)
Καὶ οὗτος ὁ ἀφορισμὸς ἐξ ἐκείνων ἐστὶν, οὓς ἔφαμεν
ἔνδειαν τῆς τροφῆς σημαίνειν τῷ ἐμβρύῳ. κοιναὶ γάρ τινές εἰσι φλέβες ὑστερῶν τε καὶ τιτθῶν, αἵτινες ὅταν ἐνδεῶς ἔχωσιν αἵματος, ἰσχνοὺς μὲν τοὺς τιτθοὺς ἀποφαίνουσι, τῇ δὲ (292) ἀτροφίᾳ ποτὲ μὲν ἀναιροῦσι τὸ ἔμβρυον, ἔστι δ᾽ ὁτὲ πρὸς ἔκκρισιν παρορμῶσι διὰ τὴν αἰτίαν, ἣν αὐτὸς ἐν τῷ περὶ φύσεως παιδίου γράφει κατὰ
τήνδε τὴν ῥῆσιν· ἡ τροφὴ καὶ ἡ αὔξησις τὰ ἀπὸ τῆς μήτρας κατιόντα, οὐκέτι αὐτάρκη τῷ παιδίῳ ἐστὶν, ὅταν οἱ
δέκα μῆνες παρέλθωσι καὶ τὸ ἔμβρυον αὐξηθῇ. ἕλκει γὰρ
ἀπὸ τοῦ αἵματος εἰς ἑωυτὸ γλυκύτατον, ἅμα δὲ καὶ ἀπὸ
τοῦ γάλακτος ἐπαυρίσκεται ὀλίγον. ὅταν δ᾽ αὐτῷ ταῦτα
σπανιώτερα γένηται καὶ ἁδρὸν ᾖ τὸ παιδίον, ζητοῦν τε
πλέον τῆς ὑπαρχούσης τροφῆς, ἀσκαρίζει, καὶ τοὺς ὑμένας
ῥηγνύον ἀρχὴν ἀποκυήσεως παρέχει τῇ μητρί.

────────

λη'.

Γυναικὶ ἐν γαστρὶ ἐχούσῃ ἢν ὁ ἕτερος μασθὸς ἰσχνὸς γένη-

Hic etiam aphorifmus ex illis eſt quos diximus alimenti penuriam fetus fignificare. Quaedam enim venae
funt uteris ac mammis communes, quae quum fanguinis
penuria laborant, mammas graciles quidem efficiunt, fetum vero interdum alimenti inopia perimunt, interdum
etiam ad exitum concitant, eam ob caufam quam ipfe
libro de natura pueri his fcriptis prodidit: *Alimentum
et incrementum quod a matre defluit non amplius infanti
fufficit, quum peractis decem menfibus foetus grandior
evaferit. Ad fefe namque trahit a fanguine quod dulcif-
fimum eſt fimulque lactis portione aliqua fruitur. Haec
ubi rariora et pauciora ipfi fuerint et infans maturus extiterit praefenti copiofiorem cibum quaerens calcitrat et
difruptis membranis matri partus initium affert.*

────────

XXXVIII.

Mulieri gemellos utero gerenti fi altera mamma gracilis

ται, δίδυμα έχούση θάτερον έκτιτρώσκει, καὶ ἢν μὲν δεξιὸς ἰσχνὸς γένηται, τὸ ἄρσεν, ἢν δ' ὁ ἀριστερὸς, τὸ θῆλυ.

Ὅπερ ὁ προγεγραμμένος ἀφορισμὸς ἐπ' ἀμφοτέρων ἔλεγε τῶν τιτθῶν, τοῦθ' οὗτος ἐπὶ θατέρου. διὰ δὲ τὴν προει-
ρημένην αἰτίαν τῇ κοινωνίᾳ τῶν φλεβῶν τὸ κατ' εὐθὺ τοῦ
μειωθέντος τιτθοῦ μὲν ὂν ἔμβρυον ἐκτιτρώσκεται, τὸ δ' ὅτι
διδύμων ὄντων, ἄρρενός τε καὶ θήλεος, ἐὰν μὲν ὁ δεξιὸς
τιτθὸς ἰσχνὸς γένηται, τὸ ἄρρεν μόνον, ἐὰν δ' ὁ ἀριστερὸς,
τὸ θῆλυ διαφθείρεται, ἐξ ἐκείνης ἤρτηται τῆς δόξης αὐτοῦ,
ἔμβρυα τὰ μὲν ἄρρενα ἐν τοῖς δεξιοῖς, τὰ δὲ θήλεα ἐν τοῖς
ἀριστεροῖς μᾶλλον.

οθ'.

[218] *Γυνὴ κύουσα μηδὲ τετοκυῖα εἰ γάλα ἔχει, τὰ καταμήνια αὐτῆς ἐκλέλοιπε.*

*evadat, alterum abortu edit; et fi dextra quidem mam-
ma gracilefcat, marem; fi vero finiftra, feminam.*

Quod ante fcriptus aphorifmus de ambabus mammis,
id hic de altera verba facit, atque propter praenuncia-
tam caufam, venarum communitatem fetus a directo mammae imminutae fitus abortum patitur. Quod autem dum
gemelli, tum mas tum femina, utero geftantur, fi dextra
mamma emarcefcat, mas folus, fi finiftra, fola femina corrum-
patur, ex illa ipfius opinione pendet qua mares quidem in
dextris, feminas vero in finiftris magis geftari auguratur.

XXXIX.
*Si mulier quae neque gravida eft, neque peperit, lac ha-
beat, huic menftrua defecerunt.*

Μακρότερος ὁ λόγος καὶ δεῖται τοῦ μέλλοντος αὐτῷ
παρακολουθήσειν ἀκριβῶς γεγυμνασμένου κατὰ τὰ περὶ φυσικῶν δυνάμεων ὑπόμνημα. λεχθήσεται δὲ τοσοῦτον
ὅμως αὐτοῦ νῦν, ὅσον ἐνδέχεται διὰ βραχυτάτων ῥηθὲν εἰς
τὰ προκείμενα γενέσθαι χρήσιμον. κοινὸν δὴ τοῦθ᾽ ὑπάρχει
πᾶσι τοῖς τοῦ ζώου μορίοις, ὅσα χυμῶν τινῶν ἐστι γεννητικὰ χρησίμων, ἤτοι γε ἑτέροις μορίοις ἢ εἰς τὴν τοῦ γένους διαδοχὴν ἢ εἰς τὴν τοῦ κυουμένου τροφὴν περιττὸν
ὑπάρχειν τὸν χυμὸν ἐκεῖνον τῆς τροφῆς τοῦ γεννῶντος αὐτὸν μορίου. οὐ γὰρ τῷ γινώσκειν ἐς ὅ τι χρήσιμος ὁ χυμὸς ἔσται τῷ ζώῳ τὴν γένεσιν αὐτοῦ ποιεῖται τὸ μόριον,
εἴ γε μὴ μέλλει νοῦν ἔχειν τὸν τοιοῦτον, ὁποῖον ἀξιοῦμεν
ἔχειν τοὺς πολιτικοὺς ἄνδρας, ἀλλ᾽ ὁ μὲν δημιουργήσας τὸ
ζῶον ἔχει τὸν νοῦν, αὐτὸ δὲ τὸ μόριον, ὡς ἐδείχθη, διοικεῖται δυνάμεσι φυσικαῖς ἄλλαις τέ τισι καὶ τῇ ἀλλοιω-
τικῇ, καθ᾽ ἣν ὁμοιοῖ τὴν τροφὴν αὐτῷ. ὅσον μὲν οὖν τῆς
ἀλλοιωθείσης ὑπ᾽ αὐτοῦ τροφῆς ἀκριβῶς ὡμοιώθη τῷ τρε-

Longior oratio lectorem quoque defiderat, qui eam
fit adfequuturus, in commentariis de naturalibus facultatibus accurate verfatum. De his tamen in praefentia
tantum dicturi fumus, quantum breviffime dictum ad
propofita conferre poffit. Hoc fane omnibus animantis
partibus eft commune, quae aut ad aliarum partium ufum
aut ad generis propagationem aut ad conceptus nutritionem quosdam humores utiles procreant, humorem illum
alimenti partis ipfum generantis refiduum exiftere. Non
enim quod partis natura cognofcat, ad quem ufum animali profuturus fit humor, ipfius generationem molitur,
nifi tali polleat intellectu, qualem eos habere arbitramur
oportere, qui civitatum tenent gubernacula. Verum animalis quidem opifex illum habet intellectum; ipfa vero
pars, ut demonftratum eft, naturalibus facultatibus regi-
tur, cum aliis quibusdam, tum alteratrice, qua fibi alimentum affimilat. Quantum itaque alimenti ab ipfa im-
mutati et alterati alendo corpori fuerit perfecte affimi-

Ed. Chart. IX. [218.]   Ed. Baf. V. (292.)

ϙομένῳ, προστίθεταί γε καὶ τρέφει τὸ μόριον ἐκεῖνο καὶ
τοῦτό ἐστιν, ὥσπερ αὐτὸς ἔφη, τροφὴ δέ τὸ τρέϙον καὶ τὸ
οἷον τροφὴ καὶ τὸ μέλλον. τὸ δὲ περιττὸν ὑπολειπόμενον,
ὅμοιός γέ τίς ἐστι τῇ τοῦ μορίου φύσει χυμός, ἐν μὲν τοῖς
ὀστοῖς τὸ κατὰ τὰς σήραγγας αὐτὰς, κατὰ δὲ τὸ ἧπαρ τὸ
αἷμα. τούτου τοῦ γένους ἐστὶ καὶ τὸ κατὰ σάρκα τοῦ πνεύμονος ἀφρῶδες ὑγρὸν καὶ ὁ κατὰ τὰς διαρθρώσεις γλίσχρος
χυμὸς καὶ τὸ κατὰ τοὺς ὄρχεις τε καὶ παραστάτας ὀνομαζόμενον σπέρμα καὶ τὸ κατὰ τὴν γλῶτταν, ᾧ τοὔνομα σία-
λον. εἰσὶ δέ τινες κἂν τοῖς μασθοῖς ἀδένες ὁμοιοῦν ἑαυτοῖς
δυνάμενοι τὸ ἐπιῤῥέον. ὄντες οὖν ἄναιμοί τε καὶ λευκοὶ τὸ
οἰκεῖον χυμὸν ἐργάζονται τοιοῦτον, οἷόνπερ ἔστι τὸ γάλα
καὶ πλεῖόν γε ποιοῦσι τοιοῦτον, ὅταν ἐπιῤῥέῃ τροφὴ πλείων
ἐν αὐτοῖς. πλείων δὲ ἐπιῤῥεῖ κατὰ τὸν ὄγδοον μῆνα καὶ τὸν
ἔνατον τῆς κυήσεως, ἡνίκα καὶ πεπλήρωνται δαψιλῶς αἱ
κοιναὶ φλέβες ὑστερῶν τε καὶ τιτθῶν, ὡς καὶ διὰ τῆς τῶν
κυουμένων ζώων ἀνατομῆς ἐναργῶς φαίνεται. γίνεται δέ
ποτε καὶ χωρὶς τοῦ κυῆσαι σπανίως τὸ τοιοῦτον, ὅταν

latum, ipfi apponitur parti eamque alit, atque quod ipfe
dicebat, hoc eft. Alimentum eft quod alit, quod veluti
alimentum et quod aliturum eft. Alimenti vero refiduum
ac reliquiae humor quidam eft partis naturae fimilis, in
oftibus quidem quod in eorum cavernis eft reliquus, in
jecore vero fanguis. Hujus generis eft qui fpumofus in
pulmonis carne continetur, in articulorum commiffuris
glutinofus humor, in teftibus et paraftatis appellatum femen et in lingua cui nomen faliva. Sunt autem et in
mammis glandulae, quod ad ipfas affluit, id fibi ipfis af-
fimilandi facultatem fortitae, quae quum exfangues et
albae fint, familiarem et proprium humorem, quale lac
eft, efficiunt, atque uberius tale efficiunt, quum ad ipfas
copiofius defertur alimentum. Copiofius vero affluit octavo
et nono a conceptionis menfe, quo tempore communes
et mammarum et uteri venae liberalius oppletae funt,
quemadmodum gravidatorum animalium anatome manifefto
confpicitur. Cujusmodi res aliquando etiam licet raro

ἀφίκωνται εἰς ὁμοίαν πλήρωσιν αἱ φλέβες ἐξ ἐπισχέσεως
καταμηνίων γινομένην, ἧς νῦν μέμνηται διαθέσεως ὁ Ἱπποκράτης.

μ΄.

[219] Γυναιξὶν ὁκόσῃσιν ἐς τοὺς τιτθοὺς αἷμα συστρέ-
φεται, μανίην σημαίνει.

Ὅτι μὲν εἰς τοὺς τιτθοὺς τὸ αἷμα φερόμενον, εἶθ᾽ ὑπὸ
τῶν αὐτόθι ἀδένων μεταβαλλόμενον γάλα γίγνεται, κατὰ τὸν
προγεγραμμένον ἀφορισμὸν εἴρηται. νυνὶ δ᾽ ὅταν ἀμετά-
βλητον διαμένῃ τὸ παραγενόμενον εἰς αὐτοὺς αἷμα, φησὶν
ὁ Ἱπποκράτης μανίην σημαίνεσθαι. ἐγὼ μὲν οὖν οὔπω
τοῦτο γινόμενον ἐθεασάμην, ὥστ᾽ εἰ καὶ γίνεται ποτὲ μὲν
τῶν σπανίων ἐστίν. ὁ Ἱπποκράτης δ᾽ ὡς ἑωρακὼς αὐτὸ
γράφει· καὶ εἴπερ γε ἀληθές ἐστι, τοιάνδε τινα χρὴ νομίζειν αὐτῆς τὴν αἰτίαν ὑπάρχειν. τῶν ἀδένων ἡ φύσις
καὶ μάλιστα κατὰ τοὺς τιτθοὺς ἄναιμός τέ ἐστι καὶ δηλον-

citra uteri geſtionem accidit, quum propter remoratos
menſes venae ad ſimilem repletionem pervenerint, cujus
nunc affectionis meminit Hippocrates.

XL.

*Quibus mulieribus ſanguis in mammis colligitur, maniam
ſignificat.*

Quod ſanguis quidem in mammas feratur, deinde a
glandulis illic incumbentibus in lac transmutetur, praecedente aphorifmo ſcriptis proditum eſt. Nunc vero quum
appulſus ad eas ſanguis immutabilis remaneat, maniam
fignificari pronunciat Hippocrates. Equidem nondum hoc
accidere vidi, quare ſi quando uſu veniat, ex iis fuerit
quae raro eveniunt. Hippocrates autem ac ſi viderit illud, ſcribit. Quod ſi verum eſt, aliquam ejusmodi exi-
ſtimare oportet ejus cauſam exiſtere. Glandularum cum
omnium tum earum maxime quae mammis inſunt exſan-

ὅτι ψυχρά. τὸ γὰρ ἄναιμον ἅπαν ψυχρὸν, καὶ δὴ καὶ τὴν
τοῦ φερομένου πρὸς αὐτοὺς αἵματος ἀλλοίωσιν ἐπὶ τὸ ψυχρότερον ἐργάζεται. ὅσῳ γὰρ εἰσιν οἱ ἀδένες οὗτοι τῆς
τοῦ ἥπατος σαρκὸς ψυχρότεροι, τοσοῦτον τὸ γάλα τοῦ αἵματος. ὅταν οὖν ποτε πολύ τε ἅμα καὶ ζέον αἷμα πάντῃ
τοῦ σώματος ἀναφέρηται καὶ μάλιστα ἐπὶ τὴν κεφαλὴν, μα-
νήσονται μὲν, ὅτι τὴν κεφαλὴν καταλαμβάνει τὸ τοιοῦτον
αἷμα· τὸ δ' ἐπὶ τοὺς τιτθοὺς ὁρμῆσαν αὐτοῦ τὴν εἰς τοὐναντίον οὐ δυνήσεται λαβεῖν ἀλλοίωσιν ὡς γενέσθαι γάλα,
διά τε τὴν ζέσιν καὶ τὸ πλῆθος.

μα'.

Γυναῖκα ἢν θέλῃς εἰδέναι εἰ κύει, ἐπὴν καθεύδειν μέλλῃ,
μελίκρητον δίδου πίειν, κἢν μὲν στρόφον ἔχῃ περὶ τὴν
γαστέρα, κύει, εἰ δὲ μὴ, οὐ κύει.

---

guis natura eſt ac proinde frigida: omne enim exſangue
frigidum, ac propterea etiam ſanguis eo delati alterationem in frigidius faciunt. Quanto enim hae glandulae
ſunt jecoris carne frigidiores, tanto lac eſt ſanguine frigidius. Quum igitur copioſus ſimuſque frigidus aliquando
ſanguis ex toto corpore ſurſum ac praecipue in caput feratur, ea in furorem maniamve agetur, quoniam caput
ejusmodi ſanguis occupat. Quae vero ipſius portio in
mammas cogitur, in contrariam fieri ſolitam alterationem
nancifci non poterit ut lac evadat, propter ipſius tum
fervorem tum abundantiam.

XLI.

Si noſſe velis an mulier conceperit, dormiturae aquam
mulſam potui dato; quod ſi ventris torminibus vexetur,
concepit, ſin minus, non concepit.

Ὁ στροφος γίνεται μὲν καὶ διὰ δῆξιν, γίνεται δὲ καὶ
διὰ πνεῦμα φυσῶδες οὐκ ἔχον εὐπετῆ διέξ- [220] οδον,
ὄντινα καὶ νῦν στρόφον ἡγητέον, ἐπὶ τῶν κυουσῶν γίγνεσθαι, διὰ τὴν ἀπὸ τῆς μήτρας στενοχωρίαν. καθειδειν δὲ
μελλούσῃ διδόναι τὸ μελίκρατον ὠμὸν δηλονότι. τοῦ γὰρ
φυσώδους αὐτοῦ πρὸς τὴν διάγνωσιν χρῄζει, βουλομενος
ἡσυχάζειν τε ἅμα καὶ πεπληρῶσθαι σιτίων τὴν γυναῖκα.
συντελέσει γὰρ ἄμφω ταῦτα πρὸς τὴν τοῦ στρόφου γένεσιν.

μβ'.

Γυνὴ ἢν μὲν ἄῤῥεν κύῃ, εὔχρους ἐστὶ, ἢν δὲ θῆλυ, δύσχρους.

Ὡς πρὸς ἑαυτὴν κρινουμένης τῆς γυναικὸς οὐ πρὸς
ἑτέραν ἡ διάγνωσις ἀπό τε τῆς εὐχροίας δηλονότι καὶ τῆς
δυσχροίας εἴρηται τῷ Ἱπποκράτει. ἑαυτῆς γὰρ ἀχρουστέρα
φαίνεται κύουσα τὸ θῆλυ, διότι ψυχρότερόν ἐστι τὸ θῆλυ

Tormina fiunt tum propter morſum tum etiam propter ſpiritum flatulentum qui facilem exitum non habet;
quae tormina fieri etiam iis quae conceperunt mulieribus
nunc arbitrandum eſt, propter inteſtinorum ab utero
coarctationem. Dat autem aquam mulſam mulieri dormiturae, crudam videlicet. Ea namque flatulenta ad dignotionem opus habet, quippe qui et quieſcere et cibis im-
pleri velit mulierem. Siquidem utrumque ad torminum
generationem confert.

XLII.

*Mulier gravida ſi marem geſtet, probe colorata eſt; ſi
feminam, decolor.*

Ut mulieris ad ſe ipſam, non ad alteram collatae di-
gnotio ex colore videlicet tum probo tum pravo ſumpta,
ab Hippocrate pronunciata eſt. Nam quae feminam utero
gerit, ſe ipſa minus colorata apparet, quod mas ſit femina

Ed. Chart. IX. [220.]   Ed. Baf. V. (292. 293.)
τοῦ ἄῤῥενος· οὐκ ἂν δὲ συνελήφθη τοιοῦτον, εἰ μὴ τό τε
σπέρμα τἀνδρὸς ἤ θ' ἰστέρα τῆς γυναικὸς ψυχρότερα κατ'
ἐκεῖνον τὸν χρόνον ἦν ἐν ᾧ συνελάμβανε, διὸ καὶ τοῦ πλειστάκις ἔχεται τὸ λεγόμενον. ἐνδέχεται γὰρ οὕτω καλῶς
ἅπαντα πρᾶξαι τὴν γυναῖκα μετὰ τὸν τῆς λήψεως καιρὸν,
ὡς εὔχρουν γενέσθαι. δῆλον δὲ ὅτι καὶ ἄλλα ἐστὶ γνωρίσματα κύειν ἄῤῥεν, (293) ὥσπερ αὐτοῦ τοῦ κυουμένου τό
τε πλῆθος καὶ ἡ ἰσχὺς τῶν κινήσεων, οὐδ' αὐτὰ τῶν διη-
νεκῶν ὄντα σημείων. ἐνδέχεται γάρ ποτε κατὰ τὸ σπάνιον
καὶ θῆλυ κυόμενον ῥωμαλεώτερον ἄῤῥενος ἰσχυράς τε ἅμα
καὶ πολλὰς κινεῖσθαι κινήσεις, καί ποτε τὸ ἄῤῥεν ἀσθενέστερον τοῦ θήλεος ὑπάρχειν, ἐλάττους τε καὶ ἀμυδροτέρας
κινήσεις κινεῖσθαι.

μγ'.
*Ἢν γυναικὶ κυούσῃ ἐρυσίπελας ἐν τῇ ὑστέρῃ γένηται, θα-
νατῶδες.

frigidior. Nunquam vero talis conceptus fuiffet, nifi et
viri femen et mulieris uterus quo concepit tempore frigidiora fuiffent. Quare quod dicitur ex eorum numero
eft, quae faepius eveniunt. Contingit enim mulierem ita
omnia recte agere poft conceptionis tempus ut probe colorata reddatur. Conflat autem alia effe maris concepti
figna, quales funt frequentes et validi ipfius motus, quae
tamen neque ipfi figna perpetua funt. Contingit enim
interdum, licet raro, conceptam feminam mare robuftiorem effe multisque ac validis motibus cieri. Contingit
quoque nonnunquam marem femina imbecilliorem effe
ac pauciores debilioresque motus edere.

XLIII.
Si mulieri praegnanti in utero oboriatur eryfipelas, letale.

Ed. Chart. IX. [221.]   Ed. Baf. V. (293.)

[221] *Ἀρά γε τὸ ἐρυσίπελας ἡγεῖται μόνον ἐν τῇ*
μήτρᾳ συνισταμένον ἐπὶ τῆς κυούσης θανατῶδες ὑπάρχειν,
ἢ καὶ τὴν ἰδίως ὀνομαζομένην φλεγμονήν; ὅτι μὲν γὰρ ἐρυ-
σιπέλατος γινομένου τεθνήξεται τὸ ἔμβρυον ἐξ ἀνάγκης εὔ-
δηλον, εἴ γε καὶ ὀξεῖς πυρετοὶ πολλάκις ἀναιροῦσιν αὐτὸ
χωρὶς ἐρυσιπέλατος· εἰ δὲ καὶ φλεγμηνάσης τῆς μήτρας
δυνήσεταί ποτε διαζῆσαι τὸ ἔμβρυον ἄξιον σκέψεως.

μδ'.

Ὁκόσαι παρὰ φύσιν λεπταὶ ἐοῦσαι ἐν γαστρὶ ἔχουσιν ἐκτι-
τρώσκουσι δίμηνα πρὶν ἢ παχυνθῆναι.

Κατὰ τρεῖς τρόπους ἀκηκόασιν οἱ ἐξηγησάμενοι τὸ βι-
βλίον τῆς διανοίας τοῦ προκειμένου νῦν ἀφορισμοῦ. τινὲς
μὲν γὰρ ἡγοῦνται πάντως ἐκτιτρώσκειν αὐτὰς, τινὲς
δὲ, εἰ μὴ παχυνθεῖέν τε καὶ ἀνατραφεῖεν, ἀλλὰ διαμένοιεν
ἄτροφοί τε καὶ ἰσχναί· τινὲς δὲ, ὅταν ἀνατρέφωνται, τότε
μάλιστα ἐκτιτρώσκουσιν, ὃ καὶ δοκεῖ τῶν προειρημένων ἀπι-

Itaque folum eryfipelas in gravidae mulieris utero
conftitutum cenfet effe letale vel etiam proprie dictam
phlegmonem. Foetum enim, facto in utero eryfipelate,
necellario interiturum effe, manifeftum eft. Quandoquidem et acutae febres fine eryfipelate multoties ipfum perimunt. An vero utero inflammationem patiente poffit
aliquando vivere, digna quaeftione res eft.

XLIV.

Quae praeter naturam tenues utero gerunt, abortiunt
priusquam crassiores evaferint.

Tribus modis libri hujus interpretes propofiti aphorifmi fenfum acceperunt. Quidam enim arbitrantur ipfas
omnino abortire; quidam vero, fi neque craffefcant, neque reficiantur, fed emaciatae atque attenuatae permaneant;
nonnulli denique quum ipfae reficiantur, tum maxime eas
abortire, quod praedictis minus probabile effe videtur.

θανώτερον ὑπάρχειν· ἀλλ' ὅμως οὕτως ἐξηγήσατο τὸν ἀφορισμὸν Νουμησιανός, εἰρῆσθαι μὲν φάσκων ἐπὶ τῶν παρὰ
φύσιν ἰσχνῶν γεγενημένων, δεομένων δὲ ἀνατραφῆναι πρότερον, εἶτα φθανουσῶν λαβεῖν, ἃς οὐχ οἷόν τε εἶναί φησιν
ἀνατραφῆναι χωρὶς τοῦ τὸ χορηγούμενον αἷμα εἰς τροφὴν
τῷ κυουμένῳ πρὸς τὴν τῆς κυούσης ἀναλαμβάνεσθαι θρέψιν, ὥστε εἰκότως ἀποροῦν αὐτάρκους τροφῆς τὸ ἔμβρυον
ἀποφθείρεσθαι. ἀλλὰ καὶ τοῦ παρὰ φύσιν λεπταὶ τινὲς μὲν
οὕτως ἤκουσαν ὡς ὁ Νουμησιανός, ἵνα παρὰ τὴν ἑαυτῆς
φύσιν ἡ κύουσα εἴη γεγενημένη λεπτὴ, τινὲς δὲ τὸ ὑπερβαλλόντως φασὶ σημαίνεσθαι, δηλοῦν βουλομένου τοῦ Ἱπποκράτους ὡς οὐχ αἱ μετρίως λεπτυνθεῖσαι τοῦτο πάσχουσιν
ἐξ ἀνάγκης, ἀλλ' ὅσαι κατελεπτύνθησαν ἱκανῶς. ἑκατέρα δὲ
ἡ ἐξήγησις ἔχει τινὰ λόγον.

μέ.

[222] Ὁκόσαι δὲ μετρίως τὸ σῶμα ἔχουσαι ἐκτιτρώσκουσι
δίμηνα καὶ τρίμηνα ἄτερ προφάσιος φανερῆς, ταύτῃσιν

Verumtamen ita Numefianus expofuit, de iis pronunciatum effe aphorifmum affirmans quae praeter naturam extenuatae funt, quasque prius refici, deinde gravidari oporteat; fed quum priusquam fint refocillatae concipere
praeoccupant, eas ait refici non poffe, quod fanguis ad
foetus nutricationem fuppeditandus ad gravidae ipfius
nutritionem rapiatur. Quare pacta ratione fetus fufficienti
egens alimento enecatur. Sed et illud *praeter naturam
tenues* quidam ficut Numefianus interpretati funt, ut
praeter naturam gravida mulier attenuata fit. Quidam
vero per exfuperantiam dicunt fignificari, volente Hippocrate nobis indicare mediocriter extenuatas id non ex
neceffitate pati, fed admodum emaciatas. Utraque autem
expofitio fua quadam ratione nititur.

XLV.

*Quae vero mediocriter corpulentae fetus bimeftres et tri-
meftres citra caufam manifeftam abortiunt, iis uteri*

αἱ κοτυληδόνες μύξης μεσταί εἰσι καὶ οὐ δύνανται γοῦν
κρατέειν ὑπὸ τοῦ βάρεος τὸ ἔμβρυον, ἀλλ᾽ ἀποῤῥήγνυνται.

Ἄτερ φανερᾶς προφάσεως λέγει πυρετοῦ σφοδροῦ καὶ
γαστρὸς ῥεύματος ἢ αἱμοῤῥαγίας ἢ ἐρυσιπέλατος ἐν αὐτῇ
τῇ μήτρᾳ συστάντος ἢ πηδησάσης σφοδρότερον τῆς κυούσης
ἢ κραξάσης ἢ λυπηθείσης ἢ θυμωθείσης ἢ φοβηθείσης ἢ
ἐνδεῶς διαιτηθείσης ἤ τι τοιοῦτον ἕτερον διαπραξάσης ἢ
παθούσης. εἰκὸς γὰρ ταῖς τοιαύταις μυξώδη τὰ στόματα
τῶν εἰς τὴν μήτραν καθηκόντων ἀγγείων ὑπάρχειν, ἐξ ὧν
ἤρτηται τὸ χωρίον, ἃ δὴ καὶ κοτυληδόνας ὠνόμασεν, οὐχ
ὡς ἔνιοι νομίζουσι τὰς ἐπιτρεφομένας ἀδενώδεις σάρκας
αὐταῖς. ἔν τε γὰρ τῷ πρώτῳ τῶν γυναικείων αὐτός φησιν,
ἢν δὲ αἱ κοτυληδόνες φλέγματος περίπλεες ἔωσι, τὰ καταμήνια γίνεται ἐλάσσονα, καὶ ὁ Πραξαγόρας ἐν τῷ πρώτῳ
τῶν φυσικῶν, κοτυληδόνες δέ εἰσι τὰ στόματα τῶν φλεβῶν καὶ τῶν ἀρτηριῶν τῶν εἰς τὴν μήτραν φερουσῶν.

*acetabula mucoris plena funt, neque prae pondere fetum
continere poſſunt, ſed abrumpuntur.*

Citra canfam evidentem, hoc eſt absque febre vehe-
mente vel alvi fluxione vel fanguinis profluvio vel eryſi-
pelate in ipfo utero conftituto vel gravidae mulieris faltu
vehementiore vel clamore vel moeſtitia vel excandefcentia vel metu vel victu parciore vel alterius cujusdam rei
fimilis actione vel paſſione. Vero namque fimile eſt in
his mucofae pituitae plena eſſe ora vaforum ad uterum
procedentium, ex quibus fecundae pendent, quae fane
ora cotyledonas appellavit, non ut quorumdam eſt fententia, adnatas ipfis carnes glandulofas. Nam ipfe quoque primo de mulierum affectibus ait, fi cotyledones pituita refertae fuerint, pauciora fluunt menftrua. Praxagoras etiam de naturalibus primo, cotyledones, inquit, ora
funt venarum et arteriarum quae ad uterum feruntur.

μστ'.

Ὁκόσαι παρὰ φύσιν παχεῖαι ἐοῦσαι μὴ ξυλλαμβάνουσιν ἐν
τῇ γαστρὶ, ταύτῃσι τὸ ἐπίπλοον τὸ στόμα τῶν ὑστερέων
ἀποπιέζει καὶ πρὶν ἢ λεπτυνθῆναι οὐ κύουσιν.

Τοῦ παρὰ φύσιν διχῶς ἀκούουσι κἀνταῦθα· τινὲς μὲν
τὸ ὑπερβαλλόντως δηλοῦσθαι νομίζοντες, τινὲς τὸ παρ' αὐτὴν αὐτῆς τῆς κυούσης τὴν φύσιν. ἀληθέστερον δὲ τὸ
πρότερον. ὑπὸ γὰρ τοι τῆς κατὰ τὸ ἐπίπλοον πιμελῆς ἀπο-
πιέζεται καὶ στενοχωρεῖται τὸ τῆς ὑστέρας στόμα ταῖς
ὑπερβαλλόντως παχείαις γινομένης. λέγει δὲ νῦν στόμα
δηλονότι τὸ ἔνδον, ἔνθα τε- [223] λευτᾷ μὲν ἡ μήτρα, ὁ
δ' αὐχὴν ἄρχεται, ὃ καὶ κυριώτερον ἂν ὑστέρας ὀνομάζοιτο
στόμα. τὸ γὰρ ἕτερον πέρας τοῦ αὐχένος, τὸ συνάπτον
τῷ γυναικείῳ αἰδοίῳ, οὐ τῆς μήτρας, ἀλλὰ τοῦ αὐχένος
αὐτῆς εἰκότως ἄν τις ὀνομάσειε στόμα.

XLVI.

Quae praeter naturam craffae in utero non concipiunt,
iis omentum os uteri comprimit, neque priusquam extenuentur praegnantes efficiuntur.

Verba praeter naturam duobus etiam his modis accipiunt. Quidam enim ea praeter modum fignificari arbitrantur, quidam vero praeter ipfius mulieris gravidae naturam. Verior eft prior acceptio. Nam ab omenti pin-
guedine os uteri comprimitur et coarctatur mulieribus
fupra modum craffis. Os autem nunc appellat internam
uteri partem, ubi uterus definit et ipfius cervix incipit,
quod magis proprie os uteri nuncupatur: nam alterum
cervicis extremum quod mulieris pudendo committitur,
non uteri, fed ipfius cervicis os merito vocaretur.

μζ'.

Ἢν ὑστέρη ἐν τῷ ἰσχίῳ ἐγκειμένη διαπυήσῃ, ἀνάγκη ἔμ-
μοτον γενέσθαι.

Τὴν δεησομένην τῆς διὰ τῶν μοτῶν θεραπείας ἔμμο-
τον ὠνόμασεν. ὅτι δὲ διαπυήσασα ἡ μήτρα καὶ μάλιστα
πρὸς τοὐκτὸς, ἔοικε γὰρ τοῦτο ἐνδείκνυσθαι νῦν, ἐξ ἀνάγκης
δεηθήσεσθαι θεραπείας τοιαύτης οὐκ ἄδηλον.

μη'.

Ἔμβρυα τὰ μὲν ἄρρενα ἐν τοῖσι δεξιοῖσι, τὰ δὲ θήλεα ἐν
τοῖσιν ἀριστεροῖσι μᾶλλον.

Ὅτι διὰ τὴν κρᾶσιν εὐθὺς ἐξ ἀρχῆς οὖσαν θερμοτέραν ἄρρεν γίγνεται τὸ ἔμβρυον ἐν τοῖσι περὶ σπέρματος
ὑπομνήμασιν ἐπιδέδεικται. θερμοτέρα δὲ ἡ κρᾶσις γίγνεται
τοῖς ἐμβρύοις οὐχ ἥκιστα καὶ διὰ τὸ χωρίον, ὅπερ ἐστὶ τὸ

XLVII.

Si uterus qua parte ad coxam incumbit fuppuraverit,
eum concerptis linamentis curari.

Uterum qui eam quae per linamenta fit curationem
poftulat linamentarium appellavit. Qui vero uterus fuppuraverit ac praefertim extrorfum propenderit, nunc enim
hoc demonftrare videtur, tali eum neceffario curatione
opus habiturum effe non abditum eft.

XLVIII.

Fetus mares in dextris, feminae in finiftris uteri partibus
magis geftantur.

Quod propter temperamentum protinus ab initio calidius mafculus fetus generetur in commentariis de femine a nobis demonftratum eft. Calidior temperatio fetibus etiam oboritur maxime vero ob locum, hoc eft dex-

Ed. Chart. IX. [223. 224.]   Ed. Baf. V. (293.)

δεξιὸν τῆς ὑστέρας μόριον, αὐτίκα δὲ τοῦτο θερμότερόν
ἐστι τῇ γειτνιάσει τοῦ ἥπατος. εἴη δ' ἂν τι πρὸς τὴν θερμότητα τοῦ κυουμένου συντελοῦν καὶ τὸ τῆς θηλείας σπέρμα προερχόμενον μὲν ἐκ τῶν οἰκείων ὄρχεων δι' ἑκατέρας
τῆς κεραίας, τὸ μὲν εἰς τὸν δεξιὸν κύλπον τῆς μήτρας, τὸ
δὲ εἰς τὸν ἀριστερὸν, ἀνόμοιον ὑπάρχον, ὡς καὶ τοῦτ' ἐπε-
δείξαμεν. εἴπερ οὖν ὀῤῥωδέστερόν ἐστι καὶ ψυχρότερον τὸ
κατὰ τὸν ἀριστερὸν ὄρχιν σπέρμα, καὶ κατὰ τοῦτ' ἂν εἰκότως ἐν τοῖς ἀριστεροῖς μέρεσι τῆς μήτρας τὸ συνιστάμενον
εὐθὺς ἐξ ἀρχῆς κύημα γίγνοιτο ψυχρότερον. εἴρηται δὲ
περὶ τῶν τοιούτων ἁπάντων αὐτάρκως κἂν τῷ πέμπτῳ
τῶν Ἱπποκράτους ἀνατομικῶν.

μθ'.

[224] Ἐς ὑστέρων ἐκπτώσιας πταρμικὸν ἐπιτιθεὶς ἐπι-
λαμβάνειν τοὺς μυκτῆρας καὶ τὸ στόμα.

Οὐ περισπῶντας χρὴ τὴν ὑστάτην συλλαβὴν ἀναγιγνώ-
σκειν ὑστερῶν, ἀλλὰ βαρύνοντας ὑστέρων. οὐ γὰρ δὴ αὐ-

tram uteri partem, haec autem protinus ob hepatis vici-
niam calidior exiftit. Ad ejusdem fetus caliditatem aliquid confert muliebre quoque femen ex propriis tefticulis
per utraque cornua profufum, partim in dextrum uteri
finum, partim in finiftrum, quod eft diffimile, ut hoc quoque demonftravimus. Si igitur ferofius fit atque frigidius
quod in finiftro tefticulo continetur femen, ea ratione
conceptus laeva uteri parte conftitutus ab initio ftatim
frigidior evadit. Porro de his omnibus quinto anatomi-
corum Hippocratis libro abunde diximus.

XLIX.

*Ad fecundarum elapfum fternutatorio admoto nares et os
comprimere oportet.*

Cum accentu circumflexo ultima ὑστερῶν fyllaba legenda non eft, fed cum gravi ὑστέρων. Non enim fane

τὰς τὰς ὑστέρας ἐκπεσεῖν βούλεται διὰ τῆς γινομένης ἐντά-
σεως διὰ τῶν πταρμικῶν φαρμάκων, ἀλλὰ τὰ καλούμενα
χόριά τε καὶ ὕστερα.

ν'.

(294) Γυναικὶ τὰ καταμήνια ἢν βούλῃ ἐπισχεῖν, σικύην
ὡς μεγίστην πρὸς τοὺς τιτθοὺς πρόσβαλε.

"Ὥσπερ τῶν ἐλλιπῶς ἢ μηδὲ ὅλως κενουμένων καταμηνίων ἐδίδαξεν ἰάσεις ὁ Ἱπποκράτης, οὕτω καὶ νῦν τῶν ἀμέτρως κενουμένων διδάσκει, κελεύων ἡμῖν μεγίστην σικύην
προσβάλλειν τοῖς τιτθοῖς. ἄμεινον δ᾽ οὐκ αὐτοῖς τοῖς
τιτθοῖς, ἀλλ᾽ ὑπ᾽ αὐτοὺς ἐκ τῶν κάτω μερῶν ἐρείδειν αὐτὴν, καθ᾽ ὃ μάλιστά εἰσιν αἱ κάτωθεν ὑπ᾽ αὐτοὺς ἀναφερό-
μεναι φλέβες. καὶ μέντοι καί γράφουσιν ἔνιοι σικύην ὡς
μεγίστην ὑπὸ τοὺς τιτθοὺς πρόσβαλλε· μεγίστην δ᾽ ἀξιοῖ
τὴν σικύην εἶναι, ἵνα σφοδροτέραν ἀπὸ τῆς μήτρας ἐργά-

ipfos veros, fed choria atque fecundas vocatas contentio
fternutatoriis medicamentis concitata excidere vult.

L.

*Si mulieri menſtrua velis ſiſtere, cucurbitulam quam ma-
ximam mammis admove.*

Quemadmodum menſtruorum parcius aut omnino non
fluentium curationem fupra docuit Hippocrates, ſic etiam
nunc ipforum ultra modum prodeuntium ſiſtendi methodum tradit, amplam jubens cucurbitulam nos mammis
admovere. Verum non in mammis ipſis, fed infra ipfas
cucurbitulam ipfam affigere qua maxime parte venae ex
partibus inferioribus ad ipfas efferuntur. Proindeque nonnulli fcribunt *cucurbitulam quam maximam ſub mammis
defige.* Quam maximam vero vult eſſe cucurbitulam, quo

σηται τὴν ἀντίσπασιν ἄνω, διὰ τῶν κοινῶν τοῦτο ἐπιτεχνώμενος φλεβῶν.

να'.

Ὁκόσαι ἐν γαστρὶ ἔχουσαι, τουτέων συμμύει τὸ στόμα τῶν ὑστερέων.

[225] Μέγιστον τοῦτο γνώρισμα κυούσης γυναικὸς, ἢν ἡ μαιεύτρια δυνηθῇ καθέσει δακτύλου ψαῦσαι τοῦ στόματος τῶν ὑστερῶν· ἀφ' οὗ γὰρ ἂν τὸ πρῶτον ἐντὸς ἑαυτῶν λάβωσι τὸ σπέρμα, περιστέλλουσι μὲν ἑαυτῶν τὸ κύτος ἅπαν, κλείουσι δὲ τὸ στόμα   φαίνεταί γε μὴν καὶ διὰ φλεγμονὴν καὶ σκίῤῥον μεμυκὸς τῶν ὑστερῶν τὸ στόμα καὶ διορίζεται.

νβ'.

Γυναικὶ ἢν ἐν γαστρὶ ἐχούσῃ γάλα ἐκ τῶν μαζῶν πολὺ ῥυῇ, ἀσθενὲς τὸ ἔμβρυον σημαίνει, ἢν δὲ στερεοὶ οἱ μασθοὶ ἔωσιν, ὑγιεινότερον τὸ ἔμβρυον σημαίνει.

vehementiorem ab utero furfum revulfionem efficiat, per communes id venas machinatus.

LI.

Qui utero gerunt, iis os uteri connivet.

Hac maximum eft mulieris quae concepit indicium fi digito immiffo obftetrix os uteri potuerit attingere. Nam ubi primum uterus intra fe femen concepit, univerfam capacitatem fuam contrahit osque claudit. Videtur tamen propter inflammationem etiam et fcirrhum arctari os uteri. Id vero ipfius duritie diftingues.

LII.

Mulieri utero gerenti fi lac copiofum e mammis effluat, fetum imbecillum fignificat. Quod fi folidae mammae fuerint, valentiorem fetum indicant.

Ed. Chart. IX. [225.]   Ed. Baf. V. (294.)

*Κατ' ἐκεῖνον δηλονότι τὸν χρόνον ῥεῖ τὸ γάλα, αἷς ἂν
φαίνηται ῥέον, ἡνίκα φύσιν ἔχει ταῖς κυούσαις γεννᾶσθαι.
οὐ γὰρ δὴ κατά γε τοὺς πρώτους μῆνας γεννᾶται, τὸ δ'
ὅλως ῥεῖν αὐτὸ καὶ μὴ μένειν ἔνδον ἐκ τοῦ πλέον ἀθροίζεσθαι γίνεται. πλέον δ' ἀθροίζεται πληρουμένων ἐπὶ πλέον
τῶν κοινῶν ἐν τιτθοῖς πρὸς τας ὑστέρας φλεβῶν. πληροῦνται δ' ἔτι μᾶλλον, ὀλίγον ἀναλίσκοντος τοῦ κυουμένου.
τοῦτο δ' αὐτὸ γίνεται διὰ τὴν ἀσθένειαν αὐτοῦ. δῆλον οὖν
ὅτι τοὺς τιτθοὺς οὐκ ἰσχνοὺς φαίνεσθαι χρὴ, καθάπερ ὅτ'
ἦν ἀκύμων ἡ γυνή. τοῦτο γὰρ σημεῖον ἔνδειαν αἵματος
ἐνδείκνυται, διὰ τοῦτο ἐπ' αὐτῶν διαφθείρεται τὸ ἔμβρυον,
οἶθ' οὕτως μεστοὺς ὡς ἀποῤῥεῖν τὸ γάλα. διαιρομένους δὲ
εἰς τοσοῦτον, ὡς στερεοὺς ἁπτομένους φαίνεσθαι. μέση γὰρ
ἡ τοιαύτη κατάστασίς ἐστι τῶν τε ἀνειτύπων, διὰ τὸ πεπληρῶσθαι σφοδρῶς, καὶ τῶν μαλακῶν τε καὶ χαλαρῶν, διὰ
τὴν ἔνδειαν τοῦ αἵματος. ὅθεν εἰκότως ἐπαινεῖ τὸ τοιοῦτο
σημεῖον ὁ Ἱπποκράτης, ὡς ἂν ἐνδεικνύμενον οὔτ' ἀσθενεῖν
τὸ κυούμενον οὔτ' ἐνδεῖν αὐτοῦ τὴν τροφήν.*

Eo nimirum tempore lac fluit, quibus fluere confpicitur, quo natura fert in gravidis procreari. Non enim
fane primis menfibus procreatur. Quod autem omnino
fluat nec intus maneat, hoc propterea fit, quia copiofius
colligitur. Copiofius autem colligitur oppletis uberius
venis mammarum cum utero communitatem habentibus.
Sed multo magis implentur, quum fetus paucum affumit.
Hoc ipfum ob ejusdem conceptus imbecillitatem accidit.
Conftat igitur neque in mulieribus gravidis mammas tenues, quemadmodum in minime praegnantibus neceffario
apparere, hoc enim fignum fanguinis penuriam prodit
proptereaque fetum fame contabefcere, neque adeo plenas,
ut lac effluat, fed tantopere attolli, ut folidae tangentibus
appareant. Media namque haec eft inter duras digito
obnitentes, propter nimiam repletionem, et molles ac laxas,
ob fanguinis inopiam. Quare merito hoc fignum celebrat
Hippocrates, ut quod neque fetum imbecillum effe neque alimentum ipfi deficere indicet.

νγ΄.

[226] Ὁκόσαι διαφθείρειν μέλλουσι τὰ ἔμβρυα, ταύτῃσιν
οἱ τιτθοὶ ἰσχνοὶ γίνονται· ἢν δὲ πάλιν σκληροὶ γένωνται,
ὀδύνη ἔσται ἢ ἐν τοῖσι τιτθοῖσιν ἢ ἐν τοῖσιν ἰσχίοισιν ἢ
ἐν τοῖσιν ὀφθαλμοῖσιν ἢ ἐν τοῖσι γούνασι, καὶ οὐ δια-
φθειρέουσιν.

Ἔμπροσθεν εἰρήκει, ἐν γαστρὶ ἐχούσῃ γυναικὶ ἢν ἐξαίφνης οἱ μασθοὶ ἰσχνοὶ γένωνται, ἐκτιτρώσκει. εἰρήκει δὲ
καὶ, ἢν ὁ ἕτερος μασθὸς ἰσχνὸς γένηται, δίδυμα ἐχούσῃ τὸ
ἕτερον τῶν ἐμβρύων ἐκτιτρώσκεσθαι· νυνὶ δὲ τὴν ταξιν
τῆς ἀκολουθίας ὑπαλλάξας οὐκ ἀπὸ τῶν σημείων, ἀλλ᾽ ἀπ᾽
αὐτῶν τῶν γυναικῶν τῶν διαφθειρουσῶν ἤρξατο προηγεῖσθαι λέγων αὐταῖς ἰσχνοὶς τοὺς τιτθούς. ἔστι δ᾽ οὐ πάντῃ
ταυτὸν ἢ τοῖς ἰσχνοῖς τιτθοῖς ἕπεσθαι διαφθορὰν εἰπεῖν ἢ
τῆς διαφθορᾶς μελλούσης ἔσεσθαι τοὺς ἰσχνοὺς τιτθοὺς
προηγεῖσθαι. ὁ μὲν γὰρ ἕπεσθαι λέγων τῇ τῶν τιτθῶν

LIII.

*Quae fetus corrupturae funt, iis mammae extenuantur.
Quod fi contra durae evaferint, dolor erit aut in mammis aut in coxis aut in oculis aut in genibus, neque
fetum corrumpunt.*

Supra effatus eſt: *mulieri utero gerenti fi mammae
derepente extenuentur, ipfa abortit.* Edixerat quoque:
*fi altera mamma extenuetur gemellos utero gerenti, alte-
rius abortus fequitur.* Nunc vero commutato confeqnutio-
nis ordine non a fignis, fed ab ipfis mulieribus fetum
corrumpentibus duxit exordium, quum ipfis mammas extenuatas enunciat praecedere. Non eſt autem omnino
idem, quum mammas extenuatas fequi corruptionem dicitur et futurae corruptionis mammas tenues praecedere.
Qui namque ad mammarum gracilitatem confequi fetus
corruptionem, id folum ipfe pronunciat futurae corru-

846 ΙΠΠΟΚΡΑΤΟΥΣ ΑΦΟΡΙΣΜΟΙ

Ed. Chart. IX. [226.]　　　Ed. Baf. V. (294.)

ἰσχνότητι τὴν δαφθορὰν, οὗτος ἀποφαίνεται τοῦτο μόνον
σημεῖον εἶναι τῆς μελλούσης φθορᾶς· ὁ δὲ ταῖς μελλούσαις
διαφθείρειν λέγων τοὺς τιτθοὺς ἰσχνοὺς γίνεσθαι οὐ μόνον
ἔοικεν ἐνδείκνυσθαι τοῦτο προηγεῖσθαι διαφορὰν τῶν ἐμβρύων. ἐπισκεπτέον οὖν ἀκριβέστερόν ἐστι καὶ παραφυλακτέον ἐπ᾽ αὐτῶν φαινομένων κατὰ τὰς κυούσας, εἰ μή ποτ᾽
ἄλλως διαφθείρουσιν, ἀλλ᾽ ἀεὶ μετὰ τοῦ προηγήσασθαι τὴν
ἰσχνότητα τῶν τιτθῶν ἢ ταῖς πηδησάσαις ἢ ταῖς μέγα βοη-
σάσαις ἢ θυμωθείσαις ἢ φοβηθείσαις ἐξαίφνης ἰσχυρῶς ἐγχωρεῖ ποτὲ μὲν μὴ προηγήσασθαι τὴν ἰσχνότητα τῶν τιτθῶν,
ἐγχωρεῖ δὲ καὶ ταῖς διὰ πυρετοῦ μέγεθος ἢ ἐρυσιπέλατος
ἐν ταῖς ὑστέραις γενομένου ἢ καὶ διὰ τὸ μυξῶδες τῶν κοτυληδόνων ἢ τι τοιοῦτον ἕτερον ἀκολουθῆσαι φθορὰν ἄνευ
τῆς τῶν τιτθῶν ἰσχνότητος. Ἱπποκράτης μὲν γὰρ ἔοικεν
ὑπολαμβάνειν ἀεὶ προηγεῖσθαι, καί μοι παραφυλάττοντι πολλάκις ἐφάνησαν ἐπὶ τῶν προειρημένων αἰτίων τῆς φθορᾶς
οἱ τιτθοὶ προϊσχνούμενοι. μήποτε οὖν ὅταν ἄνευ τῶν τοιούτων τινὸς αἰτίων ἢ τῶν τιτθῶν ἰσχνότης γένηται, τὴν ἔν-

ptionis fignum effe. Qui vero fetus elifuris mammas extenuari profert, non folum hoc fetus corruptionem praecedere, fed etiam aliter conceptum non perimi indicare
videtur. Itaque accuratius perfcrutandum eft et obfervan-
dum in iis quae per graviditatem mulieribus oboriuntur,
an nunquam alia quam cum mammarum extenuatione
praecedente fint fetum corrupturae: an faltantibus ipfis
aut multum vociferatis aut ira excandefcentibus aut re-
pentino aliquo timore percuffis mammarum nonnunquam
ex praecedente extenuatioue fetum interimi accidat. Contingit etiam quibusdam propter febris magnitudinem aut
ortum in utero eryfipelas aut cotylodonum mucorem aut
quid aliud ejusmodi citra mammarum extenuationem fetus
corruptionem fubfequi. Enimvero Hippocrates hanc femper praecedere arbitrari videtur, atque mihi obfervanti
faepe in praedictis corruptionis fetus caufis mammarum
vifa eft praecedere extenuatio. An non igitur quando
citra aliquam ejusmodi caufam mammarum fit extenuatio

δτιαν τοῦ αἵματος αἰτιατέον ἐστὶ ἐν ταῖς κοιναῖς φλεψὶ
τιτθῶν τε καὶ ὑστερῶν, ἃς ἔφη διὰ τὴν ἀτροφίαν φθείρεσθαι τὸ ἔμβρυον. ἐπὶ δὲ ταῖς ἄλλαις αἰτίαις ἐφ' αἷς ἤτοι
γε ἀποθνήσκει τι παθὼν ἢ ἀποῤῥήγνυται τὸ ἔμβρυον, ὅταν
οἱ περιέχοντες αὐτὸ ὑμένες διασπῶνται τῆς φύσεως ἀνα-
στομούσης τὰς μήτρας ὠδῖνάς τε ἐγειρούσης, ῥοπὴν γίνεσθαι διὰ ταῦτα τοῦ αἵματος ἐπὶ τὰ γεννητικὰ μόρια. κοινὸς γάρ τίς ἐστιν οὗ- [227] τος ὁ λόγος, ἐφ' ὧν ἡ φύσις
ἐκκρίνει τι μετὰ βίας, ὡς τὴν ῥοπὴν ἐκεῖσε γίνεσθαι τοῦ
τε αἵματος καὶ τοῦ πνεύματος, οἷς ὥσπερ τισὶν ὀργάνοις
χρωμένη διωθεῖται τὰ λυποῦντα βίᾳ. κατὰ τοῦτο γοῦν καὶ
τοῖς ὀδυνωμένοις μορίοις ἐπιγίνονται φλεγμοναὶ τῆς φύσεως
μὲν ἐκκρῖναί τε καὶ διώσασθαι σπευδούσης τὸ τὴν ὀδύνην
ἐργαζόμενον. ἵνα δὲ τοῦτο πράξῃ πληρούσης αἵματός τε
καὶ πνεύματος αὐτό. ταῦτα μὲν οὖν ἐς τὸ πρότερον μέρος
τοῦ ἀφορισμοῦ λελέχθω μοι· τὰ δ' ἑξῆς αὐτῷ τὸ δεύτερον,
ἐν ᾧ διαθέσεως ἐναντίας μέμνηται τῶν τιτθῶν, ἐστὶ τοιοῦτον. ἢν δὲ πάλιν, φησὶν, οἱ μασθοὶ γίνωνται σκληροί. ση-

fanguinis in venis uteri mammarumque communibus penuriam in caufa effe dicendum? Proindeque ob alimenti
defectum feu atrophiam fetum perimi dicebat. In ceteris vero caufis ob quas vel aliquid paffus fetus enecatur
vel ab utero abrumpitur quum membranae ipfum continentes divelluntur, natura os uteri aperiente et dolores
excitante, tum propterea fanguinis ad genitales partes
fertur impetus. Haec enim communis eft quaedam ratio,
ut in quibus natura aliquid violenter excernit, eo fanguinis ac fpiritus motus fiat, quibus veluti inftrumentis
quibusdam ufa quae infeftant ea per vim expellit. Hac
fiquidem ratione et dolentibus partibus inflammationes
fuperveniunt doloris caufam excernere et propulfare eni-
tente et properante natura, quae ut id praeftet, fanguine
ac fpiritu dolentem locum replet. Atque haec mihi in
priorem aphorifmi partem dicta fint. Altera vero pars
quae fequitur et in qua mammarum contrariae affectionis
meminit, haec eft: *Quod fi contra*, inquit, *mammae du-*

μαίνοντος δὲ τοῦ πάλιν ἐν ταῖς τοιαύταις ῥήσεσι δύο, τὸ
μὲν ἕτερον ὃ συνῆπται τῇ προειρημένῃ διαθέσει, τὸ δ᾽
ἕτερον ὅπερ καὶ δι᾽ ἄλλης λέξεως εἰώθασιν ἔμπαλιν λέγειν,
ἀληθέστερόν γέ μοι φαίνεται καὶ κατὰ τὴν Ἱπποκράτους
εἶναι γνώμην τὸ δεύτερον σημαινόμενον, ἵν᾽ ᾖ τὸ καθ᾽ ὅλον
τὸν ἀφορισμὸν λεγόμενον τοιοῦτον· οἱ μὲν ἰσχνοὶ τιτθοὶ
πάντως προηγοῦνται τῆς διαφθορᾶς τῶν ἐμβρύων καὶ οὐχ
οἷόν τε διαφθαρῆναι ταῦτα μὴ προϊσχνωθέντων αὐτῶν. οἱ
μέντοι σκληροὶ φθορὰν μὲν οὐ σημαίνουσιν, ὀδύνη δέ τις
ἀκόλουθον αὐτοῖς τῶν εἰρημένων μορίων, ἵν᾽ ὥσπερ ἐνδείας
αἵματος ἰσχνότεροι τιτθοὶ τὴν ἔνδειξιν ἔχωσιν, οὕτω πλήθους οἱ σκληροὶ διαφέροντες δηλονότι τῶν ὀλίγον ἔμπροσθεν
εἰρημένων τῶν στερεῶν. ἐφ᾽ ὧν πάλιν ἀποτι- (295) θε-
μένης τῆς φύσεως εἴς τινα μόρια τὸ περιττὸν, ὀδυνᾶται μὲν
ἐκεῖνα, τὸ δ᾽ ἔμβρυον ἀβλαβὲς διαμένει. ζητηθήσεται δὲ
ἐνθάδε διὰ τίνα αἰτίαν οὐδέποτε τῷ τῆς μήτρας σώματι
τὸ περιττὸν ἡ φύσις ἐναποτίθεται καὶ ποιήσει φλεγμονὴν ἢ
διὰ τί φλεγμηνάσης τῆς μήτρας φθαρήσεται τὸ ἔμβρυον·

rae evaferint. Quum vero duo in ejusmodi loquutionibus
fignificet particula contra, unum quo antea dictae con-
jungitur affectioni, alterum quod alia dictione e contrario efferre, verius mihi et Hippocratis fententiae con-
gruentius fecundum fignificatum elfe videtur, ut quod toto
dicitur aphorifmo, fit ejusmodi: extenuatae mammae fetuum omnino praecedunt corruptionem, nec nifi prius
extenuatis mammis, hi corrumpi polfunt; durae vero
mammae corruptionem quidem fetus non portendunt, fed
partium enumeratarum dolor aliquis earum duritiem confequitur, ut quemadmodum mammae graciliores fanguinis
penuriam indicant, ita durae copiam demonftrent, ab illis
differentes quas paulo ante folidas appellavit; a quibus
rurfum natura ad quasdam partes excrementum deponente,
hae quidem dolore vexantur, fed fetus illaefus permanet.
At hic oborietur quaeftio, quam ob caufam in uteri corpus redundantem materiam nunquam natura deponit et
inflammationem efficit, vel cur inflammato utero fetus

ἢ τὸ λεγόμενον ὑπὸ Ἱπποκράτους ἕτερόν ἐστιν; οὐ γὰρ ὅτι
μηδέποτε τοῖς σκληροῖς τιτθοῖς ἕπεται φθορὰ τῶν ἐμβρύων
εἰρηκέναι νομιστέον αὐτὸν, ἀλλ' ὅτι μὴ διὰ παντὸς ὥσπερ
ἐπὶ τῶν ἰσχνῶν, ἀλλ' ἐὰν εἰς ἕτερον μόριον ἀπωθῆται τὸ
περιττὸν ἡ φύσις, ὃ διὰ τῆς ὀδύνης γνωριοῦμεν, οὐκ ἔστι
φθορὰ, γενήσεταί πάλιν ὁ σύμπας λόγος, ἐὰν οὕτως ἀκούσωμεν, τοιοῦτος· τῶν φθείρειν μελλουσῶν ἰσχνοὶ μὲν ἀεὶ
προηγοῦνται οἱ τιτθοὶ, σκληροὶ δὲ καὶ πλήρεις οὐκ ἀεί.
τοὐπίπαν γὰρ ἐπὶ τῶν τοιούτων εἰς ἕτερόν τι μόριον ἡ φύσις ἐναποτίθεται τὸ περιττόν. εἴ γε μὴν ἐπὶ τὰς μήτρας
αὐτὸ διώσαιτο γενήσονται καὶ τότε πάντως ἰσχνοὶ κατὰ
γὰρ τὴν Ἱπποκράτους γνώμην, ὡς ἔοικεν, εἰ καὶ δι' ἕτερόν
τι καὶ μὴ διὰ τὴν ἔνδειαν τῆς τροφῆς ὁ ἐκτρωσμὸς γένοιτο,
προηγήσεται πάντως ἡ ἰσχνότης τῶν τιτθῶν δι' ἣν εἶπον
αἰτίαν, ὥστε κἂν δι' ὑγρότητα τῶν κοτυληδόνων ἀπορρυή-
σεται τὸ κύημα καὶ τότε διωθουμένης αὐτὸ τῆς φύσεως
εἰς ἔκκρισιν ἡ ῥοπὴ τοῦ αἵματος ἐπὶ τὰς μήτρας ἔσται καὶ

non corrumpetur? An diverſum eſt quod ab Hippocrate
pronunciatur? Non enim quod nunquam mammas duras
fetuum corruptio ſequatur ab ipſo dictum fuiſſe exiſti-
mandum eſt, ſed quod non perpetuo, quemadmodum in
extenuatis. Verum ſi alterum in locum quod redundat
natura propellat, quod dolore cognoſcimus, ſetus non erit
corruptio. Rurſum ſi ita accipiamus, tota ejusmodi erit
oratio: gravidis fetum corruptum ſemper mammarum extenuatio praecedit, durities vero ac plenitudo non ſemper. In his enim omnino quod redundat ſupervacaneum
in aliam quandam partem protrudit. Quod ſi in utero
ipſam redundantiam propulerit, etiam tum graciles omnino
mammae fient. Nam ſecundum Hippocratis, ut apparet,
ſententiam, etiam ſi propter aliud quidquam et non ob
alimenti egeſtatem abortus fiat, mammarum praegreſſura
eſt omnino gracilitas ob explicatam a nobis cauſam.
Quare ſi vel propter cotyledonum humiditatem conceptus
prolabatur, etiam tum ipſum natura ad exitum contru-

κατὰ τοῦτο καὶ οἱ τιτθοὶ τῆς ἔμπροσθεν καταστάσεως ἰσχυ-
τεροι γενήσονται.

νδ'.

[228] Ὁκόσῃσι τὸ στόμα τῶν ὑστερέων σκληρόν ἐστι,
ταύτῃσιν ἀνάγκη τὸ στόμα τῶν ὑστερέων συμμύειν.

Εἴρηται μὲν καὶ πρόσθεν ὡς τὸ συμμύειν τὸ στόμα
τῶν ὑστερέων κοινόν ἐστι σημεῖον ὄγκου τέ τινος ἐν αὐτῷ παρὰ φύσιν καὶ κυήσεως τῇ γυναικὶ καὶ ὡς χρὴ διακρίνειν αὐτὸ τῇ σκληρότητι. ταῖς μὲν γὰρ κυούσαις ἁπαλόν
ἐστι καὶ κατὰ φύσιν, αἷς δ' ὄγκος παρὰ φύσιν ἢ φλεγμο-
νώδης ἢ σκιῤῥώδης γίνεται σκληρόν. ἄμεινον οὖν ἦν τὸν
ἀφορισμὸν τοῦτον ἐφεξῆς ἐκείνῳ γεγράφθαι καθ' ὃν ἔλεγεν,
ὅσαι ἐν γαστρὶ ἔχουσι, τουτέων τὸ στόμα συμμύει τῶν
ὑστερέων.

---

dente et propellente fiet fanguinis ad uterum motus, eoque modo graciliores quam erant antea mammae evadent.

LIV.

*Quibus os uteri durum eft, his os uteri connivere ne-
ceffe eft.*

Superius etiam dictum eft praeclufionem oris uteri
commune fignum effe tum tumoris cujusdam in ipfo contra naturam confiftentis, tum conceptionis in muliere idque ex duritie et mollitie diftinguendum effe. Gravidis
namque molliculum et fecundum naturam eft; durum autem eft quibus uteri tumor praeter naturam aut cum inflammatione aut fcirrho durus adeft. Praeftiterat itaque
hunc aphorifmum poft eum fcribere, in quo dicebatur,
quae utero gerunt, iis os uteri connivet.

νε'.

Ὁκόσαι ἐν γαστρὶ ἔχουσαι ὑπὸ πυρετῶν λαμβάνονται καὶ
ἰσχυρῶς ἰσχναίνονται ἄτερ προφάσιος φανερῆς, τίκτουσι
χαλεπῶς καὶ ἐπικινδύνως ἢ ἐκτιτρώσκουσαι κινδυνεύουσιν.

Συμβαίνει τισὶ τῶν τικτουσῶν, ἐφ᾽ αἷς πρότερον ἠθροί-
σθησαν κακοχυμίαι πρὶν νοσεῖν, ἐνίοτε μὲν ἁλίσκεσθαι σφοδροῖς πυρετοῖς ὡς ἐκτικρώσκειν ἐξ ἀνάγκης, ἐνίοτε δὲ με-
τρίοις μὲν, ἀλλ᾽ οὐ καθαιρουμένοις ἀκριβῶς, ὑπολείπουσι
δέ τι λείψανον ἐν τῷ σώματι τῆς κακοχυμίας, ἐφ᾽ ᾗ συνέ-
στησαν ὡς ἂν μὴ δυναμένων τῶν ἰατρῶν διὰ τὸ κύειν τὴν
γυναῖκα μήτε βοήθημα προσάγειν ἰσχυρὸν μήτ᾽ ἀκριβῶς
διαιτᾶσθαι. διὰ τοῦτ᾽ οὖν αὐταῖς ὅ τε πυρετὸς ὑποτρο-
πιάζει συνεχῶς καὶ δυσφόρως τῷ πλείστῳ τοῦ χρόνου σύνεστι. εἰκότως τοιγαροῦν ποτὲ μὲν οὐκ ἀντέχει τὸ ἔμβρυον,
ἀλλ᾽ ἀποφθείρεται διά τε τοὺς πυρετοὺς καὶ τὴν κακοχυμίαν. [229] ἐνίοτε δὲ ἀρκεῖ μὲν ἄχρι τῆς ἀποκυήσεως.

LV.

*Quae utero gerentes febribus corripiuntur aut vehementer
citra manifeſtam cauſam extenuantur, hae difficile ac
periculoſe pariunt aut abortione periclitaatur.*

Accidit quibusdam gravidis, in quibus priusquam con-
ceperint vitioſi humores acervati ſunt, nonnunquam febribus ita vehementibus corripi, ut neceſſario abortiant,
nonnunquam vero moderatioribus detineantur quidem, ſed
his non accurate perpurgatis quiddam in corpore reliquia-
rum humoris vitioſi ſupereſt, unde *reverſae febres* ad-
ſtruuntur, quod medici gravidae mulieri quoddam vehemens praeſidium adhibere aut exquiſitam victus rationem
imperare nequeant. Quamobrem ipſis febris ſubinde re-
vertitur et maxima temporis parte jactationem incutiat.
Quapropter merito fetus interdum non obſiſtit, ſed et
propter febres et humoris vitium corrumpitur; interdum
vero uſque ad partionis tempus perdurat. Verum quum

852 *ΙΠΠΟΚΡΑΤΟΥΣ ΑΦΟΡΙΣΜΟΙ*

Ed. Chart. IX. [229.] Ed. Baf. V. (295.)

ἀλλ᾽ αὐτό τε νοσῶδες ὂν ὡς ἂν ἐν πολλῷ χρόνῳ τεταλαιπω-
ρημένον, ἀσθενῆ τε καὶ τὴν κυήσασαν ἔχον οὐκ ἀκινδύνως
τίκτεται. πρὸς γάρ τοι τὴν εὐτοκίαν ἰσχυρῶν ἀμφοτέρων
δεῖται τῶν σωμάτων, τοῦ τε τῆς κυούσης αὐτῆς καὶ τοῦ
παιδίου.

νστ΄.

Ἐπὶ ῥόῳ γυναικείῳ σπασμὸς καὶ λειποθυμίη ἢν ἐπιγένηται, κακόν.

Οὐκ εὐθέως δηλονότι γεγονότος τοῦ ῥοῦ γίνεται ταῦτα,
καθάπερ οὐδὲ τῶν ἄλλων οὐδὲν ὅσα κατὰ τὸν ἑξῆς λόγον
ἐπιγίνεταί τισιν ἑτέροις, ἀλλ᾽ ἤτοι σφοδροῖς γινομένοις ἢ
χρονίζουσιν. ἡ μὲν οὖν λειποθυμία κοινὸν ἀπάσης ἀμέτρου
κενώσεώς ἐστι σύμπτωμα. ὁ δὲ σπασμὸς εἰ καὶ μὴ κοινόν, ἀλλά γε ταῖς πλείσταις ἑπόμενον καὶ μᾶλλον ὅταν ᾖ
τὸ πεπονθὸς μόριον νευρῶδες.

ipfe valetudinarius exiſtat, ut qui longo tempore miſere
laboraverit et matrem imbecillam fortiatur, non fine periculo paritur. Ad partus namque facilitatem robuſtis
utrisque corporibus, tum ipfius gravidae tum infantis,
opus eſt.

LVI.

*In fluore muliebri fi convulfio aut animi defectio fuper-
veniat, malum.*

Non quam primum orto fluore haec accidunt, quemadmodum nec aliud quidquam eorum quae fequenti oratione quibusdam aliis fuperveniunt, fed quum vel vehementia fuerint vel diu duraverint, leipothymia quidem
omnis immoderatae vacuationis commune fymptoma eſt;
convulfio vero etiam fi non commune non fit omnium
vacuationum fymptoma, plurimas tamen fequitur multoque magis fi pars affecta nervofa fit.

νζ΄.

*Καταμηνίων γινομένων πλειόνων νοῦσοι ξυμβαίνουσι καὶ μὴ
γιγνομένων ἀπὸ τῆς ὑστέρης ξυμβαίνουσι νοῦσοι.*

'Ενίοις τῶν ἰατρῶν ἔδοξεν ἐπὶ πλήθει μὲν γίνεσθαι
πολλὰ νοσήματα, δι᾽ ἔνδειαν δὲ μηδὲν, ἀλλ᾽ ὁ 'Ιπποκράτης
ἡγεῖται ἐνίοτε καὶ δι᾽ ἔνδειαν νοσεῖν οὐ γυναῖκας μόνον,
ἀλλὰ καὶ τοὺς ἄνδρας. εἴ γε ἐν ταῖς ἐνδείαις ἔπεται ποτὲ
μὲν ψυχρότης, ποτὲ ξηρότης, ποτὲ δὲ ἄμφω. δέδεικται δ᾽
ὅτι ὅσαι τῶν δυσκρασιῶν τηλικαῦται τὸ μέγεθός εἰσιν ὡς
ἐνέργειαν ἤδη βλάπτειν ἐκ τούτου τῶν νοσημάτων ὑπάρχουσι γένους. ἀλλὰ κατὰ τοῦτο μὲν οὔτε ψεῦδος πρὸς 'Ιπποκράτους οὔτ᾽ ἀσαφὲς εἴρηται. καθὸ δ᾽ ἐπὶ μὲν τῶν
πλειόνων καταμηνίων εἶπεν ἁπλῶς γίνεσθαι νόσους, μὴ
προσθεὶς τὸ ἀπὸ τῆς ὑστέρας. ἐπὶ δὲ τῶν μὴ γινομένων
καὶ τοῦτο προσέθηκεν, ἄξιον ἐπισκέ- [230] ψασθαι πότερον ἀμφοτέροις τοῖς προειρημένοις ἐπενήνεκται κοινὴ τὸ
ἀπὸ τῆς ὑστέρας ἢ μόνον ἴδιόν ἐστι τῶν μὴ γινομένων.

LVII.

*Menſtruis copioſioribus profluentibus morbi oboriuntur, at
non prodeuntibus accidunt ab utero morbi.*

Nonnullis medicorum viſum eſt multos ex plenitudine
morbos oboriri, ex penuria vero nullum. Verum Hippocrates non mulieres dumtaxat etiam propter penuriam,
ſed viros quoque aegrotare interdum arbitratur. Penuriam
ſiquidem modo ſiccitas ſequitur, modo frigiditas, modo
utraeque. At quaecunque intemperies tantae ſunt magnitudinis, ut actionem jam laedant, eas hujus generis morborum eſſe demonſtravimus. Verum hactenus neque falſum, neque obſcurum quidquam ab Hippocrate pronunciatum eſt. Quatenus autem pluribus menſtruis ſimpliciter
morbos fieri dixit, ab utero non addidit. At non prodeuntibus aut paucioribus iſtud adjecit, perquiſitione dignum eſt, utrum ad utrosque commemoratos affectus
communiter ab utero retulerit, an deficientium menſtruo-

Ed. Chart. IX. [230.] Ed. Baf. V. (295.)

ἀδύνατον δὲ τοῦτο ἀκριβῶς ἐπιδιασκέψασθαι χωρὶς τοῦ
γνῶναι τὰς αἰτίας ἁπάσας, ἐφ᾽ αἷς πλείω τοῦ προσήκοντος
ἢ ἐλάττω γίνεται καταμήνια. δυνατὸν οὖν ἐστι καὶ ἀναστομωθέντων ἐπὶ πλέον τὸν εἰς τὴν μήτραν καθηκόντων
ἀγγείων καὶ λεπτοτέρου τοῦ αἵματος ἢ θερμοτέρου γενομένου καὶ τοῦ σώματος ὅλου διὰ καχεξίαν τινὰ βαρυνομένου
τῷ αἵματι, κἂν μηδέπω τὴν κατὰ φύσιν ὑπερβαίνῃ συμμετρίαν, ὠθοῦντος αὐτὸ πρὸς τὰς ἐν τῇ μήτρᾳ φλέβας, ὥσπερ
ἐν ταῖς ῥευματικαῖς διαθέσεσιν ἄλλοτ᾽ εἰς ἄλλο μόριον ἄμετρον κένωσιν γενέσθαι καταμηνίων. ἐλάττω δ᾽ αὖ καταμήνια δυνατόν ἐστι γενέσθαι διά τε μύσιν ἢ ἔμφραξιν
τῶν τὴν ἔμμηνον κάθαρσιν ἐπὶ τὴν μήτραν φερουσῶν φλεβῶν, διὰ πάχος αἵματος ἢ διὰ ψυχρότητα καὶ ῥώμην αὐτῶν τῶν κατὰ τὴν μήτραν ἀγγείων, ὡς μὴ παραδέχεσθαι
τὸ ἐπιῤῥέον. ὅ τι δ᾽ ἂν ᾖ τούτων ἀναγκαῖόν ἐστιν ἐν τῷ
χρόνῳ καὶ τὴν μήτραν αὐτὴν πάσχειν τι πάθος ἤτοι φλεγμονῶδες ἢ ἐρυσιπελατῶδες ἢ σκιῤῥῶδες ἢ καρκινῶδες, ᾧ
πάλιν συμπάσχειν ὅλον τὸ σῶμα. κατὰ μέντοι τὰς ἀμέτρους

rum fit proprium. Hoc autem certo perveſtigare non poſſumus, niſi cauſas omnes, quibus aut plura quam par eſt
aut pauciora fluunt menſtrua noverimus. Poſſunt igitur
immoderatae fieri menſtruorum vacuationes, tum oſculis
vaſorum ad uterum pertinentium nimium patentibus, tum
tenuiore aut calidiore ſanguine, tum toto corpore propter
aliquam cachexiam ſanguine gravato, etſi nondum is naturalem ſymmetriam ſuperat, ipſumque propterea in uteri
venas protrudente, ut quod rheumaticis affectibus alias in
aliam aliamque partem ſolet mittere. Eadem rurſum menſtrua pauciora fiunt vel propter venarum in uterum men-
ſtruam purgationem deferentium conniventiam aut obſtru-
ctionem aut ſanguinis craſſitiem vel frigiditatem vel ipſorum uteri vaſorum robur affluentem ſanguinem non admittentium. Quidquid autem fuerit, temporis progreſſu
uterum ipſum aliquem affectum pati vel phlegmonodem
vel eryſipelatodem vel ſcirrhodem vel carcinodem, quo
per conſenſum totum corpus affici neceſſe eſt. Immode-

Ed. Chart. IX. [230.]   Ed. Bas. V. (295. 296.)
κενώσεις οὐδὲν τοιοῦτον πάθημα γίνεται ταῖς ὑστέραις, ᾧ
συννοσήσει τὸ σύμπαν σῶμα λόγῳ συμπαθείας, ὥστε πιθανώτερον ἐπὶ τῶν ἰσχομένων καταμηνίων εἰρῆσθαι μόνον
ἀπὸ τῆς ὑστέρας τὰς νόσους συμβαίνειν.

νη'.

Ἐπὶ ἀρχῷ φλεγμαίνοντι καὶ ἐπὶ ὑστέρῃ φλεγμαινούσῃ
στραγγουρίη ἐπιγίγνεται. ἐπὶ δὲ ἥπατι φλεγμαίνοντι λὺγξ
ἐπιγίγνεται.

(296) Ὅταν τις ὀλίγον ἀποκρίνῃ οὖρον συνεχῶς,
στραγγουρία τὸ πάθος καλεῖται καὶ γίνεται ποτὲ μὲν ἐπ'
ἀρρωστίᾳ τῆς καθεκτικῆς δυνάμεως ἐν τῇ κύστει, ποτὲ δ'
ἐπὶ δριμύτητι τῶν οὔρων. ἡ μὲν οὖν ἀρρωστία διά τε δυσκρασίαν γίνεται καί τινα τῶν παρὰ φύσιν ὄγκων, ἡ δριμύτης δὲ ἤτοι διὰ πάθος νεφρῶν ἢ τὸ τοιοῦτον ἥκειν εἰς

ratis vero menſium vacuationibus nullus talis utero conciliatur affectus, quo ſympathiae ratione una quoque totum corpus aegrotet. Quare veriſimilius fit de ſola menſtruorum retentione Hippocratem illud extuliſſe, ab utero
morbos accidere.

LVIII.

*Recto inteſtino inflammato et utero inflammato et renibus
purulentis ſtranguria ſuccedit. Jecori vero inflammato
ſupervenit ſingultus.*

Quum quis urinae perpaucum continenter excernit,
is affectus ſtranguria aut urinae ſtillicidium vocatur: quod
ſymptoma accidit interdum quidem ob facultatis retentricis imbecillitatem, interdum vero propter ipſius urinae
acrimoniam. Imbecillitas quidem fit tum intemperie tum
tumore quodam praeter naturam. Acrimonia vero accidit
vel propter renum affectionem vel quia tale in ipſos ex

Ed. Chart. IX. [230. 231.]   Ed. Baf. V. (296.)

αὐτοὺς ἐκ τῶν φλεβῶν τὸ διηθούμενον ὀῤῥῶδες περίττωμα·
διόντως οὖν ὁ Ἱπποκράτης ἐπιγίνεσθαί φησιν στραγγουρίαν
ἀρχῷ καὶ ὑστέρᾳ φλεγμαινούσῃ καὶ νεφροῖς ἐμπύοις, ἐπὶ
μὲν ἀρχῷ καὶ μήτρᾳ κατὰ συμπάθειαν πασχούσης τῆς κύστεως, ἐπὶ δὲ νεφροῖς ἐμπύοις ἐκκρινομένου τοῦ πύου διὰ
τῆς κύστεως. τοῦτο μὲν οὖν τῇ δριμύτητι δάκνον τὴν κύστιν ἐρεθίζει πρὸς τὴν ἀπόκρισιν, ἐπὶ δὲ τῇ κατ᾽ ἀρχὸν
ἢ μήτραν φλεγμονῇ τῷ τῆς γειτνιάσεως λόγῳ·πάσχειν ἀναγκαῖόν ἐστι τὴν κύστιν καὶ [231] τῆς δυσκρασίας τε καὶ
τῆς φλεγμονῆς μεταλαμβάνουσαν, ἔτι τε θλιβομένην ἂν καὶ
στενωχορουμένην ὑπὸ τῶν παρὰ φύσιν ὄγκων ἐν αὐτοῖς. εἴρηται δέ μοι καὶ πρόσθεν ὡς οὐχ ἁπλῶς ἕτερον ἑτέρῳ πάθος ἐπιγίνεσθαι πέφυκεν, ἀλλὰ τοῖς ἀξιολόγοις κατὰ μέγεθος. οὕτως οὖν καὶ τῷ ἥπατι φλεγμαινοντι λὺγξ ἐπιγίνεται, διὰ τὴν τῶν νεύρων κοινωνίαν, οὐ διὰ παντὸς, ἀλλ᾽
ὅταν εἰς μεγίστην ἀποκατασταθῇ φλεγμονήν.

---

venis percolatum ferofum excrementum prolectatur.
Praeclare itaque Hippocrates ftranguriam ait recto inteftino
et utero inflammatione affectis et purulentis renibus accidere. In recto quidem inteftino et utero per confenfum
patiente vefica in renibus autem purulentis pure per veficam excreto. Hoc igitur fua acrimonia mordens veficam
ad excretionem ftimulat. Porro in uteri et recti inteftini
inflammatione viciniae ratione veficam affici neceffe eft,
ut quae et intemperiei et inflammationis fit particeps,
vexeturque praeterea et prematur a tumoribus praeter naturam eas partes obfidentibus. Jam vero fupra diximus
non fimpliciter affectionem alteram alteri fupervenire fo-
lere, fed ubi juftam primigeniam magnitudinem acquifierit.
Sic itaque et jecore inflammationcm patiente fingultus
fuccedit propter nervorum communitatem, non quidem
femper, fed ubi in maximam jecur inflammationem pervenerit.

νϑ'.

Γυνὴ ἦν μὴ λαμβάνει ἐν γαστρὶ, βούλῃ δὲ εἰδέναι εἰ λήψε-
ται, περικαλύψας ἱματίοισι θυμία κάτωθεν. κὴν μὲν
πορεύεσθαί σοι δοκέῃ ἡ ὀδμὴ διὰ τοῦ σώματος ἐς τὰς
ῥῖνας καὶ ἐς τὸ στόμα, γίνωσκε ὅτι αὐτὴ οὐ δι' ἑαυτὴν
ἄγονός ἐστιν.

Τὸ θυμία ῥῆμα τῆς ὕλης ἐνδεικτικόν ἐστι τῆς θυμιᾶ-
σθαι πεφυκυίας, λιβανωτοῦ δηλονότι καὶ σμύρνης καὶ στύρακος ὅσα τ' ἄλλα, θερμὰ μὲν τὴν κρᾶσιν, εὐώδη δ' ἱκανῶς.
βούλεται γὰρ εἰς ὅλον ἀνενεχθῆναι τὸ σῶμα τὴν ἀπ' αὐτῶν
δύναμιν, ἵνα καὶ κατὰ τὸ στόμα καὶ κατὰ τοὺς μυκτῆρας
αὐτῆς γενομένης αἴσθηται σαφῶς ἡ γυνή. μόναις οὖν ἐκείναις οὐ διαδοθήσεται πρὸς ὅλον τὸ σῶμα τῶν θυμιαμάτων
ἡ ποιότης, ὅσαις σκληρὸν ἢ πυκνόν ἐστι τὸ τῆς ὑστέρας
σῶμα. τοιοῦτον δὲ ὂν οὐκ ἐπιτήδειον εἰς τὰς συλλήψεις
ἐστὶν, ὡς καὶ αὐτὸς μικρὸν ὕστερον ἐρεῖ· ὁκόσαι ψυχρὰς
καὶ πυκνὰς ἔχουσι τὰς μήτρας οὐ κυΐσκουσι. τὸ δ' ἐπὶ
τῇ τελευτῇ τοῦ ἀφορισμοῦ γεγραμμένον, ἐν ᾧ φησι, γίνωσκε

LIX.

Si mulier utero concipiat, ſcire autem velis an conceptura
ſit, veſtibus obvolutam ſubter ſuffito, atque ſi odor qui-
dem ad nares et os uſque per corpus tibi pervadere vi-
deatur, ipſam noſce per ſe infecundam non eſſe.

Verbum ſuffire materiam quae ſuapte natura ſuffiri
poteſt indicat, ut thus, myrrham, ſtyracem ceteraque temperamento calida et valde odorata. Vult enim in totum
corpus facultatem ab iis manantem efferri, ut quum ad
os et nares pervenerit, a muliere manifeſto ſentiatur. In
iis itaque ſolis totum corpus non permeabit ſuffituum
qualitas, quibus durum ac denſum eſt uteri corpus. Tale
vero ad conceptionem ineptum eſt, ut paulo poſt ipſe
dicturus eſt. Quae frigidos ac denſos habent uteros non
concipiunt. Quod autem ſub finem aphoriſmi ſcribitur:

Ed. Chart. IX. [231. 232.]   Ed. Baf. V. (296.)
ὅτι οὐ δι᾽ ἑαυτὴν ἄγονός ἐστι, ἐνδεικτικόν ἐστι τῆς χρείας
αὐτοῦ. πολλάκις γὰρ ἕνεκα διαμονῆς γένους ἤτοι γε ἱερα-
τικοῦ τινὸς ἢ βασιλικοῦ σπουδάζουσιν αἱ πόλεις ἔκγονα
ἔχειν ἀνδρῶν ἢ γυναικῶν, εἰς οὓς ἂν ἔτι μόνους καθεστή-
κει τὸ γένος. εἶθ᾽ ὅταν αἱ γυναῖκες μὴ κυΐσκωσι, ζήτησις
γίγνεται δι᾽ ὁπότερον αὐτὸ συμβαίνει τοῦτο. καὶ ταύτην
αἰνίττεται τὴν τέχνην εἶναι ταῖς ἀγαθαῖς προμνηστρίαις
ὁ Πλάτων ἐν Θεαιτήτῳ. λεχθήσεται δ᾽ ὁ σύμπας λόγος
ὀλίγον ὕστερον, ὅταν ἅπαντας ἐξηγησώμεθα τοὺς διαφέρον-
τας εἰς αὐτὸν ἀφορισμούς.

ξ'.

[232] Ἢν γυναικὶ ἐν γαστρὶ ἐχούσῃ αἱ καθάρσιες πορεύωνται, ἀδύνατον τὸ ἔμβρυον ὑγιαίνειν.

Καὶ τὸ καθάρσιες πληθυντικῶς εἰρημένον καὶ τὸ πορεύωνται μετ᾽ αὐτοῦ λεγόμενον ἐνδείκνυται μήτε ὀλίγον εἴ-

ipfam nofce per fe infecundam non effe, ipfius aphorifmi
ufum demonftrat. Saepe enim ut facerdotalis quaedam aut
regalis fuperfit foboles, ftudiofe faciunt civitates, ut ab iis
feu viris feu mulieribus fufceptos liberos habeant, ad
quos folos ejus progeniei fpes eft redacta; deinde ubi mulieres non concipiunt, utrius caufa id accidat, quaeritur,
ut facto divortio ex aliis liberi fufcipiantur. Atque hanc
Plato in Theaeteto doctarum pronubarum artem effe innuere videtur. Tota autem ea de re difputatio paulo
poft abfolvetur, ubi omnes ad id attinentes aphorifmos
explicabimus.

LX.

Si mulieri utero gerenti purgationes prodeant, fetum effe
fanum impoffibile.

Atque nomen purgationes numero plurali enunciatum
ipfique verbum prodeunt adjunctum neque paucum qui

ΚΑΙ ΓΑΛΗΝΟΥ ΕΙΣ ΑΥΤΟΥΣ ΥΠΟΜΝΗΜΑΤΑ.   859

Ed. Chart. IX. [232.]   Ed. Baf. V. (296.)
ναι τὸ ἐκκρινόμενον αἷμα μήθ᾽ ἅπαξ, ἀλλὰ καὶ πολλάκις
καὶ πολύ. τὸ γὰρ ἅπαξ ἢ δὶς ὀλίγον ἐκκριθὲν ἐπιφαίνεται
πολλάκις ἄνευ τοῦ πεπονθέναι τι τὸ ἔμβρυον. ὅταν δὲ μηδὲν ἀπολείπηται τοῦ πλήθους ιῆς τῶν ἐμμήνων καθάρσεως,
ἐφεξῆς δὲ καὶ σώζηται τὴν προθεσμίαν τῶν περιόδων κατὰ
τοὺς μῆνας, ἀδύνατον ὑγιαίνειν τὸ ἔμβρυον, εἴπερ γε τὸ
ἐῤῥωμένον εἰς τροφὴν ἑαυτοῦ καταχρῆται τῷ φερομένῳ εἰς
τὰς μήτρας ἐξ ὅλου τοῦ σώματος. ἥ γε μὴν ἔκκρισις ἡ
γινομένη ταῖς κυούσαις ἐκ τῶν κατὰ τὸν αὐχένα φλεβῶν
ἔοικεν ἐπιφαίνεσθαι. τῶν γὰρ ἔνδον ἐν αὐτῷ τῷ κύτει τῆς
μήτρας ἐξήρηται τὸ χωρίον, ὥστ᾽ οὐδὲν δι᾽ ἐκείνων εἰς τὸν
γυναικεῖον κόλπον ἐκκριθῆναι δύναται.

ξα΄.

Ἢν γυναικὶ καθάρσιες μὴ πορεύωνται μήτε φρίκης μήτε
    πυρετοῦ ἐπιγινομένου, ἄσαι δ᾽ αὐτῇ προσπίπτωσι, λογίζου
    ταύτην ἐν γαστρὶ ἔχειν.

excernatur fanguinem effe, neque femel, fed faepe ac
multum erumpere. Qui namque femel aut bis paucus
excernitur fanguis, in multis citra ullam fetus laefionem
confpicitur. Quum vero nihil a purgationis menftruorum
multitudine differt fervatque deinceps menftruae circuitio-
nis terminum, non poteft fetus effe fanus. Fetus fiquidem fortis ac robuftus ad fui alimentum abutitur fanguine,
qui ex toto corpore ad uteros fertur. At excretio quae
gravidis accidit ex cervicis uteri venis fieri videtur. Nam
ab internis uteri partibus fecundae pendent, quare nihil
per eas in muliebrem finum excerni poteft.

LXI.

Si mulieri purgationes non prodeant, neque horrore, ne-
    que febre fuccedente ciborum ipfi accidant faftidia,
    hanc gravidam effe ratione ducito.

Ἐπὶ τῶν ἀμέμπτως καθαιρομένων γυναικῶν, εἶτ᾽ ἐξαίφνης ἐπισχεθεισῶν τῶν καθάρσεων, ἄνευ φανερᾶς αἰτίας
τὸν λόγον τοῦτον ὁ Ἱπποκράτης ἐποιήσατο, διδάσκων ἡμᾶς
ἅπερ αἱ πλεῖσται τῶν γυναικῶν διὰ πείρας ἴσασιν. ὅταν
γὰρ ἀσώδεις ὦσιν ἐπεσχημένων τῶν καταμηνίων, συνειλη-
φέναι τεκμαίρονται. γίνεται δὲ ἡ ἄση καθ᾽ ὃν λόγον καὶ
ἡ κίσσα, τοῦ στομάχου κεκακωμένου ταῖς συνειληφυίας. ἐγχωρεῖ δέ ποτε καὶ διὰ τὴν ἐν ὅλῳ τῷ σώματι κακοχυμίαν
συμβῆναι τὸ τοιοῦτον. ἀλλὰ φρικώδεις τε καὶ πυρετώδεις
ἐκεῖναι γίγνονται καὶ ταύτῃ διορίζονται τῶν κυουσῶν.

ξβ'.

[233] Ὁκόσαι ψυχρὰς καὶ πυκνὰς τὰς μήτρας ἔχουσι
οὐ κυΐσκουσι καὶ ὁκόσαι καθ᾽ ὑγρὰς ἔχουσι τὰς μήτρας,
οὐ κυΐσκουσιν, ἀποσβέννυται γὰρ αὐταῖς ὁ γόνος καὶ
ὁκόσαι ξηρὰς μᾶλλον καὶ περικαεῖς· ἐνδείῃ γὰρ τῆς τρο-

In iis quae recte antea purgantur mulieribus et quibus derepente fine caufa manifeſta fupprimuntur purgationes, hanc orationem fecit Hippocrates, qua nos ea docet quae plurimae mulieres ipfa experientia didicerunt.
Quum enim menfibus fuppreſſis ciborum faſtidio laborant,
tum fe concepiſſe conjiciunt. Fit autem faſtidium cibi
eadem qua pica ratione, ore ventriculi gravidis mulieribus depravato. Interdum etiam propter vitiofos univerſi
corporis humores aliquid ejusmodi accidere poteſt, verum
id cum horrore et febre quadam patiuntur, atque his a
gravidis diſtinguuntur.

LXII.

*Quae frigidos ac denfos habent uteros, non concipiunt, et
quae praehumidos habent uteros, non concipiunt: in
ipfis enim genitura exſtinguitur et quae ultra modum
aridos ac aeſtuofos; alimenti namque penuria femen*

ΚΑΙ ΓΑΛΗΝΟΥ ΕΙΣ ΑΥΤΟΥΣ ΥΠΟΜΝΗΜΑΤΑ.   861

Ed. Chart. IX. [233.]   Ed. Baf. V. (296.)
φῆς φθείρεται τὸ σπέρμα. ὁκόσαι δ' ἐξ ἀμφοτέρων τὴν
κρᾶσιν ἔχουσι συμμέτρως ἐπίτεκνοι γίγνονται αἱ τοιαῦται.

Εἰ τὴν προσήκουσαν ἅπασι τοῖς ἀφορισμοῖς ἐξῆν ἐπι-
θεῖναί μοι τάξιν, οὐκ ἂν ὤκνησα μεταθεῖναι τὸν ὀλίγον
ἔμπροσθεν εἰρημένον ἀφορισμὸν εἰς τὴν τοῖδε χώραν, ὥστε
συμπληρωθέντος τοῦ περὶ τῶν καθάρσεων λόγου τὸν περὶ
τῶν μητρῶν αὐτοῦ ἐφεξῆς γεγράφθαι, διδάσκοντος αὐτοῦ
κατὰ πόσους τρόπους αἱ γυναῖκες γίνονται στεῖραι. πρῶτος
οὖν τῶν ἐν αὐτοῖς ἐκεῖνος ὁ ἀφορισμὸς ἔσται, καθ' ὃν ἔφη,
ἢν γυνὴ μὴ λαμβάνῃ ἐν γαστρὶ, βούλῃ δὲ εἰδέναι εἰ λή-
ψεται, περικαλύψας ἱματίοις θυμία κάτω· δεύτερος δὲ οὗτος ὁ νῦν ἡμῖν προκείμενος οὗ τὸ κεφάλαιόν ἐστι. τὰς μὲν
εὐκράτους μήτρας ἐπιτηδείας εἶναι πρὸς σύλληψιν, τὰς δὲ
δυσκράτους, ἐὰν μὲν τοῦτο μετρίως πεπόνθασι, δυσχερῶς
συλλαμβάνειν, ἐὰν δὲ ἀμέτρως, στείρας ἐργάζεσθαι τὰς γυ-
ναῖκας· ὥστε συνεπινοεῖται μὲν ἡ τῆς τῶν ἀνδρῶν ἀγονίας
αἰτία, λανθάνει δὲ τοὺς πολλούς. ἀλλ' ὁ προσέχων ἀκρι-

corrumpitur. At quae ex utrisque commoderatam temperiem fortitae funt, eae fecundae evadunt.

Si mihi liceret confentaneum omnibus aphorifmis ordinem imponere, non effem veritus paulo antea pronunciatum aphorifmum in hujus locum transferre, ut abfoluta
de mulierum purgationibus oratione quae de ipfis eft uteris, ea deinceps fcriberetur et quot modis fterilefcant,
mulieres ipfa doceret. Primus itaque inter eos ordine
fuerit is aphorifmus, in quo dicebat: *fi mulier utero non
concipiat, fcire autem velis, an conceptura fit, eam veftibus obvolutam fubter fuffito.* Secundus autem is eft
nunc a nobis propofitus, cujus fumma eft: probe quidem
temperatos uteros ad conceptionem idoneos effe; intemperatos vero, fi mediocriter quidem id patiantur, difficulter concipere; fi vero immoderatius, infecundas mulieres
efficere. Proindeque virorum etiam infecunditatis caufa
fimul intelligitur quae multos latet. Verum qui quae

βῶς τὸν νοῦν τοῖς λεγομένοις πρῶτον μὲν εἴσεται διὰ τί
καὶ τῶν ἀνδρῶν ἔνιοι παντάπασιν ἄγονοι γίνονται, δεύτερον δὲ ἐπὶ τῷδε περ᾽ μὲν τῶν εὐκράτως ἐχόντων ἀνδρῶν
τε καὶ γυναικῶν ὡς ἀεὶ γεννῶσι, κἂν καὶ δυσκράτοις μί-
γνυνται, περὶ δὲ τῶν δυσκράτων ὡς μετὰ τῶν ἐναντίων
μόνων. εἰρήσεται γοῦν πρότερον περὶ τῶν στεριφῶν γυναικῶν, ὧν ἡ κατασκευὴ καὶ μήτρας εὐθὺς ἐξ ἀρχῆς ἀμέτρως
ἐστὶ δύσκρατος, ἐπικρατούσης (297) ἤτοι μιᾶς τῶν πρώτων ἢ δυοῖν, ὡς ἐν τοῖς περὶ κράσεων ὑπομνήμασι διώρισται, δεικνύντων ἡμῶν ὀκτὼ τὰς πάσας εἶναι δυσκρασίας,
ἁπλᾶς μὲν τέτταρας, ὧν καὶ νῦν Ἱπποκράτης ἐμνημόνευσε,
συνθέτους δὲ ἄλλας τέτταρας ἀλλήλαις ἐπιπλεκομένας τούτων. ἔνθα μὲν οὖν ἐπικρατεῖ ψυχρότης ἄμετρος, ὡς πυκνὴν ἐργάσασθαι τὴν μήτραν, στενὰ μὲν ἐσχάτως ἐπὶ τούτων ἐστὶ τὰ στόματα τῶν εἰς αὐτὴν καθηκόντων ἀγγείων,
στέριφαι δ᾽ αἱ γυναῖκες, ὡς ἂν μήτε συμφῦναι τοῦ χορίου
δυναμένου τοῖς στόμασι τῶν ἀγγείων μήτ᾽, εἰ τοῦτό ποτε

pronunciantur ab Hippocrate, iis accurate mentem adhi-
buerit, is primum noverit, cur etiam virorum nonnulli
prorfus infecundi fint; fecundum· deinde, temperatos quidem tam viros quam mulieres femper gignere, etiam fi
cum intemperatis coeant. Intemperatos vero cum iis folis qui contrario funt temperamento copulatos generare
difcet. Prius tamen de mulierum fterilitate dicendum,
quarum uteri ftatim ab initio intemperata eft conflitutio,
exfuperante vel unica primarum qualitatum vel duabus,
quemadmodum in commentariis de temperamentis explicavimus, ubi intemperies omnes octo effe demonftravimus,
fimplices quidem quatuor, quarum nunc Hippocrates meminit, compofitas autem alias quatuor his fimplicibus invicem implicatis. Quum itaque immoderata frigiditas tantum exfuperat, ut denfiorem uterum efficiat: fumme quidem angufta funt vaforum ad ipfum procedentium ora;
mulieres vero fteriles redduntur. Quare neque fecundae
vaforum orificiis connecti queunt, neque fi hoc aliquando

ΚΑΙ ΓΑΛΗΝΟΥ ΕΙΣ ΑΥΤΟΥΣ ΥΠΟΜΝΗΜΑΤΑ. 863

Ed. Chart. IX. [233. 234.]   Ed. Baf. V. (297.)

γένοιτο, τραφῆναι καλῶς τὸ κύημα. ἢ γὰρ οὐδ᾿ ὅλως αἱ
καθάρσεις γίνονται ταῖς τοιαύταις ἢ παντάπασιν [234]
ὀλίγαι καὶ αὗται μοχθηραὶ, μόνου τοῦ λεπτοτέρου καὶ ὑδα-
τωδεστέρου διεκπίπτοντος τοῦ αἵματος. καὶ γὰρ οὖν καὶ
ῥᾳδίως ἐμφράττεται ταῦτα διά τε τὴν οἰκείαν στενότητα
καὶ διότι φλεγματικώτερον ἀθροίζουσι χυμὸν αἱ τοιαῦται
γυναῖκες ὡς τὸ πολύ. καὶ γὰρ καὶ τὸ σύμπαν σῶμα τού-
πίπαν ὅμοιόν ἐστι ταῖς μήτραις. ἐγχωρεῖ δὲ καὶ ψυχθῆναι τὸ τοῦ ἄρρενος σπέρμα κατὰ τὰς τοιαύτας μήτρας, εἰ
μὴ θερμότερον εἴη φύσει. πρώτης μὲν οὖν τῆς ψυχρᾶς
κράσεως Ἱπποκράτης ἐμνημόνευσεν εἰπὼν, ὁπόσαι ψυχρὰς
καὶ πυκνὰς τὰς μήτρας ἔχουσιν. οὐ μὰ Δία συμπλέξαι
βουλόμενος ἐπ᾿ αὐτῶν τῇ ψυχρότητι τὴν πυκνότητα, καθάπερ εἰ καὶ ξηρότητα προσέθηκεν ἢ ὑγρότητα. τούτων μὲν
γὰρ οὐδετέρα διὰ παντὸς ἕπεται τῇ ψυχρότητι καὶ διὰ
ταῦτα ἀνὰ μέρος ἑκατέρα μίγνυται. πυκνότης δ᾿ ἐξ ἀνάγκης σύνεστι ταῖς ἄγαν ψυχραῖς ὑστέραις, δι᾿ ἢν οὐδὲ κυῆσαι δύνανται, καθότι προείρηται. καὶ τοίνυν ἀκούσωμεν

fiat, conceptus probe nutriri. Vel enim nullo prorfus
modo hifce mulieribus fluunt purgationes vel omnino paucae haeque ipfae vitiofae, folo tenuiore et aquofiore fanguine perlabente. Enimvero ipfa quoque ora facile obftruuntur, quum propter nativam anguftiam, tum propter
pituitofiorem humorem quem plerumque ejusmodi mulieres accumulant, quarum certe univerfum corpus fere eft
utero fimile. Quin etiam maris quoque femen talibus
uteris exceptum refrigerari contingit, nifi fit natura calidius. Primi itaque temperamenti frigidi his verbis meminit Hippocrates: *quae frigidos ac denfos uteros habent,*
non per Jovem in ipfis volens implicare cum frigiditate
denfitatem non fecus ac fi ficcitatem aut humiditatem ad-
didiffet. Harum enim neutra frigiditatem perpetuo comitatur, proptereaque ipfi modo una, modo altera mifcetur.
Denfitas vero uteris admodum frigidis adeft neceffario, ob
quam concipere nequeunt, prout explicatum eft. Proin-

οὗτοι τοῦ κατὰ τὸν ἀφορισμὸν λόγου παντός, ὅσαι ψυχρὰς
τὰς μήτρας ἔχουσιν οὐ κυΐσκονται διὰ πυκνότητα τῆς οὐσίας
αὐτῶν. διὰ τί δ᾽ ἡ πυκνότης ἐναντιοῦται τῇ κυήσει παρέλιπεν εἰπεῖν, ὡς ἡμῶν συνιέναι δυναμένων. καὶ ὅσαι δ᾽
ὑγρὰς ἀμέτρως ἔχουσι τὰς μήτρας, οὐ κυΐσκονται, σβέννυται
γὰρ ὁ γόνος ὥσπερ ἐν τελματώδει γῇ τὰ δημήτρια σπέρ-
ματα. καὶ μὴν ὅσαι ξηρὰς, παραπλήσιόν τι συμβαίνει τοῖς
εἰς ψάμμον ἢ εἰς ἀργιλώδη γῆν ἢ πετρώδη καταβαλλομέ-
νοις σπέρμασι, κατὰ δὲ τὰς ἀμέτρως θερμὰς τοῖς εἰς
πάνυ θερμὴν, οἷάπερ ἐστὶν ἐν τοῖς ὑπὸ κύνα καύμασιν.
οὗτω μὲν δὴ τεττάρων ποιοτήτων ὁ Ἱπποκράτης ἐμνημόνευσεν, ἑκάστης ἰδίᾳ τὴν δύναμιν ἐξηγησάμενος, ἵν᾽ εἰ καί ποτε
μιχθεῖεν ἀλλήλαις, εὔδηλος ἡ μίξις ὑπάρχῃ. μετὰ δὲ ταῦτα,
φησὶν, ὅσαι δ᾽ ἐξ ἀμφοτέρων τῇ κράσει συμμέτρως ἔχωσιν,
ἐπίτεκνοι γίνονται. τίνων ἀμφοτέρων; οὐ τῶν ποιοτήτων δηλονότι, τέτταρες γάρ εἰσιν, ἀλλὰ τῶν κατ᾽ αὐτὰς ἀντιθέ-

deque totam hujus aphorifmi fententiam fic accipiemus.
Quae frigidos uteros habent non concipiunt ob fubftantiae ipforum denfitatem. Cur vero conceptioni adverfetur
denfitas, dicere praetermifit, tanquam nobis intelligere
valentibus: *et quae immoderatius praehumidos habent ute-*
ros, non concipiunt: in ipfis enim exftinguitur genitura,
quemadmodum in terra paluftri cerealia femina. Et quaecunque ficcos vel adurentes habent uteros, ob alimenti
penuriam non concipiunt. Nam ficcis uteris tale quiddam accidit, quale quum aut arenae aut argillofae telluri
et putrofae femina mandantur. Calidis vero immoderate
et ardentibus contingit quale ubi valde calenti terrae per
caniculae ardores femina committuntur. Sic profecto quatuor qualitatum Hippocrates meminit, fingularum feorfim
facultate expofita: ut fi quando invicem mifceantur, manifefta fit earum commixtio. Poft haec autem inquit: *At*
quae ex utrisque commoderatam temperiem fortitae funt,
eae fecundae evadunt. Quibus utrisque? Non profecto
qualitatibus, funt enim quatuor, fed ipfarum appofitioni-

ΚΑΙ ΓΑΛΗΝΟΥ ΕΙΣ ΑΥΤΟΥΣ ΥΠΟΜΝΗΜΑΤΑ. 865

Ed. Chart. IX. [234.]　　　　　　　　Ed. Baf. V. (297.)

σεων. ὡς γὰρ ἐν τοῖς περὶ κράσεων ἐδείχθη, μία μὲν εὐ-
κρασία γίνεται. συμμέτρως ἀλλήλοις μιχθέντων τοῦ ψυχροῦ
καὶ τοῦ θερμοῦ, μία δὲ ἄλλη τοῦ θ' ὑγροῦ καὶ τοῦ ξηροῦ,
καὶ δύναταί τις ὑστέρα κατὰ μὲν τὴν ἑτέραν ἀντίθεσιν εὔκρατος εἶναι, κατὰ δὲ τὴν ἑτέραν δύσκρατος. ἀλλ' εἰς μὲν
τὸ μὴ κυΐσκεσθαι καὶ ἡ ἑτέρα τῶν δυσκρασιῶν ἱκανή. γίνεσθαι δὲ ἐπίτεκνον γυναῖκα χωρὶς τῶν ἀμφοτέρων εὐκρα-
σιῶν ἀδύνατον. ὁ μὲν οὖν Ἱπποκράτης ὥσπερ τὸν ἔμπροσθεν λόγον ἅπαντα περὶ τῶν γυναικείων ἔγραψεν, οὕτω καὶ
τόνδε τὸν νῦν εἰρημένον ὑπὲρ τῶν κατὰ τὰς ὑστέρας κράσεων, οὐ μὴν γέ τι προσέγραψε περὶ τῶν ἀνδρῶν, ἤτοι γ'
ὡς ἐκ τῶν εἰρημένων ἕτοιμον ἡμῖν ὂν ἐπὶ τὸ σπέρμα τὰς
αὐτὰς δυσκρασίας μετενεγκεῖν ἢ ὡς ὕστερον μὲν εἰπεῖν ἀνα-
βαλλόμενος, ἐπιλαθόμενος δέ. τινὲς μέντοι προσέγραψαν
ὑπὲρ τῶν ἀρρένων ἐφεξῆς ἀφορισμὸν ἕτερον, οὗ ἡ ἀρχὴ
παραπλησίως δὲ καὶ ἐπὶ τῶν ἀρρένων, ὃν οἱ δοκιμώτατοι
τῷ ἐξηγησαμένῳ τοὺς ἀφορισμοὺς λείπεσθαί φασι φανερῶς
καὶ τῆς διανοίας τοῦ Ἱπποκράτους καὶ τῆς ἑρμηνείας· καὶ

bus. Ut enim in libris de temperamentis demonſtratum
eſt, una quidem eſt temperies ex calido ac frigido, altera
vero humido et ſicco commoderate inter ſe mixtis. Atque uterus aliquis una quidem oppoſitione temperatus,
altera vero intemperatus eſſe poteſt; verum ne mulier
concipiat, poteſt etiam altera intemperies efficere. Mulierem autem fecundam evadere, citra utramque probam
temperiem fieri non poteſt. Quemadmodum igitur Hippocrates ſuperiorem de mulieribus univerſam diſputationem
ſcripſit, ſic etiam hic praeſentem de uteri temperamentis
loquitur. Nihil tamen quidquam ipſe de viris addidit vel
quia nobis promptum facileque eſſet ex iis quae protulit,
easdem ad ſemen intemperies transferre vel quum in poſterum ſermonem diſtuliſſet, poſtea oblitus eſt dicere.
Quidam tamen alterum deinceps aphorifmum de maribus
adſcripſere, cujus initium eſt: ſimiliter etiam in maribus.
Sed probatiſſimi aphorifmorum interpretes affirmant ipſum
ab Hippocratis ſententia et eloquutionis ratione manifeſte

μέντοι καὶ κατὰ τὴν ἀναλογίαν ὧν ἔ- [235] γραψεν ἐπὶ
τῶν γυναικῶν ὁ Ἱπποκράτης ἐστὶν ἡμῖν ἐπὶ τοὺς ἄνδρας
μεταβαίνουσι λέγειν ἤτοι διὰ τὴν ψυχρότητα τῆς κράσεως
οὐκ ἀκριβῶς πέττεϛθαι τὸ σπέρμα καὶ διὰ τοῦτο μετρίας
μὲν τῆς ἐν αὐτῷ γινομένης δυσκρασίας δεῖσθαι μήτρας ἱκανῶς θερμῆς, ἀμέτρου δ' ὑπαρχούσης ἄγονον εἶναι παντάπασιν ἢ δι' ὑγρότητα πάλιν οὐκ ἐκπέττεσθαι καὶ δεῖσθαι
καὶ τοῦτο μετρίας μὲν τῆς δυσκρασίας οὔσης, θερμοτέρας
τε καὶ ξηροτέρας τῆς μήτρας, ἀμέτρου δὲ γενομένης ἄγονον
ὑπάρχειν, ὡσαύτως δὲ διὰ μὲν ὑπερβάλλουσαν θερμότητα
πεφρυγμένῳ παραπλήσιόν τι γενέσθαι τὸ σπέρμα, διὰ δὲ
ξηρότητα μηδ' ἐκταθῆναι δύνασθαι κατὰ τὴν πρώτην ἔκ-
πτωσιν οὐ μάλιστα δεῖ πρὸς τὸ κυῆσαι τὴν γυναῖκα. δέδεικται γὰρ ἐν τοῖς περὶ σπέρματος λόγοις, εἰ μὴ τῷ πλείστῳ τοῦ κύτους τῆς μήτρας ἐπεκταθείη τὸ σπέρμα, μὴ
συλλαμβάνειν αὐτήν. τούτων οὖν ἡμῖν ὥσπερ στοιχείων
παρεσκευασμένων ἐφεξῆς εἴπομεν ὅπερ ἔμπροσθεν εἰπεῖν ἀνε-
βαλλόμεθα, προβεβλημένων ὑπὸ τοῦ Πλάτωνος ἐν τῷ Θεαι-

deficere. Et vero ad analogiam eorum quae de mulieribus fcripfit Hippocrates licet nobis ad viros transeuntibus dicere vel propter temperamenti frigiditatem non
plane femen ipfis concoqui; atque propterea fi mediocris
ipfi intemperies adeft, uterum calidiorem pollulare. Si
vero immoderata fit, omnino infecundum effe vel propter
humiditatem rurfus non concoqui, idque etiam fi moderata fit intemperies, utero calidiori ac ficciori indigere;
fi vero immoderata, infecundum exiftere. Eodem quoque
modo excedente etiam calore femen praetorrido cremio
quid fimile fieri; ob ficcitatem vero prima procidentia
extendi non poffe, qua maxime re ad mulieris graviditat-
tem opus. In libris fiquidem de femine oftendimus nifi
per plurimam fundi uteri partem, femen extendatur, mulierem non concipere. His igitur veluti quibusdam elementis a nobis adftructis, deinceps dicamus quod huc fupra dicere diftulimus a Platone in Theaeteto propofitum.

τήτῳ. φησὶ γὰρ τοῦτο ἔργον εἶναι μέγιστον τῶν μαιῶν ὡς
ἐπίστασθαι συνάγειν ἀλλήλοις ἐπιτήδεια σώματα πρὸς κύη-
σιν, ὅπερ ἐδείχθη νῦν ἐν τῷ λόγῳ μετὰ τοῦ διαγιγνώσκειν
δύνασθαι τίνες μὲν ἄγονοι τῶν ἀνδρῶν εἰσι, τίνες δὲ στε-
ρίφοι τῶν γυναικῶν. αἱ μὲν γὰρ ἄμετροι δυσκρασίαι τούτων αἴτιαι· μέτριαι δ᾽ εἴπερ εἰσὶν, εἰ μὲν ταῖς ἐναντίαις
συνάγονται, κυήσουσιν αἱ γυναῖκες, εἰ δὲ ταῖς ὁμοίαις, οὐ
κυήσουσιν. οὐ γὰρ οἷόν τέ ἐστι τὸ ψυχρότερον σπέρμα κατὰ τὴν ψυχροτέραν ὑστέραν τελεσφορεῖσθαι, καθάπερ οὐδὲ
τὸ ξηρότερον ἐν τῇ ξηροτέρᾳ καὶ τῶν ἄλλων ἑκάτερον ὡσαύτως. ἀλλὰ δεῖται τὸ μὲν ψυχρότερον σπέρμα τοσούτῳ
θερμοτέρας ὑστέρας, ὅσῳ περ ἂν αὐτὸ τῆς ἀρίστης ἀπολείπεται κράσεως, τὸ δ᾽ ὑγρότερον τῆς ξηροτέρας, καὶ ἐπὶ
τῶν ἄλλων ὁμοίως. διάγνωσις δὲ πασῶν τῶν ἀμέτρων κατὰ τὴν ὑστέραν δυσκρασιῶν ἐστιν ἣν ὀλίγον ἔμπροσθεν εἴρηκεν ὁ Ἱπποκράτης διὰ τῆς τῶν ἀρωμάτων πυρίας. ἡ μὲν
γὰρ ψυχρότης διὰ τὴν πυκνότητα τῆς ὑστέρας οὐκ ἐᾷ
μέχρι τοῦ στόματος καὶ τῶν ῥινῶν ἀναφέρεσθαι τὴν ὀσμὴν
τῶν θυμιωμένων, ὡσαύτως δὲ καὶ ἡ ξηρότης. ἡ δὲ ὑγρό-

Inquit enim hoc eſſe maximum munus obſtetricum ſcire
apta ad liberorum procreationem corpora conciliare inter
ſe ac copulare, quae res hoc aphoriſmo eſt tradita, ſimulque poſſe qui viri infecundi ſint et quae mulieres ſteriles
dignoſcere. Nam immoderatae intemperies horum ſunt
cauſae; moderatae vero ſi ſint et contrariis conjungantur,
tunc gravidae fient mulieres; ſi vero ſimilibus copulen-
tur, non concipient. Non enim fieri poteſt ut frigidius
ſemen in utero frigidiore fecundetur, ut nec quoque ſiccius in ſicciore et ceterorum alterutrum eodem modo;
verum frigidius quidem ſemen tanto calidiore utero indiget, quanto ipſum longius abeſt ab optima temperati●ne;
humidius vero ſicciore, eodemque modo ceteris. At di-
gnotio omnis immoderationi uteri intemperies eſt et quam
paulo ante Hippocrates per aromatum ſuffitum fieri pronunciavit. Frigiditas enim propter uteri denſitatem ad
os et nares ſurſum aromatum halitum efferri non ſinit,

της ῶσπερ τὸν γόνον ὑπ' αὐτοῦ λέλεκται σβεννύειν, οὕτω
καὶ τὴν τῶν ἀρωμάτων ποιότητα. λοιπὴ δὲ ἡ σφοδρὰ θερμότης εἰ τὴν τῶν ἀρωμάτων δύναμιν ἀλλοιώσει τε καὶ δια-
φθερεῖ καὶ διὰ τοῦτο οὐκ ἐάσει διασώζουσαν αὐτὴν τὸ εἰ-
λικρινὲς ἀναφέρεσθαι πρός τε τὸ στόμα καὶ τὰς ῥῖνας αὐ-
τάρκης, κἀπὶ τούτων τῶν φύσεων εἰς διάγνωσιν καὶ τῶν
ἀρωμάτων γενήσεται πυρία. εἰ δὲ οὐχ ἱκανὴ ταῦτα δρᾷν
ἐστιν, ἐξ ἄλλων γνωρισμάτων ἐπισκεπτέον ἡμῖν ἔσται τὴν
τοιαύτην φύσιν αὐτὸ τοῦτο πρῶτον ἐγνωκότας ὡς ἐστὶ
σπάνιος ἡ τοιαύτη κρᾶσις ἐπὶ τῶν γυναικῶν, ἐπειδὴ φύσει
ψυχρότερόν ἐστι τὸ θῆλυ τοῦ ἄῤῥενος. ὥστε καὶ διὰ τοῦτο
τὴν Ἱπποκράτους διάγνωσιν, ἣν ἐκ τῆς τῶν ἀρωμάτων
ποιεῖται πυρίας, ἐπὶ τῶν στεριφῶν γυναικῶν εἶναι χρησιμω-
τάτην ἤτοι πάσης ἀμέτρου δυσκρασίας ὑποπιπτούσης ἢ κατὰ
τὸ σπάνιον ἐκφευγούσης αὐτὴν μιᾶς ἐπ' ἐκείνων τῶν γυναικῶν αἱ (298) λεπταί τε φαίνονται καὶ μέλαιναι καὶ δα-
σεῖαι, ὥστε ἐξ αὐ- [236] τῶν τούτων γινώσκεσθαι τὴν
ἀμετρίαν τῆς κράσεως ἄνευ τῆς διὰ τῶν ἀρωμάτων πυρίας.

eodem modo nec ficcitas. Humiditas vero quemadmodum
Hippocrati dicta eft genituram exflinguere, ita aromatum
quoque qualitatem obtundet. Reliqua vehemens eft caliditas, quae fi odorum facultatem alterabit et corrumpet,
atque propterea ipfam, fervata finceritate, ad os et nares
fubvehi non permittet; fatis tum in his etiam calidioribus naturis effe poterit ad fterilitatis dignotionem aromatum fuffitio. Si vero haec praeftare nequeat, ex aliis
tunc nobis indiciis erit ejusmodi fpectanda natura, hoc
ipfum in primis tenentibus raram admodum in mulieribus talem temperationem effe, quandoquidem femina natura eft mare frigidior. Quare ob id etiam quam ex aromatum fuffitu mulierum fterilium explorationem facit Hippocrates, ea utiliffima eft, quum vel omnis immoderata
intemperies ifti fubjiciatur vel rariffime unica ipfam effugiat
in mulieribus illis quae tenues, nigrae et hirtae apparent,
ita ut ex his fignis immoderata ipfarum intemperies fine
aromatum fuffitu percipiatur.

ξγ'.

Παραπλησίως δὲ καὶ ἐπὶ τῶν ἀρρένων· ἢ γὰρ δι᾽ ἀραιότητα
τοῦ σώματος τὸ πνεῦμα ἔξω φέρεται, πρὸς τὸ μὴ παρα-
πέμπειν τὸ σπέρμα, ἢ διὰ τὴν πυκνότητα τὸ ὑγρὸν οὐ
διαχωρέει ἔξω, ἢ διὰ τὴν ψυχρότητα οὐκ ἐκπυριῆται,
ὥστε ἀθροίζεσθαι πρὸς τὸν τόπον τοῦτον, ἢ διὰ τὴν θερμασίαν τὸ αὐτὸ τοῦτο γίνεται.

Ὁ τοῦτον παραθεὶς τὸν ἀφορισμὸν οὐδὲ τῶν ἰδίων
ἀκούει φωνῶν. ἐπαγγειλάμενος γὰρ ἐπὶ τῶν ἀρρένων παραπλήσιον ποιήσασθαι τὸν λόγον, ὥσπερ ἐπὶ τῶν γυναικῶν ὁ
Ἱπποκράτης ἔγραψεν, οὐκ ἔπραξε τοῦτο. τεττάρων γὰρ
ἐκείνου δυσκρασιῶν μνημονεύσαντος ἐχρῆν καὶ τοῦτον ἐπὶ
τῶν ἀρρένων εἰρηκέναι τὰς τέσσαρας, ὥσπερ ἡμεῖς ἐποιήσαμεν. ὁ δ᾽ οὐχ οὕτως, ἀλλὰ πρῶτον μὲν τὴν ἀραιότητα
εὐθέως τοῦ σώματος μέμφεται μὴ λελεγμένην ἐπὶ τῶν γυναικῶν, εἶτ᾽ οὐδ᾽ αὐτὸς ὁ λόγος αὐτῷ καθ᾽ ἑαυτὸν ἐξεταζό-

---

LXIII.

*Confimilis vero eft in maribus ratio; aut enim propter
corporis raritatem fpiritus extra fertur, ita ut femen
non ejaculetur; aut propter denfitatem humor foras non
excernatur aut ob frigiditatem non accenditur, ut ad
eum locum cogatur; aut ob caliditatem hoc idem contingit.*

Qui hunc aphorifmum interpretatus eft, proprias ejus
dictiones non intelligit. Nam eundem fibi de viris fermonem, quem de mulieribus Hippocrates habuit fore pollicitus, hoc non praeftitit. Quum enim ille de quatuor
intemperiebus mentionem feciffet, hunc etiam quatuor in
maribus, quemadmodum nos fecimus, intemperies profequi
oportuit. Verum non ita fecit, fed in primis quidem
corporis raritatem ftatim damnat, quae mulieribus fuit
praetermiffa; deinde neque ipfa oratio per fe diligenter

Ed. Chart. IX. [236.]   Ed. Baf. V. (298.)
μενος ἀληθής ἐστι. φαίνονται γὰρ οὐκ ὀλίγοι τῶν ἀνδρῶν
ἀραιὸν μὲν ἔχοντες τὸ σῶμα, γονιμώτατον δὲ σπερμαίνον-
τες. καὶ οὐδὲν θαυμαστόν· ἡ γὰρ ἀραιότης τοῦ σώματος
ἐπὶ θερμοτέραις ἅμα καὶ ὑγροτέραις γίνεται κράσεσιν, αἵπερ δὴ μάλιστά εἰσι πολυσπερμόταται ἅμα καὶ γονιμώταται.
καὶ γὰρ καὶ τὴν ὕλην ἔχουσιν, ἐξ ἧς τὸ σπέρμα γίνεται
δαψιλῆ καὶ τὴν δύναμιν ἐξ ἧς πέττεται. ἐξακοντίζεται δὲ
τὸ σπέρμα τῇ συντονίᾳ τῶν σπερματικῶν ἀγγείων ἐκθλιβόμενον οὐχ ὑπὸ πνεύματος ὠθούμενον. ἀναμέμικται μὲν
γὰρ οὐσία πνευματικὴ τῇ τοῦ σπέρματος ὑγρότητι, δεῖται
δὲ καὶ αὕτη τῶν ἐκθλιβόντων αὐτήν, ὥσπερ καὶ ἡ ὑγρότης
τοσοῦτον πλεονεκτοῦσα τῆς ξηρότητος ὅσον καὶ θᾶττον ἐξακοντίζεται καὶ μέχρι πλείονος φέρεται. ταῦτα μὲν οὖν ὁ
παραγράψας τὸν ἀφορισμὸν ἀγνοεῖ καὶ πρὸς τούτοις ὅταν
φῇ διὰ τὴν πυκνότητα τὸ ὑγρὸν οὐ διαχωρεῖν ἔξω. εἰ μὲν
γὰρ ὑγρὸν ἄλλο τι λέγει καὶ μὴ τὸ σπέρμα, ληρώδης ὁ λό-
γος· εἰ δὲ τὸ σπέρμα φησὶ διὰ τὴν πυκνότητα τοῦ σώματος

examinata vera exiſtit. Viri ſiquidem non pauci conſpiciuntur, qui licet corpus rarum laxumque ſortiantur, ſemen tamen habent fecundiſſimum, quod minime mirum
eſt. Raritas ſiquidem corporis calidioribus ſimul et humidioribus ineſt temperaturis, quae utique potiſſimum plurimo femine ſimulque fecundiſſimo abundant. Nam et
materiam ex qua femen generatur et facultatem a qua
concoquitur habent copioſam. Porro autem ſpermatico-
rum vaſorum contentione expreſſam genituram, non ſpiritus violentia propulſam foras ejaculamur. Spiritualis
enim ſubſtantia cum feminis humiditate permiſcetur, quae
et ipſa ut erumpat vaſis exprimentibus indiget ſimiliter
atque ſpermatica humiditas, quae tanto ſiccitatem exſuperat, quanto celerius emicat et diutius et longius fertur. Iſta igitur is ignorabat qui aphoriſmum adſcripſit et
praeterea quum humorem propter denſitatem negat foras
pervadere. Si namque diverſum a femine humorem dicit,
levis eſt et nugatoria ejus oratio; ſi vero propter totius

ΚΑΙ ΓΑΛΗΝΟΥ ΕΙΣ ΑΥΤΟΥΣ ΥΠΟΜΝΗΜΑΤΑ. 871

Ed. Chart. IX. [236. 237.]   Ed. Baf. V. (298.)

ὅλου, μὴ διαχωρεῖν ἔξω παντάπασιν ἀγνοεῖ τὴν τῶν σπερ
ματικῶν ὀργάνων κατασκευὴν, ἄμεινον γὰρ ἦν αἰτιᾶσθαι
τὴν ἐκείνων στενότητα. καὶ μὲν δὴ καὶ τὸ ἐφεξῆς εἰρημέ
νον, ἄχρι τινὸς, ἀληθῶς ἀδιανόητον ἔχει τὸ ἐπιφερόμενον.
τὸ μὲν γὰρ διὰ τὴν ψυχρότητα τῆς κράσεως μὴ ἐκπυριᾶ
σθαι τὸ σπέρμα καὶ διὰ τοῦτο ἄγονον ὑπάρχειν ἀληθές ἐστι,
τὸ δὲ ἀθροίζεσθαι μὴ δύνασθαι πρὸς τὸν τόπον τοῦτον
ἐκ περιττοῦ πρόσ- [237] κειται. μετὰ δὲ τοῦ μὴ προσει
ρῆσθαι τὸν τόπον ὑπ᾽ αὐτοῦ, καταλελεῖφθαι δ᾽ ὑφ᾽ ἡμῶν
νοηθῆναι. καίτοι γ᾽ ἡ τούτων φωνὴ τὴν ἀναφορὰν ἔχει
ὡς ἐπὶ τὸ προειρημένον. ἀλλὰ ταῦτα μὲν σμικρὰ, τὸ δ᾽
ἐπὶ τῇ τελευτῇ μέγα σφάλμα, λέγοντος αὐτοῦ διὰ τὴν θερ
μασίαν. τὸ αὐτὸ τοῦτο γίνεσθαι· φανερῶς γὰρ ἐπὶ τὸ
προειρημένον ὁ λόγος οὗτος ἀναφέρεται. προείρηται δὲ διὰ
τὴν ψυχρότητα, οὐκ ἐκπυριᾶται, ὡς ἀθροίζεσθαι πρὸς τὸν
τόπον τοῦτον, ὥστε καὶ διὰ τὴν θερμασίαν χρὴ νοεῖν οὐκ
ἐκπυριώμενον οὐδὲ ἀθροιζόμενον ἐν τοῖς σπερματικοῖς ὀρ
γάνοις τὸ σπέρμα. προφανῶς δέ ἐστιν ἄτοπον τοῦτο· φρύ

corporis fpiſſitudinem femen dicit foras non prodire feminalium inftrumentorum ftructuram prorfus ignorat: praeftitiſſet enim ipforum anguftiam caufari. Quin etiam quod
deinceps dicitur, id quadantenus verum exiftens fequentem habet claufulam ab omni fenfu abhorrentem. Nam
propter temperamenti frigiditatem femen non incendi ac
propterea infecundam exiftere verum eft. Quod autem eo
loci colligi nequeat, ex abundanti additum eft, cum eo
quod neque locus ab ipfo enunciatur, fed a nobis intelligendus relinquitur, tametfi vox demonftrativa, *eo*, ad
aliquid quod fupra dictum effe oportuit, habet relationem.
Sed haec quidem parva funt, at fub aphorifmi finem error magnus eft, quum ipfe propter caliditatem idem evenire dicat: manifefto namque ad fuperius dictum haec
oratio referenda eft. Dictum vero fupra fuit *ob frigiditatem femen non incalefcere, ut eo loci cogatur.* Quare
et propter calorem neque incendi femen, neque in fpermaticis vafis coacervari intelligendum eft. Hoc autem

Ed. Chart. IX. [237.]   Ed. Baf. V. (298.)

γεσθαι μὲν γὰρ ἢ ὀπιᾶσθαι ἢ τι τοιοῦτον λέγειν, πάσχειν
τὸ σπέρμα διὰ τὴν θερμότητα λόγον ἔχει· τὸ δὲ μὴ ἐκπυ-
ριᾶσθαι παντάπασιν ἄτοπον.

ξδ´·

Γάλα διδόναι κεφαλαλγέουσι καὶ πυρεταίνουσι κακὸν καὶ
οἷσιν ὑποχόνδρια μετέωρα διαβορβορύζοντα καὶ τοῖσι διψώδεσι. κακὸν δὲ καὶ οἷσι χολώδεες αἱ ὑποχωρήσιες καὶ
ἐν τοῖσι ὀξέσι πυρετοῖσιν ἐοῦσι καὶ οἷσιν ἂν αἵματος
πολλοῦ διαχώρησις γέγονεν. ἁρμόζει δὲ τοῖσι φθινώδεσι
μὴ λίην πολλῷ πυρέσσουσι διδόναι γάλα καὶ ἐν πυρετοῖσι μακροῖσι καὶ βληχροῖσι, μηδενὸς τῶν προειρημένων
σημείων παρεόντος, παρὰ λόγον δὲ ἐκτετηκόσι.

"Ότι τὸ γάλα ταχέως ἀλλοιοῦται διττὴν ἔχει τὴν ἀλλοίωσιν, ὅταν μὲν ὁμιλῇ πλείονι θερμασίᾳ, κνισούμενον
εὐθέως, ὅταν δ᾽ ὀλίγῃ, ταχέως ὀξυνόμενον, ἔνεστι μέν σοι

evidenter abfurdum eſt: nam torreri aut aſſari aut ejusmodi aliquid affirmare pati ſemen a colore, rationem habet; at non incaleſcere, omnino abſurdum eſt.

LXVI.

Lac exhibere capite dolentibus malum. Malum etiam febricitantibus et quibus hypochondria ſublata obmurmu-
rant et ſiticuloſis. Malum quoque et quibus bilioſae
ſunt dejectiones et acuta febre laborantibus et quibus
copioſi ſanguinis dejectio facta eſt. At tabidis lac dare
convenit non valde admodum febricitantibus et in febribus diuturnis ac lentis, ſi praedictorum ſignorum nullum affuerit et praeter rationem extenuatis.

Quod lac cito alteretur quodque duplicem ſubeat mutationem, plurimo admotum calori quam primum in nidorem abiens, pauco protinus aceſcens, tibi ſcire licet, ſi

κατανοῆσαι τοῦτο ἐπὶ πυρὸς ἕψοντι παραχρῆμα μετὰ τὸ
τῶν τιτθῶν ἐκπεσεῖν αὐτὸ, τοῦτο δὲ ἐν τῷ κεῖσθαι καθ᾽
ἑαυτό. τῷ μὲν γὰρ ἑψομένῳ ἢ προς τὸ κνισῶδες ἀποτυ-
χία, τῷ δ᾽ ἀποκειμένῳ ὀξύνεται πάντως ἤτοι θᾶττον ἢ
βραδύτερον. οὕτω δὲ κἀπὶ τῶν ὑγιαινόντων, εἰ μὴ πεφθείη
καλῶς, τοῖς μὲν ὀξύνεται, τοῖς δὲ κνισοῦται. κατὰ μὲν γὰρ
τὴν ψυχροτέραν κοιλίην ὀξύνεται πάντως ἤτοι θᾶττον ἢ
βραδύτερον, κατὰ δὲ τὴν θερμοτέραν κνισοῦται. τὸ μέντοι καλῶς πεφθὲν γάλα τρόφιμόν τ᾽ ἐστὶ καὶ εὔχυμον. ἐν
αὐτῷ δὲ τῷ πέττεσθαι καὶ τούτοις ἐξαίρει τε τὰ ὑποχόνδρια καὶ κεφαλῆς ἅπτεται. ταῦτα μὲν οὖν αὐτοῦ τὰ ἔργα
καὶ τὰ πάθη κἀπὶ τῶν ὑγιαινόντων θεάσῃ· τὰ δ᾽ ἐπὶ
τῶν νο- [238] σούντων ὁ Ἱπποκράτης διεξέρχεται, φαινόμενα μὲν ἑκάστοτε καὶ διὰ τῆς αὐτῶν ἐκείνων πείρας
καὶ τὰ πρὸ τῆς ἐμπειρίας γιγνώσκεσθαι δυνάμενα. ὅπου
γὰρ ἐπὶ τῶν ἀμέμπτως ὑγιαινόντων ἴσμεν αὐτὸ κεφαλαγές
τε ἅμα καὶ φυσῶδες ὑποχονδρίων ὑπάρχον, οὐδὲν δὴ θαυμαστὸν ἐπινοεῖν ὡς τοῖς ἤδη κεφαλαλγοῦσιν ἢ μετέωρα τὰ

partim ut e mammis emulctum eft, fupra ignem decoxe-
ris, partim vero feorfum per fe repofueris. Nam decocto
fit in nidore depravatio; repofito acor omnino vel citius vel tardius contrahitur. Sic autem et in fanis nifi
probe concoquatur, quibusdam acefcit, nonnullis in nidorem abit. Ventriculo frigidiore prorfus acefcit tardius
citiusve, calidiore nidorulentus evadit. Lac tamen probe
coctum alit probumque creat humorem. Inter coquendum
ipfis etiam fanis hypochondria lac attollit caputque ferit.
Hos igitur lactis effectus et affectus in fanis quoque fpe-
ctaturus es; verum quae laborantibus haufto lacte accidunt, ea percurrit Hippocrates, eorundem experientia
paffim omnibus manifefta, quae poffunt etiam ante experientiam cognofci. Ubi namque integra fanitate fruentibus lac capitis dolorem movere fimulque hypochondria
inflare novimus, mirum certe non eft quibus jam caput
dolet aut fublata funt hypochondria lac inimiciffimum

Ed. Chart. IX. [238.]   Ed. Baſ. V. (298. 299.)
ὑποχόνδρια ἔχουσιν ἐναντιώτατόν ἐστι. καλῶς δὲ εἶπεν ὑποχόνδρια μετέωρα, καίτοι δυνάμενος εἰπεῖν ἐμπεφυσημένα καὶ
φυσώδη. οὐ γὰρ ταῦτα μόνον τὸ γάλα βλάπτειν πέφυκεν,
ἀλλὰ καὶ τἄλλα πάντα τὰ ὁπωσοῦν ἄλλως μετέωρα κατά τι
φλεγμονῶδες ἢ ἐρυσιπελατῶδες ἢ σκιρρῶδες ἢ οἰδηματῶδες
πάθος. ἔτι δὲ δὴ μᾶλλον ἂν ἀπόστημα μηδέπω συνερρη-
γμένον ᾖ καθ᾽ ὑποχόνδριον, οὐκ ἀγαθὸν οὐδὲ τούτοις τὸ
γάλα. τά, μὲν οὖν τοιαῦτα πάντα δι᾽ ἑνὸς ὀνόματος ἐδήλωσεν εἰπὼν ὑποχόνδρια μετέωρα. βλάπτεσθαι δέ φησι καὶ
διαβορβορύζοντα πρὸ τοῦ γάλακτος, ἕτερα μὲν ὄντα τῶν
ἐμπεφυσημένων καὶ τεταμένων, φυσώδη γε μὴν καὶ ταῦτα
καὶ πνευματώδη. μείζων μὲν οὖν ἡ βλάβη τοῖς διατεταμέ-
νοις ὑποχονδρίοις, ἐλάττων δὲ τοῖς διαβορβορύζουσιν, ἀλλ᾽
ὅμως οὐδὲ τούτοις ἐστὶ τὸ γάλα χρήσιμον, ὀξύνεται γὰρ ἐπ᾽
αὐτῶν. ὀρρὸν μέντοι γάλακτος ἡδύνοντες ἁλσὶ καὶ μέλιτι
πολλοῖς τῶν τοιούτων ἐδώκαμεν, ὀνίνανται γὰρ ὑπιούσης
αὐτοῖς τῆς γαστρός· καὶ τοῖς διψώδεσι κακὸν εἶναί φησι
τὸ γάλα, κνισοῦται γὰρ ἐπ᾽ (299) αὐτῶν, ἐάν τε φύσει

eſſe colligere. Recte vero ſuſpenſa dixit hypochondria,
etiamſi potuerit inflata et flatuoſa dicere. Non enim haec
ſolum hypochondria lac laedere ſolet, ſed et alia omnia
viſcera quae quoquo modo ſuſpenſa ſunt propter aliquam
affectionem phlegmonodem vel eryſipelatodem vel propter
ſcirrhodem vel oedematodem. Ac ſane etiamnum magis
ſi abſceſſus ſit in hypochondrio nondum ruptus: his etiam
lac eſt inutile. Atque haec omnia Hippocrates uno verbo
ſignificavit, dum inquit hypochondria elata. Lac quoque
murmurantibus hypochondriis quae ab inflatis ac diſtentis ſunt diverſa; flatulenta tamen ac flatuoſa haec quoque
ſunt. Major itaque laeſio contentis hypochondriis obvenit, minor autem murmurantibus. Verum tamen neque
lac ipſis eſt utile: in iis enim lac aceſcit. Serum tamen
lactis ſale et melle conditum multis ejusmodi exhibuimus,
quo ipſi alvo ſubducta auxilium reciperent. Siticuloſis
quoque lac pravum eſſe pronunciat, nidorulentum enim
in ipſis redditur, ſive ipſi natura ſitiant, ſive aliqua oc-

ΚΑΙ ΓΑΛΗΝΟΥ ΕΙΣ ΑΥΤΟΥΣ ΥΠΟΜΝΗΜΑΤΑ. 875

Ed. Chart. IX. [238.]   Ed. Bas. V. (299.)

διψῶσιν, ἐάν τε καὶ κατὰ τὸν καιρόν τινα γεννηθῶσι. καὶ
μὲν δὴ ὅσαι διαχωροῦσι χολώδη καὶ τούτοις ἐγὼ φαίην ἂν
τὸ γάλα κνισῶδες, οὐχ ἧττον δὲ καὶ τοῖς ἐμοῦσι τοιαῦτα.
καθόλου γὰρ ἐμάθομεν ὡς ἀλλοιοῦται τάχιστα πρὸς ἁπάντων τῶν θερμῶν αἰτίων ἐπὶ τὸ κνισῶδες. εἰκότως οὖν
βλαβερὸν καὶ τοῖς ὀξέως πυρέττουσι. καί μοι δοκεῖ βέλτιον
ἂν ἡ λέξις οὕτως ἔχειν, κακὸν δὲ καὶ οἷσι χολώδεις ὑποχωρήσιες καὶ τοῖς ὀξέσι πυρετοῖσιν ἐοῦσιν. οὐ γὰρ ἐπὶ
τούτων ἀμφοτέρων μόνον βλαβερόν ἐστιν, ἀλλὰ καὶ καθ'
ἑκάτερον ἰδίᾳ. ταῦτα μὲν οὖν τὰ πάθη βλάπτει τὸ γάλα
μεγάλως, τὰ δ' ἐφεξῆς ὠφελεῖ, περὶ ὧν ὁ Ἱπποκράτης οὕτως ἔγραψεν, ἁρμόζει δὲ φθινώδεσι μὴ λίην πολλῷ πυρέττουσι διδόναι, περὶ τῶν φθινωδῶν γὰρ ποιεῖται τὸν λόγον
πρῶτον. ἀκουστέον δ' οὕτως ὀνομάζειν αὐτὸν ἐκείνους ὅσοι
νοσοῦσι φθόην, τοὺς δ' ἄλλους ἐκτετηκότας ἐφεξῆς ἐρεῖ κατὰ
τὴν λέξιν, ἧς ἡ ἀρχή, καὶ ἐν πυρετοῖσι βληχροῖσι καὶ μα-
κροῖσι· κοινὸν δ' ἐπὶ πάντων ὅσοι γάλακτος χρῄζουσι τὸ

caſione ſiticuloſi evaſerint. Et vero quae bilioſa dejiciunt,
iis quoque nidorulentum fieri lac ipſe dixerim, non minus quam qui talia bilioſa evomunt. Ab omnibus ſiquidem cauſis calidis lac in nidorem celerrime verti omnino
jam didicimus. Merito igitur etiam acute ſebricitantibus
lac noxium. Atque mihi melius ita ſe habere dictio videtur: *malum etiam lac quibus bilioſae ſunt dejectiones,
quibus febres ſunt acutae.* Non enim utrisque ſimul jun-
ctis ſolum, ſed ſeorſim etiam lac noxium eſt. His igitur
affectibus lac magnopere noxam infert; iis vero qui ſequuntur eſt perutile; de quibus ita ſcripſit Hippocrates:
*at tabidis lac dare convenit non magnopere febricitanti-
bus.* Primum enim de tabidis verba facit, ſic autem ipſum
illos nominare percipiendum eſt, qui phthoe laborant. De
ceteris autem extenuatis et exhauſtis deinceps dicturus eſt
in ea dictione, cujus initium eſt: *et in febribus diuturnis
ac lentis.* At omnibus lactis uſum concedentibus communis ſenſus eſt, cibo opus eſſe qui boni ſit ſucci, qui-

Ed. Chart. IX. [238. 239.]   Ed. Baf. V. (299.)

δεῖσθαι τροφῆς εὐχύμου τε ἅμα καὶ ταχέως ἀναδιδομένης.
καὶ οὐ δεῖ ταράττεσθαι εἰ τὸ γάλα φαμὲν εὔχυμον, φυσῶδές τι ἔχον. καθόλου γὰρ εὔχυμα λέγομεν εἶναι ὅσα μετὰ
τὴν πέψιν εἰς χρηστὸν χυμὸν μεταβάλλει, ἤτοι εἰς αἱματικὸν, οὗτος γαρ φίλιος ἡμῶν χυμός. διὰ τί δὲ εἰπὼν, ἁρμόζει δὲ φθινώδεσι, προσέθηκε, μὴ λίην πολλῷ πυρέσσουσιν,
ἄξιον εἶναί μοι δοκεῖ σκέψεως οὐ μικρᾶς. ἤρκει γὰρ καὶ
χωρὶς τοῦ λίην. ἆρ᾽ οὖν καὶ τοῖς πολλῷ πυρέττουσι μόνοις
μὴ διδόναι τὸ γάλα; ἢ τοῖς μὲν λίην πολλῷ πυρέττουσι
μόνοις δίδωσιν ἢ παρεγγέγραπται πρός τινος τὸ λίην, ὥσπερ
καὶ ἄλλα πολλά; ταυτὶ μὲν οὖν ἐπὶ σχολῆς τις [239] ζη-
τείτω. τὸ δὲ τοῖς πολλῷ πυρέττουσι μὴ διδόναι τὸ γάλα
παρ᾽ ἡμῶν ἤδη μαθὼν ἴστω. θαυμάζω δὲ πῶς ἐφ᾽ ὧν κελεύει διδόναι τὸ γάλα προσέγραψε, μηδ᾽ ἑνὸς ὧν προείρηται παρόντος, οὐ κατὰ βραχυλογίαν τοῦτο ὂν τῆς ἀφορι-
στικῆς διδασκαλίας. ἐγινώσκετο γὰρ ἐξ ὧν προειρήκει καὶ
μὴ ῥηθὲν ὅτι δοτέον φθινώδεσι καὶ παράλογον ἐκτετηκόσιν,

que fimul celeriter diftribuatur. Neque perturbandum eft,
fic lac flatulentum aliquid habens euchymum effe dicamus. Nam in univerfum euchyma effe dicimus, quae
poft coctionem in bonum fuccum videlicet fanguinem
mutantur: hic enim nobis amicabilis fuccus eft. Cur autem quum dixiffet, convenit autem tabidis, adjecit, *non
admodum valde febricitantibus*, dignum mihi videtur con-
fideratione non parva. Nam fufficiebat citra valde, admodum dicere. Utrum igitur folis admodum febricitantibus lac non exhibet? an folis non valde admodum febricitantibus exhibet? An ab aliquo falfo adfcripta fit particula, *valde*, ut et pleraque alia? Per otium ergo ifta
quidam perquirat, a nobis vero hoc in praefentia habeto, lac valde febricitantibus dandum non effe   Miror
autem quomodo in illis quibus lac dari jubet adfcripfit:
fi praedictorum fignorum nullum affuerit. Id enim a
doctrinae aphorifticae breviloquentia alienum eft. Ex his
fiquidem quae prius dixerat, intelligebatur, etiamfi dictum non fuiffet, dandum fcilicet tabidis et praeter ra-

ἄνευ τοῦ κεφαλαλγεῖν ἢ ὀγκοῦσθαι τὸ ὑποχόνδριον ἢ χολώδεις γίνεσθαι διαχωρήσεις ἢ τῶν ἄλλων τι τῶν τοιούτων
ὑπάρχειν αὐτοῖς ἢ οὐχ ἁπλῶς, οὐδὲ ἀεὶ βραχυλογίαν ἀσκεῖν
ἔοικεν ὁ Ἱπποκράτης, ἀλλ᾽ ἐν οἷς μέγα τι τὸ κινδυνευόμε-
νον τῷ ἀμελῶς ἀκουσθέντι διδάσκει, λέγειν ἐπὶ τούτων οὐκ
ὀκνεῖ ταῦτα ἐνίοτε δὶς ἢ καὶ τρίς.

ξε΄.

Ὁκόσοισιν οἰδήματα ἐφ᾽ ἕλκεσι φαίνεται, οὐ μάλα σπῶνται, οὐδὲ μαίνονται τουτέων δ᾽ ἀφανισθέντων ἐξαίφνης,
τοῖσι μὲν ὄπισθεν σπασμοὶ, τέτανοι· τοῖσι δὲ ἔμπροσθεν
μανίαι, ὀδύναι πλευροῦ ὀξεῖαι ἢ ἐμπύησις ἢ δυσεντερίη,
ἢν ἐρυθρὰ ᾖ τὰ οἰδήματα.

Τοὺς παρὰ φύσιν ὄγκους ἅπαντας ὁ Ἱπποκράτης οἰδήματα προσαγορεύει, περιεχομένων ἐν αὐτοῖς δηλονότι καὶ

tionem extenuatis lac effe, nifi caput doleat aut hypochondrium tumeat aut biliofae fint dejectiones aut denique aliud ejusmodi ipfis adfit. An non fimpliciter, neque
femper brevitatem fervare videtur Hippocrates; fed in
quibus magnum aliquod periculum imminet, fi negligentius quod ipfe docet accipiatur, in his bis terve eadem
repetere non veretur?

LXV.

Quibus cum ulceribus tumores confpiciuntur, ii fere non
convelluntur, neque in maniam incidunt. His autem
derepente evanefcentibus, quibus quidem retrorfum convulfiones et tetani oboriuntur; quibus vero antrorfum
maniae, lateris dolores acuti aut empyema aut dyfenteria, fi rubri tumores extiterint.

Tumores omnes praeter naturam oedemata nominat
Hippocrates, quibus videlicet etiam phlegmonae compre-

τῶν φλεγμονῶν καὶ μέντοι καὶ αὐτὸ τοῦτο τοὔνομα τὸ τῆς
φλεγμονῆς ἐπὶ τῆς φλογώσεως μᾶλλον οἱ παλαιοὶ πάντες
ἔλεγον, εἰ καὶ χωρὶς ὄγκου συσταίη. ἔστι μὲν οὖν τὸ νῦν
λεγόμενον τοιοῦτον, οἷς ὄγκοι τοῖς ἕλκεσιν ἐπιγίνονται, οὐ
πάνυ τι σπῶνται οὐδὲ μαίνονται. τοῦτο δὲ ἔνδειξιν ἔχει
τοῦ καὶ σπᾶσθαι μέν τινας ἐπ' αὐτοῖς καὶ μαίνεσθαι, ἀλλὰ
σπανίως τοῦτο πάσχειν, ὅταν δηλονότι μέγεθος ἀξιόλογον ἢ
κακοήθειάν τινα προσλάβωσιν, ἂν μέντοι τύχωσιν ἀφανι-
σθέντες ἐξαίφνης οἱ ὄγκοι, σπασμούς τε καὶ τετάνους ὅταν
ἐν τοῖς ὀπίσω μέρεσιν ἢ τὰ ἕλκη, τουτέστι κατὰ τὸν νῶτον.
τὰ δ' ἄλλα τὰ ἐφεξῆς εἰρημένα τοῖς ἐν τοῖς πρόσω μέρεσι
γεγενημένοις ἕπεσθαί φησι. νευρώδη μὲν γὰρ τὰ ὄπισθεν,
ἀρτηριώδη δὲ καὶ φλεβώδη τὰ ἔμπροσθέν ἐστιν. ὅταν οὖν
ἀπὸ τῶν ἡλκωμένων μερῶν ὁ χυμὸς ὁ ποιήσας τὸ οἴδημα
ἐπαναβῇ πρός τι τῶν κυρίων μορίων, ἐν μὲν τοῖς νευρώδεσι μέρεσι τοῖς ὀπίσω σπασμοὶ καὶ τέτανοι γε– [240] νήσονται, νεύρων δὲ ταῦτα πάθη, ἐν δὲ τοῖς πρόσω μανία

hunduntur.   Quamquam hoc ipſum phlegmones i. e. inflammationis nomen de phlogoſi ſeu flagrantia priſci omnes
dicebant, etiamſi citra tumorem conſiſteret.   Quod itaque
nunc pronunciatur eſt hujusmodi: in quibus tumores ulceribus ſuperveniunt, non admodum convelluntur, neque
inſaniunt.   Haec autem indicat oratio nonnullos quidem
in ipſis convelli ac inſanire, ſed raro id accidere, quum
videlicet in parte nervoſa inſignem magnitudinem aut malignitatem ſubierint; ſi vero tumores derepente oblitue-
rint, convulſiones ac tetanos ſequi affirmat dumtaxat ſi
in partibus poſterioribus, hoc eſt in dorſo ulcera fuerint; ſi vero in partibus anterioribus conſtiterint, tum
alia quae deinceps enumerat conſequi profert.   Poſteriores
namque partes nervoſae ſunt, anteriores autem venoſae et
arterioſae.   Quum igitur ab ulceratis partibus humor qui
tumorem fecit in aliquam partem principem remeavit; in
partibus quidem nervoſis poſterioribus convulſiones fient
ac tetani, nam hi ſunt nervorum affectus, in anterioribus

μὲν, ἐὰν ἐπὶ τὴν κεφαλὴν ἀνενεχθῇ, πλευροῦ δ᾽ ἄλγημα τρα-
πέντος ἐπὶ θώρακα τοῦ χυμοῦ. πολλάκις δ᾽ οὗτοι καὶ ἔμ-
πνοι γίνονται, μὴ διαφορηθέντος αὐτοῦ δυσεντερίαν δ᾽
ἔσεσθαί φησιν, ἐὰν ἐρυθρῶν ὄντων τῶν οἰδημάτων ἐξαίφνης γένηται μετάστασις. ἐκείνην μέντοι τὴν δυσεντερίαν
ὀνομάζομεν αἱμαιηράν, ἥτις ἐστὶν αἵματος κένωσις δι᾽ ἐντέρων χωρὶς ἑλκώσεως. ὅτι μὲν οὖν ἂν κατὰ νῶτον ἢ τὰ
πρόσω μόρια τὰ τούτοις ἀνακείμενά ποτε συμβῇ ἀφανισθῆ-
ναι τὰ οἰδήματα, τοῖς εἰρημένοις πάθεσι περιπίπτουσιν οἱ
κάμνοντες ἑωράκαμεν. οὐ μὴν ὁ Ἱπποκράτης αὐτὸς ἐδήλωσεν εἴτε περὶ τούτων λέγει μόνων τῶν μορίων εἴτε περὶ
πάντων ἁπλῶς ὥστε καὶ τὰ κῶλα περιλαμβάνεσθαι κατὰ
τὸν λόγον. ἐπὶ μὲν οὖν κνημῶν οὐκ εἰσὶν ἐν τοῖς πρόσω
μέρεσι μύες εἰς τένοντας εὐρώστους τελευτῶντες, ἐπὶ δὲ
τοῦ μηροῦ τὸν ἐν τοῖς πρόσω μέρεσι τοῦ γόνατος τένοντα
μέγιστόν ὁρῶμεν, ἐφ᾽ ᾧ κατὰ συμπάθειαν εὔλογόν ἐστιν
ἀκολουθῆσαι σπασμὸν μᾶλλον ἤ τινι τῶν ὀπίσω τοῦ μηροῦ
κειμένων μυῶν, σαρκώδεις γάρ εἰσιν ἅπαντες. ὥστ᾽ οὐκ

mania, fi humor in caput feratur; lateris autem dolor,
fi in thoracem humor vertatur. At hi faepius purulenti
evadunt, humore minime difcuſſo. Dyfenteriam autem
fore, inquit, fi rubentibus tumoribus materiae repente
fiat in ventrem translatio. Porro dyfenteriam ejusmodi
cruentam appellamus, quae utique definitur fanguinis per
inteſtina citra exulcerationem vacuatio. Quod itaque fi
vel in dorfo vel partibus anterioribus ipfi oppofitis contigerit aliquando tumores derepente evanefcere, in tales
affectus aegros incidere manifeſtum eſt. Non tamen Hippocrates ipfe declaravit, an de his partibus folis loquatur
an fimpliciter de omnibus, ita ut artus quoque hac oratione comprehendantur. In tibiis certe non funt anteriore parte mufculi in tendines validos definentes. In
femore vero parte genu anteriore maximum tendinem
cernimus; quo affecto convulfionem per confenfum fequutum iri eſt probabilius quam aliquo ex mufculis
parte femoris poſteriore pofitis: carnofi namque funt

Ed. Chart. IX. [240.]   Ed. Baf. V. (299.)
ἀληθὲς εἶναι δόξει τὸ καθόλου λεγόμενον, ὡς τοῖς ὀπίσω
μέρεσι μόνοις ἕπονται σπασμοί.   φαίνεταί γε μὴν ὡς τὸ
πολὺ τοῦτο γινόμενον, οὐκ ἐπὶ σκελῶν μόνων, ἀλλὰ καὶ χειρῶν, ἴσως διὰ τὸ κατ' εὐθυωρίαν εἶναι ταῦτα πάντα τὰ
μέρη τῷ νωτιαίῳ, πεφυκέναι δὲ ἀπὸ τούτου τά τε τῶν κώλων νεῦρα καὶ τὰ τῶν ῥαχιτῶν μυῶν.

ξστ'.

*Ην τραυμάτων ἰσχυρῶν καὶ πονηρῶν ἐόντων οἴδημα μὴ
φαίνηται, μέγα κακόν.

Δύναται μὲν καὶ τῷ κατὰ τὴν τελευτὴν εἰρημένῳ τὸ κακὸν συναφθῆναι τὸ μέγα, δύναται καὶ τῷ προτέρῳ τοῦ ἀφορισμοῦ μέρει. γενήσεται γὰρ ὁ λόγος τοιοῦτος· τραυμάτων
πονηρῶν ἐόντων οἴδημα μὴ φαίνεσθαι κακόν ἐστι μέγα,
εἴτε οὕτως τραυμάτων πονηρῶν ἐόντων οἴδημα μέγα μὴ
φαίνεσθαι κακόν. ἐγχωρεῖ δὲ καὶ κοινὸν ἀμφοῖν εἰρῆσθαι

omnes. Quare verum eſſe non videretur, quod univer-
ſaliter pronunciatur, nimirum ſolis partibus poſterioribus
convulſiones accidere. Et quidem plerumque id non in
cruribus ſolis, ſed etiam manibus accidere videtur; fortaſſe quia hae partes omnes e directo dorſali medullae
reſpondent ab eaque tum artuum tum dorſalium muſculorum nervi oriuntur.

LXVI.
Si vehementibus ac pravis vulneribus exiſtentibus tumor
non appareat, ingens malum.

Poteſt tum ei quae ſub finem eſt aphoriſmi dictioni
malum ingens, poteſt et priori aphoriſmi parti conjungi.
Fiet enim talis oratio, vulneribus pravis exiſtentibus tumorem non apparere ingens malum eſt, vel ita, vulneribus pravis exiſtentibus, fi tumor ingens non appareat,
malum. Poteſt autem ingens etiam utrique communi at-

τὸ μέγα, ὡς καὶ οὗτος εἶπεν· ἢν τραυμάτων πονηρῶν ἐόντων οἴδημα μέγα μὴ φαίνηται, κακόν ἐστι μέγα. βελτίων
δὲ τῶν τριῶν λόγων ἐστὶ κατά γε τὴν ἐμὴν κρίσιν ὁ τοιοῦτος. ἢν τραυμάτων πονηρῶν ἐόντων μὴ φαίνηται οἴδημα,
κακόν ἐστι. προείρηται δέ μοι κατὰ τῶν παρὰ φύσιν ὄγκων
ἁπάντων ὑπ᾽ αὐτοῦ λέγεσθαι τὸ οἴδημα. πονηρὰ δ᾽ ἡγητέον εἰρῆσθαι [241] τραύματα τὰ κατὰ τὰς κεφαλὰς ἢ
τελευτὰς τῶν μυῶν καὶ μάλιστα τῶν νευρωδῶν. κατὰ μὲν
τὰς κεφαλὰς τῶν μυῶν ἐμφύεται τοῖς μυσὶ τὰ νεῦρα, κατὰ
δὲ τὰς τελευτὰς οἱ τένοντες ἐμφύονται. ὥσπερ οὖν ὀλίγον
ἔμπροσθεν ἐμέμψατο τὰ ἐξαίφνης ἐφανιζόμενα τῶν οἰδημάτων, οὕτω νῦν τὰ μηδ᾽ ὅλως ἐπιγινόμενα τοῖς πονηροῖς
τραύμασιν. ὑποψία γάρ τίς ἐστιν ἐπὶ τούτων ἐπὶ τὰ κυ-
ριώτερα μεθίστασθαι τοὺς ἐπιρρέοντας τοῖς τραύμασι χυμοὺς καὶ μάλιστα τοῦτ᾽ ἔοικε γίνεσθαι κατ᾽ ἐκεῖνα τῶν τραυμάτων, ἐν οἷς ὀδύνη μέν ἐστι καὶ δι᾽ αὐτὴν ἐπιρρεῖ τι πάντως. ἀναστέλλεται δὲ (300) ὑπὸ τῶν ἰατρῶν τοῖς ἰσχυρῶς ψύχουσιν ἢ στύφουσι φαρμάκοις, ὡς τά γε χωρὶς ὀδύ-

tribui, ac fi ita dixiffet: fi vulneribus pravis exiftentibus
non appareat, malum eft ingens. Trium vero lectionum
meo quidem judicio talis eft optima: fi vulneribus pravis
exiftentibus tumor non appareat, malum eft ingens. Ceterum prius a me enunciatum eft oedema de omnibus
praeter naturam tumoribus ab ipfo praedicari. Prava autem vulnera dici explicandum eft, quae in capite aut fine
mufculorum maximeque nervoforum accepta funt. In
mufculorum namque capitibus nervi mufculorum inferuntur, ex finibus autem tendines exoriuntur. Quemadmodum igitur paulo ante tumores derepente evanefcentes
damnabat, ita nunc illos qui pravis vulneribus nullo
modo fuccedunt. Nam fufpicio quaedam eft in ipfis humores vulneribus affluentes ad partes principes transferri.
Atque hoc potiffimum iis in vulneribus fieri videtur, quibus dolor ineft, propter quem aliquid omnino in partem
influit, fed ab imperitis medicis medicamentis valde re-

νης οὐδὲ ῥεῦμα κινεῖ. μάλιστα δ᾽ ὀδυνᾶται τὰ νευρώδη
μόρια, δεόμενα διὰ τῶν θερμαινόντων καὶ ξηραινόντων
θεραπεύεσθαι φαρμάκων.

ξς´.

Τὰ χαῦνα χρηστὰ, τὰ ἔνωμα κακά.

Οὗτος ὁ λόγος μόριόν ἐστι τοῦ προγεγραμμένου, διδάσκοντος τοῦ Ἱπποκράτους ὅσα μὲν οἰδήματα χαῦνα χρηστὰ πάντ᾽ εἶναι, τὰ δ᾽ ἐναντία μοχθηρά. κυρίως μὲν οὖν
ἀντίκειται τῷ χαύνῳ τὸ σκληρὸν καὶ ἀντίτυπον. ὁ δ᾽ Ἱπποκράτης ἔνωμον αὐτὸ προσηγόρευσεν. οὐδὲ γὰρ οἷόν τε
γενέσθαι ποτὲ ἀντίτυπον οἴδημα πεπτούσης καλῶς τῆς ἐν
τῷ μορίῳ φύσεως τοὺς ἐπιρρέοντας χυμούς.

ξῆ.´

Τῷ ὄπιθεν κεφαλῆς ὀδυνωμένῳ ἡ ἐν μετώπῳ ὀρθίη φλὲψ
τμηθεῖσα ὠφελέει.

___

frigerantibus aut adftringentibus reprimitur. Maxime vero
omnium partes nervofae vulneratae dolent, quae calefacientibus et ficcantibus medicamentis curari poftulant.

LXVII.

Molles boni, crudi pravi funt.

___

Hic textus praecedentis pars eft, docente qui tumores fint molles, eos omnes bonos effe, contrarios vero
pravos. Proprie igitur molli durum opponitur atque renitens. Id vero Hippocrates crudum appellavit: nequaquam enim tumor renitens fieri poteft, partis natura humores affluentes probe concoquente.

___

LXVIII.

Pofteriore capitis parte dolenti recta in fronte vena in-
cifà prodeft.

Οὐ μόνον ἐπιτηδεύει κενοῦν ὁ Ἱπποκράτης ἔνθα χρεία
κενοῦν, ἀλλὰ καὶ μετὰ ἀντισπάσεως. ἡ δὲ ἀντίσπασις ἐπὶ
τἀναντία γίνεται, κατὰ μῆκος μὲν ἄνω καὶ κάτω, κατὰ
πλάτος δὲ ἔνθα καὶ ἔνθα. τοῦτ᾽ ἐστὶν ἐπ᾽ ἀριστερά τε καὶ
δεξιά, κατὰ βάθος δὲ ὀπίσω τε καὶ πρό- [242] σω. νῦν
οὖν ἐν τοῖς ὄπισθεν τῆς κεφαλῆς ἀλγήμασι μετὰ ἀντισπάσεως κένωσις ἐκ μετώπου γενήσεται, ὥσπερ καὶ ἐν τοῖς
ἔμπροσθεν ἡ κατ᾽ ἰνίου. οὕτω γοῦν ὀφθαλμῶν χρόνια ῥεύματα πολλάκις ἐθεραπεύθη διὰ τῶν κατ᾽ ἰνίον μερῶν, αἵματος ἀφαιρεθέντος ἅμα χρήσει σικύας.

ξθ´.

Ῥίγεα ἄρχεται γυναιξὶ μὲν ἐξ ὀσφύος μᾶλλον καὶ διὰ νότου
εἰς κεφαλήν, ἀτὰρ καὶ ἀνδράσιν ὄπισθεν τοῦ σώματος
μᾶλλον ἢ ἔμπροσθεν, οἷον ἀπό τε πήχεων, μηρῶν, ἀτὰρ
καὶ τὸ δέρμα ἀραιὸν ἔχουσι, καὶ δηλοῖ δὲ τοῦτο ἡ θρίξ.

Non vacuare folum Hippocrates, quum ufus poftulat,
fed etiam cum revulfione vacuationem inftituit. Fit porro
revulfio in contrarium. Ac fecundum longitudinem quidem furfum ac deorfum, fecundum latitudinem vero huc
et illuc, hoc eft dextrorfum et finiftrorfum et fecundum
profunditatem ante et pone. Nunc itaque pofteriore capitis parte dolente cum revulfione, ex fronte fiet vacuatio: quemadmodum et quum anterior pars laborat, ex occipite. Ita enim faepe diuturnae oculorum fluxiones fa-
natae funt ex occipitis partibus detracto fanguine et ad-
motis cucurbitulis.

LXIX.

*Rigores mulieribus quidem initium ducunt ex lumbis ma-
gis ac per dorfum ad caput perveniunt. Quin etiam
viris parte corporis pofteriore magis quam anteriore,
veluti ex cubitis et femoribus, quod et prodit cutis raritas, prodit et hanc pilus.*

884 ΙΠΠΟΚΡΑΤΟΥΣ ΑΦΟΡΙΣΜΟΙ

Ed. Chart. IX. [242.] Ed. Baf. V. (300.)

Ῥίγος πᾶν ἄρχεται μὲν μετά τινος αἰσθητῆς ψύξεως.
ἑτοιμότερα δ᾿ οὐ ψυγῆναι μόνον, ἀλλὰ καὶ τῆς ψύξεως αἰσθάνεσθαι τὰ κατὰ νῶτον, ὥστ᾿ εἰκότως ἐντεῦθεν ἄρχεται
τὰ ῥίγη καὶ θᾶττόν γε ταῖς γυναιξὶ γίνεται ταυτὶ, διότι
καὶ ψυχρότερόν ἐστι τὸ θῆλυ φύσει καὶ ἀσθενέστερον. ἀνα-
θεῖ δ᾿ ἐντεῦθεν ἀρξάμενον τὸ ῥῖγος ἐπὶ τὴν ἀρχὴν τῶν
νεύρων, τὴν κεφαλὴν, τάχιστα γιγνομένης διὰ τοῦ νωτιαίου
τῆς συμπαθείας. ἐπειδὴ καὶ οὗτος ὁμοίως ἐγκεφάλου ψυχρός ἐστι φύσει καὶ διὰ τὴν μαλακότητα τῆς οὐσίας ὁμοίως
εὐάλωτος. ἐκ δὲ τῶν πρόσω μερῶν οὐκ ἄρχεται τὰ ῥίγη,
διότι θερμότερα τῶν ὀπίσω τὴν κρᾶσίν ἐστι καὶ τούτων
γνώρισμα τίθεται τὴν ἀραιότητα τοῦ δέρματος, αὐτῆς δὲ
πάλιν ταύτης τὸ πλῆθος τῶν τριχῶν. εἴρηται δέ μοι περὶ
τριχῶν γενέσεως αὐτάρκως ἐν τοῖς περὶ κράσεων ὑπομνήμασιν.

Rigor omnis incipit cum fenfibili quodam frigore.
Dorfi autem partes non folum facilius refrigerantur, fed
promptius etiam frigus fentiunt. Quare merito inde rigores initium ducunt hique magis mulieribus accidunt;
quia femina viro frigidior natura eft et imbecillior. At
hinc incipiens rigor excurrit in caput nervorum principium celerrime per fpinalem medullam facta confenfione,
id eft affectionis communicatione. Quandoquidem et ipfa
peraeque ac cerebrum frigida eft natura et propter fubftantiae mollitudinem fimiliter obnoxia. At vero ex partibus anterioribus rigores non incipiunt, quia pofterioribus calidiores funt temperamento. Cujus rei indicium
ftatuit cutis raritatem et hujus rurfus ipfius pilorum multitudinem. De quorum generatione in libris de temperamentis abunde egimus.

ό.

Οἱ ὑπὸ τεταρταίων ἁλισκόμενοι οὐ πάνυ τοι ὑπὸ σπασμῶν
ἁλίσκονται. ἢν δὲ ἁλίσκωνται πρότερον, εἶτα καὶ ἐπιγένηται τεταρταῖος, παύονται.

[243] Ὁ μὲν ἐπὶ κενώσει γενόμενος σπασμὸς ὀξύτατός ἐστι καὶ ὀλεθριώτατος. ὁ δ᾽ ἐπὶ πληρώσει τῶν νευρωδῶν μορίων οἷος καὶ ἐπιληπτικὸς οὔτ᾽ ὀξύτατος οὔθ᾽
ὁμοίως ἐκείνων κινδυνώδης. μέμνηται δὲ νῦν ὁ Ἱπποκράτης τοιούτου σπασμοῦ. τὸ γὰρ ἁλισκόμενοι ἁλίσκονται
παράτασιν δηλοῖ τοῦ χρόνου. τοῦτον οὖν τὸν σπασμὸν ὁ
τεταρταῖος οὐκ ἐᾷ γενέσθαι, ἀλλὰ καὶ εἰ φθάσειε προσ-
γενέσθαι, λύει. γίνεται δ᾽ ὑπὸ γλίσχρων χυμῶν τε καὶ φλε-
γματικῶν ἐμπλαττομένων γε τοῖς νευρώδεσι μορίοις. οὔσης
δὲ τοῖς τοιούτοις χυμοῖς διττῆς τῆς ἰάσεως, ἐκκρίσεώς τε
καὶ πέψεως, ἀμφοτέρας ὁ τεταρταῖος ἔχει, τὴν μὲν ἔκκρισιν τῷ ῥίγει· μόνος γὰρ ὁ τοιοῦτος σπασμὸς ἱκανῶς ἐκ-

LXX.

*Quartanis correpti non admodum convulfionibus prehen-
duntur. Quod fi prius corripiantur, deinde quartana
quoque fuccedat, liberantur.*

Quae propter vacuationem fit convulſio acutiſſima
eſt et perniciofiſſima; quae vero ob nervoſarum partium
repletionem accidit, qualis eſt epileptica, neque acutiſſima
neque ſimiliter aegris periculoſa. Nunc autem hujusmodi
convulſionis meminit Hippocrates. Nam verba: *correpti
et prehenduntur*, temporis productionem declarant. Hanc
ergo convulſionem fieri quartana non ſolum prohibet, verum etiam, ſi praeripuerit, ſolvit. Fit autem haec convulſio lentis ac pituitoſis humoribus partes nervoſas in-
farcientibus ac obſtruentibus. Quibus humoribus liberan-
dis quum duplex ſit medendi ratio, excretio et coctio,
utramque habet quartana: excretionem quidem vi rigoris; hujusmodi namque concuſſio et convulſio ſola poteſt

κρῖναι παχὺν χυμόν· τὴν δὲ πέψιν τῷ λόγῳ τῆς ἐπιγενομένης τῷ ῥίγει θερμασίας.

───

οα'.

Ὁκόσοισι δέρματα περιτείνεται καρφαλέα καὶ σκληρὰ, ἄνευ
ἱδρώτων τελευτῶσιν, ὁκόσοισι δὲ χαλαρὰ καὶ ἀραιὰ, σὺν
ἱδρῶτι τελευτῶσιν.

───

Τῶν μελλόντων ἀποθνήσκειν οἷς μὲν αὐχμώδη καὶ
σκληρὰ καὶ ξηρὰ καὶ τεταμένα τὰ δέρματα, χωρὶς ἱδρῶτος
ἀποθνήσκουσιν, οἷς δὲ τἀναντία ἀραιὰ καὶ μαλακὰ καὶ
χαλαρὰ, σὺν ἱδρῶτι τελευτῶσι. τοῖς μὲν γὰρ προτέροις ἢ
οὐχ ὅλως ἐστὶν ὑγρότης ἢ οὐκ ἐν τῷ δέρματι, τοῖς δ' ἄλλοις καὶ κατὰ τὸ δέρμα ἐστίν.

───

οβ'.

Οἱ ἰκτεριώδεες οὐ πάνυ τι πνευματώδεες εἰσίν.

───

craſſum humorem excernere; coctionem vero caloris ratione rigorem excipientis.

LXXI.

Quibus cutis obtenditur arida ac dura, ſine ſudoribus moriuntur; quibus vero laxa et rara cum ſudore, vita defunguntur.

───

Morituris quibus dura, ſqualida, ſicca et obtenſa cutis eſt, ii ſine ſudore vitam finiunt   Si contra rara,
mollis et laxa cum ſudore, fato concedunt.   Prioribus ſiquidem vel omnino eſt exhauſta humiditas vel cuti deeſt,
aliis vero cuti ineſt.

───

LXXII.

Icterici non admodum flatulenti exiſtunt.

Ed. Chart. IX. [243. 244.]   Ed. Baf. V. (300.)

Πνευματώδεις νῦν εἰρῆσθαι νομιστέον ἐκείνους ὅσοι κατὰ γαστέρα πλῆθος ἀθροίζουσι φυσώδους πνεύμα- [244] τος, ἤτοι δι᾿ ἐρυγῶν κενούμενον ἢ διὰ φυσῶν ἢ παραμένον τε καὶ διατεῖνον τὰ τῇδε. γίνεται δὲ τοῦτο ποτὲ μὲν δι᾿ ἀτονίαν τέ τινα καὶ ἀσθένειαν αὐτῶν τῶν κατὰ γαστέρα μορίων, ἐνίοτε δ᾿ ἐπὶ φλεγματῶδει χυμῷ καὶ ψυχρῷ. οὗτοι μὲν οὖν οἱ διὰ φλεγματικὸν χυμὸν πνευματώδεις ἐναντίοι τοῖς ἰκτεριώδεσίν εἰσι χολώδεσιν οὖσιν, ὥστε οὐκ ἄν ποτε κατὰ τὴν τοῦ πλεονάζοντος χυμοῦ φύσιν οἱ ἰκτεριώδεις γίγνονται πνευματώδεις. ἐγχωρεῖ δ᾿ αὐτοὺς ἐπ᾿ ἀῤῥωστίᾳ τῶν μερῶν φυσώδεις γίνεσθαι. διὰ τοῦτ᾿ οὖν προσέθηκε τῷ λόγῳ τὸ οὐ πάνυ τι, τὸ μὲν διηνεκὲς τῆς ἀποφάσεως κωλύων, ἐνδεικνύμενος δὲ ὡς τὸ πολὺ γίνεσθαι τὸ προειρημένον. οὐ πάνυ γάρ τοι τοῖς κατὰ γαστέρα μορίοις ἅπαντα ἄτονα ἔστιν εὑρεῖν τοὺς ἰκτεριώδεις.

Flatulentos hic eos dici exiftimandum eft, qui flatulenti fpiritus copiam in ventre colligunt, qui vel per ructus vel flatus excernitur vel remanet et quae illic jacent partes, eas diftendit. Hoc autem fit interdum tum ob facultatis imbecillitatem, tum partium ventris infirmitatem; interdum vero ob pituitofum et frigidum humorem. Qui itaque propter pituitofum humorem flatulenti funt, ictericis opponuntur biliofis exiftentibus. Quare icterici nunquam ob humoris exfuperantis naturam flatulenti funt. Contingit autem ipfos ob partium imbecillitatem nonnunquam flatulentos fieri. Idcirco textui adjecit, *non admodum*, quo perpetuitatem quidem negationis interrumpit, quod vero plerumque prius fieri pronunciaverat, oftendit. Perraro namque ictericos invenire contingit, qui ventris partes imbecillas fortiantur.